M. Sitzer, H. Steinmetz
Neurologie hoch2

Matthias Sitzer, Helmuth Steinmetz

Neurologie
hoch2

1. Auflage

Mit Beiträgen von

Fuat Aksu, Gabriele Arendt, Ralf W. Baumgartner, Reiner Benecke, Michael von Brevern,
Jan Dörr, Frank Erbguth, Rüdiger Gerlach, Katrin Giesen, Frank Hanisch, Elke Hattingen,
Rüdiger Hilker-Roggendorf, Oliver Keppler, Holger Lerche, Thomas Lempert, Arne May,
Richard du Mesnil de Rochemont, Andreas Raabe, Julian Rathert, Karlheinz Reiners,
Eva Schielke, Klaus Schmidtke, Erich Schmutzhard, Ilka Schneider, Mario Siebler,
Claudia Sommer, Joachim P. Steinbach, Andreas Unterberg, Timo Uphaus, Yvonne Weber,
Frauke Zipp, Ulf Ziemann, Stephan Zierz, Klaus Zweckberger

Die Studentenspalte wurde verfasst von Sabrina Schurse, Jan Hendrik Schäfer und
Lauren Sams

ELSEVIER

ELSEVIER

Hackerbrücke 6, 80335 München, Deutschland
Wir freuen uns über Ihr Feedback und Ihre Anregungen an books.cs.muc@elsevier.com

ISBN 978-3-437-43441-9

Wichtiger Hinweis für den Benutzer
Ärzte/Praktiker und Forscher müssen sich bei der Bewertung und Anwendung aller hier beschriebenen Informationen, Methoden, Wirkstoffe oder Experimente stets auf ihre eigenen Erfahrungen und Kenntnisse verlassen. Bedingt durch den schnellen Wissenszuwachs insbesondere in den medizinischen Wissenschaften sollte eine unabhängige Überprüfung von Diagnosen und Arzneimitteldosierungen erfolgen. Im größtmöglichen Umfang des Gesetzes wird von Elsevier, den Autoren, Redakteuren oder Beitragenden keinerlei Haftung in Bezug auf jegliche Verletzung und/oder Schäden an Personen oder Eigentum, im Rahmen von Produkthaftung, Fahrlässigkeit oder anderweitig, übernommen. Dies gilt gleichermaßen für jegliche Anwendung oder Bedienung der in diesem Werk aufgeführten Methoden, Produkte, Anweisungen oder Konzepte.

Für die Vollständigkeit und Auswahl der aufgeführten Medikamente übernimmt der Verlag keine Gewähr.
Geschützte Warennamen (Warenzeichen) werden in der Regel besonders kenntlich gemacht (®). Aus dem Fehlen eines solchen Hinweises kann jedoch nicht automatisch geschlossen werden, dass es sich um einen freien Warennamen handelt.

Bibliografische Information der Deutschen Nationalbibliothek
Die Deutsche Nationalbibliothek verzeichnet diese Publikation in der Deutschen Nationalbibliografie; detaillierte bibliografische Daten sind im Internet über http://www.d-nb.de/ abrufbar.

18 19 20 21 22   5 4 3 2 1

Planung: Inga Schickerling
Lektorat und Projektmanagement: Sabine Hennhöfer
Redaktion: Martin Kortenhaus, Illertissen
Herstellung: Johannes Kressierer
Satz: abavo GmbH, Buchloe
Druck und Bindung: Drukarnia Dimograf Sp. z o. o., Bielsko-Biała/Polen
Umschlagkonzept und Gestaltung: Stefan Hilden, München, www.hildendesign.de
Umschlagabbildung: Shutterstock.com/© Leigh Prather

Aktuelle Informationen finden Sie im Internet unter **www.elsevier.de**

Vorwort

Eine der Faszinationen der Neurologie liegt in der Systematik ihres klinischen Denkens. Anamnese und körperliche Untersuchung klären die meisten Diagnosen ohne technische Zusatzuntersuchungen, auch wenn Letztere – besonders aus dem bildgebenden Bereich – scheinbar gelegentlich dominieren mögen. Begeisterung für die Struktur und Funktion des Nervensystems, gute neuroanatomische und neurophysiologische Kenntnisse sowie deduktives Denken sind die wesentlichen Voraussetzungen der klinischen Neurologie. Ihr besonderer Reiz liegt dann in der Spannung zwischen einem in vielen seiner physiologischen Funktionen noch unverstandenen „Organ" (Nervensystem) und der relativen Einfachheit der Analyse seiner Störungen. Dieser intellektuelle Rahmen macht die Neurologie zu einem für Studierende und den ärztlichen Nachwuchs besonders attraktiven Fach!

Der traditionellen diagnostischen Differenziertheit der Neurologie sind in den letzten 30 Jahren erfreulicherweise enorme Fortschritte in der Behandelbarkeit ihrer „großen" Erkrankungen gefolgt. Beispiele hierfür sind der Schlaganfall, die multiple Sklerose, Epilepsie oder die Parkinson-Krankheit, aber auch einige seltene „orphan diseases". Die Neurologie ist hierdurch ganz anders als vor 100 Jahren auch zu einem Therapiefach geworden, dessen Erfolge denen der Inneren Medizin nicht mehr nachstehen. Auch in den vor uns liegenden Jahrzehnten werden die Krankheiten des Nervensystems zu denjenigen gehören, die von neuen Therapieprinzipien besonders profitieren.

Galt die Neurologie etwa noch zu Zeiten des Studiums der Herausgeber dieses Buches als „kleines Fach", so hat sich dies heute grundlegend gewandelt. Die neurologischen Patientenzahlen haben sich allerorts vervielfacht. In den meisten Klinika gehört die Neurologie zu den Leistungsträgern und hat andere früher „große Fächer" überholt. Verantwortlich hierfür ist neben den Fortschritten in Diagnostik und Therapie vor allem der demografische Wandel. Schlaganfall, Morbus Parkinson, degenerative „Demenzkrankheiten", aber auch Epilepsie und Hirntumoren nehmen mit dem Alter unserer Bevölkerung zu und werden dies weiter tun. Auch Primärärztinnen und -ärzte sind daher häufige Ansprechpartner für neurologische Symptome wie „Kopfschmerz", „Schwindel" oder „Gedächtnisstörungen". Dem Nachwuchs mag dies als weiteres „Stimulans" beim Studium dieses Buches dienen!

Die Autorinnen und Autoren der Kapitel haben sich bemüht, die Krankheitsbilder vom Symptom zur Diagnose darzustellen, sodass die „klinische Präsentation" im Vordergrund steht und sich die Systematik der Krankheiten wie im ärztlichen Alltag durch die zunehmende Verdichtung anamnestischer, befundlicher und zusatzdiagnostischer Informationen ergibt. Einleitend wird eine Einführung in die funktionelle Neuroanatomie und die darauf aufbauende klinisch-neurologische Untersuchung gegeben. Die Kapitel über die Erkrankungen werden durch prüfungsorientierte Zusatzinformationen ergänzt.

Wir danken allen Autorinnen und Autoren, die das didaktische Konzept dieses Buches in die Tat umgesetzt haben. Besondere Anerkennung gebührt darüber hinaus den hervorragenden Leistungen von Herrn Martin Kortenhaus und Frau Sabine Hennhöfer sowie unseren assistenzärztlichen Mitarbeitern und Autoren der Studentenspalte Sabrina Schurse und Dr. Jan Hendrik Schäfer.

Herford und Frankfurt am Main, im September 2017
Prof. Dr. med. Matthias Sitzer   Prof. Dr. med. Helmuth Steinmetz

Die Herausgeber

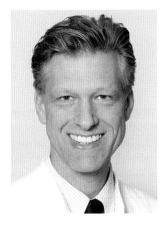

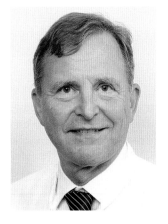

Prof. Dr. Matthias Sitzer ist Chefarzt der Klinik für Neurologie des Klinikums Herford.
Er habilitierte am Zentrum für Neurologie und Neurochirurgie der Johann Wolfgang Goethe-Universität Frankfurt am Main und erhielt die Venia legendi für das Fach Neurologie im Jahre 2001. 2006 folgte die Ernennung zum außerplanmäßigen Professor der J.W. Goethe-Universität. Seit 2008 ist Prof. Sitzer Chefarzt der Klinik für Neurologie des Klinikums Herford in Westfalen.
Prof. Sitzers Hauptforschungsgebiete sind Schlaganfall, Ultraschalldiagnostik, Gefäßerkrankungen und Intensivmedizin. Klinische Schwerpunkte liegen zudem in der Neuroinfektologie und -otologie sowie bei den Kopfschmerzerkrankungen. Prof. Sitzer wurde unter anderem mit dem "Stiftung Hufeland Preis" und mit dem Zertifikat für exzellente Lehre im Fach Neurologie des Fachbereiches Medizin der J.W. Goethe-Universität ausgezeichnet.

Prof. Steinmetz ist Lehrstuhlinhaber und Direktor der Klinik für Neurologie der Johann Wolfgang Goethe-Universität Frankfurt am Main.
Er habilitierte sich 1991 an der Heinrich-Heine-Universität Düsseldorf. Von 1994 bis 1998 hatte er in Düsseldorf eine Stiftungsprofessur der Hermann und Lilly Schilling-Stiftung inne und folgte 1998 dem Ruf auf das Neurologie-Ordinariat der Goethe-Universität in Frankfurt am Main.
Prof. Steinmetz' Hauptforschungsgebiete sind Hirngefäßkrankheiten, kognitive Störungen und morphometrisch-bildgebende Verfahren des Gehirns. Seit 2001 ist Prof. Steinmetz einer der Sachverständigen für das nervenheilkundliche Stoffgebiet beim Institut für medizinische und pharmazeutische Prüfungsfragen (IMPP) in Mainz.

Die Verfasser der Studentenspalte

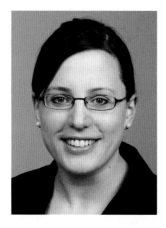

Sabrina Schurse

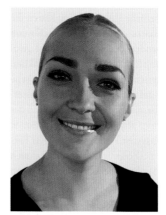

Lauren Sams

Als ich zu Beginn meiner Tätigkeit als Assistenzärztin zur Weiterbildung im Fach Neurologie das Angebot bekam, die Studentenspaltentexte dieses Lehrbuches aus eben jener speziellen Perspektive mit zu verfassen, freute ich mich aus zweierlei Gründen: Einerseits war es schön, Erfahrungen aus dem eigenen Klinikalltag in die Auswahl der Informationen mit einfließen zu lassen. Denn so wurde es mir möglich, anderen eine Hilfe zu bieten, wie ich selbst schon oft von erfahreneren Kollegen erfahren hatte. Andererseits sah ich es als prima Gelegenheit, die Inhalte meines Weiterbildungsfaches noch einmal systematisch durchzuarbeiten und geordneter zu verinnerlichen.

Als Ziel setzte ich mir, aus den detailreichen Texten der einzelnen Kapitel die wichtigsten „Take-home-messages" herauszuarbeiten, immer unter der Maßgabe Prüfungs- und Alltagsrelevanz. Die Studentenspalte sollte sowohl den Studierenden beim Wiederholen vor einer Prüfung helfen, als auch den Berufsanfängern, die noch einmal einen Überblick über ein Thema gewinnen möchte. Dabei war es herausfordernd, eine Auswahl zu treffen, die allen Anforderungen gerecht wird, und dennoch kurz und bündig war.

Ich wünsche allen Lesern viel Erfolg bei den Prüfungen und große Freude an der Arbeit in der Neurologie!

Ich heiße Lauren, studiere im 11. Semester Medizin und habe die Einleitungstexte vor den einzelnen Kapiteln in der Studentenspalte verfasst. Im Laufe des Studiums habe ich immer wieder festgestellt wie wichtig die Anmerkungen und Ratschläge der Kommilitonen aus höheren Semestern für mich waren. Ich hoffe, dass meine Intros euch einen positiven Start in das jeweilige Kapitel geben und mit Tipps und Tricks über so manche „Lern-Hürde" hinweghelfen können! Vielleicht machen sie euch ja sogar ein bisschen Lust auf die Inhalte und geben euch gute Anhaltspunkte für das eine oder andere schwierige Thema!

Viel Spaß mit Neuro und viel Erfolg für eure Prüfungen!

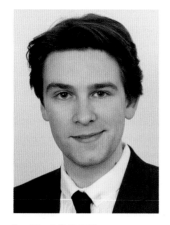

Jan Hendrik Schäfer

Welches Wissen ist für angehende Ärztinnen und Ärzte wirklich relevant? Studierende, Prüfer und Patienten würden hierauf wahrscheinlich unterschiedliche Antworten geben. Hierin lag auch die Herausforderung, die Studentenspalte für ein neurologisches Lehrbuch zu entwerfen. Als junger Assistenzarzt scheut man aber selbstverständlich vor Herausforderungen nicht zurück und hat die eigene Examensphase noch frisch in Erinnerung. So haben wir uns bemüht für dieses neurologische Lehrbuch, dessen Vorgänger mich schon in den eigenen Prüfungen begleitet hat, die wichtigen (und häufig abgefragten) Kernaussagen am Rand zu verdeutlichen. Auf diese Weise kann man nun bei der Lektüre jederzeit eine Zusammenfassung des jeweiligen Abschnittes am Rande aufrufen. Zusätzlich lässt sich somit das angesammelte Wissen in Überblick und Detailwissen strukturieren, so dass man auf Fragen von Prüfern und Patienten gleichermaßen eingehen kann. Komplizierte Sachverhalte kurz und präzise für Kollegen und Patienten zusammenzufassen, ist erfahrungsgemäß ein im Alltag besonders geforderter Aspekt der ärztlichen Kunst. So hatte das Schreiben der Studentenspalte auch einen therapeutischen Effekt auf mich. Für das schriftliche Examen hatte man zwar sein Bestes gegeben, den umfangreichen IMPP-Lernzielkatalog zu verinnerlichen, dies hat teilweise aber nicht automatisch dazu geführt, gezielte Antworten formulieren zu können. Das Reflektieren und Aufschreiben neurologischer Krankheiten sowie deren Ursachen, Diagnostik und Therapie war daher ein willkommenes Training vernachlässigter Fertigkeiten.

Es ist außerordentlich bereichernd, die eigenen Erfahrungen aus dem Werdegang als Mediziner weiterzugeben. Und auch wenn man wahrscheinlich niemals wirklich auf die abenteuerliche Realität eines medizinischen Berufes vorbereitet ist, so sind die wichtigsten Grundlagen dennoch ein solides Vorwissen und eine unbändige Neugier auf den Austausch mit Patienten und Kollegen. In diesem Sinne wünsche ich viel Vergnügen bei der Lektüre dieses Buches!

Herausgeber

Prof. Dr. med. Matthias Sitzer
Klinikum Herford
Klinik für Neurologie
Schwarzenmoorstr. 70
32049 Herford

Prof. Dr. med. Helmuth Steinmetz
Universitätsklinikum Frankfurt
Klinik für Neurologie
Schleusenweg 2–16
60528 Frankfurt am Main

Autoren

Prof. Dr. med. Fuat Aksu
Ehem. Chefarzt des Zentrums für Neuro-
pädiatrie, Entwicklungsneurologie und Sozial-
pädiatrie
Vestische Kinder- und Jugendklinik Datteln
Universität Witten/Herdecke
Körtlingstrasse 7
D-45711 Datteln

Prof. Dr. med. Gabriele Arendt
Universitätsklinikum Düsseldorf
Neurologische Klinik
Moorenstr. 5
40225 Düsseldorf

Prof. Dr. med. Ralf Baumgartner
NeuroZentrum Hirslanden
Witellikerstr. 40
CH-8032 Zürich

Prof. Dr. med. Reiner Benecke†
Universität Rostock
Klinik für Neurologie und Poliklinik
Gehlsheimer Str. 20
18147 Rostock

PD Dr. med. Michael von Brevern
Park-Klinik Weißensee
Abteilung für Neurologie
Schönstr. 80
13086 Berlin

Dr. med. Jan-Markus Dörr
Charité Universitätsmedizin Berlin
NeuroCure Clinical Research Center
Klinische Neuroimmunologie
Charitéplatz 1
10117 Berlin

Prof. Dr. med. Frank Erbguth
Klinikum Nürnberg Süd
Klinik für Neurologie
Breslauer Str. 201
90471 Nürnberg

Prof. Dr. med. Rüdiger Gerlach
HELIOS Klinikum Erfurt
Klinik für Neurochirurgie
Nordhäuser Str. 74
99089 Erfurt

Dr. med. Katrin Giesen
Universitätsklinikum Hamburg-Eppendorf
Institut für Systemische Neurowissenschaften
Martinistr. 52
20251 Hamburg

Dr. med. Frank Hanisch
Universitätsklinikum Halle (Saale)
Neurologische Universitätsklinik
Ernst-Grube-Str. 40
06120 Halle (Saale)

Prof. Dr. med. Elke Hattingen
Universitätsklinikum Bonn
Neuroradiologie
Siegmund-Freud-Str. 25
53172 Bonn

Prof. Dr. med. Rüdiger Hilker-Roggendorf
Knappschaftskrankenhaus Recklinghausen
Klinik für Neurologie und Klinische Neuro-
physiologie
Dorstener Straße 151
45657 Recklinghausen

Prof. Dr. med. Oliver T. Keppler
Max von Pettenkofer-Institut
Virologie
Pettenkofer-Str. 9a
80336 München

Prof. Dr. med. Thomas Lempert
Abteilung für Neurologie
Schlosspark-Klinik
Heubnerweg 2
14059 Berlin

Prof. Dr. med. Holger Lerche
Universitätsklinikum Tübingen
Neurologie mit Schwerpunkt Epileptologie
Hoppe-Seyler-Str. 3
72076 Tübingen

Prof. Dr. med. Arne May
Universitätsklinikum Hamburg-Eppendorf
Institut für Systemische Neurowissenschaften
Martinistr. 52
20251 Hamburg

**Prof. Dr. med. Richard du Mesnil de
Rochemont**
Universitätsklinikum Frankfurt
Institut für Neuroradiologie
Schleusenweg 2–16
60528 Frankfurt

Prof. Dr. med. Andreas Raabe
Inselspital Bern
Universitätsklinik für Neurochirurgie
Freiburgstr. 4
CH-3010 Bern

Dr. med. Julian Rathert
HELIOS Klinikum Erfurt
Klinik für Neurochirurgie
Nordhäuser Str. 74
99089 Erfurt

Prof. Dr. med. Karlheinz Reiners
Facharzt für Neurologie
Rather Str. 143
41844 Wegberg

Dr. med. Jan Hendrik Schäfer
Universitätsklinikum Frankfurt
Klinik für Neurologie
Schleusenweg 2–16
60528 Frankfurt am Main

PD Dr. med. Eva Schielke
Praxis für Neurologie
Friedrichstr. 185
10117 Berlin-Mitte

Prof. Dr. med. Klaus Schmidtke
Ortenau Klinikum Offenburg-Gengenbach
Abteilung Neurogeriatrie
Ebertplatz 12
77654 Offenburg

Prof. Dr. med. Erich Schmutzhard
Medizinische Universität Innsbruck
Universitätsklinik für Neurologie
Anichstr. 35
A-6020 Innsbruck

Dr. med. Ilka Schneider
Universitätsklinikum Halle (Saale)
Neurologische Universitätsklinik
Ernst-Grube-Str. 40
06120 Halle/Saale

Sabrina Schurse
Klinikum Herford
Klinik für Neurologie
Schwarzenmoorstr. 70
32049 Herford

Prof. Dr. med. Mario Siebler
MediClin Fachklinik Rhein/Ruhr
Abteilung für Neurologie
Auf der Rötsch 2
45219 Essen-Kettwig

Prof. Dr. Claudia Sommer
Universitätsklinikum Würzburg
Neurologische Klinik und Poliklinik
Josef-Schneider-Str. 11
97080 Würzburg

Prof. Dr. med. Joachim Steinbach
Universitätsklinikum Frankfurt
Dr. Senckenbergisches Institut für
Neuroonkologie
Schleusenweg 2–16
60528 Frankfurt

Prof. Dr. med. Andreas Unterberg
Universitätsklinikum Heidelberg
Neurochirurgische Klinik
Im Neuenheimer Feld 400
69120 Heidelberg

Dr. med. Timo Uphaus
Universitätsmedizin Mainz
Klinik und Poliklinik für Neurologie
Langenbeckstr. 1
55131 Mainz

Prof. Dr. Yvonne Weber
Universitätsklinikum Tübingen
Neurologie mit Schwerpunkt Epileptologie
Hoppe-Seyler-Str. 3
72076 Tübingen

Prof. Dr. med. Ulf Ziemann
Universitätsklinikum Tübingen
Neurologie mit Schwerpunkten neurovaskuläre Erkrankungen und Neuroonkologie
Hoppe-Seyler-Str. 3
72076 Tübingen

Prof. Dr. Stephan Zierz
Universitätsklinikum Halle (Saale)
Neurologische Universitätsklinik
Ernst-Grube-Str. 40
06120 Halle

Prof. Dr. med. Frauke Zipp
Universitätsmedizin Mainz
Klinik und Poliklinik für Neurologie
Langenbeckstr. 1
55131 Mainz

PD Dr. med. Klaus Zweckberger
Universitätsklinikum Heidelberg
Neurochirurgische Klinik
Im Neuenheimer Feld 400
69120 Heidelberg

Abkürzungsverzeichnis

AAT	Aachener Aphasietest
ACM	Arteria cerebri media
ACTH	adrenokortikotropes Hormon
ADC	apparent diffusion coefficient
ADEM	akute disseminierte Enzephalomyelitis
ADH	antidiuretisches Hormon
ADHS	Aufmerksamkeitsdefizit-/Hyperaktivitätsstörung
ADP	Adenosindiphosphat
AEP	akustisch evozierte Potentiale
AFP	α-Fetoprotein
AGE	advanced glycation endproducts
AHB	Anschlussheilbehandlung
AIDP	akute idiopathische Polyradikuloneuritis
AIDS	aquired immuno deficiency syndrome
ALD	Adrenoleukodystrophie
ALS	amyotrophe Lateralsklerose
ANA	antinukleäre Antikörper
ANCA	anti-neutrophile cytoplasmatic antibodies
APC	antigenpräsentierende Zelle
APP	amyloid precursor protein
ARDS	acute (adult) respiratory distress syndrome
ASL	Antistreptolysin
ASR	Achillessehnenreflex
ASS	Azetylsalizylsäure
ATL	Aktivitäten des täglichen Lebens
AV	arteriovenös
AVM	arteriovenöse Malformation
BFNIS	benign familial neonatal-infantile seizures
BFNS	benign familial neonatal seizures
BGB	Bürgerliches Gesetzbuch
BHR	Bauchhautreflex
BMD	Becker-Muskeldystrophie
BMRC	British Medical Research Council
BNS	Blitz-Nick-Salaam (Typ der epileptischen Anfälle)
BPLS	benigner paroxysmaler Lagerungsschwindel
BRN	blickrichtungsbestimmter Nystagmus
BRR	Brachioradialisreflex
BSE	bovine spongiforme Enzephalitis
BSG	Blutkörperchensenkungsgeschwindigkeit
BSR	Bizepssehnenreflex
BSV	Bandscheibenvorfall
BTF	Brain Trauma Foundation
BTX	Botulinumtoxin
BWK	Brustwirbelkörper
BWS	Brustwirbelsäule
CADASIL	cerebral autosomal dominant angiopathy with subcortical infarcts and leucencephalopathy
CADM	clinically amyopathic dermatomyositis
CAE	kindliche Absence-Epilepsie
CAG	Triplett-Repeat mit den Aminosäuren Cytosin, Adenin und Guanin
CANVAS	Cerebellar Atrophy with Neuropathy and Vestibular Areflexia Syndrome
CBD	corticobasal degeneration, kortikobasale Degeneration
CBF	cerebral blood flow, zerebraler Blutfluss
CBV	cerebral blood volume, zerebrales Blutvolumen
CCT	kraniale(s) Computertomografie/-tomogramm
CGRP	calcitonin-gene related peptide
CIDP	chronische idiopathische Polyradikuloneuritis
CIRS	Critical Incident Reporting System

CIS	clinically isolated syndrome, klinisch-isoliertes Syndrom
CJD	Creutzfeldt-Jakob disease, Creutzfeldt-Jakob-Krankheit
CK	creatine kinase, Kreatinkinase
CMD	congenital muscular dystrophy, kongenitale Muskeldystrophie
CMT	Charcot-Marie-Tooth-Erkrankung
CMV	cytomegalovirus, Zytomegalievirus
COMT	Catechol-O-Methyltransferase
COX	Cyclooxygenase
CPAP	continuous positive airway pressure
CPEO	chronisch progrediente externe Ophthalmoplegie
CPH	chronic paroxysmal hemicrania, chronische paroxysmale Hemikranie
CPP	cerebral perfusion pressure, zerebraler Perfusionsdruck
CRP	C-reaktives Protein
CSWS	cerebral salt waste syndrome, zerebrales Salzverlustsyndrom
CT	Computertomografie/-tomogramm
CTA	CT-Angiografie
CTG	Triplett-Repeat mit den Aminosäuren Cytosin, Thymin und Guanin
DCM	dilated cardiomyopathy, dilatative Kardiomyopathie
DD	Differenzialdiagnose
DDS	Dialyse-Dysäquilibrium-Syndrom
DHPR	Dihydropyridinrezeptor
DIC	disseminated intravasal coagulation
DNA	deoxyribonucleic acid, Desoxyribonukleinsäure
DNET	dysembryonale neuroepitheliale Tumoren
DNP	diabetogene Neuropathie
DOPA	Dihydroxyphenylalanin
DOTA	Gadotersäure
DRG	diagnosis related groups
DSA	digitale Subtraktionsangiografie
DTICH	delayed traumatic intracerebral hemorrhage
DTPA	Diethylentriaminpentaessigsäure
DWI	diffusion-weighted imaging, diffusionsgewichtet
EA	episodische Ataxie
EBV	Epstein-Barr-Virus
ECHO	enteric cytopathogenic human orphan
EDSS	Expanded Disability Status Scale
EEG	Elektroenzephalografie/-gramm
EGFR	epidermal growth factor receptor
EGTCA	Epilepsie mit generalisierten tonisch-klonischen Anfällen in der Aufwachphase
EKG	Elektrokardiografie/-gramm
ELISA	enzym-linked immunosorbent assay
EMG	Elektromyografie/-gramm
ENG	Elektroneurografie/-gramm
EPM	extrapontine Myelinolyse
EPSP	exzitatorisches postsynaptisches Potenzial
ESES	elektrischer Status epilepticus im Slow-Wave-Schlaf
ET	essenzieller Tremor
FDG	Fluorodesoxyglukose
FFI	fatal familial insomnia, tödliche familiäre Insomnie
FHM	familiäre hemiplegische Migräne
FLAIR	fluid attenuated inversion recovery
FRDA	Friedreich-Ataxie
FSHD	fazioskapulohumerale Muskeldystrophie
FSME	Frühsommer-Meningoenzephalitis
FTD	frontotemporale Demenz

GABA	Gammaaminobuttersäure
GAD	glutamic acid decarboxylase, Glutamatdekarboxylase
GBS	Guillain-Barré-Syndrom
GCS	Glasgow coma scale, Glasgow-Koma-Skala
Gd	Gadolinium
GGE	genetische generalisierte Epilepsie
GH	growth hormone, Wachstumshormon
GOT	Glutamat-Oxalacetat-Transaminase
GPe	Globus pallidus externus
GPi	Globus pallidus internus
GPT	Glutamat-Pyruvat-Transaminase
GSSS	Gerstmann-Sträussler-Scheinker-Syndrom
GTKA	generalisierter tonisch-klonischer Anfall
HAART	hochaktive antiretrovirale Therapie
HACEK	Haemophilus aphrophilus, Actinobacillus actinomycetemcomitans, Cardiobacterium hominis, Eikenella corrodens und Kingella kingae
HCG	humanes Choriongonadotropin
HE	Hounsfield-Einheit
HHV	humanes Herpesvirus
HIV	humanes Immundefizienzvirus, human immunodeficiency virus
HLA	humanes Leukozytenantigen, human leucocyte antigen
HMG-CoA	β-Hydroxy-β-Methylglutaryl-Coenzym-A
HSAN	hereditäre sensible und autonome Neuropathie
HSMN	hereditäre sensomotorische Neuropathie
HSP	hereditäre spastische Spinalparalyse
HSV	Herpes-simplex-Virus
HTLV	Human T-cell leukemia virus
HTP	Hydroxytryptophan
HWK	Halswirbelkörper
HWS	Halswirbelsäule
Hz	Hertz
IBM	inclusion body myositis, Einschlusskörperchenmyositis
ICD	International Classification of Diseases
ICF	International Classification of Functioning, Disability and Health
ICP	intracranial pressure, Hirndruck
IDH	Isozitrat-Dehydrogenase
IE	internationale Einheit(en)
IGE	idiopathische generalisierte Epilepsie
IHS	International Headache Society
IIH	idiopathische intrakranielle Hypertension
ILAE	International League Against Epilepsy
IMPP	Institut für medizinische und pharmazeutische Prüfungsfragen
INO	internukleäre Ophthalmoplegie
INR	international normalized ratio
IPS	idiopathisches Parkinson-Syndrom
IRIS	immune reconstitution inflammatory syndrome, inflammatorisches Immunrekonstitutionssyndrom
ISG	Iliosakralgelenk
IVIG	intravenöse Immunglobuline
IZB	intrazerebrale Blutung
JAE	juvenile Absence-Epilepsie
JME	juvenile myoklonische Epilepsie
KBD	kortikobasale Degeneration
KFA	komplex-fokaler Anfall
LBD	Lewy body dementia, Lewy-Körperchen-Demenz
LDL	low density lipoproteins
LEMS	Lambert-Eaton-Myotonie-Syndrom
LETM	longitudinally extensive transverse myelitis
LGMD	limb girdle muscle dystrophy, Gliedergürtel-Muskeldystrophie
LHON	Leber'sche hereditäre Optikusneuroretinopathie
LK	Lewy-Körperchen
LP	Lumbalpunktion
LWK	Lendenwirbelkörper
LWS	Lendenwirbelsäule
MAG	myelinassoziiertes Glykoprotein
MAO	Monoaminooxidase
MAP	mean arterial pressure, mittlerer arterieller Blutdruck
MCI	minimal cognitive impairment
MEG	Magnetenzephalografie
MELAS	mitochondrial encephalomyelopathy, lactic acidosis and strokelike episodes
MEN	multiple endokrine Neoplasie
MEP	motorisch evozierte Potenziale
MER	Muskeleigenreflexe
MERRF	myoclonic epilepsy with ragged red fibers
MGMT	Methyl-Guanin-Methyltransferase
MHC	major histocompatibility complex, Majorhistokompatibilitätskomplex
MID	Multiinfarktdemenz
MIP	maximum intensity projection
MLF	Fasciculus longitudinalis medialis
MMC	Myelomeningozele
MMN	multifokale motorische Neuropathie
MMST	Mini-Mental-Status-Test
MOG	Myelin-Oligodendrozyten-Glykoprotein
MOTT	mycobacteria others than tuberculosis
MPO	Myeloperoxidase
MPNST	maligner peripherer Nervenscheidentumor
MPR	multiplanare Rekonstruktion
MRA	Magnetresonanzangiografie/-gramm
MRC	Medical Research Council
MRS	Magnetresonanzspektroskopie
MRT	Magnetresonanztomograf(ie)/-gramm
MS	multiple Sklerose
MSA	Multisystematrophie
MSAP	Muskelsummenaktionspotenzial
MSFC	Multiple Sclerosis Functional Composite
MSLT	Multiple-Schlaf-Latenz-Test
NAA	N-Acetyl-Aspartat
NF	Neurofibromatose
NIHSS	National Institute of Health Stroke Scale
NKA	Neurokinin A
NLG	Nervenleitgeschwindigkeit
NMO	Neuromyelitis optica
NNO	Neuritis nervi optici
NNT	number needed to treat
NOAC	neue orale Antikoagulanzien
NPH	normal pressure hydrocephalus, Normaldruckhydrozephalus
NSAR	nichtsteroidale Antirheumatika
NSCLC	non small cell lung cancer
NSE	neuronspezifische Enolase
NSVN	nicht systemische Vaskulitis des peripheren Nervs
NYHA	New York Heart Association
ODS	osmotisches Demyelinisierungssyndrom
OKB	oligoklonale Banden
OKN	optokinetischer Nystagmus
OPCA	olivopontozerebelläre Atrophie
OPMD	okulopharyngeale Muskeldystrophie
OPSS	Pneumococcal-overwhelming-Sepsissyndrom
PAI	Plasminogenaktivator-Inhibitor
PAN	Polyarteriitis nodosa
PBP	progressive Bulbärparalyse

PCNSL	primäres ZNS-Lymphom
PCR	polymerase chain reaction, Polymerasekettenreaktion
PDD	Morbus Parkinson mit Demenz
PED	paroxysmal exercise induced dyskinesia, paroxysmale belastungsinduzierte Dyskinesie
PEG	perkutane endoskopische Gastrostomie
PERM	progrediente Enzephalomyelitis mit Rigidität und Myoklonien
PET	Positronenemissionstomografie/-gramm
PFO	patent foramen ovale (offenes Foramen ovale)
PIF	prolaktininhibierender Faktor
PKD	paroxysmale kinesiogene Dyskinesie
PKU	Phenylketonurie
PLS	primäre Lateralsklerose
PMA	progressive Muskelatrophie
PML	progressive multifokale Leukenzephalopathie
PNET	primitive neuroektodermale Tumoren
PNKD	paroxysmale non-kinesiogene Dyskinesie
PNP	Polyneuropathie
PNS	peripheres Nervensystem
POEMS	polyneuropathy, organomegaly, endocrinopathy, M-protein band, skin
POSTS	positive okzipitale scharfe Transienten des Schlafs
POTS	posturales Tachykardiesyndrom
PPMS	primär chronisch progrediente multiple Sklerose
PPRF	pontine paramediane retikuläre Formation
PRES	posteriores reversibles Enzephalopathie-Syndrom
PRIND	prolonged reversible ischaemic neurologic deficit
PROMM	proximale myotone Myopathie
PSP	progressive supranukleäre Paralyse
PSR	Patellarsehnenreflex
PTT	partielle Thromboplastinzeit
PVS	persistierender vegetativer Status
PWI	perfusion-weighted imaging
RBD	REM-Schlaf-Verhaltensstörung
REM	rapid eyes movement
RIND	reversible ischaemic neurologic deficit
RKI	Robert Koch-Institut
RLS	Restless-Legs-Syndrom
RNA	ribonucleic acid, Ribonukleinsäure
RPR	Radiusperiostreflex
RR	Blutdruck nach Riva-Rocci
RRF	ragged red fibres
SAB	Subarachnoidalblutung
SAE	subkortikale arteriosklerotische Enzephalopathie
SANDO	sensorische Ataxie, Neuropathie, Dysarthrophonie, Ophthalmoplegie
SAOA	sporadic adult onset ataxia
SBMA	spinobulbäre Muskelatrophie
SCA	spinozerebelläre Ataxie
SCLC	small cell lung cancer
SDH	subdurales Hämatom
SGB	Sozialgesetzbuch
SHT	Schädel-Hirn-Trauma
SIADH	Syndrom der inadäquaten ADH-Sekretion
SIRS	systemic inflammatory response syndrome
SIVD	subkortikale ischämische vaskuläre Demenz
SLE	systemischer Lupus erythematodes
SLIC	Subaxial Injury Classification
SLS	Sjögren-Larsson-Syndrom
SMA	spinale Muskelatrophie
SN	Substantia nigra
SND	striatonigrale Degeneration

SOREM	sleep-onset-REM
SPECT	single photon emission computed tomography
SPS	Stiff-Person-Syndrom
SREAT	steroidresponsive Enzephalopathie bei Autoimmunthyreoiditis
SRN	schlagrichtungsbestimmter Nystagmus
SRP	signal recognition particle
SSEP	somatosensorisch evozierte Potenziale
SSPE	subakute sklerosierende Panenzephalitis
SSRI	selective serotonin reuptake inhibitors, selektive Serotoninwiederaufnahmehemmer
STIR	short tau inversion recovery
STN	Nucleus subthalamicus
SUDEP	sudden unexpected death in epilepsy patients
SUNCT	short-lasting unilateral neuralgiform headache with conjunctival injection and tearing
SWK	Sakralwirbelkörper
T1w	T1-weighted, T1-gewichtet
TAK	trigeminoautonome Kopfschmerzen
TDP-43	43 kDA transactive response DNA binding protein
TEE	transösophageale Echokardiografie
TGA	transiente globale Amnesie
THS	tiefe Hirnstimulation
TIA	transitorische (transiente) ischämische Attacke
TLICS	Thoracolumbar Injury Classification and Severity Score
TNF	Tumornekrosefaktor
TNM	TNM-System: Tumorgröße (T), Lymphknotenmetastasen (N), Fernmetastasen (M)
TORCH	Toxoplasmose, Others (andere, z. B. Hepatitis B, Hepatitis C, Listeriose, HIV, Varizellen, Masern, B19, Mumps, Coxsackie, Influenza, EBV, Lues), Röteln, Cytomegalie, Herpes simplex
TPHA	Treponema-pallidum-Hämagglutinationstest
TPPA	Treponema-pallidum-Partikel-Agglutinationstest
TPO	Thyreoperoxidase
TPR	Tibialis-posterior-Reflex
TR	recovery time, repetition time, Repetitionszeit
TSE	turbo spin echo (= FSE)
TSH	thyreoidea stimulating hormone, Thyroidea-stimulierendes Hormon
TSR	Trizepssehnenreflex
TTE	transthorakale Echokardiografie
TTP	thrombotisch thrombozytopenische Purpura
VAS	visuelle Analogskala (Schmerzdokumentation)
VCAM	vascular cell adhesion molecule
VCJD	Variante der Creutzfeldt-Jakob-Krankheit
VDRL	Veneral Disease Research Laboratory (Lues-Test)
VEP	visuell evozierte Potenziale
VGCC	Voltage Gated Calcium Channel, spannungsabhängiger Kalziumkanal
VHL	Von-Hippel-Lindau-Syndrom
VIM	Nucleus intermedius ventralis thalami
VLCFA	very long chain fatty acids
VMA	Vanillinmandelsäure
VOR	vestibulo-okulärer Reflex
VPL	Nucleus ventralis posterolateralis
VPM	Nucleus ventralis posteromedialis
VZV	Varizella-Zoster-Virus
WHO	World Health Organization
WNV	West-Nil-Virus
ZMV	Zytomegalievirus
ZNS	zentrales Nervensystem
ZVD	zentralvenöser Druck

Inhaltsverzeichnis

KAPITEL

1

Neurologische Untersuchung und Syndrome

Helmuth Steinmetz, Matthias Sitzer, Ralf W. Baumgartner

Freitag, 17:45 Uhr in der Notaufnahme, der Oberarzt ist gerade nicht erreichbar. Der neu aufgenommene Patient aus dem Altenheim macht die Schwester nervös: „Der schaut die ganze Zeit zum Fenster!" Und in der Tat, auch du siehst eine deutliche Blickdeviation. „Oh je, die neurologische Untersuchung – wie ging das noch mal?" Der Stresspegel steigt, aber Bruchstücke der Pupillenuntersuchung flackern in deinem Gedächtnis auf.

Neurologische Symptome können dir in jedem Fachbereich begegnen und umso wichtiger ist es, einen guten Überblick über die wichtigsten Methoden und Syndrome zu haben. Im Folgenden kannst du dein Neuroanatomiewissen prüfen und sehen, ob dir Hirnnerven und Dermatome noch geläufig sind. Aber lass dich von etwaigen Wissenslücken nicht entmutigen, denn mit etwas Übung bist du schnell wieder fit und kannst Fälle wie den obigen ohne Probleme in die richtigen Bahnen leiten!

Durch sorgfältige Anamnese und Untersuchung lässt sich meist bereits eine neurologische Verdachtsdiagnose stellen, die durch die Zusatzdiagnostik nur noch bestätigt wird.

Wie in anderen klinischen Fächern auch sind die Anamnese und anschließende körperliche Untersuchung des Patienten wichtige Meilensteine auf dem Weg zur Diagnose. Mehr noch: Mit Anamnese und klinisch-neurologischem Befund sollten die meisten neurologischen Diagnosen bereits korrekt gestellt sein, sodass apparative Zusatzbefunde entweder nicht nötig sind oder bestätigenden Charakter haben. Fasst man die erhobenen Befunde zu einem neurologischen Syndrom zusammen (Syndromdiagnose), lassen sich hiermit in vielen Fällen schon Aussagen dazu treffen, wo die zugrunde liegende Schädigung liegt (Lokalisationsdiagnose) und was dort geschehen ist (pathogenetische Diagnose). Beim Erstellen dieser Diagnosen sind Kenntnisse in Neuroanatomie und Neurophysiologie und die Erfahrung, der sog. klinische Blick, für typische Kombinationen von Beschwerden und Zeichen bei bestimmten Erkrankungen, wegweisend.

1.1 Grundlagen

1.1 Grundlagen

Essenziell für die Anamnese ist eine präzise Analyse der aktuellen Symptome mit ihrer zeitlichen Dynamik, um ein neurologisches Syndrom zu formulieren. Gleichzeitig sollte man den Patienten gut beobachten, um (ihm teilweise unbewusste) Defizite zu erkennen (z. B. Sprache, Körpermotorik).

Anamnese   Am Anfang steht die sorgfältige Erfassung der aktuellen Symptome. Daraus ergibt sich oft schon eine Verdachtsdiagnose und damit der Schwerpunkt der nachfolgenden klinisch-neurologischen Untersuchung. Die Angaben des Patienten können durch gezielte Fragen verbessert und die von ihm verwendeten Begriffe durch Nachfragen präzisiert werden, denn z. B. mit der Aussage, dass ihm schwindelig sei, kann vieles gemeint sein, von einer ungerichteten Unsicherheit beim Gehen bis zum Drehschwindel beim Lagewechsel. Generell sind die Angaben des Patienten dahin gehend zu analysieren, ob sie – und wenn ja welchen – Strukturen des Nervensystems zugeordnet werden können und welche zeitliche Dynamik des Krankheitsgeschehens sie wiedergeben. Darüber hinaus ist nicht nur wichtig, was der Patient sagt, sondern auch, *wie* er es tut: Sind die Sprache und Körpermotorik unauffällig, das Gedächtnis beeinträchtigt oder das Bewusstsein gestört? Gibt es psychische Auffälligkeiten? In solchen Fällen sollten Verwandte, Familienangehörige oder beteiligte Zeugen befragt werden. Es folgen die übrige medizinische, die soziale und die Familienanamnese.

PRAXISTIPP

> **PRAXISTIPP**
>
> **6 W-Fragen**
>
> Bei der neurologischen Anamnese haben sich Fragen nach den „**6 Ws**" der vom Patienten geklagten Symptome bewährt:
> - Wo?
> - Wie?
> - Wann?
> - Wie oft?
> - Womit einhergehend?
> - Wodurch verstärkt?
>
> Sie ermöglichen in den meisten Fällen eine gut begründete Verdachtsdiagnose, die durch den klinisch-neurologischen Befund und apparative Zusatzuntersuchungen nur noch bestätigt werden sollte (➣ Tab. 1.1).
>
> **Syndromdiagnose**
>
> Die neurologische Syndromdiagnose benennt eine charakteristische Kombination von anamnestischen Symptomen und klinisch-neurologischen Befunden (Mustererkennung, z. B. „Aphasie und armbetonte Hemiparese rechts"). Damit kann man in der Regel den Läsionsort benennen, der dieses Muster hervorruft (Lokalisationsdiagnose, z. B. „A.-cerebri-media-Territorium links"). Zusammen mit Informationen über das „Wann" und „Wie" (z. B. „plötzlich") ist mit hoher Treffsicherheit die pathogenetische Diagnose zu stellen („vaskuläres Ereignis").

Die klinisch-neurologische Untersuchung erfordert Sorgfalt, Systematik und einige wenige Instrumente (➣ Tab. 1.1).

Klinisch-neurologische Untersuchung   Die klinisch-neurologische Untersuchung ist eine Frage des systematischen gedanklichen Vorgehens und des geeigneten Werkzeugs (➣ Tab. 1.1). Sie testet die auf der Anamnese beruhende Hypothese zur Lokalisierung und Ursache der vorliegenden Störung.

TAB. 1.1

Tab. 1.1 Instrumente zur Erhebung eines klinisch-neurologischen Befundes.

Instrument	Untersuchung von
Ophthalmoskop	Augenhintergrund
Taschenlampe	Pupillo- und Okulomotorik
Stimmgabel (64 oder 128 Hz)	N. vestibulocochlearis, Vibrationssinn
Reflexhammer	Muskeleigenreflexe
Holzstäbchen (wegen möglicher Übertragung von Erregern nur einmal zu verwenden)	Schmerzsinn, Bauchhautreflexe
Wattestäbchen (wegen möglicher Übertragung von Erregern nur einmal zu verwenden)	Kornealreflex, Berührungssinn
mit kaltem und warmem Wasser gefüllte Reagenzgläser oder metallische Gefäße	Temperatursinn
Geruchsproben	N. olfactorius
Geschmacksproben	gustatorische Fasern des N. facialis

MERKE Es ist hilfreich, verschiedene oft gebrauchte neurologische Skalen wie die National Institute of Health Stroke Scale (NIHSS) dabeizuhaben.

1.2 Hirnnerven

1.2.1 Nervus olfactorius (Hirnnerv I)

Funktionelle Anatomie

Die Sinneszellen des Geruchs, die Riechzellen, liegen im Riechepithel der Regio olfactoria, einer schmalen Schleimhautzone der oberen Nasenhöhle (Muschel, Septum und Dach). An sie binden – in einer mit Sinneshaaren versehenen kolbenartigen Verdickung – die Duftstoffe, was letztlich elektrische Impulse auslöst, die in den Axonen dieser Sinneszellen weitergeleitet werden (> Abb. 1.1). Sie bilden den N. olfactorius, der durch die Lamina cribrosa des Os ethmoidale zum Bulbus olfactorius gelangt. Hier werden die Axone synaptisch verschaltet. Die Axone dieses 2. sensorischen Neurons verlaufen im Tractus olfactorius am Boden der vorderen Schädelgrube nach hinten, teilen sich danach in die medialen und lateralen olfaktorischen Striae und enden im primären olfaktorischen Kortex (Riechhirn). Verbindungen zu temporalen Hirnteilen, dem Hypothalamus, dem Thalamus und Verbindungen zur Gegenseite führen dazu, dass Geruchsempfindungen besonders stark mit Emotionen und Gedächtnisinhalten verknüpft sind.

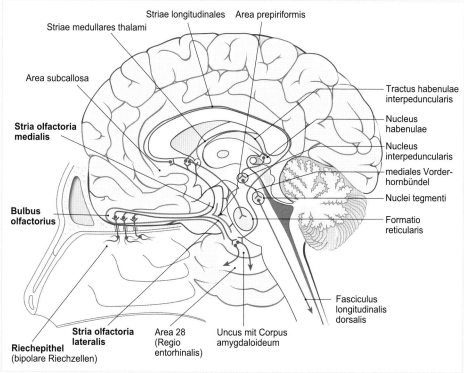

Abb. 1.1 Bahnen und zentrale Verbindungen des olfaktorischen Systems. [L141]

MERKE Die Regio olfactoria wird auch von sensiblen Fasern des N. trigeminus innerviert, die auf nichtaromatische, stechende Geruchsreize (z. B. Salmiak, Ammoniak) reagieren.

Klinische Untersuchung

Man fordert den Patienten auf, die Augen zu schließen und aromatische Stoffe mit charakteristischen Gerüchen zu identifizieren (Pfefferminz, Kaffee, Nelkenöl), die jedem Nasenloch unter Verschluss des anderen separat angeboten werden. Gibt der Patient keine aromatische Geruchsempfindung an (beidseitige Anosmie), wird ein Trigeminus-Reizstoff (z. B. Ammoniak) getestet. Geruchstests können mit standardisierten Riechproben durchgeführt werden („sniffin' sticks").

Interpretationen

Das Geruchsempfinden kann quantitativ (Hyper-, Hypo-, Anosmie) oder qualitativ (z. B. Parosmie = veränderte oder Kakosmie = als unangenehm empfundene Geruchswahrnehmung) gestört sein. Eine Anosmie kommt nach schweren Schädeltraumen vor, wenn dabei die Riechfäden (Axone des 1. Neurons) in der Lamina cribrosa abreißen. Hyp- oder Anosmien können aber auch Vorboten der Parkinson-Krank-

MERKE

1.2 Hirnnerven

1.2.1 Nervus olfactorius (Hirnnerv I)

Funktionelle Anatomie

Der N. olfactorius (I) ist für den Geruchssinn verantwortlich. Duftstoffe werden von Riechzellen (1. Neuron) in Nervenimpulse umgewandelt, die zum Bulbus olfactorius (2. Neuron) und schließlich zum olfaktorischen Kortex geleitet werden.

MERKE

Klinische Untersuchung

Untersucht wird mit aromatischen Riechproben (z. B. standardisierte „sniffin' sticks", Pfefferminz, Kaffee). Ammoniak dient als trigeminusvermittelte Kontrollsubstanz.

Interpretationen

Unterschieden werden Hyper-, Hypo-, An- und Parosmien.

1.2.2 Nervus opticus (Hirnnerv II), visuelles System und Fundoskopie

Funktionelle Anatomie

Die retinalen Fotosensoren wandeln sichtbares Licht in Nervenimpulse um. Diese verlaufen über Bipolar- und Ganglienzellen zum N. opticus (II), der durch den Canalis nervi optici in den Schädel eintritt. Am Chiasma opticum kreuzen die nasalen Anteile auf die Gegenseite und bilden dort den Tractus opticus. Dieser leitet somit jeweils die Information aus dem kontralateralen Gesichtsfeld. Nach synaptischer Verschaltung im Corpus geniculatum laterale projiziert von dort die Radiatio optica zum okzipitalen visuellen Kortex.

heit sein (➤ Kap. 9.2.1). Bei einer beidseitigen Anosmie ist die „Gegenprüfung" mit einem Trigeminusreizstoff wichtig, weil es sich nur dann um eine „neurologische Anosmie" handelt, wenn der Patient auf diesen Reizstoff reagiert – im anderen Fall liegt ein Schleimhautprozess (rhinogene Anosmie) vor.

1.2.2 Nervus opticus (Hirnnerv II), visuelles System und Fundoskopie

Funktionelle Anatomie

Fotosensoren Hornhaut und Linse fokussieren die Lichtstrahlen. Sie treffen in der Macula lutea, dem gelben Fleck, auf die Netzhaut (Retina). Die Macula lutea enthält eine kleine Vertiefung in ihrem Zentrum, die Fovea centralis, und zentral in ihr liegt wiederum die Foveola als die Stelle, an der das Licht direkt auf die Rezeptoren fällt. Diese Rezeptoren (Fotosensoren, 1. sensorisches Neuron) wandeln das sichtbare Licht (Wellenlänge 400–700 nm) durch chemoelektrische Transduktion in Nervenimpulse um. Die wesentlich zahlreicheren Stäbchen sind dabei für das Sehen in der Dämmerung zuständig und die Zapfen für das scharfe Sehen und das Erkennen von Farben. Sie sind unterschiedlich verteilt: In der Macula lutea finden sich nur Zapfen. Sie repräsentiert die zentralen 15° des Gesichtsfeldes.

N. opticus Die Impulse der Fotosensoren werden innerhalb der Retina zunächst auf die Bipolarzellen und dann auf die Ganglienzellen umgeschaltet und dabei bereits verrechnet. Etwa 1,2 Millionen Axone der Ganglienzellen – zu 90 % aus der Macula lutea – bilden den N. opticus, der am sog. blinden Fleck (hier enthält die Retina keine Fotosensoren) das Auge verlässt. Er ist etwa 5 cm lang und verläuft durch die Orbita und den Canalis nervi optici zum Chiasma opticum.

Der N. opticus ist als Axonbündel eines „ausgelagerten" Teils des Gehirns (Retina) streng genommen kein „Hirnnerv", wird aber trotzdem so genannt. Er ist von Hirnhäuten und damit auch vom Subdural- und Subarachnoidalraum umgeben. Diese Räume stehen mit denselben Räumen des Schädelinnenraums in direktem Kontakt. Daher können intrakranielle Druckerhöhungen fortgeleitet werden und ein Papillenödem („Stauungspapille") verursachen, ein wichtiges ophthalmoskopisches Diagnostikum.

Chiasma und Tractus opticus Die Nn. optici treffen sich im Chiasma opticum, das etwa 10 mm oberhalb der Hypophyse liegt. Im Chiasma kreuzen die aus den nasalen Netzhauthälften stammenden Fasern und werden dann im Tractus opticus zum Corpus geniculatum laterale weitergeleitet. Jeder Tractus opticus enthält damit alle Fasern des kontralateralen Gesichtsfelds.

Weiterer Verlauf Im Corpus geniculatum laterale bilden die Axone der Ganglienzellen ihre Synapsen. Die Axone des Corpus geniculatum laterale bilden die Sehstrahlung (Radiatio optica) und enden im primären visuellen Kortex (Area calcarina oder striata) an der medialen Oberfläche des Okzipitallappens. Im primären visuellen Kortex besteht folgende Retinotopie:

- Die visuelle Information der unteren Retina wird an die untere Lippe der Fissura calcarina und die visuelle Information der oberen Retina an die obere Lippe der Fissura calcarina (Cuneus) projiziert.
- Die visuelle Information der Retinaperipherie wird in den vorderen Teil der Sehrinde projiziert, und je mehr sich die visuelle Information der Makula nähert, umso weiter hinten liegt die Zone ihrer kortikalen Repräsentation.

> **LERNTIPP** Der N. opticus ist ein Teil des ZNS und kein peripherer Nerv! Er enthält daher Oligodendrozyten, ist von Hirnhäuten und Liquor umhüllt und kann von Erkrankungen des ZNS wie der multiplen Sklerose betroffen sein. Aus demselben Grund führen intrakranielle Druckerhöhungen zum fundoskopisch gut sichtbaren Papillenödem (Stauungspapille).

Klinische Untersuchung

- äußerer Augapfel → Inspektion
- Pupillen → Größe, Isokorie, Lichtreflex, Konvergenz
- Visus → Sehtafeln (nah und fern)
- Gesichtsfeld → Finger- oder Computerperimetrie
- Augenhintergrund → Fundoskopie (➤ Abb. 1.2)

Klinische Untersuchung

Klinisch werden der äußere Augapfel (Bulbus oculi), die Pupillen, die Sehschärfe (Visus), die Gesichtsfelder und der Augenfundus (mit dem Augenspiegel, Fundoskopie) untersucht.

Sehschärfe (Visus)

Die Sehschärfe wird nach Korrektur (cum correctione, c. c.) einer eventuellen Störung der Brechkraft (Myopie, Hyperopie, Presbyopie, Astigmatismus) geprüft. Dazu werden Sehprobentafeln in 5 m Abstand für die Fernsehschärfe (Fernvisus) und/oder Schrifttafeln in Leseabstand für die Nahsehschärfe (Nahvisus) verwendet.

Gesichtsfeld

Unter dem Gesichtsfeld versteht man die Summe aller visuellen Sinneseindrücke, die ohne Blick-, Kopf- oder Rumpfbewegung, üblicherweise mit einem Auge, wahrgenommen werden. Klinisch wird das Gesichtsfeld fingerperimetrisch geprüft. Dabei bedeckt der Patient mit der hohlen rechten Hand sein rechtes Auge und fixiert die etwa 1 m entfernte Nase des Untersuchers. Dieser bewegt von seitwärts-hinten kommend seine Finger in allen 4 Gesichtsfeldquadranten des linken Auges nach vorne, um so deren Grenze abzustecken. Danach deckt der Patient mit seiner linken Hand sein linkes Auge ab, und das Gesichtsfeld des rechten Auges wird untersucht.

Genauer werden Gesichtsfelder mit der apparativen Computerperimetrie geprüft, z. B. um Skotome zu erfassen oder Krankheitsverläufe zu dokumentieren.

Fundoskopie

Neurologische Patienten werden üblicherweise durch die undilatierte Pupille fundoskopiert. Ein Mydriatikum würde zwar die Pupille erweitern und die Untersuchung erleichtern, der Informationsgewinn wird jedoch mit dem Risiko erkauft, einen Anfall bei Engwinkelglaukom auszulösen (0,1 %). Bei der Fundoskopie werden die Papilla nervi optici, die A. centralis retinae und ihre 2 temporalen und 2 nasalen Äste, die Macula lutea und die periphere Netzhaut untersucht (➤ Abb. 1.2).

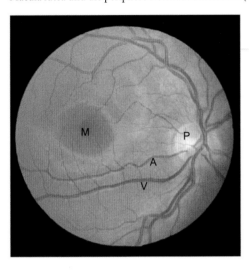

ABB. 1.2

Abb. 1.2 Normale Fundoskopie. Die Papilla nervi optici (P) ist normalerweise weiß-gelb, rund oder oval, flach mit einer Einsenkung in ihrer Mitte und scharf begrenzt. Die Macula lutea (M) liegt etwa 2 Papillendurchmesser temporal von der Sehnervenpapille entfernt. Sie ist dünner und dunkler als die umgebende Netzhaut. Die Fovea centralis erscheint als stecknadelkopfgroßer Lichtreflex im Zentrum der Makula. Die etwas dickeren und dunkleren Venen (V) lassen sich von den dünneren und helleren Arterien (A) im oberen und unteren Gefäßbogen unterscheiden. [L126]

Interpretationen

Gesichtsfeldausfall Das normale Gesichtsfeld kann auf verschiedene Arten eingeschränkt werden (➤ Tab. 1.2). **Skotome** sind z. B. Gesichtsfeldareale mit verminderter visueller Perzeption, die sich in einem sonst normalen Gesichtsfeld finden und die Folge einer Erkrankung des Auges (Retinitis, Chorioretinitis, Glaukom) oder des N. opticus (und nur selten einer zerebralen Läsion) sind. **Hemianopsien** (Quadrantenanopsien) bezeichnen Störungen, welche die Hälfte (einen Quadranten) eines Gesichtsfelds in beiden Augen betreffen und den vertikalen Meridian nicht überschreiten (➤ Abb. 1.3).

Interpretationen

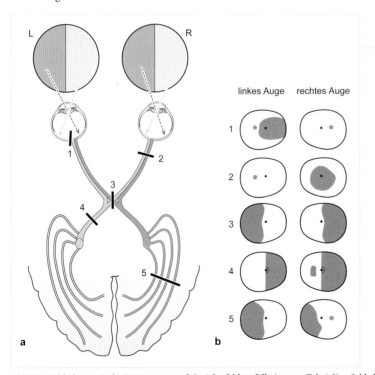

ABB. 1.3

Abb. 1.3 Sehbahn, typische Läsionsorte und Gesichtsfeldausfälle (s. a. ➤ Tab. 1.2). **a** Sehbahn; aufgeteilt in rechte und linke Gesichtsfeldhälfte, jeweils mit Projektion. Die Läsionen 1–5 sind durch schwarze Balken dargestellt. **b** Konsequenz der Läsionen in a für das Gesichtsfeld: 1 = Skotom rechts infolge einer Retinablutung, 2 = zentrales Skotom des linken Auges infolge einer den Sehnerv schädigenden Retrobulbärneuritis, 3 = bitemporale Hemianopsie infolge einer Läsion im Bereich des Chiasmas, 4 = homonymes Skotom im rechten Gesichtsfeld infolge einer Verletzung im linken Tractus opticus, 5 = homonyme Hemianopsie nach einem Infarkt im Bereich der rechten Sehstrahlung oder Sehrinde, manchmal mit Aussparung der Makula. [L126]

TAB. 1.2

Tab. 1.2 Läsionsort und Ursachen von Gesichtsfeldausfällen.

Gesichtsfeldausfall	Läsionsort
Skotom; mon- oder binokulär	Retina, N. opticus, Chiasma opticum
• zentral	Makula, makuläre Optikusfasern
• parazentral	Retina oder N. opticus paramakulär
Hemianopsie (halbes Gesichtsfeld binokulär betroffen)	Corpus geniculatum laterale, Radiatio optica
• homonym (Gesichtsfeldstörung in entsprechenden Abschnitten beider Augen, z. B. temporal am rechten und nasal am linken Auge)	retrochiasmatisch
• heteronym (Gesichtsfeldstörung in gegenüberliegenden Abschnitten beider Augen, fast immer bitemporal = Scheuklappenanopsie); zuerst obere Quadranten bei infrachiasmatischem Tumor (Hypophysentumor) und untere Quadranten bei suprachiasmatischer Raumforderung (Kraniopharyngeom) befallen	Chiasma opticum
Rindenblindheit	Sehrinde beidseits
konzentrische Gesichtsfeldeinengung (progrediente Einengung des peripheren Gesichtsfelds)	Optikusatrophie, Glaukom, Retinitis pigmentosa; Differenzialdiagnose: Erschöpfung, schlechte Konzentration, schlechter Visus
röhrenförmiges Gesichtsfeld	psychogen
visueller Neglekt (halbseitige Suppression visueller Information bei bilateraler Stimulation trotz intakten Gesichtsfelds; ➤ Kap. 1.8.5)	Parietallappen, meist rechtshemisphärisch

MERKE

MERKE Erkrankungen des afferenten visuellen Systems werden in prächiasmatische, chiasmatische und postchiasmatische Läsionen eingeteilt:

• Prächiasmatische Läsionen verursachen monokuläre Minderungen des Visus und Farbensehens, Skotome und ein afferentes Pupillendefizit. Fundoskopisch ist die Papilla nervi optici je nach zugrunde liegender Krankheit normal oder pathologisch.
• Chiasmatische Läsionen verursachen bitemporale Gesichtsfelddefekte, während Visus, Farbensehen und Fundoskopie normal sind.
• Retrochiasmatische Läsionen verursachen kontralaterale, homonyme Hemianopsien, wobei Visus, Farbensehen und Fundoskopie ebenfalls normal sind.

PRAXISTIPP

PRAXISTIPP

Differenzialdiagnose: Mouches volantes

Mouches volantes (frz. „fliegende Fliegen") sind kleine schwarze Punkte, Flecken oder fadenartige Strukturen im Gesichtsfeld, die sich gemeinsam mit der Blickrichtung verschieben und um eine Grundposition herum langsam schwingende Bewegungen ausführen. Sie werden durch Glaskörpertrübungen hervorgerufen und entstehen durch physiologische Kondensation von Kollagenfibrillen.

1.2.3 Pupillenfunktion

1.2.3 Pupillenfunktion

Die Pupille reguliert die Menge des ins Auge gelangenden Lichts, um das bestmögliche Sehen unter verschiedenen Lichtbedingungen zu erlauben.

Funktionelle Anatomie

Funktionelle Anatomie

Pupillenweite und optische Reflexe

Die Pupillenweite wird in erster Linie durch die Menge des auf die Retina fallenden Lichts bestimmt. In zweiter Linie können die „Augen" aber auch vor Schreck geweitet oder klein vor Müdigkeit sein. Im ersten Fall überwiegt der Sympathikus mit einer Mydriasis, im zweiten der Parasympathikus mit einer Miosis. Der sympathisch innervierte M. dilatator pupillae und der kräftigere, parasympathisch innervierte M. sphincter pupillae setzen diese Einflüsse um.

Parasympathische Pupilleninnervation Wird es plötzlich hell, vergehen etwa 200 ms, bis die Miose einsetzt. Diese Latenz ist dadurch bedingt, dass der Pupillenlichtreflex über 4 Neurone (➤ Abb. 1.4) läuft, wobei die parasympathische Pupilleninnervation das letzte Neuron darstellt. Das 1. Neuron wird durch die Ganglienzellen der Retina gebildet. Die retinalen Fasern verlaufen im Tractus opticus, den sie unmittelbar vor dem Corpus geniculatum laterale verlassen, um im Mesenzephalon beide Nuclei pretectales olivares (2. Neuron) zu innervieren. Die prätektalen Kerne senden Axone zu beiden Nuclei Edinger-Westphal (3. Neuron), deren parasympathische Fasern mit dem N. oculomotorius zum Ganglion ciliare (4. Neuron) verlaufen. Postganglionäre Fasern ziehen in den Nn. ciliares breves zum M. sphincter pupillae.

Sympathische Pupilleninnervation Die sympathische Pupilleninnervation besteht aus 3 Neuronen (➤ Abb. 1.5). Das 1. sympathische Neuron liegt im Hypothalamus. Seine Axone laufen ungekreuzt durch den Hirnstamm und das obere Zervikalmark zum Centrum ciliospinale, dem 2. sympathischen (präganglionären) Neuron, das im Seitenhorn des Rückenmarks auf Höhe C8–Th2 liegt. Sein Axon verläuft durch die

Pupillenweite:
• Parasympathikus → Miosis
• Sympathikus → Mydriasis
Cave: Eine beidseitige Pupillenweitung kann auch durch Dunkelheit oder Schreck erklärt werden.
Parasympathische Pupilleninnervation:
1. retinale Ganglienzellen
2. Nuclei pretectales olivares
3. Nuclei Edinger-Westphal
4. Ganglion ciliare
→ M. sphincter pupillae

Sympathische Pupilleninnervation (➤ Abb. 1.5):
1. Hypothalamus
2. Centrum ciliospinale
3. Ganglion cervicale superius
→ M. dilatator pupillae

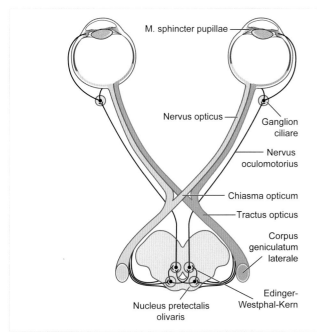

Abb. 1.4 Pupillomotorischer Regelkreis mit parasympathischer Pupilleninnervation. [L126]

ABB. 1.4

Vorderwurzeln (N. spinalis, R. communicans griseus) zur zervikalen sympathischen Kette, wo sie aufsteigen und im Ganglion cervicale superius, dem 3. sympathischen (postganglionären) Neuron, umgeschaltet werden. Die postganglionären Fasern verlaufen zuerst um die A. carotis communis. Faziale Strukturen versorgende Fasern verlaufen mit der A. carotis externa, Fasern, die das Auge und teilweise supraorbitale Strukturen versorgen, verlaufen mit der A. carotis interna. Diese Fasern treten mit dem N. ophthalmicus durch die Fissura orbitalis superior und erreichen als Nn. ciliares posteriores longi den M. dilatator pupillae.

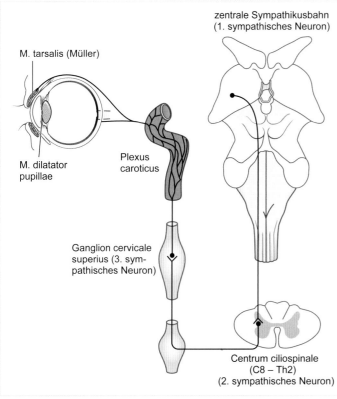

Abb. 1.5 Sympathische Pupilleninnervation. [L126]

ABB. 1.5

Klinische Untersuchung
Pupillenbeurteilung Bei der Untersuchung der Pupille werden 6 Kriterien beurteilt:
- **Durchmesser:** Der Pupillendurchmesser kann weit, normal oder eng sein und zeigt dabei beträchtliche inter- und intraindividuelle Schwankungen. Bei überwachungspflichtigen Patienten sind diese Angaben allerdings nicht ausreichend, sondern Millimeterangaben gefragt: Normal sind 2–6 mm, darunter handelt es sich um eine Miosis, darüber um eine Mydriasis.

Klinische Untersuchung

6 Punkte der Pupillenbeurteilung:
- Durchmesser
- Isokorie
- Pupillenform
- Lage
- Lichtreaktion
- Konvergenzreaktion

- **Isokorie:** Gleich große Pupillen sind isokor, ungleiche anisokor. Eine physiologische Anisokorie beträgt weniger als 1 mm und findet sich bei 15–20 % der Bevölkerung. Dabei ändert sich das Ausmaß der Asymmetrie nicht, wenn es hell oder dunkel ist, und die Pupillenreflexe sind normal.
- **Pupillenform:** Abnormitäten der Pupillenform sind meist Folge einer Operation, seltener einer Entzündung.
- **Lage der Pupille:** Die Pupille liegt normalerweise im Zentrum der Iris. Ist dies nicht der Fall, spricht man von einer Korektopie.
- **Lichtreaktion:** Leuchtet man ein Auge mit einer Lampe an, verengt sich seine Pupille (direkte Reaktion), aber gleichzeitig auch die des anderen Auges (indirekte oder konsensuelle Reaktion). Weil sich schwach ausgeprägte Sehnervenläsionen mit dieser Methode nicht nachweisen lassen – starke Lichtreize können trotzdem noch zu einer starken Pupillenreaktion führen –, ist der Pupillenvergleichstest (s. u.) die genauere Methode.
- **Konvergenzreaktion:** Lässt man den Patienten erst in die Ferne und dann auf den etwa 20 cm vor seinem Gesicht gehaltenen eigenen Zeigefinger blicken, konvergieren die Augen, die Pupillen werden enger und der Ziliarmuskel kontrahiert sich, weshalb die Zonulafasern erschlaffen und die Linse sich wegen ihrer Eigenelastizität krümmt (Akkommodation).

> **MERKE** Beide Pupillen sollten die gleiche, reguläre Größe haben, rund sein, im Zentrum der Iris liegen und spezifische Reflexantworten zeigen.

MERKE

Pupillenvergleichstest (Swinging-Flashlight-Test): Er dient der Aufdeckung von relativen afferenten Pupillendefekten (RAPD). In einem dunklen Raum wird 4–5-mal schnell hintereinander abwechselnd jeweils ein Auge für 3 Sekunden beleuchtet. Sollte relativ zum anderen Auge der afferente Schenkel gestört sein, verengt sich die Pupille während der Beleuchtung nur träge. Auch eine paradoxe Erweiterung der Pupille ist möglich.

Pupillenvergleichstest Beim Pupillenvergleichstest (Swinging-Flashlight-Test) schaut der Patient in einem abgedunkelten Raum in die Ferne. Dann wird mit einer Lichtquelle ein Auge für 3 Sekunden von schräg unten in einem Abstand von ca. 50 cm belichtet. Anschließend wechselt der Untersucher rasch zum gegenseitigen Auge und wiederholt die 3 Sekunden dauernde Belichtung. Dieser Vorgang wird etwa 4- bis 5-mal wiederholt. Dann werden Ausmaß und Geschwindigkeit der Pupillenverengung sowie die Pupillenweite im Seitenvergleich beurteilt. Verlässliche Ergebnisse setzen eine intakte efferente Pupillenfunktion voraus. Eine afferente Pupillenstörung liegt vor, wenn die Pupillenverengung bei Beleuchtung des betroffenen Auges ausbleibt oder im Vergleich zur Gegenseite vermindert ist. Beim Swinging-Flashlight-Test wird die Pupillenweite vorwiegend durch die retinale Leuchtdichte des beleuchteten Auges eingestellt. Bei einer einseitigen Afferenzstörung wird der Area pretectalis eine geringere als die tatsächlich vorhandene Leuchtdichte gemeldet. Durch diese fehlerhafte Information wird die Pupillenweite des Auges mit Afferenzdefizit so eingestellt, als wenn es dunkler wäre, als es tatsächlich ist. Dieser Vorgang erklärt, dass Ausmaß und Geschwindigkeit der Pupillenverengung auf dem erkrankten Auge anders als auf dem gesunden ablaufen. Bei ausgeprägter Afferenzstörung kann eine Pupillenverengung auch ausbleiben oder es kann sogar eine Pupillenerweiterung auftreten.

Interpretationen

Interpretationen

Efferente Störung der Pupillomotorik

Die **Anisokorie** ist Ausdruck einer Störung der parasympathischen oder sympathischen Efferenz. Entscheidend ist, welche Pupille die gestörte ist.

Zeichen einer unilateralen efferenten Pupillomotorikstörung, d. h. einer Störung der parasympathischen oder sympathischen Pupilleninnervation, ist die Anisokorie. Zunächst muss geklärt werden, welche Pupille erkrankt ist, die engere oder die weitere. Meist zeigt die Lichtreaktion der pathologischen Pupille eine kleinere Amplitude. Wenn beide Pupillen gleich rasch und ausgiebig auf Licht reagieren, kann ein Horner-Syndrom oder eine zentrale Anisokorie vorliegen. Letztere ist häufig und meist harmlos. Wenn beide Pupillen schlecht auf Licht reagieren, liegt vermutlich eine doppelseitige Efferenzstörung vor oder, bei intakter Naheinstellungsreaktion, eine reflektorische Pupillenstarre (Argyll-Robertson-Pupille).

Parasympathische Störungen führen zu Mydriasis sowie Abschwächung von Lichtreaktion und Akkommodation:
- Pupillotonie: Die Pupille ist erweitert und reagiert kaum auf Licht, aber auf Konvergenz.
- Adie-Syndrom: Pupillotonie + Reflexstörung der Beine
- Argyll-Robertson-Syndrom: beidseitige Pupillenstarre auf Licht (daher „reflektorisch") bei erhaltener Pupillenreaktion auf Konvergenz

Parasympathische Efferenz Störungen der parasympathischen Efferenz führen zu einer Parese des M. sphincter pupillae mit Mydriasis. Gleichzeitig sind die direkte und indirekte Lichtreaktion sowie der Akkommodationsreflex abgeschwächt oder aufgehoben. Eine solche „Ophthalmoplegia interna", z. B. infolge einer Ganglionitis ciliaris, kann ein vermehrtes Blendungsgefühl bei hellem Licht erzeugen. Bei einer vollständigen **Läsion des N. oculomotorius** sind zusätzlich die äußeren Augenmuskeln betroffen. Bei der **Pupillotonie** ist die kranke Pupille weiter und reagiert kaum oder nicht auf Licht: Die Konvergenzreaktion ist normal (Licht-Nah-Dissoziation), die Wiedererweiterung der Pupille bei Blick in die Ferne jedoch tonisch verlangsamt. Die Pupillotonie beginnt fast immer einseitig, in 10–20 % wird später auch die andere Seite befallen. In etwa 50 % finden sich Reflexstörungen an den Beinen (**Adie-Syndrom**). Von der Pupillotonie muss die seltene **reflektorische Pupillenstarre (Argyll-Robertson-Syndrom)** abgegrenzt werden. In beiden Fällen ist zwar die Lichtreaktion stark herabgesetzt oder gar aufgehoben, im Gegensatz zur Pupillotonie sind jedoch meist beide Pupillen seitengleich eng und entrundet und die Naheinstellungsreaktion ist prompt.

Sympathische Störungen verursachen ein Horner-Syndrom (Ptose, Miosis, „Pseudoenophthalmus"). Zusätzlich kann die Schweißsekretion gestört sein.

Sympathische Efferenz Störungen der sympathischen Efferenz führen zu einem **Horner-Syndrom** mit einer Ptose und Miosis auf der betroffenen Seite (➤ Abb. 1.6). Die Ptose (Parese des M. tarsalis Müller) beträgt meist mehr als 2 mm Seitendifferenz der Lidspalten, die Anisokorie (Parese des M. dilatator pupillae) selten mehr als 1 mm Seitenunterschied der Pupillenweite. Letztere nimmt im Dunkeln zu und die engere Pupille erweitert sich langsamer. Der oft als 3. Kardinalsymptom des Horner-Syndroms beschriebene Enophthalmus wird durch die engere Lidspalte vorgetäuscht. Die zusätzlich mögliche Schweißsekretionsstörung des Gesichts wird vom Patienten oft nicht bemerkt und ist umso weniger ausgedehnt, je weiter distal die Läsion liegt. Bei Läsionen vor der Karotisbifurkation kann das ganze Gesicht betroffen sein, bei einer Dissektion der A. carotis interna ist dagegen nur die Stirn betroffen.

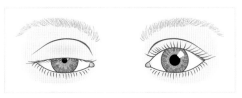

Abb. 1.6 Horner-Syndrom mit Ptose und Miosis rechts. [L126]

Afferente Störung der Pupillomotorik

Die Pupillen sind bei einer afferenten Störung isokor. Bei völliger Unterbrechung eines Sehnervs wird die Beleuchtung der gleichseitigen Netzhaut keine Pupillenkonstriktion auslösen (amaurotische Pupillenstarre), während sich die Pupillen bei Lichteinfall auf der gegenseitigen Netzhaut normal verengen.

Afferente Defekte erzeugen keine Anisokorie.

> **PRAXISTIPP**
>
> Indikationen für einen pharmakologischen Pupillentest sind:
> - physiologische Anisokorie vs. Anisokorie durch Horner-Syndrom (Kokaintest)
> - prä- oder postganglionäres Horner-Syndrom (Pholedrin- oder Hydroxyamphetamintest)
> - Nachweis einer Pupillotonie (Pilocarpintest)
>
> **Kokain** Kokain hemmt die Wiederaufnahme von Noradrenalin aus dem synaptischen Spalt, d. h., es wirkt indirekt noradrenerg. Es verringert eine physiologische Anisokorie (weil es eine binokuläre Mydriasis bewirkt) und vergrößert bei einem Horner-Syndrom die Anisokorie (Mydriasis des gesunden Auges).
> **Pholedrin** Pholedrin 5 % führt wie Hydroxyamphetamin zur Sekretion von Noradrenalin aus dem postganglionären Neuron und zu einer Mydriasis. Bei einer postganglionären Sympathikusschädigung erweitert sich die Pupille des gesunden Auges um mindestens 0,5 mm mehr als die des Auges mit dem Horner-Syndrom. Bei einer präganglionären Sympathikusschädigung erweitert sich das Auge mit dem Horner-Syndrom mehr als das gesunde Auge.
> **Pilocarpin** Pilocarpin ist ein Parasympathomimetikum, das direkt am Azetylcholinrezeptor des M. sphincter pupillae wirkt. Es führt zu einer Pupillenverengung bei einer Denervationshypersensibilität des M. sphincter pupillae und einer bestenfalls geringen Miosis an der gesunden Pupille.

PRAXISTIPP

1.2.4 Okulomotorische Hirnnerven, Blickmotorik

Einleitung

Das okulomotorische System erlaubt das binokuläre, dreidimensionale, scharfe Sehen durch eine stabile Abbildung der visuellen Sinneseindrücke auf der Fovea centralis. Sehobjekte werden erfasst und trotz Eigen- und/oder Umweltbewegungen stabil auf der Fovea abgebildet. Das okulomotorische System besteht aus:

- **Sakkadensystem:** Sakkaden sind konjugierte, willkürliche oder unwillkürliche Augenbewegungen, die eine rasche Einstellung der Fovea auf das visuelle Zielobjekt ermöglichen (Winkelgeschwindigkeit bis 700°/s, kleine Amplitude).
- **Folgebewegungssystem:** Die langsamen Folgebewegungen sind konjugierte, willkürliche Augenbewegungen. Sie ermöglichen, dass das Zielobjekt mit der Fovea verfolgt werden kann (Winkelgeschwindigkeit bis 100°/s). Sie können im Gegensatz zu den Sakkaden während ihres Ablaufs in Geschwindigkeit und Amplitude verändert werden.
- **Vestibuläres System:** Der vestibulo-okuläre Reflex (VOR) führt zu langsamen, konjugierten Augenbewegungen in Gegenrichtung einer Kopfbewegung. Amplitude und Geschwindigkeit der Augenbewegung sind der jeweiligen Kopfbewegung angepasst, sodass das visuelle Objekt stabil auf der Fovea centralis abgebildet bleibt.
- **Optokinetisches System** (> Kap. 1.2.8).
- **Vergenzsystem:** Das Vergenzsystem kontrolliert das Ausmaß der Konvergenz und Divergenz der Augen, um die makuläre Fixation unabhängig von der Distanz des Zielobjekts zu garantieren.
- **Fixationssystem:** Die Fixation von visuellen Objekten ist entsprechend den jeweiligen Gelegenheiten das Resultat der verschiedenen okulomotorischen Subsysteme.

1.2.4 Okulomotorische Hirnnerven, Blickmotorik

Einleitung

Das okulomotorische System dient der Blickstabilisierung und dem scharfen Sehen auch in Bewegung. Es setzt sich zusammen aus Sakkadensystem, Folgebewegungssystem, vestibulärem, optokinetischem, Vergenz- und Fixationssystem.

Funktionelle Anatomie

Äußere Augenmuskeln

Die Haupt- und Nebenfunktionen der Augenmuskeln und die Stellung der Doppelbilder bei rechtsseitigen Augenmuskelparesen sind in > Tab. 1.3 aufgeführt.

Funktionelle Anatomie

äußere Augenmuskeln > Tab. 1.3

TAB. 1.3

Tab. 1.3 Haupt- und Nebenfunktionen der Augenmuskeln und Stellung der Doppelbilder bei rechtsseitigen Paresen.

Muskel (versorgender Hirnnerv)	Hauptfunktion	Nebenfunktion	Stellung (Ausmaß) der Doppelbilder
M. rectus medialis (III)	Adduktion		horizontal (maximal bei Blick nach links, geringer bei Blick geradeaus, fehlend bei Blick nach rechts)
M. rectus lateralis (VI)	Abduktion		horizontal (maximal bei Blick nach rechts, geringer bei Blick geradeaus, fehlend bei Blick nach links)
M. rectus superior (III)	Elevation; Wirkung nimmt in Abduktion zu und ist in Adduktion nahezu aufgehoben	Adduktion und Einwärtsdrehung des vertikalen Meridians, insbesondere in Adduktion	schräg (maximal bei Blick nach oben, weniger bei Blick geradeaus, fehlend bei Blick nach unten)
M. obliquus inferior (III)	Elevation; Wirkung nimmt in Adduktion zu und ist in Abduktion nahezu aufgehoben	Abduktion und Auswärtsdrehung des vertikalen Meridians, insbesondere in Abduktion	schräg (maximal bei Blick nach oben, weniger bei Blick geradeaus, fehlend bei Blick nach unten)
M. rectus inferior (III)	Senkung; Wirkung nimmt in Abduktion zu und ist in Adduktion nahezu aufgehoben	Adduktion und Auswärtsdrehung des vertikalen Meridians, insbesondere in Adduktion	schräg (maximal bei Blick nach unten, weniger bei Blick geradeaus, fehlend bei Blick nach oben)
M. obliquus superior (IV)	Senkung; Wirkung nimmt in Adduktion zu und ist in Abduktion nahezu aufgehoben	Abduktion und Einwärtsdrehung des vertikalen Meridians, insbesondere in Abduktion	schräg (maximal bei Blick nach unten, weniger bei Blick geradeaus, fehlend bei Blick nach oben)

okulomotorische Hirnnerven und ihre Kerne:
- **N. oculomotorius** (III): innerviert den
  - M. obliquus inferior
  - M. rectus inferior
  - M. rectus medialis (ipsilateraler Nucleus)
  - M. rectus superior (kontralateraler Nucleus)
  - M. levator paplebrae superioris (unpaariger Nucleus caudalis centralis)

- **N. trochlearis** (IV): innerviert den M. obliquus superior; tritt als einziger Hirnnerv dorsal aus und kreuzt zuvor!

- **N. abducens** (VI): innerviert den M. rectus lateralis

okulomotorisches System:
- **Sakkaden:** konjugierte schnelle Augenbewegungen (Geschwindigkeit bis 700°/s), die die Fovea willkürlich oder unwillkürlich auf das Zielobjekt richten (Ursprung in 4 Arealen des Kortex, von denen das frontale Augenfeld klinisch am bedeutendsten ist)

Okulomotorische Hirnnerven und ihre Kerne

N. oculomotorius (Hirnnerv III) Der Okulomotorius-Kernkomplex liegt im Tegmentum des Mittelhirns ventral des Aquädukts und lateral des Fasciculus longitudinalis medialis. Er besteht aus:
- dem großzelligen, paarigen, lateralen Hauptkern,
- dem kleinzelligen, paarigen, parasympathisch-efferenten Nucleus Edinger-Westphal,
- dem unpaaren Nucleus caudalis centralis.

Im lateralen Hauptkern sind die Subnuclei für die einzelnen Augenmuskeln in longitudinal gruppierten Kernsäulen angeordnet. Wichtig ist, dass der M. obliquus inferior, M. rectus inferior und M. rectus medialis von den ipsilateralen Subnuclei innerviert werden, wogegen der M. rectus superior vom gegenseitigen Subnucleus innerviert wird. Der Nucleus Edinger-Westphal liegt rostral und medial vom lateralen Hauptkern. Der den M. levator palpebrae superioris beider Seiten innervierende Nucleus caudalis centralis liegt in der Mittellinie und am weitesten kaudal.

N. trochlearis (Hirnnerv IV) Der Nucleus trochlearis liegt im unteren Tegmentum des Mittelhirns auf Höhe der Colliculi inferiores am Boden des Aquädukts und unmittelbar dorsal des Okulomotoriuskerns. Die Trochlearisfasern verlaufen nach dorsal, umschlingen den Aquädukt, kreuzen sich im Velum medullare anterius und verlassen als einziger Hirnnerv den Hirnstamm dorsal (> Abb. 1.7). Wird der N. trochlearis intramedullär geschädigt, entsteht eine Parese des kontralateralen M. obliquus superior.

N. abducens (Hirnnerv VI) Der Abduzenskern liegt im Tegmentum des Pons am Boden des IV. Ventrikels und ist ventral vom inneren Fazialisknie umgeben. Seine Nervenfasern treten ventral zwischen Pons und Medulla aus (> Abb. 1.7).

Okulomotorisches System

Sakkadensystem Sakkaden können willkürlich oder unwillkürlich nach visuellen oder akustischen Reizen auftreten. Sie entstehen in 4 Kortexarealen, wobei das im prämotorischen Kortex liegende frontale Augenfeld (Teil der Brodmann-Area 6) das klinisch wichtigste ist. Es ermöglicht alle Arten von konjugierten Willkürsakkaden auf die Gegenseite, und eine Läsion führt zu einer horizontalen Blicklähmung. Die Fasern des frontalen Augenfeldes deszendieren durch die Capsula interna, kreuzen dann auf Höhe der Okulomotoriuskerne auf die Gegenseite und enden in der pontinen paramedianen retikulären Formation (> Abb. 1.8). Diese paramediane pontine retikuläre Formation (PPRF, pontines Blickzentrum für horizontale Augenbewegungen) dehnt sich vom Okulomotoriuskern (III) zum Abduzenskern (VI) aus und liegt ventrolateral des Fasciculus longitudinalis medialis (MLF). Alle für die horizontalen Augenbewegungen verantwortlichen Bahnen gehen von der PPRF zunächst zu Motoneuronen und Interneuronen des ipsilateralen Abduzenskerns. Die Impulse für konjugierte Folgebewegungen stammen von den vestibulären Kernen. Zerebelläre Neurone sind für die Zielgenauigkeit der Sakkaden wichtig.

> **LERNTIPP** Der typische „Herdblick" (Déviation conjuguée) beim ischämischen Schlaganfall ist auf eine Schädigung des frontalen Augenfelds zurückzuführen. Hierdurch kann der Blick nicht mehr willkürlich auf die Gegenseite gerichtet werden und der Patient schaut auf die Läsionsseite.

Blicke zum Infarkt
Blick + Kopfwendung

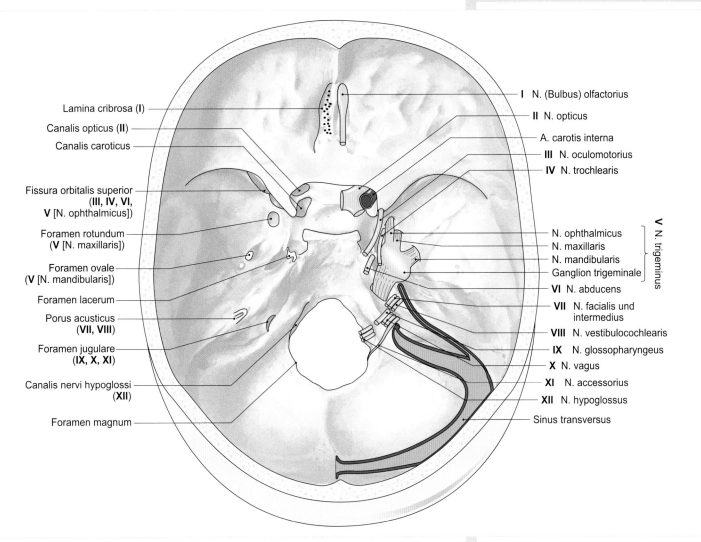

Lamina cribrosa (I)

Canalis opticus (II)

Canalis caroticus

Fissura orbitalis superior
(III, IV, VI,
V [N. ophthalmicus])

Foramen rotundum
(V [N. maxillaris])

Foramen ovale
(V [N. mandibularis])

Foramen lacerum

Porus acusticus
(VII, VIII)

Foramen jugulare
(IX, X, XI)

Canalis nervi hypoglossi
(XII)

Foramen magnum

I   N. (Bulbus) olfactorius

II   N. opticus

A. carotis interna

III   N. oculomotorius
IV   N. trochlearis

N. ophthalmicus
N. maxillaris   V N. trigeminus
N. mandibularis
Ganglion trigeminale

VI   N. abducens

VII   N. facialis und
       intermedius

VIII   N. vestibulocochlearis

IX   N. glossopharyngeus

X   N. vagus

XI   N. accessorius

XII   N. hypoglossus

Sinus transversus

Abb. 1.7   Aufsicht auf die Schädelbasis mit Darstellung der Hirnnerven (rechts) und ihrer Durchtrittspunkte (links). [L141]

Langsame Folgebewegungen   Langsame Augenfolgebewegungen dienen der stabilen Abbildung von sich bewegenden visuellen Objekten auf der Fovea centralis. Sie werden von einem neuronalen Netzwerk generiert, zu dem bestimmte Areale des Kortex, Hirnstamms und Kleinhirns gehören.

Vertikale Augenbewegungen   Die supranukleären Zentren für vertikale Augenbewegungen liegen in der mesenzephalen Formatio reticularis bzw. im rostralen interstitialen Kern des MLF (Nucleus Büttner-Ennever, riMLF). Dessen Neurone projizieren zum N. oculomotorius und N. trochlearis, und Verbindungen über die Commissura posterior koordinieren die Aktivitäten beider Augen.

Klinische Untersuchung

Inspektion der Augäpfel (Bulbi oculi)

Die Augäpfel werden in der Primärposition (Blick geradeaus) inspiziert, wobei der Untersucher kontrolliert, ob sie parallel ausgerichtet sind, ob der Blick nach rechts oder links abweicht und ob ein Spontannystagmus zu beobachten ist. Um die Position der Bulbi zu beurteilen, also ob ein Augapfel weiter hervortritt als der andere, sollte der Untersucher die Augen von oben (von einer Position hinter dem Patienten aus) oder von der Seite betrachten. Wieder von vorne inspiziert er Pupillenweite und -form (➤ Kap. 1.2.3) und ob die Lider, die Linse, die Hornhaut, Bindehaut oder Iris Veränderungen zeigen.

Prüfung der Okulomotorik

Der Abstand zwischen dem visuellen Objekt (z. B. Zeigefinger des Untersuchers) und dem Auge des Patienten sollte etwa 1 m betragen, um eine Interferenz durch die Konvergenzreaktion zu vermeiden. Die Augen werden zuerst in der Primärposition (Blick geradeaus nach vorne), dann die Folgebewegungen und Sakkaden nach rechts und links in der horizontalen Ebene (vertikale Achse) sowie nach oben und unten (horizontale Achse) untersucht.

Folgebewegungen   Bei der Prüfung der Folgebewegungen wird der Patient aufgefordert, dem Zeigefinger des Untersuchers oder einer Lichtquelle in 9 Positionen zu folgen (s. a. ➤ Tab. 1.3). Damit werden die Funktionen aller 6 Augenmuskeln, die horizontalen und vertikalen Augenbewegungen untersucht.

- **langsame Folgebewegungen** (Geschwindigkeit bis 100/s): konjugiert und willkürlich

- **vertikale Augenbewegungen:** entstehen mesenzephal

Klinische Untersuchung

Inspektion der Augäpfel: Beim Blick geradeaus sollte vor allem auf Schielen, Spontannystagmen oder einen Exophthalmus geachtet werden.

Okulomotorikprüfung:
- ein Objekt (Finger, Lampe) im Abstand von ca. 1 m in alle 9 Blickrichtungen bewegen und die Augenbewegungen des Patienten beobachten
- Sakkaden → Patient abwechselnd die Nase und dann einen horizontal oder vertikal versetzten Finger des Untersuchers fixieren lassen
- vestibulo-okulärer Reflex → Blickfixierung auf ein Objekt bei passiven Kopfbewegungen

ABB. 1.8

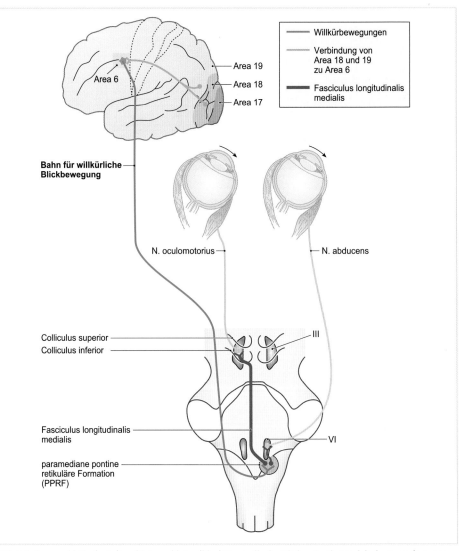

Abb. 1.8 Supranukleäre (grün) und internukleäre (blau) Kontrolle der Blickmotorik. Wird die horizontale Augenbewegung vom frontalen Augenfeld (Brodmann-Area 6) gestartet, entsteht eine Blickbewegung nach kontralateral, die über die paramediane pontine retikuläre Formation auf den Augenmuskelkern VI des abduzierenden Auges und durch den Fasciculus longitudinalis medialis auf den Subnucleus des adduzierenden M. rectus medialis III übertragen wird. [L141]

Sakkaden Bei der Prüfung der horizontalen und vertikalen Sakkaden hält der Patient seinen Kopf in Neutralstellung und fixiert erst die Nase des Untersuchers und dann den im linken Gesichtsfeld des Patienten gehaltenen Zeigefinger des Untersuchers. Anschließend werden die horizontalen Sakkaden im rechten Gesichtsfeld geprüft. Um die vertikalen Sakkaden zu beobachten, fixiert der Patient zuerst den oberhalb seiner Nase gehaltenen Finger des Untersuchers und dann die Nase des Untersuchers, danach den unterhalb seiner Nase gehaltenen Finger des Untersuchers und dann die Nase des Untersuchers. Dabei beobachtet der Untersucher die Geschwindigkeit, Amplitude und Zielgenauigkeit der Sakkaden und vergleicht die Abduktions- und Adduktionssakkaden beider Augen.

Vestibulo-okulärer Reflex Beim bettlägerigen Patienten können der horizontale und der vertikale vestibulo-okuläre Reflex getestet werden. Dabei fixiert der Patient ein vor ihm gelegenes Ziel und der Untersucher bewegt den Kopf des Patienten horizontal und vertikal, wonach reflektorisch langsam eine kompensatorische Blickbewegung zur Gegenseite erfolgt.

Doppelbilder

Um binokuläre von monokulären Doppelbildern abzugrenzen, wird ein Auge abgedeckt: Während binokuläre Doppelbilder dabei verschwinden, bleiben die monokulären bestehen. Bei binokulären Doppelbildern wegen paralytischen Strabismus (z. B. Augenmuskelparese) fordert man den Patienten auf, in die Richtung zu blicken, in dem die Doppelbilder am stärksten ausgeprägt sind (s. a. ➤ Tab. 1.3).

Prüfen auf Doppelbilder: Durch Abdecken eines Auges kann man zwischen monokulären und binokulären Doppelbildern unterscheiden.

MERKE

> **MERKE** Oft haben Patienten mit Doppelbildern eine kompensatorische Kopfschiefhaltung, um die Doppelbilder zu unterdrücken.

Interpretation

Augäpfel

Normalerweise sind die Stellung der Augenlider und die Größe der Lidspalten symmetrisch. Vorbestehende geringe Asymmetrien sind jedoch nicht selten und haben keinen Krankheitswert. Oft sind sie bereits auf alten Fotografien des Patienten zu erkennen. Die häufigste Ursache einer Lidspaltenasymmetrie ist eine Ptose, d. h. ein Herabhängen des Oberlids, sodass die Lidspalte auf der kranken Seite enger ist als auf der gesunden (➤ Tab. 1.4). Die häufigste Ursache einer erweiterten Lidspalte ist die zentrale Fazialisparese. Eine Ptose kann durch eine Kontraktion des M. frontalis kompensiert werden, sodass sie erst sichtbar wird, wenn der Untersucher mit dem Finger die Kontraktion des M. frontalis antagonisiert.

Tab. 1.4 Neurologisch relevante pathologische Befunde bei Inspektion des Augapfels und mögliche Ursachen.

Pathologischer Befund (Beschreibung)	Ursache
Augenlider	
Ptose (Herabhängen des Oberlids)	Horner-Syndrom, Parese des N. oculomotorius, Myasthenie, Myopathie
Retraktion des Ober- oder Unterlids	Oberlidretraktion: • einseitig bei Schilddrüsenerkrankung • beidseitig bei Läsion im Bereich der Commissura posterior (Collier-Zeichen)
Ektropion (Auswärtsstellung eines Lids, meist Unterlid)	M. orbicularis oculi: • Alter: binokuläre Tonusabnahme und Erschlaffung • monokuläre Lähmung bei Parese des N. facialis (➤ Kap. 1.2.6)
Tränendrüse	
verminderte Tränensekretion (Jucken, Brennen, Fremdkörpergefühl)	• physiologisch im Alter, binokulär • Parese des N. facialis: monokulär (➤ Kap. 1.2.6) • Sicca-Syndrom
Bindehaut (Konjunktiva)	
Konjunktivitis (Jucken, Brennen, Fremdkörpergefühl, Lichtscheu, Tränen, Lidkrampf, Gefäße erweitert, Schwellung binokulär)	Infektion, Allergie, Trauma
erweiterte und korkenzieherartig geschlängelte Gefäße	arteriovenöse Sinus-cavernosus-Fistel
Hornhaut (Cornea)	
Keratitis neuroparalytica und e lagophthalmo (kann ohne Schmerzen auftreten, ophthalmoskopische Diagnose)	• Neuroparalytika: Parese des N. ophthalmicus (z. B. nach Operation des Ganglion trigeminale Gasseri) • e lagophthalmo: Parese des N. facialis (➤ Kap. 1.2.6)
Arcus senilis (= lipoides; grau-weiß, binokulär; vom Limbus durch Randzone abgegrenzt)	Lipideinlagerung bei älteren (Arcus senilis) und jüngeren (Arcus lipoides) Patienten mit Lipidstoffwechselstörung
Kayser-Fleischer-Ring (grün-gelb, binokulär)	Kupfereinlagerung bei Morbus Wilson
Augäpfel	
Exophthalmus (abnormes Hervortreten eines Augapfels aus der Orbita)	• ein- und beidseitig: Erkrankung der Schilddrüse • einseitig: orbitale Raumforderung, arteriovenöse Sinus-cavernosus-Fistel, Thrombose des Sinus cavernosus

Okulomotorik

Die Achsen der Augenbulbi in der Orbita sind nicht parallel, sondern leicht divergierend ausgerichtet. Entsprechend divergieren beide Bulbi im Schlaf und im Koma. Im Wachzustand werden die Augenmuskeln aktiv tonisiert, damit das visuelle Objekt an korrespondierenden Stellen der Fovea abgebildet wird.

Sakkadierte Folgebewegungen Sie sind ein unspezifischer Befund, der uni- oder bilateral bei zu schneller Bewegung des Zielobjekts, Unaufmerksamkeit, Müdigkeit, Somnolenz, Medikamenten, Basalganglien- oder zerebellären Erkrankungen oder diffusen kortikalen Läsionen auftreten kann.

Doppelbilder Monokuläre Doppelbilder können durch zahlreiche ophthalmologische Erkrankungen (Katarakt, Linsenluxation, Amotio retinae) entstehen. Binokuläre Doppelbilder entstehen typischerweise bei paralytischem Strabismus, z. B. einer Augenmuskelparese.

Abnorme Okulomotorik Eine abnorme Okulomotorik kann durch periphere (nukleäre und infranukleäre) oder zentrale (internukleäre und supranukleäre) Ursachen bedingt sein. Periphere Ursachen umfassen Prozesse, welche die Orbita involvieren und zu einer mechanischen Behinderung der Augenbewegung führen, Erkrankungen der motorischen Endplatte (z. B. Myasthenia gravis), Muskeln (Myopathie) oder Hirnnerven (Kerne, Faszikel, Trunci). Internukleäre Okulomotorikstörungen betreffen Verbindungen, welche die Aktivität der okulomotorischen Kerne im Hirnstamm koordinieren (z. B. Fasciculus longitudinalis medialis). Supranukleäre Okulomotorikstörungen entstehen bei Erkrankungen zerebraler Areale, die konjugierte Augenbewegungen generieren (frontales Augenfeld, paramediane pontine retikuläre Formation, Basalganglien).

Interpretation

Augäpfel:
• ➤ Tab. 1.4
• Geringe Asymmetrien von Augenlidern und Lidspalten (vor allem Ptose) finden sich öfter, hier ist ein Vergleich mit alten Fotos hilfreich.

TAB. 1.4

Störungen der Okulomotorik:
• äußern sich u. a. in Doppelbildern oder Störungen der konjugierten Augenbewegungen
• vielfältige Ursachen
• mögliche Läsionsorte: zentral (supra-/internukleär), peripher (nukleär/infranukleär), aber auch muskulär (Myopathie) oder in der motorischen Endplatte (Myasthenia gravis)

Störungen der Hirnnerven oder ihrer Kerngebiete

Läsion des N. oculomotorius Sie kann die Augenmuskeln (äußere N.-oculomotorius-Lähmung), den M. sphincter pupillae und das Ganglion ciliare (innere N.-oculomotorius-Lähmung) oder beide (komplette N.-oculomotorius-Lähmung) betreffen. Aufgrund der speziellen Anatomie der Subnuclei des N. oculomotorius führen nukleäre Läsionen zu speziellen Ausfällen: Eine Läsion des Subnucleus des M. rectus superior führt zu einer kontralateralen Parese, eine Läsion der Subnuclei des M. obliquus inferior, M. rectus medialis und inferior zu ipsilateralen Paresen, und eine Läsion des Subnucleus des M. levator palpebrae superioris zu beidseitiger Ptose.

Läsion des N. abducens Sie führt zu einer Lähmung des M. rectus lateralis, der den Augapfel nach außen dreht. Das daraus resultierende Überwiegen des gleichseitigen Antagonisten, des M. rectus medialis, führt zum Einwärtsschielen des betroffenen Auges. Der Abstand der damit einhergehenden horizontalen Doppelbilder nimmt beim Blick in Richtung des betroffenen Auges zu. Zur Aufrechterhaltung des beidäugigen Einfachsehens wird deshalb oft eine kompensatorische Kopfhaltung eingenommen, meist in Form einer Kopfdrehung zur befallenen Seite.

Läsion des N. trochlearis Sie führt zu einer Lähmung des M. obliquus superior. Dieser Muskel hat 3 unterschiedliche Funktionen, nämlich eine senkende (Infraduktion), eine innenrollende (Inzykloduktion) und eine außenwendende (Abduktion). Ein Funktionsverlust bedeutet demnach, dass blickrichtungsabhängig ein Höherstand, eine Verrollung zur Schläfe (außen) und eine Schielabweichung in Richtung der Nase (innen), ggf. mit zusätzlicher V-Symptomatik bei Auf- und Abblick, bestehen. Entsprechend treten Doppelbilder auf, die analog der Deviation horizontal, vertikal und verkippt wahrgenommen werden. Der Patient neigt deshalb oft kompensatorisch den Kopf zur gesunden Seite. Neigt man den Kopf hingegen zur kranken Seite, wird ein auffälliger Höherstand des befallenen Auges sichtbar (**Bielschowsky-Phänomen**).

> **LERNTIPP** Bielschowsky-Phänomen: Höherstand des Bulbus und Verschlechterung der Doppelbilder bei Kopfneigung auf die kranke Seite bei Trochlearisparese. Daher neigen die Patienten häufig kompensatorisch den Kopf auf die gesunde Seite.

Störungen der zentralen Blickmotorik

Internukleäre Ophthalmoplegie Läsionen des Fasciculus longitudinalis medialis (MLF) führen zu einer internukleären Ophthalmoplegie (INO; > Abb. 1.9a). Bei versuchter MLF-Aktivierung via PPRF und Abduzenskern wird der kontralaterale M. rectus medialis nicht innerviert, sodass eine Adduktionsschwäche auf der Seite der MLF-Läsion entsteht. Im Frühstadium sind die Sakkaden des adduzierenden Auges verlangsamt. Typischerweise besteht auch ein dissoziierter Blickrichtungsnystagmus des abduzierenden Auges. Die INO kann gut von einer N.-oculomotorius-Parese unterschieden werden, weil weder weitere Augenmuskelparesen noch eine Lidheberschwäche oder Mydriasis nachzuweisen sind und die Konvergenzreaktion funktioniert. Die häufigsten Ursachen einer INO sind eine multiple Sklerose (dann oft beidseitige MLF-Läsion) oder eine Hirnstammischämie (meist einseitig).

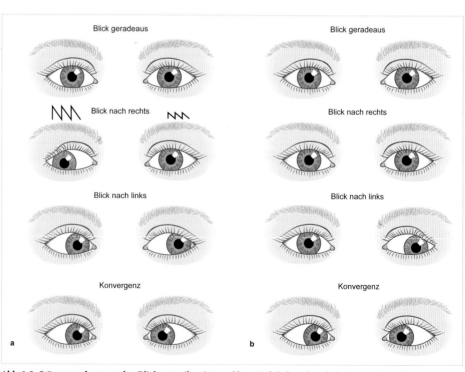

Abb. 1.9 Störungen der zentralen Blickmotorik. a Internukleäre Ophthalmoplegie links. **b** Eineinhalb-Syndrom rechts. [L126]

Eineinhalb-Syndrom Das „one-and-a-half syndrome" entsteht, wenn neben dem MLF auch die ipsilaterale paramediane pontine retikuläre Formation (PPRF) betroffen ist (> Abb. 1.9b). Damit bestehen eine ipsilaterale Blickparese, eine kontralaterale Adduktionsschwäche und ein dissoziierter Blickrichtungsnystagmus des abduzierenden Auges. Somit kann der Patient nur noch mit dem gegenseitigen Auge abduzieren.

Supranukleäre horizontale Blickparese Bei einer Läsion des frontalen Augenfelds kann der Patient willkürlich keine horizontalen Sakkaden auf die Gegenseite ausführen. Da die kontralaterale Hemisphäre ihre Aktivität beibehält, blicken die Augen in Ruhestellung auf die Seite des lädierten Augenfelds („der Patient schaut den Herd an"). Die häufigste Ursache ist ein ischämischer Schlaganfall im Versorgungsgebiet der A. cerebri media. Differenzialdiagnostisch kommen epileptische Anfälle mit Kopfdrehung (Versivanfälle) infrage. Letztere dauern meist nur Minuten und sind oft mit Myoklonien und weiteren epileptischen Phänomenen assoziiert. Der epileptische Fokus führt meist zu einer Kopfdrehung nach kontralateral. Bei einer Läsion der PPRF oder des gleichseitigen Abduzenskerns entsteht eine horizontale Blickparese auf die Seite der Läsion, und der Patient blickt zur Gegenseite. Die Blickparese kann bei PPRF-Läsion durch vestibuläre Stimuli überwunden werden, was bei einer Läsion des Abduzenskerns nicht möglich ist.

- supranukleäre horizontale Blickparese: entsteht durch Schädigung des frontalen Augenfeldes → beim A.-cerebri-media-Infarkt „Herdblick" in Richtung der Läsion, bei einem epileptischen Anfall dieser Region → Patient blickt meist in die Gegenrichtung

1.2.5 Nervus trigeminus (Hirnnerv V)

Funktionelle Anatomie

Der N. trigeminus (N. V) enthält einen großen sensiblen und einen kleinen motorischen Teil. Er hat 3 Äste, den N. ophthalmicus (V1), den N. maxillaris (V2) und den N. mandibularis (V3) (> Abb. 1.10a).

1.2.5 Nervus trigeminus (Hirnnerv V)

Funktionelle Anatomie

Der N. trigeminus (V) teilt sich in N. ophthalmicus (V1), N. maxillaris (V2) und N. mandibularis (V3) (> Abb. 1.10a).

ABB. 1.10

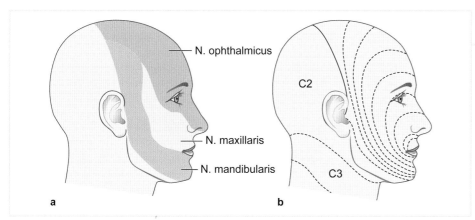

Abb. 1.10 Kutane Innervation des N. trigeminus. a Versorgung der Haut durch die 3 Äste. **b** Zwiebelschalenförmig-somatotope Repräsentation im protopathischen Nucleus tractus spinalis: Fasern der perioralen Region enden im Nucleus tractus spinalis kranial, Fasern aus der äußersten Hautzone kaudal. [L126]

Sensible Funktionen

Der sensible Teil des N. trigeminus empfängt Fasern aus der Kopfhaut ab dem Vertex bis zum Gesicht, aus der Schleimhaut der Nasenhöhlen, Nasennebenhöhlen, Mundhöhle, der Dura der vorderen und mittleren Schädelgrube (der N. vagus versorgt die Dura der hinteren Schädelgrube), den zerebralen Gefäßen und den Kaumuskeln.

Verschaltung Die aus dem Gesicht und der Kopfhaut stammende sensible Information wird zum Ganglion trigeminale Gasseri geleitet (1. sensorisches Neuron). Es liegt lateral des Pons im Cavum Meckeli, an der Spitze des Os petrosum (> Abb. 1.7). Die Information für leichte Berührung wird zum pontinen Nucleus sensorius principalis, die für Schmerz und Temperatur zum Nucleus tractus spinalis geleitet (2. sensorisches Neuron). Die Fasern des Nucleus sensorius principalis kreuzen auf die Gegenseite und enden im Nucleus ventralis posteromedialis (VPM) des gegenseitigen Thalamus (3. sensorische Neurone). Der VPM projiziert zum primär-sensorischen Kortex. Der sich vom Pons ins obere Halsmark ausdehnende Nucleus tractus spinalis hat eine somatotope Anordnung von kranial nach kaudal (> Abb. 1.10b). Seine Fasern kreuzen auf die Gegenseite und laufen im Tractus trigeminothalamicus zum VPM-Kern des kontralateralen Thalamus.

Endäste Der **N. ophthalmicus** läuft in der lateralen Wand des Sinus cavernosus, gelangt über die Fissura orbitalis superior ins Auge und teilt sich dort in seine Endäste auf (> Tab. 1.5). Der **N. maxillaris** entlässt zuerst den N. meningeus medius (recurrens), der die Meningen der Fossa cranii media versorgt, verlässt den Schädel durch das Foramen rotundum, läuft durch die Fossa pterygopalatina und teilt sich in die verschiedenen Endäste (> Tab. 1.5), wobei die Rr. alveolares anteriores und medii im Canalis infraorbitalis laufen und der vordere alveolare Ramus durch das Foramen infraorbitale den Kanal verlässt und als N. infraorbitalis endet. Der **N. mandibularis** verlässt den Schädel durch das Foramen ovale und verläuft während einer kurzen Strecke mit der motorischen Wurzel. Der N. spinosus kehrt durch das Foramen spinosum zurück, begleitet die A. meningea media und versorgt die Meningen der vorderen und hinteren Schädelgrube (> Abb. 1.7).

Sensible Funktionen:
- Versorgung von u. a. Kopfhaut, Gesicht, Nasenhöhlen, Mundhöhle, Teilen der Dura, zerebralen Gefäßen und Kaumuskeln (> Tab. 1.5)
- wichtige Verschaltungen → im Ganglion trigeminale Gasseri, Nucleus sensorius principalis, Nucleus tractus spinalis sowie Thalamus
- Austrittsorte der Endäste:
  – N. ophthalmicus → Fissura orbitalis superior
  – N. maxillaris → Foramen rotundum
  – N. mandibularis → Foramen ovale

TAB. 1.5

Tab. 1.5 N. trigeminus mit Endästen und sensiblem Innervationsgebiet.

Trigeminusast	Endäste	Innervationsgebiet
N. ophthalmicus	N. frontalis, N. lacrimalis, N. nasociliaris, N. meningealis	Nase, oberes Augenlid, Stirn bis Vertex, Augapfel, Tränendrüse, Sinus ethmoidalis, Meningen des Tentorium cerebelli
N. maxillaris	N. infraorbitalis, N. zygomaticus, N. alveolaris superior, N. pterygopalatinus, N. meningealis	Wange, Seite der Stirn, Nasenflügel, Oberlippe, Oberkieferzähne und -zahnfleisch, Gaumen, Nasopharynx, hintere Nasenhöhle, Meningen der Fossa cranii anterior und media
N. mandibularis	N. buccalis, N. lingualis, N. alveolaris superior, N. auriculotemporalis, N. meningealis	Innenseite der Wangen, Schläfe, Meatus acusticus externus, Membrana tympanica, temporomandibulares Gelenk, Mandibula, Unterkieferzähne und -zahnfleisch, vordere zwei Drittel der Zunge, Unterlippe, Kinn, Meningen der Fossa cranii anterior und media

Motorische Funktionen: Innervation von Kaumuskulatur, M. myloyoideus, vorderem Bauch des M. digastricus, M. tensor veli palatini und M. tensor tympani.

Motorische Funktionen

Die motorischen Trigeminuskerne haben eine beidseitige kortikale Innervation und extrapyramidale Afferenzen vom prämotorischen Kortex und von den Basalganglien. Der motorische Teil versorgt in erster Linie die Kaumuskeln (M. masseter, M. temporalis, M. pterygoideus medialis und lateralis) sowie den M. mylohyoideus, den vorderen Bauch des M. digastricus, den M. tensor veli palatini und den M. tensor tympani.

Klinische Untersuchung

Untersucht wird die Wahrnehmung für Schmerz und Berührung supraorbital (V1), an Wange (V2) und am Kinn (V3). Motorisch lässt sich vor allem die Kaumuskulatur untersuchen. Vom N. trigeminus hängen auch Korneal-, Nies- und Masseterreflex ab.

Klinische Untersuchung

Sensible Funktionen   Die Schmerz- und Berührungsempfindlichkeit wird wie im übrigen Körper geprüft (➤ Kap. 1.4). Dabei werden Hautareale untersucht, die von den 3 Ästen des N. trigeminus versorgt werden: V1: supraorbitale Haut; V2: Haut der Wange, V3: Haut des Kinns.

Motorische Funktionen   Bei der Motorikprüfung werden die Kaumuskeln untersucht. Ein Frühzeichen ist ein Abweichen des Unterkiefers auf die paretische Seite bei langsamem Öffnen des Mundes; zudem kann der Unterkiefer bei der horizontalen „Mahlbewegung" nicht auf die Gegenseite bewegt werden (M.-pterygoideus-Parese).

Reflexe   Von den zahlreichen beschriebenen Trigeminusreflexen sind der Korneal-, der Nies- und der Masseterreflex klinisch relevant:

- **Kornealreflex:** Bei diesem Fremdreflex bildet der V1 den afferenten und der N. facialis den efferenten Schenkel. Er wird durch eine leichte Berührung der Kornea, idealerweise deren oberer Hälfte, mit einem Wattestäbchen ausgelöst. Die Reflexantwort besteht im Blinzeln des ipsilateralen (direkter Reflex) und des kontralateralen Auges (konsensueller Reflex).
- **Niesreflex:** Den afferenten Schenkel dieses Fremdreflexes bildet wieder der V1, den efferenten Schenkel die N. V, VII, IX und X sowie die motorischen Nerven des zervikalen und thorakalen Rückenmarks. Er wird durch eine leichte Berührung des Nasenseptums oder der vorderen Nase mit einem Wattestäbchen ausgelöst. Die Reflexantwort besteht im Rümpfen der Nase, Schließen der Augen und Niesen.
- **Masseterreflex:** Dieser Muskeleigenreflex wird ausgelöst, indem der Untersucher den Zeigefinger auf das Kinn legt und ihn bei leicht geöffnetem Mund beklopft. Die Reflexantwort besteht in einer Aufwärtsbewegung des Unterkiefers.

Interpretation

Einseitige Muskelparesen weisen auf Läsionen von Hirnstamm, peripherem Nerv oder Ganglion Gasseri hin. Beidseitige Paresen sind eher typisch für motoneuronale, myasthene oder myopathische Erkrankungen.

Merke: Der Masseterreflex ist ein Maß für das gesamte Reflexniveau und hilft bei der Unterscheidung zwischen zervikalen oder höher gelegenen Schädigungen.

Interpretation

Motorische Funktionen   Eine einseitige Parese der vom N. trigeminus versorgten Muskeln weist auf eine fokale Läsion des Hirnstamms, der motorischen Trigeminuswurzel oder des Ganglion trigeminale Gasseri hin. Beidseitige Paresen mit Unfähigkeit des Mundschlusses sind auf weniger fokale Erkrankungen verdächtig, etwa eine Motoneuronerkrankung, neuromuskuläre Transmissionsstörung (Myasthenie) oder Myopathie.

Reflexe   Bei einer einseitigen Läsion des N. trigeminus fehlen der direkte und der konsensuelle **Kornealreflex,** während diese beiden Reflexe bei Stimulation der gegenseitigen Kornea erhalten sind. Bei einer einseitigen N.-facialis-Parese fehlt nur der direkte Kornealreflex, während bei Stimulation der gegenseitigen Kornea nur der konsensuelle Kornealreflex fehlt. Der **Masseterreflex** ist normalerweise gar nicht oder nur schwach auslösbar. Er ist wichtig, um eine zervikale Myelopathie (Masseterreflex normal) von einer allgemeinen Hyperreflexie und Läsion der kortikobulbären Bahnen bei Pseudobulbärparalyse oder amyotropher Lateralsklerose (Masseterreflex gesteigert) abzugrenzen. Der Masseterreflex dient hierbei als „Eichmaß" des Niveaus der übrigen Muskeleigenreflexe.

1.2.6 Nervus facialis (Hirnnerv VII)

1.2.6 Nervus facialis (Hirnnerv VII)

Der N. facialis (VII) versorgt motorisch vor allem die mimische Muskulatur, zudem den M. stapedius. Parasympathisch innerviert er mit dem N. intermedius die Speicheldrüsen. Die Chorda tympani enthält die Geschmacksinformationen der vorderen ⅔ der Zunge.

Funktionelle Anatomie

Der N. facialis (N. VII) enthält vorwiegend motorische Fasern, der mitgeführte N. intermedius somatosensible und parasympathische und die Chorda tympani gustatorisch-sensorische und parasympathische Fasern. Die motorischen N.-VII-Fasern versorgen die Muskeln der Kopfhaut, der Stirn, des Gesichts und das Platysma, aber auch die Muskeln des Ohrs, den M. stapedius, M. buccinator, M. stylohyoideus und den Venter posterior des M. digastricus. Die parasympathisch-efferenten (sekretorischen) Fasern innervieren die Gll. submandibularis, sublingualis und lacrimalis sowie die kleinen Schleimdrüsen der Nasen- und Mundhöhle. Gustatorisch-sensorische Fasern leiten von den vorderen zwei Dritteln der Zunge stammende Geschmacksinformationen (Chorda tympani). Schließlich versorgen wenige sensible Fasern das Ohr und den Meatus acusticus externus.

Motorische Funktionen

Vom Kortex zum Hirnstamm Die supranukleäre Innervation der Gesichtsmuskulatur erfolgt durch Motoneurone, die im unteren Drittel des kontralateralen Gyrus precentralis lokalisiert sind. Die Axone verlaufen im Tractus corticobulbaris, kreuzen meist pontin zur Gegenseite und innervieren den Fazialiskern, der im Tegmentum des kaudalen Pons, anteromedial vom Nucleus tractus spinalis nervi trigemini und anterolateral vom Nucleus nervi abducentis liegt. Der Teil des Fazialiskerns, der das untere Drittel bis die Hälfte der Gesichtsmuskulatur innerviert, wird vorwiegend vom kontralateralen motorischen Kortex versorgt. Dagegen wird der Teil des Fazialiskerns, der das obere Drittel bis die Hälfte der Gesichtsmuskulatur innerviert, auch durch den ipsilateralen motorischen Kortex versorgt, sodass die supranukleäre Innervation zumindest der Stirn bilateral ist. Vom Fazialiskern ziehen die Axone zuerst nach dorsomedial und hinten, umschlingen dann den Abduzenskern (inneres Fazialisknie), um seitlich am Fazialiskern vorbei zum Sulcus pontomedullaris zu ziehen, wo sie hinter dem N. trigeminus am hinteren Brückenrand im Kleinhirnbrückenwinkel den Hirnstamm verlassen.

Nervenverlauf Der N. facialis besteht aus einer größeren motorischen und einer kleineren sensorischen Wurzel, die den N. intermedius bildet. Er tritt mit dem N. intermedius und dem N. vestibulocochlearis in den inneren Gehörgang ein (> Abb. 1.7). An seinem Boden trennt sich der N. facialis vom N. vestibulocochlearis und tritt in den Canalis nervi facialis (Fallopii) ein. Dort durchläuft er auf einer Länge von 25–32 mm die Pars labyrinthica, tympanica oder horizontalis, pyramidalis und mastoidea. Am Ende der Pars labyrinthica liegt das Ganglion geniculi (viszero- und somatosensorische Afferenzen, vgl. Chorda tympani), und in der Pars mastoidea zweigen der N. stapedius und schließlich die Chorda tympani ab. Unmittelbar nach dem Austritt aus dem Foramen stylomastoideum gehen die posterioren aurikulären (M. occipitalis und Mm. auriculares), digastrischen (Venter posterior des M. digastricus) und stylohyoidalen (M. stylohyoideus) Äste ab. Danach wendet sich der N. facialis nach vorne und bildet in der Gl. parotis den Plexus parotideus, der alle Muskeln der Kopfhaut, der Stirn und des Gesichts sowie das Platysma versorgt (> Abb. 1.11).

Verlauf Kortex-Hirnstamm:
Gyrus precentralis → Tractus corticobulbaris (Kreuzung pontin) → Fazialiskern → inneres Fazialisknie (um Abduzenskern herum) → Austritt am Sulcus pontomedullaris

Nervenverlauf:
innerer Gehörgang → Canalis nervi facialis → Ganglion geniculi → Abzweigung von N. stapedius und Chorda tympani → Austritt aus Foramen stylomastoideum → Plexus parotideus

ABB. 1.11

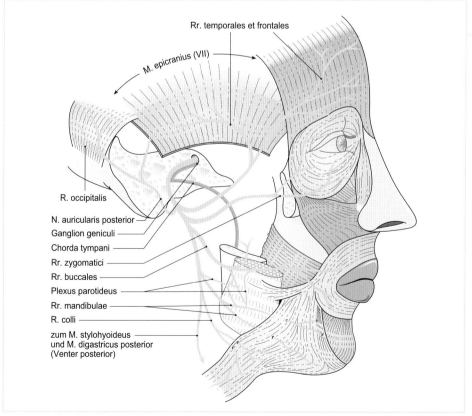

Abb. 1.11 Endäste des N. facialis. [L141]

Nervus intermedius

Der N. intermedius enthält somatisch-afferente und parasympathisch-efferente Fasern. Die parasympathischen Fasern stammen vom Nucleus salivatorius superior und zweigen vom Fazialisstamm auf der Höhe des Ganglion geniculi als N. petrosus superficialis major ab. Dieser vereinigt sich mit dem N. petrosus profundus (sympathische Fasern des Plexus carotideus), tritt mit diesem als N. vidianus in den Canalis pterygoideus ein und endet am Ganglion pterygopalatinum (sphenopalatinum), das postganglionäre Fasern zur Tränendrüse schickt.

Chorda tympani

Die Chorda tympani enthält viszeral-efferente (sekretorische), viszerosensorische (Geschmack) und somatosensible Fasern. Sie zweigt vom N. facialis unmittelbar vor dessen Austritt aus dem Foramen stylomastoideum ab und vereinigt sich mit dem N. lingualis. Beide Nerven ziehen zum parasympathischen Ganglion submandibulare, dessen postganglionäre Fasern sich mit sympathischen Fasern durchmischen und die Gll. submandibularis, sublingualis und linguales des Zungenkörpers sowie die kleinen Drüsen des Mundbodens und die Schleimdrüsen in der Umgebung der Tonsille und der Schlundenge versorgen. Die **Geschmacksfasern** der Chorda tympani (= periphere Fortsätze des Ganglion geniculi) innervieren die Papillae fungiformes in den vorderen zwei Dritteln der Zunge und vermitteln die Geschmacksqualitäten süß, sauer und salzig. Der zentrale Fortsatz des Ganglion geniculi läuft im N. intermedius zum Nucleus tractus solitarii der Medulla oblongata. Dessen Axone laufen u. a. zum Nucleus salivatorius superior und inferior und geben Geschmacksinformationen über den kontralateralen Lemniscus medialis zum Thalamus und zum Zungenareal im Gyrus postcentralis. **Somatosensible Fasern** der Chorda tympani sind ebenfalls periphere Fortsätze des Ganglion geniculi, und sie versorgen Teile des Meatus acusticus externus, die Membrana tympanica und 2 kleine, retroaurikulär und mastoidal gelegene Hautareale.

Klinische Untersuchung

Motorische Funktionen   Zuerst wird das nicht angespannte Gesicht insbesondere auf eine Asymmetrie hin betrachtet. Danach werden die vom N. facialis versorgten Muskeln von oben nach unten geprüft (> Tab. 1.6).

PRAXISTIPP

Bei der **Inspektion des Gesichts** ist zunächst auf eine Asymmetrie zu achten. Die ist in der Normalbevölkerung gar nicht so selten, muss sich, wenn sie habituell ist, aber auch auf früheren Fotos des Untersuchten nachweisen lassen und darf nicht auf alte Verletzungen oder Erkrankungen zurückgehen. Des Weiteren ist der Gesichtsausdruck relevant, der beispielsweise beim Morbus Parkinson (immobiles, emotionslos wirkendes „Maskengesicht"), bei Muskelerkrankungen (Facies myopathica) und bei einer N.-facialis-Parese jeweils typisch verändert ist.

Sensorische Funktionen   Eine Parese des N. stapedius kann durch die Angabe einer die N.-facialis-Parese begleitenden Hyperakusis oder Dysakusis erfragt werden. Der Geschmackssinn wird am mittleren Drittel der herausgestreckten Zunge geprüft, indem mit Wattestäbchen nacheinander 4 Geschmacksstof-

Tab. 1.6 Klinische Untersuchung des N. facialis und Befunde bei Parese des N. facialis.

Untersuchter Muskel	Aufforderung (Handlung) des Untersuchers	Pathologischer Befund
M. frontalis	Stirn runzeln	keine oder weniger Querfalten
M. orbicularis oculi	Augen zukneifen (versucht, das Auge mit den Fingern zu öffnen)	• Parese: unvollständiger Lidschluss mit besserem Sichtbarbleiben der Wimpern („signe des cils") • Plegie: unvollständiger Augenschluss (= Lagophthalmus); evtl. Keratitis e lagophthalmo; nach oben gedrehter Bulbus bei Augenschluss sichtbar (Bell-Phänomen) • Ectropium paralyticum (nach auswärts gedrehtes Unterlid); Orbicularis-oculi-Reflex fehlt
M. procerus	Nase rümpfen	Nasenrümpfen nicht möglich
M. orbicularis oris	(versucht, zwischen den Lippen gehaltenen Spatel herauszuziehen)	Spatel kann herausgezogen werden
M. orbicularis oris, M. levator labii superioris, M. zygomaticus, M. depressor et levator anguli oris, M. mentalis	• Zähne zeigen, Mund spitzen • pfeifen	• Bewegung wird vorwiegend oder nur mit der gesunden Seite gemacht • Pfeifen nicht möglich
M. buccinator	Backe aufblasen (manuelle Kompression der Wangen)	• Parese: Luft entweicht bei manueller Kompression der Wangen • Plegie: Backe nicht aufblasbar
Platysma	Kinn vorstrecken und Zähne zeigen	verminderte oder fehlende Muskelkontraktion

Seitenrand links:

Klinische Untersuchung

PRAXISTIPP

Eine Fazialisparese kann durch Parese des M. stapedius eine Hörstörung (Hyperakusis) sowie durch Chorda-tympani-Läsion eine Geschmacksstörung hervorrufen.

TAB. 1.6

fe – entsprechend den primären Geschmacksqualitäten – aufgepinselt werden: bitter (1%ige Chininlösung), sauer (5%ige Zitronenlösung), süß (20%ige Zuckerlösung oder Saccharin, Aspartam), salzig (10%ige Kochsalzlösung). Die vom Japaner Kikunae Ikeda 1908 beschriebene 5. Geschmacksqualität umami (fleischig und herzhaft, wohlschmeckend) wird nur von wenigen Neurologen getestet.

> **MERKE** Ein verminderter Geschmackssinn wird als Hypogeusie bezeichnet, ein fehlender Geschmacks-
> sinn als Ageusie.

MERKE

Interpretation

Motorische Funktionen Eine Gesichtsasymmetrie mit unilateral glatter Stirn bzw. geringer ausgeprägten Stirnfurchen, herabhängender Augenbraue, erweitertem Lidspalt mit herabhängendem, etwas vom Bulbus abstehendem Unterlid, tränendem Auge, verstrichener Nasolabialfalte, herabhängender Oberlippe und zur gesunden Seite verzogener Medianlinie der Oberlippe ist das typische Bild einer einseitigen, peripheren N.-facialis-Parese. Mitbewegungen (Synkinesien), Kontrakturen und ein „postparalytischer Spasmus facialis" sind für die Reinnervationsphase nach einer peripheren Fazialisparese typisch. Synkinesien sind Folge regenerativer Axon-Fehlaussprossungen und verursachen beispielsweise beim Augenschluss ein gleichzeitiges Anheben des Mundwinkels, wogegen Kontrakturen der Gesichtsmuskeln eine enge Lidspalte oder eine ausgeprägte Nasolabialfalte bewirken können.

Sensorische Funktionen Außer den Geschmacksstörungen kann eine periphere Parese des N. facialis weitere Störungen nach sich ziehen: **Krokodilstränen** können während des Essens durch Stimulation der Speicheldrüsensekretion auftreten.

Zentrale oder periphere Fazialisparese? Eine „zentrale Fazialis-Parese" (besser: zentrale mimische Parese, denn der N. facialis ist keine zentrale Struktur) betrifft wegen der einseitigen, supranukleären Innervation überwiegend die untere Gesichtshälfte, wogegen die obere Gesichtshälfte aufgrund ihrer beidseitigen supranukleären Innervation kaum betroffen ist. Im Gegensatz zur Läsion des (peripheren) N. facialis fehlen eine Hyper- und Dysakusis sowie Geschmacksstörungen. Zudem finden sich bei zentralen Lähmungen oft weitere Zeichen einer zerebralen Schädigung (> Tab.1.7).

Tab.1.7 Verschiedene Läsionsorte des N. facialis mit klinischen Befunden.

Ort der Läsion	Mögliche zusätzliche Befunde*
nukleär	Faszikulationen, andere Zeichen einer Motoneuronerkrankung (oft beidseitig)
faszikulär (Pons)	Hyperakusis, verminderte Tränensekretion, Faszikulationen, Myokymien, ipsilaterale N.-abducens- oder Blickparese, ipsilaterale Kaumuskelschwäche, kontralaterale Hemiparese
zisternal	Tinnitus, Taubheit, Schwindel (N. VIII), Schmerzen oder Sensibilitätsstörung im Gesicht (N. V), Geschmacksstörung vordere zwei Zungendrittel, verminderte Tränen- und Speichelsekretion, Hyperakusis (N. intermedius), pathologische Nystagmen und ipsilaterale Ataxie (Kleinhirn oder Kleinhirnbahnen)
Fazialiskanal, auf Höhe des Ganglion geniculi	Geschmacksstörung vordere zwei Zungendrittel, verminderte Tränen- und Speichelsekretion, Hyperakusis (N. stapedius)
Fazialiskanal, distal des Ganglion geniculi und vor Abgang des N. stapedius	Hyper- oder Dysakusis (N. stapedius), Geschmackssinnstörung vordere zwei Zungendrittel und verminderte Speichelsekretion (Chorda tympani)
Fazialiskanal, zwischen Abgang des N. stapedius und der Chorda tympani	Geschmackssinnstörung vordere zwei Zungendrittel und verminderte Speichelsekretion (Chorda tympani)
Fazialiskanal, nach Abgang der Chorda tympani	keine
nach Austritt aus dem Foramen stylomastoideum	keine

* zusätzlich zu möglichen Paresen der die Kopfhaut, die Stirn und das Gesicht versorgenden Muskeln sowie des Platysmas

TAB. 1.7

> **MERKE** Ist Stirnrunzeln noch möglich, hat die faziale Schwäche wahrscheinlich eine zentrale und keine
> periphere Ursache (s. a. > Abb. 14.8).

MERKE

1.2.7 Nervus vestibulocochlearis (Hirnnerv VIII)

Funktionelle Anatomie

Der N. vestibulocochlearis besteht aus dem N. vestibularis und dem N. cochlearis. Beide Anteile verlaufen extrazerebral gemeinsam, wobei die Perikarya des N. cochlearis im Ganglion spirale cochleae liegen (mit peripheren Fortsätzen zu den Sinneszellen des Corti-Organs), die des N. vestibularis im Ganglion vestibulare im Meatus acusticus internus (mit peripheren Fortsätzen zu den Bogengängen, Sacculus und Utriculus).

Interpretation

Die Fazialisparese bewirkt eine Gesichtsasymmetrie. Markante Zeichen sind hängender Mundwinkel, verstrichene Nasolabialfalte und ein unvollständiger Lidschluss („signe de cils", „Bell-Phänomen"). Als sekundäre Fehlinnervation können nach Abheilung Synkinesien und sog. Krokodilstränen entstehen. Wichtig: Die obere Gesichtshälfte wird von beiden Hirnhälften versorgt und ist bei einseitiger supranukleärer (zentraler) Schädigung nicht betroffen! Daher ist die Stirn nur bei einer peripheren Nervenläsion verstrichen.

1.2.7 Nervus vestibulocochlearis (Hirnnerv VIII)

Der **N. vestibulocochlearis** (VIII) setzt sich aus N. vestibularis und N. cochlearis zusammen. Die **Schallwahrnehmung** erfolgt über die Cochlea → Haarzellen im Corti-Organ → N. cochlearis (Ganglion spirale) → Nucleus cochlearis dorsalis et ventralis → Colliculus inferior → Corpus geniculatum laterale → Gyri temporales transversi (Heschl-Querwindungen).

Kochleärer Anteil Schallwellen werden über das Mittelohr der Schnecke zugeleitet und lösen in der Cochlea eine sog. Wanderwelle der Basilarmembran aus. Je nach Frequenz des Schallreizes liegt die maximale Amplitude dieser Welle an einer spezifischen Stelle in der Cochlea (hohe Frequenzen basal, tiefe Frequenzen apikal). Die Auslenkung der Basilarmembran aktiviert die Haarzellen (sekundäre Sinneszellen im Corti-Organ), wobei durch die Frequenz vorgegeben ist, welche Haarzellpopulation am meisten aktiviert wird. Die in den peripheren Fortsätzen des Ganglion spirale entstehenden Aktionspotenziale werden im N. cochlearis nach zentral geleitet. Der N. cochlearis zieht im Kleinhirnbrückenwinkel zum Hirnstamm. Dort findet ipsilateral eine erste neuronale Umschaltung auf das 2. Neuron statt (Nucleus cochlearis dorsalis et ventralis). Ein Großteil der Fasern kreuzt dann auf die Gegenseite und zieht rostral bis zum Colliculus inferior der Vierhügelplatte und entweder von dort indirekt oder direkt zum Corpus geniculatum mediale. Von dort gibt es eine direkte Projektion zum primär auditiven Kortexareal (Area 41, Heschl-Querwindungen, Gyri temporales transversi) auf dem Gyrus temporalis superior (tonotopische Gliederung). Ähnlich wie beim visuellen Kortex sind den primären Kortexarealen weitere assoziative Kortexareale vor allem parietal zugeordnet.

Vestibulärer Anteil Die sekundären Sinneszellen des Labyrinths befinden sich in den Bogengangsorganen der 3 Bogengänge und den Makulaorganen von Utrikulus und Sakkulus. Sie setzen schon in Ruhe so viel Transmitter frei, dass in den peripheren Fortsätzen des Ganglion vestibulare eine Ruheaktivität entsteht. Änderungen der räumlichen Lage oder Bewegungen des Körpers führen dazu, dass sich diese Aktivität ändert. Der N. vestibularis zieht mit dem N. cochlearis durch den inneren Gehörgang zum kaudalen, lateralen Hirnstamm (s. a. > Kap. 4.1). Im Komplex der Vestibulariskerne auf der Höhe der unteren Olive werden die peripheren Signale nicht nur auf zentrale Neurone umgeschaltet, sondern auch primär analysiert und auf folgende Systeme aufgeteilt:

- ipsilateral zum Archizerebellum (Nodulus und Flocculus),
- ipsilateral deszendierend zu den motorischen Vorderhornzellen des Rückenmarks und
- sowohl ipsi- als auch kontralateral zu den Augenmuskelkernen.

Zudem gibt es Projektionen über die Formatio reticularis zur Area postrema (Brechzentrum). Auch Projektionen bis zum Thalamus und damit wahrscheinlich auch indirekt zu Kortexarealen sind bekannt.

Klinische Untersuchung und Interpretation

Kochleärer Anteil Die Funktionalität des kochleären Systems wird mit Hörtests geprüft. Dies ist im Rahmen der klinischen Untersuchung möglich oder durch eine apparative Tonaudiometrie. Bei der klinischen Prüfung sollten über eine Stimmgabel oder andere akustische Quellen zumindest hoch- und niederfrequente Töne präsentiert werden. Im Seitenvergleich kann dabei eine Hypakusis diagnostiziert werden. Eine Unterscheidung zwischen Innenohr- oder Mittelohrschwerhörigkeit gelingt mit dem **Test nach Rinne.** Hierbei wird eine Stimmgabel auf den Processus mastoideus auf der Seite des betroffenen Ohrs aufgesetzt. Wird der Ton durch die Knochenleitung nicht mehr gehört, aber durch die Luftleitung vor dem Ohr, besteht eine normale Funktion des Mittelohrs und es liegt eine Innenohrschwerhörigkeit vor. Ist die Knochenleitung besser als die Schallleitung, liegt eine Mittelohrschwerhörigkeit vor. Beim **Versuch nach Weber** wird die Stimmgabel auf den Scheitel des Kopfes gesetzt. Bei einer Mittelohrschwerhörigkeit wird der Ton auf dem betroffenen Ohr lauter gehört, bei Innenohrschwerhörigkeit auf dem gesunden Ohr.

Vestibulärer Anteil Die klinische Prüfung der Vestibularfunktion ist in > Kap. 4 dargestellt. Neben der Stand- und Gangprüfung (Romberg-, Tandem-Romberg-Stehversuch, Unterberger-Tretversuch) wird auch die Okulomotorik geprüft, wobei insbesondere ein Spontannystagmus auf eine periphere Störung des Vestibularissystems hindeutet.

1.2.8 Okulärer Nystagmus

Einteilung

Ein okulärer Nystagmus bezeichnet unwillkürliche, rhythmische Hin-und-her- bzw. Auf-und-ab-Bewegungen, die meist beide Augen betreffen. Es gibt physiologische oder pathologische, angeborene oder erworbene, ruckförmige oder pendelnde sowie schlagrichtungs- oder blickrichtungsbestimmte Nystagmen:

- **Rucknystagmus:** Er setzt sich aus einer langsamen Augenbewegung in eine Richtung und einer schnellen Augenbewegung (Sakkade) in die Gegenrichtung zusammen. Seine Schlagrichtung wird nach der schnellen Phase angegeben. Zudem kann seine Frequenz (schnell, langsam) und Amplitude (grob-, feinschlägig) beschrieben werden und ob sich diese Charakteristika zwischen beiden Augen unterscheiden. Ist dies der Fall, handelt es sich um einen dissoziierten Nystagmus, z. B. bei der internukleären Ophthalmoplegie (> Kap. 1.2.4). Ein Rucknystagmus nimmt bei Blick in die Richtung der raschen Phase in seiner Amplitude zu.
- **Pendelnystagmus:** Die Geschwindigkeiten der Hin-und-her-Bewegungen der Augen sind annähernd gleich. Sollten kleine Geschwindigkeitsunterschiede in beiden Phasen auftreten, sind sie jedoch nie so ausgeprägt wie beim Rucknystagmus. Der Pendelnystagmus ist immer pathologisch und viel seltener als der Rucknystagmus.
- **Physiologischer (Ruck-)Nystagmus:** Hierzu zählt der **optokinetische Nystagmus (OKN).** Er entsteht, wenn der Betrachter und/oder das von ihm fixierte visuelle Objekt sich bewegen, beispielsweise,

---

wenn man aus dem fahrenden Zug auf Objekte in der Landschaft schaut („Eisenbahnnystagmus"). Bei der klinischen Untersuchung werden der horizontale (nach rechts und links) und der vertikale (nach oben und unten) OKN mit einer Streifen-Drehtrommel geprüft. Der so ausgelöste OKN setzt sich aus den langsamen Folgebewegungen in Richtung der Bewegung der Drehtrommel und den raschen Korrektursakkaden in Gegenrichtung zusammen. Bei einer Läsion der für die Generation von Sakkaden und/oder langsamen Bewegungen zuständigen Zentren ist der OKN verlangsamt oder aufgehoben. Ein weiterer physiologischer Nystagmus ist der **vestibuläre Nystagmus.** Er wird unter der Frenzel-Brille beim auf einem Drehstuhl sitzenden Patienten durch Drehung des Stuhls oder mittels Spülung des äußeren Gehörgangs durch kaltes oder heißes Wasser ausgelöst (> Kap. 1.2.7).

- **Schlagrichtungsbestimmter (Ruck-)Nystagmus:** Dieser schlägt ausschließlich in eine Richtung, nimmt beim Blick in diese Richtung zu, beim Blick in die Gegenrichtung ab. Ein spontaner horizontaler „SRN" ist typisch für einseitige vestibuläre Funktionsstörungen. Er ist immer pathologisch.
- **Blickrichtungsbestimmter (Ruck-)Nystagmus:** Seine Schlagrichtung ändert sich mit der Blickrichtung und zeigt jeweils in die Blickrichtung. Als feinschlägiger, symmetrischer Nystagmus bei extremem Seitwärtsblick ist er physiologisch (Endstellnystagmus). Bei gröberer Amplitude oder geringeren Blickwinkeln ist ein „BRN" pathologisch und weist auf ZNS-Erkrankungen der hinteren Schädelgrube oder metabolisch-toxische Ursachen hin (Medikamente, Alkohol).

Auslösung und Ursachen Es gibt verschiedene (Untersuchungs-)Bedingungen, unter denen ein Nystagmus auftreten kann. Diese erlauben Rückschlüsse auf die Ursache. Ein **Spontannystagmus** wird bei Geradeausblick unter Ausschluss der Fixation (d.h. unter Frenzel-Brille) diagnostiziert. Er entsteht oft durch einseitige vestibuläre Schäden. Ein **Fixationsnystagmus** wird beim Fixieren von Objekten manifest und ist oft kongenital. Ein **Lagerungsnystagmus** entsteht, wenn der Untersucher den Körper oder den Kopf des Patienten schnell umlagert. Er ist typisch für eine labyrinthäre Kanalo- oder Kupulolithiasis (> Kap. 4.3.2).

> **MERKE** Das vom Patienten bemerkte Leitsymptom des neurologischen Befundes „Nystagmus" sind scheinbare Bewegungen der visuellen Umwelt, sog. Oszillopsien. Sie sind die Folge der retinalen Bildverschiebung in der langsamen Nystagmusphase. Noch häufiger klagen die Patienten über unscharfes oder verwackeltes Sehen.

MERKE

Funktionelle Anatomie

Nystagmus entsteht in okulomotorischen Subsystemen (z.B. Sakkadensystem, langsames Folgebewegungssystem). Deren funktionelle Neuroanatomie wird im > Kap. 1.2.4 und im > Kap. 1.2.7 beschrieben.

Funktionelle Anatomie

Klinische Untersuchung

Klinische Untersuchung

> **MERKE** Grundsätzlich wird der Nystagmus nach Schlagform (ruckend, pendelnd), Schlagrichtung (rechts, links, auf, ab, Uhrzeigersinn, Gegenuhrzeigersinn) und auslösender Bedingung (spontan, Blickrichtung, Fixation, Kopflagerung) beurteilt.

MERKE

Interpretation

Durch eine neurologische Erkrankung ausgelöste Nystagmen und abnorme Augenbewegungen sind in > Tab. 1.8 zusammengefasst. Nicht durch eine neurologische Erkrankung ausgelöste Nystagmen sind kongenitale Nystagmen, medikamentös induzierte Nystagmen und Nystagmen bei okulären Erkrankungen.

Interpretation

Tab. 1.8 Pathologische Nystagmen und abnorme Augenbewegungen bei neurologischen Erkrankungen.

TAB. 1.8

Abnorme Augenbewegung	Symptome und Zeichen	Ursache/Lokalisation der Läsion
Upbeat-Nystagmus	Spontannystagmus nach oben, Oszillopsien	Vermis oder Medulla oblongata
Downbeat-Nystagmus	Spontannystagmus nach unten, nimmt beim Blick zur Seite zu	Anomalie des kraniozervikalen Übergangs, spinozerebelläre Degeneration, kaudaler Hirnstamm
Ocular Bobbing	• Sakkade nach unten, gefolgt von langsamem Drift nach oben in Primärposition • Patient meist komatös	meist schwere pontine Läsion
Opsoklonus	schnelle, multidirektionelle, konjugierte Sakkaden ohne Fixationsintervall	paraneoplastisches Opsoklonus-Myoklonus-Syndrom, Hirnstamm, Zerebellum, zerebelläre Bahnen
Ocular Flutter	Opsoklonus mit horizontalen Sakkaden	wie Opsoklonus
Gegenrucke („macro square wave jerks")	kleine Sakkaden vom Fixationspunkt weg, gefolgt von Rückstellsakkaden zum Fixationspunkt	Zerebellum

Der N. glossopharyngeus (IX) und der N. vagus (X) sind sich funktionell ähnlich, räumlich nahe und häufig gemeinsam betroffen, sodass isolierte Schädigungen kaum nachzuweisen sind.

Funktionelle Anatomie

N. glossopharyngeus:
- Er innerviert gemeinsam mit dem N. vagus die *Pharynxmuskulatur*. Dazugehöriger Kern ist der Nucleus ambiguus in der Medulla oblongata. Beide Nerven ziehen durch das Foramen jugulare.
- *Parasympathisch* innerviert er die Gl. parotis, Kern hierfür ist der Nucleus salivatorius inferior.
- *Sensorisch-afferent* führt er Informationen aus dem Glomus caroticum, Sinus caroticus und des Geschmacks des hinteren Zungendrittels, die im Nucleus tractus solitarii verarbeitet werden.
- Außerdem werden *sensibel* die Schleimhaut der Paukenhöhle, des Mastoids, des inneren Gehörgangs, des Pharynx, der Tonsille und des hinteren Zungendrittels versorgt.

N. vagus: Er entstammt u. a. dem Nucleus ambiguus und ist der längste Hirnnerv. Nach Durchtritt durch das Foramen jugulare zieht er zwischen A. carotis interna und V. jugularis zum Mediastinum und schließlich durch den Hiatus oesophageus in den Bauchraum.
- Er versorgt die *Pharynx- und Larynxmuskulatur* (N. laryngeus recurrens).
- Er entsendet Rr. cardiaci, pulmonales, oesophageales und gastrointestinales, die zu den jeweiligen Organen abzweigen.

1.2.9 Nervus glossopharyngeus (Hirnnerv IX) und Nervus vagus (Hirnnerv X)

Die Hirnnerven IX und X entspringen aus motorischen und autonomen Kernen der Medulla oblongata, sie enthalten die gleichen Fasersysteme (motorisch-efferent, parasympathisch-efferent, somatisch-afferent, viszeral-afferent), liegen anatomisch eng beieinander, versorgen teilweise die gleichen Strukturen, haben ähnliche Funktionen und werden oft von den gleichen Krankheiten betroffen. Eine isolierte Schädigung nur eines der beiden Hirnnerven ist klinisch jeweils kaum abgrenzbar.

Funktionelle Anatomie

Nervus glossopharyngeus

Der Tractus corticobulbaris versorgt beidseits den in der Medulla oblongata gelegenen motorischen Nucleus ambiguus. Sein rostraler Teil enthält Motoneurone des N. glossopharyngeus, und der kaudale Teil diejenigen des N. vagus. Der N. glossopharyngeus tritt im Sulcus posterolateralis zwischen der inferioren Olive und dem Pedunculus cerebellaris inferior aus der Medulla oblongata aus und gelangt durch den Kleinhirnbrückenwinkel zum Foramen jugulare. Dieses durchlaufen zudem der N. vagus, die kraniale Wurzel des N. accessorius und die V. jugularis, und es enthält außerdem das superiore glossopharyngeale und vagale (jugulare) Ganglion (> Abb. 1.7). Etwa 1 cm kaudal vom Foramen jugulare liegt das inferiore glossopharyngeale, inferiore (petrosale) Ganglion. Beide glossopharyngeale Ganglien enthalten das erste sensible sowie somatisch- und viszeral-afferente Neurone. Auf Höhe des inferioren Ganglions gibt der IX. Hirnnerv den N. tympanicus ab, verläuft in einem Bogen nach vorne und erreicht die laterale Pharynxwand, um sich in seine 6 Endäste aufzuteilen.

Motorische Fasern Der N. glossopharyngeus versorgt die Pharynxmuskulatur, wobei – mit der möglichen Ausnahme des M. stylopharyngeus – alle pharyngealen Muskeln auch vom N. vagus innerviert werden.

Parasympathisch-efferente Neurone Die präganglionären Neurone liegen im Nucleus salivatorius inferior und Nucleus dorsalis nervi vagi, die in der Medulla oblongata lokalisiert sind. Ihre Axone laufen zuerst mit dem N. glossopharyngeus und verlassen ihn auf der Höhe des Ganglion inferius als N. tympanicus. Er läuft durch die Cavitas tympani (Paukenhöhle) und bildet dort den Plexus tympanicus, aus dem der N. petrosus inferior abgeht. Dieser läuft durch die Fossa cranii media, um mit dem N. mandibularis durch das Foramen ovale den Schädel zu verlassen und Synapsen mit dem postganglionären Ganglion oticum zu bilden. Dessen Axone verlaufen mit dem N. auriculotemporalis und innervieren die Gl. parotis.

Sensorisch-afferente Fasern Die Rr. sinus carotici (Sinusnerv von Hering) leiten Informationen des Glomus caroticum (Chemorezeptoren) und Sinus caroticus (Barorezeptoren) und die Rr. linguales diejenigen des Geschmacks (sauer und bitter) des hinteren Zungendrittels. Die zentralen Fortsätze enden im Nucleus tractus solitarii.

Sensible Fasern Das erste Neuron ist im Ganglion glossopharyngeale superius oder inferius lokalisiert und leitet somatische sowie viszerale Informationen. Die peripheren Fortsätze der 3 sensibel-afferenten Rr. tympanici, pharyngeales und tonsillares versorgen die Schleimhaut der Paukenhöhle, des Mastoids, des inneren Gehörgangs, des Pharynx, der Tonsille und des hinteren Zungendrittels. Der zentrale Fortsatz leitet die sensible Information zu entsprechenden Kernen des N. trigeminus (2. sensibles Neuron: Nucleus sensorius principalis, Nucleus tractus spinalis; 3. sensibles Neuron: Nucleus ventralis posterolateralis thalami) und zum sensorischen Kortex.

Nervus vagus

Der N. vagus ist der längste Hirnnerv. Er entspringt aus dem beidseits supranukleär versorgten kaudalen Anteil des Nucleus ambiguus (2. motorisches Neuron). Die vagalen Fasern verlaufen durch das Foramen jugulare, wo sie den R. internus des N. accessorius aufnehmen. Dann verläuft der N. vagus in der Gefäß-Nerven-Scheide mit der A. carotis interna und der V. jugularis und vorübergehend dem N. hypoglossus nach kaudal zur Basis des Nackens. Im Mediastinum verläuft der Vagus zwischen der V. brachiocephalica und dem Aortenbogen (bzw. der A. subclavia dextra) und hinter den Hauptbronchien zum Ösophagus, wo die Rr. oesophageales den Plexus oesophagealis bilden. Aus diesem gehen der Truncus vagalis anterior und posterior hervor, die mit dem Ösophagus durch den Hiatus oesophageus im Zwerchfell in den Bauchraum zur Vorder- und Hinterwand des Magens gelangen. Es folgt die Aufzweigung zu den Nervengeflechten der Pars abdominalis autonomica.

Motorische Fasern Sie innervieren den Pharynx, weichen Gaumen und Larynx. Die Pharynxmuskeln versorgt der N. vagus mit dem N. glossopharyngeus, nur der M. stylopharyngeus wird ausschließlich vom N. glossopharyngeus innerviert. Den weichen Gaumen versorgt der N. vagus mit Ausnahme des M. tensor veli palatini (N. trigeminus). Bei der vagalen Larynxversorgung muss angemerkt werden, dass die vom N. laryngeus recurrens innervierten laryngealen Muskeln vom N. accessorius mitversorgt werden. Die Larynxmuskeln erfüllen 3 Funktionen:
- Sie öffnen die Stimmritze und erlauben damit das Ein- und Ausatmen.
- Sie schließen die Stimmritze und verhindern die Aspiration von Getränken und Speisen während des Schluckens.
- Sie regulieren die Spannung der Stimmbänder und erlauben die Phonation.

Zum Schluss gehen die Rr. cardiaci, pulmonales, oesophageales und gastrointestinales ab, welche die Muskeln der entsprechenden Organe versorgen.

Parasympathisch-efferente Fasern Die präganglionären Neurone sind der dorsale motorische Nucleus des N. vagus (DMNX) und der mediale Teil des Nucleus ambiguus. Die vagalen Fasern des Nucleus ambiguus versorgen das Herz, diejenigen des DMNX die übrigen viszeralen Organe (➤ Kap. 1.6).

Sensorische Fasern Die ersten sensorischen Neurone sind im Ganglion vagale superius und inferius lokalisiert. Das superiore Ganglion leitet vorwiegend sensible, das inferiore Ganglion vorwiegend viszerale Informationen. Die sensiblen Fasern leiten Empfindungen der Oberflächensensibilität aus dem Pharynx, dem Larynx, dem Gehörgang, der Außenseite des Trommelfells und den Meningen der hinteren Schädelgrube zu den Kernen des N. trigeminus (2. sensibles Neuron). Die weiteren sensiblen Bahnen sind identisch zum N. trigeminus. Die peripheren Fortsätze der viszeral-afferenten Fasern leiten die Informationen von Pharynx, Larynx, des Glomus caroticum (Chemorezeptoren) und Sinus caroticus (Barorezeptoren) sowie der viszeralen Organe in den kaudalen Teil des Nucleus tractus solitarii. Zahllose Kollateralen gehen zu anderen Hirnstammstrukturen und vermitteln wichtige viszerale Reflexe, welche die Regulation von Herz, Blutdruck, Atmung und gastrointestinalen Funktionen ermöglichen.

- *Parasympathische* Efferenzen entstammen dem dorsalen motorischen Nucleus (DMNX) und versorgen Herz und viszerale Organe.
- *Sensorische* Afferenzen aus Pharynx, Larynx, Gehörgang, Trommelfell und den Meningen der hinteren Schädelgrube führen zum Ganglion vagale superius und inferius. Zudem werden viszerale Informationen von Pharynx, Larynx, des Glomus caroticum, Sinus caroticus und den viszeralen Organen an den Nucleus tractus solitarii übermittelt.

Klinische Untersuchung und Interpretation

Nervus glossopharyngeus

Der N. glossopharyngeus ist schwer zu untersuchen, weil an fast allen seinen Funktionen andere Hirnnerven beteiligt sind oder weil die von ihm versorgten Strukturen nicht untersucht werden können. Der Schmerz- und Berührungssinn des Pharynx, der Tonsille und des weichen Gaumens und der Würgereflex können jedoch untersucht werden. Der Würgereflex kann an der lateralen Rachenhinterwand (pharyngealer Reflex) oder am weichen Gaumen (palataler Reflex) – z. B. mit einem hölzernen Spatel – ausgelöst werden. Der afferente Schenkel des Würgereflexes wird durch den N. glossopharyngeus und der efferente Schenkel durch die Hirnnerven IX und X gebildet. Die Reflexantwort besteht in einer Konstriktion und Anhebung des Oropharynx.

Klinische Untersuchung und Interpretation

N. glossopharyngeus: Eine isolierte Untersuchung des Nervs ist wegen seiner sich mit anderen Hirnnerven überlappenden oder nicht sichtbaren Funktionen kaum möglich. Geprüft werden können Würgereflex sowie Berührungs- und Schmerzsinn von Pharynx, Tonsille und weichem Gaumen.

> **MERKE** Bei einseitiger Glossopharyngeusparese bestehen eine Hypalgesie und eine Hypästhesie in seinem sensiblen Versorgungsgebiet sowie eine Abschwächung des Würgereflexes. Eine isolierte Läsion des N. glossopharyngeus ist selten, da fast immer auch Paresen anderer Hirnnerven, insbesondere des N. vagus, vorliegen.

MERKE

Nervus vagus

Bei einseitiger Läsion können eine näselnde Sprache mit Schwierigkeiten beim Bilden der Konsonanten „g" und „k" sowie eine Dysphagie mit nasaler Regurgitation auftreten. Der Husten ist kraftlos. Bei der Racheninspektion hängen die Uvula und insbesondere das Gaumensegel auf der kranken Seite leicht nach unten (➤ Abb. 1.12). Bei der klinischen Untersuchung ist der Würgereflex abgeschwächt oder fehlt. Vegetative Funktionen werden im ➤ Kap. 1.6 beschrieben.

N. vagus: Einseitige Vagusparesen gehen mit näselnder Sprache, Dysphagie und Dysarthrie einher. Ipsilateral hängt das Gaumensegel (➤ Abb. 1.12). Würgereflex ↓

ABB. 1.12

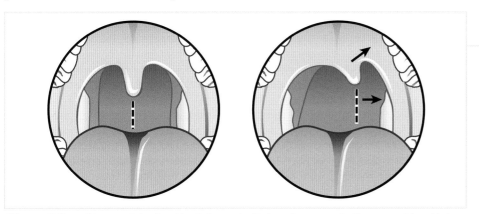

Abb. 1.12 Kulissenphänomen. Bei rechtsseitiger Lähmung des N. glossopharyngeus oder N. vagus verziehen sich das Gaumensegel und die Rachenhinterwand beim „A"-Sagen oder Würgen auf die gesunde linke Seite. [L126]

Beim Schlucktest bekommt der Patient im Rahmen einer Screening-Untersuchung unter ärztlicher, pflegerischer oder logopädischer Aufsicht einen Schluck Wasser zu trinken. Nach 2–3 Minuten wird er aufgefordert, ein „A" zu intonieren. Der Test ist pathologisch, wenn der Patient sich sofort verschluckt, wenn er mit Latenz anfängt zu husten oder wenn das „A" nicht sauber intoniert werden kann (gurgelnde Geräusche). Ist der Test pathologisch, wird dem Patienten eine Nahrungs- und Flüssigkeitslatenz verordnet und es erfolgt eine endoskopische Schluckdiagnostik.

Bei Verdacht auf eine Dysphagie ist ein Schlucktest mit Wasser sinnvoll. Bei pathologischem Ergebnis muss der Patient nüchtern bleiben und eine endoskopische Diagnostik angeschlossen werden.

1.2.10 Nervus accessorius (Hirnnerv XI)

Funktionelle Anatomie

Der N. accessorius (XI) versorgt den M. sternocleidomastoideus und den M. trapezius. Er besteht aus einem kranialen (R. internus) und einem spinalen Anteil (R. externus) (➤ Abb. 1.13). Der spinale Anteil verläuft nach kranial durch das Foramen magnum, vereinigt sich mit dem R. internus und verlässt dann den Schädel über das Foramen jugulare.

ABB. 1.13

1.2.10 Nervus accessorius (Hirnnerv XI)

Funktionelle Anatomie

Der N. accessorius besteht aus einem kleinen, kranialen und einem größeren, spinalen Anteil. Die Axone des **kranialen Anteils** (R. internus) entspringen vom ebenfalls beidseits kortikobulbär innervierten kaudalen Teil des Nucleus ambiguus und teilweise vom dorsalen motorischen Nucleus des N. vagus (2. motorisches Neuron). Die Axone des **spinalen Anteils** (R. externus) entspringen aus spinalen Neuronen des N. accessorius, die im Vorderhorn C2–C5 (C6) liegen, bilden eine posterolaterale Schlaufe durch den lateralen Funiculus und treten in Form mehrerer Wurzeln seitlich zwischen den Vorder- und Hinterwurzeln aus dem Rückenmark aus. Danach vereinigen sie sich zu einem Trunkus, der den Schädel durch das Foramen magnum betritt und nach lateral kurvt, um sich mit dem R. internus im Foramen jugulare zu vereinigen (➤ Abb. 1.13). Nach Austritt aus dem Foramen jugulare tritt er von der Innenseite in den oberen Teil des M. sternocleidomastoideus ein, zu dem er Muskeläste abgibt, möglicherweise zusammen mit motorischen Fasern der Myotome C2–C3. Er verlässt den M. sternocleidomastoideus an seinem Hinterrand, verläuft in der Nähe des N. auricularis magnus und dann schräg durch das hintere zervikale Dreieck auf dem M. levator scapulae. Ungefähr 3 Querfinger oberhalb der Klavikula tritt er von der Innenseite her in den Vorderrand des oberen Trapeziusanteils ein.

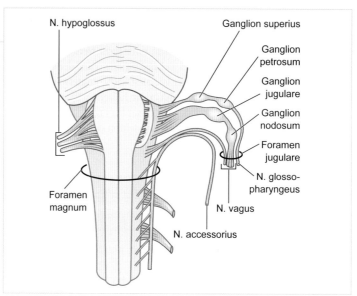

Abb. 1.13 N. accessorius mit kranialem und spinalem Anteil und seine Beziehungen zu N. glossopharyngeus und N. vagus. [L126]

Klinische Untersuchung und Interpretation

Der kraniale Anteil innerviert gemeinsame Muskeln mit dem N. laryngeus recurrens und kann nicht isoliert untersucht werden. Der M. sternocleidomastoideus wird durch Kopfdrehung, der M. trapezius durch Schulterhebung geprüft.

Klinische Untersuchung und Interpretation

Eine spezielle Untersuchung des kranialen Akzessoriusteils ist nicht möglich, da die von ihm innervierten Muskeln auch vom N. laryngeus recurrens versorgt werden. Um den spinalen Teil zu untersuchen, wird der Tonus des M. sternocleidomastoideus in Ruhe palpiert. Danach wird der Patient aufgefordert, den Kopf gegen die am seitlichen Kinn aufgestützte Hand zu drehen, während der Untersucher mit der freien Hand die bei Parese fehlende Tonisierung des Muskels erfasst. Bei einer Parese des M. trapezius ist ggf. eine Atrophie des Muskels sichtbar, die betroffene Schulter hängt herab, die Skapula fällt nach lateral und der Angulus inferior bewegt sich nach innen-medial. Um den oberen Trapeziusteil zu prüfen, soll der Patient beide Schultern gegen den Widerstand des Untersuchers heben. Der Test des mittleren und unteren Trapeziusteils sieht dagegen so aus, dass der Patient bei horizontal abduziertem Arm und hochgerichteter Palma manus den Ellenbogen gegen den Widerstand des Untersuchers nach vorne drücken soll. Die Muskelbewegungen können gesehen und getastet werden. Bei beidseitiger Trapeziusparese kann das Kinn nicht gehoben werden, und der Kopf fällt nach vorne („dropped head syndrome").

1.2.11 Nervus hypoglossus (Hirnnerv XII)

Funktionelle Anatomie

Der N. hypoglossus (XII) versorgt rein motorisch die Zungenmuskulatur (M. styloglossus, M. hypoglossus und M. genioglossus).

1.2.11 Nervus hypoglossus (Hirnnerv XII)

Funktionelle Anatomie

Der N. hypoglossus ist ein rein motorischer Hirnnerv. Er tritt mit 10–15 feinen Wurzeln im Sulcus anterolateralis aus der Medulla oblongata und zieht in 1–3 Stämmen zum Canalis nervi hypoglossi (➤ Abb. 1.7). Extrakranial verläuft er zwischen V. jugularis interna und A. carotis interna/externa im Bogen zum Mundboden. Die Rr. linguales innervieren alle Binnenmuskeln der Zunge und die in die Zunge einstrahlenden M. styloglossus, M. hyoglossus, M. genioglossus.

Klinische Untersuchung und Interpretation

Bei einer Hypoglossusparese finden sich eine Zungenatrophie mit faltiger Zungenoberfläche und eine Dysarthrie. Die Patienten beißen sich oft auf die Zunge, empfinden die Lähmung aber meist als wenig behindernd. Die Zunge weicht beim Hervorstrecken zur gelähmten Seite ab. Bei doppelseitiger Hypoglossusparese liegt die Zunge bewegungslos auf dem Mundboden, und es zeigen sich eine schwere Dys- bis Anarthrie sowie eine schwere Dysphagie.

> **MERKE** Ein isoliertes Abweichen der Zunge zu einer Seite – ohne Atrophie – kommt auch bei Gesunden als harmlose Asymmetrie vor!

Tab. 1.9 Schädelbasis-Syndrome: Charakteristische Ausfallmuster von Hirnnerven infolge von Erkrankungen der Schädelbasis (s. a. > Abb. 1.7).

Schädelbasis-Syndrom	Symptome und Befunde	Betroffene Hirnnerven	Ursachen
Olfaktoriusrinnen-Syndrom	Anosmie, evtl. frontobasales Psychosyndrom	I bds.	Meningeom der Frontobasis
Foster-Kennedy-Syndrom	einseitige Optikusatrophie und kontralaterale Stauungspapille	II bds.	Tumoren am Canalis opticus
Sinus-cavernosus-Syndrom	Ptose, Mydriasis und unbeweglicher, evtl. protrudierter Bulbus oculi	III, IV, V1, VI	Karotis-Aneurysma, Meningeom, arteriovenöse Fistel
Felsenbeinspitzen-Syndrom (Gradenigo-Syndrom)	Trigeminusneuralgie, einseitige Kaumuskelparese	V, VI	Mastoiditis, Cholesteatom
Kleinhirnbrückenwinkelsyndrom	Hörstörung und Vestibularisausfall	VII, VIII	Akustikusneurinom, Meningeom
Foramen-jugulare-Syndrom	Dysphagie, Kulissenphänomen, M.-trapezius-Parese	IX, X, XI	Glomus-jugulare-Tumor, Neurinom
Condylus-occipitalis-Syndrom	zusätzliche einseitige Zungenparese	IX, X, XI, XII	Knochendestruktion

1.3 Motorik

Die Untersuchung der Motorik umfasst die Bestimmung von Kraft, Reflexen, Muskeltonus und -trophik.

1.3.1 Funktionelle Anatomie

Das pyramidale motorische System (Pyramidenbahn) beginnt im motorischen Kortex (Gyrus precentralis, Area 4 nach Brodmann), wo das 1. Motoneuron lokalisiert ist. Die Pyramidenbahn enthält auch Fasern des prämotorischen Kortex (Area 6), supplementär-motorischen Areals (Area 6) und Gyrus postcentralis (Areae 3, 1 und 2). Die motorischen Funktionen der innervierten Muskeln sind wie ein „Homunkulus" somatotop gegliedert (> Abb. 1.14), wobei die Repräsentationsareale der Gesichts-, Sprech- und Handmuskeln große Flächen auf der Großhirnkonvexität beanspruchen, während die Beine und die Darm- und Blasensphinkteren lediglich an der medialen Oberfläche der Großhirnhemisphäre repräsentiert sind. Die Pyramidenbahn projiziert zu den motorischen Hirnnervenkernen (Tractus corticobulbaris) und den Vorderhörnern des Rückenmarks (Tractus corticospinalis; > Abb. 1.14). Die pyramidalen Fasern verlaufen somatotopisch geordnet durch die Corona radiata und den hinteren Schenkel der Capsula interna, wo die kortikobulbären Fasern vorne liegen, gefolgt von den Fasern, die die Arme, den Rumpf und die Beine versorgen (> Abb. 1.14). Auf Höhe des Mesenzephalons liegt die Pyramidenbahn ventromedial, wobei die kortikobulbären Fasern am weitesten medial liegen. Letztere erreichen die motorischen Hirnnervenkerne meist gekreuzt und ungekreuzt (beidseitige Innervation). Die Fasern des Tractus corticospinalis kreuzen zu 85–90 % in der kaudalen Medulla oblongata, um im Tractus lateralis des Rückenmarks das kontralaterale Vorderhorn zu erreichen. Die restlichen pyramidalen Fasern projizieren im Tractus corticospinalis anterior zum ipsilateralen Vorderhorn. Die meisten kortikospinalen Fasern erreichen die Vorderhornzellen via inhibitorische Interneurone, was eine Ursache für die gesteigerten Muskeleigenreflexe nach Läsion der Pyramidenbahn ist. Der Tractus corticospinalis innerviert gewisse Muskeln bevorzugt, was bei einer Läsion zu einem typischen Befallsmuster der Paresen führt (> Kap. 1.3.5). Die motorischen Kerne des Hirnstamms und des Vorderhorns (2. motorisches Neuron) innervieren die quergestreiften Muskeln.

> **LERNTIPP** Wichtig zu merken:
> - 1. Motoneuron im Gyrus precentralis
> - 2. Motoneuron im Vorderhorn des Rückenmarks (bzw. im Hirnstamm für die Hirnnerven)
> - Die Pyramidenbahn kreuzt zu 85–90 % in der kaudalen Medulla oblongata (Decussatio pyramidum). Gerne gefragt wird die kortikale somatotope Gliederung („Homunkulus", > Abb. 1.14).

Klinische Untersuchung und Interpretation

Die Hypoglossusparese führt zu einem Abweichen der Zunge beim Herausstrecken hin zur paretischen Seite sowie zu einer Dysarthrie.

MERKE

1.3 Motorik

Erfasst werden sollten Kraft, Tonus, Trophik und Reflexe.

1.3.1 Funktionelle Anatomie

Die Pyramidenbahn projiziert willkürliche motorische Befehle vom motorischen Kortex zu den an der Bewegung beteiligten Muskeln. Vom Gyrus precentralis verlaufen Tractus corticospinalis und Tractus corticobulbaris durch die Capsula interna zum Hirnstamm und Rückenmark.

ABB. 1.14

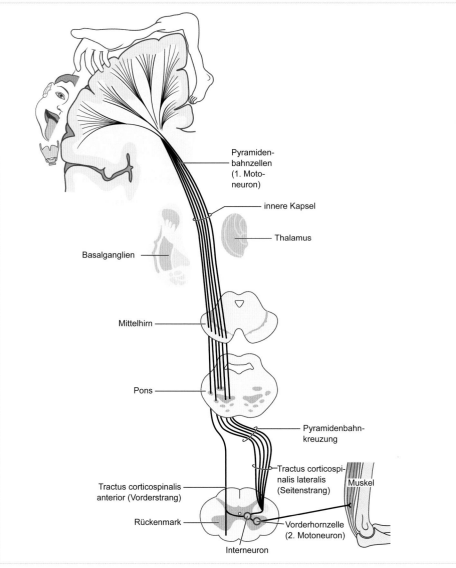

Abb. 1.14 Motorisches System mit Homunkulus (kortikale Repräsentation der motorischen Funktionen) und Verlauf der motorischen Bahnen vom Gyrus precentralis durch die Capsula interna (innere Kapsel) und Pyramidenbahnkreuzung zum Rückenmark und weiter zur Muskulatur. [L126]

motorische Einheit = ein α-Motoneuron und die hiervon innervierten Muskelfasern

Motorische Einheit Unter einer motorischen Einheit versteht man ein α-Motoneuron und alle Muskelfasern, die von ihm versorgt werden. Seine Axone verlaufen zuerst in der vorderen Wurzel, danach, falls sie die Arme oder Beine versorgen, im Plexus brachialis bzw. lumbosacralis; dann in einem Nerv, um in den Muskel einzutreten, wo sich das Axon in feine Äste aufteilt, die an den motorischen Endplatten enden. Motorische Einheiten, die wenige Muskelfasern umfassen, erlauben feine und präzise Bewegungen (z. B. Muskeln des Auges oder Larynx). Dagegen ermöglichen große motorische Einheiten, d. h. solche mit vielen Muskelfasern (z. B. 2.000 beim M. gastrocnemius), kräftigere Bewegungen.

Myotom = alle durch eine bestimmte Nervenwurzel innervierte Muskelfasern (**Cave:** im Muskel meist Überlappungen von ≥ 2 Myotomen)

Myotom Ein Myotom besteht aus allen Muskelfasern, die durch eine bestimmte Wurzel innerviert werden. Die meisten Skelettmuskeln werden mindestens durch 2 Nervenwurzeln versorgt. Die Myotome zeigen eine interindividuelle Variabilität, weshalb sich die Myotomkarten der verschiedenen Lehrbücher leicht unterscheiden.

Kennmuskeln = Muskeln, die nur von einer einzelnen Wurzel versorgt werden → diagnostisch relevant

Kennmuskel Kennmuskeln sind solche, die nahezu ausschließlich von einer und nur einer Nervenwurzel versorgt werden. Liegt eine Erkrankung dieser Nervenwurzel vor (z. B. Bandscheibenvorfall), kann man vom paretischen Kennmuskel auf die betroffene Wurzel rückschließen. Die Kennmuskeln haben daher auch bei der elektromyografischen Untersuchung eine lokalisationsdiagnostische Bedeutung.

1.3.2 Klinische Untersuchung und Interpretation

Kraft

Die Untersuchung sollte auf der Anamnese aufbauen:
- anamnestisch halbseitige Schwäche → Kraft im Seitenvergleich?
- anamnestisch radikuläre Schmerzen → Kennmuskeln?

1.3.2 Klinische Untersuchung und Interpretation

Kraft

Die Anamnese bestimmt meistens den Fokus der klinisch-neurologischen Untersuchung, so auch bei der Prüfung der Muskelkraft. Beim Verdacht auf eine Hemiparese wird naturgemäß der Rechts-links-Vergleich im Vordergrund stehen, beim Verdacht auf eine Radikulopathie die Kennmuskeln der vermutlich betroffenen und die angrenzender Wurzeln.

Untersuchung der Muskeln, die Nacken und Kopf bewegen

An Nacken und Kopf sind 6 Bewegungen möglich (> Tab. 1.10):

- Inklination (Flexion)
- Reklination (Extension)
- Rotation nach rechts und links
- Lateroversion nach rechts und links

Die Prüfung von Inklination und Reklination ist dabei am wichtigsten. Von den Muskeln, die diese Bewegungen ermöglichen, können nur der M. sternocleidomastoideus und der M. trapezius (> Kap. 1.2.10) einzeln untersucht werden.

Nacken-Kopf-Muskeln:
> Tab. 1.10

Tab. 1.10 Bewegungen an Nacken und Kopf.

Inklination (Flexion)

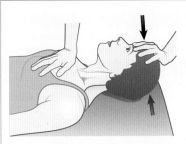

- Patient liegt auf dem Rücken und soll seinen Kopf gegen die auf die Stirn gelegte Hand des Untersuchers beugen
- Kontraktion der Nackenflexoren ist sichtbar und mit der freien Hand palpierbar

Muskel	Nerv	Wurzel
M. sternocleidomasto-ideus	N. accessorius	C2–C4

auch: prävertebrale Muskeln, Platysma, Mm. supra- und infrahyoideus

Reklination (Extension)

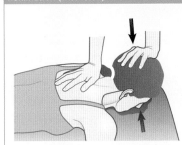

- Patient liegt auf dem Bauch und soll seinen Kopf gegen die auf den Hinterkopf gelegte Hand des Untersuchers strecken
- Kontraktion der Nackenextensoren ist sichtbar und mit der freien Hand palpierbar

Muskel	Nerv	Wurzel
M. trapezius	N. accessorius	C2–C4

auch: autochthone Nackenmuskeln

Rotation

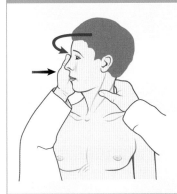

- Patient soll seinen Kopf gegen den Widerstand des Untersuchers erst auf die eine, dann auf die andere Seite drehen
- Kontraktion ist sichtbar und mit der freien Hand palpierbar

Muskel	Nerv	Wurzel
M. sternocleidomasto-ideus	N. accessorius	C2–C4

TAB. 1.10

Untersuchung der Muskeln, die Schulter und Arm bewegen

An der Schulter sind Bewegungen im Schultergelenk und des Schulterblatts möglich. Schulterbewegungen finden vorwiegend im Sternoklavikular- und Glenohumeralgelenk statt. Das Akromioklavikulargelenk ermöglicht kaum Bewegungen, weil Akromion und Klavikula durch starke Bänder verbunden sind. Sternoklavikular- und Glenohumeralgelenke bewegen sich gleichzeitig und fein aufeinander abgestimmt, insbesondere erlaubt die Rotation der Skapula die Abduktion und Elevation des Arms. Die Funktion und klinische Untersuchung der Muskeln, welche die Gelenke des Arms bewegen, sind in > Tab. 1.11 (Schulter), > Tab. 1.12 (Ellenbogengelenk), > Tab. 1.13 (Handgelenk), > Tab. 1.14 (Finger und Daumen) aufgeführt. Die Untersuchung der Mm. rhomboidei erlaubt die Differenzialdiagnose zwischen einer Radikulopathie C5 und einer Läsion des oberen Plexus brachialis, da sie direkt von einem ganz proximal abgehenden dorsalen Ast des Plexus (N. dorsalis scapulae) innerviert werden.

Schulter-Arm-Muskeln:
> Tab. 1.11, > Tab. 1.12, > Tab. 1.13, > Tab. 1.14
Die Kraftprüfung der Mm. rhomboidei kann helfen, um zwischen einer C5-Läsion und einer Läsion des oberen Plexus brachialis zu unterscheiden.

TAB. 1.11

Tab. 1.11 Bewegungen von Schulter und Schulterblatt.

Hebung

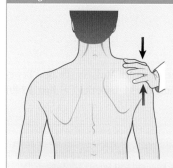

- Patient steht und versucht, dem Druck des Untersuchers standzuhalten
- Untersucher drückt die Schulter des Patienten nach unten

Muskel	Nerv	Wurzel
M. levator scapulae	N. dorsalis scapulae	C4–**C5**
oberer M. trapezius	N. accessorius	C2–C3

Retraktion (Entfernung von Thoraxwand)

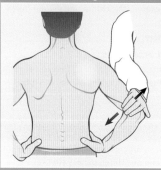

- Patient steht und soll seine Hand auf die gleichseitige Hüfte legen und seinen auf Höhe des Brustkorbs gehaltenen Ellenbogen gegen den Widerstand des Untersuchers nach hinten drücken
- Untersucher versucht, den Ellenbogen festzuhalten, Muskelkontraktion ist zwischen der Wirbelsäule und dem medialen Skapularand zu sehen und zu palpieren

Muskel	Nerv	Wurzel
Mm. rhomboidei	N. dorsalis scapulae	C4–C5
mittlerer M. deltoideus	N. axillaris	C5–C6

Protraktion (Annäherung an Thoraxwand)

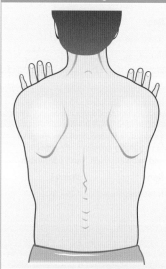

- Patient soll seine beiden horizontal gestreckten Arme gegen eine Wand drücken
- Untersucher prüft, ob der mediale Rand der Skapula auf der hinteren Thoraxwand aufliegt (normal) oder sich abhebt (Scapula alata)

Muskel	Nerv	Wurzel
M. serratus anterior	N. thoracicus longus	C4–C5

Abduktion (0–90°) und Elevation (> 90°)

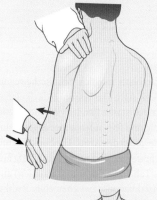

- Patient steht und soll seinen an den Körper gelegten, gestreckten Arm abduzieren
- Untersucher versucht, die Bewegung zu verhindern, die Kontraktion des M. supraspinatus ist in der Supraklavikulargrube palpierbar, die Kontraktion des M. deltoideus (ab > 15°) ist sichtbar und palpierbar

Muskel	Nerv	Wurzel
M. supraspinatus (0–15°)	N. suprascapularis	C(4), C5–C6
mittlerer M. deltoideus (> 15°)	N. axillaris	**C5**–C6

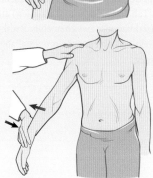

Tab. 1.11 Bewegungen von Schulter und Schulterblatt. *(Forts.)*

Adduktion

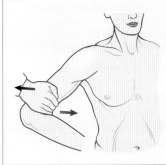

- Patient steht und soll seinen Oberarm adduzieren
- Untersucher versucht, die Bewegung zu verhindern, die Kontraktion des M. pectoralis major ist sichtbar und palpierbar

Muskel	Nerv	Wurzel
M. pectoralis major	Nn. thoracales anteriores	C5–Th1

Innenrotation

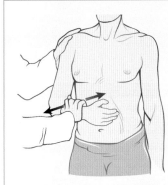

- Patient legt den Oberarm an den Thorax an und dreht den angewinkelten Unteram nach medial, also zum Körper hin
- Untersucher hält dagegen und versucht, den Unterarm nach außen, also vom Körper weg, zu drehen

Muskel	Nerv	Wurzel
M. subscapularis	Nn. subscapulares	C5–C7

Außenrotation

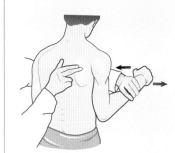

- Patient legt den Oberarm an den Thorax an und dreht den angewinkelten Unterarm nach lateral, also vom Körper weg
- Untersucher hält dagegen und versucht, den Unterarm nach innen, also zum Körper hin, zu drehen

Muskel	Nerv	Wurzel
M. infraspinatus	N. suprascapularis	C(4), C5–C6
M. teres minor	N. axillaris	C5–C6

Anteversion (Elevation nach vorne)

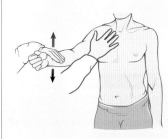

- Patient steht und soll den Arm nach vorne oben heben
- Untersucher versucht, die Bewegung zu verhindern, und palpiert gleichzeitig den M. pectoralis major und/oder den vorderen Anteil des M. deltoideus

Muskel	Nerv	Wurzel
M. pectoralis major	Nn. thoracales anteriores	C5–Th1
M. biceps brachii	N. musculocutaneus	C5–C6
vorderer M. deltoideus	N. axillaris	C5–C6

Retroversion (Elevation nach hinten)

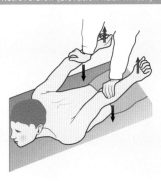

- Patient liegt und drückt die gestreckten Arme nach oben
- Untersucher versucht, die Bewegung zu verhindern

Muskel	Nerv	Wurzel
hinterer M. deltoideus	N. axillaris	C5–C6
M. latissimus dorsi	N. thoracodorsalis	C6–C8

TAB. 1.12

Tab. 1.12 Bewegungen des Ellenbogens

Flexion

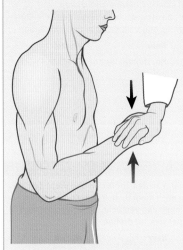

- Patient soll seinen 90° angewinkelten Unterarm beugen
- Untersucher versucht, die Bewegung zu verhindern; die Muskelkontraktion ist sichtbar und palpierbar
- M. biceps brachii: Prüfung in Supinationsstellung des Unterarms
- M. brachioradialis: Prüfung in Mittelstellung zwischen Pro- und Supination des Unterarms

Muskel	Nerv	Wurzel
M. biceps brachii	N. musculocutaneus	C5–C6
M. brachioradialis	N. radialis	**C6**

Extension

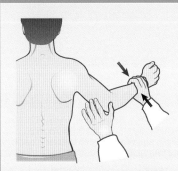

- Patient soll seinen leicht gebeugten Unterarm strecken
- Untersucher versucht, die Bewegung zu verhindern; die Muskelkontraktion ist sichtbar und palpierbar

Muskel	Nerv	Wurzel
M. triceps brachii	N. radialis	C6, **C7**, C8

Supination

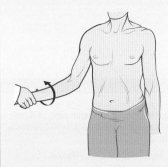

- Patient soll seinen pronierten, 90° gebeugten Unterarm supinieren
- Untersucher versucht, die Bewegung zu verhindern; die Muskelkontraktion ist sichtbar und palpierbar

Muskel	Nerv	Wurzel
M. supinator	N. radialis	C5–C6
M. biceps brachii	N. musculocutaneus	C5–C6

Pronation

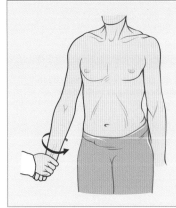

- Patient soll den gestreckten und supinierten Vorderarm pronieren
- Untersucher versucht, die Bewegung zu verhindern; die Muskelkontraktion ist sichtbar und palpierbar

Muskel	Nerv	Wurzel
M. pronator teres	N. medianus	C7–C8

Tab. 1.13 Bewegungen des Handgelenks

Flexion (Palmarflexion)

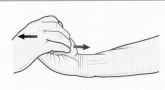

- Patient soll sein gestrecktes und supiniertes Handgelenk gegen den Widerstand des Untersuchers beugen
- die Sehnen der Flexoren werden sichtbar und mit der freien Hand des Untersuchers palpierbar

Muskel	Nerv	Wurzel
M. flexor carpi radialis	N. medianus	C6–C7
M. flexor carpi ulnaris	N. ulnaris	C7–Th1

Extension (Dorsiflexion)

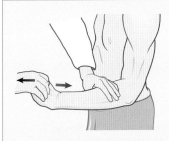

- Patient soll sein gestrecktes und proniertes Handgelenk gegen den Widerstand des Untersuchers überstrecken
- die Sehnen der Extensoren werden sichtbar und mit der freien Hand des Untersuchers palpierbar

Muskel	Nerv	Wurzel
M. extensor carpi radialis longus	N. radialis	C(5), C6–C7
M. extensor carpi radialis brevis	N. radialis	C7–C8
auch: M. extensor carpi ulnaris		

Adduktion (Ulnarflexion)

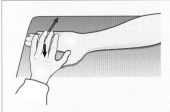

- Patient winkelt seine Hand im Handgelenk ulnarwärts ab
- Untersucher hält seine Hand dagegen und versucht, die Bewegung zu verhindern

Muskel	Nerv	Wurzel
M. flexor carpi ulnaris	N. ulnaris	C7–Th1

Abduktion (Radialflexion)

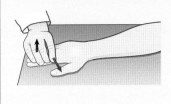

- Patient winkelt seine Hand im Handgelenk radialwärts ab
- Untersucher hält seine Hand dagegen und versucht, die Bewegung zu verhindern

Muskel	Nerv	Wurzel
M. flexor carpi radialis	N. medianus	C6–C7
M. extensor carpi radialis longus	N. radialis	C(5), C6–C7
M. extensor carpi radialis brevis	N. radialis	C7–C8

TAB. 1.13

Tab. 1.14 Bewegungen an der Hand.

Fingerflexion im proximalen Interphalangealgelenk

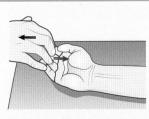

- Patient soll den Handrücken und die proximalen Phalangen auf einen Tisch legen und die distalen Phalangen entspannen (Relaxation des M. flexor digitorum superficialis), dann die Finger im proximalen Interphalangealgelenk gegen den Widerstand des Untersuchers beugen
- Untersucher versucht, die Bewegung zu verhindern

Muskel	Nerv	Wurzel
M. flexor digitorum superficialis	N. medianus	C8–Th1

Fingerflexion im distalen Interphalangealgelenk

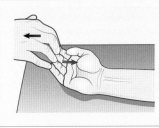

- Patient soll seinen Handrücken, die proximalen und mittleren Phalangen auf einen Tisch legen und die Finger im distalen Interphalangealgelenk gegen den Widerstand des Untersuchers beugen
- Untersucher versucht, die Bewegung zu verhindern

Muskel	Nerv	Wurzel
M. flexor digitorum profundus	N. medianus	C8–Th1

TAB. 1.14

Beinmuskeln:
> Tab. 1.15, > Tab. 1.16, > Tab. 1.17

TAB. 1.15

Untersuchung der Muskeln, die die Beine bewegen

An der unteren Extremität sind Bewegungen im Hüftgelenk (> Tab. 1.15), im Kniegelenk (> Tab. 1.16) und am Fuß (> Tab. 1.17) möglich.

Tab. 1.15 Bewegungen des Hüftgelenks.

Flexion

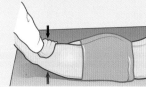

- Patient liegt auf dem Rücken mit flektiertem Knie und versucht, den Oberschenkel gegen den Bauch zu ziehen

Muskel	Nerv	Wurzel
M. iliopsoas	Plexus lumbalis	**L2**–L3
M. rectus femoris		

Extension

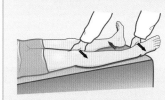

- Patient liegt auf dem Bauch mit flektiertem Knie und versucht, die Hüfte gegen den Widerstand des Untersuchers zu strecken
- Untersucher versucht, die Bewegung zu verhindern

Muskel	Nerv	Wurzel
M. gluteus maximus	N. gluteus inferior	L5, **S1**–S2

Adduktion

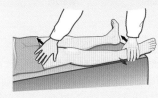

- Patient liegt auf dem Rücken mit gestreckten Beinen und versucht, die Hüfte gegen den Widerstand des Untersuchers zu adduzieren
- Untersucher versucht, die Bewegung zu verhindern

Muskel	Nerv	Wurzel
Mm. adductor magnus, longus und brevis	N. obturatorius	L2–L4

Abduktion

- Patient liegt auf dem Rücken mit gestreckten Beinen und versucht, die Hüfte gegen den Widerstand des Untersuchers zu abduzieren
- Untersucher versucht, die Bewegung zu verhindern
- Erst deutlichere Hüftabduktionsparesen können so manuell erfasst werden. Leichte Paresen werden durch den Einbeinstand diagnostiziert (Becken sinkt auf der gesunden Seite ab = „Trendelenburg-Zeichen").

Muskel	Nerv	Wurzel
Mm. gluteus medius und minimus	N. gluteus superior	L4, **L5**, S1

Innenrotation

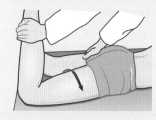

- Patient liegt auf dem Bauch mit flektiertem Knie und versucht, den Fuß gegen den Widerstand des Untersuchers nach außen zu drücken
- Untersucher versucht, die Bewegung zu verhindern

Muskel	Nerv	Wurzel
Mm. gluteus medius und minimus	N. gluteus superior	L4, **L5**, S1

Außenrotation

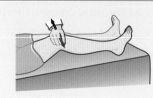

- Patient liegt auf dem Rücken und dreht das Bein mit leicht angewinkeltem Knie nach außen
- Untersucher hält am lateralen Knie dagegen

Muskel	Nerv	Wurzel
M. gluteus maximus	N. gluteus inferior	L5, **S1**–S2

Tab. 1.16 Bewegungen des Kniegelenks.

Flexion

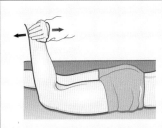

- Patient liegt auf dem Bauch mit flektiertem Knie und versucht, das Knie gegen den Widerstand des Untersuchers flektiert zu halten
- Untersucher versucht, die Bewegung zu verhindern

Muskel	Nerv	Wurzel
M. biceps femoris und ischiokrurale Muskeln	N. tibialis	L5–S1
	N. fibularis (peroneus) communis	L5–S2

Extension

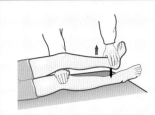

- Patient liegt auf dem Rücken mit gestrecktem Knie und versucht, das Knie gegen den Widerstand des Untersuchers zu strecken
- Untersucher versucht, die Bewegung zu verhindern

Muskel	Nerv	Wurzel
M. quadriceps femoris	N. femoralis	L2, **L3, L4**

TAB. 1.16

Tab. 1.17 Bewegungen am Fuß

Fußplantarflexion

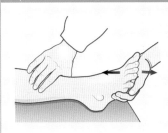

- Patient liegt auf dem Rücken mit gestrecktem Knie und versucht, den Fuß gegen den Widerstand des Untersuchers nach unten zu drücken
- Untersucher versucht, die Bewegung zu verhindern
- die Muskelkontraktion ist sichtbar und mit der freien Hand des Untersuchers palpierbar
- Erst deutlichere Paresen können so manuell erfasst werden. Leichte Paresen werden durch den Fußspitzenstand oder -gang diagnostiziert.

Muskel	Nerv	Wurzel
M. triceps surae (**M. gastrocnemius** und M. soleus)	N. tibialis	**S1**–S2

Fußdorsalflexion

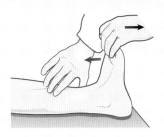

- Patient liegt auf dem Rücken mit gestrecktem Knie und versucht, den Fuß gegen den Widerstand des Untersuchers nach oben zu ziehen
- Untersucher versucht, die Bewegung zu verhindern
- die Muskelkontraktion ist sichtbar und mit der freien Hand des Untersuchers palpierbar
- Erst deutlichere Fußheberparesen können so manuell erfasst werden. Leichte Paresen werden durch den Fersenstand oder -gang diagnostiziert.

Muskel	Nerv	Wurzel
M. tibialis anterior	N. fibularis (peroneus) profundus	L4, L5, S1
M. extensor digitorum longus	N. fibularis (peroneus) profundus	L5–S1
M. extensor hallucis longus	N. fibularis (peroneus) profundus	**L5**

Fußeversion

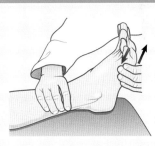

- Patient liegt auf dem Rücken mit gestrecktem Knie und versucht, den Fußaußenrand gegen den Widerstand des Untersuchers zu heben
- Untersucher versucht, die Bewegung zu verhindern

Muskel	Nerv	Wurzel
Mm. fibularis (peroneus) longus, brevis und tertius	N. fibularis (peroneus) superficialis	L5–S1

TAB. 1.17

Tab. 1.17 Bewegungen am Fuß *(Forts.)*

Fußinversion		

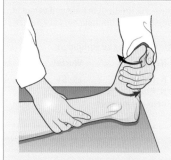

- Patient liegt auf dem Rücken mit gestrecktem Knie und versucht, den Fuß zu supinieren, also medialwärts zu drehen
- Untersucher versucht, die Bewegung zu verhindern

Muskel	Nerv	Wurzel
M. tibialis posterior	N. tibialis	**L5**, S1

Zehenplantarflexion		

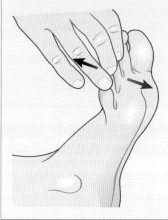

- Patient liegt auf dem Rücken mit gestrecktem Knie und versucht, die Zehen gegen den Widerstand des Untersuchers zu senken
- Untersucher versucht, die Bewegung zu verhindern

Muskel	Nerv	Wurzel
Mm. flexor digitorum longus und brevis	N. tibialis N. plantaris medialis	L5–S1 S1–S2
Mm. flexor hallucis longus und brevis	N. tibialis N. plantaris medialis	L5–S1 S1–S2

Zehendorsalextension		

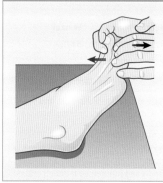

- Patient liegt auf dem Rücken mit gestrecktem Knie und versucht, die Zehen gegen den Widerstand des Untersuchers nach oben zu bewegen
- Untersucher versucht, die Bewegung zu verhindern

Muskel	Nerv	Wurzel
Mm. extensor digitorum longus und brevis	N. fibularis (peroneus) profundus	L5–S1
M. extensor hallucis longus	N. fibularis (peroneus) profundus	**L5**
M. extensor hallucis brevis	N. fibularis (peroneus) profundus	L5–S1

Reflexe

Muskeleigenreflexe: Sie sind monosynaptisch verschaltet und daher lokalisationsdiagnostisch äußerst wertvoll (> Tab. 1.18).
- **Technik:** Die jeweilige Sehne wird unter Relexation einmal beklopft und im Seitenvergleich bewertet. Zur besseren Auslösbarkeit kann der Jendrassik-Handgriff verwendet werden.
- Die Reflexantwort fehlt (0), ist schwach (+), mittellebhaft (++), lebhaft (+++) oder gesteigert (++++).

Reflexe

Muskeleigenreflexe

Die Muskeleigenreflexe (MER) sind monosynaptisch verschaltet. Der afferente und der efferente Schenkel gehören demselben Segment an.

Klinische Untersuchung   Die MER werden durch einmaliges Beklopfen der entsprechenden Sehne des in einem möglichst ruhigen Zimmer bequem gelagerten Patienten untersucht. Die Reflexantwort ist fehlend (0), schwach (+), mittellebhaft (++), lebhaft (+++) oder gesteigert (++++). Immer wird der Seitenvergleich erwähnt, z. B.: „MER symmetrisch mittellebhaft". Ist ein Reflex nur schwach auszulösen oder fehlt er vollständig, kann die Auslösung durch bestimmte Manöver erleichtert werden. Beim Jendrassik-Handgriff wird durch muskuläre Anspannung der Arme die Auslösung der Beinreflexe erleichtert (Reflexbahnung). Der Patient verschränkt die Hände und zieht sie kräftig auseinander; die Arme sind vor dem Oberkörper angewinkelt. Entsprechend lässt man den Patienten kräftig auf die Zähne beißen, wenn Reflexe der Arme besser auslösbar werden sollen. Man nimmt an, dass die Bahnung durch Konvergenz von 2 oder mehreren unterschwelligen Reizen zustande kommt, wodurch eine überschwellige Depolarisation in den Motoneuronen entsteht. Korrespondierende MER (z. B. beide BSR) sollen immer in der gleichen Position untersucht werden, damit die γ-Fasern jeweils gleichermaßen vorgedehnt sind. Die wichtigsten MER sind in > Tab. 1.18 und in den > Abb. 1.15 bis > Abb. 1.21 aufgeführt.

Tab. 1.18 Wichtige Muskeleigenreflexe und die verantwortlichen Nerven und Segmente.

Reflex*	Auslösung	Klinische Antwort	Nerv (Segment)
Masseterreflex	Kinn, Mund leicht geöffnet	Schluss des Mundes	N. trigeminus
Bizepssehnenreflex (BSR)	➤ Abb. 1.15	Ellenbogenflexion	N. musculocutaneus (C5–C6)
Radius-Periost-Reflex (RPR; M. biceps brachii und M. brachialis)	➤ Abb. 1.16	Ellenbogenflexion und -pronation	N. musculocutaneus, N. radialis (C6)
Trizepssehnenreflex (TSR)	➤ Abb. 1.17	Ellenbogenextension	N. radialis (C7)
Trömner-Reflex (M. flexor digitorum superficialis)	➤ Abb. 1.18	Flexion der Finger und des Daumenendglieds	N. medianus, N. ulnaris (C7–C8)
Patellarsehnenreflex (PSR; M. quadriceps femoris)	➤ Abb. 1.19	Knieextension	N. femoralis (L2–L4)
Tibialis-posterior-Reflex (TPR)	➤ Abb. 1.20	Fußinversion	N. tibialis (L5)
Achillessehnenreflex (ASR; M. triceps surae)	➤ Abb. 1.21	Plantarflexion des Fußes	N. tibialis (S1–S2)

* falls der Name des Reflexes den verantwortlichen Muskel nicht erkennen lässt, ist dieser in Klammern angegeben

TAB. 1.18

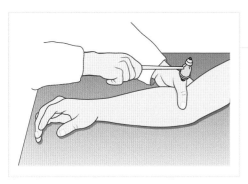

ABB. 1.15

Abb. 1.15 Bizepssehnenreflex. Der Patient hält seinen Arm 90° gebeugt in einer Mittelstellung zwischen Pro- und Supination und der Untersucher beklopft mit dem Reflexhammer seinen in der Ellenbeuge oberhalb der Bizepssehne gehaltenen Daumen. [L126]

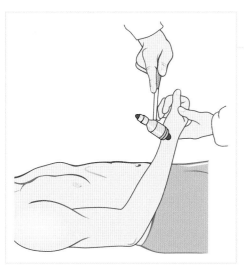

ABB. 1.16

Abb. 1.16 Radiusperiostreflex. Der Untersucher hält mit einer Hand den distalen Arm des Patienten, der 90° gebeugt ist und in einer Mittelstellung zwischen Pro- und Supination steht. Mit dem in der freien Hand gehaltenen Reflexhammer beklopft er dann den Processus styloideus des Radius. [L126]

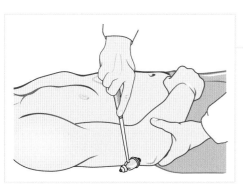

ABB. 1.17

Abb. 1.17 Trizepssehnenreflex. Der Untersucher hält mit einer Hand den distalen Arm des Patienten, der 90° gebeugt ist und in einer Mittelstellung zwischen Pro- und Supination steht. Der Untersucher beklopft mit dem in der freien Hand gehaltenen Reflexhammer den Ursprung der Trizepssehne unmittelbar oberhalb ihres Ursprungs am Olekranon. [L126]

ABB. 1.18

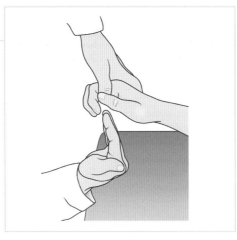

MERKE

Abb. 1.18 Trömner-Reflex. Die Finger der pronierten Patientenhand, die auf einer Fläche ruht, werden von den Fingern der supinierten Untersucherhand ergriffen. Durch Anschlag der Patientenfinger mittels der Fingerkuppen des Untersuchers kommt es zu einer Palmarflexion. [L126]

ABB. 1.19

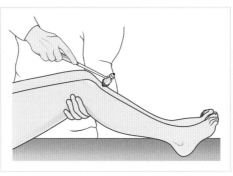

Abb. 1.19 Patellarsehnenreflex. Der Arm des Untersuchers hält in der Kniekehle ein Bein des in Rückenlage liegenden Patienten und beklopft mit dem in der freien Hand gehaltenen Reflexhammer die Patellarsehne direkt unterhalb der Patella. [L126]

ABB. 1.20

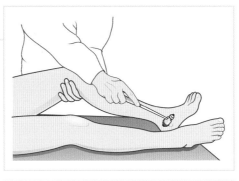

Abb. 1.20 Tibialis-posterior-Reflex. Der Arm des Untersuchers hält in der Kniekehle beide Beine des in Rückenlage liegenden Patienten und beklopft mit dem in der freien Hand gehaltenen Reflexhammer die Tibialis-posterior-Sehne medial und oberhalb des Malleolus medialis. [L126]

ABB. 1.21

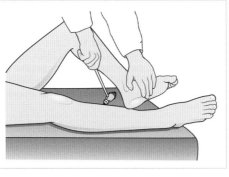

Abb. 1.21 Achillessehnenreflex. Er kann auf viele Arten untersucht werden. Eine Technik besteht darin, dass der Patient das Kniegelenk etwa 70° beugt, während der Untersucher das Fußgelenk beugt und mit dem in der freien Hand gehaltenen Reflexhammer die Achillessehne direkt oberhalb des Kalkaneus beklopft. [L126]

- **Interpretation:** Läsion 1. Motoneuron → MER ↑; Läsion 2. Motoneuron → MER ↓ oder fehlend
- Kriterien für gesteigerte MER sind verbreiterte Reflexzonen oder klonische Nachzuckungen.

Interpretation Bei einer Erkrankung des 2. Motoneurons oder seines Axons (Vorderhornerkrankung, Radikulopathie, Mono- oder Polyneuropathie) oder einer Myopathie sind die MER abgeschwächt oder fehlen. Bei einer Erkrankung des 1. Motoneurons sind die MER gesteigert.

Kriterien eines gesteigerten MER sind verbreiterte reflexogene Zonen (z.B. Auslösbarkeit des PSR von suprapatellär oder von der distalen Tibia) oder klonische Nachkontraktionen. Letztere fallen bei der Prüfung mit dem Reflexhammer dadurch auf, dass es nicht zu einer einzelnen Muskelantwort kommt, sondern zu 2 oder mehreren. Im Extremfall kommt es zum „unerschöpflichen Klonus". Solche Kloni können auch manuell geprüft werden (z.B. an der Patella oder im Rahmen der ASR-Prüfung, ➤ Abb. 1.23).

MERKE Symmetrisch verbreiterte reflexogene Zonen oder einzelne klonische MER-Nachkontraktionen können genauso wie abgeschwächte oder fehlende MER auch bei Gesunden vorkommen („habituelle Hyperreflexie"). Ihre Wertung als „pathologisch" muss immer den Gesamtkontext von Anamnese und übrigen klinisch-neurologischen Befunden berücksichtigen.

Fremdreflexe

Die Fremdreflexe (Hautreflexe, oberflächliche Reflexe) sind polysynaptisch verschaltet. Deshalb zeigen sie langsamere Reflexantworten, habituieren leichter und sind weniger konstant auslösbar als die MER.

Klinische Untersuchung Fremdreflexe werden durch Berühren (Wattebausch) oder Kratzen (Holzstäbchen) der Haut oder Schleimhaut ausgelöst. Die Reflexantwort tritt in dem Areal auf, in dem der Reflex stimuliert wurde. Typische Fremdreflexe sind:

- **Bauchhautreflex (BHR):** Die oberen BHR (Dermatome Th7–Th10; Nn. intercostales) werden durch den Bauchnabel (Dermatom Th10) von den unteren BHR (Dermatome Th10–L1; Nn. intercostales, N. iliohypogastricus, N. ilioinguinalis) abgegrenzt. Der Untersucher bestreicht die Bauchhaut in allen 4 Quadranten von der Flanke in Richtung des Nabels. Danach bewegen sich Linea alba und der Nabel kurzzeitig in Richtung des Stimulus (Reflexantwort).
- **Kremasterreflex:** Der Reflex (Dermatome L1–L2; N. ilioinguinalis, N. genitofemoralis) wird an der proximalen Innenseite des Oberschenkels ausgelöst. Die Reflexantwort besteht in einer Kontraktion des gleichseitigen M. cremaster und einer kurzen Elevation des Hodens.
- **Analreflex:** Bei diesem Reflex (Dermatome S2–S5; N. haemorrhoidalis inferior) wird durch Stimulation der perianalen Haut oder analen Schleimhaut eine Kontraktion des M. sphincter ani externus ausgelöst. Die Reflexantwort wird visuell oder mit einem in den Anus eingeführten Finger erfasst.

Interpretation Bei einer Läsion des 1. Motoneurons sind die Fremdreflexe abgeschwächt oder fehlen, was zusammen mit der Steigerung der MER und den Pyramidenbahnzeichen ein typisches Reflexmuster ergibt. Allerdings können die BHR auch bei adipösen Patienten oder bei Frauen, die geboren haben, abgeschwächt sein oder fehlen. Bei 15 % der Adoleszenten und jungen Erwachsenen können sie vollständig und bei weiteren 11 % in mindestens einem Quadranten fehlen. Außerdem sind sie auch im Bereich von Operationsnarben und bei akuten abdominalen Erkrankungen (Rosenbach-Zeichen) nicht auslösbar. Der Kremasterreflex kann bei älteren Männern und Patienten mit Hydrozele, Varikozele, durchgemachter Orchitis oder Epididymitis fehlen.

Pathologische Reflexe

Pathologische Reflexe finden sich bei neurologisch gesunden Erwachsenen nicht. Zu ihnen gehören:

- frontale Enthemmungszeichen (primitive oder fetale Reflexe) wie der Palmomental-, Greif-, Schnauz- und Saugreflex (sind bei Kindern normal, verschwinden in der Jugend und können im normalen Senium wieder auftreten; ihre klinische Aussagekraft ist umstritten)
- „Babinski-Gruppe" (an den Beinen auslösbare pathologische Reflexe: Babinski-, Chaddock- und Oppenheim-Zeichen)

Klinische Untersuchung Das **Babinski-Zeichen** (> Abb. 1.22) wird geprüft, indem die Planta pedis des liegenden Patienten mit einem stumpfen Gegenstand stimuliert wird. Normalerweise kommt es dadurch zu einer Plantarflexion von Zehen und Fuß, beim „positiven Babinski" dagegen zu einer Dorsalextension der Großzehe („upgoing toe"). Beim **Chaddock-Zeichen** führt eine Stimulation der Fußaußensei-

Fremdreflexe: Sie sind polysynaptisch verschaltet und daher erschöpflich und weniger konstant als MER.
- **Technik:** Bauchhautreflex (Th7–Th10), Auslösung durch Bestreichen der Flanke Richtung Nabel; Kremasterreflex (L1–L2), Auslösung durch Bestreichen der Innenseite des proximalen Oberschenkels; Analreflex (S2–S5), Auslösung durch Stimulation der perianalen Haut
- **Interpretation:** Eine Läsion des 1. Motoneurons führt zur Abschwächung der Fremdreflexe (kommt auch bei Adipositas oder nach Operationen vor).

Pathologische Reflexe: Dazu gehören frontale Enthemmungszeichen (z. B. Palmomental- oder Saugreflex) sowie die „Babinski-Gruppe" an den Beinen.
- **Technik:** Das Babinski-Zeichen wird durch Bestreichen der lateralen Fußsohle untersucht und ist positiv bei Dorselextension der Großzehe (> Abb. 1.22). Zudem können das Chaddock- und das Oppenheim-Zeichen geprüft werden.

ABB. 1.22

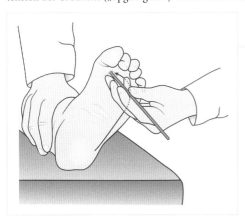

Abb. 1.22 Babinski-Zeichen. Der Untersucher bestreicht die laterale Plantarfläche des Fußes des auf dem Rücken liegenden Patienten mit einem stumpfen Gegenstand. Im Normalfall werden die Zehen gebeugt (wie hier gezeigt), bei einer Läsion der Pyramidenbahn treten das „phénomène des orteils" (Dorsalextension der Großzehe = historisch das eigentliche Babinski-Zeichen) und u. U. das „signe de l'éventail" (Fächerzeichen mit Abduktion der Zehen) auf. [L126]

ABB. 1.23

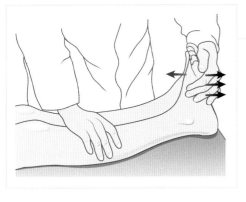

Abb. 1.23 Klonischer Achillessehnenreflex. Der Patient liegt auf dem Rücken. Der Untersucher fixiert mit einer Hand den Unterschenkel und führt mit der freien Hand eine rasche Fußdorsalextension aus. Die Reflexantwort besteht in klonischen Plantarflexionen des Fußes. [L126]

te am Übergang von plantarer zu dorsaler Haut, die unter dem Malleolus lateralis beginnt und zum kleinen Zeh hin fortgesetzt wird, zur Dorsalextension des Digitus I. Das **Oppenheim-Zeichen** wird durch ein Bestreichen der Tibiavorderkante von infrapatellär bis zum Fußgelenk ausgelöst. Die Dorsalextension der Großzehe tritt langsam und oft erst gegen Ende der Stimulation auf.

Interpretation Das **Babinski-Zeichen** ist Teil einer primitiven Bewegungsschablone zur Vermeidung einer Verletzung der Fußsohle, da gleichzeitig Hüfte, Knie und Fußgelenke gebeugt werden. Diese archaische, spinal generierte Schablone wird im Fall zentralmotorischer Läsionen („Babinski positiv") disinhibiert. Bei manchen Patienten findet sich nur eine „stumme Sohle", d. h., der Flexorreflex entfällt ersatzlos. Das Babinski-Zeichen kann aber auch „falsch positiv" (bei überempfindlichen, kitzeligen Patienten) oder „falsch negativ" (z. B. bei Sensibilitätsstörung wegen einer Polyneuropathie) sein.

> **LERNTIPP** Die Ausprägung der Muskeleigenreflexe und der Nachweis oder der Ausschluss pathologischer Reflexe sind essenziell, um die Ursachen von Paresen weiter differenzieren zu können. Auch bei nicht idealen Untersuchungsbedingungen (z. B. nicht steh- oder gehfähiger Patient im Rollstuhl) ist ihre Untersuchung aussagestark.

1.3.3 Tonus

- **Interpretation:** Das Babinski-Zeichen gehört zu den primitiven Schutzreflexen, die nur beim Säugling physiologisch sind und bei Erwachsenen eine Schädigung der Pyramidenbahn signalisieren. **Cave:** Falsch positive oder negative Befunde sind möglich.

1.3.3 Tonus

Der Muskeltonus bezeichnet den passiven Muskelwiderstand und dient als Maß für die Aktivität der γ-Motoneurone.

Unter Muskeltonus versteht man den muskulär bedingten Widerstand, den der Untersucher beim passiven Bewegen eines Gelenks des entspannten Patienten verspürt. Dieser Widerstand ist bei normalen, entspannten Muskeln gering. Der Ruhetonus entsteht durch die Viskosität, Elastizität und Dehnbarkeit der Muskeln sowie die Aktivität der γ-Motoneurone (➤ Kap. 1.3.1). Er ist größer bei Muskeln, die der Gravität entgegenwirken, und wird durch die Formatio reticularis, das vestibuläre System, die Otolithen und höhere Zentren aufrechterhalten.

Klinische Untersuchung

Der Muskeltonus wird am Karpometakarpal-, Ellenbogen- und Kniegelenk geprüft. Gut beurteilen lässt sich der Tonus auch beim Arm- und Bein-Pendeltest.

Klinische Untersuchung

Prinzipiell kann jedes **Gelenk** untersucht werden. Aus zeitlichen Gründen beschränkt man sich auf die Untersuchung von Karpometakarpal- (Dorsalextension und Palmarflexion des gestreckten Handgelenks), Ellenbogen- (Extension und Flexion des 90° flektierten, in Mittelstellung zwischen Pronation und Supination gehaltenen Gelenks) und Kniegelenk (Extension und Flexion des 90° flektierten Gelenks), was im Sitzen oder Liegen möglich ist. Die Gelenke werden mit unterschiedlichen Geschwindigkeiten und Winkelgraden bewegt. Beim **Arm-Pendeltest** legt der Untersucher seine Hände auf beide Schultern des Patienten, bewegt diese alternierend schnell nach vorne und hinten und beobachtet die reziproken Bewegungen der herabhängenden Arme. Beim **Bein-Pendeltest** sitzt der Patient am Tischrand. Der Untersucher streckt die Beine des Patienten im Kniegelenk und lässt sie dann fallen. Normalerweise folgen 6–7 Schwingungen, deren Amplitude immer kleiner wird.

Interpretation

Interpretation

Muskulärer Hypertonus

Muskulärer Hypertonus:
Ein *Rigor* ist eine von der passiven Bewegungsgeschwindigkeit unabhängige Erhöhung des Tonus über die gesamte Bewegung. Er kann mit einem Zahnradphänomen einhergehen, vor allem bei begleitendem Ruhetremor.
Bei der *Spastik* ändert sich der Tonus hingegen abhängig von der Bewegungsgeschwindigkeit.

Muskulärer Hypertonus

Erhöhter Muskeltonus tritt als Rigor oder Spastik auf.

Rigor Beim Rigor ist der Widerstand während der gesamten passiven Bewegung und unabhängig von deren Geschwindigkeit erhöht, weil der Tonus von Agonisten und Antagonisten permanent gesteigert ist. Bei den Pendeltests der Arme oder Beine sind die Amplituden der Schwingungen dementsprechend reduziert. Beim Zahnradphänomen wechselt die Ausprägung des Rigors, oft mit der Frequenz des assoziierten Ruhetremors. Die in eine neue Position gebrachten Glieder können gelegentlich in dieser Stellung verharren (Flexibilitas cerea). Als **weitere Ursachen** einer Tonuserhöhung können ein schwerer Meningismus, generalisierte epileptische Anfälle, Tetanus und maligne Hyperthermie zu einem generalisierten Rigor führen.

Spastik Im Gegensatz zum Rigor ändert sich bei der Spastik die Intensität der Tonuserhöhung während der Bewegung und mit deren Geschwindigkeit. Bei den Pendelbewegungen der Beine sind die Schwingungen allenfalls leicht verkürzt, aber unregelmäßig und ruckartig. Bei einer Läsion der Pyramidenbahn zeigt die Spastik ein spezielles Befallsmuster (➤ Kap. 1.3.5).

Muskulärer Hypotonus

Muskulärer Hypotonus:
Er kann periphere oder zentrale Ursachen haben. Die Amplitude von Arm- und Beinschwingungen im Pendeltest ist erhöht.

Beim Hypotonus sind die Amplituden der Extremitätenschwingungen bei den Pendeltests erhöht. Ein Hypotonus kann durch zahlreiche periphere (Myopathie, Erkrankung der motorischen Einheit) und zentrale (Bewusstseinsminderung, Schlaf, Kataplexie, Läsion von Parietallappen, extrapyramidalem System, Kleinhirn oder Kleinhirnbahnen, akuter Schlaganfall, akute Myelopathie) Läsionen oder Funktionsstörungen entstehen.

1.3.4 Muskeltrophik

Das Muskelvolumen (Trophik) kann hypo-, hyper- oder atroph sein. Veränderungen können aber auch physiologisch sein (± Training).

1.3.4 Muskeltrophik

Das Muskelvolumen kann teilweise (Hypotrophie) oder vollständig (Atrophie) vermindert oder vergrößert (Hypertrophie) sein. Eine Hypotrophie oder Atrophie tritt bei Erkrankungen des Muskels oder der motorischen Einheit, aber auch infolge Inaktivität, Muskelischämie, Kachexie, Endokrinopathie oder Alter auf. Eine Hypertrophie kann physiologisch (z. B. Training) oder pathologisch (Dystonie, Myotonia congenita) sein. Eine pathologische Hypertrophie kann auch mit der Einlagerung von Fett- und Bindegewebe assoziiert sein (Pseudohypertrophie), typischerweise bei Muskeldystrophien.

1.3.5 Lähmungen und motorische Syndrome

Klinische Untersuchung

Eine Parese ist eine Minderung der maximal möglichen Muskelkraft („peak power"). Sie ist von vorzeitiger Ermüdbarkeit oder mangelnder Mitarbeit abzugrenzen. Zur möglichst genauen „Messung" wird die modifizierte Skala des Medical Research Councils verwendet (> Tab. 1.19). Klinisch relevant sind dabei oft die Paresegrade M4–, M4 und M4+, die es gilt voneinander abzugrenzen. Bei großen Muskelgruppen ist das beispielsweise möglich, indem der Widerstand des Patienten entweder mit der Hand des Untersuchers (M4+), mit 3 seiner Finger (M4) oder mit seinem kleinen Finger (M4–) gebrochen wird. Dabei werden die kleinen Handmuskeln am besten untersucht, indem man sie gegen die analogen Muskeln des Untersuchers testet. Trotz der MRC-Skala bleibt die Beurteilung von Paresen subjektiv. Zudem ist die Kraft von Untersucher und Patient oft unterschiedlich: Ein junger, großer und kräftiger Untersucher muss bei einer älteren, kleinen Patientin aufpassen, dass er ihr nicht fälschlicherweise eine allgemeine Schwäche unterstellt, während eine kleine, unsportliche, ältere Untersucherin bei einem Bodybuilder evtl. erhebliche Paresen übersieht.

Tab. 1.19 Beurteilung von Lähmungen anhand der modifizierten Skala des Medical Research Council.

Kraftgrad	Bedeutung
M0	keine Muskelaktivität sichtbar
M1	Muskelaktivität sichtbar, keine Bewegung
M2	aktive Bewegung unter Ausschaltung der Schwerkraft
M3	aktive Bewegung gegen die Schwerkraft
M4–	aktive Bewegung gegen leichten Widerstand
M4	aktive Bewegung gegen moderaten Widerstand
M4+	aktive Bewegung gegen schweren Widerstand
M5	normale Kraft

Interpretation

Lähmungen sind unvollständig (Parese) oder vollständig (Plegie, > Tab. 1.19). Je nach Art der Parese und der damit einhergehenden Veränderungen sind Rückschlüsse möglich, welche Struktur betroffen (> Tab. 1.20) bzw. wo die zugrunde liegende Läsion lokalisiert ist (> Tab. 1.21).

Hemiparese bei Pyramidenbahnläsion   Eine Läsion der Pyramidenbahn führt zu einem speziellen Ausfallsmuster: Am Kopf ist vorwiegend die Willkürmotorik der unteren Gesichtsmuskeln bei erhaltener emotional ausgelöster Mimik (dissoziierte Fazialisparese) betroffen. Kau- und Schluckakt sind nur wenig oder gar nicht gestört, ebenso wie die Hirnnerven XI und XII und die Rumpfbewegungen meist nicht betroffen sind. Willkürliche distale Bewegungen, insbesondere solche der Hände, sind dagegen stark beeinträchtigt. Im chronischen Stadium sind die Hemiparesen fast immer spastisch und zeigen ein typisches

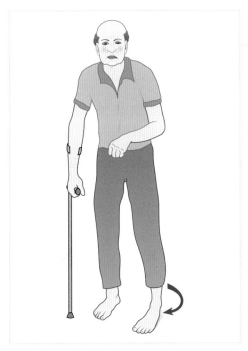

Abb. 1.24 Pyramidenbahnläsion. Patient mit Läsion der rechten Pyramidenbahn und linksseitiger Hemiparese, Flexion der Arme und Zirkumduktion des gestreckten Beins mit Wernicke-Mann-Gang. [L126]

1.3.5 Lähmungen und motorische Syndrome

Klinische Untersuchung

Eine Parese bezeichnet eine Minderung der maximalen Muskelkraft, die in „MRC-Grade" skaliert werden kann (> Tab. 1.19).

TAB. 1.19

Interpretation

Vollständige Lähmungen werden als Plegie bezeichnet.

Eine Schädigung der Pyramidenbahn führt zu einer kontralateralen Halbseitenlähmung (Hemiparese), wobei sich im Verlauf meist eine Spastik entwickelt. Ein typisches Bild ist der Wernicke-Mann-Gang (> Abb. 1.24).

ABB. 1.24

Verteilungsmuster: Am Arm sind vorwiegend die distalen Muskeln, die Extensoren von Ellenbogen, Handgelenk und Finger, die Supinatoren und die Außenrotatoren und Abduktoren der Schulter betroffen. Am Bein sind vorwiegend die Dorsalextensoren von Fuß und Zehen, die Knieflexoren, die Flexoren und Innenrotatoren der Hüfte betroffen. Dies führt zur typischen Haltung des Patienten mit spastischer Hemiparese (> Abb. 1.24).

Bauchmuskelparese   Eine Lähmung der Abdominalmuskeln führt beim Aufsetzen zu einer Hyperextension der Wirbelsäule. Wenn die unteren Abdominalmuskeln gelähmt sind, verschiebt sich der Nabel beim Aufsetzen nach kranial (Beevor-Zeichen). Das ist deutlich häufiger als eine obere oder einseitige Bauchmuskelparese, bei der sich der Nabel nach unten oder seitwärts verschiebt.

Lähmung der Hüftabduktoren   Eine Lähmung der Hüftabduktoren hat beim Einbeinstand zur Folge, dass das gegenseitige Becken tiefer steht (Trendelenburg-Zeichen). Beim Gehen wird der Rumpf zur Seite des gelähmten Beins hin bewegt (Duchenne-Hinken).

Bauchmuskelparesen führen zu einer Hyperextension der Wirbelsäule beim Versuch des Aufsetzens; dabei kann das Beevor-Zeichen auftreten.

Eine Hüftabduktorparese führt zum Trendelenburg-Zeichen und zum Duchenne-Hinken.

TAB. 1.20

Tab. 1.20 Neurologische Befunde bei Läsionen des zentralen und peripheren Nervensystems.

Läsion	Parese	Tonus	Faszikulationen	Muskeleigenreflexe	Fremdreflexe
supranukleär (1. MN)	Mono-, Hemi- oder Quadriparese	akut: ↓ > 24 h: ↑	–	akut: ↓ bis Ø > 24 h: ↑	↓ bis Ø
nukleär (Kern des 2. MN)	fokal oder segmental, bulbär	↓	+++	↓ bis Ø	↓ bis Ø
Radix, Nerv	fokal oder segmental	↓	+	↓ bis Ø	↓ bis Ø
motorische Endplatte	diffus oder proximal, bulbär	↓	–	normal	normal
Muskel	diffus, proximal oder distal	↓	–	↓ bis Ø	↓ bis Ø
funktionelle Parese	bizarr, plötzliche Kraftabnahme ("give way")	normal bis ↑	–	normal	normal

MN = Motoneuron; Ø = nicht vorhanden

TAB. 1.21

Tab. 1.21 Verteilungsmuster von Paresen und Ort der zugrunde liegenden Läsion.

Verteilungsmuster der Lähmung	Gelähmte Körperteile oder Muskeln	Ort der zugrunde liegenden Läsion
Monoparese/-plegie	Arm oder Bein	motorischer Kortex, selten Tractus corticospinalis
Hemiparese/-plegie • faziobrachial • brachiokrural • faziobrachiokrural (durchgehend)	Körperhälfte • Gesicht und Arm • Arm und Bein • gesamte Körperhälfte	• Zerebrum, Tractus corticospinalis • Zerebrum, Tractus corticospinalis • Capsula interna, Pons, Tractus corticospinalis
generalisiert	Hirnnerven und alle Extremitäten	Hirnstamm, Polyradikulopathie, Polyneuropathie, Myopathie, motorische Endplatte
Tetraparese/-plegie	alle Extremitäten	Halsmark, Polyradikulopathie, Polyneuropathie, Myopathie, motorische Endplatte
Triparese/-plegie	3 Extremitäten	zerebral, Halsmark, Hirnstamm (meist auch Hirnnervenläsion)
Diparese/-plegie	beide Arme	Halsmark
Paraparese/-plegie	beide Beine	thorakolumbales Rückenmark, Cauda equina, Nervenwurzeln, Plexus lumbosacralis, Polyneuropathie, Myopathie
Radikulopathie (Mono- oder Polyradikulopathie)	Muskeln, die von der betroffenen Wurzel versorgt werden	vordere Nervenwurzel
Plexopathie	Muskeln, die vom betroffenen Plexus versorgt werden	Plexus brachialis oder lumbosacralis
Neuropathie (Mono- oder Polyneuropathie)	Muskeln, die vom betroffenen Nerv versorgt werden	peripherer Nerv (ein Nerv oder mehrere Nerven)
Erkrankung der motorischen Endplatte	s. a. Myasthenia gravis und Lambert-Eaton-Syndrom	Muskeln
Myopathie	meist Muskeln des Rumpfs und der proximalen Extremitäten	Muskeln

1.4 Sensibilität

1.4.1 Grundlagen

Funktionelle Anatomie

Die Sensibilität wird über somato- und viszeroafferente Fasern vermittelt.

1.4 Sensibilität

1.4.1 Grundlagen

Funktionelle Anatomie

Die sensiblen Systeme transportieren die Informationen sensibler Endorgane (Rezeptoren) zum zentralen Nervensystem. Man unterscheidet zwischen somatischer und viszeraler Sensibilität. Somatisch-afferente Fasern leiten extero- und propriozeptive, viszeral-afferente Fasern viszerale Informationen.

Klinische Untersuchung und Interpretation

Bei der Untersuchung der Sensibilität werden der Berührungs-, der Schmerz-, der Temperatur-, der Vibrations- und der Lagesinn geprüft. Der Patient soll wach und kooperativ sein (➤ Tab. 1.22).

Tab. 1.22 Arten von Sensibilitätsstörungen.

Begriff	Definition
Anästhesie	fehlende Berührungsempfindung
Hypästhesie	verminderte Berührungsempfindung
Hyperästhesie	erhöhte Berührungsempfindung
Dysästhesie	abnorme, unangenehme bis schmerzhafte Empfindung nach Berührung
Analgesie	fehlende Schmerzempfindung
Hypalgesie	verminderte Schmerzempfindung
Hyperalgesie	erhöhte Schmerzempfindung
Thermanästhesie	fehlende Temperaturempfindung
Thermhypästhesie	verminderte Temperaturempfindung
Thermhyperästhesie	erhöhte Temperaturempfindung
Pallanästhesie	fehlender Vibrationssinn
Pallhypästhesie	verminderter Vibrationssinn
Allodynie	üblicherweise nicht schmerzhafter Stimulus wird als Schmerz empfunden
Alläesthesie	ein sensibler Stimulus wird an einer anderen Stelle als der Reizstelle empfunden
Hyperpathie	verstärkte und zeitlich den Reiz überdauernde Schmerzempfindung
Graphanästhesie	aufgehobene sensible Erkennung auf die Haut geschriebener Zahlen / Buchstaben
Kinanästhesie	aufgehobener Lage- und Bewegungssinn

1.4.2 Berührung, Schmerz und Temperatur

Funktionelle Anatomie

Rezeptoren für Schmerz und Temperatur sind freie Nervenendigungen. Schmerzrezeptoren gibt es in der Haut und Schleimhaut, Temperaturrezeptoren nur in der Haut. Ihre Impulse werden in den schwach myelinisierten Aδ- und den nicht myelinisierten C-Fasern zu den Spinalganglienzellen (1. sensorisches Neuron; ➤ Abb. 1.25) geleitet. Deren Fortsätze projizieren zum gleichseitigen Hinterhorn (2. sensorisches Neuron). Die meisten Axone des 2. sensorischen Neurons kreuzen in der Commissura anterior zur Gegenseite (➤ Abb. 1.25), wo sie im Tractus spinothalamicus lateralis und anterior zum Nucleus ventralis posterolateralis (VPL) des Thalamus projizieren. Der Tractus spinothalamicus lateralis ist somatotop gegliedert, d. h., die sakralen Fasern (die ganz unten ins Rückenmark eintreten) liegen lateral bzw. außen, die lumbalen schließen sich medial an, noch weiter medial folgen die thorakalen und ganz innen die zervikalen Fasern. Die Schmerz- und Temperaturfasern des N. trigeminus verlaufen vom Ganglion trigeminale Gasseri durch den Pons zum ipsilateralen Nucleus tractus spinalis nervi trigemini (➤ Kap. 1.2.5).

Klinische Untersuchung und Interpretation

Klinisch untersucht man Berührungs-, Schmerz-, Temperatur-, Vibrations- und Lagesinn.

TAB. 1.22

1.4.2 Berührung, Schmerz und Temperatur

Funktionelle Anatomie

Schmerz und Temperatur werden an freien Nervenendigungen registriert und an die Spinalganglienzellen (1. Neuron) geleitet (➤ Abb. 1.25). Das 2. Neuron liegt im Hinterhorn des Rückenmarks. Hiernach kreuzen die Axone in der Commissura anterior zur Gegenseite und führen im Tractus spinothalamicus zum thalamischen Nucleus ventralis posterolateralis (VPL, 3. Neuron).

ABB. 1.25

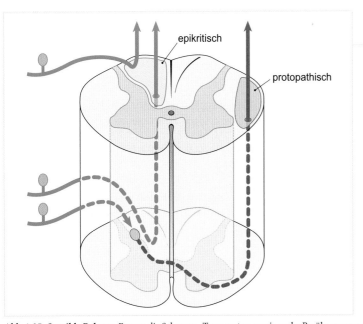

Abb. 1.25 Sensible Bahnen. Fasern, die Schmerz-, Temperatur- sowie grobe Berührungsempfindungen aus Körper und Gesicht leiten, sind durch rote Linien dargestellt. Fasern, die die Information für leichte Berührung, Druck, Vibration und Lage leiten, sind mit grünen Linien abgebildet. [L141]

Dessen Fasern kreuzen zur Gegenseite und projizieren im Tractus spinothalamicus medialis zum Nucleus ventralis posteromedialis (VPM) des Thalamus. Im oberen Mesenzephalon beginnen alle somatosensorischen Fasern zu konvergieren, die Fasern des Körpers enden im VPL und diejenigen des Gesichts im VPM, wobei eine somatotope Gliederung besteht. Die VP-Axone projizieren durch den hinteren Schenkel der Capsula interna zum primären somatosensorischen Kortex, der im parietalen Gyrus postcentralis lokalisiert ist. Auch der primäre somatosensorische Kortex ist somatotop gegliedert (Homunkulus; ➤ Abb. 1.26). Der nozizeptive Informationen transportierende Tractus spinoreticularis endet in der Formatio reticularis des Hirnstamms und den medialen thalamischen Kernen. Thalamische Neurone, die Schmerzinformationen empfangen, leiten diese zum Parietallappen und limbischen System weiter.

Berührungsreize werden von Mechanorezeptoren der Haut oder Schleimhaut aufgenommen (Meißner-Körper, freie Nervenendigungen). Ihre Informationen werden sowohl über den Tractus spinothalamicus (grobe Berührung) als auch über die epikritischen Fasersysteme der Hinterstränge (feine Berührung) geleitet.

Berührungen werden von Mechanorezeptoren erspürt und sowohl über den Tractus spinothalamicus als auch die Hinterstränge weitergeleitet. Über den hinteren Schenkel der Capsula interna landen diese Informationen schließlich im somatosensorischen Kortex, wo eine somototope Gliederung vorliegt (Homunkulus, ➤ Abb. 1.26).

ABB. 1.26

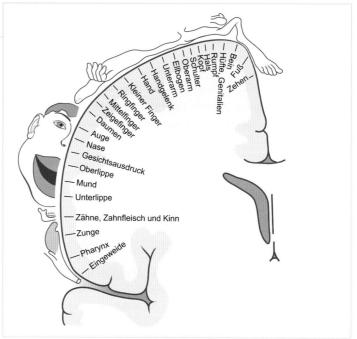

Abb. 1.26 Homunkulus der sensiblen kortikalen Repräsentation. [L126]

Klinische Untersuchung

Berührung → Wattestäbchen
Schmerzen → spitzes Holzstäbchen
Temperatur → kaltes und warmes Wasser

Klinische Untersuchung

Die Berührungsempfindung wird am besten mit einem Wattestäbchen getestet, die Schmerzempfindung mit einem spitzen Holzstäbchen (wegen der möglichen Übertragung von Erregern nur einmal verwenden!). Der Temperatursinn wird mit Reagenzgläsern oder metallischen Gefäßen geprüft, die kaltes und warmes Wasser enthalten.

1.4.3 Graphästhesie

Klinische Untersuchung

1.4.3 Graphästhesie

Klinische Untersuchung

Graphästhesie → Erkennen des Schreibens von Zahlen oder Buchstaben auf der Haut. Bei normaler Oberflächensensibilität spricht ein Ausfall für eine kortikale Läsion (komplexe Leistung).

Die Graphästhesie bezeichnet die auf der Berührungsempfindung aufbauende Fähigkeit, Zahlen und Buchstaben bei geschlossenen Augen zu erkennen, die z. B. mit einem stumpfen Stäbchen auf die Haut geschrieben werden. Überprüft man dies auf der Palma manus oder dem Fußrücken, sollten die Buchstaben oder Zahlen etwa 1 cm groß sein, an anderen Testorten jedoch größer.

Interpretation

Interpretation

Schon bei einer geringen Sensibilitätsstörung kann es sein, dass der Patient keine Zahlen und Buchstaben mehr erkennt. Eine solche „Graphanästhesie" spricht im Fall sonst intakter Oberflächensensibilität für eine kortikale Läsion.

1.4.4 Lagesinn

Funktionelle Anatomie

1.4.4 Lagesinn

Funktionelle Anatomie

Die Rezeptoren für den Lagesinn sind die Muskelspindeln, aber auch die Pacini-Körper und andere Rezeptoren, die in Muskeln, in Sehnen und insbesondere in Gelenken lokalisiert sind. Sie reagieren auf Druck, Spannung, Dehnung und Kontraktion der Muskelspindeln sowie Gelenkbewegungen. Die Informationen der Rezeptoren werden in myelinisierten Aδ- und Aβ-Fasern zu den Spinalganglienzellen (1.

sensorisches Neuron; ➤ Abb. 1.25) geleitet. Deren Fortsätze projizieren über die ipsilateralen, somatotop gegliederten Hinterstränge (➤ Abb. 1.25) zu den Hinterstrangkernen (Nucleus gracilis und Nucleus cuneatus; 2. sensorisches Neuron). Die meisten Axone des 2. sensorischen Neurons kreuzen als interne Fibrae arcuatae zur Gegenseite, wo sie im Lemniscus medialis zum VPL-Thalamuskern verlaufen. Die entsprechenden Fasern des N. trigeminus verlaufen vom Ganglion trigeminale Gasseri zum ipsilateralen Nucleus tractus spinalis nervi trigemini (➤ Kap. 1.2.5). Dessen Fasern kreuzen zur Gegenseite und projizieren zum VPM-Thalamuskern.

Klinische Untersuchung

Der Patient wird aufgefordert, die Augen zu schließen. Dann bewegt der Untersucher ein Gelenk des Patienten – meist ein Metakarpophalangealgelenk oder das Großzehengrundgelenk, jeweils auf beiden Seiten. Dabei hält der Untersucher die völlig entspannten Zehen oder Finger des Patienten parallel zur Ebene der Bewegung, d. h., er fasst die Zehe oder den Finger nicht von oben und unten, sondern von beiden Seiten an und versucht, möglichst wenig Druck zu verwenden, damit der Patient die Bewegung nicht durch die entstehenden Druckänderungen erkennen kann. Der Patient muss jeweils angeben, in welche Richtung Finger bzw. Großzehe bewegt werden (nach oben oder nach unten).

Interpretation

Normalerweise ist der Lagesinn an den Fingern so empfindlich, dass man jegliche Bewegung fühlen kann. An den Großzehen werden normalerweise Bewegungen einer Amplitude von 1 mm erkannt. Schnelle Bewegungen werden dabei besser wahrgenommen als langsame. Im Alter nimmt der Lagesinn leicht ab. Nur wenn eine distale Lagesinnminderung nachgewiesen ist, sollten auch noch proximalere Gelenke untersucht werden.

1.4.5 Vibration

Funktionelle Anatomie

Die Rezeptoren für den Vibrationssinn sind Mechanorezeptoren (Pacini-Körper, Merkel-Rezeptoren, Meißner-Körper). Die Afferenzen verlaufen mit denjenigen des Lagesinns (➤ Kap. 1.4.4).

Klinische Untersuchung

Bei der Untersuchung des Vibrationssinns wird eine Stimmgabel (64 oder 128 Hz) aktiviert und nacheinander mit leichtem Druck auf das Metakarpophalangeal- und das Großzehengrundgelenk beider Extremitäten gelegt. Eine Pallhypästhesie kann mit einer graduierten Stimmgabel (0/8 bis 8/8) oder dadurch erkannt werden, dass der Untersucher eine vom Patienten gerade nicht mehr empfundene Vibration an der entsprechenden eigenen Körperstelle noch erkennen kann.

1.4.6 Segmentale und periphere Innervation

Die segmentale Innervation umfasst die Dermatome C2–C8, Th1–Th12, L1–L5 und S1–S5 (s. a. ➤ Abb. 14.2). Für die klinische Untersuchung ist die Kenntnis der folgenden anatomischen Gegebenheiten hilfreich: Das Dermatom C2 grenzt unmittelbar an den N. trigeminus an, weil das Dermatom C1 bei den meisten Patienten nicht angelegt ist. Der Daumen wird durch das Dermatom C6 versorgt, der Mittelfinger durch das Dermatom C7, der Kleinfinger durch das Dermatom C8, die Mamillen durch das Dermatom Th5, der Bauchnabel durch das Dermatom Th10, die Leiste durch das Dermatom L1, die Patella durch das Dermatom L4, der Fußrücken und die Großzehe durch das Dermatom L5, der laterale Fußrand und der kleine Zeh durch das Dermatom S1 und die perianale Region durch die Dermatome S3–S5. Die periphere Innervation wird bei den Erkrankungen der peripheren Nerven besprochen (➤ Kap. 14.1.1).

1.5 Koordination

Funktionelle Anatomie

Die Bewegungskoordination kann insbesondere dann beeinträchtigt sein, wenn die propriozeptive Afferenz, das Kleinhirn oder seine Verbindungen erkranken (s. u., ➤ Tab. 1.23). Darüber hinaus führen aber auch bifrontale Marklagerschäden oder extrapyramidale Bewegungsstörungen zu Koordinationsstörungen.

Klinische Untersuchung

Romberg-Test Der Patient steht mit eng aneinandergehaltenen Beinen und hält die Arme horizontal ausgestreckt. Zuerst bleiben die Augen offen, danach werden sie geschlossen. Erschwert werden kann der Test, indem der Patient gleichzeitige Kopfbewegungen ausführt.

Strichgang Der Patient setzt einen Fuß unmittelbar vor den anderen und geht eine Strecke von 2–3 m („Seiltänzergang").

Blindstrichgang Der Patient führt einen Strichgang aus und hält zusätzlich die Augen geschlossen („Seiltänzerblindgang").

Lagesinnrezeptoren liegen in Muskeln, Sehnen und Gelenken. Sie registrieren Druck, Dehnung, Spannung, Kontraktion und Bewegung. 1. Neuron sind die Spinalganglienzellen, die Hinterstränge leiten die Reize an die Nuclei gracilis und cuneatus (2. Neuron). Dann kreuzen die Axone im Lemniscus medialis, laufen zum Thalamus (VPL, 3. Neuron) und von dort in den kortikalen „sensiblen Homunkulus".

Klinische Untersuchung
Untersucht wird, ob der Patient (mit geschlossenen Augen) die Richtung von Bewegungen des Metakarpophalangeal- und Großzehengrundgelenks wahrnehmen kann. Normalerweise können Bewegungen von 1 mm erkannt werden.

Interpretation

1.4.5 Vibration
Funktionelle Anatomie
Vibration wird über Mechanorezeptoren wahrgenommen, die Bahnen verlaufen zusammen mit denen des Lagesinns. Klinisch wird mit einer Stimmgabel u. a. an Metakarpophalangeal- und Großzehengrundgelenk untersucht.

Klinische Untersuchung

1.4.6 Segmentale und periphere Innervation
Wichtige sensible Dermatome:
- C2: unmittelbar an N. trigeminus angrenzend
- C6: Daumen
- Th5: Mamillen
- Th10: Bauchnabel
- L4: Patella
- L5: Großzehe
- S1: laterale Fußsohle, kleiner Zeh

1.5 Koordination

Funktionelle Anatomie
Koordinationsstörungen (Ataxien) entstehen vor allem durch Läsionen der Propriozeption, des Kleinhirns oder seiner Verbindungen.

Klinische Untersuchung
Beim **Romberg-Test** steht der Patient mit ausgestreckten Armen. Kommt es erst nach Augenschluss zu einer Standunsicherheit, ist er positiv (= afferente Ataxie).
Zudem sollte man den „Seiltänzergang" prüfen.

Tab. 1.23 Kleinhirnanteile, ihre Aufgaben und klinische Untersuchung.

Kleinhirnanteil	Zugehörigkeit	Aufgabe	Untersuchung
Lobus flocculo-nodularis	Vestibulo- bzw. Ar-chicerebellum	Verbindungen mit den vestibulä-ren Kernen, koordiniert die Au-genbewegungen und die grobe Orientierung im Raum	Okulomotorik (> Kap. 1.2.4), Suche nach pathologischen Nystagmen (> Kap. 1.2.8)
Kleinhirnwurm	Spino- bzw. Palaeo-cerebellum	Kontrolle von Stand, Gang und anderen axialen Funktionen	Romberg-Test, Seiltänzergang, Seiltänzerblindgang
Kleinhirnhemi-sphäre	Neocerebellum	koordiniert die Bewegungen der Extremitäten	Diadochokinese, Finger-Nase-Versuch, Knie-Hacke-Versuch

MERKE Beim Romberg-Test und Seiltänzergang weicht der Patient auf die Seite der vestibulären oder ze-rebellären Läsion ab.

Diadochokinese ist die Ausführung schnell hin-tereinander alternierender Bewegungen (z. B. Pronation/Supination) (> Abb. 1.27).

Diadochokinese Die Diadochokinese bezeichnet die Fähigkeit, rasch aufeinanderfolgende, einander entgegengesetzte Bewegungen, beispielsweise Pronation und Supination des Unterarms (> Abb. 1.27), wiederholt auszuführen. Alternativ kann der sitzende Patient seine Oberschenkel alternierend mit der Handinnenfläche und dem Handrücken berühren. Ist die Diadochokinese normal, spricht man von Eudi-adochokinese, bei einer Verlangsamung von Hypodiadochokinese, fehlt sie, von Adiadochokinese, und ist sie schlecht koordiniert, von Dysdiadochokinese.

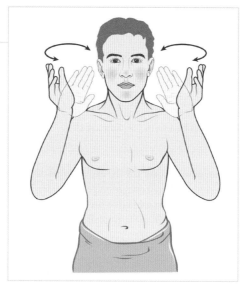

Abb. 1.27 Untersuchung der Diadochokinese durch rasche Pronation und Supination der Hände. [L126]

Der **Finger-Nase-Versuch** erfolgt bei geschlosse-nen Augen. Geprüft wird eine Zeigeataxie (Dys-metrie oder Intentionstremor) (> Abb. 1.28). Ei-ne Alternative ist der Finger-Finger-Versuch.

Finger-Nase-Versuch Der Patient führt mit geschlossenen Augen den Zeigefinger langsam zu seiner Nasenspitze (> Abb. 1.28). Diese Bewegung wird normalerweise geradlinig und schnell ausgeführt. Bei einer **Ataxie** verfolgt der Zeigefinger jedoch nicht den direktesten Weg, sondern eine Zickzacklinie, und dies oft mit wechselnden Geschwindigkeiten. Beim **Intentionstremor** nimmt die Unsicherheit mit ab-nehmender Distanz von der Nase zu, und die Amplitude der Fingerbewegungen ist unmittelbar vor der Nase am größten.

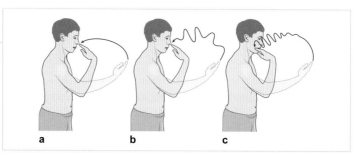

Abb. 1.28 Finger-Nase-Versuch. a Normalfall. **b** Mit Ataxie. **c** Intentionstremor. [L126]

Finger-Finger-Versuch Er ist die Alternative zum Finger-Nase-Versuch. Der Patient bewegt beide Zeigefinger bei geschlossenen Augen aufeinander zu, bis sie sich berühren.

Rebound-Phänomen Der Patient soll den Unterarm zu sich hinziehen, der Untersucher hält ihn aber fest und gibt ihn dann plötzlich frei (> Abb. 1.29). Normalerweise bremst der Patient die Bewegung schnell ab. Pathologisch ist das Rebound-Phänomen, wenn diese Abbremsung des M. biceps brachii zu langsam stattfindet.

Beim **Rebound-Phänomen** kann eine Bewegung nicht schnell genug abgebremst werden (> Abb. 1.29).

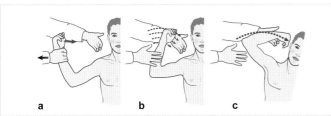

a   b   c

Abb. 1.29 Untersuchung des Rebound-Phänomens. a Untersuchungstechnik. **b** Normales Rebound-Phänomen. **c** Pathologisches Rebound-Phänomen mit ungenügendem Abbremsen des Arms. [L126]

ABB. 1.29

Knie-Hacke-Versuch   Mit geschlossenen Augen soll der Patient seine Ferse auf der Kante des gegenseitigen Scheinbeins von subpatellär bis zum Fuß gleiten lassen.

Der **Knie-Hacke-Versuch** ist das Äquivalent zum Finger-Nase-Versuch.

Interpretation

Zerebelläre Ataxie

Bei der zerebellären Ataxie können unterschiedliche Läsionen zu 3 verschiedenen klinischen Syndromen führen:

- Eine Läsion des Lobus flocculonodularis (Archicerebellum) geht mit pathologischen Nystagmen, dysmetrischen Sakkaden und gestörten Blickfolgebewegungen einher, was auch zu Stand- und Gangataxie führen kann.
- Eine Läsion des Kleinhirnwurms (Spino- bzw. Palaeocerebellum) führt zur Stand- und Gangataxie. Klinisch kann nur ein leicht breitbasiger, schwankender Gang auffällig sein bis hin zur Unfähigkeit, zu sitzen oder zu stehen (Astasie).
- Eine Läsion der Kleinhirnhemisphäre (Neocerebellum) führt zu einer ipsilateralen Extremitätenataxie (Hemiataxie).

Sensible Ataxie

Eine Abnormität der propriozeptiven Afferenzen auf Höhe des 1., 2. oder 3. sensorischen Neurons kann zu einer sensiblen (afferenten) Ataxie führen. Klinisch ist der Lage- und Vibrationssinn vermindert oder aufgehoben, und der Patient kann mit geschlossenen Augen die Position der von der Lagesinnstörung betroffenen Gelenke nicht beschreiben.

Interpretation

Zerebelläre Ataxie:
- Läsion des Lobus flocculonodularis → Augenbewegungsstörung mit pathologischen Nystagmen, Stand- und Gangataxie
- Läsion des Kleinhirnwurms → Stand- und Gangataxie (Rumpf)
- Läsion der Kleinhirnhemisphäre → ipsilaterale Hemiataxie (Extremitäten)

Sensible Ataxie: Läsionen des 1., 2. oder 3. somatosensiblen Neurons erzeugen eine sensible Ataxie mit Kin- und Pallhypästhesie sowie positivem Romberg-Test.

> **MERKE**   Zerebelläre Ataxien nehmen nicht zu, wenn der Patient die Augen schließt, eine sensible (afferente) Ataxie nimmt mit geschlossenen Augen dagegen deutlich zu. In dieser Differenzierung liegt die diagnostische Relevanz des „Romberg-Stehversuchs", eines der ältesten klinischen Tests der Neurologie überhaupt (aus der Zeit der Tabes dorsalis im 19. Jahrhundert).

MERKE

1.6 Vegetative Funktionen

1.6.1 Funktionelle Anatomie

Das vegetative Nervensystem reguliert das Binnenmilieu des Körpers in Abhängigkeit von den Erfordernissen. Seine Aktivität entzieht sich willkürlicher Kontrolle und wird zum größten Teil nicht bewusst wahrgenommen. Es umfasst den Sympathikus, den Parasympathikus und das enterische Nervensystem (> Abb. 1.30). Sympathikus und Parasympathikus bestehen aus je 2 efferenten Neuronen, einem präganglionären, im ZNS lokalisierten 1. Neuron und einem außerhalb des ZNS lokalisierten 2. Neuron (Ganglion). Das enterische Nervensystem ist in der Wand des Gastrointestinaltrakts lokalisiert. Außerdem finden sich afferente vegetative Neurone als Ganglienzellen in den Hinterwurzeln (1. sensibles Neuron) und im ZNS. Eine Unterscheidung in Sympathikus oder Parasympathikus ist bei ihnen nicht möglich. Die Aktivität zumindest des Sympathikus wird durch aus dem Hypothalamus stammende efferente, ungekreuzt verlaufende Bahnsysteme moduliert.

1.6 **Vegetative Funktionen**

1.6.1 **Funktionelle Anatomie**

Das vegetative Nervensystem reguliert weitgehend unbewusst die Körperhomöostase. Es besteht aus Sympathikus, Parasympathikus und enterischem Nervensystem. Sympathikus und Parasympathikus haben jeweils ein im ZNS und ein 2. außerhalb des ZNS gelegenes Neuron (Ganglion).

Parasympathikus

Die 1. Neurone des Parasympathikus liegen kranial im Nucleus Edinger-Westphal, dem Nucleus salivatorius superior und inferior, dem dorsalen motorischen Nucleus des N. vagus und den Neuronen in der Nähe des Nucleus ambiguus. Sakral liegen die 1. Neurone des Parasympathikus in den Nuclei intermedii der Rückenmarkssegmente S2–S4. Ihre Axone verlaufen durch den Plexus sacralis, bilden die pelvischen Nn. splanchnici (Nn. erigentes) und versorgen den Plexus pelvicus und seine Äste. Die meisten präganglionären Fasern, welche die Blase, das Colon descendens, das Rektum, den Anus und die Genitalorgane versorgen, sind lang und werden erst in kleinen Ganglien, die in der Nähe der Viszeralorgane oder in diesen lokalisiert sind, auf postganglionäre Fasern umgeschaltet. Eine präganglionäre Faser bildet üblicherweise nur eine Synapse mit einem postganglionären Neuron.

Parasympathikus

Kraniosakraler Parasympathikus: Die parasympathischen Hirnnervenkerne (1. Neuron: Nucleus Edinger-Westphal, Nucleus salivatorius superior und inferior, DMNX, Nucleus ambiguus) liegen im Hirnstamm. Sakral befinden sich die 1. Neurone des Parasympathikus in den Segmenten S2–S4. Die 2. Neurone liegen organnah.

ABB. 1.30

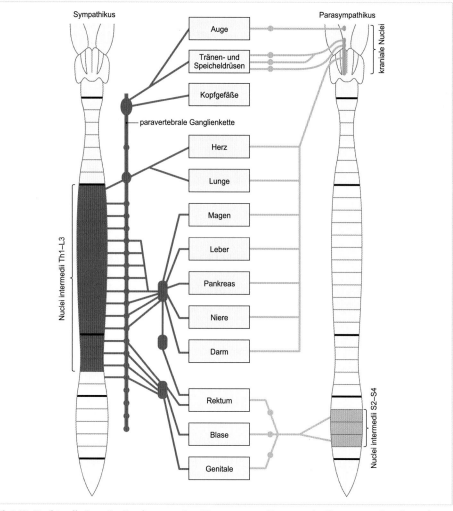

Abb. 1.30 Strukturelle Organisation des vegetativen Nervensystems. Das vegetative Nervensystem besteht aus dem Sympathikus (rot, 1. Neuron in den Nuclei intermedii Th1–L3), dem Parasympathikus (blau, 1. Neuron im Hirnstamm und in den sakralen Nuclei intermedii S2–4) sowie dem enterischen Nervensystem des Darms (nicht abgebildet). [L141]

Sympathikus

Sympathikus

Thorakolumbaler Sympathikus: Der Sympathikus entstammt 1. Neuronen in den Rückenmarkssegmenten Th1–L3. Deren präganglionäre Fasern treten jeweils segmentweise aus, um dann in der paravertebralen Ganglienkette (sympathischer Grenzstrang), dem prävertebralen Plexus oder kollateralen Ganglien auf das 2. Neuron verschaltet zu werden. Im Gegensatz zum Parasympathikus liegt das 2. Neuron somit organfern.

Klinisch relevant ist das **Horner-Syndrom,** das durch eine Schädigung des Ganglion cervicale superius oder der von ihm ausgehenden, zusammen mit der A. carotis Richtung Auge ziehenden sympathischen Fasern entstehen kann (> Kap. 1.2.3).

Die 1. Neurone des Sympathikus liegen thorakolumbal in den Nuclei intermedii der Rückenmarkssegmente Th1–L3. Dessen präganglionäre Fasern treten durch die ventralen Wurzeln der entsprechenden Segmente aus (s. a. > Abb. 14.1), um in der paravertebralen Ganglienkette, dem prävertebralen Plexus, kollateralen Ganglien oder gelegentlich in terminalen Ganglien zu enden. Die sympathischen Fasern sind präganglionär kurz und postganglionär lang, d. h., die Ganglien sind weit vom viszeralen Endorgan entfernt. Im Gegensatz zum Parasympathikus bildet eine präganglionäre sympathische Faser mit vielen postganglionären Neuronen eine Synapse.

Der zervikale Teil der paravertebralen sympathischen Ganglienkette besteht aus dem Ganglion cervicale superius, dem (nicht immer vorhandenen) Ganglion cervicale medius und dem (meist mit dem ersten thorakalen Ganglion zum Ganglion cervicothoracicum [stellatum] verschmolzenen) Ganglion cervicale inferius. Sie versorgen den Kopf, die Arme und den Thorax. Das Ganglion cervicale superius wird von Th1–Th2 versorgt. Es liegt gegenüber den Wirbeln C2–C3 und hinter der A. carotis interna. Die sympathische Versorgung von Auge, Stirn und Gesicht und die klinischen Ausfälle bei Sympathikusläsion, z. B. das Horner-Syndrom, sind im > Kap. 1.2.3 beschrieben. Das Ganglion stellatum (Th2–Th6) versorgt über den Plexus brachialis die Arme, und die lumbalen sympathischen Ganglien (Th9–L1) versorgen die Beine. Sympathische Fasern, die mit peripheren, somatischen Nerven verlaufen, enthalten vasomotorische, sudomotorische und pilomotorische Fasern.

1.6.2 Blasenfunktion

1.6.2 Blasenfunktion

Funktionelle Anatomie

Funktionelle Anatomie

Die Blasenentleerung erfolgt durch Kontraktion des M. detrusor vesicae und wird ab > 200 ml Füllung über den Parasympathikus (S2–S4) eingeleitet (> Abb. 1.31). Funktionale Gegenspieler sind der innere (Sympathikus, Th12–L2) und äußere (somatomotorisch über N. pudendus, S2–S4) Blasensphinkter.

Muskulatur   Für die Entleerung der Blase ist die netzförmige Blasenwandmuskulatur (M. detrusor vesicae) zuständig, die an der Harnröhre ansetzt. Bei Kontraktion verkürzt der M. detrusor vesicae die Harnröhre und öffnet den inneren Blasensphinkter. Eine vorzeitige Entleerung wird durch Kontraktion des inneren und äußeren Blasensphinkters verhindert.

Innervation   Die Blasenwandmuskulatur wird durch den Parasympathikus (S2–S4), der innere Blasensphinkter durch den Sympathikus (Th12–L2) und der äußere Blasensphinkter somatomotorisch

(N. pudendus aus S2–S4) innerviert (> Abb. 1.31). Afferenzen aus Dehnungsrezeptoren der Blasenwand werden über viszerale Nervenfasern zum Rückenmark geleitet und dort auf Interneurone umgeschaltet, die einerseits zu parasympathischen Neuronen, andererseits zu pontinen Neuronen projizieren. Die pontinen Neurone stehen zusätzlich unter dem Einfluss von Hypothalamus und Großhirn.

Miktion   Normalerweise wird bei einem Blasenvolumen von über 200 ml die Schwelle der pontinen Neurone erreicht, die dann die Kontraktion der Blase einleiten, indem sie die präganglionären parasympathischen Neurone in S2–S4 aktivieren. Nach Einsetzen des Harnflusses kommt es zu einer zunehmenden Kontraktion der Blasenmuskulatur, die eine schnelle Entleerung der Blase erlaubt.

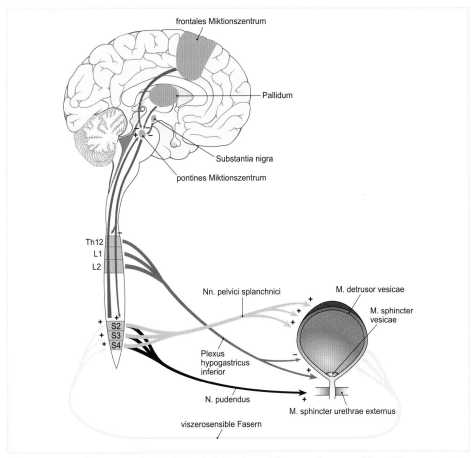

ABB. 1.31

Abb. 1.31 Neuronale Steuerung der Harnblasenfunktion; Sympathikus = rot, Parasympathikus = blau, somatomotorisch = schwarz, viszerosensibel = gelb. [L141]

Interpretation

Folgende Blasenfunktionsstörungen müssen unterschieden werden:

- **Neurogen-disinhibierte Blase:** Bei der ungehemmten neurogenen Blase (bei Läsion kortikospinaler Bahnen, z. B. durch eine zervikale Myelopathie) geschieht der Miktionsvorgang imperativ, kann jedoch meist willkürlich in Gang gesetzt werden. Inkontinenz tritt gelegentlich, Restharn nicht auf.
- **Neurogen-reflektorische („automatische") Blase:** Die suprasegmentale Reflexbahn oberhalb Th12 ist anatomisch oder funktionell vollständig unterbrochen (z. B. bei kompletter thorakaler Querschnittslähmung). Die Blase entleert sich bei einem gewissen Füllungsgrad unwillkürlich reflektorisch, manchmal auch durch Beklopfen, wobei wenig Restharn zurückbleibt.
- **Deafferenzierte Blase:** Die afferenten Impulse aus der Blase zum Rückenmark sind unterbrochen (z. B. bei Läsion der Hinterwurzeln). Deshalb bleiben reflektorische Blasenkontraktionen aus und die hypotone, dünnwandige Blase ist überfüllt. Daraus resultiert eine sog. Überlaufblase mit viel Restharn.
- **Deefferenzierte Blase:** Die motorische Efferenz des vesikalen Reflexbogens ist zerstört. Oft erholen sich diese Patienten nach der akuten Phase, sonst kommt es auch hier zu einer Überlaufblase.
- **Denervierte, „autonome" Blase:** Beide Schenkel des vesikalen Reflexbogens sind peripher oder im spinalen Blasenzentrum S2–S4 lädiert (z. B. durch einen Bandscheibenvorfall mit Konus-Kauda-Kompression). Es kommt zu einer schlaffen Überlaufblase.

Interpretation

Blasenfunktionsstörungen werden nach den Ursachen unterteilt in:
- neurogen-disinhibierte Blase (Dysfunktion kortikospinaler Bahnen)
- neurogen-reflektorische, „automatische" Blase (Destruktion der suprasegmentalen Reflexbahn oberhalb Th12)
- deafferenzierte Blase (gestörte vesikale Viszerosensibilität)
- deefferenzierte Blase (gestörte vesikale Viszeromotorik)
- denervierte, „autonome" Blase (Störung beider Schenkel des vesikalen Reflexbogens)

Aus Studentensicht

1.7 Spinale Syndrome

1.7.1 Hinterstrangsyndrom

Die Hinterstränge (Tractus cuneatus und gracilis) führen propriozeptive und epikritische Informationen. Vollbild: ipsilaterale Pallanästhesie, Astereognosie, Kinanästhesie und sensible Ataxie.

1.7.2 Querschnittssyndrome

Komplettes Querschnittssyndrom

Ein komplettes Querschnittssyndrom des Rückenmarks betrifft alle Funktionen unterhalb der Läsion und führt zu Tetra- oder Paraplegie. Anfangs imponiert eine schlaffe Lähmung (spinaler Schock), später eine Spastik und ggf. Kontrakturen. **Cave:** Auf Höhe C3/C4 droht eine Ateminsuffizienz.

Halbseitiges Querschnittssyndrom (Brown-Séquard)

Das Brown-Séquard-Syndrom führt zu einer ipsilateralen zentralen Parese, Anhidrose und Hinterstrangsyndrom. Kontralateral bilden sich eine Hypalgesie und Thermhypästhesie („dissoziierte Empfindungsstörung") aus.

Spinalis-anterior-Syndrom

Das Syndrom geht auf einen Infarkt der A. spinalis anterior mit segmentaler, bilateraler Rückenmarksläsion zurück. Es entstehen akute Rückenschmerzen mit gürtelförmiger Ausstrahlung, eine Para-/Tetraplegie, eine dissoziierte Sensibilitätsstörung für Temperatur und Schmerz und eine Blasenlähmung. Die Hinterstränge sind ausgespart.

Sulcocommissuralis-Syndrom

Das Syndrom ist eine halbseitige Variante des Spinalis-anterior-Syndroms mit ipsilateraler zentraler Parese und kontralateraler dissoziierter Empfindungsstörung für Temperatur und Schmerz.

1.7.3 Konus-Kauda-Syndrom

- Konus-Syndrom: sakrale (S2–S5) und kokzygeale Läsion mit Blasen- und Mastdarmstörung, Impotenz, Reithosenhypästhesie
- Kauda-Syndrom: zusätzlich schlaffe Beinparese durch Läsion der Cauda-equina-Fasern

1.7.4 Klinische Höhenlokalisation

1.7 Spinale Syndrome

1.7.1 Hinterstrangsyndrom

Die Hinterstränge (Tractus cuneatus und gracilis) enthalten afferente Fasern, die propriozeptive (Lagesinn, Vibrationssinn, Bewegungsempfindung, Stereognosie) und epikritisch-sensible Informationen leiten. Bei einem Hinterstrangsyndrom sind alle neurologischen Ausfälle auf der Seite der Rückenmarksläsion lokalisiert: Feinberührung, Vibrationsempfindung (Pallästhesie) und Lagesinn sind reduziert oder fehlen. Bei vollständigem Hinterstrangausfall bestehen eine ipsilaterale Pallanästhesie, Astereognosie, Kinästhesie und sensible Ataxie (> Abb. 1.32).

1.7.2 Querschnittssyndrome

Komplettes Querschnittssyndrom

Bei einem vollständigen Querschnittssyndrom des Rückenmarks finden sich typische neurologische Ausfälle auf der Höhe und unterhalb der Läsion. Auf Höhe der lädierten Myelonsegmente sind eine schlaffe Plegie, Areflexie und Atrophie (Myotom) sowie eine Gefühlsstörung (Dermatom) typisch. Unterhalb der Läsion entsteht eine Tetraplegie, wenn das zervikale, oder eine Paraplegie, wenn das thorakale oder lumbale Rückenmark betroffen ist. Die Lähmung ist zunächst schlaff (spinaler Schock), wird später spastisch und kann zu Kontrakturen führen. Betrifft die Läsion auch die Segmente C3/4 oder deren supranukleäre Versorgung (1. Motoneuron), ist das Zwerchfell auf beiden Seiten paretisch. Die Muskeleigenreflexe sind anfangs erloschen, dann gesteigert. Die Fremdreflexe sind erloschen, das Babinski-Zeichen ist auf beiden Seiten positiv. Zudem bestehen eine Anästhesie, ein Harn- und Stuhlverhalt, der später in eine Inkontinenz übergeht, und u. U. spinale Automatismen.

Halbseitiges Querschnittssyndrom (Brown-Séquard)

Das nach Charles-Édouard Brown-Séquard benannte seltene Syndrom ist Folge einer halbseitigen Rückenmarksläsion. Ipsilateral kommt es auf der Höhe des betroffenen Rückenmarkssegments zur schlaffen Parese, Areflexie und Anästhesie, unterhalb davon zur spastischen Parese, zur Reflexsteigerung, zu Pyramidenbahnzeichen, zur Minderung von Vibrations- und Lagesinn und zur Anhidrose. Kontralateral sind eine Hypalgesie bis Analgesie und eine Thermhypästhesie bis -anästhesie typisch (> Abb. 1.32).

Spinalis-anterior-Syndrom

Infarkte der A. spinalis anterior erzeugen eine segmentale, beidseitige Rückenmarksläsion, die das Vorderhorn, das Seitenhorn, die Hinterhornbasis, drei Viertel des Seitenstrangs und evtl. einen tiefen Teil der Hinterstränge betrifft. Klinisch erleidet der Patient akut heftige Rückenschmerzen, welche die Dermatome der befallenen Rückenmarkssegmente betreffen und nicht selten beidseits radikulär ausstrahlen. Danach entwickelt sich das neurologische Defizit. Es besteht auf der Höhe der Rückenmarksinfarkte aus segmentalen, sensomotorischen Ausfällen. Unterhalb des Infarktareals kommt es zur Para- oder Tetraplegie, Hypalgesie, Thermhypästhesie und Sphinkterstörungen bei weitgehender Aussparung der Hinterstrangfunktionen (> Abb. 1.32).

Sulcocommissuralis-Syndrom

Beim Syndrom der aus der A. spinalis anterior auf Höhe jedes Rückenmarkssegments abwechselnd nach rechts oder links abgehenden A. sulcocommissuralis ist das Rückenmark segmental einseitig im betreffenden Territorium infarziert. Wie beim Spinalis-anterior-Syndrom sind das Vorderhorn, das Seitenhorn, die Hinterhornbasis, drei Viertel eines Seitenstrangs und evtl. der tiefe Teil eines Hinterstrangs betroffen – nur eben unilateral (> Abb. 1.32). Sphinkterstörungen können auftreten.

1.7.3 Konus-Kauda-Syndrom

Ein **Konus-Syndrom** entsteht durch eine Läsion von sakralen (S2–S5) und kokzygealen Segmenten des Rückenmarks. Blase und Mastdarm sind schlaff gelähmt, es kommt zu Impotenz und Reithosenhypästhesie. Die Anal- und Bulbokavernosusreflexe fehlen. Ein **Kauda-Syndrom** entsteht durch eine Läsion der Cauda-equina-Fasern. Die entsprechenden Beinmuskeln sind gelähmt, die Muskeleigenreflexe sind abgeschwächt oder fehlen. Wie beim Konus-Syndrom bestehen auch eine schlaffe Blasen- und Mastdarmlähmung, eine Impotenz, eine Reithosenhypästhesie und ein Fehlen der Anal- und Bulbokavernosusreflexe.

1.7.4 Klinische Höhenlokalisation

Die Höhe des obersten Segments, das von einer Rückenmarksläsion betroffen ist, kann anhand des Befalls der zugehörigen Kennmuskeln und Hautareale definiert werden (> Tab. 1.24).

> **LERNTIPP** Sowohl für schriftliche als auch mündliche Prüfungen (ganz zu schweigen vom ärztlichen Alltag) sollte man sich die Kennmuskeln und Hautareale gut einprägen. Durch Kenntnis dieser Zuordnungen kann man anhand von Anamnese und Untersuchung bereits eine genaue Lokalisationsdiagnose stellen und die weitere (radiologische) Diagnostik gezielt einsetzen.

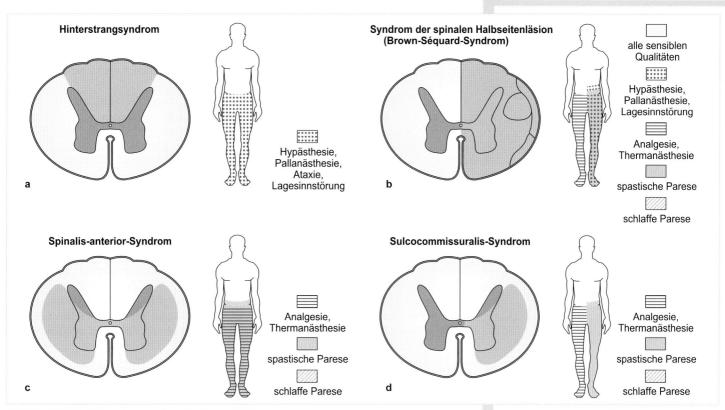

Abb. 1.32 Klinisch differenzierbare spinale Syndrome. [L141]

Tab. 1.24 Kennmuskeln und Hautareale klinisch relevanter spinaler Segmente.

Segment	Kennmuskel	Hautareal
C4	Diaphragma	laterale Schulter
C5	M. deltoideus	
C6	M. brachioradialis	Digitus I
C7	M. triceps brachii	Digitus III
C8/Th1	intrinsische Handmuskeln	Digitus V
Th5	–	Mamille
Th10	–	Bauchnabel
L1	–	Leiste
L2–L4	M. quadriceps femoris	Patella (L4)
L5	M. extensor hallucis longus	Großzehe
S1	M. gastrocnemius	kleine Zehe
S3–S5	–	perianal

TAB. 1.24

1.8 Neuropsychologie

1.8.1 Funktionelle Anatomie

Kognitive Funktionen werden von ausgedehnten und vernetzten Neuronenpopulationen realisiert („large scale networks"). Bei der neuropsychologischen Untersuchung versucht der Untersucher herauszufinden, ob der Patient eine kognitive Störung hat, welche Hirnareale dafür verantwortlich sind und ob die Störung aus einer lokalen oder einer multifokalen Schädigung resultiert.

Frontalhirnläsionen Das Frontalhirn „regiert" fast alle kognitiven und sozialen Leistungen, indem es Antrieb, Aufmerksamkeitszuwendung, Aufmerksamkeitswechsel und Sozialverhalten steuert. Frontalhirnläsionen gehen daher mit einer erhöhten Ablenkbarkeit, perseverativem Verhalten, unkontrolliert angetriebenem oder apathischem Verhalten und anderen Störungen der Handlungsplanung, Flexibilität sowie der Persönlichkeit einher (dysexekutives Syndrom, frontale Wesensänderung).

Läsionen der linken Hemisphäre Läsionen der linken Hemisphäre führen vor allem zu folgenden neuropsychologischen Ausfällen:

- Aphasie: Sprachstörung, vor allem bei Läsionen in der Umgebung der linken Fissura lateralis Sylvii, möglicherweise begleitet von Lese- (Alexie) und Schreibstörungen (Agrafie)
- Apraxie: Handlungsstörung, vor allem bei Läsionen des linken Parietal- und Frontallappens
- Akalkulie: Unfähigkeit zu rechnen, vor allem bei Läsionen des unteren Parietal- und des Temporallappens

1.8 Neuropsychologie

Kognition ist Wahrnehmung, Aufmerksamkeit, Sprache, Erinnerung, Problemlösung u. v. m. Sie entsteht in neuronalen Netzwerken. Klinisch lassen sich verschiedene kognitive Störungen unterscheiden:

- **Frontalhirnläsionen** wirken sich auf Antrieb, Handlungsplanung, Aufmerksamkeit und Sozialverhalten aus (dysexekutives Syndrom, frontale Wesensänderung).
- **Läsionen der linken Hemisphäre** führen oft zu Sprachstörungen (Aphasie), Apraxie und der Unfähigkeit zu lesen, zu schreiben oder zu rechnen.
- **Läsionen der rechten Hemisphäre** betreffen eher die visuell-räumliche Kognition und die Aufmerksamkeit für die Gegenseite (Neglekt).
- **Mediale oder mesiotemporale Schädigungen** (z. B. Hippokampus, Fornix, Corpus mammillare, paramedianer Thalamus) können zu Gedächtnisdefiziten führen.

Läsionen der rechten Hemisphäre Läsionen der rechten Hemisphäre führen vor allem zu folgenden Defiziten:

- visuelle Raumorientierungsstörung, z. B. fehlerhafte Raumachsenwahrnehmung, Fehler beim Zeichnen eines Zifferblatts oder bei der Navigation (Routenfindung), vor allem bei rechts parietookziptalen Läsionen
- Neglekt: Aufmerksamkeitsstörung für die Wahrnehmung vornehmlich der kontralateralen Hälfte des eigenen Körpers oder seiner Umgebung, vor allem bei rechtsparietalen Läsionen

Weitere Läsionen Funktionsstörungen medialer, evolutionär alter Strukturen, wie Teile der Temporallappen (Hippokampus, Gyrus parahippocampalis), des Dienzephalons (medialer Thalamus, Hypothalamus) und der verbindenden Strukturen (Fornix, Tractus mamillothalamicus, Papez-Kreis) führen zu Gedächtnisstörungen, die das Erlernen und Abspeichern neuer Information beeinträchtigen (anterograde Amnesie). Der Verlust von Altinformation, die lange vor einer Hirnschädigung erworben wurde (retrograde Amnesie), ist dagegen mit Läsionen der Konvexität der Temporallappen assoziiert.

1.8.2 Aphasie

1.8.2 Aphasie

Aphasie ist die kognitiv bedingte Unfähigkeit, sich verbal mitzuteilen und/oder Sprache zu verstehen. Häufigste Ursache sind akute Schlaganfälle, sie kann aber auch bei jeder anderen Hirnschädigung auftreten.

Eine Aphasie ist eine Störung der verbalen Kommunikation, die sich in verschiedenen Formen zeigen kann. Sie muss von einer Sprechstörung unterschieden werden, bei der das Sprachverständnis intakt ist und Paraphasien oder Wortfindungsstörungen fehlen. Die häufigsten Ursachen für Aphasien sind zerebrovaskuläre Ereignisse (Schlaganfälle), auf denen auch die übliche Klassifikation der Aphasien beruht. Dabei ist zu beachten, dass die Sprachstörungen im Akutstadium des Schlaganfalls meist ein globales Muster aufweisen und dass die typischen Aphasiesyndrome sich erst im Verlauf herausbilden. Weitere Ursachen für Aphasien sind Tumoren, Traumen und degenerative Hirnerkrankungen wie z. B. Alzheimer-Demenz.

> **LERNTIPP** Wichtig ist die Unterscheidung zwischen einer Sprachstörung (Aphasie) und einer Sprechstörung (Dysarthrie). Hauptmerkmale der Aphasie sind Paraphasien. Eine Dysarthrie ist eine nicht kognitive Funktionsstörung der ausführenden Organe vom Tractus corticospinalis bis zum Zungenmuskel. Das „Sprachprogramm" ist hier intakt.

Einteilung

Einteilung

Historisch wird zwischen Broca- und Wernicke-Aphasie unterschieden, dies korreliert aber nicht immer mit einer Läsion des nach ihnen benannten kortikalen Areals.

Die „motorische" **Broca-Aphasie** ist „nichtflüssig" („Telegrammstil") mit Wortfindungsstörungen, phonematischen Paraphasien und Grammatikfehlern.

Die „sensorische" **Wernicke-Aphasie** ist „flüssig" mit semantischen Paraphasien bis Neologismen und den Patienten oft nicht bewusst eingeschränktem Sprachverständnis („verwirrter" Eindruck).

Bei **globaler Aphasie** sind Spontansprache und Sprachverständnis gestört.
Leitungsaphasien bezeichnen ein gestörtes Nachsprechen bei sonst guter Sprache.
Transkortikale Aphasien betreffen vor allem die Sprachproduktion.

Aphasien werden in verschiedene Typen eingeteilt. Besonders häufig sind die Broca-Aphasie, die Wernicke-Aphasie und die globale Aphasie, seltener treten auch Leitungsaphasien und transkortikale Aphasien auf. Broca- und Wernicke-Aphasie sind vor allem aus historischen Gründen so benannt. Es besteht nur eine lose Assoziation zwischen strukturellen Läsionen des „Broca-Areals" bzw. „Wernicke-Areals" und den gleichnamigen Aphasiesyndromen.

Broca-Aphasie Die „motorische" Broca-Aphasie ist durch eine stockende, angestrengte Spontansprache, Wortfindungsstörungen und Verwechslungen von Buchstaben und Silben (phonematische Paraphasien) gekennzeichnet. Verständnisstörungen sind nur leichtgradig. Auf Aufforderung spricht der Patient nur zögernd und mühsam mit reduzierter Grammatik („Telegrammstil", „Agrammatismus").

Wernicke-Aphasie Die „sensorische" Wernicke-Aphasie ist durch flüssige Sprache mit vielen Paraphasien semantischer (falscher Sinn) oder phonematischer Art bis hin zu Wortneuschöpfungen (Neologismen) charakterisiert. Oft ist sich der Patient seiner Störung gar nicht bewusst. Das Sprachverständnis ist eingeschränkt. Die Kombination von Paraphasien und Neologismen kann zu völlig unverständlicher Sprache führen („Jargon-Aphasie"), weswegen die Patienten gelegentlich als „verwirrt" verkannt werden. Zudem sind Nachsprechen, Lesen, spontanes und Diktatschreiben durch Paraphasien, Paralexien und Paragrafien entstellt.

Globale Aphasie Die globale Aphasie bezeichnet eine Kombination von jeweils schwer gestörter Spontansprache und Sprachverständnis. Gelegentlich sind Sprachautomatismen noch möglich („recurring utterances") oder der Patient äußert unverständlichen „Jargon". Einfachste verbale Aufforderungen werden nicht verstanden.

Leitungsaphasie Sie ist durch stark gestörtes wörtliches Nachsprechen, phonematische Paraphasien mit sofortigem Versuch der Selbstkorrektur, durch Benennstörungen und gestörtes verbales Kurzzeitgedächtnis charakterisiert. Die Sprachproduktion ist ansonsten flüssig, bei guter Grammatik und gutem Verständnis.

Transkortikale Aphasie Bei der transkortikalen Aphasie ist die Sprachproduktion eingeschränkt, Nachsprechen und Sprachverständnis sind jedoch intakt.

Klinische Untersuchung

Klinische Untersuchung

Klinisch untersucht man Spontansprache, Sprachverständnis (komplexe Aufforderungen), Nachsprechen, Benennen, Lesen und Schreiben.

Bei der Untersuchung wird zuerst die **Spontansprache** untersucht (Sprachanstrengung, Sprachmelodie, Artikulation, Vorliegen von Wortfindungsstörungen, entstellten Wörtern, falscher Wortwahl, Wortneubildungen oder Umschreibungen). Das **Sprachverständnis** wird durch komplexe Aufforderungen geprüft (z. B. „Nehmen Sie das Blatt in die rechte Hand, falten Sie es in der Mitte und legen Sie es auf den Boden"). Um das **Nachsprechen** zu testen, werden Wortserien wie „bitte, keine, wenn, und, oder, aber" verwendet.

Das **Benennen** wird durch Zeigen von 3–4 häufigen und seltenen Gegenständen des Alltagslebens getestet. Ebenfalls sollte bei jeder Aphasieprüfung das **Lesen** geprüft werden (z. B. Vorlesen aus Tageszeitung; Paraphasien? Patient soll anschließend das Gelesene zusammenfassen). Das **Schreiben** wird geprüft, indem man den Patienten einen freien Satz nach seiner Wahl schreiben lässt (Grammatik? Subjekt? Verb?). Für die genauere Diagnostik werden spezifische Testbatterien angewendet (z. B. Aachener Aphasie-Test), die jedoch relativ zeitaufwendig sind und eine gute Kooperation des Patienten erfordern.

MERKE Aphasieprüfung: Spontansprache, Sprachverständnis, Nachsprechen, Benennen, Lesen, Schreiben.

MERKE

1.8.3 Apraxie

Apraxien sind Störungen der Planung oder Ausführung motorischer Handlungssequenzen, die nicht durch Paresen oder Wahrnehmungsstörungen erklärt sind. Sie beeinträchtigen die Selbstständigkeit des Patienten erheblich.

Einteilung

Bei den Apraxien werden ideatorische und ideomotorische Apraxien unterschieden. Letztere sind häufiger.
Ideatorische Apraxie Bei der ideatorischen Apraxie ist schon der konzeptuelle Entwurf einer Handlung oder Handlungssequenz beeinträchtigt (der Patient weiß nicht, „was" er machen soll).
Ideomotorische Apraxie Charakteristikum der ideomotorischen Apraxie sind Parapraxien, d. h. fehlerhafte Bewegungselemente in einer Handlung (der Patient weiß nicht, „wie" er es machen soll), die oft durch Perseveration zustande kommen. Wenn bei der ideomotorischen Apraxie vor allem die Gesichtsmuskulatur betroffen ist, spricht man auch von der bukkofazialen Apraxie.

Klinische Untersuchung

Um den Einfluss einer eventuellen Aphasie auszuschalten, testet man die Apraxie durch pantomimisches Imitieren. Der Patient wird zu Ausdrucksbewegungen (winken, militärisch grüßen) oder dem Gebrauch von imaginären Objekten (hämmern, Zähne putzen) aufgefordert. Auch soll er Bilderserien, in denen Handlungen abgebildet werden, in die richtige Reihenfolge bringen.

1.8.4 Visuelle Raumorientierungsstörung

Der sprach- und handlungsdominanten (meist linken) Hemisphäre steht die raumperzeptiv und aufmerksamkeitsdominante (meist rechte) Hemisphäre gegenüber. Hieraus resultieren charakteristische rechtshemisphärische Störungsbilder, quasi als „Pendants" zu Aphasie und Apraxie.
Räumlich-konstruktive Störung Der Patient kann einzelne Elemente nicht zu einem räumlichen Gebilde zusammenfügen. Er kann beispielsweise beim Zusammensetzen von Maschinenteilen versagen oder eine geometrische Figur nicht zeichnen. Bei der Untersuchung lässt man den Patienten geläufige Gegenstände wie ein Zifferblatt, Fahrrad oder Haus zeichnen. Eine empfindlichere Untersuchungsmethode ist das Abzeichnen einfacher geometrischer Figuren wie der Rey-Figur.
Räumliche Perzeptionsstörungen Sie gelten als die rezeptive Seite der räumlich-konstruktiven Störung. Der Patient findet sich im Raum nicht mehr zurecht und verläuft oder verfährt sich (gestörte Navigation). Das Schätzen von Entfernungen kann erschwert sein.

1.8.5 Neglekt

„Neglekt" beschreibt die eingeschränkte oder fehlende Aufmerksamkeit für Reize, die nicht durch einen Ausfall der primären Sinnesmodalität erklärt ist. Diese Vernachlässigung kann eine sensorische oder sensible Modalität betreffen (visuell, taktil, akustisch), aber auch multimodal ausgeprägt sein. Nicht selten ist sie auch mit eingeschränkter oder aufgehobener Krankheitswahrnehmung (Anosognosie) vergesellschaftet. Ein Neglekt für die kontralaterale Körperhälfte oder Umgebung tritt häufiger (aber nicht nur) nach Läsionen der rechten als der linken Hirnhälfte auf.

Klinische Untersuchung

Verhaltensbeobachtung Patienten mit einem Neglekt scheinen das Bewusstsein der Existenz einer Raumhälfte und einer Hälfte des eigenen Körpers verloren zu haben. Kopf- und Augenbewegungen werden zu der betroffenen Seite nur noch selten oder gar nicht durchgeführt, Gegenstände und Personen in dieser Raumhälfte werden nicht beachtet. Die betroffenen Patienten äußern sich kaum über die von ihnen nicht wahrgenommene Seite und nehmen den Neglekt selbst nicht wahr.
Klinische Tests Extinktionsphänomen: Der Patient nimmt einseitig dargebotene Reize (Bestreichen der Haut, fingerperimetrische Gesichtsfeldprüfung) korrekt wahr, bemerkt bei bilateral-gleichzeitiger Präsentation derselben Stimuli aber nur die ipsilateral zur geschädigten Hemisphäre (somatosensible oder visuelle unilaterale Extinktion). Bewährt haben sich auch einfache Durchstreichtests, wie z. B. Mittellinienbestimmung bei einer einfachen Linie, der „line crossing test" oder der „letter cancellation test". Hier hat der Patient die Aufgabe, Buchstaben, Linien oder auch Symbole auszustreichen. Einen schnellen

1.8.3 Apraxie

Apraxie bezeichnet Defizite in der Generierung und Ausführung von Bewegungsabläufen.

Einteilung

Bei der **ideatorischen Apraxie** steht die Unfähigkeit, eine Handlung richtig zu planen, im Vordergrund.
Bei der **ideomotorischen Apraxie** werden falsche Elemente in die Bewegungssequenz eingebaut (Parapraxien).

Klinische Untersuchung

Zur Untersuchung soll der Patient bestimmte Handlungen vollführen (z. B. winken, Zähne putzen), am besten durch pantomimische Imitation.

1.8.4 Visuelle Raumorientierungsstörung

Bei der **räumlich-konstruktiven Störung** fehlt die Umsetzung eines Raumkonzepts in eine Handlung, sodass z. B. geometrische Figuren nicht mehr abgezeichnet werden können.

Bei der **räumlich-perzeptiven Störung** sind die 3-D-Wahrnehmung des Raums und die Routenfindung fehlerhaft. Der Patient findet seinen Weg nicht mehr.

1.8.5 Neglekt

Bei einem „Neglekt" fehlt die Aufmerksamkeit für Reize aus einer Raumhälfte, obwohl die primäre Sinneswahrnehmung intakt ist. Dies kann für einzelne oder mehrere Sinnesmodalitäten der Fall sein (visuell, taktil, akustisch, multimodal). Häufiger kommt es bei rechtsseitigen Hirninfarkten zu einem Neglekt nach links als andersherum.

Klinische Untersuchung

Klinisch beobachtet man die Vernachlässigung einer Raumhälfte oder Körperseite. Testen lässt sich dies z. B. durch bilateral simultane Stimuli oder Zeichnungen, bei denen eine Hälfte keine Beachtung findet.

Überblick geben auch zeichnerische Darstellungen unterschiedlicher Motive (z. B. Haus, Uhr mit Ziffer-blatt), die der Patient entweder nach Vorlage oder frei anfertigt und dabei eine (meistens die linke) Bild-hälfte vernachlässigt.

1.8.6 Gedächtnisstörungen

Einteilung

1.8.6 Gedächtnisstörungen

Einteilung

Das Gedächtnis besteht aus Arbeits- und Lang-zeitgedächtnis. Letzteres lässt sich in ein dekla-ratives (explizit, verbalisierbar) und ein nonde-klaratives (implizit, prozedural) Langzeitsystem differenzieren.

Das Gedächtnis wird in ein Arbeitsgedächtnis und ein Langzeitgedächtnis unterteilt:
* Das Arbeitsgedächtnis entspricht der kurzfristigen Merkspanne. Seine Inhalte gehen rasch verloren, wenn sie nicht durch Wiederholen aufgefrischt und in das Langzeitgedächtnis übertragen werden.
* Beim Langzeitgedächtnis werden ein **deklaratives System** (für verbalisierbares autobiografisches und Faktenwissen) und ein **nondeklaratives System** (für Objektformen, motorische Fertigkeiten, proze-durales Wissen) unterschieden.

Klinische Untersuchung

Klinische Untersuchung

Das verbale **Arbeitsgedächtnis** lässt sich orien-tierend durch unmittelbare und verzögerte (nach Minuten) Wortwiederholung prüfen. Das **Langzeitgedächtnis** sollte durch Fragen zu Bio-grafie und bekannten Ereignissen oder Perso-nen getestet werden.

Um das verbale Arbeitsgedächtnis orientierend zu prüfen, kann man z. B. 10 Wörter vorgeben und diese 2- bis 3-mal langsam vorsprechen. Danach ist ein gesunder Proband normalerweise in der Lage, 9–10 Begriffe zu wiederholen. Der Spätabruf wird durch erneutes Fragen 10 Minuten später geprüft. Das dekla-rative Langzeitgedächtnis wird anhand fremdanamnestisch überprüfbarer biografischer Patientenanga-ben aus dessen Schul- und Berufszeit oder mit Fakten der Patientenfamilie (z. B. Alter der Kinder) ge-prüft. Ferner können historische Daten, politische Ereignisse und bekannte Persönlichkeiten gefragt werden, wobei das Resultat unter Berücksichtigung der Intelligenz und Bildung zu interpretieren ist.

Amnesie

Amnesie

Gedächtnisstörungen werden als Amnesie be-zeichnet. Bei der **anterograden Amnesie** können keine neuen Inhalte gespeichert werden, bei der **retrograden Amnesie** sind alte Inhalte verloren gegangen.

Eine Amnesie bezeichnet die Unfähigkeit, Gedächtnisinhalte zu speichern oder abzurufen. Bei einer **ante-rograden Amnesie** ist das Erlernen neuer Gedächtnisinhalte gestört. Sie tritt bei Läsionen dienzephaler oder limbischer Strukturen auf und ist bei beidseitigen Schädigungen schwerer als bei einseitigen. Eine **retrograde Amnesie** bezeichnet den Verlust von Informationen, die vor Auftreten der Hirnschädigung erworben wurden. Als Konfabulation wird die Angabe von Inhalten bezeichnet, die keinen Realitätsbezug haben. Isolierte Gedächtnisstörungen treten vor allem bei Läsionen des hippokampalen Systems (Gyrus para-/hippocampalis, Fornix, Cingulum, Tractus mamillothalamicus, anteriorer Thalamus) und bei fron-tobasalen Läsionen auf.

1.9 Bewusstseinsstörungen

Funktionelle Anatomie

1.9 Bewusstseinsstörungen

Funktionelle Anatomie

Das Bewusstsein ist eine komplexe neuronale Leistung im Zusammenspiel von Großhirnrinde, Thalamus und Formatio reticularis. Man unter-scheidet qualitative von quantitativen Störun-gen, die bis zum Koma gehen.

Das Bewusstsein, die Wahrnehmung seiner selbst und seiner Umgebung, ist eine komplexe „Netzwerk-leistung" unter Einschluss der tiefen und oberflächlichen Strukturen beider Hirnhälften und des Hirn-stamms. Die Großhirnrinde wird dabei permanent von der Formatio reticularis des Hirnstamms akti-viert. Ein Ausfall dieses hemisphärischen „Tunings" durch die Formatio reticularis und ihre aszendieren-den Fasersysteme führt zum quantitativen Bewusstseinsverlust, in der Regel zum Koma. Ausgedehnte Störungen beider Großhirnhemisphären führen je nach Ausmaß zu qualitativen und/oder quantitativen Bewusstseinsstörungen oder zum völligen kortikalen Funktionsausfall (> Tab. 1.25).

Einteilung und klinische Untersuchung

Einteilung und klinische Untersuchung

Qualitative Störungen umfassen Desorientiert-heit (Zeit, Ort, Person), „Verwirrtheit" (heute bes-ser: Delir), Halluzinationen und Wahnzustände. **Quantitative Störungen** sind Vigilanzverände-rungen und können graduiert werden (> Tab. 1.25, > Tab. 1.26).

Es werden qualitative und quantitative Bewusstseinsstörungen unterschieden.
Qualitative Bewusstseinsstörungen   Qualitative Veränderungen des Bewusstseins sind Störungen der Orientiertheit zu Zeit, Ort oder Person, aber auch psychiatrische Symptome wie Halluzinationen, Illu-sionen oder Wahnideen.
Quantitative Bewusstseinsstörungen   Quantitative Bewusstseinsstörungen sind Störungen der Vigi-lanz. Sie reichen von der Benommenheit bis zum Koma (> Tab. 1.25). Innerhalb des Komas können ver-schiedene Tiefen unterschieden werden. Sie werden durch die Glasgow-Koma-Skala erfasst, wobei auf-

TAB. 1.25

Tab. 1.25 Quantitative Bewusstseinsminderung.

Bezeichnung	Verhalten des Patienten
klares Bewusstsein	örtlich, zeitlich und autopsychisch orientiert; beantwortet Fragen und Aufforderungen zeitnah und angemessen
Benommenheit	spontan meist wach; reagiert auf Reize verzögert, auf wiederholte Reize meist korrekt; meist orientiert und geordnet
Somnolenz	spontan meist schlafend; durch mäßige Reize weckbar; reagiert auf Reize verzögert, auf wiederholte Reize meist korrekt
Sopor	spontan schlafend; nur durch starke Reize, meist unvollständig, weckbar
Koma	nicht mehr weckbar (> Tab. 1.26)

Tab. 1.26 Glasgow-Koma-Skala.

Untersuchung	Bewertung
beste verbale Antwort	
• keine	1
• unverständliche Worte	2
• inadäquate Worte	3
• desorientiert	4
• orientiert	5
Augenöffnen	
• kein Augenöffnen	1
• auf Schmerzreize	2
• auf akustische Reize	3
• spontan	4
beste motorische Reaktion	
• keine	1
• abnormales Strecken	2
• abnormales Beugen	3
• zieht zurück (Fluchtbewegung)	4
• gezielte Abwehrbewegung	5
• befolgt Aufforderungen	6
Summe der 3 besten Werte	3–15

TAB. 1.26

grund der besten verbalen Antwort, des Augenöffnens und der besten motorischen Antwort des Patienten eine Punktezahl von 3 (tiefes Koma) bis 15 (voll orientierter Patient) erreicht werden kann (> Tab. 1.26).

1.10 Syndrom des gesteigerten intrakraniellen Drucks

Als Syndrom des erhöhten intrakraniellen Drucks („Hirndruck") lassen sich Kombinationen der nachfolgenden Symptome und Befunde zusammenfassen:

- Kopfschmerzen: meist bifrontal, morgendlich und im Liegen am stärksten ausgeprägt, werden durch Husten, Niesen, Pressen, Bücken verstärkt
- Übelkeit mit (schwallartigem) Erbrechen, Singultus
- quantitative Bewusstseinsstörung: Benommenheit, Somnolenz, Sopor, Koma
- Hirnnervenläsionen (vor allem N. abducens, N. oculomotorius)

Je nach Ursache der Drucksteigerung kann es im Verlauf zu einer Massenverschiebung von Hirngewebe (Herniation) mit fortschreitender Einklemmung von Mittelhirn und Hirnstamm kommen. Dabei sind die folgenden Syndrome möglich, die klinisch differenziert werden können:

- **dienzephales Syndrom** mit Vigilanzminderung (bis Koma), evtl. Horner-Syndrom, auf Schmerzreize Beuge- (obere) und Strecksynergismen (untere Extremitäten), Cheyne-Stokes-Atemmuster
- **mesenzephales Syndrom** mit Koma, lichtstarren, mittelweiten, anisokoren und entrundeten Pupillen, auf Schmerzreize Strecksynergismen aller Extremitäten, dyskonjugiertem okulozephalem Reflex, Maschinenatmung, zentraler Kreislauf- und Temperaturdysregulation
- **pontines und medulläres Syndrom** mit Koma, Ausfall sämtlicher Hirnstammreflexe, fehlender Reaktion auf Schmerzreize, Schnappatmung bis Atemstillstand, Absinken von Blutdruck und Körpertemperatur
- Hirntodsyndrom (> Kap. 1.12)

1.11 Zerebrale Residualsyndrome

Hierbei handelt es sich um Zustände, die im Anschluss an akute und schwere Erkrankungen des Zentralnervensystems auftreten. Im engeren Sinne werden hierzu folgende Syndrome gerechnet:

Locked-in-Syndrom

Definition und Pathologie

Beim Locked-in-Syndrom ist typischerweise der ventrale Pons beidseits geschädigt, wodurch alle motorischen (efferenten) Bahnen mit Ausnahme der vertikalen Blickmotorik komplett unterbrochen sind. Vigilanz, Sehen und Hören bleiben intakt. Eine Basilaristhrombose (akuter Verschluss der A. basilaris) ist die häufigste Ursache. Daneben können auch eine zentrale pontine Myelinolyse oder eine fulminante Hirnstammenzephalitis zu einem Locked-in-Syndrom führen.

1.10 Syndrom des gesteigerten intrakraniellen Drucks

Symptome eines erhöhten intrakraniellen Drucks sind Kopfschmerzen, Übelkeit, Erbrechen, Vigilanzminderung und Hirnnervenläsionen. Die fortschreitende Einklemmung von Mittelhirn und Hirnstamm führt zu:
- dienzephales Syndrom → Vigilanzminderung, Beugesynergismen der Arme, Strecksynergismen der Beine
- mesenzephales Syndrom → Koma, lichtstarre Pupillen, Strecksynergismen aller 4 Extremitäten, vegetative Störungen
- pontines und medulläres Syndrom → Koma, Ausfall Hirnstammreflexe, Atemstillstand
- Hirntodsyndrom

1.11 Zerebrale Residualsyndrome

Locked-in-Syndrom
Das Locked-in-Syndrom beruht auf einer bilateralen Ponsschädigung, meist durch Basilaristhrombose, die fast alle motorischen Bahnen unterbricht. Es resultiert eine Tetraplegie mit positiven Pyramidenbahnzeichen. Erhalten bleiben nur die vertikale Okulomotorik sowie das Bewusstsein, Sehen und Hören. Zur Kommunikation lassen sich vertikale Augenbewegungen oder der Lidschlag nutzen.

Untersuchung

Motorik Die von den Hirnnerven V–XII versorgte Muskulatur ist vollständig gelähmt. Kauen, Schlucken und Sprechen sind also nicht möglich, eine Mimik kann nicht beobachtet werden. Hinzu kommt eine zentrale Tetraplegie ohne Spontanbewegungen. Strecksynergismen auf Schmerzreize können jedoch manchmal ausgelöst werden. Das Babinski-Zeichen ist positiv.

Augenbewegungen Horizontale Augenbewegungen sind nicht möglich, weder spontan noch reflektorisch (Schädigung der Abduzenskerne bzw. der paramedianen pontinen Formatio reticularis). Vertikale Augenbewegungen (bzw. manchmal auch Lidschlag) können noch ausgeführt werden, was die Patienten zur Kommunikation mit der Umwelt nutzen bei in der Regel voll erhaltener Kognition und oft auch Sensibilität.

Persistierender vegetativer Status (PVS)

Definition und Pathologie

Nach einer schweren ZNS-Schädigung kann sich eine schwere Bewusstseinsstörung (Koma) Tage bis Wochen nach der Akutphase in einen vegetativen Status entwickeln, d.h. einen Zustand der Wachheit (offene Augen) ohne Hinweise auf eine bewusste Wahrnehmung der eigenen Person oder der Umwelt („awakeness without awareness"). Hält dieser Zustand länger als einen Monat an, wird er als persistierend bezeichnet.

Synonym wird im deutschsprachigen Raum der Begriff „apallisches Syndrom" („ohne Kortex") verwendet. Dies ist eigentlich nicht korrekt, da in funktionellen bildgebenden Untersuchungen noch geringe kortikale Restfunktionen nachweisbar sein können. Die Begriffe „Wachkoma", „Coma vigile" und „decerebrate state" meinen dasselbe.

Typische Erkrankungen, die mit einem hohen Risiko eines vegetativen Status einhergehen, sind ein hypoxischer bzw. hypoxisch-ischämischer Hirnschaden oder ein Schädel-Hirn-Trauma. Deutlich seltenere Ursachen sind metabolische Entgleisungen (z.B. Hypoglykämie), Intoxikationen, Infektionen oder degenerative Erkrankungen.

Neuropathologisch liegt in der Regel eine diffuse bilaterale (Groß-)Hirnschädigung zugrunde: nach hypoxisch-ischämischen Ereignissen in Form einer diffusen kortikalen Nervenzellnekrose, nach traumatischen Läsionen in Form einer diffusen axonalen Schädigung mit anatomischem Schwerpunkt im Corpus callosum.

Untersuchung

Wesentliches Merkmal ist das völlige Fehlen eines (erkennbaren) Ausdrucks der Selbstwahrnehmung und ein fehlender Kontakt mit der Umwelt, obwohl die Patienten die Augen geöffnet haben (*„Wachkoma"*). Für die Diagnose entscheidend sind folgende Merkmale:

* keine Kontaktaufnahme (auch kein Blickkontakt), der Patient befolgt keine Aufforderungen
* keine gerichteten Reaktionen auf visuelle, akustische, taktile oder schmerzhafte Reize (stereotype Reflexbewegungen können aber auftreten)
* erhaltene Schlaf-Wach-Rhythmik
* erhaltene autonome Funktionen, u.a. Spontanatmung, Herz-Kreislauf-Funktionen
* erhaltene Hirnstammreflexe und spinale Reflexe (zumindest teilweise)
* Harn- und Stuhlinkontinenz

Die Patienten sind meist nicht komplett immobil, sondern bewegen Rumpf und Extremitäten ziellos und unkoordiniert. Auch mimische Bewegungen, die nicht als Reaktion auf einen äußeren Reiz zu interpretieren sind, sind möglich (u.a. Lächeln, Grunzlaute).

1.12 Irreversibler Ausfall der Gesamtfunktion des Gehirns (Hirntod)

Der Zustand der irreversibel erloschenen Gesamtfunktion von Großhirn, Kleinhirn und Hirnstamm bei erhaltenen Restfunktionen des Organismus (Hirntod) ist in unserem Kulturkreis heute gleichbedeutend mit dem Tod des Menschen. Seine Feststellung beruht auf der integrativen Interpretation von anamnestischen Informationen, Ergebnissen von Zusatzuntersuchungen und klinischen Zeichen des Funktionsausfalls des Gehirns. Zur ethischen Debatte des Hirntods s. ➢ Kap. 21.2.4.

Diagnostische Schritte

Das Vorgehen bei der Diagnose des Hirntods ist dreistufig und folgt in Deutschland der Richtlinie zur Feststellung des endgültigen, nicht behebbaren Ausfalls der Gesamtfunktion des Großhirns, Kleinhirns und Hirnstamms der Bundesärztekammer in der 4. Fortschreibung des Jahres 2015. Jeder diagnostische Schritt baut auf dem vorherigen auf:

* **Prüfung der Voraussetzungen:** Sicherung einer akuten schweren Hirnschädigung und Ausschluss anderer Ursachen der Ausfallsymptome des Gehirns (s.u.).
* **Klinische Untersuchung:** Koma + Hirnstamm-Areflexie + Apnoe (s.u.)

Persistierender vegetativer Status (PVS)

Definition und Pathologie: Ein vegetativer Status bezeichnet einen Wachzustand (d.h. offene Augen), jedoch ohne Anzeichen von bewusster Wahrnehmung („awakeness without awareness"). Nach mehr als einem Monat gilt er als persistierend. Er tritt nach schwerer diffuser Hirnschädigung z.B. durch globale Hypoxie, Schädel-Hirn-Trauma oder massive intrakranielle Drucksteigerungen auf. Pathologisch liegen ausgedehnte Neuronen- oder Axonenschäden zugrunde.

Untersuchung: Trotz geöffneter Augen („Wachkoma") finden sich keine Indizien für bewusste Wahrnehmung: keine Kontaktaufnahme oder gerichtete Reaktion bei erhaltenem Tag-Nacht-Rhythmus, intakten Kreislauffunktionen und spinal generierten Bewegungsschablonen.

1.12 Irreversibler Ausfall der Gesamtfunktion des Gehirns (Hirntod)

In unserem Kulturkreis bedeutet der irreversible Funktionsausfall von Großhirn, Kleinhirn und Hirnstamm auch bei erhaltener Herz-Kreislauf-Funktion den Tod des Menschen (Hirntod). Zu seiner Feststellung müssen feste Kriterien erfüllt werden.

Diagnostische Schritte

Die Feststellung folgt 3 Stufen und wurde von der Bundesärztekammer festgelegt.
1. Prüfung der Voraussetzungen
2. Klinische Untersuchung
3. Irreversibilitätsnachweis
Gefordert sind 2 qualifizierte Fachärzte. Der Zeitpunkt des Todes entspricht dabei dem Abschluss von Diagnostik und Dokumentation.

- **Irreversibilitätsnachweis:** zweite neurologische Untersuchung nach einer angemessenen Beobachtungszeit oder weitere apparative Zusatzuntersuchungen, abhängig vom Schädigungsort und -mechanismus (s. u.).

Nach Abschluss des dritten Teils und Unterzeichnung der Protokolle durch mindestens 2 qualifizierte Fachärzte steht der Hirntod fest. Mit der Protokollierung des Hirntods und der Ausstellung des Totenscheins wird der Tod des Patienten festgestellt. Als Todeszeit gilt der Zeitpunkt, an dem Diagnose und Dokumentation des Hirntods abgeschlossen wurden.

Prüfung der Voraussetzungen

Eine akute schwere Hirnschädigung muss nachgewiesen und andere Ursachen der Ausfallsymptome des Gehirns müssen ausgeschlossen werden.

Bei der Schädigungsart sind primäre (z. B. Hirnblutung) von sekundären (z. B. Hypoxie) Schäden zu unterscheiden, bei den primären Schäden primär supratentorielle von primär infratentoriellen Ereignissen abzugrenzen (CT, MRT).

Ist ein metabolisches, medikamenteninduziertes oder toxisches Koma nicht auszuschließen, muss mit geeigneten Laboruntersuchungen der Nachweis erbracht werden, dass keine muskelrelaxierenden oder zentral neurodepressiv wirksamen Substanzen die Hirnfunktion beeinflussen. Mit toxikologischen Untersuchungen müssen insbesondere toxische Konzentrationen von Alkohol, Opiaten, Barbituraten und Benzodiazepinen ausgeschlossen werden. Die metabolischen Untersuchungen müssen mindestens Elektrolyte (Na, K, Ca), Kreatinin oder Harnstoff, Glukose und Leberparameter umfassen (> Tab. 1.27).

Prüfung der Voraussetzungen

Voraussetzung ist eine bewiesene akute schwere Hirnschädigung bei Ausschluss anderer Ursachen der Funktionsstörung (> Tab. 1.27). Zu solchen anderen Ursachen zählen metabolische, toxische oder medikamenteninduzierte Einwirkungen, die laborchemisch ausgeschlossen werden müssen.

Tab. 1.27 Ausschlusskriterien bei der Hirntod-Diagnostik.
Hinweis auf Intoxikation
Hinweis auf Hypothermie
Zustand durch pathologische metabolische Parameter erklärbar
klinischer Verdacht auf Polyradiculitis und -neuritis cranialis
Wirkung zentralnervös sedierender Medikamente in einem Maß, das nach allgemeiner klinischer und pharmakologischer Erfahrung ein Koma erklären könnte

TAB. 1.27

Klinische Untersuchung

Wenn die Voraussetzungen erfüllt sind (Sicherung einer akuten schweren ursächlichen Hirnschädigung, s. o.), müssen zusätzlich folgende 7 klinische Zeichen vorliegen:

- Koma
- Lichtstarre beider ohne Mydriatikum mittel- bis maximal weiter Pupillen
- beidseitiges Fehlen des okulozephalen (vestibulo-okulären) Reflexes
- beidseitiges Fehlen des Kornealreflexes (> Kap. 1.2.5)
- Fehlen von Reaktionen auf Schmerzreize beidseits im Trigeminusbereich und von zerebralen Reaktionen auf Schmerzreize außerhalb des Trigeminusbereichs
- Fehlen des Pharyngeal- und Trachealreflexes
- Ausfall der Spontanatmung (Apnoetest)

Apnoetest Der Apnoetest dient dazu, das Fehlen der Spontanatmung bzw. einen zentralen Atemstillstand ($PaCO_2 \geq 60$ mmHg) bei beatmeten Patienten nachzuweisen. Um die Hyperkapnie von ≥ 60 mmHg herbeizuführen, wird der Patient vom Beatmungsgerät abgehängt. Eine hinreichende Oxygenierung wird durch Beatmung mit reinem O_2 oder durch intratracheale O_2-Insufflation gewährleistet. Bei Patienten mit relevanten Oxygenierungsstörungen kann der Test zwecks Abkürzung der Apnoedauer folgendermaßen modifiziert werden:

- arterielle Blutgasanalyse zur Messung des Ausgangswertes von arteriellem PCO_2 und pH
- Beatmung während 10 Minuten mit 100%igem O_2
- Verminderung des Atemminutenvolumens um 30–50 % pro Minute, bis der PCO_2 den Schwellenwert von 60 mmHg bzw. 8 kPa übersteigt, und arterielle Blutgasanalyse zum Nachweis, dass der PCO_2 > 60 mmHg bzw. > 8 kPa und der pH-Wert < 7,3 ist
- Unterbrechen der Verbindung vom Patienten zum Beatmungsgerät für 3 Minuten, wobei die Sauerstoffversorgung durch eine Sonde im Trachealtubus mit kontinuierlichem O_2-Fluss von 3–6 l/min gewährleistet ist
- Beobachtung des Fehlens von Atembewegungen
- Wiederaufnahme der Beatmung mit den vorgängigen Ventilationsparametern

Klinische Untersuchung

Klinisch werden folgende 7 Kriterien gefordert:
- Koma
- lichtstarre Pupillen
- beidseitiges Fehlen des okulozephalen Reflexes
- beidseitiges Fehlen des Kornealreflexes
- keine Reaktion auf Schmerzreize
- Fehlen des Pharyngeal- und Trachealreflexes
- Ausfall der Spontanatmung im Apnoetest

Nachweis der Irreversibilität

Die Irreversibilität des Funktionsausfalls des Gehirns muss durch den neuerlichen Nachweis der klinischen Zeichen nach einer Beobachtungszeit oder durch technische Zusatzuntersuchungen gesichert werden. Das Vorgehen hängt dabei vom Schädigungsmechanismus ab.

Beobachtungszeit Für die Beobachtungszeit gelten bei Erwachsenen und Kindern über 2 Jahre folgende minimale Zeitintervalle:

- **12 Stunden** bei primärer supratentorieller Hirnschädigung
- **72 Stunden** bei sekundärer Hirnschädigung

Nachweis der Irreversibilität

Die Irreversibilität des Hirntods wird bewiesen:
- entweder durch eine Beobachtungszeit von 12 h (primäre supratentorielle Schädigung) bzw. 72 h (sekundäre Hirnschädigung)
- oder durch technische Zusatzdiagnostik, d. h. EEG („Nulllinie"), transkranielle Doppler-/Duplexsonografie, Hirnperfusionsszintigrafie oder CT-Angiografie (Perfusionsstillstand).

Bei primär infratentorieller Schädigung ist Zusatzdiagnostik obligat.

IMPP-Schwerpunkte

!! charakteristisches Erscheinungsbild nach Schädigung von Nervenwurzeln und der Hirnnerven

! klinisches Bild spinaler Syndrome und neuropsychologische Pathologien (Aphasie, Anosognosie)

NKLM-Lernziele

Durchführung einer vollständigen klinischen neurologischen Untersuchung (Kraftgrade, Muskeleigenreflexe, Fremdreflexe, pathologische Reflexe, Muskeltonus, Rigor, Spastik, Haut-, Tiefensensibilität, Zwei-Punkt-Diskrimination, Vibrationsempfinden, Gelenkstellungssinn, Pyramidenbahnzeichen, Ataxieprüfung, Gangproben, Romberg-Versuch, Unterberger-Versuch, Koordination [Ziel- und Feinbewegung, Finger-Nase-Versuch, Knie-Hacken-Versuch, Diadochokinese], einschließlich Beurteilung der Bewusstseinslage).
Eine Übersicht der dem Fach zugeordneten NKLM-Lernziele findest Du im Anhang ab Seite 510.

Technische Zusatzuntersuchungen Technische Zusatzuntersuchungen, die es erlauben, den Ausfall der Hirntätigkeit oder der Hirndurchblutung festzustellen und damit die Irreversibilität zu bestätigen, sind die Elektroenzephalografie („Nulllinien-EEG"), die transkranielle Doppler- oder Farbduplexsonografie, die Hirnperfusionsszintigrafie oder die CT-Angiografie (zerebraler Perfusionsstillstand). Ihr Einsatz ist bei primär infratentorieller Hirnschädigung obligat, bei primär supratentorieller oder sekundärer Hirnschädigung alternativ zur Beobachtungszeit.

ÜBUNGSFRAGEN FÜRS MÜNDLICHE MIT LÖSUNGSHILFEN

1. Was unterscheidet die Begriffe „Symptom", „Befund" und „Syndrom"?

Als Symptom bezeichnet man die vom Patienten berichtete Art und Weise seiner Gesundheitsstörung (subjektives Erleben). Befunde sind vom Untersucher erhobene klinische oder zusatzdiagnostische Auffälligkeiten („objektiv"), die in der Regel mit dem Symptom korrelieren. Anders als im Englischen werden im Deutschen „Symptom" und „Befund" häufig synonym verwandt, sollten aber konzeptionell getrennt werden. Als Syndrom bezeichnet man eine charakteristische Kombination von Symptomen und Befunden („Muster"), welches schon vor Anfertigung einer bestätigenden Zusatzdiagnostik den Läsionsort vermuten lässt oder sogar eine neurologische Entität allein definiert (Beispiele: Kleinhirnbrückenwinkelsyndrom, Wallenberg-Syndrom, Brown-Séquard-Syndrom; posteriores reversibles Enzephalopathie-Syndrom, komplexes regionales Schmerzsyndrom).

2. Erläutern Sie die Beziehung zwischen der zeitlichen Verlaufsdynamik neurologischer Symptome und deren zu vermutender Pathogenese.

Neurologische Symptome entwickeln sich plötzlich (Sekunden, Minuten), subakut (Stunden, Tage, Wochen), chronisch progredient (Monate, Jahre) oder schubförmig-remittierend. Plötzlicher Beginn spricht für eine vaskuläre oder „elektrophysiologische" Pathogenese (Ischämie, Blutung, Epilepsie, Kanalopathie), subakuter Beginn für eine Entzündung (Erreger, autoimmun), chronisch progredienter Verlauf für eine Neoplasie oder Neurodegeneration, wiederholte Schübe und Remissionen für eine chronische Autoimmunkrankheit. Ausnahmen bestätigen die Regel.

3. Nennen Sie neurologische Diagnosen, die nur auf der Anamnese (Symptome) beruhen.

Hierzu zählen die Migräne (mit oder ohne Aura), der Spannungskopfschmerz, viele andere primäre Kopfschmerzerkrankungen, die Trigeminusneuralgie, aber auch die transitorische ischämische Attacke (TIA). Für die Klassifikation solcher Störungen sind die „6 W's" der Anamnese wegweisend (Wo? Wie? Wann? Wie oft? Womit einhergehend? Wodurch verstärkt?). Der klinisch-neurologische Befund ist zum Untersuchungszeitpunkt in der Regel normal.

4. Nennen Sie die einzelnen Kennmuskeln der Segmente C5–C8 und L4–S1. Nennen Sie die Kernregionen der zugehörigen Dermatome. Welche Muskeleigenreflexe sind bei Schäden dieser Segmente abgeschwächt?

- *Kennmuskeln:*
  - C5 → M. deltoideus
  - C6 → M. brachioradialis
  - C7 → M. triceps brachii
  - C8 → intrinsische Handmuskeln (z. B. M. abductor digiti minimi)
  - L4 → M. quadriceps femoris
  - L5 → M. extensor hallucis longus
  - S1 → M. gastrocnemius
- *Dermatome:*
  - C5 → lateraler Oberarm
  - C6 → Daumen
  - C7 → Mittelfinger
  - C8 → kleiner Finger/ulnare Handkante
  - L4 → ventromedialer Unterschenkel/Patella
  - L5 → Großzehe
  - S1 → kleiner Zeh/lateraler Fußrand
- *Reflexe:*
  - C5 → Bizepssehnenreflex (BSR)
  - C6 → Brachioradialisreflex (BRR)
  - C7 → Trizepssehnenreflex (TSR)
  - L4 → Patellarsehnenreflex (PSR)
  - L5 → Tibialis-posterior-Reflex (TPR)
  - S1 → Achillessehnenreflex (ASR)

KAPITEL

2

Kopfschmerz-erkrankungen

Arne May, Katrin Giesen

Kaum einer weiß nicht, was Kopfschmerzen sind, und jeder hat seine eigene Art, sie zu bewältigen – von Akupunktur bis zu Triptanen ist alles dabei! Um die optimale Therapie für einen Patienten mit Kopfschmerzen zu finden, ist ihre Analyse wichtig, denn die Ursachen und Assoziationen sind vielseitig. Wie bei allen Schmerzen ist es sinnvoll, die Symptome systematisch zu erfragen. Vergiss auf der Suche nach der korrekten Diagnose nicht, nach Medikamenten und Vorerkrankungen zu fragen, denn immerhin soll der Patient mit medikamenteninduzierten Kopfschmerzen nicht noch mehr Ibuprofen bekommen!

2.1 Anatomie und Physiologie des Schmerzes

2.1 Anatomie und Physiologie des Schmerzes

Das trigeminovaskuläre System spielt eine einzigartige Rolle in der zerebrovaskulären Physiologie. Es ist die einzige sensorische (afferente) Innervation der zerebralen Gefäße und hat kurioserweise zusätzlich ein efferentes Potenzial unter pathophysiologischen Bedingungen.

Anatomie

Das trigeminovaskuläre System besteht aus den Nerven, die aus dem Ganglion trigeminale entspringen und die duralen und zerebralen Gefäße innervieren.

> **MERKE** Der N. trigeminus ist der afferente Hauptträger des Schmerzes zerebraler Gefäße und der Dura mater.

Ganglion trigeminale und N. trigeminus

Ganglion trigeminale Das Ganglion trigeminale (Ganglion Gasseri) ist ein sensibles Ganglion im fünften Hirnnerv (N. trigeminus, ➤ Kap. 1.2.5). In ihm liegen die Zellkörper der afferenten bipolaren Neurone. Der periphere Fortsatz ist mit den Hirngefäßen synaptisch verbunden (insbesondere mit den basisnahen großen Gefäßen, aber auch den pialen Gefäßen), steht aber auch mit der Dura mater in Verbindung. Die Fasern des peripheren Fortsatzes sind besonders im N. ophthalmicus zu finden. Der nach zentral ziehende Fortsatz endet synaptisch im kaudalen Hirnstamm oder im hohen Zervikalmark.

N. trigeminus Der N. trigeminus hat 3 Äste (➤ Kap. 1.2.5), die u. a. die Dura mater sensibel innervieren. Die Innervation ist somatotop gegliedert, indem der N. ophthalmicus (V1) die vordere Schädelgrube und das Tentorium cerebelli versorgt, der N. maxillaris (V2) das Orbitadach und der N. mandibularis (V3) die mittlere Schädelgrube. Die Dura der hinteren Schädelgrube wird darüber hinaus von den 2 ersten dorsalen Wurzelganglien (C1, C2) innerviert. Mit den Nervenästen des N. trigeminus ziehen sympathische Fasern (aus dem Ganglion cervicale superius) zur Dura und enden dort an den großen zerebralen Gefäßen.

Aus Studentensicht

Physiologie

Bei vielen Kopfschmerzsyndromen ändern sich Weite und Blutfluss zerebraler Gefäße. Dies wird wahrscheinlich durch eine efferente Innervation über sympathische Fasern des N. trigeminus vermittelt – was nicht mehr als Ursache der Kopfschmerzen, sondern als Epiphänomen angesehen wird. Eigentliche Ursache kann eine Aktivierung bestimmter Hirnareale sein.

2.2 Klinisches Management

2.2.1 Klinik und Diagnostik

Kopfschmerzanamnese: Lokalisation? Dauer? Intensität? Schmerzcharakter? Frequenz? Begleitsymptome? Vorerkrankungen?

Transmitter

Es wurden mehrere potente vasodilatatorische Peptide in den Zellkörpern trigeminaler Neurone nachgewiesen. Diese Substanzen sind das „calcitonin gene-related peptide" (CGRP), Substanz P (SP) und Neurokinin A (NKA). Sie kommen in verschiedenen Kombinationen in Neuronen vor. Welche funktionelle Konsequenz diese Kombinationen haben, ist noch unklar.

Physiologie

Duraler Blutfluss

Die sympathischen Fasern, die über die Trigeminusäste die Gefäße der Dura mater erreichen, sind funktionell mit den Mastzellen in deren Gefäßwänden verbunden. Reizt man das Ganglion trigeminale elektrisch, steigen der durale und – in bestimmten Arealen – der zerebrale Blutfluss. Es ist wahrscheinlich, dass solche Effekte bei primären Kopfschmerzsyndromen eine Rolle spielen, was Teile ihrer Symptomatik (z. B. autonome Symptome, Blutflussveränderungen) erklärt. Das würde auch erklären, warum sich bei vielen Kopfschmerzsyndromen z. B. Gefäßweite und/oder Blutfluss ändern – eine (sekundäre) Veränderung, die fälschlicherweise als Ursache der Kopfschmerzen (Stichwort vaskuläre Kopfschmerzen) angenommen wurde (s. u.).

Schutzfunktion

Da das Gehirn selbst nicht schmerzhaft ist, muss man davon ausgehen, dass das trigeminovaskuläre System nicht nur Berührungs- oder Schmerzreize aus dem Gesicht weiterleitet, sondern vor allem eine echte Schutzfunktion, z. B. vor toxischen Reizen, hat. Das ist leicht nachvollziehbar: Gelangt z. B. beim Duschen Seife in die Augen, werden diese sofort rot (Vasodilatation) und fangen an zu tränen (parasympathischer Reflex). Die Kornea ist fast ausschließlich trigeminal innerviert und reagiert so, wie auch die Dura z. B. bei einer Meningitis reagiert. Das System ist vor allem eine physiologische Antwort auf einen potenziell gefährlichen Reiz. Schmerz hat also auch am Kopf eine Schutzfunktion – die allerdings bei primären Kopfschmerzen, wie der Migräne, sinnlos geworden ist.

Vasodilatation bei primären Kopfschmerzen

Vaskuläre Kopfschmerzen Die Ursache primärer Kopfschmerzen wurde lange in Änderungen des Gefäßdurchmessers oder Änderungen des zerebralen Blutflusses gesehen. Die Vasodilatation, die im Modell des trigeminovaskulären Systems als Epiphänomen zu verstehen ist, war also im vaskulären Modell der eigentliche Kopfschmerzmechanismus. Diese Vorstellung gilt mittlerweile als überholt.

Zentrale Genese Klinisch gesehen weisen die meisten Kopfschmerzsyndrome auf eine zentrale Genese hin, d. h., dass sie primär vom Gehirn selbst gesteuert werden. Dafür sprechen z. B. gerade die bei Migräne und beim Cluster-Kopfschmerz vorhandene tagesrhythmische Abhängigkeit der Attacken und die während der Attacken vorhandenen zentralen Symptome wie Müdigkeit, Übelkeit und Konzentrationsstörungen. Bei der Migräne wird spezifisch der Hirnstamm aktiviert, beim Cluster-Kopfschmerz der Hypothalamus. Diese Aktivierungen sind nicht sekundär zum Schmerz, sondern werden tatsächlich als eigentliche Motoren der Schmerzattacken gewertet.

Interaktion zwischen Nerven und Gefäßen Beim Cluster-Kopfschmerz, aber auch bei der Migräne werden dessen ungeachtet die großen basisnahen Gefäße erweitert. Die Gefäßerweiterung ist neural vermittelt und nicht typisch für eine bestimmte Kopfschmerzform, sondern prinzipieller physiologischer Anteil trigeminal vermittelter Schmerzen. Wahrscheinlich liegt dem ein trigemino-parasympathischer Reflex zugrunde. Zumindest Migräne und Cluster-Kopfschmerz sollten also zusammenfassend als neurovaskuläre Kopfschmerzen beschrieben werden, um die Nerv-Gefäß-Interaktion als zugrunde liegendes Charakteristikum dieser Syndrome zu unterstreichen.

2.2 Klinisches Management

2.2.1 Klinik und Diagnostik

Beim Leitsymptom Kopfschmerz beruht die klinische Diagnose auf der Anamnese- und Beschwerdeschilderung des Patienten und dem klinischen Befund (> Kap. 1.1, 6 W-Fragen).

Anamnese

Entscheidend sind die Angaben zur Lokalisation, Dauer, Intensität, Art und Frequenz der Kopfschmerzen und zu eventuellen Begleitsymptomen (> Abb. 2.1). Zusätzlich müssen bereits bekannte Erkrankungen erfragt werden. Anhand einer solchen differenzierten Anamnese ist es oft bereits möglich, primäre von sekundären Kopfschmerzen zu unterscheiden und auch die zugrunde liegende Erkrankung bei sekundären Kopfschmerzen in Erfahrung zu bringen. Ist die Anamnese jedoch nicht eindeutig oder handelt es sich um eine Erstmanifestation eines primären Kopfschmerzsyndroms, können diagnostische Schwierigkeiten auftreten.

MERKE Diagnostisch ist man bei Kopfschmerzpatienten auf eine gute Anamnese und den neurologischen Untersuchungsbefund angewiesen. Primäre Kopfschmerzen sind hierüber definiert, d. h., es gibt keine apparative Untersuchung, die eine bestimmte Kopfschmerzform beweist. Apparative Untersuchungen schließen nur eine sekundäre Kopfschmerzform aus (d. h. ca. 8 % der Kopfschmerzsyndrome).

MERKE

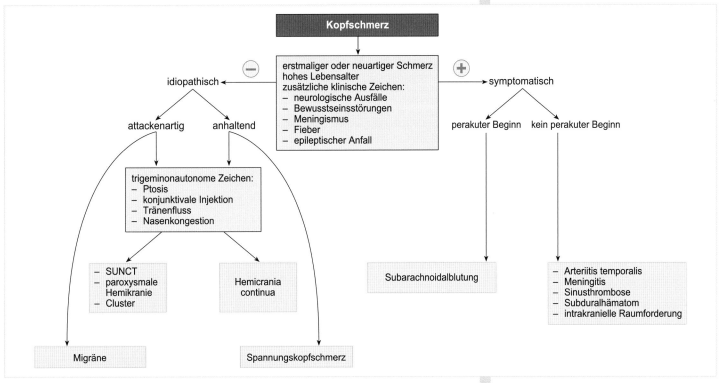

Abb. 2.1 Differenzialdiagnose der Kopfschmerzen. [L141]

Klinische Untersuchung

Bei primären Kopfschmerzformen zeigt die neurologische Untersuchung per definitionem keinen pathologischen Befund. Ein pathologischer Befund in der neurologischen Untersuchung ist daher immer Hinweis auf eine sekundäre Kopfschmerzform und muss eine weitere apparative Untersuchung zur Folge haben.

Die **neurologische Untersuchung** ergibt beim primären Kopfschmerz keinen Befund!

Bildgebung

Indikationen Während bei schon langjährig bestehenden, konstanten und eindeutigen primären Kopfschmerzen eine kraniale Bildgebung in der Regel nicht erforderlich ist, ist sie in den folgenden Fällen indiziert:

- Auftreten neurologischer Symptome/Ausfälle
- atypischer klinischer Verlauf
- zunehmende Schmerzintensität oder sich ändernder Schmerzcharakter bei bekanntem Kopfschmerzsyndrom
- Erstmanifestation einer Kopfschmerzerkrankung mit untypischem Charakter
- Angst des Patienten vor schwerwiegenden zugrunde liegenden Erkrankungen, wie z. B. Tumoren – hier ist eine Patientenedukation neben der einmaligen (!) Durchführung einer Bildgebung wichtig

Indikation einer **kranialen Bildgebung** bei Kopfschmerzen: neurologische Ausfälle, atypischer Verlauf, zunehmende Schmerzintensität/veränderter Schmerzcharakter bei bekanntem Kopfschmerzsyndrom, Erstmanifestation, (Tumor-)Angst des Patienten und weitere „red flags" (Fieber, Meningismus, hohes Alter, Bewusstseinsstörung).
Liquoruntersuchung in diesen Fällen in Erwägung ziehen!

MERKE Bei typischer Klinik und normalem neurologischem Befund ist die Wahrscheinlichkeit irrelevanter Zufallsbefunde höher als die Wahrscheinlichkeit, einen behandlungswürdigen Befund zu erheben, der Ursache der Kopfschmerzen ist.

MERKE

CT oder MRT Wenn eine Bildgebung durchgeführt wird, ist – abhängig von der Verdachtsdiagnose und dem Zeitverlauf – eine kraniale MRT meist der CT vorzuziehen. Wenn eine kraniale CT durchgeführt wird (meist zum Ausschluss einer akuten Blutung oder Darstellung der knöchernen Schädelbasis), ist eine Kontrastmittelgabe meist entbehrlich.

Weitere Untersuchungen

Bei Kopfschmerzen ist ein EEG nur indiziert, wenn eine Assoziation mit einem epileptischen Geschehen vermutet wird. Evozierte Potenziale, Blinkreflex, autonome Testung, Algesiometrie, Elektroneuro- und -myografie sind zur Diagnostik von primären Kopfschmerzen nicht geeignet, sie sind jedoch zur Untersuchung symptomatischer, also sekundärer Kopfschmerzen manchmal nötig. Das Gleiche gilt für die transkranielle Doppler-/Duplexsonografie. Eine extrakranielle Doppler-/Duplexsonografie ist zum Ausschluss eines Dissekats ggf. sinnvoll, wobei hier die MRT mit fettsupprimierten Sequenzen sensitiver ist.

CAVE

Kopfschmerz als Notfall

In den neurologischen Bereitschaftsdiensten kommen oft Patienten mit akuten Kopfschmerzen. Wichtig ist es, bei diesen Patienten sekundäre Kopfschmerzformen nicht zu übersehen (z. B. Subarachnoidalblutung, intrakranielle Drucksteigerung, Meningitis, Arteriitis cranialis). Folgende „red flags" sollten dabei Anlass sein, genauer hinzuschauen, also eine weiterführende Diagnostik zu veranlassen (z. B. Bildgebung, Labor, ggf. Lumbalpunktion):
- erstmalige Kopfschmerzen („habe sonst nie Kopfschmerzen")
- hohes Alter
- besonders schwere Kopfschmerzen
- nicht durch Migräne zu erklärende Übelkeit und Erbrechen
- Bewusstseinsstörung
- Fieber
- neurologische Ausfälle oder Meningismus

Je nachdem, wie die Kopfschmerzen begonnen haben und welcher Befund aktuell erhoben wird, kann das diagnostische Vorgehen sehr unterschiedlich sein (> Abb. 2.1).

2.2.2 IHS-Klassifikation

Fast jeder Mensch hat hin und wieder Kopfschmerzen und jede medizinische Fachrichtung kennt Kopfschmerzen als ein Symptom gleich mehrerer verschiedener Erkrankungen ihres Spezialgebiets. Die Differenzialdiagnose erscheint daher nicht einfach. Mithilfe der operativen Klassifikation der internationalen Kopfschmerzgesellschaft (> Tab. 2.1) – eigentlich für wissenschaftliche Zwecke erstellt und daher sehr rigide – gelingt es jedoch fast immer, nach Anamnese und neurologischem Untersuchungsbefund eine der inzwischen fast 220 Kopfschmerzdiagnosen zu stellen. Dabei handelt es sich nicht um einen Elfenbeinturm: Wenn ein Kopfschmerz die Kriterien für eine bestimmte primäre Kopfschmerzerkrankung nach IHS-Kriterien trifft und der neurologische Untersuchungsbefund unauffällig ist, liegt die Wahrscheinlichkeit eines Tumors bei 0,2 % und damit nicht höher als in der Allgemeinbevölkerung. Da man den meisten Menschen mit einem Kopfschmerzsyndrom inzwischen wirklich gut helfen kann, wenn die für die Erkrankung richtige Medikation eingesetzt wird, ist es darüber hinaus hilfreich zu wissen, welche Diagnose überhaupt vorliegt. Die deutsche Übersetzung der IHS-Klassifikation steht unter http://www.ihs-klassifikation.de zur Verfügung. Im Jahr 2013 wurde die Betaversion der 3. Auflage der Internationalen Kopfschmerzklassifikation (ICHD-IIIβ) veröffentlicht. Bei dieser Betaversion handelt es sich um eine Testversion, die zunächst im praktischen Gebrauch erprobt werden soll, bevor die endgültige Fassung veröffentlicht wird.

MERKE Beim sekundären Kopfschmerz ist der Schmerz Symptom einer zugrunde liegenden Läsion oder eines Syndroms (Tumor, Trauma, Blutung, Entzündung), beim primären Kopfschmerz ist der Schmerz selbst die Erkrankung. 92 % aller Patienten mit Kopfschmerzen leiden an einer primären Kopfschmerzerkrankung.

Tab. 2.1 IHS-Klassifikation der Kopfschmerzen. Die hier aufgeführten Gruppen sind in der Originalklassifikation noch weiter unterteilt.

Gruppe	Kopfschmerztyp
Teil 1: Primäre Kopfschmerzerkrankungen	
1	Migräne
2	Kopfschmerz vom Spannungstyp
3	Cluster-Kopfschmerz und andere trigeminoautonome Kopfschmerzerkrankungen
4	Andere primäre Kopfschmerzen
Teil 2: Sekundäre Kopfschmerzerkrankungen	
5	Kopfschmerz zurückzuführen auf ein Kopf- und/oder HWS-Trauma
6	Kopfschmerz zurückzuführen auf Gefäßstörungen im Bereich des Kopfes oder des Halses
7	Kopfschmerz zurückzuführen auf nichtvaskuläre intrakraniale Störungen
8	Kopfschmerz zurückzuführen auf eine Substanz oder deren Entzug
9	Kopfschmerz zurückzuführen auf eine Infektion
10	Kopfschmerz zurückzuführen auf eine Störung der Homöostase
11	Kopf- oder Gesichtsschmerz zurückzuführen auf Erkrankungen des Schädels sowie von Hals, Augen, Ohren, Nase, Nebenhöhlen, Zähnen, Mund oder anderen Gesichts- oder Schädelstrukturen
12	Kopfschmerz zurückzuführen auf psychiatrische Störungen
Teil 3: Kraniale Neuralgien, zentraler und primärer Gesichtsschmerz und andere Kopfschmerzen	
13	Kraniale Neuralgien und zentrale Ursachen von Gesichtsschmerzen
14	Andere Kopfschmerzen, kraniale Neuralgien, zentrale oder primäre Gesichtsschmerzen

2.3 Chronic Daily Headache

Unter diesem nicht in der IHS-Klassifikation zu findenden Begriff werden aus pragmatischen Gründen mehrere IHS-definierte Formen täglicher Kopfschmerzen zusammengefasst. Dazu gehören neben der häufigsten Form, den chronischen Kopfschmerzen vom Spannungstyp, auch der medikamenteninduzierte Dauerkopfschmerz, die „transformed migraine" und der „new daily persistent headache".

> **MERKE** Prinzipiell wird ein Kopfschmerz als chronisch definiert, wenn er an mehr als 15 Tagen im Monat und mehr als 3 Monate in Folge auftritt.

2.3.1 Episodischer und chronischer Kopfschmerz vom Spannungstyp

Der episodische Spannungskopfschmerz (Kopfschmerzen an weniger als 15 Tagen im Monat) zählt mit einer Prävalenz von 40–60 % in Europa und den USA zum häufigsten Kopfschmerz überhaupt. Der chronische Spannungskopfschmerz (Kopfschmerzen an mehr als 15 Tagen im Monat) ist mit einer Prävalenz von 3 % wesentlich seltener. Allerdings geht er mit einem hohen Leidensdruck einher, sodass diese Patienten sehr häufig in Kopfschmerzambulanzen zu finden sind. Die durchschnittliche Erstmanifestation liegt zwischen dem 25. und 30. Lebensjahr.

Klinik und Diagnostik

Die Kopfschmerzen haben einen dumpf-drückenden Charakter, sind bifrontal, okzipital oder auch holokraniell lokalisiert. Sie werden wie „ein Eisenband, das um den Kopf geschnürt ist", empfunden oder so, als ob „der Kopf in einen Schraubstock eingespannt ist". Andere Patienten beschreiben ihn als „Gefühl der Benommenheit" oder als „Gefühl, nicht klar denken zu können". Vegetative Begleitsymptome wie Übelkeit oder Erbrechen kommen nicht vor. Selten tritt isoliert eine geringe Lichtempfindlichkeit auf. Unter körperlicher Belastung oder Lagewechsel nehmen die Kopfschmerzen nicht zu.

> **MERKE** Insbesondere bei chronischen Kopfschmerzen muss auf die Medikamentenanamnese geachtet werden, um einen medikamenteninduzierten Dauerkopfschmerz auszuschließen.

Tab. 2.2 Diagnostische Kriterien des episodischen Spannungskopfschmerzes.

Gruppe	Kriterien
A	wenigstens 10 Episoden, die die Kriterien B–D erfüllen und durchschnittlich an < 1 Tag/Monat (< 12 Tage/Jahr) auftreten
B	Kopfschmerzdauer zwischen 30 Minuten und 7 Tagen
C	Kopfschmerz mit mindestens 2 der folgenden Charakteristika: • beidseitige Lokalisation • Schmerzqualität drückend oder beengend, nicht pulsierend • leichte bis mittlere Schmerzintensität keine Verstärkung durch körperliche Routineaktivitäten wie Gehen oder Treppensteigen
D	beide folgenden Punkte sind erfüllt: • keine Übelkeit oder Erbrechen (Appetitlosigkeit kann auftreten) • Fotophobie oder Phonophobie – nicht jedoch beides – kann vorhanden sein
E	nicht auf eine andere Erkrankung zurückzuführen

Therapie

Episodischer Spannungskopfschmerz   Medikamente der Wahl sind Paracetamol oder Azetylsalizylsäure, Ibuprofen oder Naproxen in Dosen von 500–1.500 mg/d.

Chronischer Spannungskopfschmerz   Um einen medikamenteninduzierten Dauerkopfschmerz zu vermeiden, sollte das jeweilige (Schmerz-)Medikament an nicht mehr als 10 Tagen/Monat eingenommen werden. Aus dem gleichen Grund sollte der chronische Spannungskopfschmerz primär nicht mit Analgetika, sondern – über mindestens 3–6 Monate – mit trizyklischen Antidepressiva (z. B. Amitriptylin 25–75 mg/d) und nicht medikamentösen Verfahren (regelmäßiger Ausdauersport und progressive Muskelrelaxation nach Jacobson) behandelt werden. Die Patienten müssen aufgeklärt werden, dass sie trizyklische Antidepressiva erhalten, um die Schmerzen und nicht etwa eine depressive Störung zu behandeln, und dass sie anfangs mit Nebenwirkungen wie Müdigkeit und Mundtrockenheit zu tun haben werden, bevor die eigentliche schmerzreduzierende Wirkung eintritt. Nehmen die Kopfschmerzen bei Einnahme eines Präparats nicht ab, sollte man erst nach einem Zeitraum von 8–10 Wochen auf ein anderes Präparat umstellen, da die Wirkung häufig verzögert auftritt.

2.3.2 Medikamenteninduzierter Dauerkopfschmerz

Die IHS-Klassifikation unterscheidet bei Kopfschmerzen durch Medikamente eine relativ akute Form (z. B. als Nebenwirkung von Nitraten oder Kalziumantagonisten) von einem täglichen analgetikainduzierten Kopfschmerz. Die regelmäßige Einnahme von Schmerz- oder Migränemitteln kann bei Kopf-

2.3 Chronic Daily Headache

MERKE

2.3.1 Episodischer und chronischer Kopfschmerz vom Spannungstyp

Klinik: dumpf-drückend, bifrontal, okzipital oder holokraniell lokalisiert, keine vegetativen Begleitsymptome, selten Lichtempfindlichkeit, keine Zunahme bei körperlicher Belastung; ➣ Tab. 2.2.

MERKE

TAB. 2.2

Akuttherapie: NSAR, Paracetamol („Attacken"-) **Prophylaxe:** trizyklische Antidepressiva, Ausdauersport, progressive Muskelrelaxation nach Jacobson

2.3.2 Medikamenteninduzierter Dauerkopfschmerz

Medikameteninduzierter Kopfschmerz kann auftreten, wenn an *mehr als 10 Tagen* im Monat über Jahre hinweg Analgetika eingenommen werden. Er ist diffus verteilt, dumpf-drückend und nahezu täglich vorhanden.

schmerzpatienten schon nach wenigen Wochen, häufig aber erst nach Jahren zu einem täglichen Kopfschmerz führen, der als medikameteninduzierter Dauerkopfschmerz bezeichnet wird. Dieser kann ebenso bei regelmäßiger Einnahme von Migränemitteln (= Triptanen) entstehen. Frauen sind fünfmal häufiger betroffen als Männer.

Klinik und Diagnostik

Die Patienten beschreiben den Schmerz als dumpf-drückend und diffus. Er ist entweder täglich oder fast täglich und häufig schon morgens beim Erwachen vorhanden und hält den ganzen Tag an. Bei körperlicher Belastung nimmt er zu. Zusätzlich zu diesem Dauerkopfschmerz können bei Migränepatienten außerdem typische Attacken auftreten. Vegetative Begleiterscheinungen wie Übelkeit und Erbrechen finden sich im Gegensatz zu den Attacken beim täglichen Kopfschmerz seltener und geringer ausgeprägt. Als Faustregel gilt, dass jegliche Schmerzmedikation an nicht mehr als 10 Tagen/Monat eingenommen werden sollte, um einen medikameteninduzierten Dauerkopfschmerz zu vermeiden.

> **MERKE** Bei Patienten mit chronischem Kopfschmerz kann die Frage, ob es sich noch um den primären Kopfschmerz oder bereits um einen medikameteninduzierten Kopfschmerz handelt, oft erst nach einem Medikamentenentzug beantwortet werden.

MERKE

Therapie
Entzug

Therapie ist der stationäre oder ambulante Schmerzmittelentzug.

Es ist nicht sinnvoll, die Kopfschmerzen mit einem anderen oder stärkeren Mittel zu behandeln. Indiziert ist vielmehr ein Medikamentenentzug, der eine hohe Motivation des Patienten und die Mithilfe durch die Familie oder Freunde erfordert. Im Idealfall ist ein solcher Entzug ambulant möglich, in den folgenden Fällen sollte er jedoch stationär (üblicherweise 10–14 Tage) durchgeführt werden:

- langjähriger medikameteninduzierter Dauerkopfschmerz
- zusätzliche Einnahme psychotroper Substanzen (Schlafmittel, Tranquilizer, Anxiolytika)
- regelmäßige Einnahme von Migränemitteln, die Codein enthalten
- mehrere erfolglose Selbstentzüge
- Angst des Patienten vor dem ambulanten Entzug
- hoher Leistungsanspruch und Angst auszufallen
- ungünstige familiäre Begleitumstände
- ausgeprägte Begleitdepression.

> **PRAXISTIPP**
>
> **Medikamentenentzug bei medikameteninduziertem Kopfschmerz**
>
> **Migräne als ursprünglicher Kopfschmerz**
> - alle Schmerzmittel abrupt absetzen; besteht ein Patient jedoch auf einem ambulanten Entzug, Substanzen in Abhängigkeit von der Ausgangsdosis über 2 Wochen langsam ausschleichend absetzen
> - mit dem Entzug evtl. eine Migräneprophylaxe (entsprechend den Empfehlungen der Deutschen Migräne- und Kopfschmerzgesellschaft) geben
>
> **Spannungskopfschmerzen als ursprünglicher Kopfschmerz**
> - unmittelbar mit dem Entzug eine Prophylaxe mit z. B. Betablockern (z. B. Metoprolol 25 oder 50 mg abends) beginnen
> - alternativ Amitriptylin (z. B. 25–75 mg in einer Einzeldosis abends)
>
> **Begleittherapie**
> - bei Bedarf während der akuten Entzugsphase ein Antiemetikum geben, z. B. Metoclopramid 3 × 10 mg/d
> - bei Erbrechen (kann zur Exsikkose führen, die den Kopfschmerz verstärkt) Infusionen verabreichen
> - bei mittelschweren Entzugskopfschmerzen kann Naproxen (z. B. 2 × 500 mg/d) in den ersten 3 Tagen sinnvoll sein – alternativ kommen Kortikosteroide (z. B. 60 mg morgens) für 3–4 Tage infrage
> - bei erforderlicher Sedierung niedrigpotente Neuroleptika wie Thioridazin (z. B. 30–60 mg/d in retardierter Form) verwenden

Nach dem Medikamentenentzug

Nach dem Entzug kann wieder eine Prophylaxe der vorausgehenden Kopfschmerzart begonnen werden.

Kopfschmerzen Nach dem Entzug auftretende Migräneattacken oder Spannungskopfschmerzen werden nach den Richtlinien der Deutschen Migräne- und Kopfschmerzgesellschaft behandelt (www.dmkg.de). Zur Dokumentation des Therapieerfolgs und der Wirksamkeit der prophylaktischen Nachbehandlung sollte der Patient ein Kopfschmerztagebuch führen (zu erhalten unter www.dmkg.de).

Prophylaxe Am besten schon vor dem Entzug muss mit dem Patienten beraten werden, mit welchen medikamentösen und nicht medikamentösen Maßnahmen eine Prophylaxe möglich ist und wie ein erneuter Missbrauch vermieden werden kann. Bei der weiteren Akuttherapie der Kopfschmerzen muss die Faustregel gelten: Schmerzmittel nur an 8–10 Tagen pro Monat(!). Dabei ist es nicht so entscheidend, wie viele Tabletten man pro Tag einnimmt, es kommt auf die Anzahl der Tage im Monat an.

Eine Migräneprophylaxe oder eine medikamentöse Prophylaxe von Spannungskopfschmerzen während der regelmäßigen Einnahme von Schmerzmitteln ist sinnlos, da der therapeutische Effekt von Prophylaktika offenbar durch die Schmerzmittel antagonisiert wird. Es kann sein, dass eine Prophylaxe mit z. B. Betablockern unter dauernder Schmerzmitteleinnahme versagt. Der richtige Weg ist nicht, eine andere Prophylaxe zu wählen, sondern erst zu entziehen und dann die Betablocker noch einmal zu versuchen.

FALL Eine 45-jährige Patientin berichtet, sie leide seit 12 Jahren an Kopfschmerzen, die seit etwa 3 Jahren zunehmen. Sie kommt spezifisch mit der Bitte, ein anderes Schmerzmittel verschrieben zu bekommen, „da das alte seine Wirkung verloren hat". Auf Nachfragen erlebt sie an mindestens 25 von 30 Tagen Kopfschmerzen und nimmt an etwa 20 Tagen pro Monat 1 oder 2 Kopfschmerztabletten unterschiedlicher Substanzklassen ein. In der Vorgeschichte ist eine typische Migräne ohne Aura zu erfragen, die in den letzten 1,5 Jahren kontinuierlich häufiger geworden sei. Eine Prophylaxe mit Betablockern vor 2 Monaten hatte keinen Erfolg.
Nach Entzug der Schmerzmedikation und Begrenzung auf die Einnahme eines Triptans nicht häufiger als an 8 Tagen pro Monat sind unter Kopfschmerzkalenderkontrolle die fast täglichen leichteren Kopfschmerzen verschwunden. Geblieben sind 4–5 schwerere Migräneattacken, die eine Prophylaxe mit Betablockern erfordern. Nach weiteren 2 Monaten hat die Patientin nur noch 2 Attacken pro Monat, die sie gut mit einem Triptan behandeln kann. Nach weiteren 4 Monaten wird der Betablocker sukzessive ausgeschlichen. Die Attackenfrequenz bleibt niedrig.

Ätiopathogenese

Heute muss man davon ausgehen, dass potenziell alle Analgetika, Ergotamine und Triptane einen medikamenteninduzierten Kopfschmerz hervorrufen können, wenn sie regelmäßig eingenommen werden. Besonders problematisch sind analgetische Mischpräparate, Mutterkornalkaloide (auch Dihydroergotamin) und Migränemittel, die Tranquilizer oder Codein enthalten. Eine echte Polytoxikomanie mit Opioiden oder Alkohol wird kaum beobachtet.

2.4 Attackenartige Kopfschmerzen

2.4 Attackenartige Kopfschmerzen

2.4.1 Migräne

2.4.1 Migräne

Die Migräne ist eine der häufigsten Kopfschmerzformen. 14 % der Bevölkerung leiden unter einer Migräne. Migräne und Spannungskopfschmerzen machen im Klinikalltag etwa 70–80 % aller primären Kopfschmerzsyndrome aus.

Migräne ohne Aura

Migräne ohne Aura

Klinik und Diagnostik

Für die Migräne sind attackenweise heftige, häufig einseitige pulsierend-pochende Kopfschmerzen typisch. Die Kopfschmerzen können innerhalb einer Attacke oder auch von Attacke zu Attacke die Seite wechseln. Sie sind dabei nicht zwingend halbseitig, sondern können auch nur frontal oder okzipital betont auftreten. Die einzelnen Attacken sind häufig begleitet von Übelkeit, Erbrechen, Phono- und Fotophobie und seltener auch Osmophobie (Geruchsempfindlichkeit). Die Dauer der Attacken beträgt nach der IHS-Definition 4–72 Stunden (> Tab. 2.3). Bei Kindern sind die Attacken im Allgemeinen kürzer und können auch ohne Kopfschmerzen nur mit vegetativen Symptomen wie Übelkeit, Erbrechen und Schwindel einhergehen.

Klinik und Diagnostik: attackenweise auftretend, pulsierend-pochend, einseitig lokalisiert, mit Übelkeit/Erbrechen, Licht-, Lärm- und Geruchsempfindlichkeit einhergehend, Dauer 4–72 h, mit und ohne Aura; > Tab. 2.3.

MERKE Wichtiger als ein einzelnes Symptom (wie Halbseitigkeit der Kopfschmerzen) ist die Kombination der Schmerzen mit vegetativen Symptomen und der für Migränekopfschmerzen typischen Zeiteinheit von 4–72 Stunden.

MERKE

Tab. 2.3 Diagnostische Kriterien der Migräne.

TAB. 2.3

Gruppe	Kriterien
A	mindestens 5 Attacken, welche die Kriterien B–D erfüllen
B	Kopfschmerzattacken, die (unbehandelt oder erfolglos behandelt) 4–72 Stunden anhalten
C	Kopfschmerz mit mindestens 2 der folgenden Charakteristika: • einseitige Lokalisation • pulsierender Charakter • mittlere oder starke Schmerzintensität • Verstärkung durch körperliche Routineaktivitäten (z. B. Gehen oder Treppensteigen) führt zu deren Vermeidung
D	während des Kopfschmerzes ist mindestens einer der folgenden Punkte erfüllt: • Übelkeit und/oder Erbrechen • Fotophobie und Phonophobie
E	nicht auf eine andere Erkrankung zurückzuführen

Aus Studentensicht

Akuttherapie:
- Migränemittel (Ergotamine, Triptane)
- Analgetika (ASS, Ibuprofen, Diclofenac, Paracetamol, Metamizol)
- Antiemetika (MCP)

Therapie mit Triptanen: Gabe *nach* der Aura, *frühzeitig* während der Attacke, bei Nichtansprechen *keine 2. Gabe,* bei Ansprechen und Wiederauftreten der Kopfschmerzen (*Rebound*) jedoch 2. Gabe möglich, nicht öfter als an 10 Tagen/Monat!

Medikamentöse Therapie der Migräneattacke

Überblick

Während eine unkomplizierte Migräne recht einfach zu behandeln ist, sieht das bei chronischen Verlaufsformen, atypischen Attacken, häufigen Auren und Kombinationen mit anderen Kopfschmerztypen oder medikamenteninduzierten Kopfschmerzen oft ganz anders aus. Generell aber gilt, dass der sinnvolle Einsatz der Akut- und Prophylaxemedikation in Kombination mit Verhaltensregeln und nicht medikamentösen Verfahren in recht kurzer Zeit bei über 80 % der Patienten zu einem messbaren Erfolg führt.

Therapieerfolg Eine Migräneattacke gilt in klinischen Studien als erfolgreich behandelt, wenn die Patienten 2 Stunden nach der Medikamenteneinnahme schmerzfrei sind oder sich die Kopfschmerzen in dieser Zeit von schwer oder mittelschwer auf leicht oder nicht mehr existent gebessert haben. Dieser Therapieerfolg muss bei 2 von 3 Migräneattacken reproduzierbar sein.

Medikamente Für die Therapie der Migräne können Migränemittel oder Analgetika eingesetzt werden. Bei Patienten, die unter ausgeprägter Übelkeit leiden, sind zusätzliche Antiemetika sinnvoll.

- **Migränemittel** (Ergotamine und Triptane) sind keine Schmerzmittel und wirken nur bei Migräne (und Cluster-Kopfschmerz). Triptane sind bei akuten Migräneattacken am effektivsten. Aktuell sind 7 Triptane mit insgesamt 23 Darreichungsformen zur Behandlung der Migräneattacke in Deutschland zugelassen.
- Bei den **Analgetika** sind Azetylsalizylsäure (ASS), Ibuprofen, Diclofenac und Paracetamol die Medikamente der 1. Wahl (> Tab. 2.4). Metamizol ist ebenfalls wirksam. Analgetika sollten bevorzugt nach der Gabe eines Antiemetikums eingenommen werden.
- **Antiemetika** (> Tab. 2.5) sind bei ausgeprägter Übelkeit sinnvoll, besonders bei Gabe von Analgetika. Metoclopramid hat bei der Migräne auch eine geringe eigene analgetische Wirkung.

Tab. 2.4 Analgetika zur Behandlung der Migräneattacke.

Arzneimittel	Dosierung	Nebenwirkungen	Kontraindikationen
Azetylsalizylsäure	• 1.000 mg • 1.000 mg i. v.	Magenschmerzen, Übelkeit, Gerinnungsstörungen	Magen-Darm-Ulzera, Asthma, Blutungsneigung, Schwangerschaft 3. Trimenon
Ibuprofen	200–600 mg	wie ASS, Ödeme	wie ASS (Blutungsneigung geringer), Niereninsuffizienz, systemischer Lupus erythematodes, Schwangerschaft 3. Trimenon
Naproxen	500–1.000 mg	wie Ibuprofen	wie Ibuprofen
Diclofenac	50–100 mg	wie Ibuprofen	wie Ibuprofen
Paracetamol	1.000 mg	Leberschäden	Leberschäden, Niereninsuffizienz

Tab. 2.5 Antiemetika in der Migränetherapie.

Substanzen	Dosis	Nebenwirkungen	Kontraindikationen
Metoclopramid	• 10–20 mg/d p. o. • 20 mg/d rektal • 10 mg/d i. m., i. v., s. c.	frühdyskinetisches Syndrom, Unruhezustände	Kinder unter 14 Jahren, Hyperkinesen, Epilepsien, Schwangerschaft, Prolaktinom
Domperidon	20–30 mg/d p. o.	seltener als bei Metoclopramid	Kinder unter 10 Jahren, sonst wie Metoclopramid, aber geringer ausgeprägt und seltener

Triptane

Wirkstoffe Wirkstoffe der Triptane sind:
- Sumatriptan
- Zolmitriptan
- Naratriptan
- Rizatriptan
- Almotriptan
- Eletriptan
- Frovatriptan

Wirkungsmechanismen und Eigenschaften Die Substanzen haben z. T. sehr unterschiedliche pharmakokinetische Eigenschaften und ermöglichen damit eine individuelle Therapie. Als Wirkungsmechanismus geht man von einer serotonergen Blockade der nozizeptiven Information an den duralen Gefäßen und auch zentral auf Hirnstammebene aus.

Nebenwirkungen Bei 15–40 % der Patienten kommt es nach oraler Gabe eines Triptans zwar zuerst zu Kopfschmerzfreiheit, aber nach ein paar Stunden kehrt der Kopfschmerz zurück (sog. Rebound-Kopfschmerz), wobei dann eine 2. Gabe der Substanz wieder wirksam ist. Alle Triptane können die Attackenfrequenz bei zu häufiger Einnahme erhöhen und letztlich zu medikamenteninduzierten Dauerkopfschmerzen führen (s. o.). Die Nebenwirkungen der einzelnen Substanzen sind in > Tab. 2.6 aufgeführt.

Kontraindikationen Triptane verengen die Gefäße und sollten daher bei koronarer Herzerkrankung, Morbus Raynaud, arterieller Verschlusskrankheit der Beine, TIA oder Hirninfarkt oder schlecht eingestellter Hypertonie nicht gegeben werden.

Klinische Anwendung   Während einer Attacke sollten Triptane:

- bei Patienten, die unter einer Migräne mit Aura leiden (s. u.), erst gegeben werden, wenn die Aura abgeklungen ist (vorher wirken sie nicht, können den anschließenden Kopfschmerz nicht verhindern und sind wegen Gefäßverengung in der Aura kontraindiziert)
- möglichst früh während der Attacke gegeben werden (weil sie sonst u. U. nicht mehr wirken)
- nicht noch einmal während der gleichen Attacke gegeben werden, wenn die erste Gabe unwirksam war.

Zusätzlich sollten Triptane an nicht mehr als 10 Tagen im Monat eingesetzt werden, um die Gefahr des medikamenteninduzierten Kopfschmerzes zu vermeiden. Ist ein Triptan nicht wirksam, sollte ein anderes versucht werden. Das Wirk- und Nebenwirkungsprofil kann interindividuell sehr unterschiedlich sein, sodass sich ein Wechsel u. U. lohnt. Etwa 20–30 % aller Migränepatienten sind allerdings sog. Nonresponder für Triptane, d. h., sie zeigen keine ausreichende Wirkung.

Tab. 2.6 Therapie der akuten Migräneattacke mit Triptanen (5-HT-Agonisten, Reihenfolge nach dem Jahr der Zulassung).

Substanzen	Dosis	Nebenwirkungen	Kontraindikationen
Sumatriptan	• 50–100 mg p. o. • 25 mg Supp. • 10–20 mg Nasenspray • 6 mg s. c. (Autoinjektor)	• Engegefühl in der Brust und im Hals • Parästhesien der Extremitäten • Kältegefühl • Lokalreaktion an der Injektionsstelle (bei der Subkutaninjektion)	Hypertonie, koronare Herzerkrankung, Angina pectoris, Myokardinfarkt in der Vorgeschichte, Morbus Raynaud, arterielle Verschlusskrankheit der Beine, TIA oder Schlaganfall, Schwangerschaft, Stillzeit, Kinder, schwere Leber- oder Niereninsuffizienz, multiple vaskuläre Risikofaktoren
Zolmitriptan	• 2,5–5 mg p. o. • 2,5–5 mg Schmelztablette • Nasenspray 5 mg	wie Sumatriptan	wie Sumatriptan
Naratriptan	2,5 mg p. o.	etwas geringer als Sumatriptan	wie Sumatriptan
Rizatriptan	10 mg p. o. oder als Schmelztablette	wie Sumatriptan	wie Sumatriptan, Dosis 5 mg bei Einnahme von Propranolol
Almotriptan	12,5 mg p. o.	etwas geringer als Sumatriptan	wie Sumatriptan
Eletriptan	20, 40 mg p. o.	wie Sumatriptan	wie Sumatriptan
Frovatriptan	2,5 mg p. o.	geringer als Sumatriptan	wie Sumatriptan

Migräneprophylaxe

Die medikamentöse Prophylaxe der Migräne soll die Häufigkeit, Schwere und Dauer der Attacken (um mindestens 50 %) reduzieren und den medikamenteninduzierten Dauerkopfschmerz verhindern. Zunächst soll der Patient über 4 Wochen einen Kopfschmerzkalender führen, um die Anfallsfrequenz und den Erfolg oder Misserfolg der jeweiligen Attackenmedikation zu dokumentieren.

Indikation   Die Indikation der medikamentösen Migräneprophylaxe ergibt sich bei besonderem Leidensdruck und Einschränkung der Lebensqualität. Anhaltspunkte können sein:

- drei und mehr Migräneattacken pro Monat
- Migräneattacken, die regelmäßig länger als 72 Stunden anhalten
- Attacken, die auf eine Therapie nicht ansprechen und/oder wegen Nebenwirkungen der Akuttherapie nicht toleriert werden
- Zunahme der Attackenfrequenz und Einnahme von Schmerz- oder Migränemitteln an mehr als 10 Tagen im Monat
- komplizierte Migräneattacken mit lange anhaltenden Auren.

Medikamente   Etablierte Prophylaxemittel sind die Betablocker Metoprolol und Propranolol (➤ Tab. 2.7). Die meisten Migränepatienten haben einen normalen oder sogar niedrigen Blutdruck, trotzdem wird diese Medikation im Regelfall sehr gut vertragen. Betablocker sollten langsam aufdosiert und abends eingenommen werden, damit ein evtl. niedriger Blutdruck „verschlafen" wird. Ebenfalls wirksam sind der Kalziumantagonist Flunarizin und die Antiepileptika Valproinsäure und Topiramat (➤ Tab. 2.7). Generell gilt, dass häufige Auren besser mit Flunarizin als mit Betablockern oder Topiramat behandelt werden sollten. Zu den Substanzen der 2. Wahl in der Migräneprophylaxe gehört das trizyklische Antidepressivum Amitriptylin.

Prophylaxe:
- **Indikation:** 3 und mehr Attacken/Monat, mehr als 72 h Attackendauer, Nichtansprechen/Nebenwirkungen der Akuttherapie, Zunahme der Attackenfrequenz, Einnahme von Analgetika > 10 Tage/Monat, Auren
- **Medikamente:** Betablocker (Metoprolol, Propranolol), Antiepileptika (Valproat, Topiramat), 2. Wahl ist Amitriptylin
- **Nicht medikamentös:** Psychotherapie, Ausdauersport, Entspannungsverfahren

Tab. 2.7 Substanzen der 1. Wahl zur Migräneprophylaxe.

Substanzen (Dosis)	Nebenwirkungen	Kontraindikationen
Metoprolol (50–200 mg/d) Propranolol (40–240 mg/d) Bisoprolol (5–10 mg/d)	Müdigkeit, arterielle Hypotonie, Schlafstörungen, Schwindel, Hypoglykämie, Bronchospasmus, Bradykardie, Magen-Darm-Beschwerden, Impotenz	AV-Block, Bradykardie, Herzinsuffizienz, Sick-Sinus-Syndrom, Asthma bronchiale, Diabetes mellitus, orthostatische Dysregulation, Depression
Flunarizin (5–10 mg/d)	Müdigkeit, Gewichtszunahme, gastrointestinale Beschwerden, Depression, Hyperkinesen, Tremor, Parkinsonoid	fokale Dystonie, Schwangerschaft, Stillzeit, Depression, Morbus Parkinson in der Familie
Valproinsäure (500–600 mg/d)	Müdigkeit, Schwindel, Tremor, Hautausschlag, Haarausfall, Gewichtszunahme, Leberfunktionsstörungen	Leberfunktionsstörungen, Schwangerschaft (Neuralrohrdefekte), Alkoholmissbrauch, Thrombozytopenie
Topiramat (50–100 mg/d)	Müdigkeit, Konzentrationsstörungen, Gewichtsabnahme, Parästhesien, Geschmacksveränderungen, Psychosen, Engwinkelglaukom	Niereninsuffizienz, Nierensteine, Engwinkelglaukom

Nicht medikamentöse Verfahren

Patienten mit einer hochfrequenten Migräne sollten zusätzlich psychologisch behandelt werden. Als multimodales Verfahren kommt das kognitiv-behaviorale Schmerzbewältigungstraining (Stressmanagement) zur Anwendung. Schon die alleinige Ausübung aerober Ausdauersportarten wie Schwimmen, Joggen, Fahrradfahren ist wirksam. Außerdem belegt ist die Wirkung der progressiven Muskelentspannung nach Jacobson (erlernbar in den meisten Volkshochschulen und mit einer im Buchhandel erwerbbaren CD) sowie Biofeedback-Verfahren. Die Homöopathie ist nicht signifikant wirksam, Akupunktur (und Scheinakupunktur gleichermaßen) reduziert die Häufigkeit von Migräneattacken.

Migräne mit Aura

Migräne mit Aura

Aura: vollständig remittierendes neurologisches Reiz- oder Ausfallsymptom, meist visuell (z. B. Flimmerskotom), auch sensibel oder motorisch, mit Auftreten *vor* den Kopfschmerzen, Dauer 20–40 min.

Symptomatik Eine Aura ist ein vollständig remittierendes neurologisches Reiz- oder Ausfallsymptom. In 99 % der Fälle handelt es sich um visuelle Reizerscheinungen in Form von Lichtblitzen oder zickzackartigen Linien oder Strukturen (Fortifikationen) oder Skotome, die sich jeweils räumlich ausbreiten. Nur 1–8 % der Patienten mit Aura erleben (zusätzlich zu den visuellen Auren) auch sensible oder motorische Ausfälle, von diesen beschreiben die meisten periorale und einseitige sensible Ausfälle eines Arms.

Auftreten Bis zu 30 % aller Migränepatienten erleben hin und wieder eine Aura. Eine Aura tritt üblicherweise vor dem Kopfschmerz auf, d. h., der Kopfschmerz setzt ein, wenn die Aura vorüber ist. Es gibt allerdings auch Auren, denen kein Kopfschmerz folgt. Meist dauert eine Aura 20–40 Minuten. Mehrere Auren pro Tag sind im Allgemeinen ein Warnsignal.

MERKE

> **MERKE** Jegliche untypische Aura (bezüglich Dauer, Art der Ausfälle, Seitenwechsel) ist immer verdächtig auf eine symptomatische Ursache und bedarf einer apparativen Zusatzdiagnostik.

Familiäre hemiplegische Migräne (FHM)

Familiäre hemiplegische Migräne (FHM)

Die FHM ist eine erbliche Migräneform, bei der es zu einer *Aura in Form einer Hemiplegie* kommt.

Hemisymptomatik Auch eine sensomotorische Hemisymptomatik kann als Aura bei einer Migräne auftreten. Das ist zwar selten, muss jedoch als Differenzialdiagnose für Schlaganfall und fokale epileptische Anfälle in Betracht gezogen werden, zumal eine solche Aura 1–2 Tage dauert – deutlich länger als die üblichen visuellen Auren.

Genetik Die Sonderform der familiär hemiplegischen Migräne (FHM) ist definiert als hemiplegische Aura, die bei mindestens einem Familienmitglied 1. Grades ebenfalls auftritt. Insofern stellt sie einen genetischen Sonderfall dar und ist die einzige Migräneform, für die tatsächlich genetische Marker gefunden wurden. Und das gleich dreimal: *CACNA1A*, *ATP1A2* und *SCN1A* heißen die Kandidatengene. Für die „normale" Migräne mit und ohne Aura ist anzunehmen, dass dieselben Gene eine Rolle spielen, jedoch noch mehr Gene involviert sind und das Geschehen insgesamt multifaktoriell ist.

Prophylaxe Für die FHM gilt wie für alle Auren: Die Aura selbst kann nicht behandelt werden. Sollten die Auren zu häufig auftreten oder zu lange dauern, kann ihr Auftreten allerdings durch eine Prophylaxe drastisch vermindert werden (s. o.). Die Indikation gilt analog zu häufigen Kopfschmerzattacken.

Differenzialdiagnosen

Differenzialdiagnosen

Sensitivstes Symptom zur Unterscheidung einer Migräneaura von einem Hirninfarkt ist das „Wandern" der Ausfall- oder Reizsymptome.

Kopfschmerz Für eine Migräne sprechen meist eine familiäre Häufung, die Beeinflussung der Kopfschmerzen durch hormonelle Veränderungen (Menstruation, Ovulation, Schwangerschaft, Stillzeit) und Stress und vor allem, dass die Kopfschmerzen unter körperlicher Belastung (wie Treppenlaufen, Lastenheben) stärker werden. Ein sehr sensitives Symptom für eine Migräne ist außerdem die Osmophobie, die aber nur bei bis zu 30 % der Migränepatienten auftritt.

Aura Sensitivstes Symptom, um eine Migräneaura von einem Hirninfarkt zu unterscheiden, ist der „March", d. h. die Ausbreitung der Symptome (z. B. der visuellen Phänomene oder der Parese) bei der Aura, während neurologische Ausfallsymptome im Rahmen eines Hirninfarkts schlagartig oder seltener stotternd auftreten. Die anschließenden Kopfschmerzen sind kein eindeutiger Beweis für eine Migräne. Auch bei einer zerebralen Amyloidangiopathie können, insbesondere bei älteren Menschen, kurz anhaltende passagere, kortikale Phänomene auftreten.

Komorbiditäten Es gibt eine Vielzahl von Komorbiditäten von Migräne und anderen Krankheiten, am bekanntesten ist die Komorbidität mit einer Depression und mit Angsterkrankungen. Die Migräne mit Aura ist bei Frauen und Männern ein unabhängiger Risikofaktor sowohl für den Hirninfarkt als auch für den Myokardinfarkt, wohingegen die Migräne ohne Aura kein eindeutiger Risikofaktor ist. Des Weiteren wird eine Komorbidität zwischen dem offenen Foramen ovale, Schlaganfällen und Migräne diskutiert. Keine Komorbidität besteht hingegen bei Epilepsie und Migräne.

2.4.2 Trigeminoautonome Kopfschmerzen

2.4.2 Trigeminoautonome Kopfschmerzen

Trigeminoautonome Kopfschmerzen (TAK) haben gemeinsam, dass die Schmerzattacken nur kurz andauern und dass sie von einseitigen autonomen Symptomen wie Lakrimation, konjunktivaler Injektion, Rhinorrhö, nasaler Kongestion und Lidschwellung begleitet werden. Die Hemicrania continua wird nach der aktuellen Überarbeitung der Internationalen Kopfschmerzklassifikation nun ebenfalls den trigeminoautonomen Kopfschmerzen zugeordnet (ICHD 3 beta). Zu den TAK gehören außerdem (➤ Tab. 2.8):

- der episodische und chronische Cluster-Kopfschmerz (CK)
- die episodische und chronische paroxysmale Hemikranie (CPH)
- das SUNCT-Syndrom („short-lasting unilateral neuralgiform headache with conjunctival injection and tearing")
- Hemicrania continua

Sie unterscheiden sich in Dauer, Frequenz, Rhythmik und Intensität der Schmerzattacken; autonome Begleitsymptome treten mehr oder weniger stark ausgeprägt auf, sind aber streng ipsilateral zum Schmerz und fehlen in nur 3 % der Fälle (> Abb. 2.2).

MERKE TAK = trigeminoautonome Kopfschmerzen = kurze Schmerzattacken und autonome Begleitsymptome (Lakrimation, konjunktivale Injektion, Rhinorrhö, nasale Kongestion, Lidschwellung)

MERKE

Tab. 2.8 Differenzialdiagnosen der trigeminoautonomen Kopfschmerzen.

Kriterium	Cluster-Kopfschmerz	Paroxysmale Hemikranie	SUNCT-Syndrom
Schmerzen			
Charakter	extremster Kopfschmerz	messerstichartig, pulsierend, extrem stark	neuralgiform, extrem stark, vernichtend
Lokalisation	retroorbitales Punctum maximum	frontoorbital oder hemikraniell	einseitig periorbital
Autonome Symptome			
Lakrimation, Injektion der Konjunktiven	ja	ja (geringer als beim CK)	ja
andere	Horner-Syndrom, Rhinorrhö	selten	selten
Frequenz			
Dauer	15–180 Minuten	2–45 Minuten	15 Sekunden bis 2 Minuten
Häufigkeit	bis zu 8 Attacken/Tag, oft zur gleichen Stunde	5–40 Attacken/Tag	bis zu 60 Attacken/Tag
Symptomfreiheit	Wochen bis Monate	aktive und inaktive Phasen kommen vor	episodische und chronische Form
Therapie			
Medikation	Triptane, Lidocain lokal	Indometacin (diagnostisch wegweisend)	evtl. Lamotrigin
andere	Sauerstoff während der Attacke		

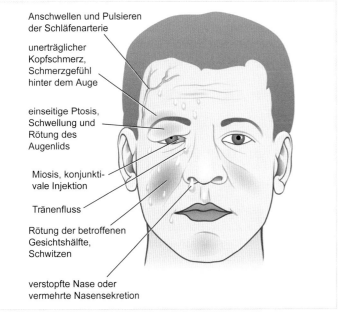

Anschwellen und Pulsieren der Schläfenarterie

unerträglicher Kopfschmerz, Schmerzgefühl hinter dem Auge

einseitige Ptosis, Schwellung und Rötung des Augenlids

Miosis, konjunktivale Injektion

Tränenfluss

Rötung der betroffenen Gesichtshälfte, Schwitzen

verstopfte Nase oder vermehrte Nasensekretion

Abb. 2.2 Kennzeichen trigeminoautonomer Kopfschmerzen. [L126]

Cluster-Kopfschmerz

Cluster-Kopfschmerz

Der Cluster-Kopfschmerz (CK) ist ein attackenartig auftretender, streng einseitiger extremster Kopfschmerz mit retroorbitalem Punctum maximum, der Männer und Frauen im Verhältnis 3:1 betrifft.

Klinik und Diagnostik

Symptome Der Kopfschmerz ist auf eine Seite beschränkt und wird als sehr stark empfunden. Die autonomen Symptome (Horner-Syndrom, Lakrimation, Rhinorrhö) treten gleichzeitig und ipsilateral zum Schmerz auf. Während der Attacken verspüren die Patienten eine Bewegungsunruhe und laufen meist herum („pacing around").

Frequenz Die Attacken treten bis zu 8-mal täglich auf, oft zur gleichen Stunde im Tagesverlauf. Am häufigsten sind sie 1–2 Stunden nach dem Einschlafen (und/oder in der ersten REM-Phase) oder in den

Klinik und Diagnostik: streng einseitig, extreme Intensität, retroorbitales Punctum maximum, einseitige trigeminoautonome Symptome. Attacken bis zu 8 × tgl., meist nachts, meist zur selben Stunde, Dauer 15–180 min, Auftreten in „Clustern" im Jahresverlauf mit mehrmonatigen Pausen; > Tab. 2.9.

frühen Morgenstunden. Sie dauern zwischen 15 und 180 Minuten. In 80 % ist der CK episodisch, d. h., die symptomatischen Episoden („bouts"), die wenige Wochen bis Monate dauern und häufiger im Frühjahr und Herbst als im Sommer und Winter liegen, werden von symptomfreien Zeitspannen von Monaten bis Jahren unterbrochen. Dauert die Cluster-Periode über ein Jahr ohne spontane Remission an oder sind die Remissionsphasen kürzer als 1 Monat, spricht man vom chronischen CK.

Hormone Die zirkadiane Ausschüttung vieler Hormone ist während der Cluster-Episoden gestört.

TAB. 2.9

Tab. 2.9	Diagnostische Kriterien des Cluster-Kopfschmerzes.
Gruppe	**Kriterien**
A	wenigstens 5 Attacken, welche die Kriterien B–D erfüllen
B	starke oder sehr starke einseitig orbital, supraorbital und/oder temporal lokalisierte Schmerzattacken, die unbehandelt 15–180 Minuten anhalten
C	begleitend tritt wenigstens eines der nachfolgend angeführten Charakteristika auf: • ipsilaterale konjunktivale Injektion und/oder Lakrimation • ipsilaterale nasale Kongestion und/oder Rhinorrhö • ipsilaterales Lidödem • ipsilaterales Schwitzen im Bereich der Stirn oder des Gesichtes • ipsilaterale Miosis und/oder Ptosis • körperliche Unruhe oder Agitiertheit
D	Attackenfrequenz zwischen 1 Attacke jeden 2. Tag und 8 pro Tag
E	nicht auf eine andere Erkrankung zurückzuführen

Therapie

Prinzipiell wird zwischen der Therapie der Einzelattacke und der Prophylaxe unterschieden.

Therapie der Attacke

* Inhalation von 100 % Sauerstoff über Gesichtsmaske (7–15 l/min über 15–20 min)
* 6 mg Sumatriptan s. c.
* 5–10 mg Zolmitriptan-Nasenspray
* bei langen Attacken 20 mg Sumatriptan nasal
* intranasale Applikation von Lidocain 4 %.

Sumatriptan ist das Mittel der Wahl, da es parenteral verabreicht werden kann – eine oral zugeführte Medikation kann u. U. zu spät wirken. Von Sumatriptan s. c. sind wahrscheinlich auch niedrigere Dosierungen als 6 mg wirksam. **Zolmitriptan**-Nasenspray wirkt wahrscheinlich fast genauso schnell wie Sumatriptan. **Sauerstoff** und **Lidocain** helfen nur einem Teil der Patienten und auch nicht immer. Sind sie jedoch wirksam, werden systemische Nebenwirkungen vermieden. Daher sollte sie jeder CK-Patient einmal ausprobiert haben.

Prophylaxe

* Verapamil 3–4 × 80 mg/d; steigern bis 480 mg/d, ggf. weiter steigern (vorher EKG nötig)
* Kortikosteroide (Prednisolon) 100–250 mg/d initial für 2–5 Tage, dann individuell abdosieren
* Lithium 600–1.500 mg/d (Serumspiegel 0,6–0,8 mmol/l)
* Topiramat (100–200 mg/d), in Einzelfällen sind höhere Dosierungen nötig
* Methysergid (in Deutschland nicht erhältlich) über 3–4 Monate

Verapamil ist in der Dosierung von 3–4 × 80 mg täglich das Mittel der 1. Wahl in der Prophylaxe des CK. In Abhängigkeit vom Therapieerfolg muss es manchmal von erfahrenen Spezialisten unter kardialer Kontrolle auch höher (> 720 mg/d) dosiert werden. **Kortikosteroide** werden häufig zusätzlich eingesetzt, z. B. im Sinne einer überbrückenden Therapie bei langsamem Wirkungseintritt von Verapamil. Ergotamin oder lang wirksame **Triptane** wie Naratriptan und Frovatriptan können in der Kurzzeitprophylaxe (d. h., bis eine andere prophylaktische Therapie greift) abends eingesetzt werden, vor allem bei Patienten, die unter nächtlichen Attacken leiden. Einzelberichte beschreiben einen positiven Effekt von **Topiramat** und Melatonin.

Im Gegensatz zu anderen trigeminoautonomen Kopfschmerzen wirkt **Indometacin** nicht. Insbesondere die Therapie des chronischen CK ist schwierig und benötigt häufig auch Kombinationen der oben genannten Medikamente. In diesem Fall ist meist eine Überweisung zu einer spezialisierten Kopfschmerzambulanz nötig. Bei abschätzbar bekannter Länge der aktiven Periode wird eine wirksame Prophylaxe erst dann langsam reduziert und sukzessive abgesetzt. Bei chronischem CK sollte etwa alle 4–6 Monate versucht werden, die Medikation zu reduzieren.

Weitere Therapieansätze

Operation Erst wenn alle medikamentösen Maßnahmen nicht helfen und ein symptomatischer CK sicher ausgeschlossen ist, sind Operationen zu erwägen. Sie helfen nicht immer und selbst wenn, dann nicht immer auf Dauer. Außerdem können sie eine Neuralgie des N. trigeminus oder eine Anaesthesia dolorosa hervorrufen oder die Symptomatik sogar noch verschlechtern. In Einzelfällen hatte die Applikation von Glyzerol oder Lokalanästhetika in die Cisterna trigeminalis bzw. das Ganglion Gasseri einen positiven Effekt, in anderen Fällen die Hochfrequenz-Rhizotomie des Ganglion Gasseri, eine vaskuläre Dekompression, die Radiation der Eintrittszone des N. trigeminus („Gamma-Knife") oder Resektionen des N. petrosus superficialis major oder des Ganglion sphenopalatinum. In wenigen Fällen ist die unspezifische Blockade des N. occipitalis major erfolgreich und daher auf jeden Fall vor einer operativen Therapie zu versuchen. Von neurodestruierenden Verfahren wird abgeraten. Neuromodulatorische Verfahren sind in den Vordergrund gerückt.

Tiefe Hirnstimulation   In den letzten Jahren wurde in therapierefraktären Fällen eine tiefe Hirnstimulation des posterioren, inferioren Hypothalamus diskutiert. Aktuell hat die Tiefenhirnstimulation aufgrund der derzeitigen Datenlage bei zudem hohem Interventionsrisiko keinen festen Stellenwert in der Behandlung des Cluster-Kopfschmerzes.

SPG-Neurostimulation   Die Neurostimulation des Ganglion sphenopalatinum ist eine weitere Möglichkeit zur Behandlung eines therapierefraktären Cluster-Kopfschmerzes. Hierbei wird eine Elektrode intraoperativ unter Durchleuchtung in die Fossa pterygopalatina bis zum Ganglion sphenopalatinum vorgeschoben. Nach der Implantation des Stimulators kann der Patient über eine externe Fernsteuerung bei Bedarf in der Cluster-Attacke die Stimulation auslösen und damit häufig die Attacke verkürzen.

FALL   Ein 35-jähriger Patient gibt an, seit 2 Jahren an stärksten attackenartigen, streng rechtsseitigen, retroorbital betonten Kopfschmerzen zu leiden. Diese würden mit einer autonomen Symptomatik im Sinne einer ipsilateralen Lakrimation, konjunktivaler Injektion, Rhinorrhö, Ptosis, periorbitaler Schwellung und Bewegungsunruhe einhergehen. Die Frequenz dieser Schmerzen betrage 4–5 Attacken am Tag mit einer Dauer von 30–120 Minuten, die Intensität sei mit 10/10 VAS sehr stark ausgeprägt. Im Jahr würden diese Kopfschmerzattacken in 2 Episoden von 3–4 Monaten auftreten. Anfangs seien die Kopfschmerzen häufiger in der Nacht aufgetreten, mittlerweile jedoch sehr häufig auch tagsüber.
Während eines stationären Krankenhausaufenthaltes wurde dem Patienten über eine Gesichtsmaske Sauerstoff verabreicht (10–12 l/min), woraufhin die Schmerzen nach 10 Minuten sistierten. Im Verlauf wurde eine medikamentöse Prophylaxe mit Verapamil unter EKG-Kontrolle bis 480 mg/d aufdosiert, worunter die Attacken auf 1–2/Tag reduziert werden konnten. Etwa 4 Wochen nach Beendigung der aktiven Episode konnte die Medikation wieder ausgeschlichen werden.

Chronische paroxysmale Hemikranie

Klinik und Diagnostik

Symptome   Wie beim CK treten die Schmerzen plötzlich auf, werden als messerstichartig-schneidend oder pulsierend und sehr stark empfunden und sind frontoorbital oder hemikraniell lokalisiert. Auch eine Lakrimation oder Injektion der Konjunktiva ist typisch, aber meist nicht so ausgeprägt wie beim CK.

Frequenz   Anders als beim CK sind die Attacken kürzer (2–45 min), aber häufiger (5–40, durchschnittlich 10 Attacken täglich). Auch bei der paroxysmalen Hemikranie kommen jedoch aktive und inaktive Phasen vor.

Auslöser   Einzelne Schmerzepisoden werden nicht selten durch Triggerfaktoren wie Alkohol ausgelöst. Ebenso berichten einige Patienten über die Auslösbarkeit der Schmerzepisoden durch Kopfwendung oder Druck auf die Segmente C2/C3.

Therapie

Patienten mit einer paroxysmalen Hemikranie reagieren obligat auf Indometacin. Das unterscheidet sie ganz wesentlich von CK-Patienten, bei denen Indometacin gar keine Wirkung hat. Bereits nach einer Woche (oft innerhalb von 3 Tagen) ist unter der Medikation mit einem deutlichen Rückgang der Beschwerden zu rechnen.

PRAXISTIPP

Indometacin

Üblicherweise startet man mit 3 × 25 mg/d und steigert in 25-mg-Schritten pro Tag, bis die Schmerzattacken ausbleiben oder bis 3 × 75 mg/d erreicht sind.
Klassische Nebenwirkungen sind Magenbeschwerden und hypotone Beschwerden. Daher sollte Indometacin (wie Kortikosteroide) immer mit einem Protonenpumpenhemmer verschrieben werden.
Kontraindikationen sind Magen- oder Duodenalgeschwür, Magenbluten, eingeschränkte Nieren- oder Leberfunktion und Gerinnungsstörungen.

MERKE   Das sichere Ansprechen der Patienten auf Indometacin ist diagnostisch wegweisend.

Chronische paroxysmale Hemikranie

Klinik und Diagnostik: ähnlich wie Cluster-Kopfschmerzen (allerdings kürzere, häufigere Attacken), wesentliches Unterscheidungsmerkmal ist das Ansprechen auf Indometacin

Therapie: Indometacin

MERKE

SUNCT-Syndrom

SUNCT-Syndrom

Klinik und Diagnostik

Symptome Mit dem Namen SUNCT, also „short-lasting unilateral neuralgiform headache with conjunctival injection and tearing", sind die wesentlichen klinischen Charakteristika bereits beschrieben. Die Schmerzen werden als neuralgiform und extrem stark oder vernichtend beschrieben. Sie sind streng einseitig periorbital lokalisiert. Die autonomen Begleitsymptome beschränken sich meist auf die konjunktivale Injektion und die Lakrimation.

Frequenz Die Attacken sind extrem kurz (15 s bis 2 min), dafür aber mit bis zu 60 Attacken am Tag sehr häufig (gelegentlich sogar bis zu 200-mal täglich). Auch beim SUNCT-Syndrom gibt es eine episodische und eine chronische Verlaufsform. Symptomatische Formen sind auszuschließen.

Therapie

Die bei der CPH erfolgreich angewandte Substanz Indometacin ist nicht wirksam. Vereinzelte Erfolge sind mit Lamotrigin, Gabapentin, Carbamazepin/Oxcarbazepin und Topiramat, z. T. in Kombination, erzielt worden.

Differenzialdiagnostik Trigeminusneuralgie

Auch bei der klassischen Trigeminusneuralgie werden die Schmerzen als elektrisierend einschießend beschrieben. Allerdings ist die Attackenfrequenz in der Regel noch höher (bis zu mehreren Hundert Mal täglich) und es fehlen die autonomen Begleitsymptome. Bei der Trigeminusneuralgie kommt es häufiger zur Triggerung der Attacken durch Kauen, Sprechen oder Kälte. Im Gegensatz zum SUNCT-Syndrom betrifft die Trigeminusneuralgie bevorzugt den zweiten und dritten trigeminalen Ast allein oder in Kombination. Da symptomatische Fälle nicht selten sind, ist eine MRT-Diagnostik sinnvoll.

Hemicrania continua

Hemicrania continua

Klinik und Diagnostik

Symptome Bei der Hemicrania continua handelt es sich um einen kontinuierlichen, streng einseitigen Kopfschmerz, dem zusätzliche Schmerzattacken unterschiedlicher Länge aufgesetzt sind. Der Schmerzcharakter wird meist als stechend beschrieben, eine milde begleitende autonome Symptomatik ist möglich. Seltener ist die episodische Verlaufsform, mit alternierenden aktiven und inaktiven Phasen.

Therapie

Wie bei der paroxysmalen Hemikranie zeigen Patienten mit einer Hemicrania continua ein rasches Ansprechen auf eine Medikation mit Indometacin. Ist diese Therapie nicht wirksam, muss die Diagnose infrage gestellt werden.

2.5 Weitere idiopathische Kopfschmerzerkrankungen

Die IHS-Klassifikation (> Tab. 2.1) unterscheidet in ihrem Kapitel 4 weitere, seltene idiopathische Kopfschmerzerkrankungen. Es handelt sich um Erkrankungen mit einer guten Prognose, die aber die Lebensqualität der Betroffenen erheblich einschränken können (> Tab. 2.10). Die meisten dieser Erkrankungen sprechen neben einer spezifischen Therapie u. a. auf Indometacin an.

Marginalien (Aus Studentensicht):

SUNCT = „short-lasting unilateral neuralgiform headache with cunjunctival injection and tearing"
Klinik: extrem kurze, häufige Attacken (15 s–2 min, bis 200/d)

Therapie: Indometacin ist nicht wirksam, Prophylaxe mit Antiepileptika möglich

Bei der DD Trigeminusneuralgie fehlen trigeminoautonome Symptome.

Hemicrania continua

Klinik und Diagnostik: Dauerkopfschmerz mit aufgesetzten Attacken, einseitig, stechend, möglicherweise mit trigeminoautonomen Symptomen
Therapie: Indometacin ist wirksam.

2.5 Weitere idiopathische Kopfschmerzerkrankungen

Tab. 2.10 Seltene idiopathische Kopfschmerzerkrankungen.

Klinik und Diagnostik	Therapie	Bemerkungen
Idiopathisch stechende Kopfschmerzen		
• paroxysmale Schmerzattacken, Sekundenbruchteile bis Sekunden andauernd • 1-mal/Jahr bis 100-mal/d • stechender Schmerz (engl. „stabbing") leichter bis mittlerer Intensität • besonders im Versorgungsgebiet V1 (frontal, orbital, parietal, temporal) • keine autonomen Symptome	• Indikation bei Beeinträchtigung der Lebensqualität • Indometacin[1] (2 × 25–50 mg/d) wirkt bei > 65 % • alternativ evtl. Gabapentin	• häufiger bei Migräne, Cluster-KS und KS vom Spannungstyp • keine organische Grunderkrankung • Pathophysiologie unklar
Primärer Hustenkopfschmerz		
• plötzlicher Beginn • 1 s bis 30 min dauernd • wechselnder Charakter, variable Intensität und Lokalisation, keine Begleitsymptome	Prophylaxe durch Indometacin[1] (3 × 50 mg/d), alternativ Betablocker oder Acetazolamid	• Husten, Pressen und/oder Valsalva-Manöver als Auslöser • 50 % symptomatisch bedingt, meist durch eine Arnold-Chiari-Malformation Typ I
Primärer Kopfschmerz bei körperlicher Anstrengung		
• Dauer 5 min bis 48 h • pulsierende Schmerzen • schlagartig auftretend! • Intensität und Lokalisation unterschiedlich, üblicherweise keine Begleitsymptome	Indometacin[1] als Kurzzeitprophylaxe (25–50 mg) ca. 1 Stunde vor Aktivität oder als Prophylaxe (3 × 25–50 mg/d)	• Gewichtheben, Schwimmen und Laufen als Auslöser • symptomatische Formen (22–43 %) z. B. bei SAB, Gefäßdissektionen, Arnold-Chiari-Malformationen möglich

Tab. 2.10 Seltene idiopathische Kopfschmerzerkrankungen. *(Forts.)*

Klinik und Diagnostik	Therapie	Bemerkungen
Primärer schlafgebundener Kopfschmerz		
• 30 min bis 3 h • kein einheitlicher Schmerzcharakter • mittlere Intensität • beidseits und frontotemporal oder diffus verteilt • keine autonomen Symptome	• Versuch mit starkem Kaffee vor dem Schlafengehen (hilft bei 50 %) • Prophylaxe mit Lithium[2] (150–600 mg/d)	treten in fast jeder Nacht, mindestens aber einmal pro Woche und immer zur gleichen Uhrzeit auf
Primärer Donnerschlagkopfschmerz		
• plötzlicher Beginn • „als wenn einem in den Kopf geschossen wird" • stärkste Schmerzen	Analgetika (Paracetamol, Metamizol oder Opioide)	zerebrale CT/MRT und Liquorbefund unauffällig, evtl. diffuse, segmentale und multifokale Vasospasmen in der Angiografie sichtbar
Primärer Kopfschmerz bei sexueller Aktivität		
• 30 min bis 24 h, leichter Nachschmerz bis 72 h möglich • starker, explosionsartiger KS • wie primärer Donnerschlagkopfschmerz	• Indometacin als Kurzzeitprophylaxe (50–75 mg) ca. 1 h vor der sexuellen Aktivität • Langzeitprophylaxe mit Propranolol (3 × 20–80 mg/d)	• kurz vor oder mit dem Orgasmus auftretend • Ausschluss insbesondere einer SAB beim Erstereignis

KS = Kopfschmerz, SAB = Subarachnoidalblutung; [1] bei Indometacin ist ggf. ein Magenschutz erforderlich: Antazidum, H$_2$-Antagonist, Protonenpumpenhemmer, [2] Einstellung nach Serumspiegel (0,6–1,2 mmol/l) und Kontrolle der Schilddrüsen- und Nierenfunktion erforderlich

2.6 Gesichtsschmerzen

2.6.1 Anhaltender idiopathischer Gesichtsschmerz

Der anhaltende idiopathische Gesichtsschmerz (früher: atypischer Gesichtsschmerz) besitzt weder die Charakteristika einer Neuralgie, noch ist er durch eine andere Erkrankung bedingt.

Klinik und Diagnostik

Symptome Charakteristisch ist ein überwiegend einseitiger Dauerschmerz, der schlecht lokalisierbar ist und typischerweise Auge, Nase, Wange, Schläfe und Kiefer betrifft. Die Oberkieferregion ist bevorzugt, ein Seitenwechsel und ein Auftreten an mehreren Stellen gleichzeitig sind möglich. Der Schmerz unterbricht den Schlaf nur selten und ist tagsüber kontinuierlich mit wechselnder Intensität vorhanden. Dabei wird er oft als tief und bohrend beschrieben. Manche Patienten benutzen affektive Deskriptoren wie „quälend" oder „zermalmend". Einschießende Sekundenschmerzen und Triggerzonen wie bei Trigeminusneuralgie treten überwiegend nicht auf. Häufig beschreiben die Patienten jedoch eine Verschlimmerung der Schmerzen durch Kälteeinwirkung. Sensible Ausfälle oder andere lokale pathologische Zeichen dürfen nicht vorhanden sein.

Diagnostik Um morphologische Ursachen von Gesichtsschmerzen auszuschließen, sind je nach Lokalisation augenärztliche, HNO-ärztliche oder zahnärztliche Untersuchungen mit entsprechender bildgebender Diagnostik erforderlich. Dabei ist aber stets kritisch zu überprüfen, ob ein pathologischer Untersuchungsbefund tatsächlich kausal mit dem Gesichtsschmerz in Zusammenhang steht. Differenzialdiagnostisch ist an Myoarthropathien und an Muskelschmerzen der vom N. facialis innervierten Muskulatur zu denken.

> **MERKE** Die Diagnose stützt sich auf die Anamnese und einen unauffälligen Untersuchungsbefund.

Therapie

Aufklärung Nicht selten haben die Patienten bereits eine lange Vorgeschichte und mehrere frustrane Versuche hinter sich, die Ursache des Schmerzes zu finden bzw. den Schmerz zu lindern. Die meisten Patienten haben wegen der Schmerzen HNO- oder zahnärztliche Eingriffe hinter sich (manche haben sich im Laufe der Jahre alle Zähne ziehen lassen), die das Schmerzgeschehen potenzieren. Daher ist der erste therapeutische Schritt ein ausführliches Aufklärungsgespräch: Beim anhaltenden idiopathischen Gesichtsschmerz ist eine organische Schmerzursache nicht fassbar, wiederholte apparative Untersuchungen sind nicht zweckmäßig und Operationen dürfen ohne eine klar fassbare schmerzassoziierte Läsion nicht durchgeführt werden.

Therapieansätze Für die pharmakologische Behandlung kann keine auf hoher Evidenz basierende Empfehlung gegeben werden. Ein Therapieversuch mit einem trizyklischen **Antidepressivum** sollte analog zum Kopfschmerz vom Spannungstyp (> Kap. 2.3.1) und zu anderen chronischen Schmerzen idealerweise in Kombination mit dem Einsatz von **Antiepileptika** wie Carbamazepin, Oxcarbazepin, Gabapentin, Pregabalin oder Topiramat durchgeführt werden. Die Daten zu **invasiven Maßnahmen** (ganglionäre lokale Opioidanalgesie), CT-gesteuerte perkutane trigeminale Nukleotomie, Radiofrequenz-Rhizotomie sind noch nicht ausreichend, um diese Verfahren zu empfehlen. **Verhaltenstherapeutische** Maßnahmen werden empfohlen, um Ängste abzubauen und den Patienten zu einer realistischeren Schmerzeinschätzung und zur Schmerzbewältigung zu verhelfen.

2.6 Gesichtsschmerzen

2.6.1 Anhaltender idiopathischer Gesichtsschmerz

Der atypische Gesichtsschmerz besitzt weder Charakteristika einer Neuralgie, noch ist er durch andere Erkrankungen bedingt, eine organische Schmerzursache ist nicht fassbar.

MERKE

Therapie: Aufklärung über das Krankheitsbild, trizyklische Antidepressiva, Antiepileptika und Verhaltenstherapie

2.6.2 Neuralgien der Hirnnerven

> **MERKE** Definition einer Neuralgie: einschießende, lanzinierende, sekundenlang anhaltende Schmerzen im Versorgungsgebiet eines sensiblen oder gemischten Nervs ohne weitere Ausfälle (z. B. Hypästhesie) dieses Nervs (Neuralgia sui generis) und ohne nachweisbare Ursache.

Die Triggerbarkeit dieser Schmerzen ist zwar sehr typisch, tritt aber auch bei der Trigeminusneuropathie, dem idiopathisch anhaltenden Gesichtsschmerz und dem SUNCT-Syndrom auf und ist daher nicht Teil der Definition. Eine klare Unterscheidung ist aber deshalb wichtig, weil Neuralgien klassischerweise mit einem Natriumblocker (z. B. Carbamazepin) behandelt werden, Neuropathien und andere Gesichtsschmerzen aber mit Kalziumblockern (z. B. Gabapentin oder Pregabalin) und das SUNCT-Syndrom (➤ Kap. 2.4.2) mit Lamotrigin. Neuralgien können laut Definition jeden Nerv betreffen, im Bereich des Kopfes werden sie entsprechend der Lokalisation benannt.

Trigeminusneuralgie

Die Trigeminusneuralgie ist eine der häufigsten Fehldiagnosen, mit der Patienten in die Kopfschmerzambulanz geschickt werden. Oft wird jegliche Art von Gesichtsschmerz, die z. B. durch Sprechen ausgelöst werden kann, fälschlich als Neuralgie klassifiziert.

Ätiopathogenese

Die klassische Trigeminusneuralgie entsteht als vaskuläres Kompressionssyndrom (➤ Abb. 2.3): Die Pulsationen eines Gefäßes (meist der A. superior cerebelli) führen zu segmentalen Demyelinisierungen an der Nervenwurzel unmittelbar nach Austritt aus dem Hirnstamm. Dies führt zu ephaptischen Fehlverbindungen (das elektrische Feld eines erregten Axons induziert die Entstehung eines Aktionspotenzials am Entmarkungsherd eines benachbarten Axons), die als Ursache der Schmerzen angesehen werden.

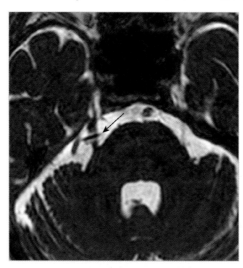

Abb. 2.3 Überkreuzung des rechten N. trigeminus mit der A. inferior anterior cerebelli (Pfeil) bei einem Patienten mit Trigeminusneuralgie. [T534]

Klinik und Diagnostik

Patienten mit Trigeminusneuralgie (TN, Tic douloureux) leiden unter extrem heftigen, scharfen, elektrisierenden, blitzartig einschießenden Schmerzattacken (➤ Tab. 2.11). Diese können durch Kauen, Sprechen, kalte Luft, Zähneputzen, aber auch nur durch Berührung eines Haares ausgelöst werden. Die Attacken dauern Sekunden, gelegentlich auch bis zu 2 Minuten. Multiple Attacken können täglich über Wochen bis Monate auftreten. Am häufigsten sind die Äste V2 und V3 betroffen, entweder allein oder in Kombination, selten die Äste V1, V2 und V3 zusammen. Wenn der erste Ast betroffen ist, muss primär von einer symptomatischen Form ausgegangen werden. In der Regel ist der Verlauf progredient, in den

Tab. 2.11 Diagnostische Kriterien der Trigeminusneuralgie.

Gruppe	Kriterien
A	mindestens 3 Attacken eines einseitigen Gesichtsschmerzes, der die Kriterien B und C erfüllt
B	Auftreten der Schmerzen im Versorgungsbereich eines oder von mehreren Ästen des N. trigeminus
C	Der Schmerz erfüllt mindestens 3 der folgenden 4 Kriterien: 1. wiederkehrende Attacken, die eine Sekunde bis zu 2 Minuten dauern 2. starke Intensität 3. elektrisierend, scharf, oberflächlich, stechend 4. auslösbar über eine Triggerzone oder durch Triggerfaktoren
D	klinisch ist kein neurologisches Defizit nachweisbar
E	nicht auf eine andere Erkrankung zurückzuführen

Anfangsstadien finden sich noch schmerzfreie Intervalle von mehreren Monaten oder sogar länger als einem Jahr. 29 % der Patienten haben nur eine Episode in ihrem Leben, 28 % dagegen 3 und mehr Episoden. In den ersten 5 Jahren treten jährlich bei 21 % der Patienten erneute Attacken auf. Mehr als 50 % der Patienten haben im weiteren Verlauf eine mindestens 6-monatige, 25 % eine 12-monatige Remission.

Weitere Neuralgien

N. glossopharyngeus   Bei der Glossopharyngeusneuralgie handelt es sich um starke, kurzzeitige, stechende Schmerzen im Bereich des Ohrs, des Zungengrundes und vor allem in der Tonsillenloge, die speziell durch Schlucken ausgelöst werden.

N. nasociliaris   Die Nasoziliarisneuralgie tritt z. B. bei Entzündungen der Siebbeinzellen auf und besteht aus neuralgiformen Schmerzen der Nasenwurzel mit Ausstrahlung in die Stirn, Nasenrücken und den inneren Augenwinkel, z. T. kommt es zu Augensymptomen (Keratitis, Iritis, Zyklitis).

N. intermedius   Die Intermediusneuralgie ist ein Tic douloureux des N. facialis mit anfallsweise oder kontinuierlich brennenden Schmerzen präaurikulär, im äußeren Gehörgang, tief im Gaumendach, im Oberkiefer und Mastoid, evtl. kombiniert mit Tränen- und Speichelfluss und abnormen Geschmacksempfindungen. Meist liegt eine symptomatische Neuralgie vor, z. B. beim Zoster oticus.

N. occipitalis   Die Okzipitalisneuralgie betrifft das Hinterhaupt mit Ausstrahlung nach vorne, zum Teil bis in die Stirn oder die Augen. Häufig ist diese Art der Neuralgie triggerbar durch Kopfbewegung oder Druck auf den Hinterkopf.

> **MERKE**   Bei allen Neuralgien muss eine lokale Pathologie durch neurologische Untersuchung und ggf. Bildgebung ausgeschlossen werden

Therapie der Neuralgien

Attackenprophylaxe

Das Hauptziel besteht in der Attackenprophylaxe. Die einzelne Schmerzattacke klingt so früh ab, dass jede Akuttherapie zu spät kommen würde. Im Bedarfsfall kann die medikamentöse Prophylaxe mit Antiepileptika sehr rasch aufdosiert werden. Insbesondere alle Antiepileptika mit natriumkanalblockierenden Eigenschaften sind die Substanzen der 1. Wahl.

Carbamazepin   90 % der Patienten sprechen auf Carbamazepin initial an, langfristig noch 50 %. Wegen der Enzymautoinduktion muss die Carbamazepindosis in den ersten Wochen aufdosiert werden, je nach klinischer Wirkung. 200–400 mg sind als erste Tagesdosis vertretbar, sonst kann man die Dosis täglich um 50 mg erhöhen, um die Müdigkeit als Nebenwirkung zu umgehen. Bei den – meist älteren – Patienten liegt die maximale Dosis etwa bei 600–1.200 mg/d. Seltene schwerwiegendere Nebenwirkungen sind die aus der Epilepsietherapie bekannten Exantheme, Thrombozyto- und Leukozytopenien, Leberfunktionsstörungen und Herzrhythmusstörungen.

Oxcarbazepin   Oxcarbazepin wirkt bei der Trigeminusneuralgie wahrscheinlich fast so gut wie Carbamazepin und hat etwas weniger Nebenwirkungen. Die Dosen liegen 1,5-fach höher als bei Carbamazepin.

Lamotrigin   Wenn Carbamazepin nicht wirkt, kann Lamotrigin, ebenfalls ein Natriumkanalblocker, Schmerzfreiheit bei 60–80 % der Patienten mit einem guten Nebenwirkungsprofil bewirken.

Gabapentin   Gabapentin gilt als gut wirksam und verträglich in Dosen zwischen 1,6 und 3 g/d. Im Einzelfall kann bis 5 g/d gegeben werden.

Baclofen   Baclofen ist Mittel der 2. Wahl und kann in einer Dosis von 25–75 mg/d wirksam sein.

Phenytoin   Phenytoin wird als Ausweichsubstanz eingesetzt. Seine besonderen Vorteile liegen in der Möglichkeit der intravenösen Schnellaufsättigung (Phenytoin 250 mg, max. 25 mg/min) und darin, dass aufgrund der langen Halbwertszeit eine abendliche Einmaldosierung möglich ist. Die wesentlichen Nachteile liegen in der nicht linearen Pharmakokinetik und den Nebenwirkungen. **Cave:** EKG-Kontrolle bei i. v.-Aufsättigung!

Operative Verfahren

Für die 30–50 % der Patienten, die unter medikamentöser Behandlung nicht schmerzfrei werden, kommen operative Verfahren infrage. Das setzt aber voraus, dass leitlinienkonform mindestens 2–3 Antiepileptika eingesetzt und nicht vertragen wurden oder nicht wirksam waren. Nur die mikrovaskuläre Dekompression (MVD) ist bei der idiopathischen Trigeminusneuralgie eine kausale Therapie – bei einem allerdings höheren Komplikationsrisiko. Sie sollte weder bei der symptomatischen Trigeminusneuralgie (z. B. bei multipler Sklerose) noch bei Trigeminusneuropathien eingesetzt werden, da die Ätiologie hier eine andere ist. Neben der Ätiologie der Trigeminusneuralgie richtet sich das Vorgehen auch nach dem zu erwartenden operativen Risiko. Patienten mit hohem OP-Risiko sollte man zur Thermokoagulation nach Sweet oder zur perkutanen retroganglionären Glyzerolinjektion nach Hakanson raten. Propagierte Erfolgs- und Nebenwirkungsraten sind oft unzureichend publiziert, differieren sehr und erschweren allgemeingültige Empfehlungen. Die Wahl der Therapiemethode und damit auch der Therapieerfolg hängen von der Erfahrung und Geschicklichkeit des Chirurgen ab, sodass der Wahl des Chirurgen mindestens die gleiche Bedeutung wie der Wahl der Methode zukommt.

Weitere Neuralgien

Weitere Neuralgien mit z. T. triggerbaren Schmerzen in den entsprechenden Versorgungsgebieten gibt es am N. glossopharyngeus, N. nasociliaris, N. intermedius und N. occipitalis.

MERKE

Therapie der Neuralgien

Therapieziel ist die Attackenprophylaxe.
Antiepileptika: Am häufigsten wirken Carbamazepin und Oxcarbazepin.
OP: bei Versagen von 2–3 Antiepileptika, z. B. mikrovaskuläre Dekompression, Thermokoagulation, Glyzerolinjektionen

FALL Eine 61-jährige Patientin berichtet, dass sie seit einem Jahr unter einseitigen Gesichtsschmerzen leide, die streng nur in der unteren Gesichtshälfte am Kinn und im Unterkiefer auftreten würden (V3 rechts). Der Schmerz sei durch kurze, elektrisierende Schmerzattacken gekennzeichnet, die nur für 2–3 Sekunden anhielten. Reize wie Berührung, Waschen, Sprechen und Zähneputzen würden den Schmerz auslösen (Triggerfaktoren), er trete jedoch auch spontan auf. Zwischen den Attacken habe sie keine Schmerzen. Die Schmerzattacken könnten 50–100-mal am Tag auftreten. Zwischenzeitig sei sie glücklicherweise für einige Wochen oder Monate schmerzfrei. Auf übliche Schmerzmittel hätten die Schmerzen bisher nicht angesprochen. Eine zerebrale MRT ergab keine Hinweise auf einen Tumor, entzündliche Veränderungen oder einen Gefäß-Nerven-Kontakt. Es wurde eine medikamentöse Prophylaxe mit Carbamazepin begonnen und bis 600 mg/d aufdosiert. Die Patientin berichtete hierunter eine Besserung der Schmerzattacken, klagte jedoch über Nebenwirkungen in Form von Schwindel und Übelkeit. Nach einer Umstellung auf Oxcarbazepin 900 mg/d besserte sich diese Symptomatik mit ebenso gutem Effekt auf die Schmerzattacken.

2.7 Symptomatische Kopf-, Hals- und Gesichtsschmerzen

IMPP-Schwerpunkte

!! Symptome und Therapie der Migräne
! Formen verschiedener Kopfschmerzen erkennen können

NKLM-Lernziele

Eine Übersicht der dem Fach zugeordneten NKLM-Lernziele findest Du im Anhang ab Seite 510.

2.7 Symptomatische Kopf-, Hals- und Gesichtsschmerzen

Beim sekundären Kopfschmerz ist der Schmerz Symptom einer zugrunde liegenden Läsion oder eines Syndroms (Tumor, Trauma, Blutung, Entzündung). Von den vielen möglichen Erkrankungen, die Kopfschmerzen verursachen können, gibt es einige, die klinisch so eindeutig und klassisch in ihrer Symptomatik sind, dass sie jeder Kliniker kennen sollte. Dazu gehören die Arteriitis temporalis (> Kap. 7.6.2), die Subarachnoidalblutung (> Kap. 5.5.3), Gefäßdissektionen (> Kap. 5.5.1), das Tolosa-Hunt-Syndrom (> Kap. 7.6.2) und der Zoster ophthalmicus.

ÜBUNGSFRAGEN FÜRS MÜNDLICHE MIT LÖSUNGSHILFEN

1. Eine kraniale Bildgebung ist bei primären Kopfschmerzen nicht zwingend erforderlich. Es gibt aber „red flags", bei denen auf jeden Fall eine Bildgebung angestrebt werden sollte. Nennen Sie mindestens 3 „red flags" und erläutern Sie deren Bedeutung.

- Erstmanifestation einer Kopfschmerzerkrankung mit atypischem Charakter: Symptomatische Kopfschmerzen, die Symptome einer andersartigen Erkrankung sein können, können natürlich primäre Kopfschmerzen imitieren. Um eine symptomatische Genese nicht zu übersehen, sollte bei atypischer Manifestation immer eine Bildgebung erfolgen.
- Zunehmende Kopfschmerzintensität oder Veränderung des Charakters bei chronischen Kopfschmerzen: Auch hier besteht die Gefahr, dass eine sich zusätzlich entwickelnde Erkrankung mit dem Leitsymptom Kopfschmerz fälschlicherweise der bereits vorbestehenden Kopfschmerzerkrankung zugeordnet wird.
- Auftreten oder Vorhandensein neurologischer Ausfälle: Eine komplette neurologische Untersuchung ist Pflicht bei jedem Kopfschmerzsyndrom, auch dezente Veränderungen deuten auf eine potenziell symptomatische Genese hin (z. B. einseitige Pupillendifferenz i. S. eines inkompletten Horner-Syndroms bei ipsilateraler Dissektion der A. carotis interna).

2. Besonders problematisch kann der Kopfschmerzpatient im Notdienst sein, denn Kopfschmerzen sind häufig ein banales Begleitsymptom, können aber auch in geringerer Intensität insbesondere bei älteren Menschen Ausdruck einer schwerwiegenden Erkrankung sein. Welche schwerwiegenden Erkrankungen kommen dabei infrage?

- Subarachnoidalblutung
- Arteriitis cranialis
- Meningitis
- Tumoren im Kopf-/Halsbereich
- atypische Pneumonie

3. Unter dem englischen Fachbegriff „Chronic Daily Headache" werden sehr häufige Kopfschmerzsyndrome zusammengefasst. Welche Kopfschmerzsyndrome sind das?

- episodischer und chronischer Spannungskopfschmerz mit/ohne vermehrte Schmerzhaftigkeit der perikraniellen Muskulatur
- medikamenteninduzierter Dauerkopfschmerz

4. Die Migräne ist die häufigste attackenartig auftretende Kopfschmerzerkrankung. Welche Medikamente sind effektiv in der Behandlung der akuten Kopfschmerzattacke und wie wirken sie?

- Konventionelle Schmerzmittel wie Azetylsalizylsäure, Ibuprofen, Diclofenac, Paracetamol und Metamizol wirken analgetisch über ihre antiphlogistischen Effekte.
- Ergotaminderivate wirken analgetisch über ihre vasokonstriktive Wirkung.
- Triptane sind am effektivsten und wirken als Serotonin*agonisten* ebenfalls vasokonstriktiv an den kranialen Blutgefäßen.

KAPITEL

3

Anfallsartige Erkrankungen

Holger Lerche, Yvonne Weber

Wie hoch schätzt du die Lebenszeitinzidenz von anfallsartigen neurologischen Störungen? Gewusst? Im Laufe ihres Lebens erleiden 5 von 100 Personen einen solchen Anfall, womit diese zu den häufigsten neurologischen Störungen gehören. Da das EEG seit Langem aus der Diagnostik der Epilepsien nicht mehr wegzudenken ist, müssen dir die Merkmale seiner wichtigsten Veränderungen geläufig sein. Damit du im Meer aus Spikes und Waves nicht untergehst, erwarten dich im Folgenden nützliche Tipps zur Interpretation eines EEGs. Denke aber unbedingt auch an die therapeutischen Möglichkeiten, damit beim nächsten Anfall von Prüfungen alles glatt läuft!

Anfallsartige Erkrankungen bilden eine klinisch und ursächlich heterogene Gruppe, deren gemeinsames Merkmal das plötzliche Auftreten ihrer Symptome ist. Häufig gehen sie mit Bewusstseinsstörungen oder motorischen Phänomenen einher. Die wichtigste Untergruppe bilden die Epilepsien, bei denen die Anfälle durch plötzliche, synchronisierte Entladungen zerebraler Neuronengruppen entstehen. Klinisch sind sie nicht immer klar von den nicht epileptischen Anfällen zu unterscheiden, die bei einem vorübergehenden globalen Blutmangel des Gehirns (Synkope), im Rahmen psychischer Störungen oder seltener bei Krankheiten des Schlaf-wach-Rhythmus (z.B. Narkolepsie) oder episodischen/paroxysmalen Bewegungsstörungen auftreten. Auch Migräneanfälle oder transiente Ischämien kommen differenzialdiagnostisch häufig infrage.

Gemeinsamkeiten anfallsartiger Erkrankungen:
• plötzlicher Beginn
• Symptome: Vigilanz ↓, motorische Phänomene
• vor allem Epilepsien
differenzialdiagnostisch: u.a. Synkopen, Migräne, TIA, Bewegungs- und psychische Störungen

3.1 Epilepsien

Epilepsien gehören zu den häufigsten neurologischen Erkrankungen mit einer **Prävalenz von 0,5–1%** und einer Lebenszeitinzidenz von 3%. Mindestens einen epileptischen Anfall erleiden etwa 5%. Es gibt **2 Altersgipfel:** im Kindes- und Jugendalter – oft genetisch disponiert – und im späten Erwachsenenalter – häufig aufgrund erworbener Hirngewebsschäden (Schlaganfälle, Schädel-Hirn-Traumen, Tumoren, Degenerationen). Sie sind klinisch durch stereotype, wiederkehrende, selbstlimitierende Episoden mit plötzlichem Beginn und kurzer Dauer gekennzeichnet (Anfall/Iktus). Zwischen den Anfällen (interiktal) sind die Patienten in der Regel unauffällig.

Schon wegen ihrer Häufigkeit sind Grundkenntnisse über Epilepsien wichtig. Von 100 Personen erleiden 5 in ihrem Leben einen Anfall und 3 leiden an Epilepsie!
Kinder und Jugendliche haben oft genetische, Erwachsene häufig symptomatische – d.h. durch Hirnschädigung – erlittene Epilepsieformen.

MERKE
• **Epilepsie:** Erkrankung des Gehirns mit rezidivierenden unprovozierten epileptischen Anfällen (1 Anfall reicht für die Diagnose, wenn das Rezidivrisiko aufgrund passender EEG-Veränderungen oder MRT-Läsionen als hoch einzuschätzen ist)
• **epileptischer Anfall:** Störung des Verhaltens oder des Befindens, die durch abnorme synchronisierte neuronale Entladungen im Gehirn zustande kommt

- **epileptischer Gelegenheitsanfall:** epileptischer Anfall, der in der Regel einmalig und nur durch geeignete Auslöser – wie schweren Schlafentzug, Hypoglykämie oder Alkoholentzug – hervorgerufen wird
- **Status epilepticus:** epileptischer Anfall, der eine bestimmte Dauer überschreitet (> 5 min bei generalisierten tonisch-klonischen Anfällen bzw. > 20–30 min bei fokalen Anfällen oder Absencen), oder eine Serie von epileptischen Anfällen, zwischen denen der Patient das Bewusstsein nicht wiedererlangt

3.1.1 Klinik

Symptome und Einteilung

3.1.1 Klinik

Symptome und Einteilung

Anfallssemiologie

Anfallssemiologie: Semiologie = Zeichenlehre! Wie ein Rauchzeichen kann der Ablauf eines Anfalls Rückschlüsse auf den Ursprungsort geben. Daher ist es wichtig, auf die Schilderung des Patienten oder nahestehender Personen zu hören.

Wie sich epileptische Anfälle äußern, hängt davon ab, welche Hirnregionen betroffen sind. Der Ablauf epileptischer Anfälle („**Anfallssemiologie**") liefert damit wichtige Hinweise auf den Entstehungsort der Anfälle im Gehirn, was für die Ursachensuche wichtig ist (> Abb. 3.1). Allerdings kann es sein, dass die Anfälle in einer „asymptomatischen Hirnregion", d. h. ohne klinische Symptome, beginnen und sich dann in eine „symptomatische Region" ausbreiten.

ABB. 3.1

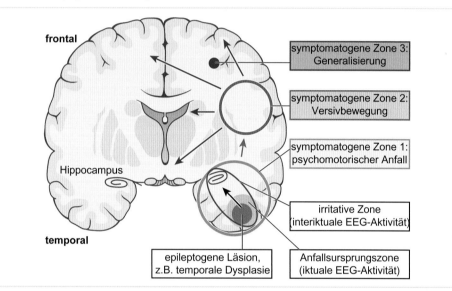

Abb. 3.1 **Anfallsfokus und Ausbreitung.** Nach Lüders ist die **epileptogene Läsion** eine strukturelle Hirnveränderung, die die Anfälle verursacht. In ihrem Randbereich liegt die **Anfallsursprungszone,** in der die epileptischen Entladungen im Rahmen eines Anfalls beginnen. Die **irritative Zone** umfasst die Hirnregion(en), in der epilepsietypische Potenziale im EEG zwischen den Anfällen (interiktual) auftreten. Sie geht oft deutlich über die Läsion hinaus und kann sekundäre Foci, wie in diesem Fall die Ausbreitung auf den Hippokampus (Pfeil), mit betreffen. Die Hirnregion, in der epileptische Entladungen zu einer klinischen Symptomatik führen, heißt **symptomatogene Zone.** Dabei ist die Symptomatik der Zone 1 lokalisatorisch am wichtigsten (hier psychomotorischer/dyskognitiver Anfall), weil sie Hinweise auf den Entstehungsort der Anfälle liefert, während die Symptomatik, die durch die weitere Ausbreitung des Anfalls entsteht, zusätzliche Hinweise, z. B. auf die Seitenlokalisation, gibt (hier Versivbewegung als Hinweis auf einen kontralateralen Anfallsursprung). Als **Zone des funktionellen Defizits** wird schließlich noch die Region bezeichnet, bei deren Störung es zu interiktualen permanenten Ausfällen wie z. B. Gedächtnisstörungen kommt (nicht eingezeichnet). [L126]

Generell entstehen positive Symptome während des Anfalls durch die gesteigerte Erregung „symptomatischer Hirnregionen" mit sichtbaren und spürbaren Funktionen. Negative Symptome entstehen eher nach dem Anfall → sog. **Todd'sche Parese**

Aufgrund der Erregung des epileptisch aktiven Hirngewebes sind **positive Symptome** sehr häufig, wie rhythmische Zuckungen der Extremitäten, wandernde Parästhesien oder andere Empfindungsstörungen wie aufsteigende Übelkeit, Angst oder szenische Halluzinationen. **Negative Symptome** wie Hemiparesen sind selten, allerdings ist ein Sistieren der Sprachfunktion (Spracharrest) typisch für eine Beteiligung sprachrelevanter Hirnregionen. Ferner können negative Symptome als Ausfallerscheinungen nach den Anfällen (postiktual) auftreten (typisch als sog. **Todd'sche Parese**). Die meisten Epilepsiepatienten haben nur einen oder wenige Anfallstypen, die immer gleich ablaufen (mutmaßlich sind immer die gleichen Netzwerke involviert).

MERKE

- positive Symptome: ein „Zuviel" an Aktivität, z. B. rhythmische Zuckungen
- negative Symptome: ein „Zuwenig" an Aktivität, z. B. Lähmung, Spracharrest

---

Fokale und generalisierte epileptische Anfälle

Fokale und generalisierte Anfälle:
- fokal: spezifische Hirnregionen betroffen
- generalisiert: Anfallsaktivität in allen Regionen (früh im EEG sichtbar)

Bei **fokalen Anfällen** sind *nur bestimmte umschriebene Hirnregionen* in die synchronisierten Entladungen eingebunden. Bei den **generalisierten Anfällen** findet sich *im EEG bereits zu Beginn eine generalisierte Anfallsaktivität.* Entsprechend ist die Anfallssemiologie für bestimmte Hirnregionen und bestimmte generalisierte Anfallsformen charakteristisch (> Tab. 3.1).

CAVE Es gibt Überschneidungen zwischen fokalen und generalisierten Anfällen, die eine eindeutige Unterscheidung nicht immer zulassen.

CAVE

Dieses Kapitel folgt weitgehend den Klassifikationen von 1981 für epileptische Anfälle und von 1989 für Epilepsien, die sich über Jahrzehnte international durchgesetzt haben. Einzelne Zuordnungen sind jedoch aufgrund neuer Erkenntnisse korrigiert. Es zeichnet sich seit 2010 zunehmend ab, dass es nach langer Zeit einen internationalen Konsens für etwas modifizierte Begriffe und Einteilungen geben wird, deren wichtigste Grundzüge weiter unten aufgeführt sind und die kürzlich (2017) publiziert wurden.

Tab. 3.1 Epileptische Anfälle nach der internationalen Klassifikation von 1981.

Typ	Subtyp	Typische Zeichen
Fokale Anfälle		
einfach-fokale Anfälle (Bewusstsein nicht gestört)	mit motorischen Symptomen	tonisch (Verkrampfung) oder klonisch (rhythmische Zuckung, Jackson-Anfälle)
	mit somatosensorischen oder spezifisch-sensorischen Symptomen	Halluzinationen, Kribbeln, Lichtblitze, Klingeln
	mit autonomen Symptomen	Erbrechen, Inkontinenz, Blässe, Schwitzen, Erröten (vegetative Symptome)
	mit psychischen Symptomen	dysphasisch, dysmnestisch, affektiv
komplex-fokale Anfälle (mit Störung des Bewusstseins)	einfacher fokaler Anfall, gefolgt von einer Störung des Bewusstseins	• Temporallappen (häufig): starrer Blick, Verharren, Automatismen wie z. B. Schmatzen oder Nesteln, oft auch stereotype Handlungen wie Herumlaufen oder -räumen
	mit einer Bewusstseinsstörung zu Beginn	• Frontallappen (kürzer): typische motorische Abläufe wie tonische Körperhaltungen
fokale Anfälle, die sich zu sekundär-generalisierten Anfällen entwickeln		• häufig einleitend Kloni auf der Gegenseite und/oder Kopfwendung auf die Gegenseite des Anfallsursprungs (> Abb. 3.1) • Zeichen der Vier: der zum Anfallsursprung kontralaterale Arm ist gestreckt, der ipsilaterale Arm angewinkelt, sodass beide Arme eine 4 bilden • dann generalisierte tonisch-klonische Entäußerungen
Generalisierte Anfälle		
Absencen	• typische • atypische (prolongiert, im EEG Frequenz < 2,5 Hz)	• meist 5–10 s (selten bis zu ca. 45 s) • Innehalten und Verharren • leichtes Verdrehen der Augen nach oben • milde orale Automatismen • Fortführen komplexer Handlungen, wie Fahrradfahren (seltener)
myoklonische Anfälle (inkl. Impulsiv-Petit-Mal)	• myoklonische Anfälle	• Muskelzuckungen (auch wiederholt möglich, dann aber irregulär und nicht rhythmisch) • beidseitiges Zucken der oberen Extremitäten mit z. B. Wegschleudern von Gegenständen bei der juvenilen myoklonischen Epilepsie • ggf. anschließender Tonusverlust und Sturz
astatische Anfälle		• plötzlicher Tonusverlust mit Sturz einhergehend (mit vorhergehenden Muskelzuckungen als myoklonisch-astatische Anfälle)
tonisch-klonische Anfälle	• tonisch • klonisch • tonisch-klonisch	• evtl. langgezogener Laut („Initialschrei") • tonische Streckung aller Extremitäten, dann Zuckungen (zunächst hochfrequent, dann immer langsamer werdend) über ca. 1 min • Speichelfluss, Schaum vor dem Mund • Zungenbiss • Urin-, Stuhlabgang • anschließend Reorientierung, Kopfschmerzen, Muskelkater möglich • auch als rein klonische oder rein tonische Anfälle möglich

Besonders zu erwähnende Begriffe sind:
- **Jackson-Anfälle:** Fokale klonische Anfälle werden auch nach ihrem Erstbeschreiber als Jackson-Anfälle bezeichnet. Bei Ausbreitung über den motorischen Kortex können die Zuckungen von einer Körperregion auf andere übergehen, z. B. vom Daumen über die Hand auf den Arm („march of convulsion"). Solche Anfälle können auch in Form von Parästhesien auftreten (sensible Jackson-Anfälle mit/ohne „march").
- **Todd'sche Parese:** Nach fokalen und sekundär generalisierten Anfällen können bis zu Stunden anhaltende fokale Ausfallerscheinungen der beim Anfall betroffenen Körperregionen auftreten. Sie werden als Todd'sche Paresen bezeichnet. Äquivalent können eine postiktuale Aphasie, Hypästhesien oder Gesichtsfeldausfälle auftreten.
- **Aura:** Wenn lediglich der Patient selbst den Anfall bemerkt und dies von außen nicht sichtbar wird, spricht man von einer Aura. Auren sind bereits einfach-fokale Anfälle (keine „Vorsymptome"), die sehr häufig auch isoliert auftreten. Man unterscheidet somatosensible, psychische, epigastrische, olfaktorische, auditorische, visuelle, unspezifische und andere Auren (s. Klassifikation). Sie können u. a. mit einem Angstgefühl, einer veränderten Wahrnehmung, optischen oder akustischen Halluzinationen, Schmerzen oder mit vegetativen Symptomen, wie einer aus der Magengegend aufsteigenden Übelkeit (epigastrische Aura), oder auch mit sehr unspezifischen Gefühlen einhergehen („komisches Gefühl im Kopf/Körper").

Besondere Begriffe:
- **Jackson-Anfall** = fokaler klonischer Anfall (motorisch, auch sensibel) mit oder ohne „march of convulsion"
- **Todd'sche Parese** = fokale Ausfallerscheinungen der beim Anfall betroffenen Körperregionen
- **Aura** = einfach-fokaler Anfall, gefolgt vom „eigentlichen" Anfall

LERNTIPP Das IMPP hat bereits aufgrund von Fallbeschreibungen eine Einordnung der Anfallsform abgefragt. Es ist also ratsam, sich diese gut einzuprägen!

Epilepsien:
- wie bei epileptischen Anfällen Unterscheidung zwischen fokal und generalisiert
- anders als bei epileptischen Anfällen Klassifikation der Untergruppen nach Ursache der Epilepsie (> Tab. 3.2)

TAB. 3.2

Epilepsien

Wie bei den epileptischen Anfällen werden auch bei Epilepsien fokale von generalisierten Formen unterschieden (> Tab. 3.2). Jedoch werden auch bei den generalisierten Epilepsien Anfälle sehr unterschiedlicher Semiologie beobachtet, was zeigt, dass selbst bei diesen nicht das ganze Gehirn involviert sein kann (Absencen zeigen kaum motorische Symptome, myoklonische Anfälle keine Bewusstseinsstörung), auch wenn das Oberflächen-EEG dies suggeriert. Neuere Untersuchungen mit der funktionellen MRT zeigen, dass bei diesen Anfällen tatsächlich nur bestimmte Hirnregionen involviert sind. Die Einteilung in Untergruppen richtet sich nach der Ätiologie (idiopathische, d. h. genetische, vs. symptomatische, d. h. meist durch eine Läsion bedingte, bzw. kryptogene, d. h. ätiologisch unklare, Formen).

Tab. 3.2 Etwas modifizierte Einteilung der Epilepsien, angelehnt an die internationale Klassifikation der Epilepsien und der epileptischen Syndrome (1989).

Typ	Subtyp
Fokale (lokalisationsbezogene, lokale, partielle) Epilepsien und Syndrome mit Beispielen	
idiopathisch	benigne familiäre neonatale/infantile Anfälle, benigne Partialepilepsien des Kindesalters mit zentrotemporalen Sharp-Waves (Rolandische Epilepsie u. a.), Epilepsie des Kindesalters mit okzipitalen Paroxysmen, autosomal-dominante nächtliche Frontallappenepilepsie, autosomal-dominante laterale Temporallappenepilepsie
symptomatisch	große Gruppe von Epilepsien, die überwiegend durch strukturelle Hirnläsionen ausgelöst werden und deren Symptomatik von der Lokalisation der epileptogenen Läsion abhängt
kryptogen	Ätiologie unklar; 3 wichtige Gruppen zeichnen sich ab: • kleinste Hirnfehlbildungen (fokale kortikale Dysplasien), die in der hochauflösenden MRT oder erst histologisch entdeckt werden • autoimmune, antikörpervermittelte Epilepsiesyndrome (limbische Enzephalitis) • immer mehr genetische Befunde (→ idiopathisch)
Generalisierte Epilepsien und Syndrome mit Beispielen	
idiopathisch	• kindliche Absence-Epilepsie (CAE) • juvenile Absence-Epilepsie (JAE) • juvenile myoklonische Epilepsie (JME) • Epilepsie mit generalisierten tonisch-klonischen Anfällen in der Aufwachphase (EGTCA)
symptomatisch	epileptische Anfälle als Komplikation zahlreicher Erkrankungen, z. B. nach perinataler Hypoxie oder bei angeborenen Stoffwechselanomalien
Epilepsien und Syndrome, die nicht als fokal oder generalisiert bestimmt werden können	
mit generalisierten und fokalen Anfällen, Ursachen unterschiedlich	• Epilepsie mit Blitz-Nick-Salaam-Anfällen (West-Syndrom) • sog. „epileptische Enzephalopathien": heterogene Gruppe schwerer frühkindlicher Epilepsiesyndrome mit Entwicklungsstörungen und anderen neuropsychiatrischen Symptomen, z. B. schwere myoklonische Epilepsie des Kleinkindalters (Dravet-Syndrom), Ohtahara-Syndrom, Lennox-Gastaut-Syndrom • andere idiopathische Epilepsien, inkl. generalisierter/genetischer Epilepsie mit Fieberkrämpfen plus, Epilepsie mit myoklonisch-astatischen Anfällen
Spezielle Syndrome	
	• Gelegenheitsanfälle • Fieberkrämpfe • isolierte Anfälle und isolierter Status epilepticus • Anfälle bei akuten metabolischen oder toxischen Störungen

Vorschläge für Klassifikation und Terminologie 2010 und 2017

Gemäß der ILAE-Kommission (ILAE = International League Against Epilepsy) werden fokale Anfälle in fokale Anfälle ohne und mit Einschränkung des Bewusstseins oder der Aufmerksamkeit unterteilt. Letztere werden zuletzt als „kognitiv" bezeichnet. Erstere sind weiter in solche mit beobachtbaren motorischen oder autonomen Symptomen (in etwa einem einfach-fokalen Anfall entsprechend) oder solche mit ausschließlich subjektiven sensiblen bzw. psychischen Phänomenen zu unterteilen („fokal sensorisch", „fokal psychisch"), Letztere der Aura entsprechend (s. o., „besondere Begriffe"). Der fokale Anfall kann sekundär generalisieren, was als „Ausbreitung in bilaterale Konvulsionen" bezeichnet wird. Der Begriff des myoklonisch-astatischen Anfalls wird durch myoklonisch-atonisch ersetzt. Die Klassifikation der Epilepsien ändert sich bezüglich der Ätiologie von idiopathisch zu „genetisch", symptomatisch zu „strukturell/metabolisch/immunologisch/infektiös" und kryptogen zu „unbekannt". Damit ergeben sich insgesamt 6 „ätiologische Ebenen". Bei den Epilepsien unterscheidet man zudem fokale, generalisierte, fokale und generalisierte sowie solche mit unbekanntem Anfallsursprung. Als weitere Ebene werden gut definierte „Syndrome" mit klaren elektroklinischen Charakteristika als Bestandteil der Klassifikation eingeführt, wie z. B. die genetisch bedingten benignen familiären neonatalen Anfälle oder die mesiale Temporallappenepilepsie mit Hippokampussklerose.

> **LERNTIPP** Die Einteilung der den Anfällen zugrunde liegenden Epilepsieform bestimmt maßgeblich die weitere Diagnostik und Therapie. Daher sollte man sich bei jedem Patienten mit epileptischen Anfällen hierüber Gedanken machen!

Achtung, Verwechslungsgefahr!
Die Terminologie wird durch führende Epileptologen der ILAE überarbeitet. Daher werden im klinischen Alltag folgende Begriffsänderungen zunehmend:
- idiopathisch → genetisch
- symptomatisch → strukturell/metabolisch/immunologisch/infektiös
- kryptogen → unbekannt
Bei fokalen Anfällen bezeichnet „kognitiv" eine Einschränkung des Bewusstseins oder der Aufmerksamkeit.

Fokale Epilepsien und Syndrome

In den folgenden Abschnitten werden typische Beispiele klinisch wichtiger oder interessanter fokaler und generalisierter Syndrome ohne Anspruch auf Vollständigkeit näher beschrieben.

Idiopathische (genetische) fokale Epilepsien
Benigne familiäre neonatale und infantile Anfälle

Diese sind seltene, autosomal-dominant vererbte Epilepsiesyndrome. Je nach Beginn in den ersten Lebenstagen oder -monaten werden 3 Formen unterschieden: neonatale, neonatal-infantile und infantile Anfälle (BFNS/BFNIS/BFIS). Die Anfälle treten häufig in Clustern über mehrere Tage auf und sistieren spontan nach Wochen bis Monaten. Im späteren Leben treten nur bei 15 % der Betroffenen noch (seltene) Anfälle auf. Die Anfälle sind fokal, typischerweise mit Zyanose, apnoischen Episoden, fokalen motorischen Entäußerungen, häufig auch rasch generalisierend ohne fokale klinische Zeichen. Die geistige und körperliche Entwicklung und das EEG sind bei diesen Patienten meist normal.

Benigne Partialepilepsien

Die häufigste Epilepsieform dieser Gruppe und eine der häufigsten erblichen Epilepsien überhaupt ist die benigne Epilepsie mit zentrotemporalen Sharp-Waves (**Rolandische Epilepsie**). Erblich sind bei diesem Syndrom vor allem die auch subklinisch (d. h. ohne Anfälle) auftretenden typischen EEG-Veränderungen mit triphasischen Sharp-Waves, die überwiegend ein zentrales und temporales Maximum aufweisen. Die Anfälle sind meist einfach fokal, typisch ist das Zusammenziehen einer Gesichtshälfte oder ein Zucken von Wangen und Augenlidern, seltener sind auch Arm oder Bein betroffen oder es kommt zu sensiblen Symptomen. Etwa 25 % erleben auch generalisierte tonisch-klonische Anfälle. Der Beginn liegt zwischen Kleinkind- und Jugendalter. Sowohl epilepsietypische Potenziale als auch Anfälle sind überwiegend im oberflächlichen Schlaf zu sehen und verschwinden in der Regel nach dem 15. Lebensjahr. Die Patienten haben zusätzlich häufig Teilleistungsstörungen, z. B. in Form einer Dyslexie. Neben der Rolandischen Epilepsie gehören zu dieser Entität schwerere Verlaufsformen, wie das **Landau-Kleffner-Syndrom** („epileptische Aphasie") oder der „elektrische Status epilepticus im Slow-Wave-Schlaf" (ESES).

Symptomatische fokale Epilepsien und solche mit unbekannter Ursache

Diese Epilepsiesyndrome haben keine Altersbindung. Sie treten als Folge struktureller Hirnläsionen oder metabolischer Veränderungen auf. Bei den symptomatischen Formen kann man die epileptogenen Läsionen (➤ Tab. 3.3 und ➤ Abb. 3.2) mit der MRT nachweisen. Durch eine zunehmend bessere Auflösung, höhere Feldstärken und bessere Nachverarbeitungsmethoden der MRT gelingt es zunehmend auch bei den kryptogenen Formen (unbekannte Ursache), eine Läsion zu finden. Auch chronische Entzündungen durch Autoimmunerkrankungen können Epilepsien verursachen, wie bei der Rasmussen- oder der limbischen Enzephalitis. Die Latenz vom Auftreten einer Läsion bis zur Manifestation epileptischer Anfälle ist sehr unterschiedlich. So kann es wenige Monate oder erst Jahre oder Jahrzehnte nach einem Schädel-Hirn-Trauma oder einem Schlaganfall zu epileptischen Anfällen kommen. Je nach Ort der Veränderungen kommt es dann zur Ausbildung typischer Epilepsiesyndrome mit entsprechender Anfallssemiologie (➤ Abb. 3.3). Deshalb werden im Folgenden die Epilepsien nach Hirnlappen separat behandelt.

Temporallappenepilepsien

Die Schläfenlappenepilepsien machen bis zu 40 % der fokalen Epilepsien aus und sind damit die häufigste Form. Häufig findet sich eine Hippokampussklerose. Diese kann sowohl die primäre Anfallsursache sein, aber auch sekundär durch Anfälle in anderen Hirnregionen mit Ausbreitung (Propagation) in den Temporallappen entstehen und dann später selbst (zusätzlich) anfallsauslösend werden. Bei den Symptomen einer mesialen Temporallappenepilepsie sind epigastrische Auren und komplex-fokale/dyskognitive An-

Fokale Epilepsien und Syndrome

Idiopathische (genetische) fokale Epilepsien:
- **benigne familiäre neonatale und infantile Anfälle:** seltene, autosomal-dominante Epilepsie mit fokalen Anfällen (auffällig: Zyanose, Apnoe); Auftreten in Clustern über Tage und spontanes Abklingen; EEG unauffällig, gute Prognose

- **benigne Partialepilepsien:**
  – Rolandische Epilepsie → markantes EEG mit zentrotemporalen Sharp-Waves; fokale Anfälle, besonders im Gesicht
  – Landau-Kleffner-Syndrom → Epilepsie und Aphasie

Symptomatische fokale Epilepsien und solche mit unbekannter Ursache: Hier liegen sichere oder vermutete Veränderungen im Gehirn zugrunde. Auf die Lokalisation kann durch die Semiologie geschlossen werden.

- **Temporallappenepilepsie:** häufigste fokale Epilepsie, oft mit einer Sklerose des Hippokampus; epigastrische Auren; komplex-fokale/dyskognitive Anfälle

TAB. 3.3

Tab. 3.3 Typische Beispiele epileptogener Hirnläsionen.

Typ	Subtyp
Hirnfehlbildungen	• fokale kortikale Dysplasien, wie z. B. auch bei der tuberösen Sklerose • periventrikuläre oder anders lokalisierte Heterotopien (graue Hirnsubstanz findet sich in Bereichen, in denen sich sonst nur weiße Hirnsubstanz befindet) • Gyrierungsstörungen, wie Polymikrogyrie • Lissenzephalie (fehlende Gyrierung) • Doppelkortex-Syndrom (ein weiteres Kortexband im Marklager)
Hippokampussklerose	
Hirn- und Gefäßtumoren	• hirneigene Tumoren wie niedrig- oder hochmaligne Gliome • entwicklungsbedingte Tumoren wie Gangliogliome, dysembryoblastische neuroepitheliale Tumoren (DNET) oder Hamartome • Hämangioblastome, wie Kavernome • arteriovenöse Malformationen (Gefäßfehlbildungen)
vaskuläre Läsionen	• Infarkte • primäre Hirnblutungen
Narbenbildung	• nach Kontusionen im Rahmen von Schädel-Hirn-Traumen • nach Kriegsverletzungen

fälle am häufigsten. Bei den lateralen Temporallappenepilepsien kommen andere Symptome, wie akustische Halluzinationen, hinzu, die übrigen Charakteristika gelten aber auch für diese Formen.

> **LERNTIPP** Temporallappenepilepsien werden gerne gefragt!

ABB. 3.2

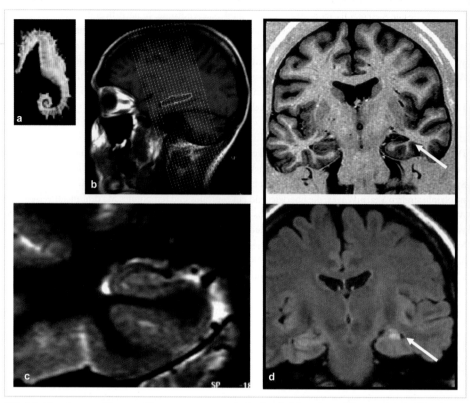

Abb. 3.2 **Hippokampussklerose. a** Hippocampus communis, das Seepferdchen, dessen Schwanz wie beim Hippokampus im Temporallappen eingerollt ist. **b** Schichtführung für die temporal angulierte Darstellung, um den Hippokampus orthogonal zu treffen. **c** Vergrößerte Darstellung eines gesunden Hippokampus. **d** Hippokampussklerose links mit Zeichen der Atrophie (oben: T1 inversion recovery) und Hyperintensität (unten: FLAIR = „fluid-attenuated inversion recovery"; T2 mit supprimiertem Flüssigkeitssignal) in koronarer, temporal angulierter Schichtführung (orthogonal zur Längsachse des Hippokampus ausgerichtet). Patientin mit komplex-fokalen (psychomotorischen/kognitiven) Anfällen bei Temporallappenepilepsie (s. Fall).

ABB. 3.3

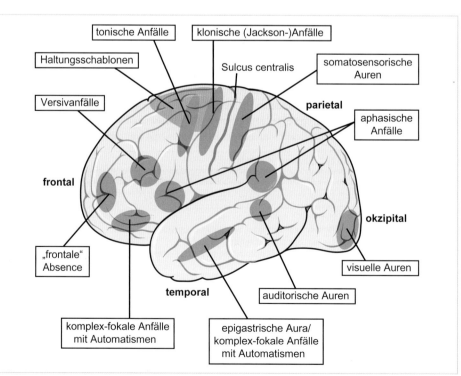

Abb. 3.3 **Anfallstypen (Semiologie) und betroffene Hirnregion.** Dargestellt ist die topografische Zuordnung von Anfällen bestimmter Semiologie. Eine Aphasie betrifft die dominante Hemisphäre des Patienten. [L126]

Bei Temporallappenepilepsien kommen vor:
- Auren
  - epigastrische Auren: Unwohlsein, Wärme oder Kribbelgefühl, das in der Magengegend beginnt und dann aufsteigt
  - Déjà-vu-Auren: Patienten erleben eine neue Situation, als ob sie sie schon einmal erlebt hätten, obwohl ihnen bewusst ist, dass sie so zum ersten Mal stattfindet
  - psychische Auren: z. B. Angstgefühle
  - halluzinatorische Symptome und Wahrnehmungsstörung: unangenehmer Geruch (olfaktorische Aura) oder Geschmack (gustatorische Aura), kleinere oder größere Wahrnehmungen der Umgebung (Mikropsie/Makropsie)
  - unspezifische Auren: unbeschreibbare, komische Gefühle im Körper oder im Kopf
- komplex-fokale (auch psychomotorische oder kognitive) Anfälle
  - unterschiedlich ausgeprägte Bewusstseinsstörung, von veränderter Wahrnehmung der Umgebung, ohne selbst reagieren zu können, bis hin zu vollständiger Amnesie
  - häufig autonome Störungen mit Blässe, Tachykardien oder Hyperventilationen
  - oroalimentäre oder gestische Automatismen wie Schmatzen, Lecken, Schlucken, Nesteln, Reiben (Extremitäten-Automatismen insbesondere der ipsilateralen Hand)
  - dystone Fehlhaltung der kontralateralen Hand
- Symptome im Verlauf
  - bei weiterer Ausbreitung Versivbewegung zur kontralateralen Seite und sekundäre Generalisierung
  - meist postiktuale Verwirrung, Aphasie bei Anfällen der dominanten Hemisphäre

> **FALL** 25-jährige Patientin mit Anfällen seit der frühen Kindheit, bisher mit Phenytoin, Valproat und zuletzt Carbamazepin behandelt. Zuletzt zusätzlich Levetiracetam mit Verringerung der monatlichen Anfallsfrequenz von 5 auf 2/Monat, aber nicht anfallsfrei, aktuell 1.200 mg/d Carbamazepin und 2.000 mg/d Levetiracetam, chronische Müdigkeit. cMRT bisher unauffällig. Umstellung von Carbamazepin auf Lamotrigin (400 mg/d), danach fühlt sich Pat. „wie neu geboren", jedoch weiterhin 2 Anfälle/Monat.
> Anamnese und Fremdanamnese ergeben typische epigastrische Auren und komplex-fokale/kognitive Anfälle, Bestätigung im Video-EEG-Monitoring. EEG: häufige interiktuale Spikes und Anfallsmuster links mesiotemporal. MRT: Hippokampussklerose links (➤ Abb. 3.2d). Neuropsychologie: verbales episodisches Gedächtnis mäßig eingeschränkt.
> Aufklärung über Chancen und Risiken eines epilepsiechirurgischen Eingriffs mit selektiver Amygdalahippokampektomie links, Pat. wünscht diesen Eingriff, möchte beide – jetzt gut verträglichen – Medikamente zunächst beibehalten. Operation bringt Anfallsfreiheit. Subjektiv Gedächtnis nicht verändert, neuropsychologisch geringe Verschlechterung.

Frontallappenepilepsien

Die Frontallappen machen etwa 50 % der Hirnoberfläche aus – entsprechend vielfältig gestaltet sich die Semiologie frontal generierter Anfälle. Allgemein gilt, dass Frontallappenanfälle im Vergleich zu Temporallappenanfällen kürzer andauern, rascher generalisieren und mit einer rascheren Reorientierung einhergehen. Häufig treten die Anfälle nachts aus dem Schlaf heraus auf. Aufgrund der kurzen Verbindung zur kontralateralen Hemisphäre können mittellniennah generierte Anfälle klinisch wie primär generalisierte Anfälle aussehen, d. h. ohne Aura oder sichtbare fokale Einleitung. Auch im EEG können die epilepsietypischen Potenziale ein beidseitiges frontales Maximum aufweisen („bilaterale Synchronie"), obwohl die Anfälle von einer Seite ausgehen (Differenzialdiagnose primär generalisierter Anfälle!).
Je nach Ursprungsort ergibt sich folgendes Bild (➤ Abb. 3.3):
- frontoorbitale Region: Anfälle können Temporallappenanfällen ähnlich sehen; häufig Automatismen, Verharren oder olfaktorische Auren
- frontopolare Region: kurze Abwesenheiten, die Absencen zum Verwechseln ähnlich sehen („frontale Absencen")
- primärer Motorkortex (Gyrus precentralis, M1): klonische Anfälle der entsprechenden Körperregion
- prämotorischer Kortex: tonische Verkrampfung der entsprechenden Körperregion, sekundär dann häufig Ausbreitung in den primären Motorkortex mit Kloni
- supplementäre motorische Area (SMA): tonische Anfälle mit typischen Haltungsschablonen, z. B. in Form einer beidseitigen langsamen Armhebung oder asymmetrischen Fechterstellung (ein Arm wird angehoben, ein anderer nach unten weggestreckt); zudem kann es zu Spracharrest oder auch Tonusverlust mit Sturzanfällen kommen
- lateraler Frontallappen: motorische Aphasie (dominante Hemisphäre) oder Versivbewegung der Augen und des Kopfes zur Gegenseite
- frontomesiale Region oder Konvexität: hypermotorische Anfälle mit z. T. sehr heftigen komplexen Bewegungsmustern

Parietallappenepilepsien

Anfälle, die vom Scheitellappen ausgehen, sind durch sensorische oder visuelle Phänomene gekennzeichnet:

- **Frontallappenepilepsie:** sehr variable Anfälle, meist kurzer Verlauf und schnelle Reorientierung; je nach Lage des Fokus → z. B. Automatismen, „frontale Absencen", Kopf- und Blickwendung zur Gegenseite oder motorische Entäußerungen

- **Parietallappenepilepsien:** gemäß der Funktion dieses Areals → sensible Phänomene wie Kribbeln oder Sehstörungen; typisch: Ausbreitung der Symptomatik (Jackson-Anfälle mit „march")

- primäre sensorische Rinde des Gyrus postcentralis (S1): Parästhesien in der entsprechenden Körperregion, die sich ähnlich wie klonische Anfälle ausbreiten können (sensible Jackson-Anfälle mit „march"); es können auch lokalisierte Schmerzen auftreten
- weiter nach okzipital gelegene Anfallsherde: komplexere sensible Phänomene
- S2-Region (supplementär-sensorisch) im frontoparietalen Operkulum: Kribbelgefühl einer gesamten Körperhälfte oder auch des gesamten Körpers

Typische weitere Phänomene sind komplexe visuelle Wahrnehmungsstörungen, aphasische oder auch vestibuläre Symptome mit Drehschwindel und Übelkeit.

Okzipitallappenepilepsien

- **Okzipitallappenepilepsien:** visuelle Positivphänomene (Lichtblitze, Farbensehen) oder auch komplexere Seheindrücke

Anfälle aus der primären Sehrinde sind durch einfache visuelle Halluzinationen wie Lichtblitze oder Punkte im kontralateralen Gesichtsfeld gekennzeichnet. Werden die Anfälle in den sekundären visuellen Arealen generiert, resultieren komplexere visuelle Phänomene, wie z. B. das Sehen eines oder mehrerer farbiger Punkte oder ganzer Figuren.

Generalisierte Epilepsien und Syndrome

Generalisierte Epilepsien und Syndrome

Idiopathische (genetische) generalisierte Epilepsien (IGE/GGE)

Idiopathische (genetische) generalisierte Epilepsien (IGE/GGE):
- häufigste erbliche Epilepsie (30 %), dabei sind 4 genetisch ähnliche Formen am weitesten verbreitet
- Diagnose durch Alter und EEG-Befund
- Die Intelligenz ist nicht zwangsläufig beeinträchtigt!

Die idiopathischen generalisierten Epilepsien sind die häufigsten erblichen Epilepsieformen und machen etwa 30 % aller Epilepsien aus. Ihre 4 häufigsten Typen (➤ Tab. 3.2) hängen genetisch eng zusammen. So kommen in betroffenen Familien häufig mehrere Formen vor, entweder auf mehrere Personen verteilt oder bei einem einzelnen Betroffenen. Die Syndrome sind durch einen charakteristischen Beginn und typische EEG-Veränderungen gekennzeichnet. Die Patienten sind in der Regel normal intelligent, genaue neuropsychologische Untersuchungen können jedoch manchmal kognitive Störungen nachweisen.

Kindliche Absence-Epilepsie (CAE)

- **kindliche Absence-Epilepsie:** bis zu 100 geistige Abwesenheitszustände pro Tag, beginnt meist mit der Einschulung (3–8 Jahre); typisch: 3/s-Spike-Wave-Muster im EEG (häufig gefragt!); im Verlauf können myoklonische oder generalisierte Anfälle hinzukommen

Die Erkrankung beginnt zwischen dem 3. und 8. Lebensjahr, typischerweise im Einschulalter. Kennzeichnend sind häufige kurze Abwesenheiten (➤ Tab. 3.1), die bis zu 100-mal täglich auftreten (daher der frühere Begriff Pyknolepsie). Die alte Bezeichnung „Petit Mal" für Absencen und myoklonische Anfälle steht im Gegensatz zu „Grand Mal" für die generalisierten tonisch-klonischen Anfälle. Vom Jugend- bis zum Adoleszentenalter können bei der CAE myoklonische oder generalisierte tonisch-klonische Anfälle hinzutreten (s. EGTCA). Das EEG bei der CAE zeigt meist ein typisches Muster von regelmäßigen generalisierten ca. 3/s-Spike-Wave-Komplexen (➤ Abb. 3.7d).

Juvenile Absence-Epilepsie (JAE)

- **juvenile Absence-Epilepsie:** seltener, beginnt in der Pubertät

Die Anfälle äußern sich wie bei der CAE, jedoch treten sie seltener auf und beginnen erst um die Pubertät herum. Assoziierte myoklonische Anfälle und auch später auftretende generalisierte tonisch-klonische Anfälle sind bei der JAE häufiger als bei der CAE, die EEG-Veränderungen sind häufiger irregulär (unregelmäßiger).

Juvenile myoklonische Epilepsie (JME) und Epilepsie mit generalisierten tonisch-klonischen Anfällen in der Aufwachphase (EGTCA)

- **juvenile myoklonische Epilepsie:** beidseitige schleudernde Bewegungen ohne Verlust des Bewusstseins, Anfälle häufig nach dem Aufwachen
- **Epilepsie mit generalisierten tonisch-klonischen Anfällen in der Aufwachphase:** ähnliche Klinik
- Haupt-EEG-Merkmal beider Formen: generalisierte Poly-Spikes oder Poly-Spike-Wave-Komplexe

Der Beginn der JME liegt um die Pubertät. Charakteristisch sind beidseitige kurze Zuckungen in den Schultern und Armen, seltener sind auch die Beine oder sichtbar der ganze Körper involviert. Die Erkrankung wurde auch als Impulsiv-Petit-Mal bezeichnet, da charakteristischerweise bei diesen Anfällen morgens Gegenstände, wie eine Zahnbürste, weggeschleudert werden. Das Bewusstsein ist im Gegensatz zu Absencen erhalten. Die Zuckungen können isoliert einzeln oder wiederholt bis zu einer halben Stunde auftreten. Typisch ist das Auftreten in der Aufwachphase, nicht nur morgens, sondern auch nach einem Mittagsschlaf. Bei ca. 75 % der Fälle treten auch generalisierte tonisch-klonische Anfälle auf, ebenfalls typischerweise in der Aufwachphase. Beide Anfallstypen werden provoziert durch Schlafentzug oder Alkoholgenuss am Vorabend. Charakteristisch für das EEG sind generalisierte Poly-Spikes oder Poly-Spike-Wave-Komplexe. Treten ausschließlich generalisierte tonisch-klonische Anfälle in der Aufwachphase auf, spricht man von einer EGTCA.

Weitere Formen generalisierter oder fokaler Epilepsien unterschiedlicher Ursachen

Weitere Formen generalisierter oder fokaler Epilepsien unterschiedlicher Ursachen

West-Syndrom

West-Syndrom:
- betrifft Säuglinge
- geht mit sog. *Blitz-Nick-Salaam-Anfällen* (infantilen Spasmen) einher, bei denen das Kind blitzartig nickt und die Arme zusammenführt
- typisches EEG-Merkmal → *Hypsarrhythmie*
- Ursachen sind unterschiedlich, meist Fehlbildungen und mentale Retardierung

Säuglinge mit West-Syndrom (Synonyme: Blitz-Nick-Salaam[BNS]-Anfälle, infantile Spasmen) erkranken um den 3.–7. Lebensmonat. Charakteristisch sind Myoklonien (blitzartige Verkrampfungen) und infantile Spasmen (tonische Verkrampfungen), die häufig in einer Beugebewegung des Kopfes und Rumpfes mit Zusammenklappen des Oberkörpers ablaufen, daher die Bezeichnung Blitz-Nick-Salaam-Anfälle. Charakteristisch im EEG ist eine sog. Hypsarrhythmie, die durch eine irreguläre Mischung von multifokaler und generalisierter epilepsietypischer Aktivität sowie langsamer Aktivität charakterisiert ist. Viele Patienten sind hemi- oder tetraplegisch und haben eine Mikrozephalie. Etwa zwei Drittel haben ausgeprägte zerebrale Läsionen, z. B. Atrophien oder Hirnfehlbildungen. Eine geistige Retardierung findet sich bei über 90 %. Die Ursachen sind vielfältig, auch metabolische Störungen und Infektionen sind neben den genannten strukturellen zerebralen Läsionen häufige Ursachen.

Lennox-Gastaut-Syndrom

Kennzeichnend sind myoklonisch-astatische und tonische Anfälle mit häufigen Stürzen, atypische Absencen mit Spike-Slow-Wave-Komplexen um 2–2,5/s sowie eine mentale Retardierung. Die Kinder erkranken im frühen Kleinkind- oder Einschulalter. Nicht selten entwickelt sich ein Lennox-Gastaut- aus einem West-Syndrom. Dementsprechend sind die Ursachen ähnlich vielfältig.

Epileptische Enzephalopathien

Dies ist eine sehr heterogene Gruppe von meist schweren, therapieresistenten Epilepsien, die mit Entwicklungsstörungen, Autismus, Ataxie, Bewegungsstörungen u. a. Symptomen einhergehen können. Häufig entwickeln sich die Kinder zunächst normal, dann kommt es mit Beginn der Anfälle zu einem Einbruch. Die Ursachen sind genetisch, häufig sind Ionenkanalgene betroffen (> Kap. 3.1.4). Durch die Entdeckung der Gendefekte gibt es zunehmend spezifische Behandlungsmöglichkeiten, die die Defekte umgehen oder korrigieren können, wie z. B. eine ketogene (sehr fettreiche) Diät, die bei einem Glukosetransporterdefekt (*GLUT1*-Defekt) der Blut-Hirn-Schranke Glukose als Energieträger des Gehirns umgeht und stattdessen Ketonkörper anbietet. Bei defekten Natriumkanälen ist die Gruppe der Natriumkanalblocker entweder gut wirksam, wenn der Gendefekt zu einer Überfunktion führt, oder nicht wirksam bzw. sogar kontraindiziert, wenn ein Funktionsverlust des betroffenen Natriumkanals vorliegt. Viele Syndrome lassen sich klinisch unterscheiden. Sie haben z. T. homogene, oft aber auch sehr unterschiedliche genetische Ursachen. Neben dem West- und Lennox-Gastaut-Syndrom zählen hierzu u. a. das Dravet-Syndrom, das Doose-Syndrom, das Ohtahara-Syndrom, das Landau-Kleffner-Syndrom oder ESES (s. o.).

Spezielle Anfallsarten

Fieberkrämpfe

Fieberkrämpfe kommen zwischen dem 3. Lebensmonat und dem 5. Lebensjahr bei bis zu 5 % aller Kleinkinder mit z. T. familiärer Häufung vor. Ein Drittel aller Kinder erleidet mindestens 2 Fieberkrämpfe. Semiologisch handelt es sich meist um generalisierte tonisch-klonische Anfälle oder abortive Formen derselben, die typischerweise im Fieberanstieg auftreten. Das Epilepsierisiko ist nach einfachen, einmaligen Fieberkrämpfen nicht erhöht, lediglich wenn fokale oder länger als 15 Minuten andauernde sog. komplizierte Fieberkrämpfe oder multiple Fieberkrämpfe auftreten. Fieberkrämpfe sind mit dem späteren Auftreten von idiopathischen generalisierten Epilepsien und Temporallappenepilepsien assoziiert. Behandlungsbedürftig sind nur länger andauernde Fieberkrämpfe (rektale Applikation von Diazepam).

Reflexepilepsien

Reflexepilepsien sind seltene Epilepsiesyndrome, bei denen Anfälle durch für jeden Patienten spezifische Auslöser hervorgerufen werden. Am häufigsten sind fotosensible Anfälle, die durch Flackerlicht, z. B. in einer Diskothek oder durch das Entlangfahren an einer Baumallee, ausgelöst werden können. Die Anfälle folgen den Lichtreizen unmittelbar. Ein Discobesuch am Abend, der am nächsten Morgen zu Anfällen führt, ist in der Regel durch Schlafentzug oder Alkoholgenuss und nicht durch Flackerlicht am Vorabend bedingt. Die Fotosensibilität kann im EEG durch epilepsietypische Aktivität bei Fotostimulation mit definierten Frequenzen nachgewiesen werden. Häufig sind eine familiäre Häufung und die Kombination mit IGE/GGE (bis zu 40 % bei JME).
Andere Trigger umfassen langes Lesen (primäre Leseepilepsie), Rechnen, taktile Reize, Schrecksituationen oder auch ganz spezifische Auslöser, wie das Hören bestimmter Musikstücke.

Gelegenheitsanfälle

Gelegenheitsanfälle treten bei bis zu 5 % aller Menschen im Verlauf ihres Lebens auf. Es handelt sich um Anfälle, für die ausschließlich ein geeigneter Auslöser verantwortlich gemacht werden kann, ohne andere Hinweise auf eine zugrunde liegende Hirnschädigung. Klinischer Befund, EEG und MRT nach dem Anfall sind also normal. Typische Auslöser sind exzessiver Schlafentzug, besonders in Verbindung mit vermehrtem Alkoholkonsum am Vorabend, Hypoglykämie und Elektrolytverschiebungen, wie Hyponatriämie. Gelegenheitsanfälle sind nicht medikamentös behandlungsbedürftig, da das Rezidivrisiko bei Ausschalten der Ursachen gering ist. Semiologisch handelt es sich fast immer um generalisierte tonisch-klonische Anfälle.

Status epilepticus

Ein Status epilepticus ist definiert durch eine kontinuierliche Anfallsaktivität, die bei generalisierten Anfällen länger als 5 Minuten und bei fokalen Anfällen länger als 20–30 Minuten andauert. Ferner werden auch Serien von epileptischen Anfällen, zwischen denen der Patient das Bewusstsein nicht wiedererlangt, aufgrund der Dringlichkeit der Behandlung als Status epilepticus bezeichnet.

Lennox-Gastaut-Syndrom:
- beginnt später im frühen Kleinkind- oder Einschulalter
- myoklonische/astatische und tonische Anfälle mit häufigen Stürzen
- EEG: Spike-Slow-Wave-Komplexe

Epileptische Enzephalopathien:
- genetische Formen, die schwer verlaufen und schlecht zu therapieren sind, z. B. Dravet-, Doose-, Ohtahara-, Landau-Kleffner-Syndrom, ESES
- häufig Ionenkanal-Mutationen
- zum Teil gezielte Behandlung des Defekts möglich

Spezielle Anfallsarten

Fieberkrämpfe sind sehr häufig (5 % der Kinder zwischen 3 Monaten und 5 Jahren!). Es besteht eine familiäre Häufung und meist treten generalisierte tonisch-klonische Anfälle auf. Aber das Risiko einer bleibenden Epilepsie ist nur bei fokalen und > 15 min dauernden Anfällen erhöht. Antikonvulsive Therapie nur bei anhaltenden Anfällen.

Bei den **Reflexepilepsien** werden Anfälle durch bestimmte Reize getriggert wie z. B. flackernde Lichter (Disco). Nicht zu verwechseln mit provozierten Anfällen bei Schlafentzug oder Alkoholkrankheit!

Die Lebenszeitprävalenz für **Gelegenheitsanfälle** beträgt 5 %. Diese sind immer generalisiert tonisch-klonisch. Es besteht keine andere zugrunde liegende Pathologie als der Provokationsfaktor (Schlaf-, Alkoholentzug, Hypoglykämie, Elektrolytstörung) → keine Therapieindikation, kein Rezidivrisiko

Status epilepticus
- generalisierte Anfälle > 5 min
- fokale Anfälle > 20–30 min
- Anfallsserie ohne zwischenzeitliche Wiedererlangung des Bewusstseins

Man unterscheidet folgende Subformen:

- Status epilepticus generalisierter tonisch-klonischer Anfälle: akuter medizinischer Notfall (Mortalität von ca. 20 % [5–50 % in verschiedenen Erhebungen])
- non-konvulsiver Status epilepticus: meist ohne motorische Symptome, manchmal kommt es zu Unruhe oder stereotypen Verhaltensweisen (Automatismen)
- Status epilepticus einfach-fokaler Anfälle: Persistenz typischer Anfallssymptome wie klonische Entäußerungen einer Extremität, die bei Läsionen in der Zentralregion oder der Rasmussen-Enzephalitis auftreten können und auch als Epilepsia partialis continua bezeichnet werden
- Absence-Status-epilepticus: ist nur durch das EEG vom non-konvulsiven Status abzugrenzen, das dann typische 3/s-Spike-Wave-Muster zeigt.

Non-konvulsive Status epileptici sind eine wichtige Differenzialdiagnose unklarer Bewusstseinsstörungen, bei denen deshalb, insbesondere bei Fehlen anderer Ursachen, immer ein EEG durchgeführt werden sollte. Das EEG zeigt häufig rhythmische epilepsietypische Entladungen, die Befunde können aber auch sehr subtil sein und nur eine irreguläre Verlangsamung aufweisen. Deshalb ist die Applikation von Benzodiazepinen während der EEG-Ableitung sowohl diagnostisch als auch therapeutisch sinnvoll. Allein klinisch, insbesondere nach längerer Bewusstlosigkeit und aufgrund der Sedierung durch die Benzodiazepine, ist es nur selten möglich, das Durchbrechen des Status nachzuweisen, da die Patienten meist erst sehr viel später wieder aufwachen.

> **LERNTIPP** Ein Status epilepticus kann auch nichtkonvulsiv, d. h. ohne sichtbare Entäußerungen ablaufen. Daher ist es wichtig, bei unklarer Bewusstseinsstörung ein EEG durchzuführen!

Aus Patientensicht

Aus Patientensicht

Leben mit Epilepsie Die meisten Epilepsiepatienten können heute ein normales oder fast normales Leben führen, was die Familienplanung und Wahl eines passenden Berufes einschließt. Einschränkungen sollten nur dann gemacht werden, wenn tatsächlich eine Gefährdung des Patienten selbst oder anderer Personen vorliegt.

Anfallskalender Ein Anfallskalender dient der Dokumentation von Anfällen und sollte auch Nebenwirkungen und Änderungen der Medikamente aufzeichnen, um z. B. unnötig hohe Dosierungen von Medikamenten zu vermeiden.

Einschränkungen Menschen mit Epilepsie können sich selbst oder andere durch Anfälle, besonders bei begleitenden Bewusstseinsstörungen, gefährden. Deshalb sollten sie im Fall von unkontrollierten Anfällen nicht auf Leitern steigen, schwimmen, alleine baden, an laufenden Maschinen arbeiten oder Auto fahren.

Führerschein Patienten mit Epilepsie dürfen nur Auto (Pkw, Führerscheingruppe 1) fahren, wenn seit mehr als einem Jahr keine oder nur einfach-fokale Anfälle auftreten, die die Reaktionsbereitschaft nicht einschränken, oder seit mehr als 3 Jahren ausschließlich schlafgebundene Anfälle. Fahruntauglichkeit für 6 Monate besteht nach einem ersten unprovozierten Anfall, wenn keine Auffälligkeiten im EEG oder MRT gefunden wurden, sowie für 3 Monate nach Gelegenheitsanfällen.

Berufliche Tätigkeiten Für die Beurteilung der beruflichen Möglichkeiten von Menschen mit Epilepsie gibt es von den Berufsgenossenschaften herausgegebene Empfehlungen. Die Arbeits- und Anfallssituation sollte individuell in Bezug auf Eigen- und Fremdgefährdung beurteilt werden, ggf. sind Arbeitsplatzbegehungen durchzuführen. Für junge Epilepsiepatienten, die einen Ausbildungsplatz suchen und nicht anfallsfrei sind, gilt, dass Arbeitstätigkeiten an ungeschützten Maschinen und in der Höhe (Leitern, Gerüste, Dächer) zu vermeiden sind. Zudem sind Einschränkungen bei Nachtarbeit (sofern Anfälle durch Schlafentzug provoziert werden) oder bei der Betreuung von hilfsbedürftigen Personen zu beachten.

Mortalität und SUDEP Menschen mit Epilepsie haben ein gegenüber der Normalbevölkerung 2- bis 3-fach erhöhtes Mortalitätsrisiko. Ursachen sind die Grunderkrankung, Verletzung oder Ertrinken durch Anfälle, Suizid und der sog. SUDEP („sudden unexpected death in epilepsy patients", plötzlicher unerwarteter Tod von Epilepsiepatienten). Beim SUDEP wird eine zentrale kardiorespiratorische Regulationsstörung als Ursache angenommen.

3.1.2 Diagnostik und Differenzialdiagnosen

3.1.2 Diagnostik und Differenzialdiagnosen

Diagnostik

Diagnostik

Anamnese

Anamnese

(Fremd-)Anamnese Epileptische Anfälle werden meist nicht vom Arzt selbst beobachtet. Daher ist die Schilderung der Anfallssymptome durch den Patienten, soweit er diese miterlebt, und durch Fremdbeobachter (Passanten, Angehörige, Freunde, Arbeitskollegen) besonders wichtig. Sehr hilfreich ist die spontane Aufzeichnung von Anfällen auf Video mit Mobiltelefonen.

Elektroenzephalografie (EEG)

Das Elektroenzephalogramm (EEG) bildet Potenzialschwankungen des Gehirns ab, die sich aus kortikalen Feldpotenzialen zusammensetzen. Über einen Verstärker wird die Potenzialdifferenz zwischen 2 Elektroden gemessen und deren Zeitverlauf aufgezeichnet. Durch eine definierte Anordnung der EEG-Elektroden auf dem Kopf (10–20-System, s. u.) können die Veränderungen bestimmten Hirnregionen zugeordnet werden. Ein einzelnes EEG zeigt beim wachen Patienten nur in 20–30 % epilepsietypische Potenziale. Häufiger treten diese Potenziale in oberflächlichen Schlafstadien auf, sodass EEGs nach Schlafentzug oder 24-Stunden-EEGs hilfreich sind.

Indikationen Das EEG sichert die Diagnose bei klinischem Verdacht auf Epilepsien und beim Status epilepticus (Indikation: unklare Bewusstseinsstörungen), kann zwischen generalisierten und fokalen epilepsietypischen Potenzialen unterscheiden, hilft, fokale Läsionen zu lokalisieren, erlaubt die Einordnung epileptischer Anfälle durch simultane Video- und EEG-Aufzeichnungen und die Abgrenzung gegenüber nichtepileptischen Anfällen.

Ableitung Die EEG-Elektroden werden nach dem 10–20-System auf dem Kopf platziert (➤ Abb. 3.4).

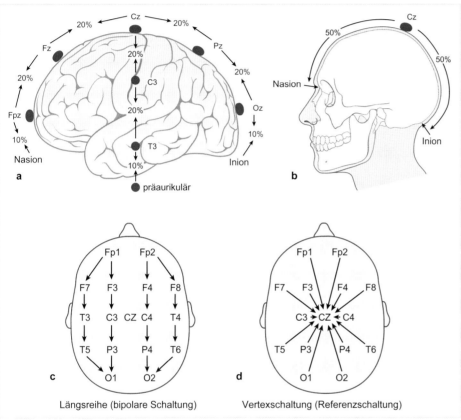

Abb. 3.4 EEG-Ableitung nach dem 10–20-System. a Die EEG-Elektroden werden auf der Kopfoberfläche nach dem 10–20-System positioniert. **b** Dabei wird zunächst die Strecke zwischen Nasion und Inion bestimmt und diese in 10- und 20-Prozent-Abschnitte aufgeteilt. In der zweiten Ebene wird die Strecke zwischen den 2 präaurikulären Punkten vermessen. Dadurch befindet sich jede Elektrode, unabhängig von der Kopfgröße, immer an der gleichen Position in Relation zum Gehirn. **c, d** Die EEG-Elektroden werden nach ihrer festgelegten Position und nach der jeweiligen Hemisphäre benannt, z. B. steht „F" für frontal, ungerade Zahlen für die linke und gerade Zahlen für die rechte Hemisphäre. „P4" bedeutet also rechts parietal. Die Verschaltung der Elektroden unterscheidet 2 grundlegende Möglichkeiten: die bipolare Schaltung, bei der nahe liegende Elektroden in Reihe verbunden werden (c), und die (monopolare) Referenzschaltung, bei der alle Elektroden jeweils mit der gleichen Elektrode (hier CZ) verschaltet werden (d). [L126]

Das **Routine-EEG** wird über 20 Minuten abgeleitet und beinhaltet die Aktivierung des Patienten und Provokationsmethoden:

- **Aktivierung:** Der Patient wird aufgefordert, mit geschlossenen Augen 3 Städte zu nennen oder rückwärts zu zählen. Dadurch kann der Grundrhythmus korrekt nachgewiesen und eine pathologische von einer vigilanzbedingten Verlangsamung abgegrenzt werden.
- **Hyperventilation (HV):** Während eines tiefen Ein- und Ausatmens über 5 min – und wenige Minuten danach – können – physiologische – generalisierte, auch rhythmische Verlangsamungen auftreten. Sie sind von generalisierten epilepsietypischen Potenzialen zu unterscheiden, die durch HV provoziert werden können.
- **Fotostimulation:** Der Patient wird Flackerlicht von 1–30 Hz bei geschlossenen Augen ausgesetzt. Das EEG wird dabei auf epilepsietypische Potenziale überprüft.

Durch ein **EEG nach Schlafentzug** oder ein **Langzeit-EEG** wird der diagnostische Wert erhöht, da epilepsietypische Potenziale in den oberflächlichen Schlafstadien gehäuft auftreten und beim Langzeit-EEG auch selten auftretende epilepsietypische Potenziale erfasst werden.

Beim **Video-EEG Monitoring** werden Anfälle mit EEG und Video gleichzeitig aufgezeichnet, um die Art der Anfälle (inkl. nichtepileptischer Anfälle) und den Anfallsursprungsort im Gehirn zu bestimmen.

Die im EEG gemessenen physiologischen Potenzialschwankungen werden als β-Wellen (> 13/s), α-Wellen (8–12/s), ϑ-Wellen (4–7/s) und δ-Wellen (1–3/s) bezeichnet (> Abb. 3.5). Normal ist ein bei Augenschluss im wachen, entspannten Zustand okzipital auftretender α-Rhythmus (> Abb. 3.6). Ab dem 8. Lebensjahr sollte ein Grundrhythmus von mindestens 8/s erreicht sein.

Pathologische Verlangsamungen des regulären EEG-Rhythmus, d. h. ϑ- oder δ-Wellen, können intermittierend oder kontinuierlich und regional (Herdbefund) oder generalisiert (diffus, Allgemeinveränderung) auftreten. Bei einer zerebralen Ischämie ist z. B. eine kontinuierliche Verlangsamung über dem Infarktareal typisch.

ABB. 3.5

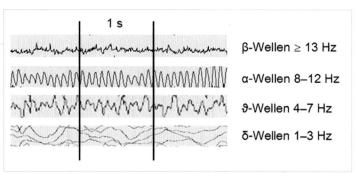

Abb. 3.5 Einteilung der EEG-Rhythmen nach ihrer Frequenz. Die EEG-Aktivität wird in 4 Frequenzbereiche eingeteilt. Der α-Rhythmus ist der okzipitale physiologische Grundrhythmus beim wachen Patienten mit geschlossenen Augen. β-Wellen werden bevorzugt frontal sichtbar und sind kontinuierlich vorhanden. ϑ- und δ-Wellen treten physiologisch beim Erwachsenen während Müdigkeit und Schlaf auf, bei kleinen Kindern auch in Wachphasen.

ABB. 3.6

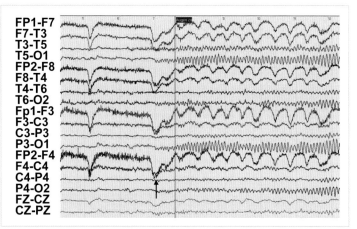

Abb. 3.6 Berger-Effekt. Der Berger-Effekt beschreibt die Blockade des okzipitalen α-Grundrhythmus durch Augenöffnen und den Übergang in β-Wellen. Umgekehrt führt das Schließen der Augen zum α-Rhythmus.

Bei **epilepsietypischen Potenzialen** unterscheidet man interiktuale (zwischen den Anfällen) von iktualen (während der Anfälle) und fokale (> Abb. 3.7b/c/e) von generalisierten (> Abb. 3.7a/d) Potenzialen:

- „spikes" (Spitzen) und „sharp waves" (scharfe Wellen): negative Spitze und langsame Nachschwankung, „spike" bis 70 ms, „sharp wave" 70–200 ms
- „polyspikes": mindestens 3 Spitzen hintereinander
- „spike-wave"-Komplexe: Spitzen und langsame Wellen mehrmals hintereinander.

Bei den generalisierten Epilepsien korreliert die Häufigkeit epilepsietypischer Potenziale im EEG mit der Häufigkeit von Anfällen. Dies kann z. B. bei Absetzversuchen zur Abschätzung der Rezidivwahrscheinlichkeit verwendet werden. Es trifft für fokale Epilepsien in der Regel nicht zu.

MRT Mit der MRT ist es möglich, strukturelle Hirnveränderungen nachzuweisen, die für die Epilepsie auslösend sein können (epileptogene Läsionen). Sie sollte bei jedem Epilepsiepatienten im Laufe des Lebens wenigstens einmal durchgeführt werden. Bei der Anforderung eines MRT sollte der Neurologe dem Radiologen mitteilen, in welcher Hirnregion er den Anfallsursprung vermutet, damit diese Region besonders hochauflösend dargestellt werden kann.

Jeder Patient mit Epilepsie sollte im Verlauf eine **MRT** erhalten! Findet sich eine epileptogene Läsion, handelt es sich um eine strukturelle Epilepsie.

MERKE

MERKE Die wichtigsten Instrumente für die Diagnose einer Epilepsie sind die Anamnese und Fremdanamnese, gefolgt von EEG und MRT. Das Risiko, einen zweiten Anfall zu erleiden, ist bei Auffälligkeiten im EEG oder Nachweis einer epileptogenen Läsion in der MRT hoch. Deshalb kann in diesen Fällen bereits nach einem einmaligen epileptischen Anfall die Diagnose einer Epilepsie gestellt und entsprechend behandelt werden.

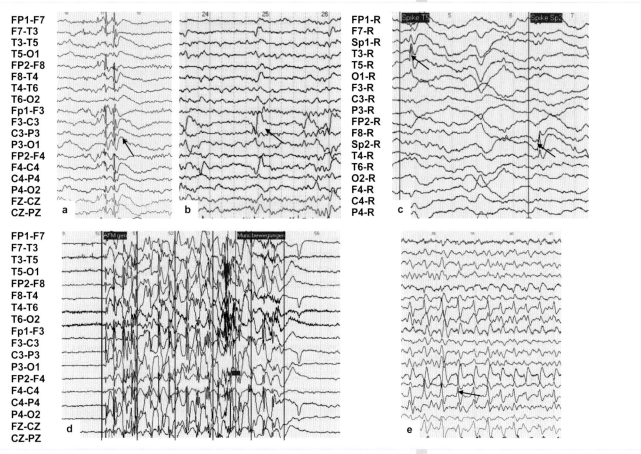

Abb. 3.7 Epilepsietypische Veränderungen. Epilepsietypische Potenziale können interiktual und iktual beobachtet werden, wobei je nach Verteilung fokale von generalisierten epilepsietypischen Potenzialen unterschieden werden. **a** Generalisierte Polyspikes mit frontalem Maximum bei juveniler myoklonischer Epilepsie (interiktual). **b** Links zentrale epilepsietypische Potenziale (interiktual). **c** Spikes interiktual fokal (hier links und rechts temporal bei Temporallappenepilepsie). **d** Generalisiertes Anfallsmuster in Form von typischen 3-Hz-spike-wave-Komplexen mit frontalem Maximum bei einer Absence (iktual). **e** Rechtshemisphärisches Anfallsmuster bei non-konvulsivem Status epilepticus (iktual).

Weitere Diagnostik

Zur Lokalisierung eines epileptogenen Fokus können ferner in der prächirurgischen Epilepsiediagnostik (die vor einer operativen Behandlung einer Epilepsie durchgeführt wird, s. nicht medikamentöse Therapien) z. B. die Positronenemissionstomografie (PET), die Single-Photon-Emission-Computed-Tomography (SPECT) und die Magnetenzephalografie (MEG) oder ein hochauflösendes EEG eingesetzt werden. Eine wichtige Rolle, vor allem in der prächirurgischen Diagnostik, spielt ferner die neuropsychologische Untersuchung, bei der gezielt spezifische Hirnfunktionen wie Gedächtnis, Aufmerksamkeit oder Verarbeitungsgeschwindigkeit untersucht werden.

Differenzialdiagnosen

Die beiden häufigsten Differenzialdiagnosen epileptischer Anfälle sind nichtepileptische Anfälle bei dissoziativen (psychogenen) Störungen und Synkopen (> Tab. 3.4). Anfälle bei **dissoziativen Störungen** haben oft einen demonstrativen Charakter. Im Zweifelsfall sollte immer versucht werden, die Anfälle im Video-EEG-Monitoring aufzuzeichnen. Lässt es sich auch hier nicht klären, kann probatorisch antikonvulsiv und bei Nichtansprechen psychotherapeutisch behandelt werden. Bei den **Synkopen** werden kardiale und neurogene Synkopen unterschieden (> Kap. 3.3), wobei neurogene Synkopen besonders gut mit der Kipptischdiagnostik untersucht werden können (> Kap. 3.3). Weitere wichtige Differenzialdiagnosen (> Tab. 3.5) sind **transiente Ischämien,** die besonders bei älteren Patienten vorkommen, und die **Migräne mit Aura,** bei der sich die Symptome meist langsamer entwickeln und die häufig mit Kopfschmerzen einhergeht (> Kap. 2.4.1). Weitere mögliche Differenzialdiagnosen sind:

- REM-Schlafverhaltensstörung bei älteren Patienten mit nächtlichen Anfällen (> Kap. 3.5)
- transiente globale Amnesie (TGA, > Kap. 3.4)
- andere Ursachen für Muskelverkrampfungen wie die Tetanie oder paroxysmale Bewegungsstörungen (> Kap. 3.6)
- alle Formen von Bewusstseinsstörungen in der Differenzialdiagnose des Status epilepticus, wie Basilaristhrombose, metabolische Störungen, kardiale oder respiratorische Probleme

MERKE Zeichen, die für einen generalisierten tonisch-klonischen Anfall sprechen, sind lateraler Zungen- oder Wangenbiss, CK-Erhöhung, Muskelkatergefühl für einige Tage danach, Enuresis und Enkopresis.

Zur prächirurgischen Epilepsiediagnostik gehören noch weitere Methoden (PET, SPECT, hochauflösende EEGs, MEG, neuropsychologische Untersuchungen).

Differenzialdiagnosen

DD epileptischer Anfälle sind vor allem dissoziative, d. h. psychogene Anfälle sowie Synkopen, transiente Ischämien und die Migräne mit Aura. Ferner kommen noch REM-Schlafstörungen, die transiente globale Amnesie, Muskelkrämpfe, und Vigilanzstörungen anderer Ursache in Betracht.

MERKE

Tab. 3.4 Differenzialdiagnose epileptischer Anfall, Synkope und dissoziativer Anfall.

Kriterium	Epileptischer Anfall	Synkope	Dissoziativer Anfall
Augen	offen	(halb)offen/verdreht → geschlossen	geschlossen
Verlauf	stereotyp, monophasisch; bei GTKA meist rhythmische Kloni über 30–60 s	präsynkopale Symptome → schlaffes Zusammensacken; evtl. irreguläre Kloni (meist < 15 s)	fluktuierende, an- und abschwellende Symptomatik über Minuten bis Stunden, bizarre Muster, demonstrativer Charakter
Reorientierung	Minuten bis Stunden; prompt bei Absencen und Frontallappenanfällen	in der Regel prompt	fluktuierend über Stunden möglich
Körperposition	alle Positionen	Stehen oder Sitzen; nur kardiale Synkopen auch im Liegen	alle Positionen
Schlaf	aus dem Schlaf heraus möglich	nur bei kardiogenen Synkopen aus dem Schlaf heraus möglich	nicht aus dem Schlaf heraus
Trigger	Schlafentzug, Alkoholgenuss am Vorabend	Orthostase	psychischer Stress, Umgebung von Personen

GTKA = generalisierter tonisch-klonischer Anfall

LERNTIPP Auf die Unterscheidung zwischen epileptischen Anfällen, Synkopen und dissoziativen Anfällen wird im Studium viel Wert gelegt, da es sich um ein häufiges klinisches Problem handelt. Anhand der Symptomatik muss in der Notaufnahme entschieden werden, ob ein neurologisches, internistisches oder psychiatrisches Krankheitsbild vorliegt.

Tab. 3.5 Differenzialdiagnose epileptischer Anfall, transiente Ischämie und Migräneaura (> Kap. 5.4).

Kriterium	Epileptischer Anfall	Transiente Ischämie	Migräneaura
Dauer	Sekunden bis Minuten	Minuten bis Stunden	10–30 Minuten
Symptomatik	• meist positive Symptome; typische Ausbreitung; primär sind aber auch negative Symptome möglich • Todd'sche Paresen und andere postiktuale Ausfallerscheinungen können Ischämien imitieren	• meist negative Symptome ohne Ausbreitung • auch Kribbelparästhesien und Ausbreitung möglich • epileptische Frühanfälle bedingt durch Ischämie möglich	• meist positive Symptome; überwiegend visuell, seltener sensorisch, motorisch, aphasisch • postiktuale Ausfallerscheinungen möglich

FALL 68-jähriger Patient, wegen morgendlicher vorübergehender Beinlähmung aufgenommen. Kranielle CT zunächst unauffällig. Annahme einer transienten Ischämie und entsprechende Therapie. Nach einer Woche im Krankenhaus klonischer Anfall mit anschließender erneuter transienter Lähmung. Erneute CT bestätigt Ischämie-Verdacht. Wegen Anfall Gabe von Carbamazepin, Rehabilitation eingeleitet. Dort innerhalb 2 Wochen progrediente Beinparese. Jetzt cMRT: Verdacht auf Hirntumor, durch Probebiopsie bestätigt.
Kommentar Tatsächlich hatte der Patient nie eine Ischämie, sondern fokale Anfälle mit Todd'scher Parese aufgrund des rasch wachsenden Tumors. Carbamazepin muss wegen seiner enzyminduzierenden Eigenschaften (s. u. Therapie) und dadurch verringerter Wirksamkeit einer Chemotherapie durch ein nicht enzyminduzierendes Antiepileptikum ersetzt werden.

3.1.3 Therapie

Das Ziel der Epilepsietherapie ist die Anfallsfreiheit. Hauptstandbein der Therapie sind antikonvulsiv wirkende Medikamente. Wenn die Anfälle dadurch nicht ausreichend zu kontrollieren sind, sollte bei den fokalen Epilepsien ein epilepsiechirurgischer Eingriff erwogen werden. Zudem sollen Epilepsiepatienten auslösende Faktoren meiden. Zu diesen gehören vor allem ausgeprägter Alkoholgenuss und Schlafentzug.

Medikamentöse Therapie

Grundlagen

Mit Medikamenten können Anfälle unterdrückt werden, sie heilen aber die Epilepsie nicht, d. h., es handelt sich um eine symptomatische, keine kausale Therapie. Werden die Antiepileptika abgesetzt, ist die Rezidivgefahr dementsprechend hoch. Bei einigen kindlichen Epilepsieformen, wie der Rolandischen Epilepsie oder der kindlichen Absence-Epilepsie, können die Medikamente jedoch im Verlauf der Erkrankung abgesetzt werden.

MERKE Etwa 70 % aller Epilepsiepatienten werden durch Medikamente anfallsfrei. Die anderen 30 % erleiden trotz der Therapie weitere Anfälle. Man spricht von einer Therapieresistenz, sobald 2 Medikamente einzeln oder in Kombination nicht ausreichend wirksam sind, weil dann die Chancen stark sinken, mit weiteren medikamentösen Therapieversuchen etwas zu erreichen. Dann sollten Patienten an spezialisierte Zentren überwiesen werden, um andere therapeutische Möglichkeiten, insbesondere die eines epilepsiechirurgischen Eingriffs, zu prüfen.

Beginn der Therapie   Ob bereits nach einem ersten unprovozierten Anfall behandelt werden sollte, wird nach dem Rezidivrisiko und dem Willen des Patienten entschieden:
* Rezidivrisiko
  – meist > 60 % bei epilepsietypischen Potenzialen im EEG oder Läsionen in der MRT → ausreichend für die Diagnose einer Epilepsie → Therapie
  – deutlich niedriger bei einem einmaligen unerklärten Anfall ohne Auffälligkeiten im EEG und MRT → meist keine Therapie
* Patientenwunsch: 2. Anfall unbedingt vermeiden (z. B. wegen Exposition in der Öffentlichkeit, Wichtigkeit des Führerscheins) → Therapie

Grundregeln   Die 3 Grundregeln der medikamentösen Therapie sind:
* mit *einem* Medikament der 1. Wahl beginnen, das bis zur Anfallsfreiheit oder bis zu einer mittleren bis hohen Dosierung (maximal: Nebenwirkungsgrenze) weiter aufdosiert wird
* nicht wirksame Medikamente wieder absetzen und unwirksame hohe Dosierungen vermeiden (insbesondere bei Kombinationstherapien)
* solange keine Anfallsfreiheit erreicht ist, weitere verfügbare Optionen versuchen

Pharma-Info Antiepileptika
Wirkungsmechanismus und Eigenschaften
Antiepileptika wirken ganz überwiegend auf Ionenkanäle – und senken dadurch die Erregbarkeit der neuronalen Zellmembran – oder sie beeinflussen die exzitatorische (glutamaterge) oder inhibitorische (GABAerge) synaptische Übertragung durch Wirkungen auf die Transmitterfreisetzung oder die postsynaptischen Rezeptoren. Typische Beispiele sind:
* die Blockade spannungsgesteuerter Natriumkanäle, die Aktionspotenzialserien stoppt (z. B. Phenytoin, Carbamazepin, Oxcarbazepin, Eslicarbazepinacetat, Lamotrigin, Lacosamid, Zonisamid)
* die Blockade von Kalziumkanälen, die rasches Feuern bei Depolarisation („bursting") verhindert (T-Typ-Kalziumkanal, z. B. Ethosuximid, Zonisamid) oder die präsynaptische Transmitterfreisetzung reduziert (P/Q-Typ-Kalziumkanäle: Gabapentin/Pregabalin)
* eine Verstärkung der GABAergen Hemmung (z. B. Phenobarbital/Primidon, Benzodiazepine)
* eine Verminderung der glutamatergen Erregung (z. B. Topiramat, Perampanel)

Einige Medikamente wirken dabei auch kombiniert, z. B. Valproat, Topiramat oder Zonisamid. Die Eigenschaften der klinisch wichtigsten Antiepileptika sind in ➢ Tab. 3.6 zusammengestellt.

MERKE

Eine Therapie bei einem erstmaligen Anfall sollte bei Auffälligkeiten in EEG oder MRT begonnen werden oder wenn der Patient dies wünscht.
Grundregeln:
* anfangs Monotherapie aufdosieren
* keine unwirksame Therapie fortführen
* Ziel ist die Anfallsfreiheit

Antiepileptika:
* beeinflussen Ionenkanäle → neuronale Erregbarkeit ↓
* beispielhaft werden Natrium- oder Kalziumkanäle blockiert sowie die GABAerge oder glutamaterge Erregung moduliert
* einige Antiepileptika haben mehrere Angriffspunkte

TAB. 3.6

Tab. 3.6 Die klinisch wichtigsten Antiepileptika und ihre Eigenschaften.

Antiepileptikum	Indikation	Dosierung (mg/d)	Wesentliche Nebenwirkungen	Besonderheiten
Benzodiazepine[1]	SE, FE[2], GE[2]	Clobazam: 10–30	Sedierung, Ateminsuffizienz, Abhängigkeit	Toleranzentwicklung bei Dauertherapie; **1. Wahl bei SE**
Carbamazepin	FE[2]	400–1.600	Enzyminduktion, Müdigkeit, Konzentrationsstörungen	wegen NW (vor allem Enzyminduktion) als Medikament 1. Wahl zunehmend verdrängt; aber: in niedriger Dosierung sicher in der Schwangerschaft
Eslicarbazepinacetat	FE[2]	400–1.200	Müdigkeit, Hyponatriämie	wegen Hyponatriämie nicht bei Patienten > 60 Jahre einsetzen
Ethosuximid	GE[2]	750–2.000	Übelkeit, Erbrechen	Einsatz bei Absence-Epilepsien
Lacosamid[1]	FE[2]	200–400	Müdigkeit, Schwindel	
Lamotrigin	FE[2], GE[2]	100–600	allergische Hautreaktionen (deshalb sehr langsame Aufdosierung notwendig: 25 mg/d alle 2 Wochen bis zur ersten Zieldosis)	keine Wirkung oder Verschlechterung bei GE (vor allem bei JME) möglich; induzierbar (Wirkspiegelhalbierung durch Carbamazepin, Verdopplung durch Valproat); in niedriger Dosierung sicher in der Schwangerschaft
Levetiracetam[1]	FE[2], GE, SE	1.000–3.000	Müdigkeit, Gereiztheit	1. Wahl nur bei FE, da eingeschränkte Zulassung bei GE
Oxcarbazepin	FE[2]	600–2.400	Müdigkeit, Hyponatriämie	wegen Hyponatriämie nicht bei Patienten > 60 Jahre einsetzen
Perampanel	FE, GE	4–12	Müdigkeit, Schwindel, Gereiztheit	

Tab. 3.6 Die klinisch wichtigsten Antiepileptika und ihre Eigenschaften. *(Forts.)*

Antiepilepti- kum	Indika- tion	Dosierung (mg/d)	Wesentliche Nebenwirkungen	Besonderheiten
Phenobarbi- tal[1]	FE[2], GE[2], SE	50–200	Konzentrationsstörungen, Se- dierung, Enzyminduktion, Ab- hängigkeit	Primidon wird zu Phenobarbital ver- stoffwechselt und ist deshalb nicht gesondert aufgeführt
Phenytoin[1]	SE, FE[2]	100–400	Kleinhirnatrophie, Gingivahy- perplasie, Hirsutismus, Herz- rhythmusstörungen, Enzymin- duktion	geringe therapeutische Breite wegen exponentieller Pharmakokinetik; we- gen NW kaum noch zur Dauerthera- pie eingesetzt; **1. Wahl bei SE**
Sultiam	FE	200–400	Gewicht ↓, Kopfschmerz, Par- ästhesien	Einsatz bei kindlichen Epilepsien, insbesondere benignen Partialepi- lepsien (hier 1. Wahl)
Topiramat	FE[2], GE[2]	50–400	Parästhesien, frontale Dys- funktion, Sprachstörung, Ge- wicht ↓	
Valproat[1]	FE[2], GE[2], SE	600–2.000	Gewicht ↑, Haarausfall, Tre- mor, Teratogenität, Enyzminhi- bition	**1. Wahl bei GE und SE**
Zonisamid	FE[2]	200–500	Müdigkeit, Schwindel, Ge- wicht ↓	

Medikamente 1. Wahl sind fett gedruckt; die Auswahl orientiert sich an Leitlinien, weiterer Literatur sowie prakti- schen Gesichtspunkten und Erfahrungen. [1] i. v. verfügbar; [2] Zulassung zur Monotherapie; Dosierung: erste Zieldosis bis übliche Maximaldosis; FE = fokale Epilepsie, GE = generalisierte Epilepsie, SE = Status epilepticus

Nebenwirkungen
- allgemeine, zentralnervöse:
  - Müdigkeit, Abgeschlagenheit, Schwindel, Kopfschmerzen
  - Überdosierung: Gangunsicherheit, Doppelbilder, Schwindel und/oder Nystagmus (vor allem bei Natriumkanalblockern, s. o.); typischerweise ca. 1 h nach Tabletteneinnahme für 1–2 h, wenn der Serumspiegel am höchsten ist
- idiosynkratische:
  - Agranulozytose, Leberversagen, Hyponatriämie → regelmäßige Routinelaborkontrollen
  - allergische (Haut)Reaktionen (manchmal schwerwiegend)
- Ausmaß der Nebenwirkungen immer mit dem Rezidivrisiko bei einer Umstellung der Medikamente abwägen

Wechselwirkungen
- Antikonzeptiva (s. u.)
- orale Antikoagulanzien

LERNTIPP Die Namen und Wirkungsmechanismen der Antiepileptika mögen auf den ersten Blick verwir- rend erscheinen. Das IMPP und mündliche Prüfer konzentrieren sich insbesondere auf die richtige Medika- mentenwahl für die jeweilige Epilepsieform und die Behandlung des akut lebensbedrohlichen Status epi- lepticus.

Behandlung fokaler Epilepsien
Überblick

Bei den fokalen Epilepsien können bis auf Ethosuximid grundsätzlich alle zugelassenen Antiepileptika eingesetzt werden. Bezüglich der Wirksamkeit unterscheiden sich die verschiedenen Substanzen nur un- wesentlich. Das Nebenwirkungsprofil ist aber bei den Antiepileptika der neueren Generation z. T. deut- lich besser, weshalb sie vermehrt zum Einsatz kommen sollten. Mittel der 1. Wahl sind Lamotrigin und Levetiracetam, alternative Mittel der 1. Wahl sind Carbamazepin, Eslicarbazepinacetat, Lacosamid, Ox- carbazepin, Topiramat, Valproat und Zonisamid sowie bei Kindern Sultiam, die je nach Nebenwirkungen und Begleiterkrankungen/-umständen unterschiedlich eingesetzt werden.

Medikamente zur Monotherapie bei fokalen Epilepsien

Carbamazepin   Carbamazepin führt auch in niedrigen Dosierungen, insbesondere bei älteren Men- schen, häufig zu Müdigkeit, was die Patienten oft nur in der Eingewöhnungsphase wahrnehmen; sie füh- len sich jedoch u. U. „wie neugeboren", wenn sie auf ein anderes Präparat umgestellt werden. Carbamaze- pin führt zur Enzyminduktion und ist daher bei anderen Medikamenten, die über die Leber abgebaut werden, ein Problem. Dies betrifft vor allem Frauen, die orale Antikonzeptiva einnehmen, ältere Men- schen mit umfangreicher Komedikation (wie z. B. Phenprocoumon) und Tumorpatienten, die eine Che- motherapie benötigen (auch Jahre nach der Ersteinstellung!).

Oxcarbazepin und Eslicarbazepinacetat   Beide sind Modifikationen des Carbamazepins, die 90 % weniger Enzyminduktion aufweisen. Der wirksame Metabolit beider Substanzen ist Eslicarbazepin

Zur **Behandlung fokaler Epilepsien** bieten sich Lamotrigin und Levetiracetam an. Alternativ Car- bamazepin, Eslicarbazepinacetat, Lacosamid, Oxcarbazepin, Topiramat, Valproat und Zonisa- mid. Sultiam bei Kindern.

(10-OH-Carbamazepin), oral verabreicht werden Oxcarbazepin oder Eslicarbazepinacetat. Oxcarbazepin ist sehr viel länger auf dem Markt und wird zur Monotherapie häufig eingesetzt. Ein wichtiger Nachteil beider Substanzen ist die Hyponatriämie, die insbesondere im Alter problematisch werden kann (deshalb bei > 60 J. vermeiden), insbesondere wenn zusätzlich noch ein Diuretikum gegeben wird.

Valproat Ein Vorteil des Valproats ist, dass es i. v. gegeben werden kann, z. B. bei Eindosierung während eines non-konvulsiven Status epilepticus. Zu beachten ist hier die Enzyminhibition, die die Wirkspiegel begleitender Medikamente evtl. steigern kann (z. B. Cumarine).

Sultiam Sultiam wird in Deutschland in der Neuropädiatrie aufgrund seiner guten Wirksamkeit und Verträglichkeit als Mittel der Wahl bei den benignen Partialepilepsien und gelegentlich auch sonst bei fokalen Epilepsien eingesetzt.

Lamotrigin Lamotrigin ist wahrscheinlich das nebenwirkungsärmste verfügbare Antiepileptikum, wenn man von den allergischen Hautreaktionen absieht, die bei langsamer Eindosierung (s. u. bei generalisierten Epilepsien) jedoch selten sind. Bei Kombinationstherapien muss beachtet werden, dass die Serumspiegel bei gleichzeitiger Gabe von Enzyminduktoren (Carbamazepin, Phenytoin, Barbiturate) im Durchschnitt etwa halbiert und bei Kombination mit Enzyminhibitoren (Valproat) verdoppelt werden.

Levetiracetam Levetiracetam ist breit wirksam, einfach in der Handhabung, hat eine große therapeutische Breite, kann rasch eindosiert werden und ist nebenwirkungsarm. Relevante Nebenwirkungen sind Müdigkeit, die vor allem bei schneller Aufdosierung bei älteren Menschen auftritt, sowie Gereiztheit/Aggression. Es gibt zunehmend sehr gute Daten für die Unbedenklichkeit in der Schwangerschaft, die zahlenmäßig für eine abschließende Beurteilung noch nicht ganz ausreichend sind. Es ist zudem i. v. verfügbar.

Topiramat Topiramat ist ebenfalls breit und sehr gut wirksam, hat jedoch den Nachteil, nebenwirkungsreicher zu sein, wobei am häufigsten kognitive Nebenwirkungen (u. a. Wortfindungsstörungen), Parästhesien an Händen und Füßen sowie Gewichtsabnahme beobachtet werden.

Zonisamid Zonisamid ist ebenfalls breit und sehr gut wirksam, jedoch in Deutschland nur für fokale Epilepsien zugelassen. Wesentliche Nebenwirkungen sind Müdigkeit, Konzentrationsstörungen und Gewichtsabnahme.

Lacosamid Lacosamid gewinnt zunehmend an Bedeutung als ein weiteres, gut verträgliches Antiepileptikum, das seit Kurzem für die Monotherapie zugelassen ist. Es ist auch i. v. verfügbar.

Kombinationstherapien

Für Kombinationstherapien gilt, dass Präparate mit unterschiedlichen Wirkmechanismen aufgrund der Nebenwirkungen besser zu kombinieren sind. Beispielsweise ist es schwierig, 2 Natriumkanalblocker (Phenytoin, Carbamazepin, Oxcarbazepin/Eslicarbazepin, Lamotrigin, Zonisamid, Lacosamid) zu kombinieren, da es häufig zu den typischen Nebenwirkungen dieser Substanzklasse (Schwindel, Gangunsicherheit, Doppelbilder) kommt. Ferner müssen Interaktionen, vor allem bezüglich der Enzyminduktion, beachtet werden.

Bei **Kombinationstherapien** sollte man Medikamente mit unterschiedlichen Wirkmechanismen verwenden (geringere Nebenwirkungen).

Behandlung idiopathischer (genetischer) generalisierter Epilepsien (IGE/GGE)
Überblick

Es ist wichtig, die IGE/GGE klinisch zu erkennen, weil für sie eine besondere Behandlung erforderlich ist: Viele der verfügbaren Antiepileptika wirken nicht oder nicht ausreichend. Wenn nicht entschieden werden kann, ob es sich um eine generalisierte oder fokale Epilepsie handelt, z. B., wenn im Adoleszentenalter generalisierte tonisch-klonische Anfälle ohne Prodromi auftreten und auch im EEG nicht eindeutig zwischen fokalen und generalisierten epilepsietypischen Potenzialen unterschieden werden kann, gelten die gleichen therapeutischen Grundsätze. Mittel der 1. Wahl sind Valproat, Ethosuximid (bei Absencen) und Lamotrigin.

Bei der **idiopathischen (genetischen) generalisierten Epilepsie (IGE/GGE)** sind viele Antiepileptika weniger wirksam. Vorzugsweise kommen Valproat und Lamotrigin zum Einsatz.

Medikamente bei generalisierten Epilepsien

Valproat Valproat ist am besten wirksam, einfach zu handhaben und rasch einzudosieren, hat aber Nebenwirkungen, die auch im anzustrebenden Niedrigdosisbereich bis 1.000 mg/d auftreten können: Gewichtszunahme (durch Appetitsteigerung), Tremor, Haarausfall, dosisabhängige Teratogenität und (bei > 1.000 mg/d) Beeinträchtigung der Intelligenzentwicklung von Kindern im Mutterleib. Seltenere Nebenwirkungen sind toxisches Leberversagen oder die Valproat-induzierte Enzephalopathie. Bei mitochondrialen Erkrankungen sollte Valproat nicht verabreicht werden, weil gehäuft toxische Leberschädigungen auftreten.

Ethosuximid Ethosuximid ist eine gute Alternative bei Absence-Epilepsien, weil es weniger Nebenwirkungen verursacht. Es kann auch gegen myoklonische Anfälle helfen, die Wirksamkeit bei generalisierten tonisch-klonischen Anfällen ist jedoch sehr eingeschränkt, weshalb es dafür nicht zugelassen ist.

Lamotrigin Lamotrigin ist sehr gut verträglich, muss jedoch langsam eindosiert werden, weil sonst die Gefahr allergischer Hautausschläge bis hin zum Stevens-Johnson-Syndrom besteht. Deshalb wird erst nach 6 Wochen die erste Zieldosis von 100 mg/d erreicht. Ein weiterer gravierender Nachteil ist die häufig fehlende Wirksamkeit bei den IGE/GGE, insbesondere bei der JME. Wenn es wirkt, ist es jedoch ein sehr nebenwirkungsarmes und damit günstiges Medikament für die Langzeittherapie.

Die **Therapie des Status epilepticus** ist außerordentlich wichtig. Ein *generalisierter tonisch-klonischer Status* ist ein medizinischer Notfall, der zu Hirnschädigung und Tod führen kann. Empfohlen wird eine Stufentherapie mit Eskalation bei Nichtwirksamkeit:
- 1. Stufe: Lorazepam (alternativ: Diazepam, Clonazepam, Midazolam)
- 2. Stufe: Phenytoin oder Valproat
- Zwischenstufe: evtl. Phenobarbital unter Intubationsbereitschaft
- 3. Stufe Narkose mit Midazolam, Propofol oder Thiopental

Ein *nichtkonvulsiver Status epilepticus* ist weniger lebensbedrohlich. Die Therapiestufen sind gleich, jedoch kann man in der 2. Stufe auch Levetiracetam und Lacosamid verwenden.
Ein *Absence-Status* kann nur im EEG diagnostiziert werden und wird mit Benzodiazepinen oder direkt mit Valproat behandelt.

ABB. 3.8

Topiramat, Levetiracetam   Aufgrund von Nebenwirkungen oder Zulassungsbeschränkungen sind Topiramat und Levetiracetam nur Medikamente 2. Wahl bei IGE/GGE. *Topiramat* ist auch zur Monotherapie zugelassen, hat jedoch den Nachteil relativ häufiger Nebenwirkungen (s. o.). Die Gewichtsabnahme kann bei stark übergewichtigen Patienten allerdings erwünscht sein, weshalb es hier als Ersttherapie eingesetzt werden kann. *Levetiracetam* ist ebenfalls breit wirksam, aber bisher nur für myoklonische und generalisierte tonisch-klonische Anfälle ab dem 12. Lebensjahr in Kombination und nicht in Monotherapie zugelassen (weitere Details s. o.).

Benzodiazepine, Barbiturate   Aufgrund der stark sedierenden Nebenwirkungen sollten Benzodiazepine und Barbiturate nur in Ausnahmefällen (z. B. Therapieresistenz) zum Einsatz kommen. Bei den Benzodiazepinen ist der Toleranzeffekt zu beachten (häufiger Wirkverlust nach 2–3 Monaten). Es sollte Clobazam mit der längsten Halbwertszeit zum Einsatz kommen, bei den Barbituraten entweder Phenobarbital oder Primidon. Alle haben ein hohes Abhängigkeitspotenzial, weshalb das Absetzen schwierig und im ambulanten Rahmen langwierig ist. Nach raschem Absetzen kommt es regelmäßig zu Entzugsanfällen. Die meisten anderen Antiepileptika sind bei den IGE/GGE kontraindiziert, da sie die Anfälle verstärken können. *Zonisamid* und *Perampanel* sind ebenfalls wirksam, Zonisamid ist in Japan und den USA für IGE/GGE zugelassen, nicht aber in Europa, Perampanel ist für die Zusatztherapie bei einem generalisierten tonisch-klonischen Anfall in Europa zugelassen.

Therapie des Status epilepticus

Generalisierter tonisch-klonischer Status epilepticus   Der generalisierte tonisch-klonische Status epilepticus ist ein medizinischer Notfall, der sofort i. v. medikamentös behandelt werden muss (> Abb. 3.8), da es zu einer zerebralen Hypoxie mit nachfolgender Hirnschädigung und Todesfolge kommen kann. Mittel der Wahl sind Benzodiazepine, wobei Lorazepam am besten wirksam ist und deshalb bei Verfügbarkeit die 1. Wahl sein sollte. Alternativ können Diazepam, Clonazepam oder Midazolam eingesetzt werden. Bei Nichtwirksamkeit von Benzodiazepinen werden Phenytoin oder Valproat gegeben. Bei Phenytoin sind der Abfall des Blutdrucks bei rascher Eindosierung, Hautnekrosen bei paravenöser Gabe und mögliche Herzrhythmusstörungen zu beachten, weshalb die Substanz nur unter Überwachungsbedingungen appliziert werden sollte. Valproat ist im Umgang einfacher, gerade bei älteren Patienten mit Herz-Kreislauf-Problemen. Sollte mit Phenytoin oder Valproat der Status nicht durchbrochen werden können, kann Phenobarbital unter Intubationsbereitschaft als Zwischenstufe versucht oder direkt eine Narkose mit Midazolam, Propofol oder Thiopental eingeleitet werden, wobei die ersten beiden aufgrund der kurzen Halbwertszeit den Vorteil des rascheren Aufwachens nach der mindestens 12-stündigen Narkose haben. Dabei sollte EEG-überwacht ein sog. Burst-Suppression-Muster im EEG erreicht werden.

Nichtkonvulsiver Status epilepticus   Für den nichtkonvulsiven Status epilepticus gelten grundsätzlich die gleichen Richtlinien. Da dieser nicht akut lebensbedrohlich ist, können nach Phenytoin und Valproat auch weitere Antiepileptika gegeben werden, vor allem Levetiracetam (wird mittlerweile z. T. auch primär verwendet) und auch z. B. das i. v. verfügbare Lacosamid, aber auch andere Medikamente oral über Magensonde.

Absence-Status   Der Absence-Status, der nur im EEG erkannt und vom non-konvulsiven fokalen Status abgegrenzt werden kann, kann neben Benzodiazepinen auch primär mit Valproat behandelt werden.

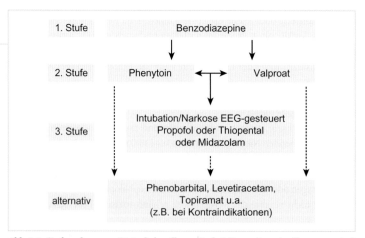

Abb. 3.8 Stufenschema zur Statusbehandlung. Stufe 1: Benzodiazepine (Lorazepam 1–2 mg oder Diazepam 5–10 mg) werden i. v. appliziert, was ggf. auch mehrfach wiederholt werden kann. **Stufe 2:** Bei persistierendem Status epilepticus sollten Phenytoin (20 mg/kg KG möglichst rasch je nach Indikation und Verträglichkeit) oder alternativ Valproat (1.200 mg als Bolus, dann 100 mg/h) i. v. angewendet werden. Phenytoin kann auf Valproat umgestellt werden oder umgekehrt. **Stufe 3:** Die EEG-gesteuerte Intubationsnarkose beginnt mit Propofol (1–2 mg/kg KG als Bolus, dann 2–10 mg/kg KG/h), dem Thiopental (4–7 mg/kg KG als Bolus, dann 500 mg/h) oder Midazolam (0,2 mg/kg KG als Bolus, dann 0,2–0,5 mg/kg/h) folgen. Alternativ kann Phenobarbital einbezogen werden. In besonderen Fällen, z. B. bei Kontraindikationen oder dem nicht lebensbedrohlichen non-konvulsiven Status epilepticus, können alternativ Levetiracetam (bis 3.000 mg/d), Lacosamid (400 mg/d), Topiramat (100–400 mg/d) oder andere Antiepileptika versucht werden. [L126]

Nicht medikamentöse Therapie

Operation In einigen Fällen kann die Epilepsie durch eine Operation geheilt werden, vor allem wenn das gesamte epileptogene Gewebe entfernt wird. Dies ist besonders gut möglich, wenn eine epileptogene Läsion im MRT zu lokalisieren ist, sie fern von einem funktionell wichtigen („eloquenten") Hirnareal (insbesondere Motorkortex oder Sprachregion) liegt und Bildgebung, EEG und Anfallssemiologie konzeptionell zusammenpassen. Ein epilepsiechirurgischer Eingriff ist bei etwa jedem vierten bis dahin pharmakoresistenten Patienten mit einer fokalen Epilepsie machbar. Die Chancen, dadurch anfallsfrei zu werden, sind oft exzellent und liegen bei 50–80 %. Deshalb sollte ein epilepsiechirurgischer Eingriff bei jedem Patienten mit Pharmakoresistenz geprüft werden. Die meisten Operationen werden im Temporallappen durchgeführt, z. B. bei Hippokampussklerosen.

Hirnstimulation Der Hirnstimulation (bisher nur in Form der Vagusnervstimulation, seit Ende 2010 auch Zulassung der Thalamusstimulation) kommt eine palliative Bedeutung zu, wenn weder medikamentös noch chirurgisch behandelt werden kann. Der N. vagus wird am Hals intermittierend stimuliert (alle 5 min für 20–30 s). 30–50 % der behandelten Patienten erreichen eine mehr als 50%ige Anfallsreduktion, anfallsfrei werden Patienten nur in Ausnahmefällen. Die anteriore Thalamusstimulation scheint in ähnlicher Form wirksam zu sein.

Biofeedback Durch Biofeedback können manche Patienten bei Auren mit ausreichender Dauer lernen, ihre Anfälle zu unterdrücken.

Therapie bei Verhütung und in der Schwangerschaft

Kontrazeptiva Antiepileptika und Hormone können sich gegenseitig beeinflussen. Insbesondere enzyminduzierende Medikamente wie Carbamazepin oder Phenobarbital können zum Wirkverlust der Kontrazeptiva führen. Bei chronischer Einnahme von Antiepileptika sollten deshalb andere Verhütungsmethoden bevorzugt werden, wie z. B. eine Hormonspirale. Im Falle einer oralen Kontrazeption sollte die doppelte gestagenerge Ovulationshemmdosis kontinuierlich eingenommen werden, d. h. ohne die übliche Pause. Zudem können hormonelle Umstellungen zu einer Verminderung des Serumspiegels der Antiepileptika führen (relevant vor allem für Lamotrigin, dessen Serumspiegel in der Schwangerschaft und bei Einnahme oraler Kontrazeptiva deutlich gesenkt werden kann).

Schwangerschaft Die Einnahme von Antiepileptika im ersten Trimenon einer Schwangerschaft kann das Risiko fetaler Fehlbildungen (2–3 % bei gesunden Müttern) auf das 2–3-Fache erhöhen (Teratogenität), wie z. B. von Lippen-Kiefer-Gaumen-Spalten, Spina bifida oder Herzfehlern. Nach Abschluss der Organogenese ist die Einnahme von Antiepileptika weniger kritisch. Der teratogene Effekt von Antiepileptika ist dosisabhängig und nicht für jedes Antiepileptikum gleich. Bei Kombinationstherapien kann das Fehlbildungsrisiko auf über 10 % ansteigen. Frauen, die sich vor einer geplanten Schwangerschaft beraten lassen wollen, sollte man

- nicht unnötig beunruhigen (viele kommen mit der Vorstellung in die Sprechstunde, dass ihr Kind durch die Medikamente zu 100 % geschädigt wird!), denn das Risiko ist überschaubar und Fehlbildungen sind mit hochauflösendem Ultraschall frühzeitig zu erkennen.
- bei vertretbarem Rezidivrisiko einen Absetzversuch oder eine Umstellung auf möglichst niedrigdosiertes Lamotrigin oder Carbamazepin (oder auch Levetiracetam, s. o.) in Monotherapie vorschlagen.
- Folsäure zum Schutz vor einer Spina bifida verordnen (➤ Kap. 19.8.1).

Ist die Patientin bereits schwanger, sollten die Medikamente keinesfalls abrupt abgesetzt werden, da dann Anfälle bis zum Status epilepticus drohen.

3.1.4 Ätiopathogenese

Die Ursachen von Epilepsien sind vielfältig und die genauen Mechanismen sind bis heute nur unzureichend bekannt. Am besten erforscht ist die Pathophysiologie bei seltenen idiopathischen/genetischen Epilepsien und bei der Schläfenlappenepilepsie mit Hippokampussklerose.

Idiopathische (genetische) generalisierte Epilepsien

Bis zu 30 % aller Epilepsien sind überwiegend genetisch determiniert. Anders als für die monogenen Epilepsien, die einen geringeren Teil der genetisch bedingten Epilepsien ausmachen, bestehen bei den häufigen idiopathischen/genetischen generalisierten Epilepsien (IGE/GGE) wahrscheinlich viele weniger schwerwiegende genetische Defekte, die nur gemeinsam zu einer Epilepsie führen (komplexe genetische Vererbung). Dies erklärt auch, warum die IGE in den meisten Fällen sporadisch auftreten und nur bei etwa 20–30 % der Patienten eine positive Familienanamnese vorliegt. Die Konkordanzrate bei eineiigen Zwillingen beträgt etwa 80 %, sodass für die IGE die sog. Heritabilität mit 80 % und die Rolle von Umweltfaktoren mit 20 % angenommen werden. Das Risiko für Angehörige 1. Grades, ebenfalls an einer Epilepsie zu erkranken, beträgt 5–10 %, ist also deutlich höher als in der Normalbevölkerung, aber viel geringer als bei monogenen Erkrankungen, was für die genetische Beratung bei Kinderwunsch eine wichtige Rolle spielt. In aller Regel ist das Vorliegen einer IGE, die meist gut zu behandeln ist, kein Grund, die Familienplanung zu ändern.

Nicht medikamentöse Therapie
Möglichkeiten:
- epilepsiechirurgischer Eingriff mit Resektion des epileptogenen Fokus; sollte bei Nichtansprechen auf Medikamente geprüft werden
- Hirnstimulation
- willentliche Unterdrückung des Anfalls mittels Biofeedback

Therapie bei Verhütung und in der Schwangerschaft

Kontrazeptiva und Antiepileptika interagieren häufig! Vor allem Enzyminduktoren wie Carbamazepin und Phenobarbital schwächen die Wirkung der „Pille" ab → Aufklärung und ggf. Verhütungsmethode ändern (z. B. Spirale).

Antiepileptika in der Schwangerschaft können dosisabhängig zu Fehlbildungen führen. Ein niedrigeres teratogenes Potenzial haben Lamotrigin, Carbamazepin und Levetiracetam. Stets sollte Folsäure substituiert werden (Risiko einer Spina bifida ↓)!

3.1.4 Ätiopathogenese

Idiopathische (genetische) generalisierte Epilepsien

Epilepsien sind auf verschiedene, teilweise unerforschte Ursachen zurückzuführen. In bis zu 30 % der Fälle liegen *genetische Veränderungen* zugrunde, vor allem bei den sog. IGE. Allerdings spielen auch hier *Umweltfaktoren* und das Zusammenspiel einzelner – für sich alleine genommen – harmloser Faktoren eine Rolle.

Beispiele *molekularer Mechanismen* bei erblichen Epilepsien sind insbesondere Ionenkanalmutationen z. B. in spannungsgesteuerten Kalium- oder Natriumkanälen. Hierdurch kommt es zu einer Membrandepolarisation und gesteigerten Erregbarkeit.

Molekulare Mechanismen bei genetischen Epilepsien

Bei den benignen neonatalen/infantilen Anfällen (BFNS/BFNIS) liegen Mutationen in bestimmten spannungsgesteuerten **Kalium- oder Natriumkanälen** vor (> Tab. 3.7). Diese Kanäle sind am Axoninitialsegment, also dem Ort der Aktionspotenzialentstehung, von exzitatorischen Nervenzellen lokalisiert. Die Mutationen verringern die Aktivität der Kaliumkanäle oder erhöhen den Natriumeinstrom durch die Natriumkanäle – was beides zur Membrandepolarisation führt und die Erregbarkeit der neuronalen Zellmembran erhöht. Dadurch werden epileptische Anfälle begünstigt.

GABA$_A$-Rezeptoren sind die wichtigsten Moleküle für die Hemmung im Säugergehirn. Durch Mutationen, die bei Epilepsiepatienten identifiziert wurden, funktionieren die GABA$_A$-Rezeptoren nicht mehr vollständig, d. h., sie verlieren einen Teil ihrer hemmenden Funktion. Auch dadurch kann das Auftreten von Anfällen sehr gut erklärt werden.

Tab. 3.7 Genetik und Pathophysiologie exemplarisch ausgewählter idiopathischer/genetischer Epilepsiesyndrome.

Epilepsiesyndrom	Wesentliche klinische Symptome	Beginn	Betroffenes Gen	Protein	Pathophysiologischer Mechanismus
benigne familiäre neonatale oder neonatale-infantile Anfälle (BFNS/BFNIS), z. T. schwere Verläufe	Cluster von KFA oder sekundären GTKA in neontaler/infantiler Periode, manchmal pharmakoresistente Anfälle, Intelligenzminderung	erste d–m	KCNQ2/3 (BFNS) SCN2A (BFNIS)	K$^+$-Kanal (BFNS) Na$^+$-Kanal (BFNIS)	Reduzierter K$^+$-Ausstrom oder vermehrter Na$^+$-Einstrom → Membrandepolarisation → neuronale Übererregbarkeit
schwere myoklonische Epilepsie des Kindesalters (SMEI, Dravet-Syndrom) u. a. fieberassoziierte Epilepsien	Fieberkrämpfe, myoklonische Anfälle, GTKA, Entwicklungsstillstand, Intelligenzminderung	erste Lj.	SCN1A	Na$^+$-Kanal	Funktionsverlust, verminderter Na$^+$-Einstrom, verminderte Erregbarkeit hemmender Neurone → verminderte Hemmung
idiopathische generalisierte Epilepsien (IGE: CAE, JAE, JME, EGTCA) und fieberassoziierte Epilepsien	Fieberkrämpfe, Absencen, myoklonische Anfälle, GTKA mit typischem altersgebundenem Beginn	1.–3. dec	GABRG2	GABA$_A$-Rezeptor	verminderte Hemmung
			GABRA1	GABA$_A$-Rezeptor	verminderte Hemmung

d = Lebenstage, m = Lebensmonate, Lj. = Lebensjahre, dec = Lebensdekade, GTKA = generalisierter tonisch-klonischer Anfall, KFA = komplex-fokaler Anfall, IGE = idiopathische generalisierte Epilepsie, CAE = kindliche Absence-Epilepsie, JAE = juvenile Absence-Epilepsie, JME = juvenile myoklonische Epilepsie, EGTCA = „epilepsy with generalize tonic-clonic seizures on awakening" = Epilepsie mit generalisierten tonisch-klonischen Anfällen in der Aufwachphase

Symptomatische/strukturelle fokale Epilepsien

Symptomatische/strukturelle fokale Epilepsien sind Ausdruck von Hirnschädigungen.

Ursache einer fokalen Epilepsie ist in vielen Fällen die **Hippokampussklerose.** Hierbei kommt es zu einer MR-tomografisch und mikroskopisch nachweisbaren Vernarbung. Umgekehrt kann der Hippokampus auch durch epileptische Anfälle oder Entzündungen geschädigt werden, was dann zusätzlich die Entstehung von Anfällen fördert („Henne oder Ei?").

Symptomatische/strukturelle fokale Epilepsien

Die symptomatischen fokalen Epilepsien werden im Gegensatz zu den IGE durch strukturelle zerebrale Läsionen ausgelöst, die sekundär zu einer kritischen Änderung eines lokalen neuronalen Netzwerks führen.

Molekulare Mechanismen bei fokalen Epilepsien

Eine Hippokampussklerose ist eine in der MRT sichtbare (> Abb. 3.2d) und mikroskopisch durch vermehrte Gliazellen und Nervenzellverlust gekennzeichnete Vernarbung des Hippokampus. Im Tiermodell kann sie durch einen prolongierten Status epilepticus induziert werden und ist durch z. T. sehr spezifische Veränderungen der Ionenkanalexpression gekennzeichnet. So wird ein Kaliumkanal in Dendriten von Pyramidenzellen weniger stark exprimiert, während ein Kalziumkanal (T-Typ) hochreguliert wird. Beides erhöht die neuronale Erregbarkeit. Zusätzlich scheinen Entzündungsprozesse, die Permeabilität der Blut-Hirn-Schranke und wahrscheinlich auch die Angiogenese eine wichtige Rolle in der Epileptogenese zu spielen. Beim Menschen kann eine sekundäre Hippokampussklerose ebenfalls durch rezidivierende epileptische Anfälle entstehen, die von anderen Hirnregionen ausgehen und in den Schläfenlappen propagieren. Bei Erwachsenen können auch Entzündungen, z. B. eine limbische Enzephalitis, eine Hippokampussklerose verursachen. Wenn die Hippokampussklerose bereits bei der Diagnosestellung vorhanden ist, nimmt man ein schädigendes Ereignis in der Kindheit an, z. B. prolongierte Fieberkrämpfe oder eine Meningitis.

MERKE

MERKE Epilepsien können durch genetische oder sekundäre Veränderungen von Ionenkanälen hervorgerufen werden, die die Erregbarkeit von exzitatorischen Nervenzellen erhöhen oder die Effektivität von inhibitorischen Nervenzellen senken. Dadurch können synchronisierte spontane Entladungen von neuronalen Netzwerken entstehen, die für das Auftreten epileptischer Anfälle verantwortlich sind.

3.2 Dissoziative Störungen mit nicht epileptischen Anfällen

Dissoziative Störungen imitieren epileptische Anfälle, ohne dass eine organische Ursache vorliegt. 75 % der Patienten sind Frauen.

3.2 Dissoziative Störungen mit nicht epileptischen Anfällen

Dissoziative Störungen (Konversionsstörungen) sind relativ häufige psychische Erkrankungen, bei denen Bewusstsein und Verhalten nicht konform sind (dissoziieren). Es resultieren subjektive Beschwerden oder objektiv abnorme Verhaltensweisen, für die sich kein organisches Korrelat findet. Jeder 4. Patient, der sich mit der Verdachtsdiagnose einer Epilepsie in einer Spezialsprechstunde für Epilepsie vorstellt, hat eine dissoziative Störung. 75 % dieser Patienten sind Frauen.

Klinik und Diagnostik

Die Anfälle können epileptischen Anfällen ähnlich sein. In Anlehnung an die Klassifikation der epileptischen Anfälle werden 3 Typen unterschieden: der Bewegungssturm, der Zitteranfall und die Ohnmachtsattacke:

Klinik: 3 unterschiedliche Muster: Bewegungssturm, Zitteranfall, Ohnmachtsattacke Im Gegensatz zu epileptischen Anfällen variiert die Symptomatik von Ereignis zu Ereignis, dauert länger an und wirkt „theatralisch". Beinahe immer sind die Augen geschlossen! Markant ist ein Überstrecken von Rumpf und Kopf („arc de cercle").

- Im **Bewegungssturm** stehen asynchrone Bewegungen aller Extremitäten und des Rumpfes wie Herumschlagen oder Wälzen im Vordergrund.

- Beim **Zitteranfall** imponiert z. T. rhythmisches, aber meist arrhythmisches Zittern des Beckens oder der Extremitäten.
- Bei der **Ohnmachtsattacke** sackt der Patient in sich zusammen oder stürzt zu Boden, was sich meist durch ein allgemeines Unwohlsein ankündigt.

Diese nicht epileptischen Anfälle laufen bei jedem erneuten Ereignis etwas anders ab. Die Entäußerungen an sich sind häufig demonstrativ ausgestaltet und haben einen längeren Verlauf über Minuten bis Stunden mit fluktuierendem An- und Abschwellen der Symptomatik.

Weitere Zeichen
- Abstützreaktionen
- (fast immer) geschlossene Augen, keine Mydriasis
- Faustbildung beidseits
- hysterischer Bogen („arc de cercle" nach Charcot), Rumpf und Kopf werden nach hinten überstreckt
- Einnässen

CAVE Auch bei dissoziativen Störungen sind analog zur Epilepsie Verletzungen möglich, z. B. Zungenbisse (bevorzugt Zungenspitze in Querrichtung), Kopfverletzungen nach Sturz oder Verbrennungen im Gesicht durch Reiben auf dem Untergrund wie z. B. am Teppich („carpet burns").

CAVE

Bei Störungen des Bewusstseins oder der Reaktionsfähigkeit während der Anfälle besteht auch für diese Patienten Fahruntauglichkeit, über die aufgeklärt werden muss.

Diagnostik
- Anamnese und Fremdanamnese mit genauer Beschreibung des Anfallsablaufs (Semiologie)
- EEG und kraniale MRT
- CK-Bestimmung nach dem Anfall (ist trotz oft stundenlanger motorischer Entäußerungen in der Regel normal)
- psychiatrische/psychosomatische Evaluation (Ausschluss weiterer psychiatrischer Erkrankungen)

Diagnostik: Die Diagnose wird durch die Anamnese, die Beobachtung des Anfalls und den Ausschluss von Veränderungen in EEG und MRT gestellt.

Therapie
Die Behandlung besteht in einer verhaltenstherapeutisch orientierten Psychotherapie.

Therapie: kognitive, d. h. verhaltenstherapeutische Psychotherapie

FALL 30 Jahre alte Patientin, seit 5 Jahren „epileptische Anfälle". Antiepileptische Medikamente hätten nicht geholfen.
Klinik: zunächst Unwohlsein, z. T. über Tage, dann zwei- bis dreimal pro Woche plötzlicher Bewusstseinsverlust, Sturz zu Boden, bisher nicht verletzt, kein Zungenbiss oder Einnässen.
Fremdanamnese: auf dem Boden liegend am ganzen Körper irreguläres Zittern, Augen geschlossen, bis zu 45 Minuten Dauer, auf beruhigende Worte kurzfristig Sistieren des Zitterns, einmalig Überstreckung des Oberkörpers nach hinten.
EEG und MRT unauffällig.
Video-EEG-Monitoring: 30 Minuten dauerndes Ereignis aufgezeichnet, entsprach fremdanamnestisch beschriebenen Episoden, normales EEG. Aufgrund Semiologie und Normalbefunde wurde die Diagnose einer dissoziativen Störung mit nicht epileptischen Anfällen gestellt, antiepileptische Medikamente abgesetzt, psychotherapeutische Behandlung eingeleitet.

3.3 Synkopen

3.3 Synkopen

Unter einer Synkope versteht man einen akuten Bewusstseinsverlust, der durch eine globale Minderdurchblutung des Gehirns bedingt und durch eine spontane Erholung nach Sekunden bis Minuten gekennzeichnet ist. Wird die Synkope von zusätzlichen motorischen Symptomen (meist Kloni) begleitet, bezeichnet man sie als konvulsive Synkope.

MERKE Eine Synkope ist ein akut auftretender Bewusstseinsverlust, der durch eine kurzfristige globale Minderdurchblutung des Gehirns entsteht.

MERKE

Klinik: Einer Synkope gehen meist charakteristische „präsynkopale" Symptome voraus wie Sehstörungen, Schwindel, vegetative Symptome und Ohrenrauschen. Danach kommt es zum kurzzeitigen Verlust von Bewusstsein und Muskeltonus. Anfangs bleiben die Augen offen. Eine kardiogene Synkope ist auch im Liegen möglich und es kommt zur schnellen Reorientierung.
Cave: Auch Synkopen können konvulsiv verlaufen und wie tonisch-klonische Anfälle aussehen!

Klinik und Diagnostik
Symptome
Warnsymptome Charakteristisch für eine Synkope sind vorangehende Warnsymptome (Präsynkope). Dazu zählen Verschwommensehen, unsystematischer Schwindel/Benommenheit, Gefühl der Leere im Kopf, Müdigkeit, Konzentrationsstörungen, Zittern, Kopfschmerzen, Übelkeit, Weichwerden der Knie, Schweißausbruch, Schwarzwerden vor Augen und Rauschen in den Ohren. Diese können jedoch fehlen, insbesondere bei kardialer Ursache, wenn der Bewusstseinsverlust sehr rasch eintritt.

Bewusstseinsverlust   Es kommt zu einem kurzen Bewusstseinsverlust mit meist muskulärer Atonie, sodass die Patienten aus dem Sitzen oder Stehen „wie ein Sack" zusammensinken oder zu Boden fallen (kardiogene Synkopen auch aus dem Liegen heraus; auch tonische Verkrampfung möglich). Die Augen sind zu Beginn meist nach oben verdreht und halb offen, im Verlauf dann geschlossen, und die Patienten sind rasch (innerhalb von Sekunden bis Minuten) wieder reagibel und orientiert. Bei kardiogenen Synkopen ist die Reorientierung besonders schnell.

Konvulsive Synkopen   Bei konvulsiven Synkopen treten zusätzlich meist kurze, irreguläre Zuckungen der Extremitäten auf, die selten auch bis zu ca. 30 s andauern können und dann besonders leicht mit generalisierten tonisch-klonischen Anfällen verwechselt werden. Es kann auch zu vegetativen Störungen kommen, wie Urin- oder Stuhlabgang.

Diagnostik

Nach Anamnese und Fremdanamnese hat man bereits oft eine Verdachtsdiagnose. Die weiteren Schritte sind:

- Schellong-Test: Blutdruck- und Pulsmessungen im Abstand von 1 Minute zunächst für 5 Minuten im Liegen und dann für 10 Minuten im Stehen
- kardiale Diagnostik: transthorakales Echokardiogramm, EKG und Langzeit-EKG, evtl. Ergometrie
- Doppler- bzw. Duplexsonografie der extra- und intrakraniellen Gefäße, um bei älteren Menschen Stenosen der hirnversorgenden Gefäße vor allem des hinteren Stromgebiets auszuschließen
- Kipptisch-Untersuchung (➤ Abb. 3.9)
- wenn nötig Implantation eines Event-Recorders (ILR, „implantable loop recorder") über Monate zum Nachweis von Rhythmusstörungen
- ggf. Karotissinusmassage: Nachweis eines hypersensitiven Karotissinus (Kontraindikationen: Karotissinusstenosen > 70 %, abgelaufene zerebrale Ischämien, transitorische ischämische Attacken [TIA] und Herzinfarkte innerhalb der letzten 3 Monate)

ABB. 3.9

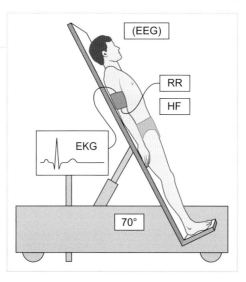

Abb. 3.9 Kipptisch-Untersuchung. Der Patient wird – nach einer Liegephase – auf 70° in die Vertikale gekippt. Während dieser Stehphase, die 5 bis max. 40 Minuten dauern sollte, werden Blutdruck (RR) und Puls (HF) ständig gemessen. Ggf. kann zusätzlich ein EEG abgeleitet werden. [L126]

Therapie

Allgemeine Maßnahmen beinhalten das Hinsetzen bei Prodromi in Orthostase, physikalische Gegenmaßnahmen wie Anspannung der Beine und des Gesäßes, Überkreuzen der Beine, langsames Aufstehen, Stehtraining, ausreichende Trinkmengen, Salzzufuhr und das Vermeiden von auslösenden Situationen. Das Tragen von Stützstrümpfen ist in vielen Fällen hilfreich. Die spezielle Therapie erfordert meist Medikamente:

- neurogene Synkope: α-Rezeptor-Agonist Midodrin (3 × 2,5–10 mg/d) oder Mineralokortikoide wie Fludrokortison (0,1–0,2 mg/d)
- posturales Tachykardiesyndrom (POTS): Betablocker, alternativ Midodrin oder auch Serotoninwiederaufnahmehemmer (SSRI) wie Paroxetin (20 mg/d)
- kardiogene Synkope: kardiologische Therapie.

Ätiopathogenese

Eine Synkope kann kardiogen oder neurogen entstehen. Eine kardiogene Synkope beruht auf einer primär kardiogen bedingten Verminderung der Auswurfleistung, bei den neurogenen Synkopen unterscheidet man:

- vasovagale Synkopen (neurokardiogen, verletzungsassoziiert, durch viszerale Reizung oder durch hypersensitiven Karotissinus bedingt)
- Synkopen infolge einer neurogenen orthostatischen Hypotonie (Blutdruckabfall von > 20 mmHg systolisch oder > 10 mmHg diastolisch innerhalb von 3 min nach dem Hinstellen)

Ätiopathogenetisch unterscheidet man kardiogene und neurogene Synkopen. Neurogene Synkopen lassen sich weiter unterteilen in vasovagal, orthostatische Hypotonie und das posturale Tachykardiesyndrom.

- Synkopen infolge eines posturalen Tachykardiesyndroms (Anstieg der Herzfrequenz um mindestens 30 Schläge/min oder Erreichen von > 120 Schläge/min innerhalb von 10 min nach Lagewechsel aus liegender in stehende Position).

Kardiogene Synkopen   Kardiogene Synkopen entstehen durch strukturelle Herz- bzw. Gefäßerkrankungen mit verminderter Herzauswurfleistung. Dazu gehören z. B. symptomatische Aortenklappenstenosen, eine obstruktive Kardiomyopathie, ein mobiles Vorhofmyxom mit intermittierender Blockade der Mitralöffnung, ein akuter Myokardinfarkt oder eine Lungenembolie. Meist treten diese Synkopen situationsbedingt auf, d. h. nach körperlicher Anstrengung oder Änderung der Körperlage. Auch höhergradige Rhythmusstörungen können kardiogene Synkopen hervorrufen, z. B. ein Sick-Sinus-Syndrom, ein Long-QT-Syndrom, ein AV-Block 2. und 3. Grades sowie ventrikuläre und supraventrikuläre Tachykardien. Diese Synkopen treten in der Regel unvermittelt auf, d. h. ohne situative Bindung.

Vasovagale Synkopen   Vasovagale Synkopen werden auch als „Reflexsynkopen" bezeichnet, da ein bestimmter Trigger, z. B. eine Blutabnahme oder eine Miktion, die Synkope auslöst. Es kommt daraufhin zu einer Vasodilatation und/oder Bradykardie bis hin zur Asystolie. Die *neurokardiogenen Synkopen* entstehen meist bei langem ruhigem Stehen oder Sitzen. In diesen Situationen wird das Blut in den unteren Körpersegmenten gesammelt. Bei den Patienten liegt der individuelle Schwellenwert des notwendigen thorakalen Blutvolumens höher als bei anderen Personen und es kommt frühzeitig zur vasovagalen Reaktion. Bei größeren Blutverlusten liegt der Bewusstlosigkeit im Schock der gleiche Mechanismus zugrunde. Ein *hypersensitiver* Karotissinus liegt vor, wenn eine Asystolie von mehr als 3 Sekunden Dauer und/oder ein Blutdruckabfall von > 50 mmHg systolisch bei Massage des Karotissinus durch Aktivierung der dort befindlichen Barorezeptoren auftritt.

Orthostatische Hypotension   Pathophysiologisch liegt der orthostatischen Hypotension eine Störung der sympathisch vermittelten Vasokonstriktion zugrunde, die auch als „hypoadrenerge orthostatische Hypotension" bezeichnet wurde (➤ Abb. 3.10b). Diese kann bei verschiedenen neurologischen Erkrankungen auftreten und präganglionär, wie bei der Multisystematrophie, oder postganglionär, wie beim „pure autonomic failure syndrome", bedingt sein.

Posturales Tachykardiesyndrom   Beim posturalen Tachykardiesyndrom (POTS) kommt es dagegen zu ausgeprägter Tachykardie, der systolische Blutdruck fällt nur gering ab, der diastolische Druck steigt meist sogar an, erst bei der Synkope fallen beide Parameter ab (➤ Abb. 3.10a). Durch zerebrale Doppleruntersuchungen wurde nachgewiesen, dass es bei diesen Patienten trotz stabilen Blutdrucks zu sukzessiven Abfällen der zerebralen Durchblutung kommt. Die Ätiologie ist unklar. Diskutiert werden u. a. eine erhöhte kardiale Rezeptorensensitivität, eine autonome Neuropathie, eine reduzierte sympathisch vermittelte Reninausschüttung oder eine gestörte venöse Vasokonstriktion. Neurologisch und internistisch sind die meist jungen Patientinnen in der Regel gesund.

FALL   20 Jahre alte Patientin, in den letzten 6 Monaten 4-mal Bewusstseinsverlust, ausschließlich im Stehen, zunächst Übelkeit und ungerichteter Schwindel, dann schnell Bewusstseinsverlust, nach maximal 30 s wieder reorientiert, danach Wohlbefinden.
Fremdanamnese: Patientin sage oft noch „Mir geht es mal wieder nicht gut", falle schlaff zur Seite, reagiere nicht, sei blass und habe die Augen geschlossen.
Mehrere EEGs, transthorakales EKG, Langzeit-EKG, Schellong-Test und kranielles MRT ergaben Normalbefunde.
Kipptisch-Untersuchung: Synkope in der 5. Minute der Stehphase, im Vorfeld Anstieg der Herzfrequenz um mehr als 30 Schläge/min.
Diagnose: Posturales Tachykardiesyndrom (➤ Abb. 3.10a).
Therapie: Metoprolol, danach nur noch sehr selten Ereignisse.

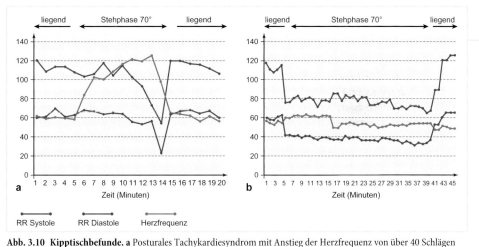

ABB. 3.10

Abb. 3.10 Kipptischbefunde. a Posturales Tachykardiesyndrom mit Anstieg der Herzfrequenz von über 40 Schlägen über den Ruhe-Ausgangswert innerhalb weniger Minuten der Stehphase mit anschließender Synkope bei Zusammenbrechen der gegenregulatorischen Mechanismen (20-jährige Patientin mit rezidivierenden Synkopen im Stehen). **b** Orthostatische Hypotension mit massivem Abfall des diastolischen und systolischen Blutdrucks und nur geringem Anstieg der Herzfrequenz (60-jähriger Patient mit Multisystematrophie). [L126]

- Ursachen **kardiogener Synkopen** sind symptomatische Aortenklappenstenosen, die obstruktive Kardiomyopathie, das Vorhofmyxom, der Herzinfarkt, die Lungenembolie oder Herzrhythmusstörungen.

- Bei **vasovagalen Synkopen** triggert ein Stimulus (Blutabnehmen!) eine Gefäßerweiterung/Bradykardie, woraufhin das Blut „in den Beinen versackt". Ebenfalls kann ein hypersensitiver Karotissinus einen Butdruckabfall provozieren.

- Bei der **orthostatischen Hypotension** bleibt eine für die Erhaltung des Kreislaufs nötige sympathoadrenerge Vasokonstriktion aus.

- Das **posturale Tachykardiesyndrom** macht seinem Namen alle Ehre: Erst kommt es zur Tachykardie, dann folgt die Synkope.

3.4 Transiente globale Amnesie

Die transiente globale Amnesie ist eine max. 24 h andauernde isolierte Störung des Gedächtnisses. Die Patienten sind meist 50–70 Jahre alt.

Klinik: Der Abruf alter und die Speicherung neuer Inhalte sind betroffen, die Patienten stellen typischerweise immer wieder dieselben Fragen. Über sich selbst können sie aber Auskunft geben. Das Gedächtnis kehrt im Verlauf zurück, nur für das Ereignis kann eine Lücke bleiben. Die Rezidivgefahr ist gering und andere neurologische Defizite bestehen nicht.
Diagnostik: Klinisch! MRT, EEG und ggf. Lumbalpunktion (DD Enzephalitis) → MRT mit kleinen hippokampalen Diffusionsrestriktionen (> 50 % d. F.), daher vermutlich Dysfunktion des Hippokampus

Therapie: nicht notwendig

3.5 Schlafstörungen

3.5.1 Parasomnien

Definition: episodische, anfallsartige Erkrankungen des Schlafs, vor allem:
- Einschlafmyoklonien
- Schlafwandeln
- Pavor nocturnus (Angstattacken aus dem Schlaf heraus bei Kleinkindern)
- REM-Schlaf-Störungen (Albträume)

Diagnostik: MRT und Video-EEG können hilfreich sein.

3.4 Transiente globale Amnesie

Unter Amnesie versteht man eine Störung der Gedächtnisfunktion. Eine retrograde Amnesie bezieht sich auf den Verlust von Gedächtnisinhalten, die vor einem auslösenden Ereignis erworben wurden. Als anterograde Amnesie bezeichnet man die Unfähigkeit, neue Gedächtnisinhalte ab dem Ereignis zu speichern. Die transiente globale Amnesie (TGA) ist charakterisiert durch den vorübergehenden massiven Verlust anterograder und retrograder Gedächtnisinhalte über 3–12 Stunden. Der Altersgipfel liegt zwischen 60 und 70 Jahren, bei jüngeren Patienten ist die Erkrankung extrem selten. Die Symptomatik kann sich wiederholen, tritt aber meistens nur einmal im Leben auf.

Klinik und Diagnostik

Symptome Die Patienten zeigen eine plötzliche Ratlosigkeit, die durch ständiges Nachfragen zu Zeit, Ort und Situation gekennzeichnet ist. Sie sind örtlich und zeitlich desorientiert, zur eigenen Person aber orientiert. Der übrige neurologische Befund ist unauffällig, insbesondere bestehen keine Vigilanzminderung und ein bis auf die Ratlosigkeit sonst geordnetes Verhalten. Sie können komplexe und vertraute Handlungen durchführen, wie z. B. Autofahren (wissen aber nicht mehr, wohin sie fahren wollten). Nach der Reorientierung bleibt eine Gedächtnislücke für einen Kernzeitraum von einigen Stunden bestehen.
Diagnostik Die Diagnose wird klinisch gestellt. Bei einem passenden Bild ist keine weitere Diagnostik notwendig. Zum sicheren Ausschluss epileptischer Ereignisse oder von Ischämien können eine kranielle MRT, eine Doppleruntersuchung sowie ein EEG durchgeführt werden. In > 50 % der Fälle findet man 24–72 h nach dem Ereignis passagere punktförmige Diffusionsstörungen im Bereich der Hippocampi.
Differenzialdiagnostik Die erweiterte Differenzialdiagnose umfasst Gedächtnisstörungen im Rahmen eines Schädel-Hirn-Traumas, einer zerebralen Ischämie, eines epileptischen Anfalls oder psychischer (dissoziativer) Störungen.

Therapie

Da die TGA keine bekannte Ursache hat und auch nicht als Risikofaktor für zerebrale Ischämien gilt, gibt es weder eine spezifische Therapie, noch ist eine Prophylaxe indiziert. Die Patienten sollten für den Zeitraum der Amnesie überwacht werden.

Ätiopathogenese

Die Ursachen der TGA sind unbekannt. Aufgrund der Symptomatik und der bildgebenden Befunde ist eine transiente Funktionsstörung beider Hippocampi anzunehmen.

3.5 Schlafstörungen

3.5.1 Parasomnien

Unter einer Parasomnie versteht man episodische Störungen des Schlafs mit ungewöhnlichen Handlungen oder Wahrnehmungen. Man unterscheidet Störungen des Schlaf-wach-Übergangs wie Einschlafmyoklonien, Aufwachstörungen wie Schlafwandeln oder Pavor nocturnus und REM-Schlaf-Störungen wie Albträume. Ebenfalls zu den Parasomnien werden nächtliche Wadenkrämpfe, Einnässen (Enuresis), Zähneknirschen (Bruxismus), Schlaflähmungen und hypnagoge Halluzinationen gezählt (s. auch Narkolepsie).

Klinik und Diagnostik

Symptome Beim *Schlafwandeln* kommt es zu komplexen Handlungen mit Umherwandern, die im Kindesalter auftreten. Der *Pavor nocturnus* kommt meist bei Kleinkindern vor. Sie wachen aus dem Nachtschlaf mit massiver Angst schreiend auf und können die Umgebung zunächst nicht wiedererkennen. Auch beruhigend einwirkende, bekannte Personen werden nicht erkannt und als beängstigend wahrgenommen. Schlafwandeln und Pavor nocturnus kommen meist in der ersten Nachthälfte vor. *Albträume* entstehen aus dem REM-Schlaf heraus und gehen mit motorischer Unruhe, Angst und vokalen Entäußerungen einher. Bei der *REM-Schlaf-Verhaltensstörung* kommt es meist im späten Erwachsenenalter zu ausgeprägten motorischen Symptomen und Vokalisation mit Verletzungsgefahr aus dem REM-Schlaf heraus, die als Ausgestaltung der Trauminhalte zu werten sind. Sowohl Albträume als auch die REM-Schlaf-Verhaltensstörung gehen mit nachfolgendem Erwachen und Erinnerung an die Träume einher. Sie ereignen sich überwiegend im letzten Drittel der Schlafperiode.
Diagnostik Neben der ausführlichen Anamnese, neurologischen Untersuchung und ggf. einer kraniellen MRT kann bei diagnostischer Unsicherheit eine multimodale Schlafdiagnostik oder auch ein Video-EEG-Monitoring durchgeführt werden.

> **PRAXISTIPP**
>
> **Physiologische EEG-Veränderungen im Schlaf**
>
> Im Schlaf finden sich im EEG typische Veränderungen (➤ Abb. 3.11) für die einzelnen Schlafstadien (➤ Tab. 3.8). In den Schlafstadien 1 und 2 sind zusätzlich zu den u. g. Charakteristika sog. POSTS (positive okzipitale scharfe Transienten des Schlafs) und Vertexwellen zu finden (➤ Abb. 3.11c, d).

Tab. 3.8 Schlafstadien nach Rechtschaffen und REM-Schlaf.

Stadium	Kennzeichen
Schlafstadium 1	Zerfall des Grundrhythmus und Auftreten von okzipitalen ϑ-Wellen; langsame horizontale Augenbewegungen
Schlafstadium 2	Auftreten von Schlafspindeln oder K-Komplexen
Schlafstadium 3	Auftreten hochamplitudiger δ-Wellen
REM-Schlaf	vergleichbar mit einem Wach-EEG findet sich ein α-Grundrhythmus, aber bei völliger Muskelrelaxation (keine Muskelartefakte!); charakteristische rasche und ruckartige horizontale Augenbewegungen, die als Artefakte ein „Sägezahnbild" in den frontotemporalen Elektroden erzeugen

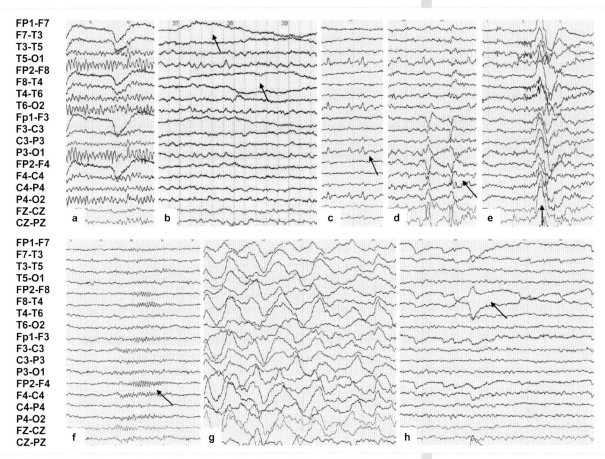

Abb. 3.11 Schlaftypische EEG-Veränderungen. Der Schlaf setzt sich aus 3 Non-REM- und einem REM-Stadium (REM = „rapid eye movement") zusammen, die pro Nacht ca. 4- bis 5-mal durchlaufen werden. **a** Wach-EEG, **b** Schlafstadium 1 mit langsamen horizontalen Augenbewegungen (→) und Zerfall des okzipitalen α-Grundrhythmus mit Auftreten von ϑ-Wellen. **c, d** Im Stadium 1 können bereits POSTS (positive okzipitale Transienten des Schlafs, c) und Vertexwellen (d) auftreten. **e, f** Schlafstadium 2 ist durch K-Komplexe (e) oder Schlafspindeln (f) definiert. **g** Das Schlafstadium 3 ist durch das vermehrte Auftreten von generalisierten δ-Wellen gekennzeichnet. **h** Im REM-Schlaf finden sich Charakteristika des Wach-EEG (α-Rhythmus), obwohl der Proband tief schläft. Es treten ruckartige (sägezahnartige) Augenbewegungen auf, die diese Schlafphase kennzeichnen.

Therapie

Eine Behandlung wird erforderlich, wenn die Umgebung oder der Patient selbst durch die Parasomnien gestört werden, z. B. durch nachfolgende Tagesmüdigkeit. Um Verletzungen zu vermeiden, sollte eine beschützte Schlafumgebung gewährleistet werden. Die Patienten sollten einen regelmäßigen Schlafwach-Rhythmus einhalten und Störfaktoren vermeiden (z. B. keine koffeinhaltigen Getränke, keinen exzessiven Alkohol oder keine großen Mahlzeiten kurz vor dem Schlafengehen). Entspannungsverfahren können angewendet werden. Wichtig ist der Ausschluss von Grunderkrankungen und deren Behandlung, bei psychischen Störungen sollte psychotherapeutisch behandelt werden. In schweren Fällen können vorübergehend sedierende Antidepressiva oder (atypische) Benzodiazepine gegeben werden.

Ätiopathogenese

Man geht von einer Dysregulation physiologischer Schlafrhythmen aus (z.B. scheint bei der REM-Schlaf-Verhaltensstörung die normalerweise vorhandene Entkopplung von der Motorik gestört zu sein), deren Ursachen nicht bekannt sind. Häufig sind es altersbezogene Besonderheiten des Schlafverhaltens, wie z. B. Pavor nocturnus bei Kleinkindern. Schlafwandeln sistiert meist bei Eintreten in die Pubertät. Andererseits sind bestimmte Erkrankungen mit Parasomnien assoziiert, z.B. das Tourette-Syndrom. Störun-

Therapie: Eine Behandlung ist bei Leidensdruck in Form von Tagesmüdigkeit indiziert. Wichtig ist eine adäquate Schlafhygiene (kein Kaffee vor dem Schlafengehen ...). Medikamentös kommen in schweren Fällen Antidepressiva oder Benzodiazepine infrage.

Ätiopathogenese: Ursachen sind Regulationsstörungen normaler Schlafabläufe.
Wichtig: neurodegenerative Erkrankungen (Morbus Parkinson, Demenzkrankheiten) zeigen früh im Verlauf REM-Schlafstörungen!

Definition: subjektiv belastender Schlafmangel

Klinik: Beeinträchtigungen durch nachfolgende Reizbarkeit und Tagesmüdigkeit
Diagnostik: evtl. Polysomnografie im Schlaflabor

Therapie: Neben neurologischen finden sich auch internistische und psychiatrische Ursachen, die behandelt werden sollten. Schlafmittel sollten nur vorübergehend (max. 4 Wochen) eingesetzt werden.

Ätiopathogenese: Man unterscheidet primäre (psychophysiologische) und sekundäre (symptomatische) Insomnien.

Klinik: plötzliche Schlafattacken, emotionsbedingter Verlust des Muskeltonus (Kataplexie), hypnagoge Halluzinationen, Schlaflähmung und -störung. Hauptsymptom ist eine Tagesmüdigkeit.
Diagnostik: Die Diagnose kann durch die Klinik sowie apparativ in der Polysomnografie gestellt werden. Typisch ist eine verkürzte Latenz bis zum Einschlafen und bis zum Beginn des REM-Schlafs.

gen des REM-Schlafs treten gehäuft bei neurodegenerativen Erkrankungen auf, wie Morbus Parkinson oder Demenzen. Die Narkolepsie geht mit typischen Parasomnien einher (> Kap. 3.5.3).

3.5.2 Insomnien
Bei einer Insomnie empfindet der Patient seinen Schlaf nach der üblichen Schlafzeit als nicht ausreichend oder nicht erholsam. Betroffen sind 10–20 % der Bevölkerung in den westlichen Industrienationen.

Klinik und Diagnostik
Schlafmangel kann das soziale und berufliche Leistungsvermögen beeinträchtigen und mit dem Gefühl der Unruhe, Reizbarkeit, Depressivität, Erschöpfung oder Müdigkeit tagsüber (Hypersomnie) einhergehen. Durch eine ausführliche Anamnese und schriftliche Dokumentation des Schlafverhaltens über Schlaf-Fragebögen oder Schlaf-Tagebücher werden die Schlafstörungen quantifiziert und eingeteilt. Neurologische, psychiatrische und internistische Erkrankungen sollten durch entsprechende Untersuchungen ausgeschlossen werden. In schwierigen Fällen ist eine polysomnografische Untersuchung erforderlich.

Therapie
Wenn es eine zugrunde liegende Erkrankung gibt, muss diese zuerst behandelt werden. Bei psychiatrischen Erkrankungen bieten sich dafür sedierende Psychopharmaka an. Sonst stehen verhaltensmedizinische Strategien, z. B. mit Entspannungsverfahren, und das Einhalten einer adäquaten Schlafhygiene (rechtzeitiges Zubettgehen, Vermeiden von Störfaktoren) im Mittelpunkt der Behandlung. Zusätzlich können vorübergehend (max. 4 Wochen) schlafinduzierende Substanzen eingesetzt werden, wobei sich die Auswahl nach der Grunderkrankung richtet (sedierende Antidepressiva, [atypische] Benzodiazepine, Melatonin).

Ätiopathogenese
Primäre Insomnie   Die primären Insomnien entstehen durch psychophysiologische Ursachen wie erlernte, schlafmindernde Assoziationen, z. B. durch ein erhöhtes Erregungsniveau während der Einschlafphase oder die Notwendigkeit einer bestimmten Umgebung, um einschlafen zu können. Häufig liegt aber auch eine Fehleinschätzung des Schlafzustandes vor. Bei der idiopathischen Insomnie, die seit der Kindheit vorliegt, vermutet man eine primäre Störung der Schlaf-wach-regulierenden Systeme. Die fatale familiäre Insomnie ist eine sehr seltene erbliche Prionerkrankung (> Kap. 6.7.3).
Sekundäre Insomnie   Viele neurologische oder psychiatrische Grunderkrankungen können eine Insomnie hervorrufen, sie ist aber auch als Nebenwirkung bestimmter Toxine oder Medikamente möglich. Neben Patienten mit degenerativen Erkrankungen wie dem Morbus Parkinson oder Demenz können auch Patienten mit chronischen Schmerzen oder Restless-Legs-Syndrom an Insomnie leiden. Depressionen, aber auch Manien und schizophrene Psychosen sind häufig mit Schlafstörungen vergesellschaftet. Beispiele für Substanzen, die zu Schlafstörungen führen können, sind Alkohol, Koffein, Antibiotika, Appetitzügler, Drogen (Cannabis, Kokain, Heroin, Ecstasy), Kortikosteroide und Zytostatika.

3.5.3 Narkolepsie
Die Narkolepsie ist eine Störung des Schlaf-wach-Rhythmus, die durch vermehrte Tagesmüdigkeit mit plötzlichem Einschlafen, Kataplexie, hypnagoge Halluzinationen, Schlafparalysen und fragmentierten Nachtschlaf gekennzeichnet ist. Es gibt 2 Erkrankungsgipfel in der 2. und der 4. Lebensdekade.

Klinik und Diagnostik
Symptome   Hauptsymptom ist die *exzessive Tagesschläfrigkeit*, die durch wiederholten Sekundenschlaf gekennzeichnet ist. Gegen diesen plötzlich auftretenden Schlaf können sich die Patienten nicht „wehren", er kündigt sich immerhin meist durch Müdigkeit an. Als zweithäufigstes Symptom tritt die *Kataplexie* im Verlauf hinzu, die durch eine kurze muskuläre Atonie ohne Bewusstseinsstörung charakterisiert ist. Sie betrifft meist die Muskulatur des Gesichts oder der Schultern, kann aber auch zu Stürzen führen. Kataplektische Attacken werden meist durch Emotionen getriggert, z. B. Lachen, Überraschung, Freude, Angst oder Ärger. *Hypnagoge Halluzinationen* (meist visuell, aber auch akustisch oder taktil) und *Schlaflähmungen* (Unvermögen, sich im wachen Zustand zu bewegen oder zu sprechen) treten in Phasen des Schlaf-wach-Übergangs auf. Schlaflähmungen sind häufig von massiver Angst begleitet und können bis zu 10 Minuten anhalten. Ferner sind ein *fragmentierter Nachtschlaf* mit vermehrten Wachphasen und verkürztem Eintritt in den REM-Schlaf sowie *automatisierte Verhaltensweisen* mit komplexen Tätigkeiten, wie Herumlaufen, trotz Einschlafen charakteristisch.
Diagnostik   Die Diagnose wird klinisch sowie durch Labor- und apparative Zusatzuntersuchungen gestellt. Beim klinischen Vollbild ist die Diagnose einfach. Oft besteht allerdings nur eine vermehrte Tagesmüdigkeit. Hilfreich sind dann die HLA-Typisierung und die hochspezifische Bestimmung des Hypocretin-1-Spiegels im Liquor. Eine Polysomnografie zeigt den fragmentierten Nachtschlaf mit vermehrtem Erwachen und ein rasches Eintreten in die REM-Phasen. Der Multiple-Schlaf-Latenz-Test (MSLT) misst am ausgeruhten Patienten fünfmal über den Tag verteilt mit dem EEG die Einschlaflatenz nach Aufforderung zum Einschlafen, die < 5 min pathologisch ist. Ein diagnostisch härteres Kriterium ist die verkürzte

Latenz bis zum REM-Schlaf (Sleep-Onset-REM = SOREM < 15 min, als pathologisch gelten mindestens 2/5 SOREMs). Eine MRT sollte zum Ausschluss einer hypothalamischen Läsion und anderer symptomatischer Formen der Tagesmüdigkeit durchgeführt werden.

Differenzialdiagnosen Schlafdeprivation, z. B. bei nächtlichem Arbeiten, Einnahme von sedierenden Medikamenten, somatische Ursachen (chronische Krankheiten, zerebrale Läsionen) und psychiatrische Erkrankungen müssen als Ursache der Tagesmüdigkeit ausgeschlossen werden. Weitere Differenzialdiagnosen umfassen epileptische und dissoziative Anfälle, die mehreren der Symptome ähneln können, sowie Synkopen.

Therapie

Zur Verminderung der Tagesmüdigkeit können gezielt kurze Schlafepisoden von max. 30 Minuten Dauer in den Tagesablauf integriert werden. Reicht das nicht aus, so ist bei ausschließlicher Tagesmüdigkeit der α_1-Adrenorezeptor-Agonist Modafinil das Mittel der Wahl. Alternativ kann Methylphenidat eingesetzt werden. Natriumoxybat (Gamma-Hydroxybuttersäure) wirkt gegen alle Kernsymptome der Narkolepsie, besonders gut bei Kataplexie, und gilt deshalb als Mittel der Wahl, wenn zusätzlich zur Tagesmüdigkeit andere Symptome vorliegen. Alternativ wirken trizyklische sowie andere Antidepressiva (Serotoninwiederaufnahmehemmer und Norepinephrin/Serotonininhibitoren) gut gegen Kataplexie, hypnagoge Halluzinationen und Schlaflähmungen. Zudem hatten intravenöse Immunglobulingaben in Einzelfällen einen anhaltend günstigen Effekt auf Kataplexien und Schläfrigkeit.

Therapie: Wenn 30-minütige „power naps" im Tagesverlauf nicht ausreichen, ist Modafinil (α_1-Adrenorezeptor-Agonist) Therapie der 1. Wahl.

Ätiopathogenese

Sowohl genetische als auch Umweltfaktoren spielen für die Pathogenese eine wichtige Rolle, was zum einen durch die hohe Assoziation mit den HLA-Antigenen DQB1*0602, DRB1*1501 und DR2 und zum anderen durch die relativ niedrige Konkordanzrate eineiiger Zwillinge von 25–30 % belegt ist. Ferner konnten ein Mangel an Hypocretin und eine verminderte Anzahl hypocretinerger Neurone im Hypothalamus nachgewiesen werden. Hypocretin-1 und -2 (auch Orexine genannt) sind hypothalamische Neuropeptide. Bei über 90 % der Narkolepsiepatienten ist der Hypocretin-1-Spiegel im Liquor reduziert. Narkoleptische Hunde haben eine Mutation im Hypocretin-2-Rezeptor-Gen. Durch den Hypocretinmangel kommt es zu einer Störung der physiologischen Schlaf-wach-Regulation.

Ätiopathogenese: Ursachen sind Mutationen von HLA-Antigenen, Umweltfaktoren und ein Hypocretin-Mangel.

> **FALL** 50-jähriger Patient, seit dem 20. Lebensjahr Einschlafattacken, im Alltag störend. Angehörige würden schon über ihn lachen, Probleme bei der Arbeit. In der Jugend Episoden immer im Griff, da gezielt tagsüber für maximal 10 Minuten geschlafen (meist bis zu drei- bis viermal täglich in ruhiger Umgebung). In letzter Zeit Schlafperioden nicht mehr mit gewünschtem Effekt, sehr schnell wieder müde. Auf Nachfragen: beim Lachen „verliere er kurzzeitig das Gesicht", Lider würden zugehen, müsse sich anstrengen, Kopf oben zu halten.
> Neurologische Untersuchungen, kranielle MRT, EEG und kardiologische Abklärung ohne pathologischen Befund.
> Multipler Schlaflatenztest: mittlere Einschlaflatenz von 5 min, 2 SOREMs. Liquor: erniedrigtes Hypocretin-1 → Diagnose Narkolepsie.
> Bei vornehmlichen Einschlafattacken erfolgreiche Behandlung mit Modafinil.

3.6 Andere anfallsartige Erkrankungen

3.6.1 Tetanie

3.6 Andere anfallsartige Erkrankungen

3.6.1 Tetanie

Klinik und Diagnostik

Symptome Typisch sind periorale Parästhesien und Karpopedalspasmen („Pfötchenstellung" der Hände) bis hin zu generalisierten, schmerzhaften Muskelkrämpfen. Das Bewusstsein ist nicht beeinträchtigt.

Diagnostik Labortechnisch werden Elektrolyte, Parathormon und Vitamin D bestimmt. In der Elektromyografie kann eine Übererregbarkeit durch spontane wiederholte Entladungen motorischer Einheiten nachweisbar sein („doublets, triplets").

Klinik: periorales Kribbeln und „Pfötchenstellung" der Hände bei erhaltenem Bewusstsein

Therapie

Im Fall einer Hyperventilationstetanie sollten die Patienten zum bewusst langsamen Atmen aufgefordert werden, evtl. unter gleichzeitiger Rückatmung in eine Plastiktüte, zudem beruhigender Zuspruch, ggf. auch Sedativa oder Anxiolytika. Bei rezidivierendem Auftreten ist eine verhaltensorientierte Psychotherapie indiziert. Bei einem Hypoparathyreoidismus muss Kalzium oral substituiert werden, zusätzlich sollte Vitamin D eingenommen werden.

Therapie: je nach Ursache:
- Hyperventilation → normokalzämisch → Atemregulation (Plastiktüte) und anxiolytische Therapie
- metabolisch (Nebenschilddrüse) → Ca^{2+}-Substitution oral

Ätiopathogenese

Es werden normokalzämische und hypokalzämische Tetanien unterschieden:

- Die normokalzämische Tetanie entsteht am häufigsten durch die Kausalkette Angst → Hyperventilation → Alkalose → neuronale Übererregbarkeit.

- Die hypokalzämische Tetanie entsteht typischerweise durch eine Schilddrüsenoperation mit Schädigung der Nebenschilddrüsen und nachfolgendem Hypoparathyreoidismus oder durch Vitamin-D-Mangel.

3.6.2 Episodische Ataxien

Episodische Ataxien sind erbliche Erkrankungen, bei denen es vorübergehend zu ataktischen Symptomen kommt (➢ Kap. 9.5.2).

Klinik und Diagnostik

Während einer Attacke zeigen die Patienten eine Stand- und Gangunsicherheit, Intentionstremor und Okulomotorikstörungen. Es wurden viele Formen beschrieben, von denen nur die beiden wichtigsten aufgeführt sind:

Episodische Ataxie Typ 1 (EA1) Die Anfälle dauern Sekunden bis Minuten und werden durch eine Bewegung initiiert, z. B. beim Aufstehen oder durch Rennen. Zusätzlich können Myokymien/Neuromyotonie auftreten.

Episodische Ataxie Typ 2 (EA2) Einen ähnlich typischen Trigger gibt es hier nicht, psychischer oder physischer Stress wird manchmal angegeben. Die Anfälle dauern Minuten bis Stunden. Interiktual besteht häufig ein Downbeat-Nystagmus (vor allem im Seitwärtsblick auslösbar).

Diagnostik Die Diagnose wird klinisch und genetisch gestellt.

Therapie

Die EA1 wird mit Antiepileptika oder dem Karboanhydrasehemmer Acetazolamid behandelt. Carbamazepin ist am besten evaluiert, Oxcarbazepin oder andere Natriumkanalblocker wirken aber ähnlich gut. Bei der Therapie der EA2 hat sich 4-Aminopyridin (4-AP, Kaliumkanalblocker) als gut wirksam herausgestellt. Es wirkt wahrscheinlich über eine Blockade von K_V1-Kaliumkanälen an Purkinje-Zellen und erhöht deren inhibitorischen Output.

Ätiopathogenese

Beide Erkrankungen werden autosomal-dominant vererbt. Die EA1 wird durch Mutationen im Kaliumkanalgen *KCNA1* (K_V1.1) verursacht, die zu einem Funktionsverlust des Kanals und zu einer entsprechenden Übererregbarkeit zerebellärer Neurone und peripherer Nerven führen. Die EA2 wird durch Mutationen im Gen *CACNA1A* (Kalziumkanal Ca_V2.1) ausgelöst. Sie führen wahrscheinlich zu einem Funktionsverlust des präsynaptischen Kalziumeinstroms vor allem in Purkinje-Zellen.

3.6.3 Paroxysmale Dyskinesien

Unter paroxysmalen Dyskinesien (PDs) versteht man Erkrankungen mit plötzlich einsetzenden, unwillkürlichen, nicht unterdrückbaren Bewegungen, die dystone, choreoathetotische und ballistische Komponenten haben können. Bei diesen seltenen Erkrankungen werden 3 Formen unterschieden:
- paroxysmale kinesiogene Dyskinesie/Choreoathetose (PKD)
- paroxysmale non-kinesiogene Dyskinesie (PNKD)
- paroxysmale übungsinduzierte („exercise-induced") Dyskinesie (PED)

Klinik und Diagnostik

PKD Die Dyskinesie wird durch Bewegungen nach Ruhe, z. B. durch rasches Aufstehen oder Rennen, ausgelöst. Pro Tag können bis zu 100 für Sekunden bis Minuten anhaltende hyperkinetische Attacken auftreten. Häufig bestehen zusätzlich benigne familiäre infantile Anfälle (BFIS, ➢ Kap. 3.1.1).

PNKD Die hyperkinetischen Attacken werden vor allem durch Alkohol, Koffein oder emotionale Anspannung ausgelöst und halten über Minuten bis Stunden an.

PED Hier entstehen die Dyskinesien nach längerer Muskelarbeit (> 10 min) ausschließlich in den beanspruchten Extremitäten, z. B. beim Gehen in den Beinen oder beim Schreiben in der Hand. Die Attacken dauern Minuten bis wenige Stunden. Zusätzlich können in der Familie (Absence-)Epilepsien, mentale Retardierung oder Ataxie vorkommen.

Diagnostik Die Diagnose wird klinisch und genetisch gestellt.

Therapie

PKD Die PKD spricht gut auf Antiepileptika an.

PNKD Die PNKD ist deutlich schwieriger zu therapieren, ggf. helfen Benzodiazepine.

PED Aufgrund des Glukosetransporterdefekts spricht die PED in der Attacke oft gut auf Traubenzuckereinnahme an. Die langfristige Reduzierung der Attackenhäufigkeit kann durch eine ketogene Diät gewährleistet werden, wobei der defekte Glukosetransport des Gehirns durch Ketonkörper umgangen wird.

Ätiopathogenese

Paroxysmale Dyskinesien können selten Folge einer strukturellen Basalganglienläsion sein. Die meisten Formen sind jedoch genetisch bedingt.

PKD Die PKD tritt sporadisch oder familiär auf. Es wurden Mutationen im *PRRT2*-Gen gefunden, das für ein präsynaptisches Protein codiert. In wenigen Fällen wurden Mutationen im Natriumkanal-Gen *SCN8A* beschrieben.

PNKD Sie tritt als familiäre Form mit autosomal-dominantem Erbgang auf. Ein Teil der Patienten trägt Mutationen im *MR1*-Gen, das für das Myofibrillogenese-Regulator-1-Protein codiert. Die Funktion dieses Proteins und die Pathogenese der PNKD sind noch unklar.

PED Die PED tritt meist familiär mit einem autosomal-dominanten Erbgang, selten auch sporadisch auf. Ursächlich wurden Mutationen im *SLC2A1*-Gen nachgewiesen, das für den Glukosetransporter Typ 1 (GLUT1) codiert, der Glukose als wichtigsten Energieträger des Gehirns über die Blut-Hirn-Schranke transportiert. Die Pathophysiologie erklärt sich über einen unzureichenden Energienachschub bei längerer Belastung, der wahrscheinlich zuerst in den Basalganglien manifest wird.

3.6.4 Hyperekplexie

Definition

Die Hyperekplexie ist definiert als eine Erkrankung mit pathologischer, nicht habituierender Schreckreaktion (Startle-Reaktion).

Klinik und Diagnostik

Symptome Klinisch zeigen die Patienten auf akustische und taktile Reize exzessive Schreckreaktionen mit tonischen Verkrampfungen und Myoklonien, die nicht habituieren. Die Patienten sind sturzgefährdet mit erheblicher Verletzungsgefahr, was zu einem ängstlich protektiven Gangmuster führen kann. Neugeborene und Säuglinge sind fluktuierend steif, mit Armen und Beinen in Beugestellung (Stiff-Baby-Syndrom). Im Schlaf lockert sich die muskuläre Hypertonie. Die zunächst permanent vorhandene Steifigkeit bessert sich nach ca. 1 Jahr. Die mentale Entwicklung ist in der Regel normal.

Diagnostik Die Anamnese ist typisch und wegweisend. Ein charakteristisches diagnostisches Zeichen ist der Kopfretraktionsreflex: Leichtes Beklopfen des Nasenrückens oder der Glabella löst beim Patienten eine Retroflexion des Kopfes aus.

Differenzialdiagnosen

Differenzialdiagnostisch müssen schreckinduzierte epileptische Anfälle (Reflexepilepsien) und Epilepsien mit Sturzattacken differenziert werden. Stereotype Schreckreaktionen mit komplexen Handlungsabläufen (z. B. „Jumping Frenchmen of Maine") gehören nicht zu dieser Gruppe und werden als sozialisationsspezifische Verhaltensmuster oder stimulussensitive Tics aufgefasst.

Therapie

Die symptomatische Therapie der Wahl ist Clonazepam.

Ätiopathogenese

Die idiopathische Hyperekplexie kann sowohl durch dominant als auch durch rezessiv vererbte Mutationen im Gen des Glyzinrezeptors (*GLRA1*) oder in einigen anderen, assoziierten Genen verursacht werden. Der Glyzinrezeptor vermittelt neben GABA-Rezeptoren die Hemmung im zentralen Nervensystem von Säugern. Die Hyperekplexie lässt sich über eine enthemmte Schreckreaktion erklären. Bei symptomatischen Formen der Hyperekplexie wurden Läsionen im Hirnstamm und Mittelhirn beschrieben. Auch Alkohol- oder Medikamentenentzug kann mit Hyperekplexie assoziiert sein.

ÜBUNGSFRAGEN FÜRS MÜNDLICHE MIT LÖSUNGSHILFEN

1. Was ist ein „epileptischer Anfall" und was ist „Epilepsie"?

- Ein epileptischer Anfall ist eine Störung des Verhaltens oder Befindens aufgrund abnorm synchronisierter Entladungen von Neuronengruppen des Gehirns.
- Die Diagnose einer Epilepsie erfordert entweder mehrere (mindestens 2) solcher Anfälle, die nicht durch typische Provokationsfaktoren erklärt sein dürfen (z. B. kein Alkoholentzugskrampf), oder einen einzelnen unprovozierten epileptischen Anfall mit dazu passendem EEG-Befund und/oder erklärender struktureller Läsion im MRT.

2. Die Semiologie (Zeichenlehre) epileptischer Anfälle ist wichtig für die Klassifikation und Suche nach dem Ursprungsort. Beschreiben Sie typische Semiologien primär generalisierter und primär fokaler Anfälle.

• Primär generalisierte Anfälle äußern sich durch von Beginn an bihemisphärische Funktionsstörungen (z. B. bilateral-synchrone Myoklonien, Absencen, Tonussteigerung oder -verlust). Das EEG zeigt schon zu Anfallsbeginn generalisierte Veränderungen.
• Primär fokale Anfälle beginnen dagegen einseitig in einer Hirnregion mit für diese Region typischen Symptomen und Befunden (z. B. „march of convulsion" bei Jackson-Anfällen, „epigastrische Aura" bei Temporallappenanfällen, Kopf- und Blickwendung zur Gegenseite bei frontalen Anfällen). Bewusstseinsstörungen sind dagegen kein zwingendes Unterscheidungsmerkmal. Primär fokale Anfälle können im Verlauf des Anfalls infolge Erregungsausbreitung sekundär generalisieren (Bedeutung der Fremdbeobachtung).

3. Der generalisierte tonisch-klonische Status epilepticus kann zu hypoxischen Hirnschäden und zum Tod führen und ist daher ein Notfall. Beschreiben Sie das Stufenschema seiner Behandlung.

• *Stufe 1:* Benzodiazepine i. v. (Lorazepam 1–2 mg oder Diazepam 5–10 mg), ggf. wiederholte Gabe(n)
• *Stufe 2* (bei anhaltendem Status): Phenytoin i. v. (20 mg/kg KG, **Cave:** kardiale Arrhythmien) oder alternativ Valproat i. v. (1.200 mg als Bolus, dann 100 mg/h)
• *Stufe 3* (bei anhaltendem Status): Intubationsnarkose mit Midazolam, Propofol oder Thiopental i. v. unter EEG-Monitoring mit dem Ziel eines „burst-suppression-EEGs"

KAPITEL

4 Schwindel

Thomas Lempert, Michael von Brevern

Wer schon einmal nach einer Fahrt auf einem Kettenkarussell kaum noch den festen Boden unter den Füßen gespürt hat, kann sich das Leid eines Patienten vorstellen, dem schwindelig ist. „Schwindel" ist in seiner mannigfachen Form eines der häufigsten Symptome auch in der Hausarztpraxis, weshalb jeder die Prinzipien der Diagnostik kennen sollte. Im Folgenden werden dir verschiedene Formen, Ursachen und Therapien des Schwindels vorgestellt sowie zu Beginn die Anatomie und Physiologie des Innenohrs behandelt. Für dich ist es wichtig die Differenzialdiagnosen des Schwindels zu kennen, damit du in der Prüfung nicht auf die falsche Fährte geführt wirst!

4.1 Anatomie und Physiologie

Zum vestibulären Sinnessystem gehören das Vestibularorgan, der N. vestibulocochlearis (> Kap. 1.2.7) und die zentralen Bahnen und Kerngebiete, die sich vorwiegend im Hirnstamm und im Kleinhirn befinden. Das vestibuläre Sinnessystem nimmt nicht nur Bewegungen des Kopfes wahr, sondern sorgt über den vestibulospinalen und den vestibulo-okulären Reflex (VOR) für die Stabilisierung der aufrechten Körperposition und der Augen.

Vestibularorgan   Das Vestibularorgan liegt neben der Cochlea im Innenohr. Es setzt sich aus den Bogengängen und den Otolithenorganen zusammen. Die 3 Bogengänge reagieren auf drehende Beschleunigungen des Kopfes, wie sie z. B. beim Gehen ständig auftreten, die Otolithenorgane dienen vorwiegend der Wahrnehmung der Schwerkraft und sichern so das Gleichgewicht beim Stehen und Gehen (> Abb. 4.1).

> **MERKE** Vestibuläre Erkrankungen betreffen fast immer die Bogengänge und ihre Verschaltungen, während die Otolithenorgane klinisch eine untergeordnete Rolle spielen.

4.1 Anatomie und Physiologie

Vestibuläres Sinnessystem: Vestibularorgan, N. vestibulocochlearis, zentrale Bahnen und Kerngebiete in Hirnstamm und Kleinhirn
Funktion: Stabilisierung der Augen- und aufrechten Körperposition über den *vestibulospinalen* und den *vestibulo-okulären Reflex (VOR)*.
Die 3 **Bogengänge** der Vestibularorgane reagieren auf drehende Beschleunigungen des Kopfes, die **Otolithenorgane** auf die Schwerkraft.

MERKE

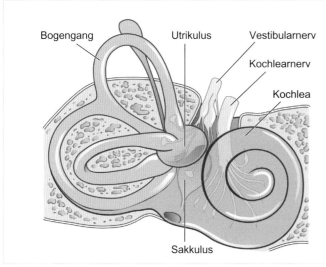

Abb. 4.1 **Gleichgewichtsorgan** mit knöchernem und häutigem Labyrinth. [L126]

Bogengang — Utrikulus — Vestibularnerv — Kochlearnerv — Kochlea — Sakkulus

Ruhelage: Symmetrische Spontanaktivität bei der Vestibularorgane.

Kopfbewegung: Aktivitätssteigerung im Organ in Bewegungsrichtung → Signalimbalance, die als Bewegung interpretiert wird → reflektorische Augenbewegung in die Gegenrichtung (VOR), ➤ Abb. 4.3.

Ausfall eines Vestibularorgans: pathologische Signalimbalance, Nystagmus in Richtung des gesunden Ohrs.

Zentrale Kompensationsmechanismen können wieder zu einem symmetrischen Entladungsmuster in den Vestibulariskernen führen.

Bogengangsfunktion In Ruhe senden die horizontalen Bogengänge (➤ Abb. 4.2) kontinuierlich Aktionspotenziale, die über die Vestibularnerven die Vestibulariskerne im Hirnstamm erreichen. Die symmetrische Entladung beider Bogengänge wird vom vestibulären System als Ruhe interpretiert. Dreht man den Kopf nach rechts, steigt die Aktivität im rechten Labyrinth, während sie im linken sinkt. Diese Imbalance wird über die Vestibulariskerne an die Augenmuskelkerne weitergeleitet und führt zu einer Augenbewegung nach links (➤ Abb. 4.3).

Auch wenn ein Vestibularorgan akut ausfällt, entsteht eine Imbalance der Entladungsrate. Sie wird als permanente Beschleunigung des Kopfes wahrgenommen, obwohl dieser in Ruhe ist. Es resultieren eine drehende Bewegungsillusion und ein Nystagmus, der in Richtung des gesunden Ohrs schlägt. Einige Tage bis Wochen nach dem Ausfall hat sich durch zentrale Kompensation wieder ein symmetrisches Entladungsmuster in den Vestibulariskernen eingestellt. Drehschwindel und Nystagmus sind dadurch langsam abgeklungen.

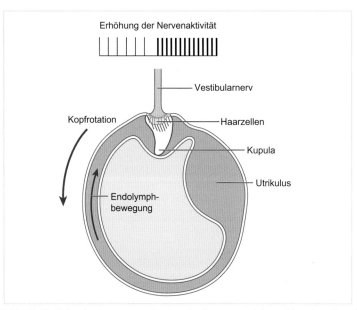

Abb. 4.2 Funktion der Bogengänge. Bei einer Kopfrotation wird die Endolymphe aufgrund ihrer Trägheit in die Gegenrichtung bewegt und lenkt dadurch die gallertige Kupula des Bogengangs aus. Die darin enthaltenen Stereozilien werden dabei bewegt, hierdurch verändern die zugehörigen Haarzellen und der Vestibularnerv ihre Entladungsrate: Bei Erregung nimmt sie zu, bei Hemmung ab. [L126]

ABB. 4.3

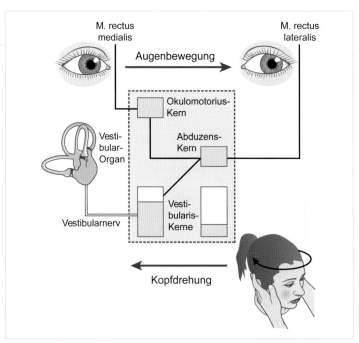

Abb. 4.3 Anatomie des vestibulo-okulären Reflexes. Aktivierungsweg vom Vestibularorgan bis zu den Augenmuskeln bei Kopfdrehung nach rechts. Die gepunktete Linie markiert den Hirnstamm. [L126]

4.2 Klinisches Management

Schwindel ist ein häufiges und ein gefürchtetes Symptom – bei Ärzten und bei Patienten. Da sich die Ursachen auf das Nervensystem, das Innenohr, das Herz-Kreislauf-System und die Psyche verteilen, fühlen sich die meisten Ärzte bestenfalls teilkompetent. Mit einer gezielten Anamnese und Untersuchung sind die meisten Schwindelursachen jedoch ohne weitere Hilfsmittel zu erkennen. Die in diesem Kapitel dargestellten Krankheiten machen etwa 90 % der Diagnosen aus.

Schwindel kann als ein unangenehmes Körpergefühl definiert werden, das von einer gestörten Selbstwahrnehmung in der Beziehung zur Umwelt herrührt. Drehschwindel bezeichnet eine illusionäre Eigen- oder Umgebungsdrehung und deutet auf eine Störung des vestibulären Systems. Beim Schwankschwindel steht die gestörte Haltungsstabilität im Vordergrund, das Ursachenspektrum ist breiter.

Anamnese

Gerade beim Schwindel ist die Anamnese eminent wichtig. Die 4 wichtigsten W-Fragen sind die nach dem „wie?" (Art des Schwindels), dem „wie lange?" (Dauer), dem „wodurch ausgelöst oder verstärkt?" (Auslöser) und dem „womit einhergehend?" (Begleitsymptome):

- **Art des Schwindels**
  - Drehschwindel: vestibuläre Störung, vor allem bei gleichzeitigen Oszillopsien (ruckende oder drehende Bilder) und Übelkeit
  - diffuser Schwindel: Orthostase, psychogener Schwindel oder Nebenwirkung von Medikamenten
  - Schwindel nur beim Stehen und Gehen: neurologische Gangstörung
- **Dauer**
  - Tage: akuter Vestibularisausfall, Hirninfarkt
  - Stunden: Morbus Menière
  - Sekunden: benigner paroxysmaler Lagerungsschwindel, Orthostase, kardiale Arrhythmie, Vestibularisparoxysmie
  - variabel: psychogener Schwindel, vestibuläre Migräne
- **Auslöser**
  - Veränderungen der Kopfposition: benigner paroxysmaler Lagerungsschwindel
  - rasches Aufstehen: orthostatische Hypotonie
  - angstauslösende Situationen: phobischer Schwindel
- **Begleitsymptome**
  - Hörstörungen: Morbus Menière
  - Migränesymptome: vestibuläre Migräne
  - neurologische Ausfälle: Hirnstamm- oder Kleinhirnläsion
  - Panik: oft psychogener Schwindel, seltener organisch

Spezielle Untersuchungstechniken

Vestibulo-okulärer Reflex Der VOR ermöglicht es, die Augen auch während rascher Kopfbewegungen auf ein Blickziel zu stabilisieren. Selbst wenn ein Drehschwindel nach einem Labyrinthausfall wieder abgeklungen ist, bleibt der Ausfall des Labyrinths durch den VOR-Test meist weiter nachweisbar (> Abb. 4.4).

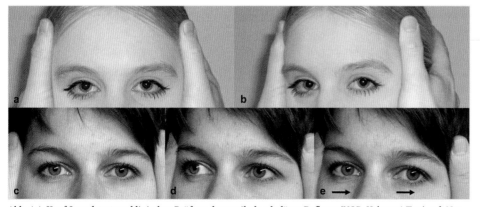

Abb. 4.4 Kopf-Impulstest zur klinischen Prüfung des vestibulo-okulären Reflexes (VOR, Halmagyi-Test). **a, b** Normalbefund. In der Ausgangsstellung (a) wird der Patient instruiert, ein Sehziel geradeaus im Auge zu behalten, z. B. die Nase des Untersuchers. Während und nach einer sehr raschen, passiven Rotation des Kopfes zur Seite (ca. 20°) bleiben die Augen auf das Sehziel gerichtet (b). Der VOR ist normal bei intaktem rechtem horizontalem Bogengang. **c–e** Pathologischer VOR. Von der Ausgangsstellung (c) bewegen sich die Augen zunächst mit dem Kopf (d) und werden nach 200–400 ms durch eine Refixationssakkade (Pfeile) zum Sehziel zurückgestellt (e). [T522]

Ein **Nystagmus** wird beschrieben durch Schlagform, Schlagebene, Schlagrichtung und Spontan- oder Blickrichtungsnystagmus.

ABB. 4.5

Nystagmus   Grundsätzlich wird der Nystagmus nach Schlagform (ruckend, pendelnd), Schlagebene (horizontal, vertikal, torsional) und Schlagrichtung (rechts, links, auf, ab, Uhrzeigersinn, Gegenuhrzeigersinn) beurteilt. Zunächst wird geprüft, ob ein Spontannystagmus (beim Blick geradeaus, mit und ohne Frenzel-Brille, > Abb. 4.5) vorhanden ist. Dann kann ein Blickrichtungsnystagmus (Nystagmus beim Blickhalten seitlich, oben, unten) überprüft werden (der meist durch eine zerebelläre Störung verursacht ist) und schließlich wird der Patient gebeten, 15 s lang kräftig den Kopf hin- und herzuschütteln: Tritt dann ein transienter horizontaler Nystagmus auf, spricht dies für eine chronische vestibuläre Störung (meist kontralateral und peripher-vestibulär).

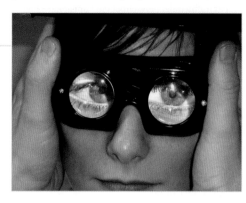

Abb. 4.5 Frenzel-Brille zur Nystagmusuntersuchung. Die Augen sind beleuchtet und vergrößert, können aber nicht gut fixieren, wodurch ein peripher-vestibulärer Nystagmus verstärkt wird. [T522]

Weitere klinische Untersuchungen bei Schwindelsyndrom sind Lagerungsprobe (s. a. > Abb. 4.8), VOR-Suppressions-Test, Augenfolgebewegungen, Tandem-Romberg, Unterberger-Tretversuch und Orthostasetest.

Weitere Untersuchungen   Weitere mögliche Untersuchungen sind:
- Lagerungsprobe: rasche Lagerung des Patienten, um Lagerungsschwindelsyndrome zu identifizieren (> Abb. 4.8)
- VOR-Suppression: Patient pendelt im Stehen gleichzeitig mit dem Oberkörper, Kopf und ausgestreckten Armen und fixiert dabei den Daumen; ein Nystagmus in Drehrichtung spricht für eine ipsilaterale zerebelläre Läsion
- Folgebewegungen: Patient fixiert den pendelnden Finger des Untersuchers (Tempo: in einer Sekunde von rechts nach links); ruckende (sakkadierte) Blickfolge spricht meist für eine Kleinhirnstörung
- Tandem-Romberg: Patient steht in Fuß-vor-Fuß-Stellung; eine reproduzierbare Seitneigung nach Augenschluss spricht für ipsilaterale vestibuläre Läsion
- Unterberger-Tretversuch: 50-mal Treten auf der Stelle mit geschlossenen Augen; eine Rotation um mehr als 90° spricht für eine ipsilaterale vestibuläre Läsion (Zeitaufwand hoch, Reproduzierbarkeit mäßig)
- Orthostasetest: RR im Liegen und über 3 min nach dem Aufstehen; systolischer Abfall > 20 mm + typische Beschwerden bestätigen orthostatischen Schwindel

Apparative Untersuchungen bei Schwindelsyndromen sind die kalorische Labyrinthtestung, die Audiometrie und akustisch evozierte Potenziale.

Apparative Untersuchungen   Als apparative Untersuchungen kommen infrage:
- Kalorische Prüfung: Die Spülung der äußeren Gehörgänge mit warmem (44 °C) und kaltem (30 °C) Wasser führt zu kalorischem Nystagmus und erlaubt die Beurteilung der Funktion der horizontalen Bogengänge im Seitenvergleich (> Abb. 4.7).
- Audiometrie: Die Tonschwellenaudiometrie mit Luft und Knochenleitung dient der Diagnostik einer Innenohr- oder Mittelohrschwerhörigkeit.
- AEP: Akustisch evozierte Potenziale überprüfen die Hörbahn, die bis zum Eintritt in den Hirnstamm parallel mit den Vestibularisfasern verläuft.

Medikamentöse Therapie

Medikamentöse Therapie
Eine medikamentöse Schwindeltherapie ist nur in der Akutphase sinnvoll, da längerfristig Kompensationsmechanismen dadurch behindert werden.

Die medikamentöse Therapie von Schwindel ist nachrangig und meist nur in der akuten Phase einer Schwindelerkrankung sinnvoll. Eine längerfristige Therapie mit Antivertiginosa (> Tab. 4.1) behindert sogar die Kompensation einer vestibulären Störung.

Tab. 4.1 Antivertiginosa mit Dosierungen und Nebenwirkungen.

Generischer Name, Applikation (Tagesdosis)	Klasse	Nebenwirkungen
Dimenhydrinat Tbl., Supp., i. v. (100–300 mg)	Antihistamin	Sedierung ++, Mundtrockenheit
Promethazin Tr., Tbl., i. v. (20–60 mg)	Antihistamin, antidopaminerg, anticholinerg	Sedierung +++, Lethargie, Dyskinesie, Mundtrockenheit
Sulpirid Tbl. (150–300 mg)	antidopaminerg	Sedierung (+), Dyskinesie, gastrointestinale Störungen, Tachykardie
Scopolamin-Pflaster (0,33 mg)	anticholinerg	Sedierung +, Mundtrockenheit, Tachykardie
Lorazepam* Schmelztbl. (1–4 mg)	Benzodiazepin	Sedierung +++, Abhängigkeit

Tbl. = Tabletten; Supp. = Zäpfchen; Tr. = Tropfen, i. v. = Ampullen zur Injektion;
* keine Zulassung, aber bei Erbrechen wegen der Resorption über die Mundschleimhaut im Alltag gut einsetzbar, wenn andere Applikationen nicht praktikabel sind (rektal, i. v.)

4.3 Häufige Schwindelsyndrome

4.3.1 Akuter einseitiger Vestibularisausfall (Neuritis vestibularis)

Der Vestibularisausfall ist häufig eine dramatische Krankheit – und gleichzeitig ein Modell zum Verständnis des vestibulären Systems. Eine durchschnittliche Notaufnahme sieht jährlich 20–30 Fälle.

Klinik und Diagnostik

Symptome   Aus heiterem Himmel werden die meist mittelalten Patienten von einem heftigen Drehschwindel erfasst, der über Tage nicht aufhören will. Dabei dreht sich die Umwelt unaufhaltsam vor den Augen. Gleichzeitig setzen Übelkeit und Erbrechen sowie eine Gangunsicherheit mit seitlicher Fallneigung ein. Das Krankenhaus erreichen die Patienten meist liegend mit einer Nierenschale neben dem Kopf.

Untersuchung   Die klinische Untersuchung ergibt einen Spontannystagmus (➤ Abb. 4.6), der horizontal und torsional zur gesunden Seite schlägt. Der Patient fällt im Romberg-Versuch zur kranken Seite, was im Tandem-Romberg-Versuch noch deutlicher wird. Im Kopf-Impulstest (➤ Abb. 4.4) zeigt sich ein gestörter vestibulo-okulärer Reflex (VOR) bei Drehung zur kranken Seite. Die weitere Untersuchung ist unauffällig.

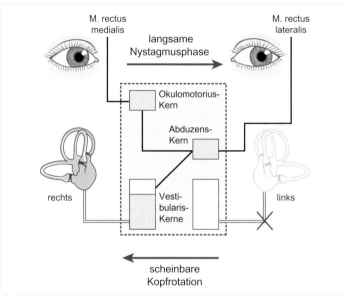

Abb. 4.6 Spontannystagmus bei akutem einseitigem Vestibularisausfall links. Die langsame Nystagmusphase entspricht einer durch die vestibuläre Tonusimbalance hervorgerufenen Augenbewegung, die rasche Phase schlägt in Richtung des gesunden Ohrs. [L126]

Diagnostik   Zur Bestätigung der Diagnose kann eine kalorische (thermische) Prüfung der Vestibularorgane mit warmem und kaltem Wasser durchgeführt werden (➤ Abb. 4.7). Damit werden die Vestibularorgane künstlich aktiviert. Die Geschwindigkeit des dabei ausgelösten Nystagmus dient als Maß für die vestibuläre Erregbarkeit. Eine MRT ist nur sinnvoll bei zusätzlichen neurologischen Symptomen als Hinweis auf eine Hirnstamm- oder Kleinhirnläsion.

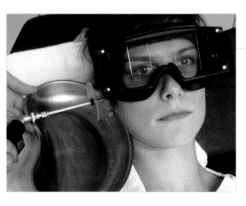

Abb. 4.7 Thermische Prüfung der peripher-vestibulären Funktion. Die Augenbewegungen werden videookulografisch aufgezeichnet. Während der Ableitung wird die Videobrille verdunkelt, um die visuelle Nystagmussuppression zu verhindern. Es wird mit warmem und kaltem Wasser gereizt; die weithin übliche Reizung mit Luft ist unzuverlässig. [T522]

Therapie

Auch unbehandelt ist der Spontannystagmus nach einer Woche verschwunden und der Gang halbwegs sicher. Bis zur weitgehenden Beschwerdefreiheit vergehen jedoch meist Monate. Bei der Erholung sind 2 Mechanismen wirksam:

4.3 Häufige Schwindelsyndrome

4.3.1 Akuter einseitiger Vestibularisausfall (Neuritis vestibularis)

Klinik: akuter, tagelanger Drehschwindel, Übelkeit, Erbrechen, Gangunsicherheit mit seitlicher Fallneigung

Untersuchung: *Spontannystagmus* zur gesunden Seite, *Fallneigung* zur kranken Seite. *VOR* bei Kopfdrehung zur kranken Seite ausgefallen. Keine weiteren fokal neurologischen Defizite!

ABB. 4.6

Diagnostik: Kalorik, MRT (differenzialdiagnostisch vertebrobasiläre Ischämie ausschließen!).

ABB. 4.7

Aus Studentensicht

Therapie: (unbehandelt Besserung nach einer Woche, Beschwerdefreiheit erst nach Monaten):
- Kortikosteroide (fördern die Restitution der peripheren Gleichgewichtsfunktion)
- Gleichgewichtstraining (fördert die zentrale Kompensation)

Ursache: Ausfall eines Vestibularorgans aus unbekannten Gründen (viral? Autoimmunerkrankung?)

- Restitution der peripheren Gleichgewichtsfunktion: Sie kann Monate dauern und wird bei etwa der Hälfte der Patienten beobachtet. Durch Kortikosteroide kann sie gefördert werden. Die Effektstärke ist jedoch gering und die klinische Relevanz umstritten.
- Zentrale Kompensation des einseitigen Ausfalls: Sie wird bei allen Patienten wirksam und beginnt schon in den ersten Tagen. Sie beruht darauf, dass sich im Vestibulariskern der betroffenen Seite wieder eine Ruheaktivität einstellt, selbst wenn im Vestibularorgan weiter Funkstille herrscht. Signale von der gesunden Seite können diese Aktivität wieder modulieren. Ausnahme sind sehr schnelle Kopfbewegungen, die dann noch zu kurzem Schwindel führen. Die dynamische Kompensation ist ein Lernprozess, der durch ein gezieltes Training mit Kopfbewegungs- und Balanceübungen beschleunigt werden kann, das schon in den ersten Krankheitstagen beginnt. Umgekehrt wird dieser Lernprozess durch dämpfende Medikamente behindert, sodass Antivertiginosa (z. B. 2 × 150 mg Dimenhydrinat rektal) nur an den ersten beiden Tagen gegeben werden.

Entscheidend ist auch die Aufklärung und Ermutigung des Patienten, um die häufigen Ängste und Vermeidungstendenzen zu überwinden.

Ätiopathogenese

Im Vestibularorgan oder im Vestibularnerv führt eine Entzündung (Virus? Autoimmunerkrankung?) oder eine Perfusionsstörung (vor allem bei älteren Patienten mit Arteriosklerose) zur Reduzierung der Aktivität. Damit erlischt nicht nur die dynamische Erregbarkeit des Labyrinths, sondern auch die Ruheaktivität der afferenten Nervenfasern und der Neurone im Vestibulariskern. Die Aktivität der gesunden Seite überwiegt damit, was physiologischerweise nur vorkommt, wenn der Kopf zur gesunden Seite gedreht wird. Das Gehirn geht also von einer anhaltenden Kopfdrehung zur gesunden Seite aus und setzt einen beständigen VOR gegen die vermeintliche Drehrichtung, also zur kranken Seite, in Gang. Dieser entspricht der *langsamen* Nystagmusphase. Die *raschen* Rückstellbewegungen gehen dann wieder zur gesunden Seite, daher die Schlagrichtung des Nystagmus. Man muss hier also dreimal um die Ecke denken (➤ Abb. 4.6).

Die Richtung der Fallneigung lässt sich leichter ableiten: Bei Ausfall einer Seite überwiegt die Aktivität der gesunden Seite und das Gehirn interpretiert dies als Kippung zur gesunden Seite. Um nicht zu dieser Seite zu fallen, wird der Körper reflektorisch zur kranken Seite geneigt.

FALL

Anamnese Vor einem Jahr fing alles mit einer plötzlichen Übelkeit an, gleichzeitig begann sich das ganze Zimmer zu drehen. Der Brechreiz zwang mich zum Aufstehen, aber gleich fiel ich zur Seite. An der Wand entlang kam ich schließlich zur Toilette. In der Klinik wurde am selben Tag festgestellt, dass das Gleichgewichtsorgan ausgefallen war. Ich blieb gleich dort. Die Medikamente halfen gegen die Übelkeit, aber nicht gegen die Unsicherheit beim Hinsetzen im Bett. Als wär' man betrunken. Den ersten Versuch aufzustehen traute ich mir erst nach einigen Tagen zu. Bei der Entlassung nach einer Woche riet man mir, das Medikament gegen Schwindel (Dimenhydrinat) weiter zu nehmen, bis der Schwindel fort ist. Seither hat mich die Unsicherheit beim Gehen aber nie wieder verlassen. Als sei das nicht genug, habe ich seit einer Woche zusätzlich wieder sehr starken Schwindel! Immer wenn ich mich im Bett hinlege und umdrehe, geht es los.

Kommentar Es handelt sich um einen Patienten mit einem akuten einseitigen Vestibularisausfall. Durch körperliche Schonung und die Wirkung vestibulär dämpfender Medikamente wurde die zentrale Kompensation behindert. Zusätzlich ist im weiteren Verlauf ein benigner paroxysmaler Lagerungsschwindel (BPLS) aufgetreten – wie bei vielen Patienten mit akutem Vestibularisausfall. Therapievorschlag: Dimenhydrinat absetzen, Gleichgewichtstraining zur Förderung der zentralen Kompensation, Lagerungsbehandlung gegen den BPLS.

PRAXISTIPP

PRAXISTIPP

Nystagmus und seine Bedeutung

Spontannystagmus
- horizontal ± torsional, mit Schwindel → akute, einseitige, periphere vestibuläre Läsion der Gegenseite
- horizontal pendelnd oder ruckend, ohne Schwindel, ohne Oszillopsien → kongenitaler Nystagmus, harmlos
- pendelnd, jede Richtung möglich, kein Schwindel, aber Oszillopsien → erworbener Pendelnystagmus (fortgeschrittene MS, vaskuläre Hirnstammläsionen)
- Upbeat-Nystagmus → Hirnstammläsion (Mittellinie)
- Downbeat-Nystagmus → beidseitige Läsion des Flokkulus (Kleinhirn)

Blickrichtungsnystagmus
- horizontal, seltener vertikal → zerebellär, ipsilaterale Läsion bei einseitigem horizontalem Blickrichtungsnystagmus
- horizontal auf abduzierendem Auge, oft mit Adduktionsstörung der Gegenseite → internukleäre Ophthalmoplegie durch Hirnstammläsion in der Mittellinie

Lagerungsnystagmus
- torsional ± vertikal nach oben → Kanalolithiasis des posterioren Bogengangs
- horizontal zum jeweils unteren Ohr → Kanalolithiasis des horizontalen Bogengangs
- horizontal zum jeweils oberen Ohr → Kupulolithiasis des horizontalen Bogengangs
- andere Schlagrichtungen → Verdacht auf Hirnstamm-/Kleinhirnläsion oder Migräne

> **MERKE**
>
> **Neuritis vestibularis**
> - Wie: heftiger Drehschwindel, bei dem sich die Umwelt unaufhaltsam vor den Augen dreht
> - Wie lange: Tage bis Wochen
> - Wodurch ausgelöst: spontan auftretend
> - Womit einhergehend: Übelkeit, Erbrechen, Gangunsicherheit mit seitlicher Fallneigung

4.3.2 Benigner paroxysmaler Lagerungsschwindel

Der benigne paroxysmale Lagerungsschwindel (BPLS) ist mit Abstand die häufigste und gleichzeitig die am besten behandelbare Störung des Gleichgewichtsorgans. Mindestens 10 % der Bevölkerung sind im Laufe des Lebens betroffen.

Klinik und Diagnostik

Symptome Typisch sind kurze Drehschwindelattacken nach einer Lageänderung des Kopfes. Typische Auslöser sind das Umdrehen, Hinlegen und Aufrichten im Bett oder die Neigung des Kopfes nach hinten oder vorne. Die erste Attacke tritt oft nach dem Schlaf beim Aufrichten im Bett auf. Die Attacken remittieren meist spontan nach einigen Wochen, seltener nach Tagen oder Monaten.

Klinische Untersuchung Mit der Lagerungsprobe wird sowohl die Diagnose gesichert als auch die betroffene Seite identifiziert.

Wenn der **posteriore Bogengang des unteren Ohrs** von einer Kanalolithiasis betroffen ist (> Abb. 4.8), treten Schwindel und Nystagmus auf, kurz nachdem der Kopf die hängende Position erreicht hat. Wenn die Lagerung so durchgeführt wird, dass das gesunde Ohr unten liegt, geschieht dagegen nichts. Vor dem Manöver wird der Patient aufgefordert, seine Augen offen zu halten, nicht zu blinzeln und trotz Schwindels in der provozierenden Position zu bleiben. Die Diagnose ist gesichert, wenn der Lagerungsnystagmus folgende Kriterien erfüllt:

- Torsional-vertikale Schlagrichtung: Der Nystagmus schlägt vorwiegend torsional (rotatorisch), und zwar mit dem oberen Pol des Auges zum unteren Ohr. Zusätzlich besteht eine vertikale, zur Stirn schlagende Komponente.
- Latenz: Typischerweise beginnen Schwindel und Nystagmus mit einer Latenz von wenigen Sekunden, nachdem die provozierende Kopfposition eingenommen wurde.
- Dauer: Der Nystagmus dauert üblicherweise 10–20 Sekunden.

Zusätzlich kann beim Aufrichten aus dem Liegen ein Nystagmus mit umgekehrter Schlagrichtung auftreten. Meist nimmt die Intensität von Schwindel und Nystagmus nach wiederholten Lagerungen ab.

MERKE

4.3.2 Benigner paroxysmaler Lagerungsschwindel

Klinik: nach Lageänderung des Kopfes auftretender, Sekunden anhaltender Drehschwindel

Diagnosesicherung durch Lagerungsprobe mit je nach Ursache unterschiedlichem Ergebnis:
- Kanalolithiasis im **posterioren Bogengang** (am häufigsten; > Abb. 4.8): Lagerung des Patienten auf die betroffene Seite führt zu torsional-vertikalem Nystagmus zum unten liegenden Ohr, Auftreten mit Latenz, Dauer 10–20 s; bei Wiederholung Abschwächung des Effekts

ABB. 4.8

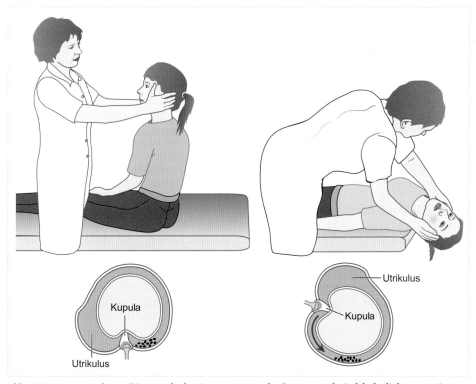

Abb. 4.8 Lagerungsprobe zur Diagnose des benignen paroxysmalen Lagerungsschwindels des linken posterioren Bogengangs. Der Patient wird aus dem Sitzen zügig in die seitliche Kopfhängelage gebracht und fixiert die Stirn des Untersuchers. Unten ist der betroffene, linke, hintere vertikale Bogengang abgebildet: Wenn sich der Patient hinlegt, bewegen sich die Partikel in der Endolymphe des Bogengangs von der Kupula fort. Der daraus resultierende Endolymph-Sog verursacht eine unphysiologische Aktivierung der Bogengangsrezeptoren. [L126]

- Kanalolithiasis im **horizontalen Bogengang** (10–20 %): Patient in Rückenlage, Drehung auf das rechte oder linke Ohr, Nystagmus mit Schlagrichtung zum jeweils unten liegenden Ohr, zur betroffenen Seite stärker ausgeprägt
- **Kupulolithiasis:** lang anhaltender, horizontaler, jeweils zum oben liegenden Ohr schlagender Nystagmus

Therapie: Lagerungsmanöver nach Epley (> Abb. 4.9) oder Semont (> Abb. 4.10): Verursachende Otokonien werden aus den Bogengängen herausmanövriert und „unschädlich" gemacht.

ABB. 4.9

Ursache: mechanische Irritation der Bogengangsrezeptoren durch losgelöste Otokonien („Steinchen"), die normalerweise am Otolithenorgan des Utrikulus haften. Diese „kullern" bei Kopfbewegung in den Bogengängen umher. Dadurch Empfindung von vermeintlicher Bewegung, Schwindel und Nystagmus.

Risikofaktoren: Alter, Schädel-Hirn-Trauma, weibliches Geschlecht und Migräne

MERKE

In 10–20 % ist der **horizontale Bogengang** von einer Kanalolithiasis betroffen. Dabei kommt es nach der Lagerung aus der Rückenlage auf das rechte und linke Ohr zu einem horizontalen, jeweils zum unteren Ohr schlagenden Nystagmus, der nicht länger als eine Minute andauert. Die Lagerung auf das erkrankte Ohr provoziert Schwindel und Nystagmus mit stärkerer Intensität als auf der Gegenseite.

Bei einer **Kupulolithiasis** haften die Otokonien an der Kupula und verursachen Schwindel und einen lang anhaltenden, horizontalen, jeweils zum oberen Ohr schlagenden Nystagmus in dieser Lagerung.

Therapie

So wie die Otokonien in den Bogengang hereingerutscht sind, können sie ihn auch wieder verlassen. Allerdings muss der Kopf dabei in der Ebene des betroffenen Bogengangs um über 180° rotiert werden, was durch alltägliche Bewegungen kaum erreicht wird. Zur Behandlung des häufigen BPLS des posterioren Bogengangs stehen 2 therapeutische Lagerungsmanöver zur Verfügung, die leicht durchgeführt werden können und nur wenige Minuten dauern. Das Epley-Manöver (> Abb. 4.9) und das Semont-Manöver (> Abb. 4.10) führen beide in etwa 80 % zu einer vollständigen Remission des BPLS. Das Epley-Manöver beruht auf einer schrittweisen Rotation des Kopfes und ist daher einfacher anzuwenden als das Semont-Manöver. Die Kanalolithiasis des horizontalen Bogengangs wird durch ein Lagerungsmanöver in der Horizontalebene behandelt.

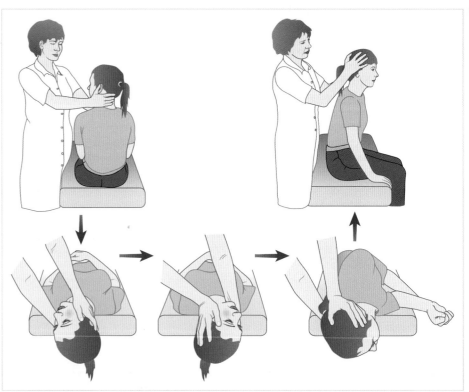

Abb. 4.9 Epley-Manöver zur Behandlung des benignen paroxysmalen Lagerungsschwindels (linker posteriorer Bogengang). Die Kopfrotationen werden vom Behandler rasch geführt, das Zeitintervall zwischen jedem Schritt beträgt 30 Sekunden, mindestens jedoch, bis der Lagerungsnystagmus abklingt. Die Patienten sollten daher während des Manövers ihre Augen offen halten, damit der Nystagmus beobachtet werden kann. In den liegenden Positionen ist darauf zu achten, dass der Kopf auch während der Drehungen ca. 30° rekliniert gehalten wird. [L126]

Ätiopathogenese

Ursache des BPLS ist eine mechanische Irritation der Bogengangsrezeptoren, die Kanalolithiasis. Otokonien, die normalerweise am Otolithenorgan des Utrikulus haften, haben sich dort abgelöst und geraten in den posterioren Bogengang. Aufgrund ihrer Dichte sinken sie hier stets zum tiefsten Punkt. Bei einer Rotation des Kopfes in der Ebene des Bogengangs rutschen die Otokonien entlang des Bogengangs und üben dabei eine unphysiologische Strömung der Endolymphe aus, die zu einer Auslenkung der Kupula führt. Die damit einhergehende Erregung der Haarzellen verursacht Schwindel und Lagerungsnystagmus.

Risikofaktoren für den BPLS sind Alter, ein Schädel-Hirn-Trauma und eine Innenohrerkrankung, indem sie die Ablösung von Otokonien von den Otolithenorganen begünstigen. Unklar ist, weshalb Frauen und Menschen mit Migräne ein erhöhtes Risiko haben.

MERKE

Benigner paroxysmaler Lagerungsschwindel
- Wie: Drehschwindelattacken
- Wie lange: Sekunden

- Wodurch ausgelöst: Umdrehen, Hinlegen und Aufrichten im Bett, Neigung des Kopfes nach hinten oder vorne
- Womit einhergehend: Nystagmus

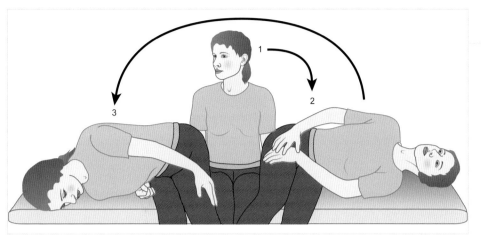

ABB. 4.10

Abb. 4.10 Semont-Manöver zur Behandlung des benignen paroxysmalen Lagerungsschwindels (linker posteriorer Bogengang). Das Manöver wird vom Behandler geführt (der aus Gründen der Übersichtlichkeit nicht abgebildet ist). **1** Der Patient sitzt auf einer Liege, der Kopf ist um 45° zum nicht betroffenen Ohr gedreht. **2** Der Rumpf des Patienten wird dann in einer raschen Bewegung zur erkrankten Seite gekippt, sodass der Kopf hinter dem linken Ohr aufliegt. In dieser Position tritt Nystagmus auf, der torsional zum unteren Ohr schlägt. **3** Nach einer Minute wird der Patient unter Beibehaltung der Kopfdrehung in einem raschen Schwung zur nicht betroffenen Seite gelagert, sodass er nun mit der rechten Wange und Nase aufliegt. Das Manöver ist erfolgreich, wenn in dieser Position ein torsionaler Nystagmus zum oberen Ohr auftritt. [L126]

4.3.3 Morbus Menière

Der Morbus Menière ist eine seltene Erkrankung des Innenohrs, die meist im mittleren Lebensalter beginnt. Sie betrifft zunächst nur ein Ohr, später jedoch bei fast der Hälfte der Patienten auch das andere Ohr.

Klinik und Diagnostik

Symptome Immer wieder entstehen Drehschwindelattacken über mehrere Stunden, die oft von Hörminderung, Tinnitus oder Ohrdruck begleitet werden. Die Attacken gehen meist mit Übelkeit, Erbrechen sowie einer ausgeprägten Gangunsicherheit einher und können dazu führen, dass die Patienten während der Attacke vollkommen hilflos sind. Im Intervall ist die Hörstörung zunächst voll reversibel.

Später jedoch verschlechtert sich das Hören immer mehr, wobei oft zuerst die tiefen Frequenzen nicht mehr gehört werden und später dann gar keine mehr. In den ersten Jahren sind Fluktuationen der Hörstörung typisch für den Morbus Menière. Der unvorhersehbare klinische Verlauf führt zu einer erheblichen emotionalen Belastung und nicht selten zu psychiatrischen Störungen. Die Intensität und Frequenz der Schwindelattacken nimmt im Verlauf von Jahren häufig ab. Schließlich können die Attacken vollständig sistieren. Langfristig bleiben durch die fortschreitende Zerstörung des Innenohrs eine hochgradige Hörminderung und eine Gangunsicherheit bestehen.

Klinische Untersuchung Entscheidend für die Diagnose ist die Anamnese rezidivierender Schwindelattacken in Kombination mit einer Hörstörung und Ohrgeräuschen. Allerdings ist es nicht gerade selten, dass der Morbus Menière nur mit Schwindel oder nur mit einer Hörstörung beginnt. Die Diagnose steht daher oft erst nach mehreren Attacken fest. Während einer Attacke kann ein horizontaler Spontannystagmus beobachtet werden.

Diagnostik Eine Audiometrie ist zur Dokumentation der Hörminderung sinnvoll und zeigt typischerweise eine Schallempfindungsschwerhörigkeit, die auch die tiefen Frequenzen einschließt. Bei längerem Verlauf kann in der kalorischen Prüfung eine vestibuläre Untererregbarkeit nachgewiesen werden.

Therapie

Gegen Übelkeit und Erbrechen ist in der Attacke ein Antivertiginosum (z. B. Dimenhydrinat) oder auch ein Sedativum (z. B. Diazepam) hilfreich. Zur Prophylaxe wird häufig Betahistin eingesetzt, das sich jedoch in Studien als unwirksam erwiesen hat. Bei medikamentös therapieresistenten Verläufen kann ototoxisches Gentamicin durch ein Paukenröhrchen in das Mittelohr gegeben werden. Das Vestibularorgan wird dadurch ausgeschaltet und die Attacken sistieren meist völlig. Kortikosteroidinjektionen ins Mittelohr sind eine Alternative – ohne Schädigung der vestibulären Funktion. Wenn die Erkrankung durch Angst und Rückzugstendenz begleitet wird, kann eine psychotherapeutische Behandlung erforderlich sein.

4.3.3 Morbus Menière

Der Morbus Menière ist eine seltene Erkrankung des Innenohrs, die im mittleren Lebensalter und zunächst uni-, bei ca. 50 % jedoch auch bilateral auftritt.

Klinik:
- *Akute Symptome* sind Drehschwindelattacken über mehrere Stunden (oft von initial voll reversibler Hörminderung, Tinnitus oder Ohrdruck begleitet), Übelkeit, Erbrechen und Gangunsicherheit.
- Im *Langzeitverlauf* kommt es zur zunehmenden Schwerhörigkeit bis zum Gehörverlust, die im Tieftonbereich beginnt. Außerdem dauerhafte Gangunsicherheit und reaktive psychiatrische Erkrankungen. Intensität und Frequenz der akuten Attacken nehmen ab.

Untersuchung: Typische Anamnese! Ein horizontaler Spontannystagmus kann beobachtet werden.

Diagnostik: Audiometrie (Schallempfindungsschwerhörigkeit im Tieftonbereich), Kalorik (vestibuläre kalorische Untererregbarkeit im Langzeitverlauf)

Therapie: Symptomatisch Antivertiginosa (z. B. Dimenhydrinat) und Sedativa (Diazepam). Prophylaxe mit Betahistin ist laut Studien nicht wirksam. Bei schwerem Verlauf: Ausschaltung des Vestibularorgans durch lokal appliziertes, ototoxisches Gentamicin.

Dem Morbus Menière liegt eine Schwellung (Hydrops) des endolymphatischen Raums zugrunde, wahrscheinlich infolge einer gestörten Resorption der Endolymphe im Saccus endolymphaticus. Die Attacken werden spekulativ durch eine Ruptur der Trennmembran zwischen Endo- und Perilymphraum erklärt. Eine Ursache für den Hydrops lässt sich in der Regel nicht identifizieren.

Ursache: Schwellung (Hydrops) des endolymphatischen Raums vermutlich infolge einer Resorptionsstörung. Attacken durch eine Ruptur der Trennmembran zwischen Endo- und Perilymphraum.

> **MERKE**

> **MERKE**
>
> **Morbus Menière**
>
> - Wie: Drehschwindelattacken
> - Wie lange: Stunden
> - Wodurch ausgelöst: spontan auftretend
> - Womit einhergehend: einseitige Hörminderung, Tinnitus oder Ohrdruck, Übelkeit, Erbrechen, Gangunsicherheit, evtl. horizontaler Spontannystagmus

4.3.4 Vestibuläre Migräne

Die vestibuläre Migräne ist die häufigste Ursache spontaner, rezidivierender Drehschwindelattacken. Frauen sind häufiger betroffen.

4.3.4 Vestibuläre Migräne

Die vestibuläre Migräne ist die häufigste Ursache für spontane, rezidivierende Drehschwindelattacken. Frauen sind häufiger als Männer betroffen.

Klinik und Diagnostik

Symptome Migräne bedeutet typischerweise Kopfschmerz (> Kap. 2.4.1). Deshalb sind viele Patienten erstaunt, wenn sie erfahren, dass ihr Schwindel Symptom einer Migräne ist. Meist klagen die Patienten über Drehschwindel, manchmal auch über lageabhängigen oder durch Kopfbewegungen ausgelösten Schwindel. Typisch sind, wie bei anderen vestibulären Schwindelformen auch, Übelkeit, Erbrechen und Gangunsicherheit. Weniger als die Hälfte der Patienten hat regelmäßig Kopfschmerzen dabei, weshalb sorgfältig nach anderen Migränesymptomen gefragt werden muss. Die Attackendauer variiert von Minuten bis zu mehreren Tagen. Ebenso wie bei der „normalen" Migräne lassen sich oft Auslöser identifizieren, z. B. Stress, Schlafmangel oder ausgelassene Mahlzeiten.

Klinik: Drehschwindel, teilweise auch durch Lageänderung des Kopfes ausgelöst, Übelkeit, Erbrechen, Gangunsicherheit. Kopfschmerzen treten in weniger als 50 % der Fälle auf, nach anderen Migränesymptomen muss gezielt gefragt werden. Attacken dauern Minuten bis Tage.

Untersuchung Die Diagnose beruht auf einer positiven Migräneanamnese und migränösen Begleitsymptomen während der Schwindelattacken wie Kopfschmerzen, Licht- oder Geräuschempfindlichkeit oder Auren („sichere vestibuläre Migräne"). Wenn diese Begleitsymptome fehlen, spricht man nach Ausschluss anderer Ursachen von einer „wahrscheinlichen vestibulären Migräne". In der akuten Attacke sind oft eine Standunsicherheit und ein anhaltender Spontan- oder Lagenystagmus (bei dem alle Schlagrichtungen möglich sind) nachzuweisen.

Diagnostik:
- *Klinik* (positive Migräneanamnese, migränöse Begleitsymptome [Kopfschmerzen, Licht- oder Geräuschempfindlichkeit, Auren], Standunsicherheit und Spontan- oder Lagenystagmus variabler Richtung sind möglich)
- *Apparative Untersuchungen* zum Ausschluss von Differenzialdiagnosen!

Diagnostik Apparative Untersuchungen sind in differenzialdiagnostischer Hinsicht bisweilen nützlich, beispielsweise eine Audiometrie zum Ausschluss eines Morbus Menière.

Therapie

Klärt man die Patienten über die (harmlose) Migräne als Ursache der oft beängstigenden Schwindelattacken auf, ist dies oft schon therapeutisch wirksam. Ebenso der Rat, individuelle Auslöser des Schwindels auszuschalten. Stärkere Attacken können mit einem Antivertiginosum gelindert werden. Ob die in der Migränetherapie erfolgreichen Triptane auch bei Migräneschwindel helfen, ist nicht ausreichend geklärt. Ein individueller Versuch kann lohnend sein. Bei häufigen und stark beeinträchtigenden Attacken kommt eine medikamentöse Migräneprophylaxe in Betracht (> Kap. 2.4.1), auch wenn deren Wirksamkeit für vestibuläre Symptome noch nicht durch methodisch gute Studien belegt ist.

Therapie: Aufklärung über die Beschwerdeursache; Antivertiginosa, Triptane als Akuttherapeutika und medikamentöse Migräneprophylaxe (> Kap. 2.4.1) sind bezüglich vestibulärer Beschwerden nicht ausreichend untersucht.

Ätiopathogenese

Die Mechanismen der vestibulären Migräne sind noch unbekannt. Offenbar besteht bei Migränepatienten eine verminderte Reizschwelle für Aktivierungen des vestibulären Systems, vermutlich über direkte neuronale Verbindungen zwischen den trigeminalen und den vestibulären Hirnstammkernen.

Ursache: Der Pathomechanismus ist unbekannt, möglicherweise verminderte Reizschwelle für Aktivierung des vestibulären Systems bei Migränepatienten.

> **MERKE**

> **MERKE**
>
> **Vestibuläre Migräne**
>
> - Wie: meist Drehschwindel
> - Wie lange: Minuten bis zu mehrere Tage
> - Wodurch ausgelöst: z. B. Stress, Schlafmangel oder ausgelassene Mahlzeiten
> - Womit einhergehend: Migränesymptome, Standunsicherheit, Spontan- oder Lagenystagmus

4.3.5 Vestibularisparoxysmie

4.3.5 Vestibularisparoxysmie

Die Vestibularisparoxysmie ist eine seltene, aber gut behandelbare vestibuläre Störung.

Klinik und Diagnostik

Symptome Die Patienten berichten von kurzen Schwindelattacken (Dreh- bzw. Schwankschwindel), die Sekunden dauern und täglich viele Male spontan oder durch Kopfdrehung provoziert auftreten.

Klinische Untersuchung Die Diagnose beruht vorwiegend auf der Anamnese mit kurzen, aber häufigen Schwindelattacken und dem Ansprechen auf Carbamazepin.

Diagnostik In der zerebralen MRT ist oft ein Kontakt zwischen einer Arterie und dem N. vestibulocochlearis nachweisbar. Da auch viele Gesunde solche Kontakte aufweisen, kann dieser Befund die Diagnose jedoch nicht beweisen.

Therapie

Eine prophylaktische Behandlung mit Carbamazepin ist in der Regel wirksam.

Ätiopathogenese

Der Vestibularisparoxysmie liegt ebenso wie der Trigeminusneuralgie und dem Hemispasmus facialis eine neurovaskuläre Kompression zugrunde. Infolge der Kompression des N. vestibulocochlearis durch eine Gefäßschlinge, meist der A. inferior anterior cerebelli, kommt es zu einer lokalen Demyelinisierung des Hirnnervs und zu einer unphysiologischen Auslösung von Nervenaktionspotenzialen, die zu kurzen Schwindelattacken führen.

4.3.6 Bilaterale Vestibulopathie

Die bilaterale Vestibulopathie ist eine Erkrankung, die oft Jahre „im Dunkeln" bleibt.

Klinik und Diagnostik

Symptome Anders als bei anderen vestibulären Syndromen ist das Leitsymptom nicht Drehschwindel, der ja nur bei einer Aktivitätsdifferenz zwischen den Gleichgewichtsorganen auftritt, sondern eine im Dunkeln zunehmende Gangunsicherheit. Außerdem klagen die Patienten über Oszillopsien, also Wackelbilder, bei jeder Kopfbewegung. Um beispielsweise ein Straßenschild zu lesen, müssen sie stehen bleiben.

Diagnostik Die bilaterale Vestibulopathie kann rasch mit dem Kopf-Impulstest (> Abb. 4.4) identifiziert werden. Bestätigt wird sie mit einer kalorischen Prüfung (> Abb. 4.7). Oft dauert es aber Jahre, bis eine bilaterale Vestibulopathie erkannt wird.

Therapie

Eine kausale Behandlung ist nicht möglich. Viele Patienten verbessern sich durch ein gezieltes Gleichgewichtstraining und können wieder beruflich und sogar sportlich aktiv werden.

> **PRAXISTIPP**
>
> Eine bilaterale Vestibulopathie kann mit einer Polyneuropathie und einem zerebellären Syndrom vergesellschaftet sein, dies wird als CANVAS bezeichnet (**C**erebellar **A**trophy with **N**europathy and **V**estibular **A**reflexia **S**yndrome).

Ätiopathogenese

Ursache der Oszillopsien ist ein gestörter vestibulo-okulärer Reflex, sodass das Abbild der Umwelt bei bewegtem Kopf nicht stabil gehalten werden kann. Etwa die Hälfte der Fälle entsteht idiopathisch, meistens langsam progredient. Symptomatische beidseitige Vestibulopathien sind am häufigsten durch das Aminoglykosid Gentamicin verursacht, seltener durch andere Medikamente, Meningitiden oder einen beidseitigen Morbus Menière.

4.3.7 Somatoformer Schwindel

Schwindel ist nichts anderes als erlebte Instabilität und hat damit sowohl eine körperliche als auch eine psychische Dimension.

Klinik und Diagnostik

Klinische Untersuchung In der Untersuchung fällt mitunter eine Diskrepanz zwischen subjektiver Unsicherheit und objektiver Stabilität auf. Ein normaler Untersuchungsbefund allein besagt wenig, da auch viele Patienten mit somatischen Schwindelsyndromen im Intervall unauffällig sind.

Diagnostik Zur Diagnose kommt es darauf an, die Auslöser, Begleitsymptome und Kognitionen der Angst zu erfassen. Zusätzlich können Panikattacken spontan und situationsgebunden auftreten. Typische Auslöser sind Aufenthalt in engen Räumen mit (scheinbar) fehlender Fluchtmöglichkeit: Fahrstuhl, Kino, Kaufhaus, öffentliche Verkehrsmittel, aber auch Treppe abwärtsgehen, Brücken überqueren, Auto fahren, Verlassen der Wohnung oder im Mittelpunkt der Aufmerksamkeit stehen. Als Begleitsymptome von Panikattacken können Herzrasen, thorakale Beklemmung, Luftnot, Zittern, Schwitzen und natürlich Angst auftreten. Die Befürchtungen reichen vom drohenden Sturz über die Ohnmacht, Hilflosigkeit, Peinlichkeit bis zur Todesangst.

Klinik: kurz anhaltende Dreh- oder Schwankschwindelattacken, die täglich viele Male spontan oder durch Kopfdrehung provoziert auftreten. Selten!

Diagnostik:
- Anamnese
- Wirksamkeit von Carbamazepin
- cMRT: häufig Gefäß-Nerven-Kontakt zum N. vestibulocochlearis (ist jedoch auch bei Gesunden häufig und nicht beweisend)

Therapie: prophylaktische Gabe von Carbamazepin

Ursache: Kompression des N. vestibulocochlearis durch eine Gefäßschlinge (meist A. inferior anterior cerebelli) → **lokale** Demyelinisierung → unphysiologische Auslösung von Nervenaktionspotenzialen → kurze Schwindelattacken

4.3.6 Bilaterale Vestibulopathie

Klinik: im Dunkeln zunehmende Gangunsicherheit, Oszillopsien (Wackelbilder) bei jeder Kopfbewegung (kein Drehschwindel, da keine Aktivitätsdifferenz der Vestibularorgane!)

Diagnostik: wegweisend sind Kopf-Impulstest (> Abb. 4.4) und kalorische Labyrinthtestung (> Abb. 4.7).

Therapie: kausale Behandlung nicht möglich, Gleichgewichtstraining kann zur Verbesserung führen

PRAXISTIPP

Ursache: zu 50 % idiopathisch, aber auch symptomatisch durch Medikamente (Gentamicin), Meningitiden oder einen bilateralen Morbus Menière

4.3.7 Somatoformer Schwindel

Klinik: auffällige Diskrepanz zwischen subjektiver Instabilität und objektiver Stabilität, ein unauffälliger Befund ist jedoch nicht aussagekräftig, da auch Patienten mit somatischen Schwindelsyndromen im Intervall unauffällig sein können.

Diagnostik: Auslöser, Begleitsymptome und Kognitionen der Angst sind weiterführend, auch zusätzlich auftretende spontane oder situationsgebundene Panikattacken.

Somatoformer Schwindel kann auch als Symptom einer Depression oder Somatisierungsstörung oder sekundär als Folge einer primär somatischen vestibulären Erkrankung auftreten.

PRAXISTIPP

Somatoformer Schwindel kann auch als Symptom einer Depression bzw. somatoformen Störung auftreten. Er entsteht nicht selten sekundär in der Folge einer vestibulären Erkrankung (z. B. Morbus Menière).

> **PRAXISTIPP**
>
> Oft haben Ärzte selbst Angst, die psychischen Aspekte des Schwindels anzusprechen. Für sie gilt, ebenso wie für die Patienten: Wo die Angst ist, geht's lang!

Therapie

Therapie: Antidepressiva mit anxiolytischer Wirkung, Verhaltenstherapie, physiotherapeutisches Gleichgewichtstraining

Therapeutisch können Antidepressiva mit anxiolytischer Wirkung helfen, wichtiger ist jedoch wie bei allen Angsterkrankungen die Verhaltenstherapie. Auch ein physiotherapeutisches Gleichgewichtstraining kann sinnvoll sein.

Ätiopathogenese

Ursachen: psychiatrische Störungen, fehlgelenkte Strategien und Kognitionen

Neben psychiatrischen Störungen (vor allem Angsterkrankungen) spielen fehlgelenkte Strategien und Kognition eine Rolle: vermehrte Selbstbeobachtung, übervorsichtige Gleichgewichtsregulation, katastrophisierende Befürchtungen.

MERKE

> **MERKE   Somatoformer Schwindel**
>
> - Wie: diffuser Schwindel
> - Wie lange: variabel, Sekunden bis permanent
> - Wodurch ausgelöst: sehr unterschiedlich, bei Panikattacken spontanes oder situationsgebundenes Auftreten möglich
> - Womit einhergehend: Angst, bei Panikattacken z. B. Herzrasen, thorakale Beklemmung, Luftnot, Zittern, Schwitzen

4.3.8 Transitorische ischämische Attacke, Hirninfarkt

Eine Ischämie im vertebrobasilären Stromgebiet kann zu vestibulären Symptomen führen.

4.3.8 Transitorische ischämische Attacke, Hirninfarkt

Die zentral-vestibulären Kerngebiete und Bahnen sind im Hirnstamm und Kleinhirn lokalisiert. Daher kann eine Ischämie im vertebrobasilären Versorgungsgebiet vestibuläre Symptome wie Drehschwindel oder seitliche Fallneigung hervorrufen – die viel häufigeren Ischämien im Versorgungsgebiet der A. carotis dagegen nicht.

MERKE

> **MERKE**   Grundsätzlich ist eine vaskuläre Ursache immer zu bedenken, wenn Schwindel akut beginnt und vaskuläre Risikofaktoren vorliegen.

Ein **Hirnstamminfarkt,** der zu Schwindel führt, führt oft auch zu weiteren neurologischen Ausfällen wie Doppelbildern, Sensibilitätsstörungen, Hemiparese oder Gesichtslähmung.
Ein **Kleinhirninfarkt** hingegen kann sich wie eine Neuritis vestibularis äußern und sich mit isoliertem akutem Drehschwindel manifestieren. Bei klinischem Verdacht auf eine zerebrale Ischämie ist eine zerebrale MRT indiziert.

Bei rezidivierenden, monosymptomatischen Schwindelattacken ist eine ischämische Genese umso unwahrscheinlicher, je jünger der Patient und je länger der Gesamtverlauf der Erkrankung ist.

Bei einem Hirnstamminfarkt, der zu Schwindel führt, erschließt sich die Diagnose in der Regel durch begleitende neurologische Symptome (z. B. Doppelbilder, Sensibilitätsstörungen, Hemiparese oder Gesichtslähmung). Dagegen kann ein Kleinhirninfarkt eine Neuritis vestibularis imitieren und sich mit isoliertem akutem Drehschwindel manifestieren. Wichtig ist daher die gezielte Suche nach klinischen Warnzeichen, die eine zentral-vestibuläre Störung belegen (s. u.). Bei klinisch begründetem Verdacht auf eine zentral-vestibuläre Störung ist eine zerebrale MRT indiziert.

Bei rezidivierenden, monosymptomatischen Schwindelattacken gilt, dass eine ischämische Genese umso unwahrscheinlicher ist, je jünger der Patient und je länger der Gesamtverlauf der Erkrankung ist.

> **PRAXISTIPP**
>
> **Für die Rettungsstelle**
>
> Warnzeichen, die für eine zentral-vestibuläre Störung sprechen:
> - horizontaler Spontannystagmus mit ungestörtem vestibulo-okulärem Reflex (> Abb. 4.4)
> - horizontaler Spontannystagmus plus Blickrichtungsnystagmus zur Gegenseite
> - vertikale Schielstellung der Augen („skew deviation")
> - rein vertikaler oder torsionaler Spontannystagmus
> - atypischer Lagenystagmus, z. B. lange anhaltend

4.3.9 Orthostatische Hypotonie und kardiale Arrhythmien

Orthostatische Hypotonie und kardiale Arrhythmien führen zu einer globalen zerebralen Minderperfusion → Benommenheitsschwindel, Schwarzwerden vor Augen, Synkope (> Kap. 3.3).

4.3.9 Orthostatische Hypotonie und kardiale Arrhythmien

Diese beiden Schwindelursachen verbindet eine gemeinsame pathophysiologische Endstrecke: die globale zerebrale Minderperfusion. Diese führt zunächst zu einem Benommenheitsschwindel, da der hypoxiesensitive Kortex die Integration der eingehenden Sinnesmeldungen nicht mehr bewältigt. Im weiteren Verlauf kommt es zum Schwarzwerden vor den Augen infolge der retinalen Minderperfusion und schließlich zur Synkope (> Kap. 3.3).

4.3.10 Gangstörungen

Der Begriff „Schwindel" wird gerade von älteren Patienten häufig zur Beschreibung einer Gangunsicherheit verwendet (> Kap. 18.3).

4.3.10 Gangstörungen

Der Begriff „Schwindel" wird gerade von älteren Patienten häufig zur Beschreibung einer Gangunsicherheit verwendet (> Kap. 18.3).

ÜBUNGSFRAGEN FÜRS MÜNDLICHE MIT LÖSUNGSHILFEN

1. Was ist die physiologische Funktion der Bogengänge und mit welchem klinischen Test kann man diese Funktion überprüfen?

Bei einer Rotation mit dem Kopf wird die Flüssigkeit in den Bogengängen aufgrund ihrer Masse in die Gegenrichtung ausgelenkt. Dies führt zu einer beschleunigungsabhängigen Auslenkung der Kupula des jeweiligen Bogengangs und zu einer gegenläufigen horizontalen Blickbewegung. Der klinische Test, mit dem die Funktion der Bogengänge geprüft werden kann, ist der Kopf-Impuls-Test zur Auslösung des vestibulo-okulären Reflexes.

2. Im Rahmen der Schwindelanamnese sollen sog. „W"-Fragen gestellt werden. Welche „W"-Fragen sind damit gemeint?

In der Schwindelanamnese sollen folgende W-Fragen gestellt werden:
- Wie ist die Art des Schwindels?
- Wie lange dauert der Schwindel an?
- Wie oft (pro Zeiteinheit) tritt der Schwindel auf?
- Wodurch wird der Schwindel ausgelöst oder verstärkt?
- Womit geht der Schwindel einher?

3. Was sind die typischen Symptome und Untersuchungsbefunde eines akuten, einseitigen Vestibularausfalls (Neuritis vestibularis)?

Typische Symptome einer Neuritis vestibularis sind ein akut auftretender, oft tagelang anhaltender Drehschwindel. Häufig ist der heftige Schwindel von Übelkeit und Erbrechen begleitet. Der Patient bemerkt zudem eine deutliche Gangunsicherheit, die im Untersuchungsgang durch eine gerichtete Fallneigung zur betroffenen Seite verursacht ist. Besonders unter der Frenzel-Brille ist ein lebhafter, rotierender Spontannystagmus zur gesunden Seite sichtbar.

4. Wodurch ist der sog. gutartige Lagerungsschwindel verursacht und welcher Bogengang ist am häufigsten betroffen?

Der gutartige Lagerungsschwindel entsteht durch eine Kanalolithiasis eines Bogengangs, dabei handelt es sich um frei bewegliche Partikel, die sich durch die Schwerkraft jeweils in Richtung des tiefsten Punktes bewegen und damit eine Strömung der Endolymphe erzeugen. Am häufigsten ist der posteriore Bogengang betroffen.

IMPP-Schwerpunkte

Zu Schwindelsyndromen wurden in den letzten Jahren kaum Fragen gestellt.

NKLM-Lernziele

Eine Übersicht der dem Fach zugeordneten NKLM-Lernziele findest Du im Anhang ab Seite 510.

KAPITEL

5 Vaskuläre Erkrankungen

Matthias Sitzer, Helmuth Steinmetz

Kurz vor Feierabend möchtest du noch kurz bei deinem Patienten mit essenzieller Thrombozytämie eine Blutentnahme machen. Dir fällt aber sofort seine seltsam verzogene Mimik auf. Sofort gibst du Bescheid und überprüfst dann die wichtigsten Merkmale eines Schlaganfalls, denn jetzt muss alles schnell, also FAST, gehen. Du achtest auf „**f**ace, **a**rms, **s**peech and **t**ime", und als die Oberärztin eintrifft, kannst du ihr bereits deine Verdachtsdiagnose übermitteln …
Wir kommen also zum „Klassiker" unter den neurologischen Erkrankungen. Die Rate an bleibenden Behinderungen infolge eines Schlaganfalls ist hoch, weshalb es lohnenswert ist, sich das Akronym „FAST" zu merken. Allerdings ist die Bandbreite der vaskulären Erkrankungen in der Neurologie so groß, dass nicht alle mit „FAST" erfasst werden. Aber auch etwa die Subarachnoidalblutung wird dir sicherlich schon bald bekannt vorkommen!

Die WHO definiert den Schlaganfall als akute neurologische Symptomatik (z. B. Lähmungen, Sprach-, Seh- oder Gefühlsstörungen), verursacht durch eine Durchblutungsstörung des Gehirns. „Durchblutungsstörung" kann sowohl Infarkt als auch Blutung bedeuten. Die unter den Oberbegriff Schlaganfall fallenden Krankheitsbilder sind:

- **Hirninfarkt:** Eine hirnversorgende Arterie ist plötzlich verschlossen. Das von ihr versorgte Hirnareal erhält kein oder nicht mehr genügend Blut und wird nekrotisch.
- **Transitorisch ischämische Attacke:** Bilden sich ischämisch bedingte Ausfälle rasch zurück (< 24 h) und findet man kein Infarktareal in der bildgebenden Diagnostik, spricht man von einer transitorisch ischämischen Attacke (TIA). Die Entstehungsmechanismen einer TIA sind identisch zu denen eines Hirninfarkts.
- **Nicht traumatische intrazerebrale Blutung:** Eine Hirnarterie rupturiert und blutet in das Parenchym.
- **Nicht traumatische Subarachnoidalblutung:** Ein präformiertes, intrakranielles Aneurysma oder eine andere im Subarachnoidalraum liegende Gefäßfehlbildung platzt (extrazerebral, intrakraniell).

Der Schlaganfall ist eine der häufigsten vaskulären Erkrankungen, in bestimmten Altersgruppen sogar häufiger als der Herzinfarkt. Zudem hat er eine hohe sozialmedizinische Bedeutung, weil er in den Industrieländern die häufigste Ursache einer anhaltenden Behinderung im Erwachsenenalter ist. Etwa 40 % der Betroffenen behalten eine langfristige, die sozialen Kontakte einschränkende Behinderung. Zudem ist das Risiko einer Demenzentwicklung nach einem Schlaganfall signifikant erhöht. Aufgrund der demografischen Entwicklung muss von einem Anstieg der Schlaganfallhäufigkeit in den kommenden Jahrzehnten ausgegangen werden.

Definition:
- *Schlaganfall:* zerebrale Ischämie oder intrakranielle Blutung mit neurologischen Symptomen. Hirninfarkte entstehen durch Gefäßverschluss, Blutungen durch Gefäß- oder Aneurysmaruptur.
- *Transitorische ischämische Attacke:* kurzzeitige Ischämie mit Symptomdauer < 24 h ohne bildgebenden Nachweis eines Infarkts

Epidemiologie: In Industrieländern sind Schlaganfälle der häufigste Grund für im Erwachsenenalter erworbene dauerhafte Behinderungen (ca. 40 % der Betroffenen). Hinzu kommt ein erhöhtes Demenzrisiko. Prävalenz steigend (demografische Entwicklung).

Management: Die Symptomatik hängt vor allem von der Lokalisation ab. Um zwischen Ischämie und Blutung sicher zu unterscheiden, braucht man eine Bildgebung. Wichtig ist eine rasche Diagnostik, da die Prognose durch eine frühe Therapie mittels Thrombolyse und/oder Thrombektomie verbessert werden kann → „time is brain"!

5.1 Anatomie und Pathophysiologie

5.1.1 Anatomie der Gefäße

Arterielle Versorgung

Die arterielle Versorgung verteilt sich auf ein paariges vorderes (Karotis-) und ein paariges hinteres (Vertebralis-)Stromgebiet.

ABB. 5.1

Die neurologischen Ausfälle durch einen Schlaganfall hängen weniger davon ab, wie das Gehirn geschädigt wurde (Ischämie oder Blutung), sondern wo dies geschah. Meist ist die sichere Unterscheidung zwischen Ischämie und Blutung nur durch die bildgebende Diagnostik möglich. Der Schlaganfall ist diagnostisch und therapeutisch eine Herausforderung: In der Akutphase kommt eine Reihe von Differenzialdiagnosen infrage, die vor einer Therapie geprüft werden müssen. Ohne die CT oder MRT ist dies bisher unmöglich. Therapeutisch ist äußerste Eile geboten: Schlaganfallpatienten sollten auf dafür eingerichteten Stationen (Stroke Units) überwacht und behandelt werden. Dort sollten sie möglichst rasch nach Beginn der Symptome eintreffen (je früher, desto besser), damit neben der Diagnostik im Fall einer Ischämie eine systemische Thrombolyse oder eine endovaskuläre Thrombektomie durchgeführt werden kann. Gute Ergebnisse sind umso wahrscheinlicher, je früher ein Patient behandelt werden kann: **„time is brain".**

5.1 Anatomie und Pathophysiologie

Die Anatomie der Gefäße von Gehirn und Rückenmark zu kennen ist wichtig, um klinische Leitsymptome einzelnen Gefäßterritorien zuordnen und die CT- und MRT-Bilder überhaupt erst beurteilen zu können. Die Pathophysiologie von Infarkt und Blutung ist Grundlage der evidenzbasierten Therapie im klinischen Alltag.

> **LERNTIPP** Um anhand der klinischen Symptome das betroffene Territorium zu benennen, ist es essenziell, die Gefäßanatomie zu kennen.

5.1.1 Anatomie der Gefäße

Arterielle Versorgung

Arteriell versorgen 2 paarig angelegte Gefäßsysteme, die **A. carotis** und die **A. vertebralis,** das Gehirn.

Karotisäste Die A. carotis communis (> Abb. 5.1) entspringt auf der rechten Seite aus dem Truncus brachiocephalicus, auf der linken Seite direkt aus dem Aortenbogen. In Höhe des Schildknorpels teilt sich die A. carotis communis in die A. carotis interna und die A. carotis externa. Letztere versorgt mit ihren Ästen Hals- und Gesichtsweichteile, Teile der Schilddrüse und den knöchernen Schädel. Die A. carotis

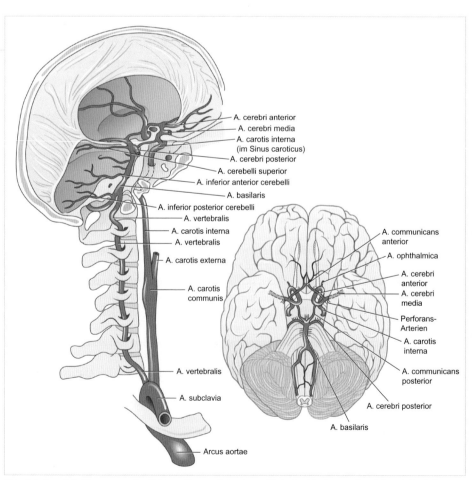

Abb. 5.1 Arterielle Versorgung des Gehirns. Dargestellt ist eine seitliche Ansicht des extrakraniellen Verlaufs der Aa. carotis communis et interna und der A. vertebralis. Gesondert dargestellt ist der intrakranielle Circulus arteriosus. Die kleinen Abgänge markieren die Perforans-Arterien. [L126]

interna zieht ohne Abgabe weiterer Äste durch den Canalis caroticus, die Schädelbasis und erreicht den Sinus cavernosus, hinter dem die A. ophthalmica zum Auge abgeht. Etwas weiter distal entspringen die A. choroidea anterior und die A. communicans posterior, die eine Verbindung zur A. cerebri posterior herstellt. Noch weiter intrakraniell teilt sich die A. carotis interna in die A. cerebri media und die A. cerebri anterior (sog. T-Gabel). Die **A. cerebri anterior** zieht nach medial und kommuniziert über die A. communicans anterior mit der Gegenseite. Ihre Endäste (A. pericallosa, A. callosomarginalis) verlaufen im Interhemisphärenspalt nach dorsal.

Der Hauptstamm der **A. cerebri media** (M1-Segment) zieht nach lateral und teilt sich vor Eintritt in die Sylvische Fissur in 2 oder 3 piale Gefäßgruppen, die auf der Hemisphärenoberfläche verlaufen (M2-Segmente). Aus dem an der Hirnbasis verlaufenden M1-Segment entspringen im nahezu rechten Winkel sog. perforierende Arterien, die als funktionelle Endarterien die Tiefe des Großhirns inkl. großer Teile der Stammganglien und des Marklagers versorgen. Weitere solche „Perforans-Arterien" entspringen aus den proximalen Anteilen der A. cerebri anterior und aus der A. communicans posterior.

Vertebralisäste   Die A. vertebralis (> Abb. 5.2) entspringt beidseits aus der A. subclavia, zieht ab dem 6. Halswirbel durch das Foramen transversarium der Querfortsätze kranialwärts und durch das Foramen magnum nach intrakraniell. Extrakraniell existieren segmentale Radikulararterien, die zur Versorgung des Rückenmarks beitragen und Anastomosen zu Muskel- und Weichteilarterien haben. Direkt nach Durchtritt durch das Foramen magnum geht die A. inferior posterior cerebelli ab und zieht zum hinteren, unteren Kleinhirn. Wichtig ist ebenfalls die A. spinalis anterior, die häufig aus der linken und rechten A. vertebralis abgeht und zu einer ventralen Längsarterie des Rückenmarks fusioniert. Durch die Fusion beider Aa. vertebrales entsteht die A. basilaris, die vor dem Hirnstamm nach rostral durch den Tentoriumschlitz zieht und sich in die Aa. cerebri posteriores aufteilt. Vorher geht noch paarig die A. inferior anterior cerebelli ab, weiter rostral die A. superior cerebelli. Die A. cerebri posterior zieht um das Mesenzephalon nach dorsal und teilt sich typischerweise in 2 Endäste auf (A. occipitalis lateralis et medialis).

Die **A. carotis communis** (> Abb. 5.1) stammt rechts aus dem Truncus brachiocephalicus und links aus dem Aortenbogen. Nach Aufteilung in die A. carotis externa und interna zieht Letztere durch den Canalis caroticus ins Gehirn und gibt folgende Endäste ab:
- A. ophthalmica
- A. choroidea anterior
- A. communicans posterior
- A. cerebri anterior
- A. cerebri media

Die **Aa. vertebrales** (> Abb. 5.2) stammen jeweils aus der A. subclavia und erreichen das Gehirn durch das Foramen magnum. Danach geben sie die A. inferior posterior cerebelli sowie die A. spinalis anterior ab, bevor sie sich zur A. basilaris vereinigen. Die paarigen Äste der A. basilaris sind:
- A. inferior anterior cerebelli
- A. superior cerebelli
- A. cerebri posterior
- Perforatoren zum Hirnstamm

ABB. 5.2

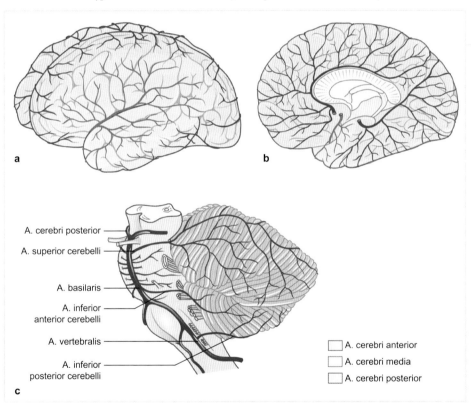

A. cerebri posterior
A. superior cerebelli
A. basilaris
A. inferior anterior cerebelli
A. vertebralis
A. inferior posterior cerebelli

c

☐ A. cerebri anterior
☐ A. cerebri media
☐ A. cerebri posterior

Abb. 5.2 Arterielle Versorgungsgebiete der Hirnhemisphären und des Hirnstamms/Kleinhirns. a Seitliche Aufsicht auf die Hirnoberfläche mit Darstellung der pialen Endäste. **b** Ansicht der medialen Abschnitte der Hirnhemisphären. **c** Schräge Ansicht des Hirnstamms und des Kleinhirns mit der A. basilaris und ihren Abgängen. [L126]

Auf Höhe des Pons entspringen aus der A. basilaris perforierende Arterien, die gruppenweise in das Parenchym ziehen. Weitere solche Perforatoren entspringen aus dem Basilariskopf und dem proximalen Segment der A. cerebri posterior (P1-Segment).

Circulus arteriosus   Durch die Communicans-Arterien bildet sich im Idealfall ein geschlossener, intrakranieller Gefäßkreis aus (Circulus arteriosus, > Abb. 5.1), über den alle Hauptarterien miteinander in Verbindung stehen.

Der **Circulus arteriosus** entsteht durch Communicans-Arterien, die die Hauptarterien im Subarachnoidalraum der Schädelbasis miteinander verbinden.
Weitere Anastomosen: A. carotis externa zur A. ophthalmica und leptomeningeale Arterien über der Hirnkonvexität.

CAVE   Die Ausbildung dieses Blutverteilerkreises an der Schädelbasis ist variabel, was Auswirkungen auf die Kollateralisationsmöglichkeiten bei Verschluss eines proximalen Gefäßes haben kann.

CAVE

Darüber hinaus gibt es noch oberflächliche arterielle Kollateralen zwischen den großen hemisphärischen Gefäßterritorien über leptomeningeale Anastomosen.

Neben diesen intrakraniellen Kollateralen existiert aus der A. carotis externa eine Anastomose zur A. ophthalmica und damit zur A. carotis interna, die bei einer hochgradigen Einengung oder Verschluss der ipsilateralen extrakraniellen A. carotis interna zur intrakraniellen Blutversorgung beitragen kann.

> **LERNTIPP** Durch den Circulus arteriosus (Willisii) können extrakranielle Strömungsbehinderungen intrakraniell bis zu einem gewissen Grad kompensiert werden. Benannt wurde dieser „Blutverteiler" nach dem englischen Arzt Thomas Willis.

Venöse Drainage

Venöse Drainage

Es gibt oberflächliche und tiefe Venen im Gehirn:
- Die oberflächlichen Venen drainieren u. a. über den Sinus sagittalis superior in die V. jugularis interna.
- Die tiefen Venen drainieren über die Vv. internae cerebri und Vv. basales Rosenthal (➤ Abb. 5.3).

Durch den Sinus cavernosus zieht die A. carotis interna.

Bei der venösen Drainage des Gehirns kann man ein oberflächliches und ein tiefes Venensystem unterscheiden (➤ Abb. 5.3).

Oberflächliche Venen Die oberflächlichen Venen liegen typischerweise auf den Hemisphären und sammeln das Blut aus den parenchymatösen Venen. Über diese Venen wird das Blut den Sinus zugeleitet, die aus einer Duplikatur der Dura gebildet werden. Die oberflächliche Drainage der Großhirnhälften findet über den unpaaren Sinus sagittalis superior statt. Am Confluens sinuum mündet noch der Sinus rectus und das gesammelte Blut wird über den beidseitigen Sinus transversus und Sinus sigmoideus in die V. jugularis interna geleitet.

Tiefe Venen Das tiefe Venensystem sammelt das Blut aus dem periventrikulären Marklager der Hemisphären, den Thalami und weiteren, mittelliniennah gelegenen Strukturen. Am sog. Venenstern konfluieren u. a. die paarigen Vv. internae cerebri und die Vv. basales Rosenthal zur unpaaren V. magna cerebri (Galen). Zusammen mit dem Sinus sagittalis inferior bildet sich der Sinus rectus, der in den Confluens sinuum mündet.

Sinus cavernosus Erwähnt werden soll noch der Sinus cavernosus, der in der mittleren Schädelgrube auf der Schädelbasis jeweils lateral der Hypophyse liegt und durch den die A. carotis interna nach intradural zieht. Die Drainage dieses basalen Sinus erfolgt vorwiegend über die Sinus petrosus inferior et superior nach dorsal ebenfalls in die V. jugularis interna.

ABB. 5.3

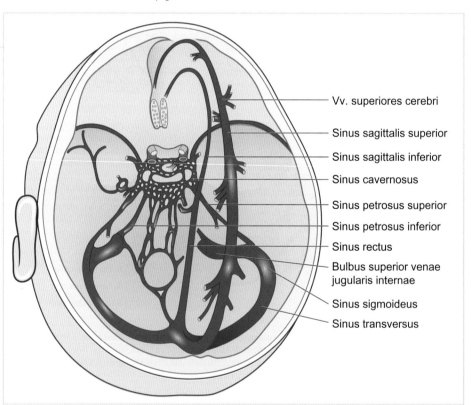

Vv. superiores cerebri
Sinus sagittalis superior
Sinus sagittalis inferior
Sinus cavernosus
Sinus petrosus superior
Sinus petrosus inferior
Sinus rectus
Bulbus superior venae jugularis internae
Sinus sigmoideus
Sinus transversus

Abb. 5.3 Venöse Drainage des Gehirns (Schema). In der halbschrägen Aufsicht sind die großen Sinus dargestellt, die intrazerebralen Venen sind nicht eingezeichnet. [L126]

5.1.2 Pathophysiologie von Ischämie und Blutung

Zerebrale Ischämie

Ursachen

Infarkte sind deutlich häufiger als Blutungen (Verhältnis ca. 4:1). Meist ist ein emboligener oder thrombotischer Verschluss der versorgenden Hirnarterie die Ursache. Typische Emboliequellen sind ein Thrombus im linken Vorhof bei Vorhofflimmern oder eine atherosklerotische Plaqueformation im Aortenbogen oder am Abgang der A. carotis interna (s. a. ➤ Kap. 5.5.1). Atherosklerotische Gefäßwandläsionen können aber auch die Ursache lokal-thrombotischer Verschlüsse hirnversorgender Arterien sein.

Ischämiezentrum

Durch einen arteriellen Verschluss entsteht die zerebrale Ischämie: Das Zentrum des ischämischen Territoriums wird nur noch wenig oder gar nicht mehr durchblutet, und in der Folge ist das betroffene Areal entweder in seiner Funktion gestört oder geht zugrunde (➤ Abb. 5.4). Innerhalb von Minuten sinkt die metabolische Versorgung unter einen kritischen Wert, sodass Neurone und Gliazellen strukturerhaltende Funktionen nicht mehr gewährleisten können und die sog. Ischämiekaskade anläuft: Die Zellen depolarisieren und die Konzentration exzitotoxischer Aminosäuren (vor allem Glutamat) im Extrazellulärraum steigt stark an. Ca^{2+}- und Na^+-Ionen strömen nach intrazellulär und ziehen Wasser nach sich, wodurch ein zytotoxisches Ödem entsteht. Durch die Elektrolytverschiebungen werden außerdem proteolytische Enzyme aktiviert und freie Radikale freigesetzt, die die Zelle weiter schädigen. Diese Kaskade führt im Infarktkern rasch zu einer Nekrose, sodass sich dieses Gewebe auch bei Wiederherstellung der Durchblutung nicht erholen kann.

Penumbra

> **MERKE** Der Begriff „Penumbra" beschreibt bei einer Mondfinsternis den Halbschatten, der sich um den Kernschatten („Umbra") bildet, wenn der Mond sich zwischen Sonne und Erde schiebt.

Das Ischämiezentrum ist von einem Areal umgeben, das zwar noch durchblutet (durch Kollateralen aus den Nachbarterritorien), aber nicht mehr so gut versorgt wird, dass die Neurone ausreichend Nährstoffe erhalten: Das Gewebe bleibt intakt, die Neurone stellen jedoch ihre Funktion ein. Dieses schalenförmige, den Infarktkern umgebende Areal nennt man die „ischämische Penumbra" (➤ Abb. 5.4). Sie kann unterschiedlich groß sein, je nachdem, wie gut die Versorgung durch Kollateralen ist und wie viel Zeit bereits seit Beginn der Ischämie vergangen ist. Bleibt das Gefäß weiterhin verschlossen, weitet sich der zentrale Infarktkern innerhalb von Stunden in die Penumbra aus, d. h., der Hirninfarkt wächst und erreicht

5.1.2 Pathophysiologie von Ischämie und Blutung

Zerebrale Ischämie

Ursachen: Infarkte sind ca. 4-mal häufiger als Blutungen und meist atherothrombotisch oder kardioembolisch bedingt.

Entstehung der Ischämie: Arterienverschluss → Ischämie → Unterversorgung → Depolarisation → Exzitotoxizität (Glutamat) → zytotoxisches Ödem → irreversible Nekrose

MERKE

Penumbra: Im Gegensatz zum Zentrum der Ischämie wird das umgebene Gewebe noch über Kollateralen versorgt (➤ Abb. 5.4). Je nach Ausmaß der Minderversorgung funktionieren die dortigen Neurone aber nicht mehr und drohen abzusterben („tissue at risk"). Diese „ischämische Penumbra" kann durch Rekanalisierung des verschlossenen Gefäßes vor einem Infarkt bewahrt werden. Entscheidend sind Zeit und die Kapazität der Kollateralen.

ABB. 5.4

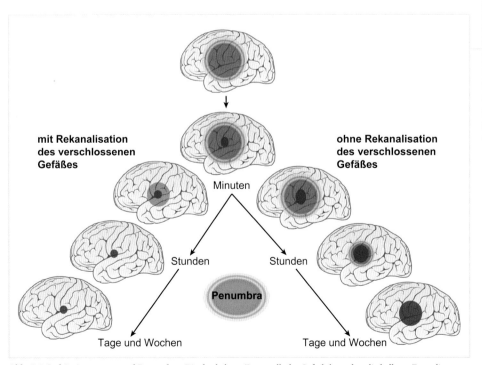

Abb. 5.4 Ischämiezentrum und Penumbra. Die dunkelrote Zone stellt den Infarktkern dar, die hellrote Zone die sog. Penumbra. Kommt es zu einer Rekanalisierung des verschlossenen Gefäßes, dehnt sich der Infarktkern nicht weiter aus und die Penumbra verschwindet, wenn die Perfusion wiederhergestellt ist. Bleibt die Rekanalisierung aus, dehnt sich der Infarkt kontinuierlich in das Areal der Penumbra aus. [L126]

nach Stunden seine endgültige Größe. Das liegt an verschiedenen pathophysiologischen Mechanismen (u. a. elektrische Instabilität mit Peri-Infarkt-Depolarisationen, Infiltration mit Immunzellen und früher apoptotischer Zelltod). Wird das Gefäß jedoch rekanalisiert (spontan oder durch therapeutische Maßnahmen), kann das Hirngewebe in der Penumbra zumindest zum Teil vor der Infarzierung bewahrt werden. Dieses pathophysiologische Modell erklärt u. a. den klinischen Erfolg einer frühen rekanalisierenden Therapie z. B. mittels Thrombolyse. Die Größe der Penumbra und die Geschwindigkeit des Infarktwachstums hängen wesentlich von der Kapazität insbesondere der leptomeningealen Kollateralen ab.

Zerebrale Autoregulation

Zerebrale Autoregulation: Konstanthaltung der zerebralen Durchblutung in einem arteriellen Druckbereich von 80–180 mmHg:
- blutdruckadaptierte Autoregulation (Bayliss-Effekt): Blutdruckabfall → Vasodilatation, Blutdruckanstieg → Vasokonstriktion
- metabolische Vasoreaktivität: lokale Anpassung der Perfusion an Metabolite, Botenstoffe und den Gaspartialdruck (CO_2 ↑ → Vasodilatation, O_2 ↓ → Vasodilatation)
- neurogene Autoregulation: Sympathikus und Parasympathikus wirken auf das Regulationsniveau, weniger die Perfusion

Unter dem Oberbegriff der zerebralen Autoregulation fasst man mehrere Mechanismen zusammen, die die mittlere arterielle Durchblutung des Gehirns zwischen 80 und 180 mmHg weitgehend konstant halten. In diesem Bereich ist die zerebrale Perfusion unabhängig von äußeren Faktoren wie Blutdruckschwankungen oder pH-Wert-Änderungen, wird aber ständig den lokalen metabolischen Anforderungen der spezialisierten Hirnregionen angepasst. Die Mechanismen der Autoregulation lassen sich unterteilen in:

- **Blutdruckadaptierte Autoregulation** (Bayliss-Effekt): Ein systemischer Blutdruckabfall führt bei den zerebralen Widerstandsgefäßen zu einer Vasodilatation, um die Perfusion aufrechtzuerhalten, im Gegenzug führt ein Blutdruckanstieg zu einer Vasokonstriktion. Dies ist eine spezifische Funktion der zerebralen Arteriolen.
- **Metabolische Vasoreaktivität:** Sie dient im Wesentlichen der lokalen Anpassung der Perfusion:
  - CO_2-Vasoreaktivität: Eine Erhöhung des lokalen CO_2-Partialdrucks, z. B. aufgrund vermehrter metabolischer Aktivität, führt zu einer lokalen Vasodilatation. Umgekehrt kann die zerebrale Perfusion über eine systemische Absenkung des CO_2-Partialdrucks (Hyperventilation) global vermindert werden.
  - O_2-Vasoreaktivität: Nimmt die lokale Sauerstoffspannung ab, erweitern sich die Gefäße. Dieser Effekt ist allerdings schwächer als der CO_2-Effekt.
  - Lokal-chemische Vasoreaktivität: Verschiedene Metaboliten (K^+-Ionen, H^+-Ionen) und Botenstoffe (u. a. NO, Endothelin) wirken regional und haben zudem großen Einfluss auf den Querschnitt der Widerstandsgefäße.
- **Neurogene Autoregulation:** Auch die zerebralen Arterien sind autonom innerviert, Parasympathikus und Sympathikus beeinflussen allerdings mehr das allgemeine Regulationsniveau und weniger konkret die lokale Perfusion. Neurogen vermittelte vasodilatatorische Effekte spielen z. B. bei der Pathogenese der Migränekopfschmerzen eine große Rolle.

> **MERKE**

> **MERKE** Die akute zerebrale Ischämie entsteht durch einen zumeist embolischen oder thrombotischen Verschluss einer hirnversorgenden Arterie. In wenigen Minuten bildet sich ein zentraler Infarktkern mit einer umgebenden Penumbra. In dieser Penumbra („tissue at risk") ist die Zellintegrität noch eine gewisse Zeit erhalten; wenn die Perfusion innerhalb dieser Zeit wieder einsetzt, wird das Gewebe gerettet, sonst dehnt sich der Infarktkern in dieses Areal aus („Infarkt = Zeit / Kollateralkapazität").

Intrazerebrale Blutung

Die zweithäufigste Schlaganfallform ist die intrazerebrale Blutung.
Ursachen: Meist rupturieren Arteriolen begünstigt durch Hypertonie oder zerebrale Amyloidangiopathie. Sekundäre Blutungen entstehen z. B. durch Traumen oder unter Antikoagulation.

Ursachen

Primäre intrazerebrale Blutungen sind am häufigsten durch die Ruptur intraparenchymatös verlaufender penetrierender Arterien bedingt. Typischerweise ist die Wand dieser kleinkalibrigen Gefäße verändert, entweder durch die chronische Einwirkung zu hohen Blutdrucks (Lipohyalinose und Ausbildung von Mikroaneurysmen) oder durch die Deposition von Amyloid-Beta-Protein (zerebrale Amyloidangiopathie) (s. a. ≻ Kap. 5.5.2). Sekundäre Blutungen können u. a. unter einer Antikoagulanzientherapie, bei Gerinnungsstörungen im Rahmen hämatologischer Erkrankungen, durch intrakranielle Gefäßfehlbildungen (arteriovenöse Angiome oder Fisteln), Kokaineinnahme, Traumen oder als Komplikation interventioneller oder chirurgischer Eingriffe auftreten.

Verlauf

Verlauf: Eine primäre intrazerebrale Blutung durchläuft die Phasen ihrer akuten Entstehung, anschließenden Ausdehnung und reaktiven Ödembildung.

Eine primäre intrazerebrale Blutung durchläuft typischerweise 3 Phasen:
Phase 1 Durch die Ruptur des arteriellen Gefäßes gelangt Blut in das umliegende Hirngewebe und breitet sich dort aus. Das hat lokale und globale Folgen: Lokal wird das Parenchym mechanisch zerstört, global steigt der intrakranielle Druck (s. a. ≻ Abb. 5.12).
Phase 2 Innerhalb der ersten 24 Stunden dehnt sich die Blutung bei nicht gestillter Quelle weiter aus. Diese „Wachstumsphase" ist Angriffspunkt schadensbegrenzender Therapien.
Phase 3 In der Umgebung der Blutung entsteht ein vasogenes und in der Folge auch zytotoxisches Ödem und schädigt das umliegende Hirngewebe zusätzlich. Dadurch steigt der intrakranielle Druck weiter an. Als weitere Komplikation kann das Hämatom Anschluss an das Ventrikelsystem finden und zu einer Liquorzirkulationsstörung führen. Die vollständige Resorption einer intrazerebralen Blutung nimmt Wochen in Anspruch.

> **LERNTIPP** In allen Phasen einer intrazerebralen Blutung droht eine kritische intrakranielle Drucksteige-
> rung. Ein Ventrikeleinbruch der Blutung kann eine behandlungsbedürftige Liquorzirkulationsstörung zur
> Folge haben.

Subarachnoidalblutung

Ursachen

Ursache einer primären Subarachnoidalblutung ist in den meisten Fällen die Ruptur eines Aneurysmas (arterielle Aussackung) an den Verzweigungsstellen des Circulus arteriosus, der A. cerebri media oder der A. carotis interna (> Abb. 5.5, s.a. > Kap. 5.5.3). Risikofaktoren für die Entwicklung und Ruptur solcher basaler Aneurysmen sind Rauchen, Bluthochdruck und eine familiäre Häufung intrakranieller Aneurysmen.

Subarachnoidalblutung

Häufigste Ursache: Ruptur eines Aneurysmas am Circulus arteriosus (> Abb. 5.5)

ABB. 5.5

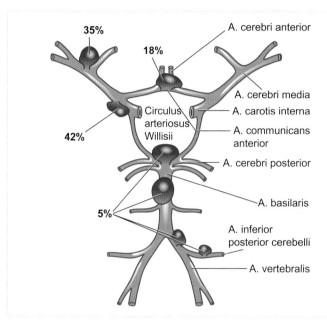

Abb. 5.5 Häufigkeit und Verteilung intrakranieller Aneurysmen am und in der Nähe des Circulus arteriosus Willisii. Es fällt auf, dass die Aneurysmen häufig entweder an Teilungsstellen (A.-cerebri-media-Trifurkation) oder an Fusions-stellen (u. a. A. communicans anterior) lokalisiert sind. [L126/L141]

Verlauf

Primäre subarachnoidale Blutungen unterscheiden sich von intrazerebralen Blutungen dadurch, dass sich das austretende Blut nicht im Hirngewebe, sondern im liquorführenden Subarachnoidalraum be-wegt. Zunächst wird das Hirngewebe also nicht geschädigt. Da sich das Blut – gegen geringen Widerstand im Liquorraum – rasch und flächig ausbreitet, steigt aber der intrakranielle Druck abrupt an (Kopf-schmerz, Vigilanzminderung, Erbrechen). Extravasales Blut wirkt wie ein Reizstoff auf die weichen Hirn-häute, die mit einer aseptischen Entzündung reagieren (Meningismus). Durch die Gerinnselbildung im Subarachnoidalraum kann oft schon in den ersten 24 Stunden die Liquorresorption versagen (kommuni-zierender Hydrozephalus mit weiterer intrakranieller Drucksteigerung). Durch Abbauprodukte des sub-arachnoidalen Blutgerinnsels entstehen ab dem 4. Tag nach der Blutung häufig reaktive Verengungen („Vasospasmen") der im Subarachnoidalraum verlaufenden Hirnarterien. Mögliche Folge sind Hirnin-farkte („verzögerte ischämische neurologische Defizite" nach Subarachnoidalblutung).

Verlauf: Subarachnoidalblutungen finden im Li-quorraum statt → primär keine Schädigung des Parenchyms, aber intrakranieller Druck ↑; extra-vasales Blut reizt die Hirnhäute → Meningismus; ab dem 4. Tag Gefahr von Vasospasmen, provo-ziert durch Blutabbauprodukte → ischämische Hirninfarkte

> **MERKE**
>
> **Häufige Ursachen des Schlaganfalls**
>
> - Infarkt: Thrombus im linken Vorhof bei Vorhofflimmern oder atherosklerotische Plaqueformation im Aor-tenbogen oder am Abgang der A. carotis interna
> - intrazerebrale Blutung: arterielle Hypertonie oder Amyloidangiopathie
> - Subarachnoidalblutung: Ruptur eines Aneurysmas

MERKE

5.2 Klinik und Diagnostik

Schlaganfälle haben kein exklusives Leitsymptom. Die neurologischen Ausfälle hängen von Ort, Ausmaß und Dauer der Durchblutungsstörung ab. Die Symptomatik kann flüchtig sein (TIA) oder persistieren und alle Schweregrade annehmen.

5.2 Klinik und Diagnostik

Kein exklusives Leitsymptom, variable Sympto-matik!

MERKE

Wichtige diagnostische Faktoren: Lokalisation, Ursache, Beginn, Verlauf, Begleiterkrankungen.

> **MERKE** Trotz dieser Variabilität kann man festhalten, dass die Symptomatik eines Schlaganfalls in der Regel plötzlich auftritt, phänomenologisch einem Schädigungsort im ZNS zuzuordnen sein muss und im Gegensatz zur Epilepsie ein „Defizit", also einen Funktionsverlust und kein exzitatorisches „Positivsymptom" darstellt.

Für die möglichst baldige Therapie ist es wichtig zu wissen:
- wo die Durchblutungsstörung lokalisiert ist,
- wie sie entstanden ist,
- wie lange sie schon besteht und wie sie verlaufen ist,
- welche Begleiterkrankungen der Patient hat.

Lokalisation In Kenntnis der funktionellen Organisation des Gehirns und der typischen Schlaganfallsyndrome (s. u.) kann man den Ort der Schädigung in der Regel gut diagnostizieren. Wenn die Symptome zum Zeitpunkt der Untersuchung nicht mehr nachweisbar sind, lassen sie sich möglicherweise noch erfragen.

Ursache Eine Differenzierung zwischen Blutung und Ischämie gelingt anhand klinischer Kriterien nicht zuverlässig. Hier ist die Bildgebung unerlässlich. Allerdings lassen sich z. B. Hinweise auf einen epileptischen Anfall oder einen Sturz durchaus (fremd)anamnestisch klären.

Beginn und Verlauf Gerade für die Frage, wie lange die Schädigung bereits besteht, ist die Anamnese von Bedeutung: Wann haben die Symptome begonnen oder, falls der Patient mit den Symptomen erwacht ist, wann wurde er zuletzt asymptomatisch gesehen? Außerdem spielt der Verlauf seit dem Auftreten eine große Rolle.

Begleiterkrankungen und eine eventuelle vorherige Medikation können die Therapie ebenfalls beeinflussen (z. B. Antikoagulanzieneinnahme).

5.2.1 Erfassung des klinischen Befundes

5.2.1 Erfassung des klinischen Befundes

MERKE

Essenziell für Therapie und Verlaufskontrolle ist eine standardisierte Beurteilung der Symptomatik: „National Institutes of Health Stroke Scale Score" (NIHSS, > Tab. 5.1).

> **MERKE** Die Art der Symptomatik hängt vor allem von der Lokalisation und der Größe des funktionsgestörten Hirnareals ab.

Die standardisierte Erfassung des klinischen Befundes dient als Grundlage der Verlaufsbeurteilung. Hierfür bietet es sich an, die Schlaganfallsymptomatik mit einer Skala zu erfassen. Eine solche international gebräuchliche Skala ist der „National Institutes of Health Stroke Scale Score" (NIHSS, > Tab. 5.1). Diese Skala ist auch im deutschsprachigen Raum weitverbreitet. Entwickelt wurde sie, um klinische Ausfälle durch Hirninfarkte der Großhirnhemisphären zu erfassen. Der NIHSS kann aber auch verwendet werden,

TAB. 5.1

Tab. 5.1 NIHSS (National Institutes of Health Stroke Scale Score) als Beispiel für die systematische Erfassung des klinischen Befundes. Hier sind nur die wichtigsten Kriterien genannt. Wie im Einzelnen vorgegangen werden soll, ist z. B. unter http://www.ninds.nih.gov/doctors/NIH_Stroke_Scale.pdf aufgeführt.

Kriterium	0	1	2	3	4
Vigilanz	wach	somnolent (geringe Stimuli)	stuporös (starke/ wiederholte Stimuli)	Koma	–
Orientierung: Alter? Monat?	beide Antworten richtig	eine Antwort richtig	keine Antwort richtig	–	–
Aufforderungen: Augen öffnen, Augen schließen	beide befolgt	eine befolgt	keine befolgt	–	–
Blickparese	normal	partiell	forciert	–	–
Gesichtsfeld	normal	partiell	komplett	–	–
Mimik	normal	geringe Asymmetrie	partielle faziale Parese	komplette faziale Parese	–
Armmotorik	kein Absinken	Absinken in 10 s	sinkt auf Unterlage, Anheben möglich	kein Anheben gegen die Schwerkraft	Plegie
Beinmotorik	kein Absinken	Absinken in 5 s	sinkt auf Unterlage, Anheben möglich	kein Anheben gegen die Schwerkraft	Plegie
Ataxie	normal/nicht beurteilbar	eine Extremität	zwei oder mehr Extremitäten	–	–
Sensibilität	normal	partieller Verlust	schwerer bis kompletter Verlust	–	–
Aphasie	keine	Einschränkung von Flüssigkeit/Verständnis	schwer, fragmentierter Ausdruck	globale Aphasie oder stumm	–
Dysarthrie	keine	verwaschen, aber verständlich	unverständlich oder stumm	–	–
Neglekt	kein	unimodal	multimodal	–	–

um die klinischen Auswirkungen von Infarkten in anderen Hirnregionen und bei intrazerebralen Blutungen zu dokumentieren.

Um eine Systematik in die klinische Klassifikation zu bringen, bieten sich folgende Unterscheidungen nach der Dauer der Symptomatik und der Lokalisation der Läsion im ZNS an. Beide Dimensionen (Zeit und Ort) haben eine Bedeutung für die Therapie, die Ursachensuche und die spätere Sekundärprophylaxe.

5.2.2 Transitorisch ischämische Attacke oder Infarkt?

Ein akut aufgetretenes, fokales neurologisches Defizit vermutlich zerebral-ischämischer Genese, das keine 24 Stunden anhält und kein Korrelat in CT oder MRT hat, bezeichnet man als „transitorische ischämische Attacke (TIA)". Hält die Symptomatik länger als 24 Stunden an oder weist man den ursächlichen Gewebeschaden in der CT oder der MRT nach, spricht man von einem Hirninfarkt. Pathophysiologisch ist diese historisch bedingte Unterscheidung allerdings wenig sinnvoll. Die zugrunde liegenden Mechanismen, das damit verbundene vaskuläre Wiederholungsrisiko und die notwendige diagnostische Abklärung sind bei TIA und Hirninfarkt identisch. Ob ein Hirninfarkt entsteht oder „nur" eine TIA, hängt lediglich von der Lokalisation und Größe des Embolus oder Thrombus, der Ischämietoleranz des minderperfundierten Parenchyms, den individuellen Möglichkeiten der zerebralen Kollateralisation und der Geschwindigkeit einer spontanen Thrombolyse ab.

Nutzt man die modernen bildgebenden Verfahren (vor allem diffusionsgewichtete MRT), findet man bei 30–60 % der Patienten mit vollständiger neurologischer Erholung binnen 24 h dennoch eine verbleibende zerebrale Läsion, d. h. einen Hirninfarkt. Die Wahrscheinlichkeit steigt mit der Dauer der Symptomatik. Nach einer TIA ist das Risiko, einen Hirninfarkt zu erleiden, deutlich erhöht (ca. 10 % in den ersten 3 Monaten). Dieses Risiko wird von den vaskulären Risikofaktoren (> Abb. 5.6) und der TIA-Ursache beeinflusst. Mit dem im klinischen Alltag etablierten ABCD2-Score (> Tab. 5.2) kann das kurzfristige Schlaganfallrisiko in den folgenden 2 Tagen kalkuliert werden:

* 6–7 Punkte, hohes Risiko (ca. 8 %)
* 4–5 Punkte, mittleres Risiko (ca. 4 %)
* 0–3 Punkte, niedriges Risiko (ca. 1 %)

Daher ist auch die TIA ein Notfall.

5.2.2 Transitorisch ischämische Attacke oder Infarkt?

Hält das neurologische Defizit keine 24 h an und fehlt ein Korrelat in der zerebralen Bildgebung, handelt es sich um eine „transitorische ischämische Attacke" (TIA). Ihre Pathophysiologie, das Wiederholungsrisiko und die diagnostische Aufarbeitung unterscheiden sich nicht von denen des Hirninfarkts!

Das Risiko eines zukünftigen Infarkts (> Abb. 5.6) nach TIA wird anhand des ABCD2-Scores bemessen (> Tab. 5.2).

ABB. 5.6

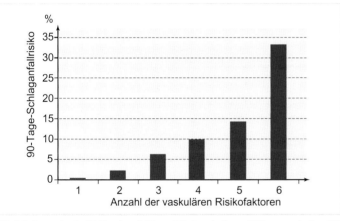

Abb. 5.6 Prozentuales Risiko eines Schlaganfalls innerhalb von 90 Tagen nach einer TIA in Abhängigkeit von der Anzahl der vaskulären Risikofaktoren (> Kap. 5.7.2). [L126]

TAB. 5.2

Tab. 5.2 ABCD2-Score.

Risikofaktor	Kriterium	Punkte
A = Alter	‹ 60 Jahre	0
	≥ 60 Jahre	1
B = Blutdruck	‹ 140 mmHg systolisch und ‹ 90 mmHg diastolisch	0
	≥ 140 mmHg systolisch oder ≥ 90 mmHg diastolisch	1
C = „Clinic" (Symptome)	andere Symptome	0
	Sprachstörung ohne andere Symptome	1
	einseitige Parese	2
D = Dauer	‹ 10 Minuten	0
	10–59 Minuten	1
	› 60 Minuten	2
D = Diabetes mellitus	nicht vorhanden	0
	vorhanden	1

Vormals gebräuchliche Termini wie „reversibles ischämisches neurologisches Defizit (RIND)" oder „progressives reversibles ischämisches neurologisches Defizit (PRIND)" sind international wenig gebräuchlich, bieten im klinischen Alltag keinen zusätzlichen Informationsgewinn und sollten deshalb vermieden werden.

5.2.3 Territoriale oder lakunäre Ischämie?

Territoriale Ischämien sind im kortikosubkortikalen Versorgungsgebiet großer pialer Hirnarterien lokalisiert (> Abb. 5.7, > Tab. 5.3). **Lakunäre Ischämien** sind dagegen auf tiefer gelegene Endstromgebiete von Perforans-Arterien begrenzt („Lakunen", Größe ‹ 15 mm, in tiefem Marklager, Capsula interna, Thalamus, Basalganglien, Pons).
Merke: Lakunäre Infarkte erzeugen keine „kortikalen Zeichen"!

ABB. 5.7

TAB. 5.3

5.2.3 Territoriale oder lakunäre Ischämie?

Anatomisch, pathophysiologisch und klinisch unterscheidet man territoriale und lakunäre Ischämien (> Abb. 5.7, > Tab. 5.3):

- Territoriale Ischämien betreffen das Versorgungsgebiet oberflächlicher (pialer) Hirnarterien oder ihrer Äste. Je nach Ort des Gefäßverschlusses resultieren kortikale, bis nach subkortikal reichende Infarkte von variabler Größe.
- Lakunäre Ischämien betreffen das umschriebene Endstromgebiet der tiefen Perforans-Arterien. Hierbei entstehen runde, bis 15 mm große Infarkte (sog. Lakunen) im tiefen Marklager, Thalamus, Basalganglien oder Pons.

Die anatomischen Unterschiede bedingen verschiedene klinisch-neurologische Erscheinungsbilder (Syndrome): Territorial-ischämische Syndrome sind oft von „kortikalen Zeichen" (z. B. Aphasie, Blickparese, Neglekt) oder je nach Größe einer Bewusstseinsstörung begleitet, während lakunär-ischämische Syndrome durch die isolierte Schädigung tiefer Faserbündel typischerweise von durchgängigen Halbseitenausfällen ohne kortikale Zeichen und ohne Bewusstseinsstörung geprägt sind.

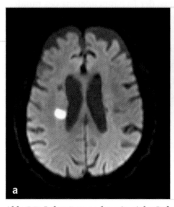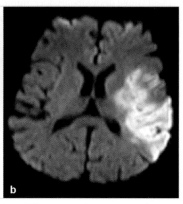

Abb. 5.7 Lakunärer und territorialer Infarkt in diffusionsgewichteten MRT-Aufnahmen. **a** Lakunärer Infarkt im periventrikulären Marklager der linken Hemisphäre [P318]. **b** Territorialinfarkt im Versorgungsgebiet der linken A. cerebri media.

Tab. 5.3 Lakunärer und territorialer Infarkt.

Kriterium	Territorialer Infarkt	Lakunärer Infarkt
Versorgungsgebiet	oberflächliche (piale) Hirnarterien oder ihre Äste	Endstromgebiet der tiefen Perforans-Arterien
Infarkte	kortikale, bis nach subkortikal reichende Infarkte unterschiedlicher Größe	runde, bis 15 mm große Infarkte im tiefen Marklager, Pons, Thalamus oder in den Basalganglien
Syndrome	kortikale Zeichen (z. B. Aphasie, Blickparese, Neglekt) oder Bewusstseinsstörung	Halbseitenausfälle ohne kortikale Zeichen und ohne Bewusstseinsstörung
Ursachen	häufig Embolien, kardiogen oder arterio-arteriell-atherothrombotisch	arteriolohyalinotische Mikroangiopathie

LERNTIPP

Infarktmuster

Lakunärer Hirninfarkt: kleiner, tief gelegener Hirninfarkt, am ehesten verursacht durch eine zerebrale Mikroangiopathie.
Endstrominfarkt: Infarkt im Stromgebiet einer Endarterie, also einer Arterie, die sich nicht mehr verzweigt und damit keine Kollateralen ausbilden kann. Dieser Begriff ist zunehmend weniger gebräuchlich, da er keinen relevanten Informationsgewinn beinhaltet.
Territorialer Hirninfarkt: Hirninfarkt, der entweder ganz oder teilweise dem Territorium einer benennbaren Hirnarterie entspricht und häufig kortikale und subkortikale Strukturen einschließt. Es gibt aber auch rein subkortikale Territorialinfarkte. Dieses Infarktmuster ist typisch für einen emboligenen oder thrombotischen Gefäßverschluss einer größeren Arterie.
Grenzzonen-Infarkt: Territorialinfarkt im Grenzgebiet zwischen den Territorien einzelner großer intrazerebraler Hirnarterien (z. B. A. cerebri media/A. cerebri anterior oder A. cerebri media/A. cerebri posterior, innere Grenzzone der A. cerebri media). Diese Infarktmuster sollen durch eine Verminderung der zerebralen Perfusion (hämodynamische Kompromittierung) durch eine vorgeschaltete hochgradige Strömungsbehinderung (z. B. Gefäßstenose) zustande kommen (Prinzip der letzten Wiese). Das Konzept hat aber eine eher untergeordnete Bedeutung: Zum einen gewährleistet die zerebrale Autoregulation, dass die Perfusion über weite Bereiche des Perfusionsdrucks effektiv angepasst wird (s. o.), zum anderen können sich die Grenzgebiete aufgrund der pialen Anastomosen verschieben bzw. sind individuell variabel, sodass es häufig nicht möglich ist, einen emboligen entstandenen Territorialinfarkt abzugrenzen.

FALL Herr W. ist mit seinen 75 Jahren ein rüstiger, alleinstehender Herr. Er hat seit vielen Jahren einen Bluthochdruck, der sich, obwohl er aktuell 3 verschiedene Medikamente einnimmt, nicht optimal einstellen lässt. Bei der letzten Routineuntersuchung bei seinem Hausarzt stellte dieser zusätzlich eine Störung im Zuckerstoffwechsel fest.
An einem Samstagmorgen erwacht Herr W. mit einer halbseitigen Taubheit und einem Kribbeln in der gesamten linken Körperhälfte. Als er versucht aufzustehen, kann er nicht richtig auf dem linken Bein stehen und sackt zusammen. Da er wach und bei Sinnen ist, robbt er zum Telefon und ruft seine Tochter an. Er versucht, ihr seine Symptome zu schildern, kann aber nur undeutlich und verwaschen sprechen. Die Tochter, die nicht in der Nähe wohnt und den Hausarzt am Samstag nicht erreichen kann, ruft sofort die „112" an und schickt einen Rettungswagen zur Adresse ihres Vaters, der es schafft, die Haustür zu öffnen. Auf dem Weg in das nächste Krankenhaus mit Stroke Unit nimmt die Lähmung der linken Körperseite noch deutlich zu. Die CT zeigt keinen auffälligen Befund, erst in der MRT findet sich ein lakunärer Hirninfarkt im Pons rechts. Die Rehabilitation von Herrn W. nimmt insgesamt 6 Wochen in Anspruch, danach ist er mit einer Gehstütze wieder gehfähig, der Arm zeigt eine leichtgradige Spastik und ist für einfache Tätigkeiten wieder zu gebrauchen, die Sprechstörung hat sich vollständig zurückgebildet. Die endgültige Diagnose lautet: lakunärer, mikroangiopathisch verursachter Hirninfarkt im Pons rechts.

FALL Frau H. ist 82 Jahre alt und leidet seit vielen Jahren unter verschiedenen Herzerkrankungen. Vor 10 Jahren ist sie wegen einer koronaren Herzkrankheit mit mehreren Bypässen versorgt worden. Ebenso liegt eine leichtgradige Insuffizienz der Mitralklappe vor. Frau H. versorgt aber noch mit ihrem Ehemann den Haushalt und geht einkaufen. Nur das Treppensteigen (1. Etage) macht ihr doch erheblich zu schaffen.
An einem Nachmittag sitzt das Ehepaar beim Kaffeetrinken, als Frau H. plötzlich die Tasse aus der rechten Hand fällt und sie im Stuhl zusammensackt. Sie kann den rechten Arm nicht mehr bewegen, dem Ehemann fällt auch auf, dass der rechte Mundwinkel herabhängt. Herr H. spricht seine Frau an, die ihn auch offensichtlich versteht, sie kann aber nur noch „Ja, ja, ja …" sagen. Eine verständliche Kommunikation kommt nicht mehr zustande. Der Ehemann ruft sofort die „112" an, 10 Minuten später wird die Patientin mit dem Rettungsdienst in Begleitung eines Notarztes in die nächste Klinik mit Stroke Unit gebracht. Die aufnehmende Neurologin stellt eine brachiofazial betonte Hemiparese rechts, eine Aphasie und eine leichtgradige Kopf- und Blickwendung nach links fest, was einem Schlaganfall-Score von 10 Punkten (NIHSS) entspricht. Eine initiale CT zeigt keinen pathologischen Befund. Die Neurologin bespricht mit dem Ehemann die geplante systemische Thrombolyse. Die weitere Abklärung der Schlaganfallursache ergibt ein paroxysmales Vorhofflimmern. Nach erfolgreicher Akutbehandlung und anschließender Rehabilitation wird die Patientin mit Phenprocoumon behandelt und kann wieder in die häusliche Umgebung entlassen werden. Das Einkaufen muss jetzt allerdings der Ehemann erledigen. Die endgültige Diagnose lautet: Hirninfarkt im Territorium der linken A. cerebri media, kardioembolisch bei paroxysmalem Vorhofflimmern.

Territoriale Gefäßsyndrome

Territoriale Gefäßsyndrome

Karotisterritorium

A. ophthalmica Durchblutungsstörungen der A. ophthalmica manifestieren sich im Territorium der A. centralis retinae als schmerzlose, monokuläre Gesichtsfelddefekte oder monokuläre Erblindung. Klassischerweise berichten die Patienten, dass sich innerhalb von Sekunden „ein Vorhang" von oben über das Sehfeld des betroffenen Auges senkt oder sich ein ähnliches Phänomen von unten „wie eine Mauer" aufbaut. Bleibt diese Störung transient, wird hierfür der Begriff „Amaurosis fugax" verwendet (syn. transiente monokuläre Blindheit, „TIA des Auges"). Hält die Durchblutungsstörung länger an, entstehen retinale Infarkte mit bleibenden Ausfällen, die auch in der Augenhintergrundsspiegelung sichtbar sind. Anders als bei visuellen Symptomen einer Migräneaura sind Positivsymptome wie Flimmern oder Farbensehen bei retinalen Ischämien die Ausnahme.

A. ophthalmica: schmerzloser, monokulärer Gesichtsfelddefekt oder Amaurose (transient: „Amaurosis fugax"); häufig wie „ein Vorhang", der sich senkt

A. cerebri media Bei Durchblutungsstörungen der A. cerebri media sind folgende Ausfälle möglich:
- kontralaterale motorische und sensible Halbseitenlähmung (oft mit brachiofazialer Betonung)
- konjugierte Blickparese zur Gegenseite *Blick- u. Kopfwendung zum Infarkt* *
  » Herdblick
- Aphasie (linke Hirnhälfte)
- linksseitige Aufmerksamkeitsstörung (rechte Hirnhälfte, sog. Hemineglekt).

Wenn der Hauptstamm (M1-Segment) verschlossen ist, treten diese Defizite zusammen auf („Hemisphärensyndrom"); es entsteht ein meist sehr großer Infarkt des kortikalen, subkortikalen und tiefen (lentikulostriären) A.-cerebri-media-Territoriums unter Einschluss der Capsula interna und der Basalganglien. Weiter distal gelegene Verschlüsse pialer Mediaäste (M2- und M3-Segmente) führen zu kleineren territorialen Teilausfällen. Ist der von der A. cerebri media versorgte temporoparietale Teil der Sehstrahlung betroffen, kann auch eine kontralaterale homonyme Hemianopsie entstehen. Die Größe des Infarkts hängt entsprechend dem Penumbramodell vom Ort des ursächlichen Arterienverschlusses, der Zeit bis zu seiner Rekanalisierung, wesentlich aber auch von der individuell variablen Verfügbarkeit leptomeningealer Kollateralen aus den Endästen der benachbarten Arterien ab (Aa. cerebri anterior und posterior). Maximale A.-cerebri-media-Infarkte bergen das Risiko einer durch die großvolumige ischämische Gewebsschwellung in den ersten Tagen verursachten Mittellinienverlagerung zur Gegenseite und Herniation des medialen Schläfenlappens in den Tentoriumschlitz, die ohne eine dekompressive Kraniektomie selten überlebt wird („maligner A.-cerebri-media-Infarkt").

A. cerebri media: kontralaterale sensomotorische Hemiparese (brachiofazial betont), konjugierte Blickparese zur Gegenseite, Aphasie/Neglekt (links-/rechts-hemisphärisch); je proximaler der Verschluss, desto höhergradig das Defizit; bei maximaler Ausdehnung Gefahr eines „malignen Mediainfarkts" mit Schwellung und letaler Herniation

*(* beim epil. Anfall schaut man zur Gegenseite des zerebralen Focus)*
Ausnahme: Ponsinfarkt

A. cerebri anterior Die A. cerebri anterior ist vermutlich aus strömungsphysiologischen Gründen die am seltensten von einem Verschluss betroffene Großhirnarterie. Durchblutungsstörungen dieses Gefäßes

A. cerebri anterior: beinbetonte kontralaterale Hemiparese, evtl. auch Antriebsstörung und Aphasie

führen entsprechend der mittelliniennahen kortikalen Repräsentation des Beins zu einer beinbetonten kontralateralen Halbseitenlähmung. Daneben sind aufgrund der Versorgung des gesamten frontomedialen Kortex einschließlich supplementär-motorischer Area und subkortikaler Kerne eine plötzliche Aphasie (A. cerebri anterior links) oder eine psychomotorische Antriebsstörung weitere (variable) Bestandteile des klinischen A.-cerebri-anterior-Syndroms.

Vertebrobasiläres Territorium

A. vertebralis: meist asymptomatisch, aber auch Infarkte im Basilaris- oder Posteriorstromgebiet sowie Kleinhirninfarkte möglich (> Abb. 5.8)

A. vertebralis Bedingt durch ihre paarige Anlage und den distalen Zusammenfluss zur A. basilaris bleiben die meisten proximalen Stenosen und Verschlüsse der A. vertebralis symptomlos. Das ist allerdings anders, wenn Thromboembolien aus einer proximalen Gefäßveränderung nach distal abgeschwemmt werden und dort Symptome der A. basilaris oder A. cerebri posterior erzeugen (s. u.) oder wenn die kontralaterale A. vertebralis als anatomische Anlagevariante hypoplastisch ist und den distalen hämodynamischen Ausgleich einer kontralateralen Strömungsbehinderung nicht leisten kann. Zu Symptomen kommt es auch, wenn eine A. vertebralis intrakraniell verschlossen ist. Dann sind möglicherweise kleine abgehende Arterien zur dorsolateralen Medulla oblongata oder die A. inferior posterior cerebelli, die einen Großteil der ipsilateralen Kleinhirnhemisphäre versorgt, betroffen (> Abb. 5.8). Ein Kleinhirninfarkt der A. inferior posterior cerebelli äußert sich in einer zerebellären Rumpf- und Hemiataxie, er kann aber auch eine ödematöse Kleinhirnschwellung nach sich ziehen mit lebensbedrohlicher Herniation nach kaudal in das Foramen magnum oder nach kranial in den Tentoriumschlitz.

ABB. 5.8

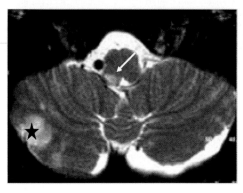

Abb. 5.8 Infarkt der dorsolateralen Medulla oblongata rechts (Pfeil) in der T2-gewichteten MRT. Begleitend findet sich ein weiteres Infarktareal im Territorium der A. inferior posterior cerebelli rechts (Stern).

Wallenberg-Syndrom: Infarkt der dorsolateralen Medulla oblongata bei Verschluss der A. inferior posterior cerebelli mit gekreuzter Symptomatik

Wallenberg-Syndrom Die klinische Manifestation des dorsolateralen Medulla-oblongata-Infarkts ist das sog. Wallenberg-Syndrom (ipsilaterale Hemiataxie, ipsilaterales Horner-Syndrom, ipsilaterale Gaumensegelparese, ipsilaterale dissoziierte Sensibilitätsstörung für Schmerz und Temperatur im Versorgungsgebiet des N. trigeminus, kontralaterale dissoziierte Sensibilitätsstörung für Schmerz und Temperatur an Rumpf und Extremitäten).

> **LERNTIPP** Das Wallenberg-Syndrom ist der prominenteste Vertreter der Hirnstammsyndrome, die mit einer gekreuzten Symptomatik einhergehen (sog. Alternans-Syndrome). Aufgrund der pathognomonischen Symptomatik wird es gelegentlich gefragt. Klinisch manifestiert es sich ipsilateral mit Hemiataxie, Horner-Syndrom, Gaumensegelparese und Sensibilitätsstörung für Schmerz/Temperatur im Trigeminusgebiet; kontralateral findet sich eine dissoziierte Sensibilitätsstörung für Schmerz/Temperatur an Rumpf und Extremitäten.

A. basilaris: Ihr Verschluss kann tödlich sein! Initial häufig Hemi- oder Tetraparese, Dysarthrie, Doppelbilder, Sehstörung, Ataxie und Vigilanzminderung (s. a. > Abb. 5.9).

A. basilaris Von allen intrakraniellen Arterienverschlüssen birgt der A.-basilaris-Verschluss das höchste Risiko eines fatalen Ausgangs. Je nachdem, über welche Länge das Gefäß pathologisch verändert ist, werden die rechts und links abgehenden Rr. ad pontem (Perforatoren zur Brücke), die Aa. inferiores anteriores cerebelli, Aa. superiores cerebelli und die Basilarisgabel mit den hier abgehenden Aa. cerebri posteriores verlegt (> Abb. 5.9). Das klinische Bild ist dementsprechend variabel. Häufig bestehen eine initiale Hemi- oder Tetraparese, Dysarthrie, Doppelbilder, kortikale Sehstörungen, Ataxie und – spätestens bei Ausdehnung in die Basilarisgabel – schließlich eine rasche Eintrübung bis zum Koma. Kleinere Infarkte können einerseits mit typischen lakunären Syndromen oder mit gekreuzten Syndromen (ipsilateraler Hirnnervenausfall, kontralaterale Hemiparese) assoziiert sein.

A. cerebri posterior: kontralaterale homonyme Hemianopsie, teilweise auch Infarkte in Thalamus, Capsula interna oder Mittelhirn (> Abb. 5.10)

A. cerebri posterior Weil die A. cerebri posterior die primäre Sehrinde und die Radiatio optica versorgt (> Abb. 5.10), entsteht bei einer Durchblutungsstörung der Arterie eine homonyme Hemianopsie des kontralateralen Gesichtsfelds. Ganz proximal gelegene Verschlüsse der A. cerebri posterior können zusätzlich auch zu einer Verlegung hier abgehender (perforierender) Arterienäste zum dorsalen paramedianen Thalamus, zur dorsalen Capsula interna und zum Mittelhirn führen und dann auch neuropsychologische Störungen, eine kontralaterale Halbseitenlähmung oder eine ipsilaterale nukleäre N.-oculomotorius-Schädigung auslösen.

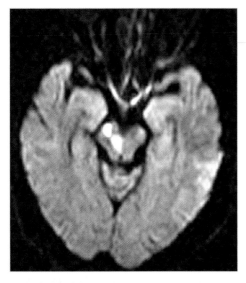

ABB. 5.9

Abb. 5.9 Mittelhirninfarkt in der MRT (Diffusionswichtung). Klinisch kam es zu einer Halbseitenlähmung links und einer rechtsseitigen, partiellen Lähmung des N. oculomotorius (sog. Weber-Syndrom, hierbei handelt es sich um ein typisches gekreuztes Hirnstammsyndrom, wobei auf der betroffenen Seite ein Hirnnervenausfall vorliegt und kontralateral die Beeinträchtigung einer langen Faserbahn [Pyramidenbahn] symptomatisch wird).

ABB. 5.10

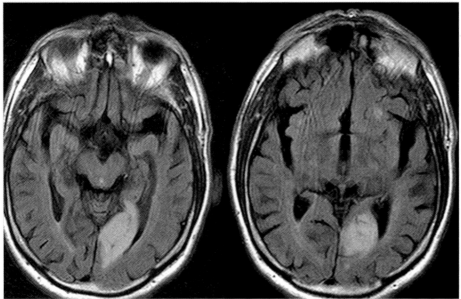

Abb. 5.10 Territorialinfarkt im Versorgungsgebiet der A. cerebri posterior links in der FLAIR-gewichteten MRT. Dargestellt sind 2 angrenzende Schichten beim gleichen Patienten.

LERNTIPP

Häufig vaskulär bedingte Sehstörungen

- Amaurosis fugax: monokuläre, passagere Erblindung.
- Homonyme Hemianopsie: Ausfall derselben Gesichtsfeldhälfte auf beiden Augen durch eine einseitige Läsion der Sehbahn hinter dem Chiasma.
- Kortikale Blindheit: vollständige Blindheit durch Ausfall beider Sehbahnen oder Sehrinden; die Patienten sind blind trotz erhaltener Pupillenreaktion, sind sich ihrer Störung aber oft nicht bewusst und bestreiten diese (Anosognosie, Anton-Syndrom).

Lakunäre Gefäßsyndrome

Lakunäre Ischämien betreffen im Gegensatz zu den territorialen Ischämien das umschriebene Endstromgebiet der tiefen Perforans-Arterien. Hierbei entstehen runde, bis 15 mm große Infarkte im tiefen Marklager, Pons, Thalamus oder in den Basalganglien. Die Symptomatik ergibt sich durch die funktionelle Unterbrechung langer Fasersysteme und betrifft damit typischerweise die gesamte korrespondierende Körperhälfte (➤ Tab. 5.4). Häufig treten auch unabhängig von der betroffenen Hirnhälfte begleitend eine Dysarthrie und eine Dysphagie auf. Bewusstseinsstörungen, Hemianopsien oder neuropsychologische Symptome gehören nicht zu den lakunären Syndromen.

LERNTIPP   Gerne gefragt werden die 6 klassischen lakunären Syndrome (➤ Tab. 5.4).

Lakunäre Ischämien betreffen vor allem lange Faserbahnen mit kontralateraler Hemisymptomatik und Dysarthrie.

Aus Studentensicht

TAB. 5.4

Tab. 5.4 Die lakunären Syndrome.

Bezeichnung	Symptome
rein sensible Halbseitensymptomatik	halbseitige Hypästhesie von Gesicht, Arm und Bein
rein motorische Halbseitensymptomatik	halbseitige Lähmung der Gesichts-, Arm- und Beinmuskulatur
rein sensomotorische Halbseitensympto-matik	Kombination der ersten beiden
ataktische Hemiparese	leichtgradige Parese der halbseitigen Muskulatur, darüber hinaus deutliche Zeigeataxie der paretischen Extremitäten
Hemichorea-Hemiballismus	isolierte Hyperkinese einer Körperhälfte
Dysarthrie-und-ungeschickte-Hand-Syndrom	Dysarthrie mit Feinmotorikstörung der betroffenen Hand ohne wesentliche Minderung der groben Kraft

Spinales Infarktsyndrom

Spinale Infarkte (> Abb. 5.11) entstehen vor allem bei Verschlüssen der A. spinalis anterior oder A. radicularis magna.
„Spinalis-anterior-Syndrom": plötzliche Paraparese mit Harnverhalt, Stuhlinkontinenz und dissoziierter Sensibilitätsstörung.

ABB. 5.11

Spinales Infarktsyndrom

Bedingt durch das dichte arterielle Kollateralennetz (> Abb. 5.11a) vor allem der hinteren Rückenmarkszirkumferenz (Aa. spinales posteriores, Vasokorona), treten spinale Infarkte nur im Rahmen von Verschlüssen der A. spinalis anterior oder sie versorgender größerer Zuflüsse auf (z. B. A. radicularis magna aus der thorakolumbalen Aorta). Die A. spinalis anterior fungiert als ventrale Längskollaterale. Aus ihr entspringen segmentweise nach rechts oder links abgehende Aa. sulcocommissurales, die das Rückenmarkszentrum und die Vorderseitenstränge als funktionelle Endarterien versorgen. Ihre Minderdurchblutung führt zum typischen klinischen „Spinalis-anterior-Syndrom", einer plötzlichen zentralen Paraparese mit Harnverhalt, Stuhlinkontinenz und dissoziierter Sensibilitätsminderung für Schmerz und Temperatur unterhalb des kranialen Endes der spinalen Ischämie (> Abb. 5.11b, c; > Abb. 1.32).

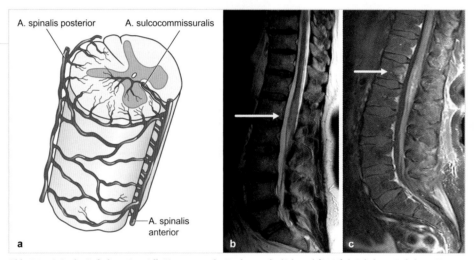

A. spinalis posterior   A. sulcocommissuralis

A. spinalis anterior

Abb. 5.11 Spinaler Infarkt. a Arterielle Versorgung des Rückenmarks (Schema) [L126]. **b** Subakuter Infarkt im Konusbereich (Pfeil) des Rückenmarks (T2-gewichtetes MRT). **c** Korrespondierender Wirbelkörperinfarkt nach der Gabe von Kontrastmittel (Pfeil) in der T1-gewichteten MRT nach Kontrastmittelgabe.

Intrazerebrale Blutung

Cave: Blutung und Ischämie können die gleichen Symptome auslösen! Eher für eine Blutung sprechen Kopfschmerzen, Vigilanz ↓ und eine rasche Verschlechterung.

Intrazerebrale Blutung

Grundsätzlich kann eine intrazerebrale Blutung die gleichen Symptome wie eine zerebrale Ischämie verursachen. Auch hier spielt die Lage der Blutung die größte Rolle. Es ist daher unmöglich, eine intrazerebrale Blutung von einer zerebralen Ischämie allein aufgrund klinisch-neurologischer Kriterien sicher zu unterscheiden. Für eine Blutung sprechen begleitende Kopfschmerzen, eine Vigilanzminderung und eine rasche neurologische Verschlechterung schon in den ersten Stunden, bedingt durch die intrakranielle Druckzunahme infolge der häufig noch wachsenden Blutung.

MERKE

MERKE Intrazerebrale Blutung: Symptome wie bei einem Hirninfarkt, häufiger Kopfschmerzen, Progredienz und Bewusstseinsstörungen.

Syndrom der Subarachnoidalblutung

Leitsymptom: plötzlicher, in Sekunden voll ausgebildeter „Vernichtungskopfschmerz" („noch nie zuvor erlebt"); oft auch Meningismus, Übelkeit, Erbrechen, Vigilanz ↓. Einteilung nach Hunt und Hess (> Tab. 5.5).

Syndrom der Subarachnoidalblutung

Leitsymptom der Subarachnoidalblutung ist der plötzliche, diffuse „Vernichtungskopfschmerz" noch nie erlebter Intensität. Noch charakteristischer als seine Intensität ist, dass der Kopfschmerz innerhalb weniger Sekunden dieses Maximum erreicht. Häufige, aber nicht obligate Begleiterscheinungen sind eine Vigilanzminderung, Übelkeit, Erbrechen und Nackensteife, bedingt durch die intrakranielle Druckzunahme und eine meningitisähnliche Reizwirkung des subarachnoidalen Blutes. Der klinische Schweregrad kann nach der Skala von Hunt und Hess eingeteilt werden (> Tab. 5.5), wobei der in der Akutphase erhobene Punktwert eine prognostische Bedeutung hinsichtlich der Mortalität hat.

Tab. 5.5 Schweregradeinteilung und Prognose nach Hunt und Hess.

Grad	Klinische Charakteristika	1-Jahres-Mortalität
I	asymptomatisch, leichte Kopfschmerzen, leichter Meningismus	0–4 %
II	starke Kopfschmerzen, Meningismus, keine Fokalzeichen außer Hirnnervenausfällen	
III	Somnolenz, Desorientiertheit, leichte ZNS-Fokalzeichen	15–25 %
IV	Sopor, vegetative Störungen, mäßige bis schwere ZNS-Fokalzeichen	30–50 %
V	Koma, Einklemmungszeichen	

TAB. 5.5

MERKE Subarachnoidalblutung: akuter und extrem heftiger Kopfschmerz, häufig begleitet von Nackenschmerzen, Nackensteife, Übelkeit und Erbrechen, häufig gefolgt von einer Bewusstseinsstörung

MERKE

FALL Monika S. ist 43 Jahre alt, verheiratet, hat 2 Kinder und arbeitet in einem Bekleidungsgeschäft. Seit vielen Jahren raucht sie ca. 20 Zigaretten pro Tag, ihre Mutter ist im Alter von 48 Jahren plötzlich an einer „Hirnblutung" gestorben. Relevante Vorerkrankungen bestehen nicht, ihr Frauenarzt hat allerdings bei der letzten Voruntersuchung einen erhöhten Blutdruck und eine Eiweißerhöhung im Urin festgestellt und ihr eine weitere Abklärung beim Hausarzt empfohlen.

Wie jeden Morgen macht Monika gegen 10 Uhr ihre erste Pause und setzt sich zu einer Tasse Kaffee in den Sozialraum. Nachdem sie sich nach einem heruntergefallenen Löffel gebückt hat, tritt plötzlich ein stärkster Kopfschmerz auf, der vom Nacken über den Kopf in die Stirn ausstrahlt. Der Schmerz ist so heftig, dass ihr augenblicklich übel wird und sie einen heftigen Brechreiz verspürt. Sie fängt an zu schwitzen und hat das Gefühl, das Bewusstsein zu verlieren. Gerade in diesem Augenblick kommt ihre Kollegin zur Tür herein und findet Monika halb auf dem Stuhl liegend, nur noch teilweise ansprechbar. Die Kollegin ruft unmittelbar die „112" und bestellt den Notarzt, der 10 Minuten später vor Ort ist und eine komatöse, respiratorisch insuffiziente Patientin mit einem ausgeprägten Meningismus vorfindet, die zur Aufrechterhaltung der Vitalfunktionen notfallmäßig intubiert und beatmet werden muss.
Die weitere Diagnostik ergibt eine ausgedehnte Subarachnoidalblutung aus einem Aneurysma der A. carotis interna rechts. Die intraarterielle Angiografie zeigt spiegelbildlich auf der Gegenseite ein weiteres Aneurysma. Nachdem beide Aneurysmen durch eine endovaskuläre Coil-Implantation verschlossen werden können, folgt ein langer Intensivaufenthalt. Aktuell befindet sich Monika in einer Rehaklinik und muss mühsam ihren Weg zurück in den Alltag finden.

5.3 Klinisches Management des akuten Schlaganfallpatienten

Jeder Patient mit dem Verdacht auf einen Schlaganfall ist ein medizinischer Notfall. Das hat 2 Gründe: Einmal müssen ursachenspezifische Therapien schnell greifen, um wirksam sein zu können („time is brain"), andererseits muss der Patient überwacht werden, weil der weitere Verlauf nicht vorhersehbar ist. Daher sollte die Behandlung speziell geschulten ärztlichen, pflegerischen und anderen therapeutischen Kräften auf speziell ausgestatteten Behandlungseinheiten (Stroke Units) vorbehalten bleiben. Die Behandlung auf einer Stroke Unit ist – unabhängig von den rekanalisierenden Therapien (s. u.) – mit einer signifikant besseren Prognose in Bezug auf Überlebenswahrscheinlichkeit und Behinderung verbunden (Verminderung jeweils um mehr als 20 %). Dieser therapeutische Effekt gilt für Infarkte wie Blutungen, ist unabhängig von Alter, Geschlecht und Begleiterkrankungen; schwer betroffene Patienten profitieren von ihm stärker als leicht betroffene Patienten.

5.3 Klinisches Management des akuten Schlaganfallpatienten

Der Verdacht auf einen Schlaganfall ist ein Notfall, da eine rasche Therapie und Überwachung wichtig sind. Die Behandlung auf einer spezialisierten Stroke Unit verbessert die Prognose.

LERNTIPP
- Ein Schlaganfall ist ein medizinischer Notfall.
- Die Behandlung erfolgt auf speziell ausgestatteten Behandlungseinheiten (Stroke Units).

5.3.1 Diagnostik

Kraniale Bildgebung

Schlüsseldiagnostik zur weiteren Differenzierung des Schlaganfalls (Hirninfarkt oder Blutung) ist die zerebrale Bildgebung mittels CT und CT-Angiografie oder MRT und MR-Angiografie noch in der Akutphase (> Tab. 5.6). Ob eine CT oder eine MRT durchgeführt wird, hängt auch vom Zustand des Patienten ab. Ist er klinisch stark beeinträchtigt, unruhig und evtl. kreislaufinstabil, ist die CT das Verfahren der 1. Wahl, da sie schneller durchzuführen ist als die MRT und die Patienten während der Untersuchung besser überwacht werden können. Zudem ist die CT in der Regel schneller verfügbar („time is brain"). Steht hingegen die differenzialdiagnostische Abgrenzung gegenüber ganz anderen Erkrankungen im Vordergrund, so ist die MRT das überlegene Verfahren.

5.3.1 Diagnostik

Kraniale Bildgebung

Essenziell ist die **Bildgebung** (MRT oder CT) zur Unterscheidung zwischen Infarkt und Blutung sowie zur Darstellung der großen Hirnarterien. Welches Verfahren angewandt wird, hängt vom Zustand des Patienten, vom Zeitfenster und den möglichen Differenzialdiagnosen ab (> Tab. 5.6).

TAB. 5.6

Tab. 5.6 Zerebrale Bildgebung in der Akutphase des Schlaganfalls.

Fragestellung	CT	MRT
Nachweis einer intrakraniellen Blutung	+++	+++
Nachweis der zerebralen Ischämie	+++ (Perfusionsmessung)	+++ (Perfusionsmessung)
Nachweis des Gefäßverschlusses	+++ (CT-Angiografie)	++ (MR-Angiografie)
Nachweis von Infarkt und Penumbra	+	++
Komplikationsrisiko und Prognoseabschätzung	+	++
Verfügbarkeit	+++	++
Schnelligkeit	+++	+

Computertomografie

Hirninfarkt Ein Hirninfarkt ist in der CT in den ersten Stunden nach dem Infarkt vielfach noch nicht zu erkennen: In der ganz frühen Phase sieht das native CT-Bild eines Hirninfarkts normal aus. Erst im Verlauf demarkiert sich eine zunehmende Hypodensität (> Abb. 5.12a). Die moderne CT-Bildgebung schließt eine Messung der zerebralen Perfusion ein. Eine Verringerung des regionalen zerebralen Blutflusses zeigt die akute Gewebeischämie an, bevor sich ein Infarkt in der CT demarkiert. Die zeitgleiche Darstellung der extra- und intrakraniellen Arterien erlaubt den zuverlässigen Nachweis eines Gefäßverschlusses. Auch die Kapazität der Kollateralen lässt sich mittels CT-Angiografie abschätzen (s. a. > Kap. 22.2). Die CT-Bildgebung mit Perfusion und Angiografie ist der Standard der akuten Schlaganfallbildgebung.

LERNTIPP Hyperdenses Arterienzeichen: Signalanhebung des thrombotisch verschlossenen Gefäßes in der Nativ-CT als indirektes Zeichen des thrombotischen oder embolischen Verschlusses des betroffenen intrakraniellen Gefäßes.

Blutung Eine intrazerebrale Blutung lässt sich in der CT leicht als hyperdense Struktur identifizieren (> Abb. 5.12b). Auch eine Subarachnoidalblutung zeigt sich in der CT zumindest am ersten Tag als Dichteerhöhung der Liquorräume (> Abb. 5.12c). Falls die CT keinen eindeutigen Befund (mehr) liefert, die klinische Symptomatik aber für eine Subarachnoidalblutung spricht, muss eine Lumbalpunktion

CT: In der nativen CT fällt ein Infarkt anfangs oft noch nicht auf. Erst später wird das betroffene Areal hypodens. Aber: Die mit Kontrastmittel zu messende Perfusion ist bereits früh reduziert.

Blutungen sind in der CT hyperdens (> Abb. 5.12), auch Subarachnoidalblutungen. Bei uneindeutigem Befund und klinischem Verdacht muss zum SAB-Ausschluss die Lumbalpunktion folgen.

ABB. 5.12

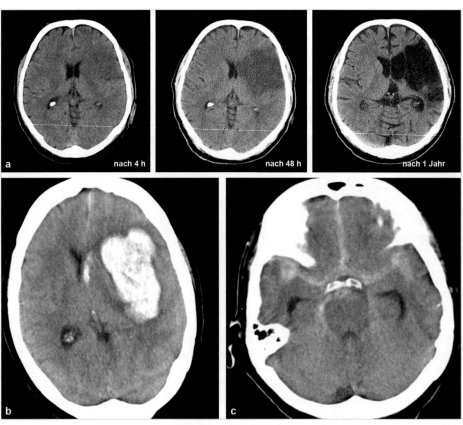

Abb. 5.12 Hirninfarkt und Blutung in der CT. a Akuter Infarkt im Territorium der A. cerebri media links zum Zeitpunkt 4 Stunden (diskrete Signalabsenkung des Hirnparenchyms), 48 Stunden (deutliche, unscharfe Signalabsenkung) und 1 Jahr nach Beginn der Symptomatik (scharfe Abgrenzung des Infarktareals). **b** Intrazerebrale Blutung links mit deutlicher Mittellinienverlagerung. **c** Subarachnoidalblutung (nahezu seitensymmetrische Dichteanhebung der basalen Liquorräume entlang des frontalen Interhemisphärenspaltes, in der mittleren Schädelgrube und peripontin in der hinteren Schädelgrube). [T415]

durchgeführt werden, die entweder frisch blutigen oder aber nach mehr als 12 Stunden einen nach Zentrifugation xanthochromen (= bernsteinfarbigen) Liquor zeigt.

Magnetresonanztomografie

Die kraniale MRT bietet detaillierte Informationen über Größe, Lokalisation und metabolischen Zustand des ischämischen Hirngewebes in der Akutphase des Hirninfarkts. Aufgrund des höheren Zeitaufwandes sollte die MRT komplexen oder unklaren Fällen vorbehalten bleiben.

DWI/PWI-Mismatch Der unmittelbare Vorteil der MRT ist die gleichzeitige Darstellung sog. diffusionsgewichteter Sequenzen (DWI) und perfusionsgewichteter Parameterbilder (PWI). Die DWI-Bilder zeigen annähernd den zum Untersuchungszeitpunkt bereits etablierten Infarktkern, die PWI-Bilder das minderperfundierte Hirnareal, das größer sein kann als die DWI-Läsion. Zieht man bildtechnisch die DWI-Läsion von der PWI-Läsion ab, kann man das Areal abschätzen, das zwar ischämisch, aber noch nicht infarziert ist (DWI/PWI-Mismatch, „tissue at risk"). Mit gewissen Einschränkungen entspricht dieses Areal der Penumbra.

Konventionelle Sequenzen Neben diesen funktionellen Untersuchungssequenzen gehören zur multimodalen Schlaganfall-MRT (> Abb. 5.13) noch konventionelle Sequenzen, die die Morphologie des Hirngewebes auch in Hinsicht auf andere Erkrankungen zuverlässig abbilden (T1-Sequenzen, T2- oder FLAIR-Sequenzen; suszeptilitätsgewichtete T2*-Sequenzen). Eine akute intrazerebrale Blutung lässt sich in der Zusammenschau dieser Sequenzen vom Geübten zuverlässig erkennen. Auch eine Subarachnoidalblutung lässt sich erkennen, allerdings ist dafür eine T2*-Sequenz notwendig.

Vaskuläre Diagnostik

In der Akutphase der zerebralen Ischämie kann der verantwortliche Gefäßverschluss zuverlässig mittels CT- oder MR-Angiografie nachgewiesen werden. Dies bildet die Grundlage für die Indikationsstellung und Planung endovaskulärer Therapien (Thrombektomie, s. u.). Für die Sekundärprophylaxe ist es wichtig, potenzielle Emboliequellen abzuklären, weil sie Hinweise auf die Ursache der zerebralen Ischämie geben können. Die hirnversorgenden Arterien einschließlich der Aorta thoracica können mit Ultraschall untersucht werden. Wenn jedoch nach speziellen Krankheitsursachen (z. B. zerebrale Angiitis) oder der Quelle intrakranieller Blutungen gesucht wird, geht es oft nicht ohne invasive Untersuchungsverfahren.

Farbcodierte Doppler- und Duplexsonografie hirnversorgender Arterien

Arterien im Hals- und Nackenbereich Hirnversorgende Arterien im Hals- und Nackenbereich können zuverlässig mit der farbcodierten Doppler- und Duplexsonografie untersucht werden. Die Struk-

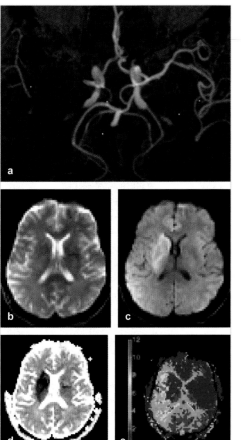

Abb. 5.13 Multimodale MRT 2 Stunden nach einem akuten A.-cerebri-media-Hauptstammverschluss rechts. **a** Hauptstammverschluss der A. cerebri media rechts (MR-Angiografie des Circulus Willisii, Aufsicht von oben). **b** T2-gewichtete MRT: noch auffällig, ohne Infarktdemarkation. **c** Diffusionsgewichtete MRT (DWI): Infarktkern im Corpus striatum rechts hell. **d** ADC-MRT („apparent diffusion coefficient"): Infarktkern dunkel. **e** Perfusions-MRT („time to peak"-PWI): Infarktkern dunkelrot, normal durchblutetes Gehirn blau, minderperfundierte Penumbra des gefährdeten A.-cerebri-media-Territoriums rechts in anderen Farben. [P318]

tur der Gefäßwände lässt sich im abbildenden Ultraschall erkennen und das fließende Blut wird gleichzeitig im Doppler-Modus dargestellt. Damit können atherosklerotische Gefäßverschlüsse und Stenosen (➤ Abb. 5.14) nicht nur erkannt werden, sondern es ist auch möglich, ihre Ausprägung zu beurteilen. Auch andere Veränderungen, wie z. B. Gefäßdissektionen (s. u.), lassen sich sicher nachweisen.

ABB. 5.14

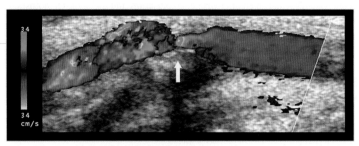

Abb. 5.14 Farbcodierte Duplexsonografie einer hochgradigen Stenose (Pfeil) der A. carotis interna im Bifurkationsbereich. Rote Flussanteile markieren einen Blutfluss vom Herzen weg, blaue einen zum Herzen hin, gelbe und z. T. grüne Flussanteile zeigen eine sehr hohe Flussgeschwindigkeit durch die Stenose an.

Intrakranielle Gefäße Mit dem transkraniellen Ultraschall können auch intrakranielle Gefäße untersucht werden. In den allermeisten Fällen können der Circulus arteriosus und seine Abgänge zuverlässig abgebildet werden. Intrakranielle Gefäßverschlüsse der basalen Arterien und intrakranielle Stenosen sind mit hoher Zuverlässigkeit zu identifizieren. Dies gilt auch für die vertebrobasiläre Zirkulation. Weiter distal gelegene Gefäße sind allerdings nicht direkt darstellbar.

MERKE

> **MERKE** Die Ultraschalldiagnostik der hirnversorgenden extra- und intrakraniellen Arterien ist eine der wichtigsten Untersuchungstechniken zur Gefäßdiagnostik bei akuten Schlaganfallpatienten.

Angiografie

Falls ein extrakranieller Gefäßbefund nicht mittels Ultraschall geklärt werden kann oder eine Darstellung der intrakraniellen Arterien nicht möglich ist, stehen verschiedene Angiografieverfahren zur Verfügung. Falls eine Klärung zu erwarten ist, sollten dabei nichtinvasive Methoden, wie z. B. die MR-Angiografie, bevorzugt werden.

Angiografie: bei sonografisch unklaren Gefäßverhältnissen
• **MR- und CT-Angiografie:** nichtinvasiv, aber vor allem die CT-Angiografie erfordert die Gabe von Kontrastmittel

MR-Angiografie Mit der MR-Technik können die hirnversorgenden Arterien dargestellt werden. Bei der Untersuchung intrakranieller Gefäße wird dabei typischerweise kein Kontrastmittel gegeben, während die kontrastunterstützte Darstellung bei extrakraniellen Gefäßen deutlich besser ist. Wesentliche Risiken sind mit diesem Verfahren nicht verbunden.

CT-Angiografie Nach der intravenösen Applikation eines ionischen Kontrastmittels können sowohl die extra- als auch die intrakraniellen Gefäße im digitalen Subtraktionsverfahren dargestellt werden. Es gelingt eine hochauflösende Darstellung auch kleinerer Strukturen, z. B. intrakranieller Aneurysmen. Dieses Verfahren eignet sich auch besonders gut, um in der Akutphase einer zerebralen Durchblutungsstörung eingesetzt zu werden. Auch die intrakraniellen venösen Sinus können damit zuverlässig dargestellt werden.

CAVE

> **CAVE** Risiken einer Kontrastmittelapplikation sind Kontrastmittelunverträglichkeit, Hyperthyreose und Niereninsuffizienz.

• **intraarterielle, invasive Angiografie:** Kontrastmittelgabe über einen Katheter: selektive und in der Auflösung auch distaler Äste beste Darstellung der Hirnarterien, aber Komplikationen durch Kontrastmittel und Thrombembolien möglich

Intraarterielle Angiografie Bei der intraarteriellen Angiografie wird ein Katheter (meist über die Leistenarterie) in die Arterien eingebracht und bis in die supraaortalen Arterien vorgeschoben. Über diesen Katheter wird dann Kontrastmittel appliziert. Damit können die Hirnarterien selektiv dargestellt werden, über Mikrokatheter sogar bis weit nach intrakraniell und bis in sehr kleine Kaliber. Sowohl die hohe räumliche als auch die zeitliche Auflösung dieser Untersuchung machen sie nach wie vor zum „Goldstandard". Ihre Risiken (1–2 %) liegen aber in der Kontrastmittelapplikation und – besonders bei Gefäßkranken – in der Gefahr thrombembolischer Komplikationen.

Kardiale Diagnostik

Die transthorakale und transösophageale **Echokardiografie** können mögliche kardiale Emboliequellen aufdecken, z. B. einen Thrombus im linken Herzohr, Vorhofseptumdefekte oder Mitralklappenvitien.

Kardiale Diagnostik

Transthorakale und transösophageale Echokardiografie Die Untersuchung der Herzhöhlen, Herzklappen und der Aorta thoracica mit den Abgängen der proximalen hirnversorgenden Arterien ist ebenfalls eine zentrale Untersuchung zur Klärung einer potenziellen Emboliequelle. Mit der transthorakalen Echokardiografie (TTE) werden die Herzklappen, das Perikard und die ventrikuläre Funktion beurteilt. Auch regionale Wandbewegungsstörungen und Herzwandaneurysmen lassen sich transthorakal beurteilen. Gegebenenfalls kann mit einer transösophagealen Echokardiografie (TEE) die Frage nach einem Thrombus im linken Herzohr, nach Vorhofseptumanomalien oder Veränderungen der Mitralklappe beantwortet werden.

EKG Bereits in der Aufnahmesituation sollte ein Ruhe-EKG geschrieben werden, um rechtzeitig kritische Herzrhythmusstörungen oder auch eine kardiale Ischämie entdecken zu können. Da das Vorhofflimmern eines der relevantesten Risiken für einen Hirninfarkt darstellt, kommt der Diagnostik insbesondere des paroxysmalen Vorhofflimmerns besondere Bedeutung zu. Neben einem Ruhe-EKG sollte in den ersten Tagen nach dem Ereignis mindestens ein 24-Stunden-EKG, bei dringendem Verdacht auf ein paroxysmales Vorhofflimmern entweder mehrere 24-Stunden-EKGs in Folge, ein 72-Stunden-EKG oder eine sog. Loop-Recorder-Implantation stattfinden, womit über einen Zeitraum von vielen Monaten der Herzrhythmus kontinuierlich überwacht und mit hoher Sensitivität ein paroxsymales Vorhofflimmern nachgewiesen werden kann.

Der Stellenwert des **EKG** liegt im Nachweis von Herzrhythmusstörungen, vor allem Vorhofflimmern. Nach einem Schlaganfall sollte mindestens ein 24-Stunden-EKG durchgeführt werden!

Liquordiagnostik

Die Untersuchung des Liquors hat im Rahmen der Schlaganfall-Akutdiagnostik ihre größte Bedeutung beim Nachweis oder Ausschluss einer Subarachnoidalblutung. Erbringt die Bildgebung trotz klinischen Verdachts kein subarachnoidales Blut, sollte eine Liquorpunktion angeschlossen werden. Sie wird optimalerweise 12 oder mehr Stunden nach Beginn der Symptomatik durchgeführt. Ist der Liquor dann blutig, führen Blutabbauprodukte (im Wesentlichen Bilirubin) zu einer xanthochromen (bernsteinfarbenen) Verfärbung des zentrifugierten Liquorüberstands, die wegweisend ist (> Abb. 5.15). Davor fällt im Fall blutigen Liquors die Abgrenzung zwischen einer primären und einer punktionsbedingten sekundären Blutbeimengung gelegentlich schwer, da in beiden Fällen der zentrifugierte Überstand farblos-klar sein wird. Hier kann die sog. Drei-Gläser-Probe helfen (zum letzten Röhrchen hin abnehmende Blutbeimengung spricht für Punktionsfolge, das letzte Röhrchen wird zur Analyse verwendet).

Liquordiagnostik
Eine Subarachnoidalblutung kann durch farblos-klaren Liquor mittels Lumbalpunktion sicher ausgeschlossen werden. Mehr als 12 h nach einer Subarachnoidalblutung wird der Liquor durch Blutabbauprodukte xanthochrom (> Abb. 5.15).

ABB. 5.15

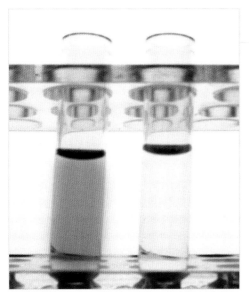

Abb. 5.15 Xanthochromer und normaler Liquor im Vergleich. Im linken Röhrchen ist der Liquor als Beweis für Blutabbauprodukte xanthochrom verfärbt, im rechten Röhrchen ist er farblos-klar. Der Liquor oder sein zentrifugierter Überstand wird zur Beurteilung am besten in Glasröhrchen gefüllt und gegen einen weißen Hintergrund betrachtet.

LERNTIPP

Diagnostik zur Ursachenabklärung des Hirninfarkts auf der Stroke Unit

Um die Ursache eines Schlaganfalls zu ermitteln, werden routinemäßig die folgenden Verfahren auf der Stroke Unit eingesetzt:
- **Ultraschalldiagnostik der extra- und intrakraniellen Arterien** zum Nachweis oder Ausschluss von Stenosen und Verschlüssen der hirnversorgenden Hals- und Hirnarterien
- **Langzeit-EKG-Ableitungen** zum Nachweis eines persistierenden oder paroxysmalen Vorhofflimmerns
- **Transthorakale und -ösophageale Echokardiografie** zur Beurteilung, ob weitere kardiale Emboliequellen wie z. B. ein Vorhofthrombus, eine Endokarditis, ein Herzwandaneurysma oder Klappenvitien vorhanden sind. Auch die Aorta ascendens und der Aortenbogen können beurteilt und schwere atherosklerotische Wandveränderungen oder eine Aortendissektion aufgedeckt werden.
- **Labordiagnostik** mit Routineparametern (Blutbild, Gerinnung, klinische Chemie mit CRP), insbesondere bei jungen Schlaganfallpatienten aber auch mit erweiterter Thrombophiliediagnostik und genetischen Tests

5.3.2 Akuttherapie

Zerebrale Ischämie

Rekanalisierung = Wiedereröffnung der verschlossenen Arterie durch systemische Thrombolyse und/oder endovaskuläre Intervention:
- Die Thrombolyse wird intravenös mit rt-PA (Plasminogenaktivator) durchgeführt.
- Mechanische Rekanalisierungen erfolgen katheterbasiert mit Stent-Retriever oder Absaugkatheter.

5.3.2 Akuttherapie

Zerebrale Ischämie

Prinzip Bei der Ischämie ist das Hauptziel der Akuttherapie die Wiedereröffnung der verschlossenen Arterie (rekanalisierende Therapie). Dieses Ziel kann durch eine systemisch wirkende Thrombolyse („Lyse") und durch endovaskuläre, katheterbasierte, mechanische Interventionen erreicht werden.

- Beim erstgenannten Verfahren wird der rekombinante Gewebeplasminogenaktivator rt-PA (recombinant tissue plasminogen activator) intravenös in einer Dosierung von 0,9 mg/kg KG gegeben (10 % der Dosis als Bolus, den Rest über 60 Minuten per Dauerinfusion bis maximal 90 mg pro Patient). rt-PA konvertiert Plasminogen zu Plasmin, das seinerseits Fibrin auflösen kann.
- Beim zweiten Verfahren wird zusätzlich zur Thrombolyse in der Standarddosierung ein transfemoral-endovaskulärer Zugang zum Gefäßverschluss hergestellt und der Thrombembolus mittels „Stent-Retriever" oder Absaugkatheter entfernt (s. a. > Kap. 22.4.2). Diese „mechanische Rekanalisierung" erfordert im Gegensatz zur systemischen Thrombolyse den vorherigen Bildnachweis (CT-/MR-Angiografie) des Verschlusses eines zugänglichen Gefäßes (A. carotis interna extra- oder intrakraniell, A. cerebri media-Hauptstamm [M1] oder seine proximalen Äste [M2], A. vertebralis, A. basilaris).
- Die mechanische Rekanalisierung kann auch ohne begleitende Thrombolyse durchgeführt werden, z. B. wenn Kontraindikationen gegen eine rt-PA-Gabe vorliegen (> Tab. 5.7).

TAB. 5.7

Tab. 5.7 Kontraindikationen gegen Thrombolyse beim Schlaganfall.

Allgemeine Kontraindikationen	Spezielle Kontraindikationen
• Blutgerinnungsstörung (u. a. orale Antikoagulanzien, INR > 1,8) • Schädigung des ZNS in der Anamnese, einschließlich Z. n. OP • kurz zurückliegende Herzdruckmassage oder Punktion eines nicht komprimierbaren Gefäßes • nicht kontrollierbare arterielle Hypertonie • Endokarditis, Perikarditis • Pankreatitis • GI-Ulzera oder Blutungen < 3 Monate • schwere Lebererkrankungen • größere Operationen oder Traumen < 3 Monate	• Krampfanfall zu Beginn der Symptome • SAB-verdächtige Symptome auch bei negativem CT • Heparingabe + PTT oberhalb der Norm • Thrombozytenzahl < 100.000/µl • Blutglukose außerhalb 50–400 mg/dl

Nutzen und Risiken Die Behandlung mit rt-PA alleine ist bereits sehr effektiv – und umso effektiver, je früher damit begonnen wird (> Abb. 5.16). Der Anteil der Patienten, die nach dem Schlaganfall selbstständig und ohne relevante Behinderung leben können, erhöht sich durch die „Lyse" um absolute 13 %. Die statistische „number needed to treat" (NNT) beträgt damit 7–8 zu thrombolysierende Patienten, um einen Patienten hierdurch selbstständig statt unselbstständig weiterleben zu lassen. Bei gut organisierten Abläufen können ca. 20 % aller Hirninfarkt-Patienten mit rt-PA behandelt werden. Innerhalb der ersten 4,5 Stunden ist ein positiver Effekt gesichert, ab 4,5 Stunden wird er unsicher und die Risiken einer intrazerebralen Blutung steigen. Immer muss ein relevantes neurologisches Defizit (u. a. NIHSS ≥ 4) vorliegen.

ABB. 5.16

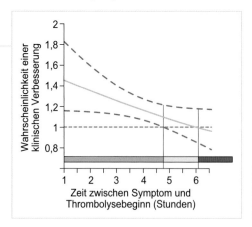

Abb. 5.16 Wahrscheinlichkeit einer klinischen Verbesserung in Abhängigkeit vom Beginn der Thrombolyse. Der Therapieeffekt nimmt kontinuierlich mit der Zeit nach Schlaganfallbeginn ab. (Nach Lees RL et al. Stroke 2016; 47: 2.373–2.379) [L141]

Die **mechanische Thrombektomie** verbessert das Behandlungsergebnis noch weiter. Sie sollte innerhalb von 6 h nach den ersten Symptomen beginnen.

Die zusätzliche mechanische Rekanalisierung steigert die Effektivität der Behandlung weiter. Der Anteil der selbstständig und ohne relevante Behinderung lebensfähigen Patienten erhöht sich durch sie um weitere ca. 14 % (NNT = 7–8). Die Sterblichkeit nimmt ab, das Risiko intrazerebraler Blutungen ist nicht erhöht. Sie sollte innerhalb der ersten 6 Stunden nach Beginn der Symptomatik begonnen werden. Bei allzeitiger Interventionsbereitschaft können ca. 5–10 % aller Hirninfarktpatienten damit behandelt werden.

FALL   Herbert K. erleidet an seinem 74. Geburtstag plötzlich eine Lähmung der linken Körperhälfte. Er selbst bemerkt das zunächst nicht, aber seinen Gästen fällt es sofort auf. Sie rufen daher den Notarzt, der ihn unmittelbar in die nächste Klinik mit neurologischer Stroke Unit bringt. Die betreuende Neurologin findet eine hochgradige Hemiparese und Hypästhesie links, einen multimodalen Hemineglekt links, eine Anosognosie, eine überwindbare Blickwendung nach rechts und eine Dysarthrie. Der korrespondierende NIHSS-Score beträgt 18 Punkte. Die native CT zeigt keine Infarktdemarkation, die Perfusionsmessung ergibt ein deutliches Perfusionsdefizit im Territorium der rechten A. cerebri media (ACM), in der CT-Angiografie wird der proximale Verschluss der rechten ACM nachgewiesen. Da die Bildgebung keinen Hinweis auf eine intrakranielle Blutung zeigt, keine sonstigen Kontraindikationen vorliegen, Herbert K. bereits 45 Minuten nach den ersten Symptomen in der Klinik war und die gesamte Diagnostik einschließlich Labor nur weitere 25 Minuten in Anspruch nahm, entscheidet sich die Neurologin zuerst für eine intravenöse Thrombolyse mit insgesamt 81 mg rt-PA. Unter laufender Infusion wird der Patient in das Angiografie-Labor übernommen, wo angiografisch ein persistierender Verschluss des ACM-Hauptstamms nachgewiesen werden kann. Ein Thrombektomieversuch mit einem Stent-Retriever verbessert die Perfusion noch nicht ausreichend, mit einem Absaugkatheter kann das verschlossene Gefäß dann aber wieder komplett rekanalisiert werden.

Am nächsten Morgen sitzt Herbert K. an der Bettkante auf der Intensivstation und isst selbstständig. Die klinische Nachuntersuchung zeigt nur eine leichtgradige Halbseitenschwäche ohne weitere neurologische Ausfälle. Der NIHSS-Score hat sich auf 3 Punkte gebessert. Die Weiterbehandlung erfolgt auf der Stroke Unit.

LERNTIPP

Intravenöse, systemische Lyse

- spätestens 4,5(–6) Stunden nach den ersten Symptomen
- Behandlung auf einer Stroke Unit
- Kontraindikationen beachten
- neurologische Untersuchung, NIHSS bestimmen
- Gerinnungsdiagnostik (z. B. Thrombozyten, PTT), weitere Laborwerte (z. B. Blutglukose)
- Bildgebung zum Ausschluss einer intrazerebralen Blutung
- rt-PA 0,9 mg/kg KG (10 % der Dosis als Bolus, den Rest über 60 Minuten per Dauerinfusion bis maximal 90 mg pro Patient)
- besonders effektiv bei distalen, kleineren Gefäßverschlüssen

Endovaskuläre, mechanische Rekanalisierung

- Spätestens 6(–8) Stunden nach den ersten Symptomen
- Katheterzugang über eine Leistenpunktion zum verschlossenen Gefäß
- mechanische Rekanalisierung mit Stent-Retriever oder Absaugkatheter
- besonders effektiv bei proximalen, großen Gefäßverschlüssen

---

Intrazerebrale Blutung

Das Ziel der Akutbehandlung der intrazerebralen Blutung ist die Minimierung ihrer Größenzunahme. Wird in der CT oder MRT eine intrazerebrale Blutung nachgewiesen, kann – neben einer Sicherung der Vitalfunktionen – der oft erhöhte arterielle Blutdruck gesenkt werden. Ist die Blutung unter oraler Antikoagulation aufgetreten, müssen rasch und effektiv Gerinnungsfaktoren substituiert werden (z. B. PPSB), um die INR so schnell wie möglich in einen normalen Bereich ($\leq 1,3$) zu senken. Tritt die Blutung unter dem direkten Thrombininhibitor Dabigatran auf, steht mit Idarucizumab ein Antidot zur Verfügung, das die antikoagulatorische Wirkung von Dabigatran sofort aufhebt. Für die oralen Faktor-Xa-Antagonisten (z. B. Apixaban, Rivaroxaban, Edoxaban) sind Antidots in Entwicklung. Ob ein Hämatom neurochirurgisch entlastet werden sollte, hängt vom Zustand und Alter des Patienten sowie von Größe und Lage der Blutung ab. Bei großen, oberflächlich gelegenen Blutungen kann der chirurgische Eingriff eine Option darstellen.

Intrazerebrale Blutung

Therapieziel ist Begrenzung des Blutungsvolumens → Kontrolle von Blutdruck, Vitalfunktionen und Gerinnung (Antagonisierung von Antikoagulanzien). In bestimmten Fällen ist eine neurochirurgische Entlastung sinnvoll.

Subarachnoidalblutung

Im Vordergrund der akuten Behandlung steht die Sicherung der Vitalfunktionen. Eventuell sind eine rasche Intubation und die Behandlung auf einer Intensivstation erforderlich. Die Blutung selbst kann nicht unmittelbar behandelt werden. Deutlich erhöhte Blutdruckwerte sollten gesenkt werden, eine evtl. zusätzlich bestehende Antikoagulation sollte ausgeglichen werden. Bei einem Viertel der Patienten entwickelt sich rasch ein Hydrozephalus, der durch die Anlage einer Ventrikeldrainage behandelt werden muss.

Subarachnoidalblutung

Therapieziel ist die akute Sicherung der Vitalfunktionen ggf. mit Intensivbehandlung. Dazu Kontrolle von Blutdruck und Gerinnung und ggf. die Therapie eines Hydrozephalus.

5.3.3 Behandlung auf der Stroke Unit

Für die Behandlung von Patienten mit einem Schlaganfall stehen spezielle Behandlungseinheiten zur Verfügung (Stroke Units), die eine standardisierte diagnostische, überwachende, pflegerische, therapeutische und sozialmedizinische Betreuung gewährleisten. Dazu gehört auch ein speziell geschultes Stroke-Team, bestehend aus Neurologen, Pflegekräften, Physio- und Ergotherapeuten, Logopäden und Sozialarbeitern. Im Rahmen der Ursachenklärung und Behandlung ist die interdisziplinäre Zusammenarbeit mit den Fächern Neuroradiologie, Neurochirurgie, Innere Medizin, insbesondere Kardiologie, und Gefäßchirurgie von größter Bedeutung und für einen erheblichen Teil des Behandlungserfolgs verantwortlich. Vergleichende Untersuchungen belegen den positiven Effekt dieses Vorgehens: Im Vergleich zu einer Behandlung auf einer Allgemeinstation ist die Sterblichkeit innerhalb des ersten Jahres um ca. 20–25 % niedriger und das funktionelle Ergebnis langfristig besser.

5.3.3 Behandlung auf der Stroke Unit

Stroke Unit = spezialisierte Schlaganfallstation mit interdisziplinärem Team (u. a. Neurologie, Pflege, Physio-, Ergotherapie, Logopädie) zur Behandlung und Ursachensuche. Hierdurch Senkung der Mortalität um 20–25 %.

Aus Studentensicht

Monitoring der Vitalparameter

Obligatorisches Monitoring (je nach Indikation 24–72 Stunden):
- Blutdruck, EKG
- Atem- und Herzfrequenz
- O₂-Sättigung
- Temperatur
- NIHSS

So können Ursachen des Schlaganfalls (z. B. Vorhofflimmern) entdeckt und die Penumbra gefährdende Schwankungen von Perfusion und Oxygenierung erkannt werden.

Schluckdiagnostik und -therapie

Wichtig ist die Erfassung einer Schluckstörung (Mortalität durch Aspiration). Daher ist eine frühe logopädische Diagnostik und Therapie angezeigt. Ggf. Ernährung über nasogastrale Sonde.

Sauerstoff-, Blutdruck-, Temperatur- und Glukosemanagement

Kontrolle und ggf. Ausgleich von Sauerstoffsättigung, Blutdruck, Körpertemperatur und Glukose. Der Blutdruck darf in den ersten Tagen etwas erhöht sein (140–180 mmHg systolisch).

Frührehabilitation

Die Rehabilitation sollte in der Akutphase beginnen. Verlorene Funktionen können so teilweise wieder erlernt und Komplikationen vermieden werden. Im Vordergrund stehen dabei Physio-, Ergotherapie und Logopädie.

Entlassmanagement

Zur weiteren Verbesserung der Prognose trägt eine frühzeitig geplante und adäquate Weiterbehandlung bei (stationäre/ambulante Rehabilitation, häusliche Versorgung).

Monitoring der Vitalparameter

Folgende Parameter gehören beim Schlaganfallmonitoring zum Pflichtprogramm: Blutdruck, EKG, Herzfrequenz, Sauerstoffsättigung, Atemfrequenz und Körpertemperatur. Das Monitoring soll Störungen der Herz-Kreislauf-Funktion, des Gasaustauschs oder der Temperatur erkennen, die die Versorgung der „Penumbra" gefährden, daher der Korrektur bedürfen oder sogar die Verlegung auf eine Intensivstation erfordern. Das Monitoring kann aber auch wertvolle Hinweise auf die Ursache einer zerebralen Ischämie geben, wenn z. B. im EKG ein paroxysmales Vorhofflimmern auffällt. Auch Atemregulationsstörungen können erkannt und entsprechend behandelt werden. Das Monitoring wird je nach medizinischer Indikation mindestens 24 Stunden, oft jedoch über 2–3 Tage durchgeführt.

Schluckdiagnostik und -therapie

Patienten mit einem anhaltenden neurologischen Defizit sollen erst dann wieder trinken und essen, wenn sie den standardisierten Schlucktest „bestanden" haben. Dieser Test ist als einfacher Bedside-Test (z. B. 50-ml-Wasserschlucktest) oder aber als fiberendoskopische Untersuchung möglich. Wird damit eine Schluckstörung nachgewiesen, besteht das Risiko der Aspiration und die Patienten erhalten eine nasogastrale Sonde, über die sie ernährt und mit Flüssigkeit versorgt werden können. Allerdings kann die Aspiration von Speichel – und vermutlich auch eine Aspirationspneumonie – durch eine solche Sonde nicht verhindert werden. Die meisten Schluckstörungen bessern sich innerhalb der ersten Tage. Ein gezieltes, früh einsetzendes Training kann dies effektiv unterstützen, sodass die Sonde bei vielen Patienten innerhalb der ersten Woche wieder entfernt werden kann.

Sauerstoff-, Blutdruck-, Temperatur- und Glukosemanagement

Diese Parameter sollten auf der Stroke Unit möglichst Normwerte erreichen.

Sauerstoffsättigung Sinkt die Sauerstoffsättigung unter 90 %, wird so lange Sauerstoff gegeben, bis sie sich wieder normalisiert hat (> 95 %).

Blutdruck Ist der Blutdruck bei einem Patienten mit einem Hirninfarkt zu hoch, wird er in den ersten Tagen auf leichtgradig hypertone Werte gesenkt (140–180 mmHg systolisch) und erst danach normalisiert. Hingegen gilt bei einer intrazerebralen Blutung die Empfehlung, den Blutdruck rascher auf Werte unter 170 mmHg systolisch abzusenken, da die Blutung bei anhaltend hohen Werten wachsen kann.

Körpertemperatur Ähnliches gilt für die Körpertemperatur. Eine erhöhte Temperatur in der Akutphase des Schlaganfalls verschlechtert die Prognose. Es wird demgemäß empfohlen, die Temperatur durch physikalische oder pharmakologische Maßnahmen in normale Bereiche abzusenken. Auch hier muss einschränkend festgehalten werden, dass ein Beleg für diese Empfehlung bislang aussteht.

Glukose Viele Schlaganfallpatienten haben einen Diabetes mellitus. Gerade in der Akutphase entgleist die Blutglukose recht häufig, und erhöhte Werte in der Akutphase sprechen für ein langfristig schlechteres Ergebnis und eine erhöhte Sterblichkeit. Die Blutglukose sollte durch die Gabe von Insulin unter 200 mg/dl abgesenkt werden. Wissenschaftliche Studien einer besonders strengen Kontrolle der Blutglukosespiegel zeigen allerdings keine deutliche Überlegenheit dieses Vorgehens. Hypoglykämien sollen in jedem Fall vermieden werden.

Frührehabilitation

Die Rehabilitation beginnt in der Akutphase. Wenn durch einen Schlaganfall Neurone zugrunde gegangen sind, ist dies nicht rückgängig zu machen. Die Funktionen, die dadurch nicht mehr ausgeführt werden können, kann das Gehirn jedoch (teilweise) wieder neu lernen. Daher gehören physiotherapeutische Mobilisierung, Gangschule und eine gezielte Beübung von Lähmungen und Koordinationsstörungen bereits auf der Stroke Unit zum festen Repertoire und werden täglich mit den Patienten durchgeführt. Ergänzt wird dies durch ergotherapeutische Maßnahmen zur Verbesserung der Fähigkeiten beim Waschen, Anziehen und Essen. Wichtig sind das frühzeitige Schlucktraining und die Behandlung von Sprach- und Sprechstörungen. Auch ein Neglekt kann durch diese Maßnahmen positiv beeinflusst werden. Das Ziel ist die Vorbereitung der nachgeschalteten stationären oder ambulanten Rehabilitation und die Vermeidung von Komplikationen in der Akutphase (➤ Kap. 20).

Entlassmanagement

Bereits am ersten Tag sollten im Team Überlegungen angestellt werden, wie die weitere Versorgung des Patienten im Anschluss an den stationären Aufenthalt gestaltet werden kann. Braucht der Patient eine nachgeschaltete Rehabilitation? Kann sie ambulant oder muss sie stationär durchgeführt werden? Müssen besondere Maßnahmen ergriffen werden, damit der Patient weiter in seiner häuslichen Umgebung verbleiben kann? Muss eventuell eine gesetzliche Betreuung eingerichtet werden, weil der Patient z. B. eine ausgeprägte Aphasie hat? Diese Fragen werden am besten in regelmäßigen Teamgesprächen unter Einbeziehung der Pflegekräfte und Sozialarbeiter beantwortet. Die rechtzeitige und individuell angepasste Organisation der Posthospitalphase kann zur Verbesserung des funktionellen Endergebnisses beitragen, in jedem Fall steigert es die Lebensqualität des Betroffenen und seiner Angehörigen.

Tab. 5.8 Zusammenfassung des Managements der Schlaganfallsubtypen.

	Hirninfarkt/TIA	Intrazerebrale Blutung	Subarachnoidalblutung
Klinische Symptomatik	• neurologische Defizite in Abhängigkeit vom betroffenen Gefäßterritorium (Paresen, Sensibilitätsstörungen, Aphasie, Dysarthrie, Ataxie, Hemianopsie, monokuläre Sehstörung, Neglekt, Kopf- und Blickwendung, Hirnnervenausfälle) • Symptome können auch passager sein	• zentrale neurologische Defizitsymptomatik wie beim Hirninfarkt • häufig Kopfschmerzen, Bewusstseinsstörung, Erbrechen, Anisokorie	• akuter Vernichtungskopfschmerz • Nackensteife, Erbrechen • Bewusstseinsstörung • Hirnnervenausfälle, Hemiparese
Skalen	• National Institutes of Health Stroke Scale (NIHSS-)Score • im weiteren Verlauf Barthel-Index und modifizierte Rankin-Skala	• wie Hirninfarkt • zusätzlich Glasgow-Koma-Skala	• Hunt-und-Hess-Skala • Glasgow-Koma-Skala
Diagnostik	• kraniale CT oder MRT • kann ergänzt werden um CT- oder MR-Angiografie und um Perfusionsmessungen, EKG, LZ-EKG, Loop-Rekorder-Implantation, Ultraschall der Hals- und Hirngefäße, Echokardiografie, Labordiagnostik	• kraniale CT oder MRT • kann ergänzt werden um CT- oder MR-Angiografie • intraarterielle Katheterangiografie bei Verdacht auf Gefäßfehlbildung	• kraniale CT oder MRT, kann ergänzt werden um CT- oder MR-Angiografie, meist auch intraarterielle Katheterangiografie
Akuttherapie	• Stroke-Unit-Behandlung • systemische Thrombolyse mit rt-PA (falls Kriterien erfüllt) • mechanische Thrombektomie (falls Kriterien erfüllt) • Intensivtherapie, falls erforderlich	• Stroke-Unit-Behandlung • Blutdrucksenkung • chirurgische Entlastung nach Einzelfallentscheidung (u. a. drohende Einklemmung) • Intensivtherapie häufig erforderlich	• Stroke-Unit-Behandlung • Intensivtherapie, häufig erforderlich
Sekundärprophylaxe	Thrombozytenfunktionshemmer, Statin, Risikofaktorkontrolle, orale Antikoagulation, Vorhofokkluder, Thrombendarteriektomie oder Stent-Implantation bei hochgradiger Stenose	Blutdrucksenkung, Indikationsprüfung gerinnungsaktiver Therapie	Ausschaltung der Blutungsquelle: Clipping oder Coiling eines Aneurysmas, endovaskuläre oder operative Therapie einer arteriovenösen Malformation oder Fistel
Komplikationen (Tertiärprophylaxe, Therapie)	• Thrombose (niedermolekulare Heparinoide) • Pneumonie (orale Nahrungskarenz bei Schluckstörungen, Antibiotika) • maligne Hirnschwellung (dekompressive Kraniotomie)	• wie Hirninfarkt • zusätzlich Hydrozephalus (Liquordrainage)	• Hydrozephalus (Liquordrainage) • zerebraler Vasospasmus (parenterale Flüssigkeitszufuhr, Nimodipin oral) • Hyponatriämie (je nach Ursache)

5.4 Differenzialdiagnosen des Schlaganfalls („Stroke Mimics")

Plötzliche umschriebene Funktionsstörungen des ZNS haben nicht nur vaskuläre Ursachen. Daher kommen eine Reihe anderer Erkrankungen als Differenzialdiagnosen des akuten Schlaganfalls infrage.

Fokaler epileptischer Anfall

Klinisches Bild Nach einem zerebralen Krampfanfall kann es sein, dass kortikale Areale in der Umgebung des epileptogenen Fokus vorübergehend nicht mehr funktionieren. Mögliche Folgen sind z. B. eine Hemiparese (sog. Todd'sche Paresen) oder eine Aphasie. Solche Ausfallsymptome bilden sich typischerweise innerhalb von Stunden, gelegentlich auch erst nach 24–48 Stunden zurück.

Abgrenzung Der Patient selbst ist oft noch nicht wieder ansprechbar, sodass eine exakte Fremdanamnese in dieser Situation besonders wichtig ist. Damit lässt sich ggf. der Beginn des Ereignisses rekonstruieren oder die Vordiagnose einer Epilepsie erfahren. Um die postexzitatorischen Symptome gegenüber ischämischen Symptomen abzugrenzen, ist eine (ischämiesensitive) MRT-Bildgebung mit Diffusionswichtung am besten geeignet. Aber auch eine CT-basierte Perfusionsmessung kann helfen.

Migräne mit Aura

Klinisches Bild Die bei ca. 10 % der Migränepatienten dem Kopfschmerz vorausgehende Aura kann eine primäre zerebrale Durchblutungsstörung imitieren (> Kap. 2.4.1).

Abgrenzung Typischerweise „wandert" die Aurasymptomatik über mehrere Minuten (z. B. erst Sehstörung, dann Aphasie), sie ist oft mit „Positivsymptomen" verbunden (z. B. Flimmern), und der nachfolgende Kopfschmerz erhärtet den Verdacht auf eine Migräne. Liegt eine sog. Basilarismigräne mit Aurasymptomen der hinteren Schädelgrube vor (z. B. Schwindel, Hörstörungen, Doppelbilder, Ataxie, Bewusstseinsstörung), kann aber die wandernde Abfolge der Symptome fehlen.

Hypertensive Krise

Klinisches Bild Die akute hypertensive Enzephalopathie ist durch eine Bewusstseinsminderung, zerebrale Krampfanfälle und Kopfschmerzen gekennzeichnet. Sie tritt allerdings nur bei maligne erhöhten Blutdruckwerten auf.

Abgrenzung Die Auslösung fokaler neurologischer Ausfälle durch eine akute hypertensive Enzephalopathie ist umstritten. Sind Ausfälle nachzuweisen, ist dies primär immer verdächtig auf einen Schlaganfall (mit sekundärer hypertensiver Entgleisung) oder ein posteriores Enzephalopathie-Syndrom.

Posteriores Enzephalopathie-Syndrom

Klinisches Bild Diese seltene Erkrankung geht klinisch mit kortikalen Sehstörungen, epileptischen Anfällen und Kopfschmerzen einher. Sie dürfte pathophysiologisch durch eine endotheltoxisch und arteriell-hypertensiv ausgelöste interstitielle „Leckage" der Blut-Hirn-Schranke bedingt sein. Risikofaktoren

5.4 Differenzialdiagnosen des Schlaganfalls („Stroke Mimics")

Vorsicht vor „Stroke Mimics" = plötzliche neurologische Defizite durch andere Ursachen

Fokaler epileptischer Anfall

Epileptische Anfälle können transient (Todd'sche) Paresen oder Aphasien erzeugen. Hilfreich zur Unterscheidung sind Fremdanamnese sowie MRT + Diffusionswichtung oder CT + Perfusionsmessung.

Migräne mit Aura

Eine Migräneaura kann (bei ca. 10 % der Migränepatienten) mit typischerweise „wandernden" Defiziten sowie Positivsymptomen (z. B. Flimmern) einhergehen.

Hypertensive Krise

Hypertensive Krisen mit malignen Blutdruckwerten können zu epileptischen Anfällen, Kopfschmerzen und Vigilanzminderung führen. Fokale Defizite sind nicht typisch hierfür.

Posteriores Enzephalopathie-Syndrom

Das seltene posteriore (reversible) Enzephalopathie-Syndrom ist eine klinisch und MRT-basierte Diagnose.

sind eine arterielle Hypertonie, eine Niereninsuffizienz, eine Präeklampsie, eine bestehende Immunsuppression oder Immunkompetenz oder die Kombination solcher Konstellationen.

Abgrenzung Die differenzialdiagnostische Einordnung erfolgt typischerweise über die kraniale MRT (➤ Kap. 8.6.3).

Maligne Hirntumoren
Klinisches Bild Sowohl das Glioblastoma multiforme als auch Hirnmetastasen können sich durch das abrupte Auftreten fokaler Symptome erstmanifestieren.
Abgrenzung Eine zerebrale Bildgebung mit Kontrastmittel bringt in der Regel die zuverlässige Differenzierung (➤ Kap. 10.2.1).

Episodische Phänomene
Klinisches Bild Im Rahmen genetischer Ionenkanal-Erkrankungen können selten episodische neurologische Phänomene auftreten. Bei den episodischen Ataxien treten kurzfristige (Minuten bis Stunden) oder länger anhaltende (Tage) zerebellär-ataktische Symptome auf.
Abgrenzung Die Einordnung fällt aufgrund der bereits im Kindes- und Jugendalter beginnenden und gleichförmig rezidivierenden Erkrankung leicht (➤ Kap. 3.6.2).

Mitochondriopathien
Klinisches Bild Bei Mitochondriopathien können apoplektiform fokale neurologische Symptome durch zelluläre Dysfunktion auftreten, die als primäre zerebrale Ischämie fehlgedeutet werden können. Da sich diese Erkrankungen, insbesondere das MELAS-Syndrom („mitochondriale Enzephalomyopathie, Laktatazidose und schlaganfallähnliche Episoden") erst im Erwachsenenalter manifestieren können, kann die Abgrenzung gegenüber einem Hirninfarkt schwierig werden (➤ Kap. 8.9; ➤ Abb. 8.8).
Abgrenzung Typische Begleitsymptome (u. a. Schwerhörigkeit, frühzeitige Demenzentwicklung) lenken den Verdacht auf diese Erkrankungen. Auffälligkeiten in der MRT mit Diffusionswichtung überschreiten die Territorien der Hirnarterien.

5.5 Ursachen des Schlaganfalls

5.5.1 Hirninfarkt
Die Suche nach der Ursache (Ätiologie) eines Hirninfarkts oder einer TIA ist im Wesentlichen die Suche nach dem Entstehungsort und -grund der Embolie oder Thrombose. Dies ist von großer Bedeutung für die optimale Sekundärprophylaxe zur Verhinderung eines weiteren Ereignisses. Mit dem systematischen Einsatz der o. g. Diagnostik ist es bei ca. 75 % der Patienten möglich, die Ursache zu benennen, wobei sich allerdings bei einem Teil auch mehrere potenzielle Quellen finden. Bei 25 % ergibt die differenzialdiagnostische Abklärung jedoch keine sichere Zuordnung, sodass man in diesen Fällen von einem „kryptogenen" Hirninfarkt spricht.

Gefäßerkrankungen

Atherosklerotische Makroangiopathie
Etwa 25 % aller Hirninfarkte und TIAs werden durch arterioarterielle Thrombembolien aus atherosklerotischen Gefäßläsionen der hirnversorgenden Arterien oder (seltener) durch lokal-atherothrombotische Verschlüsse von Endarterien verursacht. Atherosklerotische Plaques können sich in allen Gefäßabschnitten der hirnversorgenden Arterien ausbilden. Es gibt jedoch Prädilektionsstellen, an denen sie besonders häufig sind.

A.-carotis-interna-Stenose Eine der wichtigsten Prädilektionsstellen ist die extrakranielle Karotisbifurkation. Bei 3 % der Männer und 1 % der Frauen über 65 Jahre ist der Abgangsbereich der A. carotis interna hochgradig, d. h. zu mehr als 70 %, atherosklerotisch verengt, ohne dass Symptome auftreten. Das jährliche Schlaganfallrisiko ist unter einer medikamentösen Prophylaxe niedrig (≤ 1 % pro Jahr). Das Risiko ist aber ganz anders zu beurteilen, wenn eine solche Einengung kürzlich eine zerebrale oder retinale Ischämie verursacht hat (symptomatische Karotisstenose). Dann ist das jährliche Schlaganfallrisiko wesentlich höher und beträgt – ebenfalls abhängig vom Stenosegrad – 4–6 % bei einer Lumeneinengung von 50–69 % und 13–15 % bei 70 % Stenosegrad oder mehr. Patienten mit einer symptomatischen Karotisstenose sollten daher in den ersten Tagen nach dem ersten Symptom operiert oder mit einem Stent versorgt werden.

Intrakranielle Stenose Durch die Verbesserung der nichtinvasiven Angiografie werden immer häufiger auch intrakranielle hochgradige Stenosen als Ursache zerebraler Ischämien entdeckt. Das niedrige Risiko eines Schlaganfalls durch eine asymptomatische intrakranielle Stenose steigt ähnlich wie bei der extrakraniellen Karotisstenose nach einer ersten Ischämie deutlich. Anders als extrakraniell stehen aber risikoarme nicht medikamentöse Therapien symptomatischer intrakranieller Stenosen nicht zur Verfügung.

Atherosklerose des Aortenbogens Häufig findet man in der transösophagealen Echokardiografie ausgedehnte atherosklerotische Plaqueformationen mit Ulkusnischen und aufgelagerten Thromben im Aortenbogen. Diese sind für das Gehirn dann relevant, wenn sie proximal oder im Abgangsbereich der großen supraaortalen Arterien lokalisiert sind. Das prospektive Schlaganfallrisiko dieser Atherosklerosemanifestation ist nicht exakt bekannt.

Risikofaktorassoziierte zerebrale Mikroangiopathie

Mindestens 30 % aller Ischämien sind durch eine zerebrale Mikroangiopathie verursacht. Hierbei kommt es durch die langjährige Einwirkung verschiedener vaskulärer Risikofaktoren zu einer Degeneration (Lipohyalinose) der Gefäßwand der kleinen Arteriolen (sog. Arteriolosklerose). Diese können sich akut thrombotisch verschließen und verursachen dadurch typischerweise lakunäre Infarkte im Versorgungsgebiet der perforierenden Arterien. Das Rezidivrisiko lakunärer Hirninfarkte ist niedriger als das territorialer Ischämien. Neben lakunären Infarkten kann die zerebrale Mikroangiopathie zu einem diffusen ischämischen Marklagerschaden mit progredienter Demenz und Gangstörung führen. Hierfür werden synonym die Begriffe subkortikale arteriosklerotische Enzephalopathie (SAE), subkortikale ischämische vaskuläre Demenz (SIVD) oder „Morbus Binswanger" verwendet.

Dissektionen hirnversorgender Arterien

Die Gefäßdissektion ist ein Sonderfall akuter Gefäßstenosen oder -verschlüsse. Pathophysiologisch bildet sich – spontan oder seltener traumatisch – ein intramurales Hämatom der betroffenen Arterie. Dadurch wird das Lumen des Gefäßes eingeengt (> Abb. 5.17) oder sogar verlegt. Durch eine Endothelzelldysfunktion und hämodynamische Beeinträchtigung kann sich ein intraluminaler Thrombus entwickeln. Somit sind in den meisten Fällen die daraus folgenden Hirninfarkte embolischer Genese, es können aber auch hämodynamische Infarkte auftreten.

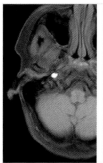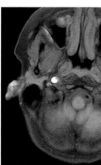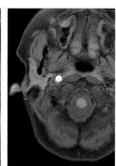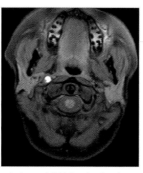

Abb. 5.17 Dissektion der rechten A. carotis interna in der T1-gewichteten, fettsupprimierten MRT. Das im Canalis caroticus liegende Dissekat ist hyperintens. [T534]

Ätiologie Das intramurale Hämatom entsteht meist durch eine Ruptur von Vasa vasorum, also der autochthonen Arterien der Gefäßwand. Eine Prädilektionsstelle ist die distale A. carotis interna oder die Atlasbogenschleife der A. vertebralis. Risikofaktoren für spontane Gefäßdissektionen sind vorhergehende Infekte und ultrastrukturelle Anomalien der Gefäßwand („fibromuskuläre Dysplasie"), die wahrscheinlich mehrheitlich genetisch bedingt sind. Das Risiko einer spontanen Dissektion ist bei monogenetischen Erkrankungen des Bindegewebes erhöht (z. B. Ehlers-Danlos-Syndrom Typ IV, Marfan-Syndrom, polyzystische Nierenerkrankung).

Epidemiologie Die Häufigkeit einer symptomatischen Dissektion einer supraaortalen, hirnversorgenden Arterie beträgt ca. 2,5–3,0/100.000 Menschen/Jahr. Allerdings ist die Dissektion bei Schlaganfallpatienten unter 45 Jahren mit ca. 20 % eine wichtige und häufige Ursache.

Klinik Neben den Symptomen einer zerebralen Ischämie verursacht die Dissektion zusätzlich Schmerzen im Verlauf des betroffenen Gefäßes. Ist die A. carotis interna betroffen, werden die Schmerzen in das laterale Halsdreieck („Karotidodynie"), retroorbital, gelegentlich auch temporal lokalisiert. Ist die A. vertebralis betroffen, treten Schmerzen im Nacken auf. Darüber hinaus können Funktionsstörungen peripherer Nerven, die in Nachbarschaft zum betroffenen Gefäß verlaufen, auftreten. Besonders eindrucksvoll ist das ipsilaterale Horner-Syndrom bei Dissektionen der A. carotis interna, das durch eine Beeinträchtigung des sympathischen Nervengeflechts verursacht wird. Auch der N. hypoglossus, der die A. carotis interna kreuzt, kann bei einer Dissektion ausfallen.

> **LERNTIPP** Das Horner-Syndrom ist eine wichtige Blickdiagnose bei Dissektionen der A. carotis interna. Ursache ist eine Störung des Sympathikus, der in einem Nervengeflecht um die A. carotis interna zum Auge zieht.

Arteriitis

Hirninfarkte, die durch eine Gefäßentzündung verursacht werden, sind selten. Weniger als 0,5 % aller Hirninfarkte sind auf Gefäßwandentzündungen zurückzuführen.

Arteriitis: Hirninfarkte aufgrund von Gefäßentzündungen sind selten (< 0,5 %).
- Ursachen: infektiös (HIV, VZV, Lues, Pilze) oder autoimmun (z. B. Arteriitis temporalis oder isolierte Arteriitis des ZNS) – auch generalisierte Vaskulitiden wie die Granulomatose mit Polyangiitis (Wegener-Granulomatose) oder die Panarteriitis nodosa können Hirnarterien befallen.

Ätiologie Entzündungen der hirnversorgenden Arterien können durch Erreger oder autoimmunologisch verursacht werden:
- Die Erreger, die in unseren Breiten typischerweise eine Arteriitis verursachen, sind das Humane-Immundefizienz-Virus (HIV), das Varizella-Zoster-Virus (VZV) oder die Spirochäte Treponema pallidum. Auch Pilzinfektionen des Liquorraums können zu einer vaskulitischen Mitreaktion führen. Der Schlüssel zur korrekten Diagnose sind serologische, immunologische und bakteriologische Untersuchungen aus Serum und Liquor. Eine frühzeitige Differenzierung ist von großer Bedeutung, da differenzierte antivirale und antimikrobielle Therapien eingeleitet werden müssen.
- Die häufigste autoimmunologisch vermittelte Vaskulitis ist die Arteriitis temporalis, die histologisch eine Riesenzellarteriitis ist. Typischerweise ist die A. temporalis superficialis betroffen (klassische Symptomentrias: temporaler Kopfschmerz, druckschmerzhafte und geschwollene Arterie, ipsilaterale Sehstörungen). Im Verlauf der Erkrankung ist allerdings auch die Beteiligung intrakranieller, hirnversorgender Arterien, typischerweise im vertebrobasilären Territorium, möglich.

Im Rahmen generalisierter immunvermittelter Vaskulitiden (Panarteriitis nodosa, Granulomatose mit Polyangiitis [Wegener-Granulomatose], Churg-Strauss-Syndrom) können intrakranielle Arterien beteiligt sein. Findet man hingegen bei einer intrakraniellen Arteriitis keine Hinweise auf eine systemische Erkrankung, spricht man von einer isolierten Arteriitis des ZNS.

- Diagnosestellung über Klinik, Sonografie, Labor und ggf. Angiografie und Biopsie (A. temporalis oder leptomeningeale Arterien)

Diagnostik Die Diagnose der Arteriitis temporalis wird vor allem anhand der typischen Klinik (lokaler Kopfschmerz, auffälliger äußerlicher Befund der Arterie) und der starken Erhöhung der Blutkörperchensenkungsgeschwindigkeit oder des C-reaktiven Proteins gestellt. Unterstützend ist der sonografische Nachweis der fokalen Gefäßentzündung („Halo") und evtl. eine Biopsie der A. temporalis superficialis mit typischem histologischem Bild. Die Diagnose der übrigen Arteriitiden erfordert neben einer intraarteriellen Angiografie und Laborparametern in vielen Fällen auch eine leptomeningeale Biopsie.

- Therapie: Immunsuppressiva wie z. B. Kortikosteroide und Cyclophosphamid zur Verhinderung weiterer Hirninfarkte

Therapie Eine konsequente Therapie, bestehend aus Kortikosteroiden (bei Arteriitis temporalis meist als Monotherapie) und ggf. Immunsuppressiva (Cyclophosphamid, Azathioprin, Mycophenolat-Mofetil, Rituximab), erlaubt eine Kontrolle der Krankheitsaktivität und in vielen Fällen auch eine Heilung autoimmunologischer Arteriitiden. Unzureichend behandelt führen sie zu multiplen Hirninfarkten und damit zu einer fortschreitenden Behinderung.

PRAXISTIPP

PRAXISTIPP

A.-subclavia-Anzapf-Syndrom (Subclavian-Steal-Syndrom)

Wenn die A. subclavia vor Abgang der ipsilateralen A. vertebralis hochgradig stenosiert oder verschlossen ist, kann sich der Blutfluss in der A. vertebralis durch einen poststenotischen Druckabfall umkehren. Dieses Phänomen, das sich sehr elegant mit der Dopplersonografie nachweisen lässt, kann bezüglich der hämodynamischen Auswirkungen sehr unterschiedlich ausgeprägt sein. Im stärksten Fall wird der gesamte Arm über eine retrograd perfundierte A. vertebralis versorgt, wobei das Blut über die kontralaterale A. vertebralis herangeführt wird. Insbesondere unter muskulärer Belastung des Arms kann das Anzapfphänomen so ausgeprägt sein, dass auch die A. basilaris retrograd perfundiert wird (Blutzufuhr über Aa. communicantes posteriores des Circulus arteriosus Willisii). In einer solchen Situation treten häufig Symptome einer gestörten basilären Zirkulation auf (u. a. Schwindel, Doppelbilder, Dysarthrie, Sehstörungen, Bewusstseinsstörungen, Sturzanfälle), die wieder rückläufig sind, wenn sich die Perfusion bessert. Im klinischen Alltag sind solche Fälle typisch, aber selten. In den meisten Fällen ist ein A.-subclavia-Anzapf-Syndrom asymptomatisch, d. h. eigentlich kein „Syndrom".

ABB. 5.18

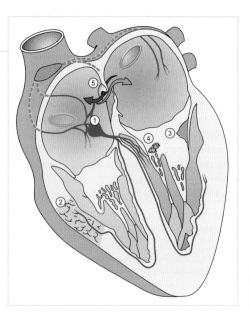

Abb. 5.18 Kardiale Emboliequellen. 1 = absolute Arrhythmie bei Vorhofflimmern, 2 = Dyskinese/Hypokinese nach Myokardinfarkt, 3 = Klappenvitien, 4 = Endokarditis, 5 = persistierendes Foramen ovale. [L126/L141]

Kardiale Erkrankungen

Mindestens 30 % aller Hirninfarkte sind durch eine kardiale Embolie verursacht (> Abb. 5.18). Mit zunehmendem Lebensalter dominiert das Vorhofflimmern als Ursache, aber auch die koronare Herzkrankheit mit regionalen Wandbewegungsstörungen oder ein Aneurysma der Herzwand sind mögliche Ursachen eines Hirninfarkts.

Vorhofflimmern

Einteilung Vorhofflimmern kann kontinuierlich vorhanden sein (permanent oder persistierend) oder intermittierend auftreten (paroxysmal). Das Schlaganfallrisiko unterscheidet sich zwischen beiden Formen nur gering. Vorhofflimmern ist eine der wichtigsten Schlaganfallursachen und wird zukünftig an Bedeutung weiter zunehmen.

Relatives Risiko Vorhofflimmern wird im Alter immer häufiger. 0,5 % der 50- bis 59-Jährigen, 2 % der 60- bis 69-Jährigen, 5 % der 70- bis 79-Jährigen und 9 % der 80- bis 89-Jährigen sind betroffen. Bleibt das Vorhofflimmern unerkannt und vor allem unbehandelt, haben die Patienten ein etwa drei- bis vierfach höheres Risiko, einen Hirninfarkt zu erleiden, als Gleichaltrige ohne Vorhofflimmern.

Diagnostik Ein persistierendes Vorhofflimmern diagnostiziert man mit dem Ruhe-EKG, ein paroxysmales mit einem oder mehreren Langzeit-EKGs oder einem implantierten kontinuierlichen Loop-Rekorder.

Therapie Orale Antikoagulanzien sind als Schlaganfallprophylaxe beim persistierenden und paroxysmalen Vorhofflimmern sehr wirksam. Thrombozytenfunktionshemmer wirken dagegen praktisch nicht.

> **PRAXISTIPP**
>
> Vorhofflimmern (VHF) ist
> - eine Herzrhythmusstörung mit einer ungeordneten elektrischen Aktivität der Vorhöfe (absolute Arrhythmie im EKG)
> - oft Ausdruck einer strukturellen Herzerkrankung
> - mit einem deutlich erhöhten Schlaganfall-, Mortalitäts- und Demenzrisiko assoziiert
> - häufig (ca. 10–15 % der Menschen › 70 Jahre)
>
> Man unterscheidet:
> - permanentes VHF: kontinuierlich anhaltend, keine Behandlung geplant
> - persistierendes VHF: anhaltend, therapeutische Rhythmisierung geplant oder durchgeführt
> - paroxysmales VHF: wechselt spontan zwischen VHF und Sinusrhythmus
>
> Die Diagnose eines paroxysmalen Vorhofflimmerns wird am besten mit Langzeitableitungen über mehrere Tage gestellt, am zuverlässigsten mit implantierten Loop-Rekordern.

Künstliche Herzklappe

Trotz effektiver oraler Antikoagulation haben Patienten mit einer künstlichen Herzklappe ein erhöhtes Schlaganfallrisiko: Man geht von ca. 2–4 % embolischer Ereignisse pro Jahr aus, wovon ca. die Hälfte zerebrale Embolien sind. Eine künstliche Mitralklappe hat ein höheres Risiko als eine Kunstklappe in Aortenposition.

Endokarditis

Jeder 5. Patient mit einer Endokarditis erleidet in deren Rahmen auch eine zerebrale Durchblutungsstörung. Das typische Muster sind multiple Infarkte in verschiedenen vaskulären Territorien, gelegentlich auch mit intrazerebralen Blutungen assoziiert. Das Risiko zerebraler Embolien ist bei einer durch Staphylococcus aureus verursachten Endokarditis besonders hoch. Beim klinischen Verdacht auf eine Endokarditis sollte eine Antikoagulation unterbleiben, eine systemische Thrombolyse ist kontraindiziert.

Kardiomyopathien

Strukturelle Erkrankungen des Myokards, die mit einer Verminderung der Herzleistung einhergehen, stellen ebenfalls einen Risikofaktor dar. Besonders Erkrankungen, die zu einer Erweiterung der Herzhöhlen führen, disponieren zu systemischen und damit auch zerebralen Embolien (jährliche Ereignisrate ungefähr 3–4 %).

Vorhofmyxom

Hierbei handelt es sich um einen gutartigen Tumor, der meistens im linken Vorhof lokalisiert ist und sich von undifferenzierten endokardialen Mesenchymzellen ableitet. Ein Drittel aller Patienten wird durch eine zerebrale Ischämie symptomatisch.

Koronare Herzkrankheit

Eine akute oder chronische Durchblutungsstörung des Herzens stellt ein Risiko für einen Hirninfarkt dar. Insbesondere in der (post)akuten Phase eines Myokardinfarkts können sich intraventrikuläre Thromben oder Rhythmusstörungen ausbilden, die mit einem erhöhten Emboliersiko assoziiert sind. Eher im chronischen Stadium nach Myokardinfarkt bildet sich ein Ventrikelaneurysma aus, das mit Thromben gefüllt sein kann. Das jährliche Schlaganfallrisiko nach Myokardinfarkt beträgt 1,6–2,0 %.

Kardiale Erkrankungen

≥ 30 % aller Hirninfarkte entstehen durch kardiale Embolien (> Abb. 5.18)! Meist: Vorhofflimmern.

Vorhofflimmern: VHF gibt es paroxysmal und permanent, das Hirninfarktrisiko ist ähnlich hoch. Unbehandeltes VHF erhöht das Risiko um das Drei- bis Vierfache.

- Diagnostik: Ruhe- und Langzeit-EKGs oder implantierte Recorder
- Therapie: orale Antikoagulation (ASS kaum wirksam!)

Künstliche Herzklappen: erhöhen das Schlaganfallrisiko trotz Antikoagulation

Endokarditis: 20 % dieser Patienten erleiden einen Schlaganfall. Typisch sind multiple akute Infarkte verschiedener Stromgebiete.
Cave: Kontraindikation für eine Thrombolyse!

Kardiomyopathien: erhöhen ebenfalls das Schlaganfallrisiko

Vorhofmyxom: seltene kardiale Emboliequelle

Koronare Herzkrankheit und Myokardinfarkte: können embolische Hirninfarkte erzeugen

Aus Studentensicht

offenes Foramen ovale (PFO): ist auch bei Gesunden häufig (20–25 %); isoliert erhöht es das Risiko nicht, aber in Verbindung mit weiteren Faktoren.

Seltene Ursachen

CADASIL: erbliche zerebrale Mikroangiopathie mit lakunären Infarkten, Migräne und Demenz

Morbus Fabry: lysosomale Speichererkrankung, die das Schlaganfallrisiko erhöht

Migräne mit Aura: Risikofaktor für Hirninfarkte (vor allem zusammen mit Nikotinkonsum und Kontrazeption); Aura und Infarkt sind lokalisatorisch assoziiert.

Antiphospholipid-Antikörpersyndrom: kann zerebrale Ischämien verursachen

hämatologische Erkrankungen: können die Koagulabilität erhöhen (z. B. Polycythaemia vera, TTP, Sichelzellanämie, paroxysmale nächtliche Hämoglobinurie, paraneoplastische Hyperkoagulabilität)

5.5.2 Intrazerebrale Blutung

arterielle Hypertonie: häufigste Ursache einer nichttraumatischen Hirnblutung; „loco typico" ist putaminal, thalamisch oder im Pons

zerebrale Amyloidangiopathie: ist bei multiplen kortikosubkortikalen Mikroblutungen zu vermuten (> Abb. 5.19)

Persistierend offenes Foramen ovale

Das persistierend offene Foramen ovale (PFO) ist keine Herzerkrankung. Es findet sich bei ungefähr 20–25 % der Normalbevölkerung. Allerdings findet man bei Patienten ohne erkennbaren anderen Grund für einen „kryptogen-embolischen Hirninfarkt" etwas häufiger ein PFO als bei gesicherter Ursache. Es müssen weitere Faktoren hinzukommen, damit bei einem PFO ein embolisches Ereignis auftritt.

Seltene Ursachen

CADASIL

Diese Abkürzung steht für „cerebral autosomal dominant arteriopathy with subcortical infarcts and leukencephalopathy", einer progredienten, autosomal-dominant vererbten Mikroangiopathie, die mit lakunären Infarkten, Migräne mit Aura und einer Demenzentwicklung einhergeht.

Morbus Fabry

Hierbei handelt es sich um eine lysosomale Speicherkrankheit, die verschiedene Organsysteme betreffen kann (peripheres Nervensystem, Herzmuskel, Nieren). Das Risiko zerebraler Ischämien ist erhöht. Die Möglichkeit einer Ersatztherapie des defekten Enzyms begründet die Bedeutung dieser Erkrankung als potenzielle Ursache eines Hirninfarkts.

Migränöser Hirninfarkt

Die Migräne mit Aura ist ein Risikofaktor für Hirninfarkte, insbesondere wenn zusätzliche Faktoren wie Nikotinkonsum oder orale Antikonzeption hinzukommen. Um im Rahmen der Ursachenabklärung von einem „migränösen" Hirninfarkt sprechen zu können, müssen folgende Kriterien erfüllt sein:
- Der Patient muss eine bekannte Migräne mit Aura haben.
- Der Hirninfarkt muss im Territorium der vorhergehenden Aurasymptomatik lokalisiert sein.
- Der Hirninfarkt muss zeitlich aus einer Aurasymptomatik hervorgegangen sein.

Typischerweise beklagt der Patient, dass die Aura länger anhält und sich nicht, wie gewohnt, innerhalb von Minuten wieder zurückbildet.

Thrombophilie

Im Rahmen rheumatologischer oder neoplastischer Erkrankungen können Autoantikörper auftreten, die zu einer Hyperkoagulabilität führen und damit zu zerebralen Ischämien prädisponieren (sekundäres Antiphospholipid-Antikörpersyndrom). Treten diese Antikörper ohne begleitende Erkrankung auf, spricht man vom primären Antiphospholipid-Antikörpersyndrom. Das Risiko weiterer zerebraler, aber auch venöser thrombembolischer Komplikationen ist deutlich erhöht.

Hämatologische Erkrankungen

Hämatologische Erkrankungen können mit einem erhöhten Schlaganfallrisiko einhergehen. Sie sind sehr selten, sodass sie nur kurz erwähnt werden sollen:
- Polycythaemia vera: myeloproliferative Erkrankung, 5–19 % erleiden einen Schlaganfall
- thrombotisch-thrombozytopenische Purpura: neben diversen neurologischen (enzephalopathischen) Symptomen erleiden 10 % einen Schlaganfall
- Sichelzellanämie: vor allem bei Afrikanern und Afroamerikanern; 8–17 % der Homozygoten erleiden einen Schlaganfall
- paroxysmale nächtliche Hämoglobinurie: Leitsymptome sind fokale Ausfälle, Hämolyse, abdominelle Krisen
- paraneoplastische Hyperkoagulabilität: bei Lymphomen oder Leukämien häufiger als bei soliden Tumoren, gelegentlich auch als Nebenwirkung einer Chemotherapie

5.5.2 Intrazerebrale Blutung

Risikofaktorassoziierte zerebrale Mikroangiopathie

Hauptrisikofaktor nichttraumatischer („spontaner") intrazerebraler Blutungen ist die arterielle Hypertonie mit der Folge einer Ruptur chronisch hypertensiv geschädigter Perforans-Arterien. Solche „hypertensiven Massenblutungen" haben daher eine typische tiefe Lage in den Versorgungsgebieten der Perforatoren (Putamen, Thalamus, Capsula interna, Pons). Häufig sieht man MR-tomografisch Zeichen einer begleitenden Mikroangiopathie und asymptomatisch gebliebener älterer Mikroblutungen in Basalganglien und Thalamus.

Zerebrale Amyloidangiopathie

Eine weitere, mit dem Alter der Bevölkerung zunehmende Blutungsursache ist die zerebrale Amyloidangiopathie. Sie führt infolge einer Amyloideinlagerung zur Wandschwäche pial-kortikaler Arterienäste. Die hierdurch hervorgerufenen Blutungen liegen oberflächlich-subkortikal in den Hirnlappen („lobär"). MR-tomografisch findet man symptomlos abgelaufene ältere Mikroblutungen kortikosubkortikaler Verteilung (> Abb. 5.19).

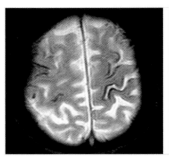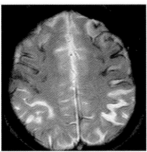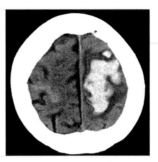

Abb. 5.19 Multilokuläre Blutungen bei zerebraler Amyloidangiopathie: chronische kortikale Hämosiderinablagerungen in den T2*-gewichteten 2 MRT-Bildern links und akute subkortikale Blutung in der CCT rechts. [T534]

ABB. 5.19

Antikoagulanzientherapie

Unter einer Therapie mit oralen Antikoagulanzien oder Thrombozytenfunktionshemmern treten intrazerebrale Blutungen gehäuft auf. Das jährliche Risiko beträgt ca. 1 % unter Phenprocoumon oder Warfarin, ca. 0,4 % unter den sog. neuen oralen Antikoagulanzien (Dabigatran, Rivaroxaban, Apixaban, Edoxaban; s. u.) und ca. 1‰ unter einer Monotherapie mit Antiaggreganzien.

orale Antikoagulation oder Plättchenhemmung: begünstigt intrazerebrale Blutungen

Sinus-Venen-Thrombose

Bei der Sinus- oder zerebralen Venenthrombose ist nicht der arterielle Einstrom in das Hirnparenchym gestört, sondern der venöse Abstrom. Die Folge sind intrazerebrale Stauungsblutungen.

Leitsymptome Die typische (aber nicht obligate) Trias der Sinus-Venen-Thrombose besteht aus Kopfschmerz, fokalem neurologischem Defizit (z. B. Mono- oder Hemiparese, Aphasie) und Krampfanfall. Ursache ist eine venöse Abflussbehinderung mit konsektivem zerebralem „Stauungsödem" der betroffenen Region. Da ähnliche Symptome auch bei Tumoren oder Enzephalitiden vorkommen, ist die Diagnose einer Sinus-Venen-Thrombose nur bildgebend möglich.

Akuttherapie Die Akuttherapie besteht in einer Vollheparinisierung. Diese hat wie bei Thrombosen anderer Körperregionen das Ziel, ein Wachstum des Thrombus zu verhindern und der körpereigenen Spontanthrombolyse ein Übergewicht zu geben. Eine systemische (i. v.) medikamentöse Thrombolyse wird bei Sinus-Venen-Thrombosen wegen des Risikos zerebraler Einblutungen in das gestaute Gewebe nicht durchgeführt.

Komplikationen Hauptkomplikation der Sinus-Venen-Thrombose ist eine durch Zunahme der Stauung oder parenchymale Einblutungen progrediente intrakranielle Drucksteigerung.

Ätiopathogenese und Sekundärprophylaxe Die systemischen Risikofaktoren einer Sinus-Venen-Thrombose sind die gleichen wie bei tiefen Extremitätenvenenthrombosen. Zu prüfen sind hereditäre oder erworbene plasmatische Koagulopathien (Faktor-V-Leiden, Faktor-II-Mutation, Protein-C- und S-Mangel, Antiphospholipidsyndrom), aber auch eine Thrombozytose, Erythrozytose, extreme Exsikkose oder ein Tumorleiden (Paraneoplasie) kommen in Betracht. Eine Sonderform ist die lokal ausgelöste sog. septische Sinusthrombose bei eitriger Meningitis oder Otitis media/Mastoiditis. Sekundärprophylaktisch wird auch bei unklar bleibender Ursache eine mindestens 6-monatige therapeutische orale Antikoagulation durchgeführt.

Sinus- oder zerebrale Venenthrombosen: können zu Stauungsblutungen führen
• Klinik: typische Trias: Kopfschmerz, fokales Defizit und epileptische Anfälle
• Akuttherapie: Vollheparinisierung
• Sekundärprophylaxe: mindestens 6-monatige orale Antikoagulation

• Komplikation: intrakranielle Drucksteigerung
• Ursache: Risikofaktoren wie bei peripheren Thrombosen (Virchow-Trias!)
• Sonderform ist die septische Sinusthrombose bei Meningitis/Otitis media/Mastoiditis

Gefäßfehlbildungen

Kavernöse Hämangiome Kavernöse Hämangiome (Kavernome) liegen intraparenchymatös im Gehirn oder Rückenmark. Es handelt sich um extrem langsam durchströmte, oft thrombosierte, schwammartige, vermutlich anlagebedingte Fehlbildungen. Anders als piale Angiome oder durale Fisteln (s. u.) haben sie keine hämodynamischen Auswirkungen auf das übrige Arterien- oder Venensystem und sind angiografisch auch nicht nachweisbar. Sie können zu – meist relativ kleinen – Parenchymblutungen oder epileptischen Anfällen führen, bleiben oft aber auch symptomlos. Die Nachweismethode der Wahl ist die MRT.

Arteriovenöse Malformationen Es handelt sich um angeborene oder erworbene „Kurzschlüsse" zwischen dem arteriellen und venösen System des Gehirns oder Rückenmarks. Man unterscheidet piale arteriovenöse (AV-)Angiome und durale AV-Fisteln.

AV-Angiome (> Abb. 5.20) werden von den pialen Arterien des Gehirns oder Rückenmarks gespeist. Das arterielle Blut mündet in einem intraparenchymal gelegenen sog. Angiomnidus in dadurch arterialisierte, drainierende Hirn- oder Rückenmarksvenen. AV-Angiome sind schnell durchflossen, können durch Blutungen aus dem Nidus oder aus den unter Druck stehenden Venen, aber auch durch epileptische Anfälle symptomatisch werden. AV-Angiome sind vermutlich primäre Anlagestörungen.

Durale AV-Fisteln sind dagegen erworbene Malformationen, die aus Duraarterien gespeist werden und deren Nidus nicht im Parenchym, sondern in der Dura mater liegt. Auch sie drainieren in das subarachnoidale Venensystem des Gehirns oder Rückenmarks, das hierdurch unter arteriellen Druck gerät. Auch AV-Fisteln können durch Blutungen, epileptische Anfälle, besonders im Fall des Rückenmarks aber auch durch Ausfallerscheinungen des venös gestauten Parenchyms symptomatisch werden. Durale AV-Fisteln entstehen vermutlich als Folge lokaler venöser Thrombosen (fehlerhafte Rekanalisierung), aber auch posttraumatisch. Patienten mit Durafisteln sind typischerweise älter als solche mit Angiomen. Durch ihre

Gefäßfehlbildungen:
• kavernöse Hämangiome: anlagebedingte Gefäßfehlbildungen, die zu Blutungen oder epileptischen Anfällen führen können; Diagnose per MRT

• arteriovenöse Malformationen (Angiome oder Fisteln); eine Sonderform ist die Karotis-Sinus-cavernosus Fistel, die als Blickdiagnose mit „rotem Auge", Exophthalmus und Augenmuskelparesen einhergeht

ABB. 5.20

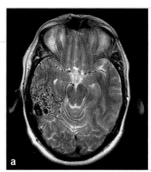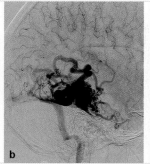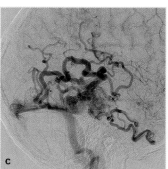

Abb. 5.20 Ausgedehntes AV-Angiom des rechten Temporallappens in der T2-gewichteten MRT (links) und der i. a. DSA (2 Bilder rechts) mit früher venöser Füllung schon in der arteriellen Phase. [T534]

oberflächliche (extraparenchymale) Lage sind Durafisteln in der Regel neurochirurgisch besser behandelbar als Angiome.

Karotis-Sinus-cavernosus-Fisteln entstehen durch eine direkte Verbindung zwischen dem im Sinus cavernosus verlaufenden Teil der A. carotis interna und dem Sinus cavernosus. Das arterielle Blut, das mit arteriellem Druck in den Sinus cavernosus strömt, führt zu einer akuten, schweren venösen Stauung des ipsilateralen Auges mit Exophthalmus, „rotem Auge", Chemosis, Gefährdung der Sehkraft und Ausfällen der in den duralen Sinuswänden verlaufenden Augenmuskelnerven. Ursache sind Schädelbasisfrakturen mit Wandzerreißung der A. carotis interna oder in den Sinus rupturierende Aneurysmen im intrakavernösen Verlaufsabschnitt der A. carotis interna.

5.5.3 Subarachnoidalblutung

Intrakranielle Aneurysmen

Sackförmige intrakranielle arterielle Aneurysmen beruhen auf einer lokalen Wandschwäche an den Verzweigungsstellen der basalen Hirnarterien. Sie finden sich bei immerhin 3 % der Allgemeinbevölkerung. Die meisten dieser Aneurysmen werden nie entdeckt und bleiben symptomlos. Bei ca. 80 % aller Patienten mit einer „spontanen" Subarachnoidalblutung findet man ein intrakranielles Aneurysma als Ursache. Hauptrisikofaktoren der Aneurysmaentstehung und -ruptur sind Rauchen und arterielle Hypertonie, aber auch genetische Faktoren und starker Alkoholkonsum.

Seltener können AV-Angiome, durale AV-Fisteln oder auch intrakranielle Gefäßdissektionen für eine Subarachnoidalblutung verantwortlich sein. Bei einem Schädeltrauma kann eine traumatisch bedingte Subarachnoidalblutung auftreten.

Perimesenzephale Subarachnoidalblutung

Dieser vor allem prognostisch wichtige (weil gutartigere) Untertyp findet sich in ca. 20 % aller nichttraumatischen Subarachnoidalblutungen. Er ist durch ein charakteristisches, „nichtaneurysmales" Blutungsmuster in der CT und den angiografischen Ausschluss einer Blutungsquelle definiert. Das Blutungszentrum liegt in den perimesenzephalen Zisternen oder präpontin und breitet sich nicht in die Fissura lateralis oder den Interhemisphärenspalt aus. Diese sog. perimesenzephale Subarachnoidalblutung ist wahrscheinlich Ausdruck einer venösen Blutung und neigt anders als eine Aneurysmaruptur nicht zu Rezidiven. Die Patienten sind oft auch klinisch weniger stark beeinträchtigt (Hunt-und-Hess-Grade I–II) als bei dem aneurysmalen Blutungstyp.

5.6 Komplikationen und Langzeitfolgen des Schlaganfalls

Maligne Hirnschwellung

Hirninfarkt Eine der relevantesten Komplikation eines ausgedehnten Hirninfarkts im Territorium der A. cerebri media ist die raumfordernde Schwellung (> Abb. 5.21) mit der Gefahr einer transtemporalen Herniation (maligner Hirninfarkt). Unbehandelt beträgt die Mortalität ca. 80 %. Durch eine weitgehende Entfernung der ipsilateralen Schädelkalotte (dekompressive Hemikraniektomie) kann die Sterblichkeit auf ca. 20 % gesenkt werden. Besonders junge Schlaganfallpatienten unter 60 Jahren profitieren von diesem Eingriff. Nachdem der Infarkt abgeschwollen ist, kann der explantierte Knochendeckel wieder reimplantiert werden. Eine maligne Herniation kommt nicht nur bei A.-cerebri-media-Infarkten vor, sondern z. B. auch bei ausgedehnten Kleinhirninfarkten. Auch hier kann die schwellungsbedingte sekundäre Hirnschädigung durch eine subokzipitale Dekompression verhindert werden.

Intrazerebrale Blutung Hauptkomplikation der intrazerebralen Blutung ist ebenfalls die progrediente intrakranielle Drucksteigerung, Massenverschiebung und hierdurch bedingte Herniation von Hirngewebe durch Falx, Tentoriumschlitz oder in das Foramen magnum. Etwa 35 % aller nichttraumatischen intrazerebralen Blutungen verlaufen daher noch im Rahmen der stationären Akutbehandlung tödlich.

Randspalte:

5.5.3 Subarachnoidalblutung

Blutung bei intrakraniellen Aneurysmen (Aussackungen der arteriellen Gefäßwand)
- Prävalenz: 3 % in der Allgemeinbevölkerung
- Klinik: meist symptomlos (aber bei nichttraumatischen Subarachnoidalblutungen sind sie in 80 % die Ursache; seltener: Angiome, Fisteln, Dissektion)

perimesenzephale Blutung: gutartiger Untertyp der SAB (in ca. 20 %); liegt präpontin oder perimesenzephal und ist wahrscheinlich venös; keine Rezidivgefahr

5.6 Komplikationen und Langzeitfolgen des Schlaganfalls

Maligne Hirnschwellung

Die maligne Hirnschwellung ist eine gefährliche Komplikation durch Gefahr der transtemporalen Herniation. Mortalität ↓ durch dekompressive Hemikraniektomie.

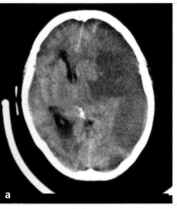 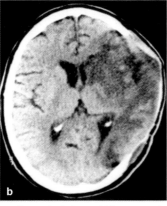

Abb. 5.21 Hirninfarkt im Territorium der A. cerebri media links. a Bild des territorialen Hirninfarkts in der CT mit deutlicher Verlagerung der Mittellinie auf die gesunde Seite. **b** Zustand nach dekompressiver Hemikraniektomie (gleicher Patient). Die Mittellinie ist nicht mehr auf die gesunde Seite verlagert, das Infarktgebiet dehnt sich deutlich über die entfernte Kalotte aus.

Pneumonie

Ungefähr bei 10 % aller Patienten mit einem akuten Schlaganfall kommt es in den ersten Tagen zu einer Pneumonie, die antibiotisch behandelt werden muss. Ursachen dieser Pneumonie sind Schluckstörungen mit stiller Aspiration von Speichel, das fehlende Abhusten aufgrund motorischer Beeinträchtigungen und Vigilanzstörungen, aber auch eine passagere Immundefizienz infolge des Schlaganfalls selbst.

Tiefe Venenthrombose

Durch die Immobilisierung sind Schlaganfallpatienten thrombosegefährdet. Die durchaus häufige tiefe Venenthrombose hat ihrerseits als häufigste Komplikation eine Lungenembolie. Niedermolekulare Heparinoide oder niedrigdosiertes unfraktioniertes Heparin reduzieren das Risiko einer tiefen Venenthrombose um annähernd 80 % und das der Lungenembolie um ca. 60 %. Beim Hirninfarkt kann mit dieser Therapie unmittelbar am ersten Tag begonnen werden.

> **CAVE** Nach einer Thrombolyse sollte die Thromboseprophylaxe erst am 2. Tag und bei der intrazerebralen Blutung wenige Tage später begonnen werden.

Demenz

Nicht nur im Rahmen einer zerebralen Mikroangiopathie kann sich eine Demenz entwickeln, multiple Hirninfarkte oder intrazerebrale Blutungen in strategisch relevanter Lage tragen ebenfalls zu einer vaskulären Demenzentwicklung bei. Jeder dritte Schlaganfallpatient entwickelt im weiteren Verlauf eine Demenz. Die Vermeidung weiterer Schlaganfallereignisse durch eine effektive Sekundärprävention ist die wichtigste Maßnahme zur Prävention.

Depression

Eine relevante depressive Symptomatik entwickeln ungefähr 20–25 % der Patienten mit einem Häufigkeitsgipfel zwischen dem 3. und 6. Monat nach dem Schlaganfall. Das Risiko steigt mit dem Schweregrad der Behinderung, zugleich werden die funktionelle Erholung und die Mortalität nach einem Schlaganfall durch eine depressive Symptomatik negativ beeinflusst. Mögliche Ursachen sind sowohl eine Störung der Balance verschiedener Neurotransmitter durch den Schlaganfall selbst als auch eine Anpassungsstörung an ein Ereignis mit schweren Folgen für die Lebensqualität. Antidepressiva können die Symptomatik und das Rehabilitationsergebnis verbessern.

Spezielle Komplikationen der Subarachnoidalblutung

Schon die Aneurysmaruptur und Blutung selbst kann zu einer maximalen intrakraniellen Drucksteigerung führen. Etwa 10 % aller aneurysmalen Subarachnoidalblutungen verlaufen hierdurch primär letal (vor einer Krankenhausaufnahme). Infolge des ausgetretenen Bluts mit subarachnoidalem Liquor-Resorptionsblock können die Patienten binnen Stunden einen neurochirurgisch behandlungsbedürftigen Hydrozephalus entwickeln. Zwischen Tag 4 und Tag 14 nach der Aneurysmaruptur kommt es zu reaktiven Verengungen (Vasospasmen) der subarachnoidalen Arterien mit konsekutiven Durchblutungsstörungen und zerebralen Infarkten. Diese Vasospasmen entwickeln sich durch die Einwirkung der Blutabbauprodukte im subarachnoidalen Liquorraum. Oft entwickeln sich hierzu parallel eine Natriurese, Hyponatriämie und Hypovolämie, die die Entwicklung zerebraler Ischämien weiter begünstigen. Diese Komplikationen sind pathophysiologisch nur zum Teil verstanden und erfordern eine intensivmedizinische Behandlung. Infolge der zahlreichen Komplikationsmöglichkeiten beträgt die 30-Tages-Letalität der aneurysmalen Subarachnoidalblutung 30 %.

ABB. 5.21

Pneumonie

Häufig (10 %) entsteht eine Pneumonie nach Hirninfarkt durch Aspiration und transiente Immundefizienz.

Tiefe Venenthrombose

Durch Immobilisierung steigt die Thrombosegefahr. Das Risiko wird durch Heparin reduziert.

CAVE

Demenz

Jeder 3. Patient entwickelt im längeren Verlauf nach Schlaganfall eine Demenz. Prävention durch sekundäre Schlaganfallprophylaxe.

Depression

Häufig (20–25 %) kommt es nach Schlaganfall zu einer Depression → Prognose ↓. Therapie mit Antidepressiva kann die Symptome lindern.

Spezielle Komplikationen der Subarachnoidalblutung

erhöhtes Risiko sekundärer Ischämien (30-Tages-Letalität 30 %):
• letaler Verlauf durch intrakranielle Drucksteigerung (10 %)
• Hydrocephalus malresorptivus
• Gefahr von Vasospasmen zwischen Tag 4 und 14
• häufig Hyponatriämie und Hypovolämie

5.7 Epidemiologie, Risikofaktoren und Prävention des Schlaganfalls

5.7 Epidemiologie, Risikofaktoren und Prävention des Schlaganfalls

Der Schlaganfallprävention kommt eine hohe „allgemeinmedizinische" Bedeutung zu. Wichtig ist hierbei die Behandlung sowohl von direkten Ursachen als auch Risikofaktoren. Anhand seines individuellen Profils ergibt sich eine optimale Prävention für jeden.

Epidemiologie und Prävention sind für manche möglicherweise weniger fesselnd als die Akutmedizin, aber sicher nicht weniger wichtig: Eine Akuttherapie kann für den Betroffenen von großer heilender Bedeutung sein, beeinflusst die sozialmedizinische Bedeutung der zugrunde liegenden Erkrankung aber praktisch nicht. Dazu ist die Präventivmedizin hingegen durchaus in der Lage. Etwas überspitzt formuliert lassen sich mit ihr sogar mehr Leben retten als mit der Akutversorgung, allerdings etwas weniger offensichtlich.

Die Ursachensuche kann bei einem Hirninfarkt z. B. zu einer hochgradigen Stenose der A. carotis interna führen, bei einer intrazerebralen Blutung zu einem AV-Angiom oder bei einer Subarachnoidalblutung zu einem Aneurysma. Weit im Vorfeld des akuten Ereignisses haben aber Risikofaktoren, genetische oder andere Faktoren diese Ursache entstehen lassen und dazu beigetragen, dass eine Destabilisierung zum akuten Schlaganfallereignis führt. Demgemäß beschreiben Ursache (Ätiologie) und Risikofaktoren unterschiedliche Ebenen der Kausalität, wobei man in vielen Konstellationen davon ausgehen kann, dass die Risikofaktoren zur Entstehung einer Ursache und im Verlauf auch zur Destabilisierung derselben beitragen.

Die unmittelbare Verbindung zwischen Ursache und Ereignis ist in der Regel wesentlich zwingender als zwischen Risikofaktor und Ereignis. Trotzdem sind die sog. vaskulären Risikofaktoren mit allen Schlaganfallsubtypen in unterschiedlichem Ausmaß verknüpft, obwohl die unmittelbar auslösenden Ursachen natürlich sehr unterschiedlich sein können. Diese Ebenen auseinanderzuhalten ist nicht immer einfach, aber von großer Bedeutung, um eine optimale Prävention für jeden einzelnen Patienten zu finden, selbst wenn dies Therapien beinhaltet, deren unmittelbarer Effekt im Einzelfall nicht nachzuweisen ist.

5.7.1 Häufigkeit

Der Schlaganfall ist eine häufige „Volkskrankheit". 80–85 % sind Hirninfarkte, ca. 10–15 % Hirnblutungen und ca. 4 % SABs.

5.7.1 Häufigkeit

Volkskrankheit Aufgrund der hohen Anzahl an Neuerkrankungen und der großen sozialmedizinischen Bedeutung ist der Schlaganfall eine „Volkskrankheit". Die Anzahl der Ersterkrankungen pro Jahr beträgt in Deutschland ca. 120–170 pro 100.000 Einwohner (ohne transitorische ischämische Attacken). 80–85 % davon sind Hirninfarkte, ca. 10–15 % nichttraumatische Hirnblutungen und ca. 4 % nichttraumatische Subarachnoidalblutungen.

Die Inzidenz steigt mit dem Alter (➤ Abb. 5.22). Zunahme durch demografische Entwicklung.

Altersabhängigkeit Die Häufigkeit des Schlaganfalls ist sehr stark altersabhängig (➤ Abb. 5.22). Legt man die demografische Entwicklung der Bevölkerung in den Industrienationen zugrunde, so lässt sich hochrechnen, dass die Häufigkeit bis zum Jahre 2050 um bis zu 50 % zunehmen könnte.

ABB. 5.22

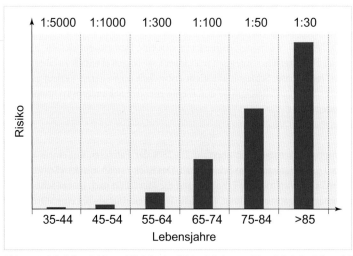

Abb. 5.22 Jährliches Schlaganfallrisiko in Abhängigkeit vom Alter. Mit jeder Lebensdekade erhöht sich das Schlaganfallrisiko um das 2–3-Fache. [L126]

Männer sind ca. 25–30 % häufiger betroffen.

Geschlechtsabhängigkeit Männer haben ein höheres Risiko als Frauen, einen Schlaganfall zu erleiden (ca. 25–30 % höher). Weil Frauen aber älter werden als Männer, ist der Anteil der Frauen in der Bevölkerung mit zunehmendem Alter größer, sodass es annähernd gleich viele weibliche wie männliche Schlaganfallpatienten gibt.

1-Jahres-Letalität: 37 %. Bei Blutungen 4-mal höher als beim Hirninfarkt.

Letalität Innerhalb der ersten 28 Tage versterben in Deutschland ca. 20 % der Patienten an den Folgen des Schlaganfalls. Nach 3 Monaten sind ca. 28 % und nach 12 Monaten ca. 37 % der Betroffenen verstorben. Die Sterblichkeit der intrazerebralen Blutung ist ca. doppelt so hoch wie die des Hirninfarkts, in den ersten Wochen sogar 4-mal höher.

5.7.2 Risikofaktoren

Neben Alter und männlichem Geschlecht sind weitere Faktoren und prädisponierende Erkrankungen identifiziert worden, die mit einem erhöhten Schlaganfallrisiko assoziiert sind (> Tab. 5.9). Hierbei handelt es sich um die klassischen, auch für die koronare Herzkrankheit bekannten vaskulären Risikofaktoren. Die Stärke des Zusammenhangs zwischen dem Risikofaktor und der Schlaganfallwahrscheinlichkeit lässt sich durch das sog. relative Risiko beschreiben. Dieser Zahlenwert gibt an, um welchen Faktor das Risiko erhöht ist, wenn der Risikofaktor vorliegt. Je höher das relative Risiko und je häufiger der Risikofaktor in der Bevölkerung, desto wichtiger ist der Risikofaktor für die Gesamtzahl aller Schlagfälle in der Bevölkerung.

5.7.2 Risikofaktoren
Die meisten Risikofaktoren decken sich mit denen der koronaren Herzkrankheit (> Tab. 5.9). Wirkungsstärke und Häufigkeit eines Risikofaktors bestimmen seine epidemiologische Bedeutung.

Tab. 5.9 Klassische vaskuläre Risikofaktoren mit relativem Risiko und Häufigkeit in der Bevölkerung und ihre Beziehung zu den Schlaganfallsubtypen.

TAB. 5.9

Faktor	Prävalenz	Relatives Risiko	Hirninfarkt	IZB	SAB
Rauchen	25 %	1,8	+++	+	+++
Übergewicht	18 %	1,8–2,4	++	++	–
körperliche Inaktivität	25 %	2,7	++		–
starker Alkoholkonsum	2–5 %	1,6	+	++	+++
positive Familienanamnese für Schlaganfall (Verwandter 1. Grades jünger als 60 Jahre)	1 %	1,5–2,0	++	++	+++
arterielle Hypertonie			+++	+++	+++
• ‹ 50 Jahre	• 20 %	• 4,0			
• 50–60 Jahre	• 30 %	• 3,0			
• 60–70 Jahre	• 40 %	• 2,0			
• 70–80 Jahre	• 55 %	• 1,4			
• › 80 Jahre	• 60 %	• 1,0			
Diabetes mellitus	4–8 %	2,0	+++	++	–
Hypercholesterinämie	30 %	1,8–2,6	++	+	–
Vorhofflimmern		2,6–10	+++	–	–
• 50–59 Jahre	• 0,5 %				
• 60–69 Jahre	• 1,8 %				
• 70–79 Jahre	• 4,8 %				
• 80–89 Jahre	• 8,8 %				
› 60%ige Stenose der A. carotis interna bei Patienten › 65 Jahre	2 %	1,5–2,5	++	–	–
Migräne mit Aura; das Risiko steigt erheblich mit weiteren Risikofaktoren (vor allem hochdosierte orale Östrogensubstitution, Rauchen, Hypertonie)	♂: 0,6–0,8 % ♀: 1,2–1,4 %	1,8–6,0	+	–	–
spezielle prädisponierende Konstellationen					
inzidentelles intrakranielles Aneurysma	3 %	1,2–1,5	–	–	++
inzidentelles intrakranielles AV-Angiom			–	++	–

IZB = intrazerebrale Blutung; SAB = Subarachnoidalblutung; +++ = starker Einfluss; ++ = mittlerer Einfluss; + = geringer Einfluss; – = kein Einfluss

5.7.3 Prävention des Schlaganfalls

5.7.3 Prävention des Schlaganfalls

> **MERKE** **Primärprävention** bedeutet die Verhinderung eines ersten Schlaganfalls bei einem zerebrovaskulär asymptomatischen Menschen: Verringerung und Behandlung der Risikofaktoren, evtl. Ausschaltung spezieller Risikokonstellationen.
>
> **Sekundärprävention** bedeutet die Verhinderung eines weiteren Schlaganfalls bei einem zerebrovaskulär symptomatisch gewesenen Patienten: Verringerung und Behandlung der Risikofaktoren plus spezielle Therapie der auslösenden Ursache.
> **Tertiärprävention** bedeutet die Verhinderung von Komplikationen.

MERKE

Primärprävention

Die Verhinderung von Krankheit ist eine der wichtigsten, aber auch schwierigsten Aufgaben des ärztlichen Handelns. Da dies nicht nur durch Pharmaka, sondern vor allem durch Lebensstilmodifikation zu erreichen ist, sind nicht nur Ärzte, sondern auch andere Gruppen der Gesellschaft gefordert. Ein positives Beispiel ist die erfolgreiche Kampagne gegen das Rauchen, ein negatives die Entwicklung des Körpergewichts in der Gesamtbevölkerung. Mögliche Maßnahmen der Primärprävention sind:

Raucherentwöhnung Raucher sollten mit dem Rauchen aufhören. Um sie dabei zu unterstützen, kann es sinnvoll sein, das Nikotin über eine bestimmte Zeit zu substituieren, sie pharmakologisch zu unterstützen oder sie verhaltenstherapeutisch zu begleiten. Dieser Faktor verliert nach ca. 5 Jahren Abstinenz seine schädigende Wirkung auf das Herz-Kreislauf-System.

Blutdruck einstellen Die Normalisierung eines erhöhten Blutdrucks ist eine der effektivsten Maßnahmen, um das Risiko eines Schlaganfalls zu senken. Die Auswahl der dafür eingesetzten Medikamente folgt den diesbezüglichen Leitlinien sowie den Begleiterkrankungen des Patienten.

Primärprävention

Prävention ist wichtiger Teil des ärztlichen Handelns. Hierzu gehören nicht nur Medikamente, sondern auch Ratschläge zum Lebensstil.

Nichtrauchen muss gefördert, der Blutdruck normalisiert werden (Lebensstil, ggf. Medikation).

MERKE

PRAXISTIPP

TAB. 5.10

MERKE Würde es gelingen, alle Menschen mit einem Bluthochdruck effektiv zu behandeln, könnte die Schlaganfallhäufigkeit in der Bevölkerung um mehr als die Hälfte gesenkt werden.

Fettstoffwechsel optimieren Signifikant erhöhte LDL- und Gesamtcholesterinwerte sollten durch Ernährungsmaßnahmen und ggf. durch die Gabe von Statinen gesenkt werden. Dies gilt vor allem für Menschen mit weiteren Gefäßrisikofaktoren oder bereits bestehenden atherosklerotischen Erkrankungen.

PRAXISTIPP

Lebensstilmodifikation

Ein krankheitsvorbeugender Lebensstil umfasst neben fettarmer, obst- und gemüsereicher Ernährung mit reduziertem Kaloriengehalt („mediterrane Diät") regelmäßige körperliche Aktivität, insbesondere Ausdauersportarten. Daneben steht die pharmakologische Kontrolle wichtiger vaskulärer Risikofaktoren, vor allem der arteriellen Hypertonie, im Vordergrund.

Grundsätzlich sollte ein Diabetes mellitus gemäß einschlägigen Leitlinien therapiert werden.

Anhand des CHA$_2$DS$_2$-VASC-Scores (> Tab. 5.10) kann das Schlaganfallrisiko bei Vorhofflimmern bestimmt werden. Ab einem Score ≥ 2 oder nach Ereignis sollte eine orale Antikoagulation eingeleitet werden.

Diabetes mellitus therapieren Die Behandlung von Patienten mit Diabetes mellitus folgt den diesbezüglichen Leitlinien, es fehlt allerdings bislang der Beweis, dass eine optimierte Einstellung das Schlaganfallrisiko senkt.

Antikoagulation bei Vorhofflimmern Bei Patienten mit Vorhofflimmern und hohem Schlaganfallrisiko ist eine orale Antikoagulation sinnvoll. Das Risiko kann anhand des CHA$_2$DS$_2$-VASC-Scores (> Tab. 5.10) abgeschätzt werden. Der Score kann Werte zwischen 0 und 9 Punkten annehmen, das jährliche Schlaganfallrisiko erhöht sich mit steigendem Punktwert und erreicht beim höchsten Punktwert (9) mehr als 15 % pro Jahr. Eine wichtige Grenze markiert der Punktwert von 2, ab dessen Erreichen eine orale Antikoagulation mit einem Behandlungsvorteil verbunden ist (s. u.). Der Score unterscheidet nicht zwischen Primär- und Sekundärprävention. Bereits nach einem ischämischen Ereignis sind 2 Punkte erreicht und somit eine orale Antikoagulation – unabhängig vom Vorhandensein der anderen Faktoren – indiziert.

Tab. 5.10 CHA$_2$DS$_2$-VASC-Score.

	Merkmal	Punkte
C	„congestive heart failure" (Herzinsuffizienz)	1
H	arterielle Hypertonie	1
A$_2$	Alter ≥ 75 Jahre	2
D	Diabetes mellitus	1
S$_2$	Hirninfarkt, TIA oder systemische Embolie	2
V	vaskuläre Erkrankung wie koronare Herzkrankheit oder periphere arterielle Verschlusskrankheit	1
A	Alter 65–74 Jahre	1
SC	„sex category" (weibliches Geschlecht)	1

3 Prinzipien der oralen Antikoagulation bei Vorhofflimmern:
- Vitamin-K-Hemmung (Phenprocoumon, Warfarin)
- direkte Thrombin-Hemmung (Dabigatran)
- Faktor-X-Hemmung (Apixaban, Edoxaban und Rivaroxaban)

Bislang waren Vitamin-K-Antagonisten die Standardtherapie. Aufgrund ihrer besseren Handhabbarkeit und ihres geringeren Hirnblutungsrisikos werden zunehmend die „neuen oralen Antikoagulanzien" (NOACs) verschrieben. Unklar ist noch, ob auch elektrische oder medikamentöse Rhythmisierung das Schlaganfallrisiko senken.

Zur oralen Antikoagulation bei Vorhofflimmern stehen 3 pharmakologische Wirkprinzipien zur Verfügung:
- **Vitamin-K-Antagonist** (Phenprocoumon, Warfarin): Die Vitamin-K-abhängigen Gerinnungsfaktoren II, VII, IX und X werden in ihrer Konzentration und damit in ihrer Wirkung reduziert. Die relative Risikoreduktion bezüglich eines embolischen Ereignisses beträgt 60–70 %, die absolute Risikoreduktion liegt bei 7–8 % pro Jahr (NNT = 13). Vitamin-K-Antagonisten gelten als Referenzsubstanzen der oralen Antikoagulation. Die Wirksamkeit wird über die Bestimmung der INR (International Normalized Ratio) erfasst; anzustreben ist eine INR zwischen 2,0 und 3,0; darunter liegt kein gesicherter antikoagulatorischer Effekt vor, oberhalb steigt die Blutungswahrscheinlichkeit an. Die INR muss regelmäßig bestimmt werden, um die individuelle Dosis festzulegen. Hauptkomplikation ist die intrakranielle Blutung mit einer Wahrscheinlichkeit von ca. 0,8 % pro Jahr. Ein spezifisches Antidot gibt es nicht, die hochdosierte Gabe von Gerinnungsfaktoren (z. B. PPSB) kann den Effekt relativ schnell aufheben, die Gabe von Vitamin K erhöht die körpereigene Produktion der Gerinnungsfaktoren.
- **Direkter Thrombinantagonist** (Dabigatran): Der aktive Faktor IIa wird durch Dabigatran kompetitiv und reversibel gehemmt. Dabigatran hat eine Plasmahalbwertszeit von 12–14 Stunden. Der ischämiepräventive Effekt von Dabigatran ist nicht geringer als der der Vitamin-K-Antagonisten, die hohe Dosis (2 × 150 mg/d) ist stärker wirksam. Die Rate intrakranieller Blutungen liegt aber nur zwischen 0,2 und 0,3 % pro Jahr. Idarucizumab ist ein spezifisches Antidot und hebt den antikoagulatorischen Effekt innerhalb weniger Minuten komplett und anhaltend auf. Regelmäßige Gerinnungskontrollen sind nicht notwendig, hingegen aber Kontrollen der Nierenfunktion.

* **Faktor-Xa-Antagonist** (Apixaban, Edoxaban, Rivaroxaban): Diese Substanzen inhibieren selektiv den Faktor Xa. Ihre Plasmahalbwertszeiten variieren zwischen 5 und 12 Stunden. Der ischämiepräventive Effekt ist nicht geringer als der der Vitamin-K-Antagonisten, die jährliche intrakranielle Blutungswahrscheinlichkeit liegt aber nur zwischen 0,25 und 0,5 %. Spezifische Antidote sind in der klinischen Prüfung. Regelmäßige Laborkontrollen der Nierenfunktion sind notwendig, Kontrollen der Gerinnungsparameter aber nicht.

Die direkten Thrombin- und Faktor-Xa-Antagonisten fasst man unter dem Terminus „neue orale Antikoagulanzien" (NOACs) zusammen. Dass eine elektrische oder medikamentöse Rhythmisierung des Vorhofflimmerns das Schlaganfallrisiko senkt, konnte bislang nicht gezeigt werden, somit besteht auch hier eine Indikation zur Antikoagulation.

Inzidentelles intrakranielles Aneurysma

Etwa 3 % aller Menschen unserer Bevölkerung tragen ein intrakranielles arterielles Aneurysma. Nur sehr wenige von ihnen werden hieran erkranken und es bemerken. Gelegentlich wird aber ein solches Aneurysma anlässlich der Abklärung ganz anderer Beschwerden zufällig gefunden, meistens in der MRT. Ob ein solches inzidentelles intrakranielles Aneurysma primärprophylaktisch (operativ oder endovaskulär) ausgeschaltet werden sollte, muss besonders sorgfältig abgewogen werden, da das Behandlungsrisiko in vielen Fällen das Erkrankungsrisiko übersteigt. In diese Abwägung gehen die Größe und Lage des Aneurysmas ebenso ein wie das Alter (Lebenserwartung) des Patienten.

> **LERNTIPP** Intrakranielle Aneurysmen werden zunehmend nebenbefundlich in einer zerebralen Bildgebung aufgedeckt. Die Indikation zur Intervention hängt stark von einer individuellen Einschätzung ab, die das Ruptur- gegen das Eingriffsrisiko abzuwägen hat.

Nichtrupturiertes zerebrales AV-Angiom

Nichtrupturierte zerebrale AV-Angiome werden entweder zufällig oder bei der Ursachenklärung eines epileptischen Anfalls gefunden, meistens in der MRT. Sie sind seltener als Aneurysmen. Prinzipiell stehen für ihre Ausschaltung operative, endovaskuläre und radiotherapeutische Möglichkeiten zur Verfügung. Die Therapierisiken rechtfertigen jedoch bisher keine Empfehlung einer (primärpräventiven) Angiomausschaltung vor einer Angiomblutung.

Sekundärprävention

Nach einem ersten Schlaganfall oder einer TIA werden einerseits die klassischen vaskulären Risikofaktoren wie bei der Primärprävention behandelt. Andererseits wird eine ursachenbasierte spezielle Behandlung begonnen, die umso effektiver vor einem weiteren Schlaganfall schützt, je besser sie auf die zugrunde liegende Ätiopathogenese abgestimmt ist. In der Regel bedeutet das eine medikamentöse Therapie, in bestimmten Konstellationen sind aber auch Operationen oder andere Interventionen sinnvoll.

> **FALL** Nun endlich ist etwas Zeit, über das Geschehen nachzudenken. Frau K. (58 Jahre) sitzt in ihrem Zimmer in der neurologischen Rehabilitationsklinik und lässt die vergangenen 14 Tage Revue passieren. Am Anfang standen eine kurzfristige Lähmung des rechten Arms und eine Sprachstörung. Frau K. erinnert sich sehr genau an dieses merkwürdige Phänomen, das sie nicht richtig einordnen konnte. Nach 1 Stunde war der Spuk vorbei und sie maß dem keine weitere Bedeutung bei. Der nächste Tag aber war ein Albtraum. Während der Arbeitszeit kam es erneut zu diesen Beschwerden, diesmal aber wesentlich stärker, und es war ihr unmöglich, irgendwie mit der Umwelt zu kommunizieren. Ein beängstigender Zustand! Glücklicherweise hatten die Arbeitskollegen gut reagiert und sofort einen Rettungswagen gerufen, der auch nach ca. 10 Minuten vor Ort war. Frau K. kann sich an die dann folgenden Einzelheiten nicht genau erinnern, aber sie weiß noch, dass sie sowohl von den Rettungssanitätern als auch von den Ärzten im Krankenhaus immer dieselben Sachen gefragt wurde und fortwährend ihre rechte Körperhälfte bewegen sollte, wozu sie aber nicht imstande war. Sie hatte sich wie gefangen im eigenen Körper gefühlt. In der Untersuchungsröhre musste sie lange liegen und fühlte sich sehr einsam und verlassen. Danach entschieden sich die Ärzte in der Stroke Unit für eine Thrombolyse. An den Rest des Tages und die darauffolgende Nacht kann sie sich nicht mehr erinnern. Gelegentlich hatten ein Arzt und eine Schwester nach ihr geschaut, am nächsten Morgen ging es doch deutlich besser. Der rechte Arm zeigte erste Bewegungseffekte und sie konnte wenigstens mit „ja" und „nein" antworten. Durch viel Übung und intensive Therapie verbesserte sich der Zustand in den kommenden Tagen kontinuierlich, aber dann sagten die Ärzte, sie müsse noch am linken Halsgefäß operiert werden. Der nächste Schock. Dies konnte sie gar nicht verstehen, aber offensichtlich war die Halsschlagader hochgradig eingeengt und für den Schlaganfall verantwortlich gewesen. Es dauerte 1–2 Tage, bis sie begriffen hatte, dass diese Operation nicht ihre Symptome verbessern, sondern sie vor weiteren Schlaganfällen schützen sollte. Am folgenden Tag wurde sie aus ihrem Zimmer direkt in den Operationssaal gebracht und erwachte mit Halsschmerzen in einem anderen Zimmer. Nach 2 weiteren Tagen konnte sie gehfähig hier in die Rehabilitationsklinik verlegt werden. Endlich angekommen! Nun muss sie eine ganze Reihe Tabletten schlucken, der Hals schmerzt immer noch, aber sie hat eindeutig das Gefühl, dass es wieder bergauf geht.

Nur sehr wenige intrakranielle Aneurysmen werden symptomatisch. Manche werden aber zufällig (inzidentell) gefunden.

Zerebrale AV-Angiome sollten nicht primärpräventiv behandelt werden.

Sekundärprävention
Die Sekundärprävention nach Schlaganfall oder TIA richtet sich nach Ursache und Risikofaktoren.

TIA, Hirninfarkt

TIA, Hirninfarkt: Rezidivrisiko von ca. 10 % in den ersten 3 Monaten! Thrombozytenaggregationshemmer schützen vor atherothrombotischen Mechanismen, Antikoagulanzien vor kardiogenen Embolien, Statine senken das LDL-Cholesterin und stabilisieren Plaques, hochgradige Arteria-carotis-interna-Stenosen sollten beseitigt werden.

Thrombozytenaggregationshemmung: Azetylsalizylsäure (ASS) verhindert die Plättchenaggregation über Zyklooxygenase-Hemmung, Clopidogrel über ADP-Rezeptor-Hemmung. Relative Risikoreduktion von ca. 20 % unter ASS und Clopidogrel.
- Indikation: Primär- und Sekundärprophylaxe vaskulärer Krankheiten
- Kontraindikation: bekannte Allergie
- typische gastrointestinale Nebenwirkungen sowie Blutungsrisiko ↑

Operative Thrombendarteriektomie: Indikation bei extrakraniellen ≥ 70%igen symptomatischen Stenosen. Voraussetzung ist ein perioperatives Schlaganfall- und Todesrisiko von ≤ 5 %.

ABB. 5.23

TIA, Hirninfarkt

Das Rezidivrisiko nach einer TIA oder einem Hirninfarkt beträgt ca. 10 % in den ersten 3 Monaten und ist in den ersten Tagen und Wochen am höchsten.

Embolieprophylaxe Bei atherosklerotischen Gefäßerkrankungen werden Thrombozytenfunktionshemmer gegeben, die die Aggregationsfähigkeit der Thrombozyten herabsetzen und das Anhaften der Thrombozyten und die Thrombusbildung auf atherosklerotischen Plaqueformationen verringern. Zusätzlich senken HMG-CoA-Reduktasehemmer (Statine) nicht nur Gesamt- und LDL-Cholesterin, sondern stabilisieren auch die Plaqueformationen. In bestimmten Konstellationen hochgradiger Gefäßeinengungen haben sich zusätzlich operative oder endovaskuläre Eingriffe als effektiv erwiesen.

Thrombozytenaggregationshemmung Wirkstoffe der Thrombozytenaggregationshemmer sind:
- Azetylsalizylsäure (ASS)
- Clopidogrel

ASS hemmt die Zyklooxygenase (COX) irreversibel. Die COX katalysiert die Umwandlung von Arachidonsäure in Prostaglandine, Prostazyklin und Thromboxan. Sie kommt in 2 Isoformen vor, die beide durch ASS gehemmt werden. ASS wirkt in niedriger Dosierung gerinnungshemmend (über die Hemmung von Prostazyklin und Thromboxan) und in höherer Dosierung zusätzlich schmerzstillend (über die Hemmung der Prostaglandine).

Clopidogrel blockiert die ADP-Rezeptoren auf den Thrombozyten. Damit kann ADP dort nicht mehr binden und die Vernetzung der Thrombozyten über den GP-IIb/IIa-Rezeptorkomplex bleibt aus.

ASS und Clopidogrel führen in der Sekundärprophylaxe zu einer relativen Risikoreduktion von ca. 20 % gegenüber Placebo. Indikation ist die Primär- und Sekundärprophylaxe vaskulärer Krankheiten, Kontraindikation ist eine bekannte Allergie. Mögliche Nebenwirkungen sind Übelkeit, Magenschmerzen und Durchfall. Das Blutungsrisiko steigt leicht, wobei auch okkulte Blutungen über den Magen-Darm-Trakt bei älteren Patienten zunehmen können. Bei Clopidogrel sind Exantheme und Pruritus möglich.

ASS wird in einer Dosis von 50–150 mg/d gegeben, die typische Dosis von Clopidogrel liegt bei 75 mg/d.

Thrombendarteriektomie symptomatischer Karotisstenosen Neben einer medikamentösen Sekundärprophylaxe (Thrombozytenfunktionshemmer und Statin) ergibt sich eine gesicherte Indikation zu einer operativen Thrombendarteriektomie bei einem Stenosegrad ≥ 70 %. Die relative Risikoreduktion beträgt dann ca. 65 %, die NNT, um einen Schlaganfall zu verhindern, 5–7. Damit ist die operative Thrombendarteriektomie eine der effektivsten Präventionsmaßnahmen. Voraussetzung für diesen überzeugenden Effekt ist allerdings eine komplikationsarme Operation. Nach internationalen Vorgaben darf das perioperative Schlaganfall- und Todesrisiko nicht mehr als 5 % betragen. Alternativ hat sich die endovaskuläre Stent-Implantation zunehmend etabliert (> Abb. 5.23). Direkte Vergleichsuntersuchungen zeigen, dass dieses Verfahren vergleichbare Komplikationsraten und Langzeitergebnisse erbringt.

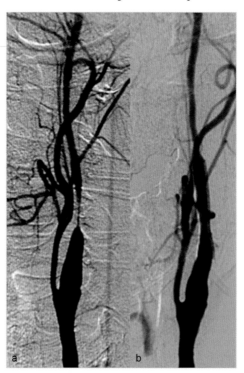

Abb. 5.23 Behandlung einer extrakraniellen Stenose der A. carotis interna. a Hochgradige Stenose der Arterie in der Angiografie. **b** Angiografie nach Stent-Implantation.

Hochgradige, intrakranielle symptomatische Stenosen sollten medikamentös behandelt werden.

Therapie bei hochgradiger intrakranieller Stenose Bei symptomatischen intrakraniellen Stenosen > 70 % Stenosegrad sollten für 3 Monate eine doppelte Thrombozytenfunktionshemmung (ASS und Clopidogrel, danach ASS allein) und Statine mit einem LDL-Ziel < 70 mg/dl gegeben werden. Zudem sollte auf eine konsequente Anpassung des Lebensstils geachtet werden. Die endovaskuläre Stent-Implantation ist technisch auch intrakraniell möglich, allerdings risikoreicher als extrakranielle Verfahren und deshalb der eben genannten „aggressiven" konservativen Behandlung unterlegen.

Antikoagulation bei Vorhofflimmern Patienten mit Vorhofflimmern sollten oral antikoaguliert werden. Die Wahl der Substanz (Vitamin-K-Antagonist oder NOAC) hängt mehr von individuellen Begleiterkrankungen und Symptomen ab, die NOACs sind mit einem niedrigeren intrakraniellen Blutungsrisiko verbunden.

Argumente gegen eine Antikoagulation können schwerwiegende Vorerkrankungen des Patienten sein (u. a. Demenz, Tumorleiden mit Blutungsgefahr, Z. n. intrazerebraler Blutung).

Alternativ zur oralen Antikoagulation kann ein sog. Vorhofokkluder in das Herzohr des linken Vorhofs implantiert werden. Zukünftige embolische Ereignisse können ähnlich effektiv verhindert werden. Langfristig ist dann eine Thrombozytenaggregationshemmung notwendig, keine orale Antikoagulation. Dieser Eingriff sollte Patienten vorbehalten sein, die eine eindeutige Kontraindikation gegen eine langfristige Antikoagulation haben.

Antikoagulation bei Thrombophilie Liegt als Ursache eines Hirninfarkts eine erworbene oder angeborene Thrombophilie vor, erfolgt in der Regel die orale Antikoagulation mit einem Vitamin-K-Antagonisten und einer Ziel-INR zwischen 2,0 und 3,0, gelegentlich auch darüber.

Vorgehen beim offenen Foramen ovale Eine lebenslange Behandlung mit Thrombozytenfunktionshemmern ist grundsätzlich indiziert, eine orale Antikoagulation bietet sich an, wenn zusätzlich eine Thrombophilie nachgewiesen wurde. Der interventionelle Verschluss eines persistierend offenen Foramen ovale (PFO) setzt eine hohe Wahrscheinlichkeit voraus, dass dieses ursächlich an der abgelaufenen Ischämie beteiligt war. Angesichts der Häufigkeit des PFO in der Normalbevölkerung (20–25 %) ist dies die Ausnahme.

Dissektionen

Nach der Diagnose einer Dissektion sollte eine Thrombozytenfunktionshemmung beginnen. Klinische Studien konnten keine Überlegenheit einer zeitlich begrenzten oralen Antikoagulation zeigen. Eine zusätzliche Behandlung mit Statinen ist nicht sinnvoll.

Intrazerebrale Blutung

Die Sekundärprävention nach einer intrazerebralen Blutung richtet sich nach deren Ursache. Eine arterielle Hypertonie muss konsequent behandelt, die Indikation zu einer oralen Antikoagulation sehr kritisch überprüft und eine arteriovenöse Malformation geeignet behandelt werden. Bei einer zerebralen Amyloidangiopathie ergeben sich keine spezifischen prophylaktischen Empfehlungen. Thrombozytenaggregationshemmer sollten in der Regel abgesetzt bzw. nicht eingenommen werden.

Subarachnoidalblutung

In den ersten 4 Wochen nach einer Aneurysmaruptur kommt es in ca. 40 % zu einer zweiten Ruptur, wenn die Blutungsquelle nicht ausgeschaltet wird. Daher ist es wichtig, das Aneurysma innerhalb der ersten 72 Stunden nach der Blutung zu verschließen, bevor die sog. Vasospasmen einsetzen. Als Verfahren für die Aneurysmaausschaltung stehen das endovaskuläre Coiling (Katheterangiografie mit Einbringung von Platinspiralen in den Aneurysmasack) und das mikrochirurgische Clipping (Trepanation und operative Ausschaltung des Aneurysmas) zur Verfügung. Welches Verfahren zum Einsatz kommt, hängt von Lage, Größe und Form des Aneurysmas und vom Zustand des Patienten ab. Diese Frage wird individuell und interdisziplinär geklärt (Neuroradiologie, Neurochirurgie).

ÜBUNGSFRAGEN FÜRS MÜNDLICHE MIT LÖSUNGSHILFEN

1. Nennen Sie die 3 häufigsten Ursachen von Hirninfarkten. Welches sind deren 3 wichtigste, therapeutisch beeinflussbare Risikofaktoren?

- Die häufigste Ursache ist eine Atherosklerose hirnversorgender Arterien (Makroangiopathie) mit konsekutivem Abgang arterio-arterieller Embolien oder lokalem atherothrombotischem Verschluss (Territorialinfarkte, Grenzzoneninfarkte).
- Nur wenig seltener sind thrombotische Verschlüsse von Aa. perforantes aus den basalen Hirnarterien auf dem Boden einer zerebralen Mikroangiopathie (lakunäre Infarkte) sowie kardiogene Thrombembolien beim Vorhofflimmern (Territorialinfarkte).
- Alle genannten Ursachen werden durch die beeinflussbaren Risikofaktoren arterielle Hypertonie, Rauchen und Diabetes mellitus in ihrer Entstehung begünstigt. Nicht beeinflussbare Risikofaktoren sind Alter, männliches Geschlecht und familiäre Belastung. „Risikofaktoren" und „Ursachen" hängen zwar zusammen, sind aber konzeptionell zu trennen.

Orale Antikoagulation:
- bei Vorhofflimmern und Hirninfarkt – außer bei schweren Vorerkrankungen, vor allem hoher Blutungsgefahr

- bei Thrombophilie

Ein offenes Foramen ovale allein ist keine Indikation zur Antikoagulation. In speziell begründeten Einzelfällen kann ein Verschluss sinnvoll sein.

Dissektionen → Thrombozytenaggregationshemmer

Intrazerebrale Blutung: → Behandlung einer arteriellen Hypertonie; je nach Ursache Absetzen von gerinnungshemmenden Medikamenten

Subarachnoidalblutung: hohes Rezidivrisiko nach Aneurysmaruptur → Ausschaltung der Blutungsquelle innerhalb von 72 h – je nach Lage, Größe und Form des Aneurysmas durch endovaskuläres Coiling oder mikrochirurgisches Clipping

IMPP-Schwerpunkte
- !! Differenzialdiagnosen (Sinus-Venen-Thrombose) und klinisches Management des Schlaganfalls (Stroke Unit, Therapie)
- ! Anatomie und vaskuläre Versorgung des Gehirns, Ursachen, Symptome und diagnostische Schritte bei Schlaganfall

NKLM-Lernziele
Eine Übersicht der dem Fach zugeordneten NKLM-Lernziele findest Du im Anhang ab Seite 510.

2. Nennen Sie 3 evidenzbasierte Therapieverfahren der akuten Hirnischämie mit drohendem Hirninfarkt.
• Die Behandlung auf einer spezialisierten Station (Stroke Unit) reduziert die Letalität und Morbidität des Schlaganfalls. • Die spätere Behinderung infolge eines Hirninfarkts wird durch die Gabe von rt-PA binnen 4,5 Stunden nach Symptombeginn reduziert (Voraussetzung: bildgebender Blutungsausschluss). • Sollte der Verschluss einer großen basalen Hirnarterie die Ursache sein (A. cerebri media, intrakranielle A. carotis interna, A. basilaris), so ist eine zusätzliche endovaskuläre mechanische Rekanalisierung binnen 6 Stunden nach Symptombeginn sehr effektiv (Voraussetzung: bildgebender Nachweis des Verschlusses und Ausschluss ausgedehnter Infarktzeichen).
3. Was unterscheidet höchstwahrscheinlich hypertensiv bedingte („typische") intrazerebrale Blutungen von „atypischen"?
• Neben der Anamnese einer arteriellen Hypertonie vor (!) dem Blutungseintritt wird diese Unterscheidung durch die Lage der Blutung getroffen: „Hypertensive" Blutungen entstehen aus den für diesen Risikofaktor besonders anfälligen Aa. perforantes der basalen Hirnarterien. Sie liegen daher in Putamen, Thalamus, Capsula interna oder Pons („typisch"). • Ebendiese tiefen Gebiete bleiben von Blutungen im Rahmen arteriovenöser Malformationen, venöser Thrombosen oder zerebraler Amyloidangiopathien meistens frei. Letztere Blutungen liegen daher typischerweise „lobär", d. h. oberflächlicher, kortikosubkortikal („atypisch"). „Atypisch" und „typisch" sind daher streng genommen stets mit „für eine hypertensive Genese" zu verknüpfen.
4. Die „übersehene Subarachnoidalblutung" gehört zu den problematischsten neurologischen Fehlern in Notaufnahmen. Welche Symptome und Befunde müssen den „SAB-Verdacht" bei einem Kopfschmerzereignis verstärken? Was ist diagnostisch zu tun?
Charakteristisch ist der holozephale Vernichtungskopfschmerz so noch nie gekannter Art und Stärke („thunderclap headache"). Noch charakteristischer ist das Erreichen des Kopfschmerzmaximums binnen weniger Sekunden, was z. B. für eine Migräne untypisch ist. Schon diese Konstellation muss also eine Ausschlussdiagnostik mittels CT und ggf. Lumbalpunktion auslösen. Begleiterscheinungen wie Übelkeit, Erbrechen (kommt aber auch bei Migräne vor), Vigilanzminderung und Nackensteife steigern den Verdacht noch weiter. Zeigt die CT keine Blutung, so sollte in der Regel eine Lumbalpunktion folgen. Farblos klarer Liquor schließt eine Subarachnoidalblutung aus.

Infektionskrankheiten des zentralen und peripheren Nervensystems

Erich Schmutzhard, Gabriele Arendt, Eva Schielke, Oliver Keppler, Matthias Sitzer

Aus Studentensicht

Was treibt einen Mann dazu, sich das Ohr abzuschneiden? Diese Frage stellen sich wohl viele beim Betrachten der Werke von Vincent van Gogh. Der Maler litt unter einigen psychiatrischen Erkrankungen, seine psychotischen Episoden könnten aber auf eine Neurosyphilis zurückzuführen sein. Obwohl diese heute selten ist, bleibt sie eine gefürchtete Infektionskrankheit mit Langzeitkomplikationen.
Im Vergleich dazu ist die akute Meningitis eine häufige Infektion des Nervensystems, die besonders im Kindes- und Jugendalter schwere Verläufe nehmen kann. Es ist essenziell, dass du die Meningitis-Zeichen beherrschst und ggf. die korrekte Therapie einleiten kannst, denn hier zählt jede Minute! Freu dich auf viele weitere spannende Themen, wie die Neuroborreliose oder -listeriose, die internistische und neurologische Themen verknüpfen!

Grundsätzlich kann jeder humanpathogene Erreger das zentrale Nervensystem, das periphere Nervensystem, eventuell die zu- und abführenden Blutgefäße und die Muskulatur befallen. Ein solcher Erreger, der eine Infektion des Nervensystems auslöst, muss allerdings imstande sein, die natürlichen Barrieren, d. h. die Blut-Hirn-Schranke und die Abwehrmechanismen des Wirts, zu überwinden. Hat er das geschafft und breitet er sich dann hämatogen, per continuitatem (aus benachbarten, parameningealen Strukturen) oder neurogen aus, hängt es von seiner Generationszeit und der Immunantwort des Organismus ab, ob die Infektion perakut, akut, subakut oder chronisch verläuft.

6.1 Syndrome und (Leit-)Symptome

Eine exakte neurologische Untersuchung erlaubt es in den meisten Fällen, Symptome und Syndrome zu erfassen (> Tab. 6.1), mit denen der Prozess neuroanatomisch zugeordnet werden kann. Eine gezielte Diagnostik ist damit oft leichter möglich.
Klinische Leitsymptome   Welche neurologischen Symptome bei einer erregerbedingten Infektion im Nervensystem auftreten, hängt davon ab, wo sie stattfindet (> Tab. 6.1), wie akut sie ist und wie ausgedehnt: Bei einer eitrigen Meningitis sind die Symptome fulminant und wesentlich schwerer ausgeprägt als bei einer viralen Meningitis; ein chronischer Infektionsprozess des Hirnparenchyms verläuft oft hochgradig unspezifisch, eine akute Enzephalitis kann sich innerhalb von Stunden zu einem dramatischen und potenziell lebensbedrohlichen Prozess entwickeln. Oft genug ist es jedoch schwierig, die akute von der chronischen und die bakterielle z. B. von der viralen Infektion des ZNS zu unterscheiden. Häufig ist

Je nach infizierter Struktur des peripheren oder zentralen Nervensystems treten unterschiedliche, dafür typische Symptome auf (> Tab. 6.1).

TAB. 6.1

dies erst anhand mikrobiologischer und virologischer Untersuchungen des Liquors möglich. Eine schnelle Diagnose ist jedoch entscheidend, um unnötige Antibiotikagaben zu vermeiden und Ansteckungen des Personals vorbeugen zu können.

Tab. 6.1 Klinisch-neurologische Syndrome und Symptome, die eine neuroanatomische Zuordnung ermöglichen.

Lokalisation	Syndrom	Neurologische Hauptsymptome
Zentrales Nervensystem		
Meningen	• Meningitis • sub- oder epidurales Empyem	• Kopfschmerzen, Erbrechen, Fotophobie • bei Hirndruck: Bewusstseinstrübung • Herdsymptomatik
Hirnparenchym, diffus	Enzephalitis	• Bewusstseinsstörung • zerebrale Krampfanfälle (üblicherweise generalisiert) • multifokale Herdsymptomatik
Hirnparenchym, fokal	• Enzephalitis • Zerebritis • septische Herdenzephalitis • Abszess	• Herdsymptomatik (z. B. zentrale Paresen, positive Pyramidenbahnzeichen, kognitive Störungen, Aphasien, Sensibilitätsstörungen) • zerebrale Krampfanfälle (häufig fokal oder fokal beginnend, sekundär generalisiert)
Hirnstamm (hintere Schädelgrube)	• Hirnstammenzephalitis • Zerebellitis	• okulo- und pupillomotorische Störung • nukleäre Hirnnervenläsionen • Dysarthrie • beidseitige Pyramidenbahnläsionen, Tetraparese • Bewusstseinsstörung • Ateminsuffizienz, andere vegetative Symptome
Rückenmark	• Myelitis • paraspinales Empyem/Abszess	• Querschnittssymptomatik: Brown-Séquard-Symptomatik bei einem intramedullären Prozess • extramedulläre Symptomatik bei paraspinalem (sub- oder epiduralem) Empyem/Abszess
hirnzuführende Gefäße	Arteriitis	• plötzliche Herdsymptomatik entsprechend dem betroffenen Gefäßterritorium
hirnabführende Gefäße	septische Sinus-Venen-Thrombose	• Kopfschmerzen • zerebrale Krampfanfälle • rasch progredienter Hirndruck • fokale Herdsymptomatik
Peripheres Nervensystem		
spinale Wurzeln	Radikulitis	• schlaffe Paresen (Myotomzuordnung) • Hypo-, Areflexie; negative Pyramidenbahnzeichen • Sensibilitätsstörung (Dermatomzuordnung)
Plexus	Plexusneuritis	• schlaffe Paresen und Sensibilitätsstörungen entsprechen dem Versorgungsgebiet
periphere Nerven	Neuritis	• schlaffe Paresen und Sensibilitätsstörungen entsprechend dem Versorgungsgebiet
neuromuskulärer Übergang	myasthenes Syndrom	• schlaffe Paresen, tageszeitliche Verstärkung; keine Sensibilitätsstörung
quergestreifte Muskulatur	Myositis	• schlaffe Paresen, Schmerz- und Druckempfindlichkeit der betroffenen Muskulatur, keine Sensibilitätsstörung

Zur klassischen Trias (70 % der Fälle) der Meningitis gehören Kopfschmerzen, Meningismus und hohes Fieber.

Leitsymptome einer Meningitis Die klassische Trias umfasst Kopfschmerzen, Meningismus und hohes Fieber. Dieser Meningismus ist akzentuiert durch positive Kernig- und Brudzinski-Zeichen, im schwersten Fall bietet sich das Bild eines Opisthotonus (> Tab. 6.2). Bei einer schweren, fortgeschrittenen akuten eitrigen Meningitis (mit begleitender Sepsis) und bei alten Menschen findet sich gelegentlich eine Hypothermie. Dazu kommen am Anfang häufig Übelkeit, Erbrechen, Lichtscheue und Lärmüberempfindlichkeit. Rasch kann eine eitrige Meningitis mit Verwirrtheit, Vigilanzstörung und epileptischen Anfällen einhergehen. Die klassische Trias ist nur bei 70 % der Meningitispatienten vollständig ausgeprägt, dagegen ist bei jedem Meningitispatienten zumindest eines dieser 3 Symptome zu finden. Ein meningeales Syndrom ist nicht spezifisch für eine bestimmte Form einer ZNS-Infektion.

Tab. 6.2 Wirtsbedingte prädisponierende Faktoren für eine Infektionskrankheit des Nervensystems.

Immuninkompetenz (prädisponiert für opportunistische Infektionen)	Immunkompetenz
• unzureichende T-Zell- oder Monozyten-Funktion (z. B. HIV/AIDS) • unzureichende Granulozytenfunktion (Neutropenie) bei immunsuppressiver Therapie bzw. Posttransplantation • Immunglobulindefizienz • angeborene Komplementdefizienz (Meningokokken A) • Splenektomie (Pneumokokken – Sepsissyndrom)	• Zustand nach Schädel-Hirn-Trauma, Liquorleck • paranasale/parameningeale Infektionen (Sinusitis, Otitis, Mastoiditis) • Pneumonie • Diabetes mellitus • chronische Alkoholkrankheit • Leberzirrhose • Sichelzellerkrankung

Eitrige oder virale Meningitis Vonseiten der Leitsymptome kann nicht auf den Erreger einer Meningitis rückgeschlossen werden. Eine Hirnnervenbeteiligung inkl. Hörstörungen, Bewusstseinsstörungen (Hirndruckentwicklung durch Hirnödem oder Hydrozephalus/Pyozephalus), Hautveränderungen und Zeichen der systemischen Infektion (Sepsis bis septischer Schock) sind bei der eitrigen Meningitis wesentlich häufiger als bei viraler Meningitis. Bei einer bakteriellen Infektion sind die Symptome typischerweise stärker ausgeprägt.

Leitsymptome eines Hirnabszesses Symptome wie bei Meningitis plus fokal neurologische Defizite oder (fokale) epileptische Anfälle.

> **FALL** Ein 35-jähriger, bisher gesunder Mann leidet seit 2 Tagen an einem „grippalen Infekt" mit Glieder- und Gelenkschmerzen, Kopfschmerzen und Fieber bis 39 °C. Er stellt sich mit immer stärker werdenden Kopfschmerzen in der Notaufnahme vor.
> Der klinisch-neurologische Befund ist mit Ausnahme eines mittelgradigen Meningismus unauffällig. Blutbild, CRP und die kraniale CT zeigen keine Besonderheiten. Der anschließend durch eine Lumbalpunktion gewonnene Liquor ist farblos klar, zeigt aber eine lymphomonozytäre Zellzahlvermehrung von 58 Zellen/µl bei normalem Eiweiß- und Glukosegehalt. Diagnostiziert wird eine virale Meningitis. Die Kopfschmerzen bessern sich auf die Gabe von 3 × 50 mg/d Diclofenac.

> **FALL** Eine 68-jährige Patientin mit insulinpflichtigem Diabetes mellitus leidet seit einer Woche an heftigen Ohrenschmerzen und einer Hörminderung rechts. Seit ca. 4 Stunden hat sie heftige Kopfschmerzen und wird vom Notarzt in die Notaufnahme gebracht.
> Bei der Einlieferung ist die Patientin somnolent. Es fällt ein Herpes labialis auf, bei der klinisch-neurologischen Untersuchung ist ein schwerer Meningismus nachzuweisen, die Körpertemperatur liegt bei 39 °C. Laborchemisch finden sich eine Leukozytose, eine CRP-Erhöhung und eine Hyperglykämie. Die kraniale CT zeigt keine Besonderheiten. Der anschließend gewonnene Liquor ist trüb, zeigt eine granulozytäre Zellzahlvermehrung von 1.830 Zellen/µl, eine hohe Eiweiß- und Laktatkonzentration und einen auf 30 % des Serumwerts relativ erniedrigten Glukosegehalt. Diagnostiziert wird eine bakterielle Meningitis, vermutlich durch Pneumokokken. Die Patientin erhält sofort Dexamethason und Ceftriaxon i. v. Eine Stunde später meldet das Liquorlabor „grampositive Kokken".

6.2 Klinisches Management

Zwischen viraler und bakterieller Entzündung kann rein klinisch oft nicht unterschieden werden, dazu braucht es eine Liquoruntersuchung. Eine bakterielle Meningitis verläuft aber meist fulminanter als eine virale.

6.2 Klinisches Management

Erregerbedingte Erkrankungen des Nervensystems erfordern ein quervernetztes diagnostisches Denken, die typischen neurologischen Symptome werden häufig durch systemische Infektionszeichen (z. B. Fieber, Tachykardie, schweres Krankheitsgefühl, Hautveränderungen, Hyper- oder Hypothermie, Sepsis-Syndrom/septischer Schock bis zum Multiorganversagen) ergänzt und erlauben in der Zusammenschau und gemeinsam mit wesentlichen anamnestischen Hinweisen eine differenzialdiagnostische Eingrenzung, bei der es oft genug erforderlich ist, dass sie rasch und korrekt durchgeführt wird.

Erreger Im Hinblick auf den Erreger sind die Epidemiologie und seine regionale Resistenzsituation genauso wichtig wie die jeweilige Virulenz. Berücksichtigt man den natürlichen Verlauf der Erkrankung und die klinisch-neurologische Präsentation, können die wichtigsten diagnostischen Verfahren – insbesondere bildgebende Verfahren und Lumbalpunktion – gezielt eingesetzt werden.

Immunkompetenz Die Immunkompetenz des Wirtes trägt wesentlich dazu bei, welche Erreger in welcher Akuität welche neurologischen Symptome verursachen (➢ Tab. 6.3). Diese sog. prädisponierenden Faktoren müssen daher bekannt sein bzw. berücksichtigt werden, um die gezielte differenzialdiagnostische Abklärung zu erleichtern (z. B. eine Hirnbiopsie bei Verdacht auf progressive multifokale Leukenzephalopathie) bzw. die akut lebensrettende semiempirische antimikrobielle Therapie einzuleiten (z. B. bei Pneumokokkenmeningitis).

Das Erregerspektrum hängt von der Epidemiologie, der lokalen Resistenzsituation und der Immunkompetenz des Patienten ab.

6.2.1 Diagnostik

Bei Verdacht auf eine akute Infektionskrankheit des ZNS steht die Sicherung der Vitalfunktionen an erster Stelle (➢ Abb. 6.1). Die Anamnese gibt erste Hinweise auf die Ursachen der Infektion bzw. die Art der ZNS-Infektion. Für die Akutdiagnostik sind dann Blutkulturen, eine Schädel-CT und eine Lumbalpunktion wesentlich (➢ Abb. 6.1).

Besteht jedoch der klinische Verdacht auf eine bakterielle Meningitis, ist eine durch die Erstellung des Schädel-CTs bedingte Verzögerung unter allen Umständen zu vermeiden: Die Behandlung mit empirisch ausgewählten Antibiotika muss so schnell wie möglich beginnen, und bei Verdacht auf eine Pneumokokkenätiologie muss dieser Therapie die Applikation von 10 mg Dexamethason i. v. vorausgehen (➢ Kap. 6.3).

6.2.1 Diagnostik

In der **Akutdiagnostik** sind die zerebrale Bildgebung (➢ Tab. 6.3) und eine Erregergewinnung (Blutkultur, Liquor) wichtig.

ABB. 6.1

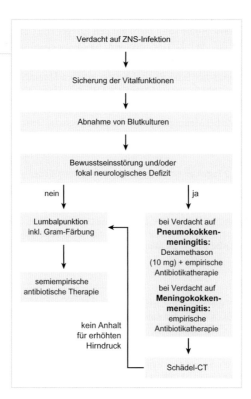

Abb. 6.1 Vorgehen bei Verdacht auf bakterielle Infektion des ZNS. [L126]

TAB. 6.3

Tab. 6.3 Mögliche bildgebende Befunde bei Patienten mit ZNS-Infektion.

Befund	Mögliche Ursachen	Bildgebung
Hirnschwellung (Hirnödem)	Hirnvolumenzunahme bei Sinusthrombose bzw. innerer Hirnvenenthrombose	
Hydrozephalus/Pyozephalus		
Infarkte	Vaskulitis	
intrazerebrale Blutung	Stauungsblutung bei Venenthrombose bzw. Sinusthrombose; Blutung bei Verbrauchskoagulopathie, hämorrhagisch transformierter Infarkt bei Vaskulitis	
Ventrikulitis		➤ Abb. 6.2
Zerebritis, Hirnabszess	Schädel-Hirn-Trauma	➤ Abb. 6.3
subdurales Empyem	Sinusitis	➤ Abb. 6.4
epidurales Empyem	Sinusitis	➤ Abb. 6.5
parameningealer Infektionsfokus	Sinusitis, Mastoiditis	
intrakranielle freie Luft/Gas	Liquorleck (Z. n. Schädel-Hirn-Trauma mit Schädelfraktur in der Anamnese); gasbildende Bakterien	➤ Abb. 6.6
meningeale und/oder ependymale Kontrastmittelaufnahme	Meningitis	➤ Abb. 6.7
ependymale Kontrastmittelaufnahme	Ventrikulitis	➤ Abb. 6.2, ➤ Abb. 6.8

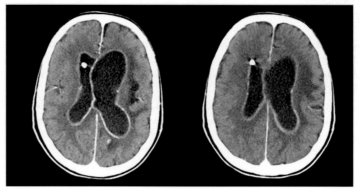

Abb. 6.2 Ependymale Kontrastmittelanreicherung bei Ventrikulitis.

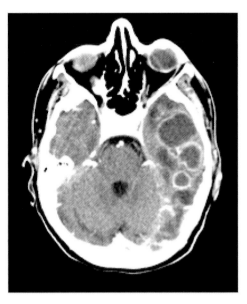

Abb. 6.3 Gekammerte und multiple Hirnabszesse links temporal, Z. n. Schädel-Hirn-Trauma.

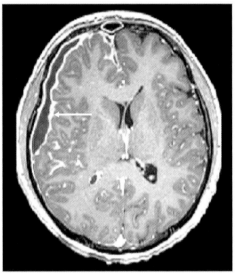

Abb. 6.4 Subdurales Empyem über der rechten vorderen Hemisphäre (Pfeil), ausgehend von einer Sinusitis frontalis. Die Raumforderung des Empyems hat zur zerebralen Mittellinienverschiebung geführt.

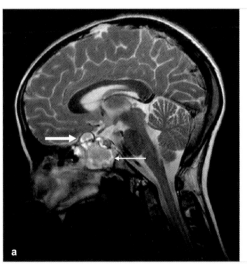
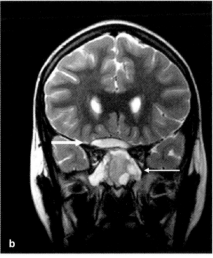

Abb. 6.5 Epidurales Empyem an der Schädelbasis (dicker Pfeil), ausgehend von einer Sinusitis sphenoidalis (dünner Pfeil). **a** Sagittaler Schnitt. **b** Frontaler Schnitt.

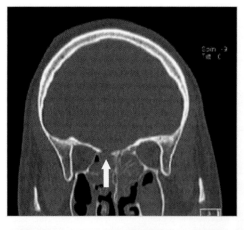

Abb. 6.6 Liquorleck nach Schädel-Hirn-Trauma mit Schädelbasisfraktur in der Anamnese; aufsteigende Meningitis bei Pneumokokkensinusitis; Pfeil = frontobasale Knochenlücke.

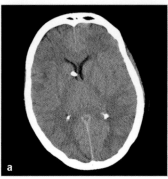 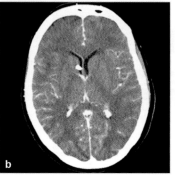

Abb. 6.7 Meningeale, geringer auch ependymale Kontrastmittelaufnahme bei Pneumokokkenmeningitis mit Pyozephalus; externe Liquordrainage. **a** Ohne Kontrastmittelapplikation. **b** Nach Kontrastmittelapplikation.

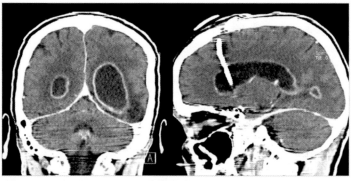

Abb. 6.8 Ependymale Kontrastmittelaufnahme bei Ventrikeldrain-assoziierter Ventrikulitis.

Anamnese

Ein Patient mit einer Meningitis gibt typischerweise die Trias von Kopfschmerzen und Fieber, assoziiert mit unterschiedlich ausgeprägtem meningealem Syndrom, an. Bei viraler Meningitis berichten die Patienten über innerhalb von Stunden bis Tagen in der Intensität sich verstärkende Kopfschmerzen, häufig mit „grippalen Infektzeichen" (Gliederschmerzen, Gelenkschmerzen, Infekt des oberen Respirationstrakts) assoziiert oder einer typischen Viruserkrankung (z. B. Masern, Mumps) nachfolgend. Eine bakterielle Meningitis beginnt in den meisten Fällen akut, gelegentlich perakut. Einer Meningokokkenmeningitis vorausgehend wird fast immer ein Infekt des oberen Respirationstrakts (Pharyngitis, Rhinitis) angegeben.

Die **Prodromalsymptome** einer bakteriellen Meningitis sind typischerweise akut, die Kopfschmerzen setzen innerhalb von wenigen Stunden mit noch nie da gewesener Intensität ein und sind regelmäßig mit deutlich erhöhten Körpertemperaturen (> 38,5 °C) vergesellschaftet.

Klinisch-neurologische Untersuchung

Bei der klinischen Untersuchung auf Hautveränderungen, neurologische Defizite und Vitalparameter achten!

Bei der Untersuchung ist auf Hautveränderungen zu achten (z. B. als Hinweis auf eine Meningokokkenmeningitis, s. u.), wesentlich ist die Beurteilung, ob Bewusstseinsstörungen, fokal neurologische Herdsymptome oder Zeichen eines meningealen Syndroms vorliegen. Kopfschmerzen, Fieber und meningeales Syndrom sind die klassischen Befunde einer bakteriellen Meningitis. Werden Kopfschmerzen und Fieber dagegen von fokal neurologischen Herdsymptomen und evtl. Krampfanfällen begleitet und ist in der Anamnese noch eine Sinusitis bekannt, spricht viel für einen Hirnabszess. Allerdings sind dies die typischen Fälle, bei der Meningitis kann das meningeale Syndrom fehlen oder beim Hirnabszess das fokale neurologische Defizit; der Hirnabszess kann zudem von einer Meningitis begleitet werden, eine ZNS-Listeriose kann eine bakterielle Meningitis imitieren.

Bildgebung

Bei jedem Patienten mit einer ZNS-Infektion muss eine bildgebende Untersuchung durchgeführt werden. Bei Verdacht auf eine bakterielle Meningitis ist eine Schädel-CT mit Knochenfenster, bei Verdacht auf eine virale Meningoenzephalitis/Enzephalitis eine MRT indiziert. Mögliche Befunde, die dabei in der Schädel-CT nachgewiesen werden können, sind in ➤ Tab. 6.3 dargestellt.

> **MERKE** Grundsätzlich ist bei jedem Patienten mit Kopfschmerzen, Fieber und den klinischen Zeichen einer intrakraniellen Raumforderung (Hirndrucksymptomatik, neurologische Herdsymptomatik – oft auch nur gering ausgeprägt!) vor der Entscheidung zu einer Lumbalpunktion eine zerebrale CT oder MRT, wenn möglich mit intravenöser Kontrastmittelgabe, durchzuführen.

Laboruntersuchungen

Die typischen klinischen Zeichen einer bakteriellen Infektion werden im weißen Blutbild von einer Leukozytose begleitet, im Differenzialblutbild zeigt sich eine Linksverschiebung, die Akute-Phase-Proteine wie C-reaktives Protein und Prokalzitonin sind in den ersten Tagen mäßig bis deutlich erhöht. Die Indikation zu einer notfallmäßigen antibiotischen Therapie darf jedoch *nie* von diesen Labor-Entzündungszeichen abhängig gemacht werden. Eine begleitende Sepsis manifestiert sich durch das labormäßig zu erhärtende Multiorganversagen (z. B. pathologische Gerinnung, pathologische Leberfunktionsparameter, Nierenparameter). Bei gezielter Fragestellung, vor allem anamnestischen Hinweisen (z. B. Helminthose des ZNS) ist ein Differenzialblutbild mit Eosinophilie wegweisend, ein Blutausstrich hilft, die von einer schweren Enzephalitis klinisch kaum oder nicht zu differenzierende zerebrale Malaria (Plasmodium falciparum im Blutausstrich) zu diagnostizieren (➤ Abb. 6.9).

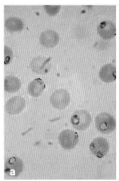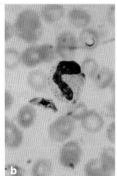

Abb. 6.9 Zerebrale Malaria. a Blutausstrich mit zum Teil multiplen intraerythrozytären Ringformen von Plasmodium falciparum. **b** Gametozyt von Plasmodium falciparum.

Liquoruntersuchung

Der Goldstandard, um eine bakterielle Infektion des ZNS nachzuweisen, ist die Lumbalpunktion. Sie muss schnellstmöglich durchgeführt werden – jeder Zeitverlust verschlechtert die Prognose, insbesondere bei bakterieller Meningitis, aber auch bei viraler Enzephalitis (vor allem Herpes-simplex-Typ-1-Enzephalitis). Trotz der gebotenen Eile gelten jedoch bestimmte Vorsichtsmaßnahmen, um eine transtentorielle Herniation oder Ruptur eines Hirnabszesses zu vermeiden.

> **MERKE** Eine qualitative oder quantitative Bewusstseinsstörung und/oder ein fokal neurologisches Defizit verbieten eine Lumbalpunktion ohne vorausgehende zerebrale Bildgebung (CT oder MRT). Desgleichen muss, insbesondere bei Patienten im Sepsissyndrom, ausgeschlossen werden, dass eine Gerinnungsstörung vorliegt.

Technik der Lumbalpunktion

Die Lumbalpunktion dient der Gewinnung von Liquor cerebrospinalis und der Messung des Liquordrucks. Eine „LP" ist sowohl bei sitzendem Patienten als auch in Seitenlage möglich. Nach Aufklärung des Patienten, lokaler Hautdesinfektion, ggf. auch vorheriger lokaler Rasur, wird eine sterile, mit Mandrin gefüllte Hohlnadel zwischen 2 Dornfortsätzen der Höhe LWK3/4, LWK4/5 oder LWK5/SWK 1 in Richtung Dura mater spinalis vorgeschoben. Der vorherigen palpatorischen Höhenorientierung dienen neben den Processus spinosi auch die Beckenkämme, deren höchste Punkte meistens der Höhe LWK4/5 entsprechen (➤ Abb. 6.10a). Die Punktionsrichtung der Nadel verläuft dann parallel zu den Dornfortsätzen, d. h. leicht nach kranial ansteigend (➤ Abb. 6.10b). Die Perforation der Dura wird meistens durch ein plötzliches Nachlassen des Punktionswiderstands spürbar. Durch Ziehen des Mandrins prüft man, ob Liquor abtropft. Falls nicht, wird die mandringefüllte Nadel vorsichtig weiter vorgeschoben und erneut geprüft. Beim ersten Abtropfen von Liquor wird mittels Steigrohr oder Manometer der „lumbale Öffnungsdruck" gemessen (Normalwert: 6–20 cm H_2O beim liegenden, 40–50 cm H_2O beim sitzenden Patienten, grundsätzlich sollte der Öffnungsdruck im Liegen gemessen werden). Im Normalfall ist der aus der

MERKE

Im **Blut** sind die Infektparameter oft erhöht. Eine **Liquoruntersuchung** ist schnellstmöglich durchzuführen.

MERKE

Lumbalpunktion:
- Gewinnung von Liquor durch Punktion des Durasacks im Spinalkanal
- sitzender oder liegender Patient, steriles Arbeiten
- Punktionshöhe: zwischen den Dornfortsätzen LWK3/4, LWK4/5 (Lage zwischen den Proc. spinosi) oder LWK5/SWK1
- Hohlnadel mit Mandrin vorschieben bis durch die Dura (bemerkbar ist ein federndes Nachlassen von Widerstand), Liquor tropft nach Ziehen des Mandrins aus der Nadel
- ggf. Liquoreröffnungsdruck mit Manometer messen

Nadel in ein durchsichtiges Röhrchen abtropfende Liquor farblos und klar, wie Wasser. Trüber Liquor spricht für einen hohen Eiweißgehalt und hohe Zellzahl, z. B. bei eitriger Meningitis. Blutiger Liquor kann auf der Mitpunktion eines kleinen Gefäßes beruhen (iatrogen blutig) oder Ausdruck einer primären Subarachnoidalblutung sein. Nur im ersten Fall kann die Blutbeimischung mit der Menge des abtropfenden Liquors abnehmen ("Drei- oder Fünfgläserprobe"). Häufig wird eine anschließende Zentrifugation des Liquors die Ursache der Blutbeimengung klären (Liquor-Xanthochromie [➤ Kap. 5.3.1]).

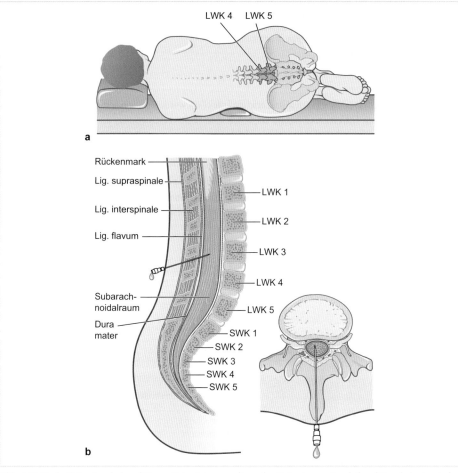

Abb. 6.10 Technik der Lumbalpunktion. a Orientierung am liegenden Patienten zur Lumbalpunktion. **b** Anatomische Verhältnisse bei der Lumbalpunktion. [L126]

Parameter der Lumbalpunktion

Die Liquoruntersuchung umfasst folgende Parameter:
- makroskopische Beurteilung des Liquors (wasserklar, trüb, blutig) ➤ Abb. 6.11
- mikroskopische Beurteilung des Liquors: Zellzahl und Zellart
- Liquorglukose
- Liquoreiweiß
- Liquorlaktat
- Gram-Färbung (➤ Abb. 6.12)
- mikrobiologische Aufarbeitung (Kultur, PCR)

Parameter der Liquoruntersuchung:
- makroskopische Beurteilung (klar, trüb, blutig?)
- Zellzahl, Zellart (Zytologie)
- Glukose-, Eiweiß-, Laktatgehalt
- mikrobiologische Kultur, Gram-Färbung

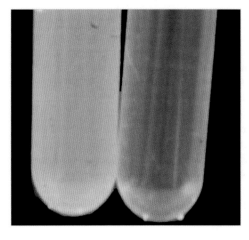

Abb. 6.11 Trüber Liquor (linkes Röhrchen) im Vergleich zu wasserklarem Liquor.

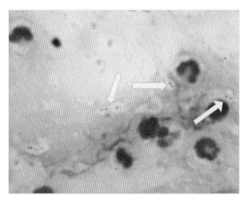

Abb. 6.12 Gram-Färbung des Liquor cerebrospinalis. Grampositive Kokken mit Schleimkapsel (Streptococcus pneumoniae).

Typische Liquorparameter in der Diagnostik der bakteriellen Meningitis und in ihrem Verlauf sind in ➤ Tab. 6.5 dargestellt. Im Gegensatz zur bakteriellen Meningitis zeigt der Liquor eines Patienten mit viraler Meningitis/Meningoenzephalitis eine wesentlich geringere Zellzahlerhöhung, ein überwiegendes monozytäres (lymphozytäres) Zellbild, eine mäßige bis deutliche Eiweißerhöhung, einen normalen Liquorzucker und ein normales Liquorlaktat. Die Gram-Färbung ist bei viraler Meningoenzephalitis negativ.

Typische Liquorbefunde bakterieller und viraler Entzündungen zeigen ➤ Tab. 6.4 und ➤ Tab. 6.5.

MERKE   Die Diagnose der bakteriellen Meningitis wird durch den Erregernachweis im Liquor gesichert:

- mikroskopisch mittels Gram-Färbung oder Methylenblau-Färbung
- bakteriologisch mittels Kultur
- durch den Nachweis bakterieller DNA (PCR)

MERKE

Tab. 6.4 Liquorparameter, die für die Diagnostik der bakteriellen Meningitis wesentlich sind.

Parameter	Akute Phase	Proliferationsphase (subakut)	Reparationsphase	Normalbefund zum Vergleich
Transparenz	eitrig trüb	trüb bis klar	klar	farblos, klar
Zellzahl	zu Beginn evtl. 300/μl, rasch › 1.000/μl	› 100/μl	30–90/μl	‹ 5/μl
Zellbild	überwiegend segmentkernige neutrophile Granulozyten, auch monozytäre und histioretikuläre Zellen, selten lymphozytäre Zellen	Abfall der segmentkernigen Granulozyten, Anstieg der monozytären und lymphozytären Zellen, einzelne Plasmazellen	gemischtzellig, lymphozytäre Zellen	zwei Drittel Lymphozyten, ein Drittel Monozyten
Eiweiß	› 100 mg/dl	ca. 100 mg/dl	normal	20–45 mg/dl
Glukose	‹ 40 mg/dl	Normalisierung	normal	45–75 mg/dl
Verhältnis Liquor- zu Serumglukose	‹ 0,4	› 0,4	normal	› 0,5
Laktat	› 3,8 mmol/l	Normalisierung	normal	1,2–2,1 mmol/l

TAB. 6.4

Tab. 6.5 Unterscheidung bakterielle vs. virale Infektion anhand der Liquorparameter.

Parameter	Bakteriell	Viral
Zellzahl	› 300/μl	‹ 300/μl
Zellbild	Granulozyten/Monozyten	Lymphozyten
Eiweiß	› 100 mg/dl	‹ 100 mg/dl
Glukose	‹ 40 mg/dl	normal
Laktat	› 3,8 mmol/l	‹ 3,8 mmol/l
Gram-Färbung	evtl. positiv	negativ

TAB. 6.5

6.2.2 Akuttherapie

Das notfallmedizinische Vorgehen bei klinischem Verdacht auf eine akute bakterielle Meningitis ist in ➤ Abb. 6.1 dargestellt. Da eine akute bakterielle Meningitis – je nach Erreger, vor allem bei gramnegativen Bakterien – in bis zu 50 % der Fälle von einem Sepsissyndrom begleitet wird, sind die Stabilisierung und das Monitoring der Vitalfunktionen von allergrößter Wichtigkeit. Die „Hit-hard-and-early"-Strategie trifft auch auf Patienten mit akuter eitriger Meningitis zu: Bei Kenntnis der epidemiologischen Situation, vor allem der Resistenzsituation im Herkunftsbereich des Patienten, wird die antibiotische Therapie breit, mit einem Cephalosporin der 3. Generation begonnen, der Kreislauf „aggressiv" stabilisiert (Infusionstherapie, Katecholamine) und der Patient frühzeitig intubiert. Die antibiotische Therapie ist empirisch (= notfallmäßig gegebene Antibiotika, ➤ Tab. 6.6) und semiempirisch möglich (➤ Tab. 6.7).

6.2.2 Akuttherapie
Notfallmäßiges Vorgehen bei Verdacht auf akute bakterielle Meningitis ➤ Abb. 6.1.

Klinik: Die klassische *Trias* (s. o.) ist nicht immer komplett vorhanden!

6.3 Infektionen durch Bakterien

6.3.1 Eitrige Meningitis

Klinik

Die **klassische Trias** (Kopfschmerzen, Fieber, meningeales Syndrom) ist häufig assoziiert mit einer qualitativen oder quantitativen Bewusstseinsstörung. Sie wird bei ca. 70 % der Patienten mit einer gesicherten bakteriellen Meningitis gesehen, es gibt jedoch keinen Meningitispatienten, bei dem nicht zumindest eines dieser Symptome beobachtet werden kann. Eine eitrige Hirnhautentzündung ist ein akuter neurologischer Notfall. Leider wird präklinisch, aber auch im Krankenhaus, immer wieder sehr viel Zeit für die Diagnostik verloren. Eine Meningokokkenmeningitis kann aber mit einer Sepsis bzw. eine Pneumokokkenmeningitis mit einem „Pneumococcal-overwhelming"-Sepsissyndrom (OPSS) assoziiert sein und innerhalb von Stunden zum Tod führen.

Vorgehen

Am Anfang stehen die Anamnese (Kopfschmerzen, Fieberbeginn, Hinweis auf Lähmungen oder Bewusstseinsveränderungen, prädisponierende Faktoren), die neurologische Beurteilung und die Inspektion der Haut (➤ Abb. 6.13). Ebenfalls zu Beginn sind die Vitalparameter zu kontrollieren und ein venöser Zugang sicherzustellen.

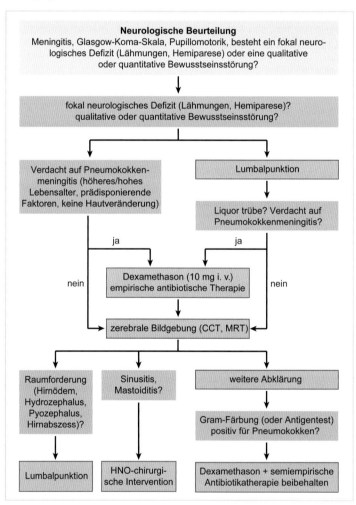

Abb. 6.13 Algorithmus bei Verdacht auf eine bakterielle Meningitis. [L126]

FALL Ein 28-jähriger Patient klagt nach einem moderaten Schädel-Hirn-Trauma über eine rezidivierende „Rhinitis", d. h. intermittierendes Nasentropfen ohne assoziierte Zeichen eines akuten grippalen Infekts bzw. einer Rhinitis. Im darauffolgenden Winter sucht der Patient wegen sich verstärkender Ohrenschmerzen den Hausarzt auf, der die Verdachtsdiagnose einer Otitis media stellt und den Patienten an einen niedergelassenen HNO-Facharzt überweist. Der Patient nimmt den Überweisungsauftrag nicht unverzüglich wahr. Bereits 2 Tage später bekommt er jedoch hohes Fieber und heftige Kopfschmerzen, letztlich Erbrechen und Nackensteifigkeit. Der neuerlich zugezogene Hausarzt stellt die Verdachtsdiagnose einer möglicherweise von der Otitis media (Mastoiditis?) fortgeleiteten bakteriellen Meningitis; aufgrund der Traumaanamnese und des begründeten Verdachts einer parameningealen Infektion vermutet er eine Pneumokokkenätiologie. Noch vor Überweisung in die Notaufnahme des ca. 60 Minuten entfernten Klinikums entnimmt der Allgemeinmediziner eine Blutkultur und appliziert 10 mg Dexamethason sowie 2 g (eine gewichtsadaptierte Dosis) eines Cephalosporins der 3. Generation.

Der somnolente Patient wird auf der neurologischen Intensivstation aufgenommen, nach Kreislaufstabilisierung wird eine CT-Untersuchung durchgeführt, in der sich sowohl eine Otitis media als auch eine Sinusitis maxillaris und frontalis (ipsilateral) zeigt. Die bereits vom Hausarzt initiierte Dexamethason- und Cephalosporin-Therapie wird fortgesetzt, der Patient lumbalpunktiert (in der CT keine Raumforderung), aus dem Liquor cerebrospinalis wird ein Gram-Präparat angefertigt, in dem sich grampositive extrazellulär gelegene Diplokokken (= Pneumokokken) zeigen. Der HNO-Konsiliararzt entscheidet sich für die operative Sanierung der Sinusitis und für eine Parazentese. Nach 4 Tagen wird die begleitende Dexamethasontherapie abgesetzt, die antibiotische Therapie für insgesamt 2 Wochen fortgesetzt.

Der Verlauf ist durch passagere transkraniell dopplersonografisch gemessene „Vasospasmen" (Flussgeschwindigkeitserhöhungen) kompliziert, die mit einer milden hypertensiven Therapie erfolgreich behandelt werden, d. h., es kommt zu keiner sekundären arteriellen zerebralen Ischämie. Nach insgesamt 2 Wochen wird der Patient kontrollpunktiert, bei saniertem Liquor cerebrospinalis wird die antibiotische Therapie abgesetzt und der Patient einem detaillierten Screening auf ein Liquorleck unterzogen. Nach Darstellung desselben wird die Schädelbasis neurochirurgisch versorgt.

Hautinspektion   Bei der Inspektion der Haut wird nach folgenden Zeichen gesucht:
* Petechien, Hautnekrosen, Zeichen peripherer Embolien: Neisseria meningitidis (> Abb. 6.14)
* Herpes labialis: Streptococcus pneumoniae

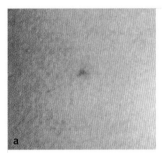
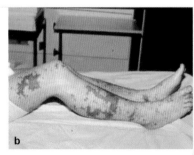
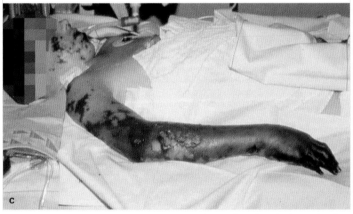

Abb. 6.14 Meningokokkenmeningitis. a Beginnende Petechien. **b** Multiple, z. T. konfluierende Petechien. **c** Meningokokkenmeningitis und Meningokokkensepsis mit Purpura fulminans (Waterhouse-Friderichsen-Syndrom).

Antibiotische Therapie vor weiterer Diagnostik   Ist eine kraniale CT notwendig oder liegen (klinische) Hinweise auf eine Gerinnungsstörung vor, muss zuerst eine Blutkultur abgenommen und eine unverzügliche antimikrobielle Chemotherapie eingeleitet werden (> Tab. 6.6). Ist die Meningitis möglicherweise durch Pneumokokken verursacht (prädisponierende Faktoren, z. B. Sinusitis, Otitis, Z. n. Schädel-Hirn-Trauma), ist vor der ersten Antibiotikagabe eine Dexamethasontherapie (10 mg i. v., dann

Tab. 6.6 Empirische antibiotische Therapie bei bakterieller Meningitis (Alter gilt als Hinweis auf Erreger). Kenntnis der rezenten regionalen Antibiotika-Resistenz-Situation ist Voraussetzung

Alter	Antibiotische Therapie	Erreger
0–4 Wochen	Ampicillin + Cefotaxim	• Gruppe-B-Streptokokken • Escherichia coli • Listeria monocytogenes
4 Wochen bis 3 Monate	Ampicillin + Cefotaxim/Ceftriaxon	• Gruppe-B-Streptokokken • Escherichia coli • Listeria monocytogenes • Haemophilus influenzae
3 Monate bis 18 Jahre	Cefotaxim/Ceftriaxon	• Neisseria meningitidis • Streptococcus pneumoniae • Haemophilus influenzae Typ B
> 18 Jahre	Ampicillin + Cephalosporin der 3. Generation (Penicillin G bei Neisseria meningitidis)	• Streptococcus pneumoniae • Neisseria meningitidis • Listeria monocytogenes • gramnegative Stäbchen

Liquor bei bakterieller Meningitis:
- trüb
- Zellzahl, Eiweiß und Laktat ↑
- Liquor-/Serumglukose ↓
- Diagnosesicherung durch Gram-Färbung, Liquorkultur, PCR

Therapie: sofortige empirische Antibiotikatherapie (> Tab. 6.6), Anpassung nach Erhalt von Liquor-Gram-Färbung/Kulturergebnis (> Tab. 6.7), Dauer > Tab. 6.8

TAB. 6.7

TAB. 6.8

Postexpositionsprophylaxe: Chemoprophylaxe bei jedem, der zu einem an Meningokokkenmeningitis Erkrankten mehr als 4 h Kontakt hatte → Rifampicin, Ciprofloxacin oder Ceftriaxon

Geimpft werden kann gegen Meningokokken (A, C, Y, W135) und Pneumokokken unterschiedlicher Serogruppen sowie gegen Haemophilus influenzae (Typ B).

alle 6 h für insgesamt 4 Tage) vorzuschalten. Bei eindeutigem klinischem Verdacht auf eine Meningokokkenmeningitis (Kinder, Jugendliche, Adoleszenten, typische Hautveränderungen) soll von einer vorgeschalteten Dexamethasontherapie Abstand genommen werden.

Kraniale CT Liegen eine neurologische Herdsymptomatik (auch wenn sie nur sehr gering ausgeprägt ist) oder qualitative oder quantitative Bewusstseinsstörungen vor, muss vor der Lumbalpunktion unter allen Umständen eine kraniale CT durchgeführt werden, um raumfordernde intrakranielle Prozesse (Hirnödem, Hirnabszess) auszuschließen.

Liquorpunktion Typischerweise ist der Liquor trüb (> Abb. 6.11), sind die Zellzahl, Eiweiß und Laktat massiv erhöht (> Abb. 6.15) und ist das Verhältnis von Liquor- zu Serumglukose erheblich reduziert (> Tab. 6.5). Die definitive Diagnose wird durch den direkten Erregernachweis mittels Gram-Färbung, Kultur, PCR und – in einzelnen Fällen – eine panbakterielle PCR gestellt.

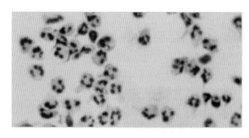

Abb. 6.15 Massiv granulozytäre Pleozytose im Liquor cerebrospinalis.

Therapie

Besteht bei einem Patienten der klinische Verdacht auf eine bakterielle Meningitis, muss er notfallmäßig antibiotisch behandelt werden. Diese Therapie basiert auf epidemiologischen Parametern und ist am besten erregerorientiert; Adoleszenten (Verdacht auf Meningokokkenmeningitis) erhalten ein Cephalosporin der 3. Generation, ältere und alte Menschen bzw. Patienten mit einer prädisponierenden Erkrankung (d. h. Pneumomokkenverdacht) Ceftriaxon (nach der ersten Dexamethasongabe). Je nach Ergebnis der Gram-Färbung kann die antibiotische Therapie auf eine semiempirische Therapie umgestellt werden (> Tab. 6.7). Die Dauer der Antibiotikatherapie hängt vom Erreger ab (> Tab. 6.8).

Tab. 6.7 Semiempirische Therapie der ambulant erworbenen Meningitis.

Gram-Färbung	Antibiotische Therapie
grampositive Kokken	Cephalosporin der 3. Generation (USA: Vancomycin + Cephalosporin der 3. Generation)
gramnegative Kokken	Cephalosporin der 3. Generation
grampositive Stäbchen	Ampicillin
gramnegative Stäbchen	Cephalosporin der 3. Generation oder Carbapenem

Tab. 6.8 Empfohlene Dauer der Antibiotikatherapie.

Haemophilus-influenzae-Typ-B-Meningitis	7 (bis 10) Tage
Meningokokkenmeningitis	7 Tage
Pneumokokkenmeningitis	14 Tage
Listerienmeningitis	3 Wochen
Gramnegative Meningitis	3 Wochen (oder länger)

Prävention

Chemoprophylaxe Bei jedem Patienten mit einer Meningokokkenerkrankung (Meningitis oder Sepsis) sollte die engste Umgebung (definiert als „kissing mouth contact": jeder Mensch, der in der letzten Woche mehr als 4 Stunden kontinuierlich im gleichen Raum verbracht hat) eine Chemoprophylaxe erhalten, d. h. Rifampicin oder Ciprofloxacin oder Ceftriaxon (> Tab. 6.9).

Tab. 6.9 Chemoprophylaxe bei Meningokokkenmeningitis.

Chemotherapeutikum	Dosierung	Therapiedauer
Rifampicin	2 × 600 mg/d (p. o.)	2 Tage
Ciprofloxacin	500 mg (p. o.)	Einmaldosis
Ceftriaxon	500 mg (i. v. oder i. m.)	Einmaldosis

Impfprophylaxe Neben der Chemoprophylaxe bei Meningokokkenerkrankung soll auf die Möglichkeit der Impfprophylaxe hingewiesen werden. Es existiert eine tetravalente aktive Immunisierung gegen Meningokokken der Serogruppen A, C, Y, W135 (empfohlen als Reiseimpfung in den Meningitisgürtel), eine monovalente Meningokokkenvakzine (Serogruppe C) sowie eine heptavalente und 23-valente aktive Impfung gegen Pneumokokken, empfohlen z. B. für ältere Menschen, nach Splenektomie, bei Diabetes mellitus, nach Schädel-Hirn-Trauma mit Liquorleck, und die sehr erfolgreich eingesetzte aktive Immunisierung gegen Haemophilus influenzae Typ B.

Prognose

Die Prognose einer bakteriellen Meningitis hängt ab vom:

- neurologischen und Allgemeinzustand des Patienten zum Zeitpunkt der antibiotischen Therapie (d. h. dem schnellstmöglichen korrekten antibiotischen Chemotherapiebeginn)
- bestmöglichen Management der Komplikationen (z. B. Hirnödem, Arteriitis, septische Sinusthrombose, systemische Komplikationen).

Aktuell beträgt die Mortalität bei einer Meningokokkenmeningitis 5–10 %, bei einer Meningokokkensepsis bis zu 25 % und bei einer Pneumokokkenmeningitis 14–34 %.

Die **Prognose** beeinflussen:
- neurologischer und Allgemeinzustand des Patienten
- Komplikationsmanagement (Hirnödem, Arteriitis, septische Sinusthrombose, systemische Komplikationen)

Epidemiologie

Die Epidemiologie der bakteriellen Meningitis hat sich in den letzten 15 Jahren in vielen Teilen Europas, aber auch tropischer Länder grundlegend geändert: Haemophilus influenzae Typ B (früher im Kleinkindesalter häufigste Ursache einer eitrigen Meningitis) wurde durch die erfolgreiche Impfung der Säuglinge weitgehend eradiziert, auch die Inzidenzen einer Meningitis durch Neisseria meningitidis und Streptococcus pneumoniae sinken in vielen Teilen der Welt, auch in Mitteleuropa, sodass heute, vor allem bei alten/sehr alten Menschen „nursing-home“-akquirierte Keime (Staphylokokken, gramnegative Stäbchen) immer in die differenzial-ätiologische Überlegung mit einbezogen werden müssen.

Inzidenzen Die Gesamtinzidenz einer bakteriellen Meningitis liegt bei 1–2/100.000/Jahr. In Deutschland werden pro Jahr ca. 400–500 Patienten mit einer Meningokokkenmeningitis und/oder Meningokokkensepsis gemeldet (ca. 0,4 bis 0,5/100.000/Jahr). Im Gegensatz zu dieser relativ sehr niedrigen Inzidenz kommt es in manchen Ländern des sogenannten Meningitisgürtels (Subsahara-Afrika, vom Westen [Senegal/Gambia] bis in den Osten [Somalia, Äthiopien] und in den Süden [Namibia] reichend und sich über die Arabische Halbinsel bis in den Norden Indiens und Nepals erstreckend) in 8- bis 15-jährigen Abständen zu Meningokokkenepidemien mit Inzidenzen von bis zu 1.000/100.000/Jahr. Allerdings ist durch flächendeckende Meningokokken-Impfkampagnen auch in diesem Teil der Welt eine eindeutige Verbesserung der epidemiologischen Situation erreicht worden

Serotypen Epidemiologisch interessant ist, dass im Meningitisgürtel ausschließlich Meningokokken der Serogruppen A und W135 vorkommen, während es in Mitteleuropa überwiegend (> ⅔) der Serotyp B und zu ca. ¼ der Serotyp C sind.

Epidemiologie: Aufgrund der o. g. Impfungen gehen die entsprechenden Infektionshäufigkeiten zurück, es gewinnen nosokomial erworbene Erreger zunehmend an Bedeutung.

> **MERKE** Die tetravalente Meningokokken-Impfung (Serogruppen A, C, W135 und Y) schützt nicht gegen die in Mitteleuropa wichtigste Serogruppe B. Allerdings gibt es einen spezifischen monovalenten Impstoff gegen jeweils die Serogruppe C bzw. B!

MERKE

6.3.2 Hirnabszess und sub-/epidurales Empyem

6.3.2 Hirnabszess und sub-/epidurales Empyem

Hirnabszess

Ein Hirnabszess ist eine lokale Infektion des Hirngewebes, die als fokale Gewebephlegmone (Zerebritis) beginnt und sich zu einer Eiteransammlung mit Abszesskapsel entwickelt. Intrakranielle Abszesse und Empyeme können folgendermaßen entstehen:

- per continuitatem: Ausgangspunkte sind eine Otitis media, Mastoiditis, Sinusitis oder eine dentogene Ursache (Oberkiefer – Zahngranulom/Wurzelabszess).
- Sekundärinfektion: Sie entsteht bei bakterieller Meningitis und im Rahmen eines Sepsissyndroms.
- Primärinfektion: Bei einem offenen Schädel-Hirn-Trauma oder nach neurochirurgischen Eingriffen können Erreger auch direkt in den intrakraniellen Raum gelangen und den Hirnabszess/das Empyem primär verursachen.

Hirnabszess

Ein Hirnabszess ist eine lokale Infektion des Hirngewebes mit Einschmelzung, Eiteransammlung und Bildung einer Abszesskapsel; möglich ist auch ein subdurales oder epidurales Empyem. Entstehung:
- **per continuitatem** (z. B. bei Otitis, Mastoiditis, Zahnentzündung)
- als **Sekundärinfektion** (bei bakterieller Meningitis, Sepsis) oder
- als **Primärinfektion** (offenes Schädel-Hirn-Trauma)

Klinik

Neurologische Symptomatik Die Symptome des Hirnabszesses werden durch seine Lokalisation bestimmt. Die klassische Trias mit Fieber, Kopfschmerzen und fokalem neurologischem Defizit wird allerdings nur bei ca. der Hälfte der Patienten gesehen. Neben der Lokalisation bestimmen vor allem die Dynamik der Abszessentwicklung, das Ausmaß der zentralen Einschmelzung, das begleitende Hirnödem und eine begleitende Meningitis oder Ventrikulitis und, vor allem, eine eventuelle Ruptur in das Ventrikelsystem die neurologische Symptomatik. Zerebrale Krampfanfälle und Meningismus können Teil der neurologischen Symptomatik sein.

Apoplektiform auftretende Herdsymptome, die einem Gefäßterritorium im Sinne eines ischämischen Infarkts zugeordnet werden können, sprechen für eine septische Herdenzephalitis (septische Embolie) bei Endokarditis (➤ Kap. 6.3.3).

Systemische Zeichen Systemische Zeichen einer generalisierten Infektion, einer Sinusitis, Otitis, eines dentogenen Herdes sind zusätzlich wesentliche anamnestische und klinische Hinweise.

Klinik: abhängig von der Lokalisation neurologische Herdsymptome, Fieber und systemische Entzündungszeichen, Meningismus, Kopfschmerzen, Hirndruckzeichen, epileptische Anfälle

Bei einer Endokarditis können septische Vegetationen in den Blutstrom streuen und eine schlaganfallähnliche Herdsymptomatik verursachen (**septische Herdenzephalitis**).

Bildgebung: cCT oder cMRT mit Kontrastmittel

Diagnostik

Bildgebung, Lumbalpunktion Bei jedem Verdacht auf Hirnabszess, subdurales oder epidurales Empyem ist notfallmäßig eine kraniale CT oder besser eine MRT (mit Kontrastmittel) durchzuführen.

CAVE

> **CAVE** Die Lumbalpunktion ist bei raumforderndem Hirnabszess mit Herniationsrisiko kontraindiziert!

Mikrobiologische Diagnostik:
- Blutkulturen
- chirurgische Materialgewinnung (meist Abszessexzision, alternativ Punktion und Drainage) mit Kultur
- Gram- oder Ziehl-Neelsen-Färbung

Mikrobiologie Die mikrobiologische Diagnosesicherung ist unbedingt anzustreben. Eine vorausgehende antibiotische Therapie verhindert allerdings bei einem Teil der Patienten eine positive Kultur. Um den Erreger zu identifizieren, sind einmal Blutkulturen entscheidend, andererseits aber auch die rasche Gewinnung von Abszessinhalt durch Exzision des Abszesses; ist dies aufgrund der Lage nicht komplikationsarm möglich, kommt auch eine stereotaktische Punktion infrage.

> **MERKE** Auch nach Beginn der antibiotischen Therapie finden sich im Abszessinhalt noch häufig kultivierbare Bakterien.

Neben der Gram-Färbung sollte immer auch eine Ziehl-Neelsen-Färbung (Mycobacterium tuberculosis?) angefertigt werden. Der kulturelle Nachweis erfordert auch anaerobe Nährmedien, da Abszesse bzw. subdurale/epidurale Empyeme häufig polymikrobiell bedingt sind (> Tab. 6.10).

Fokussuche:
- *lokal:* Inspektion der Mundhöhle, Zahnstatus, HNO-Untersuchung, CT von Schädelbasis, Mastoid und Mittelohr
- *systemisch* (z. B. Endokarditis)

Fokussuche Die Fokussuche schließt die Inspektion der Mundhöhle, den Zahnstatus, HNO-ärztliche Untersuchungen und die CT der Schädelbasis, der Nebenhöhlen inkl. Mastoid und Mittelohr ein. Sind parameningeale Prozesse ausgeschlossen, muss an einen kardialen (Endokarditis), pulmonalen, evtl. sogar kutanen oder ossären Primärherd gedacht werden.

Tab. 6.10 Typische Erreger bei intrazerebralem Abszess.

Erreger	Häufigkeit
Streptokokken (vergrünende und nichthämolysierende Arten, Streptococcus milleri)	50 %
Bacteroides species	20–40 %
Enterobakterien und Pseudomonas-Subspezies	20–30 %
Staphylococcus aureus	10–15 %

Therapie: Abszessexzision, bei ungünstigen anatomischen Verhältnissen auch Punktion und Drainage. Ein Streuherd soll zeitgleich saniert werden.

Therapie

Punktion und Exzision Bei gut zugänglichen Abszessen ist der Goldstandard die komplette Exzision, ungünstig gelegene Abszesse können auch stereotaktisch punktiert und entleert werden. Wenn sich im Abszess Fremdkörper finden, muss eine offene Kraniotomie mit Abszessexzision angestrebt werden. Ein Primärfokus (Streuherd) muss möglichst früh saniert werden, d. h. zeitgleich zur Operation des zerebralen Herdes, wobei auch hier Material asserviert werden muss, um den Erreger identifizieren zu können.

TAB. 6.11

Tab. 6.11 Empirische antibiotische Therapie entsprechend dem zugrunde liegenden Infektionsfokus.

Fokus	Antimikrobielles Chemotherapeutikum
Per continuitatem	
• Otitis media • Mastoiditis • paranasale Sinusitis (nach Drainage) • dentogener Fokus • paranasale Sinusitis (nicht drainiert)	• Cephalosporin der 3. Generation • Metronidazol oder • Penicillin G + Metronidazol
Primäre ZNS-Infektion	
• bakterielle Meningitis • Zustand nach penetrierendem Schädel-Hirn-Trauma • nach lang dauernder Intensivpflichtigkeit	• Cephalosporin der 3. Generation + Metronidazol • Alternative: Meropenem
• Zustand nach neurochirurgischer Operation	• penicillinasefestes Antistaphylokokkenpenicillin • Oxacillin, Methicillin + Metronidazol • Vancomycin
Sekundäre ZNS-Infektion	
• hämatogen • Empyem, Lungenabszess	• Cephalosporin der 3. Generation + Metronidazol • + evtl. Aminoglykosid
• Urogenitaltrakt, akut	• Cefuroxim oder • Trimethoprim-Sulfamethoxazol
• Urogenitaltrakt, chronisch	• Cephalosporin der 3. Generation
• Endokarditis	• Penicillin G • bei Staphylokokken: Oxacillin, Methicillin • bei methicillinresistenten Staphylokokken: Fosfomycin + Rifampicin, alternativ Vancomycin, Linezolid

Antibiotika Die antibiotische Therapie sollte sich nach dem Antibiogramm richten, die empirische antibiotische Therapie orientiert sich am zugrunde liegenden Infektionsfokus (> Tab. 6.11). Eine alleinige antibiotische Chemotherapie ist nur bei multiplen, sehr tief gelegenen und kleinen (sehr kleinen) Abszessen zu rechtfertigen, insbesondere wenn an der Abszessdiagnose kein Zweifel besteht, der raumfordernde Effekt gering ist, der Abszess die Liquorabflusswege nicht verschließt und das Erregerspektrum kalkulierbar ist.

Komplikation Der häufigste neurologische Spätschaden ist die Epilepsie (bis zu 70 %). Eine primärprophylaktische antikonvulsive Therapie ist jedoch nicht angezeigt.

Prognose

Die Letalität eines Hirnabszesses beträgt 5–10 %, wobei neuroanatomisch ungünstige Lokalisationen, multiple Hirnabszesse, höheres Lebensalter und eine zu Therapiebeginn bestehende Bewusstseinsstörung die wichtigsten prognostischen Faktoren sind.

Sub-/epidurales Empyem

Ein zerebrales **subdurales Empyem** ist eine fokale Eiteransammlung im Subduralraum (> Abb. 6.4), beim zerebralen **epiduralen Abszess** liegt der Eiter zwischen Dura mater und Periost. Ein subdurales Empyem breitet sich häufig flächig aus, die Form erscheint konvex-konkav, während ein epiduraler Abszess (epidurales Empyem) in der Regel eine bikonvexe Form hat (analog zu Hämatomen).
Empyeme entstehen wie Abszesse per continuitatem, als Komplikation einer primären ZNS-Infektion oder hämatogen im Sinne einer sekundären ZNS-Infektion (s. o.).

Klinik

Die Symptomatik ist gekennzeichnet durch Kopfschmerzen, Fieber, mäßigen Meningismus, fokal neurologische Herdsymptomatik und häufig zur Diagnose führende epileptische Anfälle.

Diagnostik und Therapie

Das Management eines intrakraniellen Empyems entspricht im Wesentlichen dem diagnostischen und therapeutischen Vorgehen beim Hirnabszess (s. o.).

Sonderform Spondylodiszitis

Eine Spondylitis ist eine auf einen Wirbelkörper begrenzte Osteomyelitis, eine Spondylodiszitis ist eine Infektion des Bandscheibenraums und der angrenzenden Wirbelkörper, die üblicherweise die benachbarten Grund- und Deckplatten entzündlich zerstört.
Spondylitis und Spondylodiszitis werden durch systemische Infektionen, hämatogene Infektionen, i. v. Drogenabusus, Diabetes und Lebererkrankungen sowie durch Nikotinabusus begünstigt. Eine Keimgewinnung durch CT-gezielte Punktion oder bei der operativen Sanierung sind – insbesondere im Hinblick auf die Therapie – wesentlich.
Eine unbehandelte oder zu spät erkannte Spondylodiszitis kann zu verschiedenen Komplikationen führen:
- direkte neurologische Komplikationen
- Querschnittssymptomatik durch sub-/epidurales Empyem, sekundäre arterielle Ischämien oder venöse Stauungsischämien (septische Venenthrombose im Spinalkanal)
- Pleuraempyem entsprechend der Lokalisation
- Psoasabszess
- Sepsis (selten)

Grundsätzlich wird eine hämatogene Spondylodiszitis von einer postinterventionellen (durch Verletzung oder Operation hervorgerufenen) Spondylodiszitis unterschieden.

Postinterventionelle Spondylodiszitis

Etwa einer von 100 Patienten wird nach einer Bandscheibenoperation eine postinterventionelle Spondylodiszitis erleiden.

Ätiologie Erreger sind überwiegend Staphylokokken (> 50 %), aber auch Streptokokken und Enterokokken (ca. 15 %) sowie in ca. ¼ (bis ⅓) gramnegative Keime wie Klebsiellen, Escherichia coli etc.

Klinik Typische Symptome sind Fieber, reduzierter Allgemeinzustand sowie Schmerzen im Operationsbereich (Rückenschmerzen, Kreuzschmerzen), bei 20 % entwickeln sich neurologische Defizite im Sinne eines begleitenden sub-/epiduralen Empyems mit Drucksymptomen (Cauda-Läsion, extramedulläre Querschnittssymptomatik) bzw. einer Durchwanderungsmeningitis. Diese neurologischen Symptome (Querschnittssymptomatik, Meningitis) können oft auch erst Wochen nach der Operation auftreten.
Ein CRP-Anstieg nach dem 5. postoperativen Tag ist immer ein indirekter Hinweis auf eine eventuelle postinterventionelle Spondylodiszitis. MRT bzw. kontrastmittelverstärkte CT lassen eine Spondylodiszitis häufig schon früh erkennen.

Antibiotikatherapie:
- zuerst empirisch je nach Fokus (> Tab. 6.11)
- nach Materialgewinnung nach Antibiogramm

Komplikation: Epilepsie = häufigster neurologischer Spätschaden

Prognose: Letalität 5–10 %

Sub-/epidurales Empyem
Beim subdurales Empyem findet sich der Eiter im Subduralraum, beim epiduralen Empyem zwischen Dura und Periost.
Entstehung und Management: analog zum Abszess (s. o.)

Sonderform Spondylodiszitis
Definition:
- Spondylitis = auf den Wirbelkörper begrenzte Osteomyelitis
- Spondylodiszitis = Infektion auch des Bandscheibenraums und der angrenzenden Wirbelkörper
Genese:
- systemische Infektionen, hämatogene Streuung, i. v. Drogenabusus
- postoperativ (z. B. Bandscheiben-OP)
Prädisposition: Diabetes, Lebererkrankungen, Nikotinabusus
Therapie: chirurgische Sanierung, Antibiose
Komplikation: Myelonschädigung durch z. B. Empyembildung

Hämatogene Spondylodiszitis

Typischerweise sind Wirbelkörper der Brustwirbelsäule, evtl. auch der oberen Lendenwirbelsäule betroffen, sehr selten Wirbelkörper der (unteren) Halswirbelsäule.

Ätiologie   Eine spezifische Spondylodiszitis wird durch Mycobacterium tuberculosis mit typischem bildgebendem Befund definiert, eine tuberkulöse Spondylodiszitis ist häufig Teil einer miliaren Tuberkulose. Bei der „unspezifischen" Spondylodiszitis sind die häufigsten Erreger Staphylococcus aureus, aber auch Staphylococcus epidermidis (typischerweise nach Infiltrationen wegen chronifizierten Rückenschmerzen oder oberflächlicher Thrombophlebitis bei peripheren Venenverweilkanülen), aber auch Streptokokken, seltener auch Aktinomyceten oder Gramnegative.

Klinik   Eine Spondylodiszitis beginnt typischerweise in einer subakuten Form mit Krankheitsgefühl, Verstärkung der Rückenschmerzen, oft erst nach Tagen Fieber und Aggravierung der lokalen Schmerzen. Fieber mit lokalen Schmerzen in Kombination mit typischen Laborveränderungen (Leukozytose, CRP-Erhöhung) sollte immer an eine Spondylodiszitis denken lassen. Unbehandelt oder zu spät diagnostiziert, kann auch eine hämatogene Spondylodiszitis zu schweren Komplikationen wie sub-/epiduralem Empyem oder lebensbedrohlicher eitriger Meningitis führen.

Therapie   Die Therapie einer Spondylodiszitis hat zunächst auf die wahrscheinlichsten Erreger abzuzielen; eine staphylokokkenspezifische Therapie in Kombination mit weichteilgängigen Antibiotika ist sicherlich optimal. Daher ist die Unterscheidung in ambulant erworbene („community acquired"), „nursing home acquired" oder nosokomiale Infektion essenziell:

- Bei einer ambulant erworbenen Spondylodiszitis werden überwiegend staphylokokkenorientierte Chemotherapeutika eingesetzt, z. B. Flucoxacillin in Kombination mit Fosfomycin oder Rifampicin.
- Eine Therapie der „nursing home acquired" oder nosokomialen Spondylodiszitis wird eher auf multiresistente Keime abzielen, die Gewebepenetration berücksichtigen und Cefalosporine, Chinolone oder Glykopeptide, in Kombination auch mit Fosfomycin, beinhalten.

6.3.3 Septische Herdenzephalitis
Bei infektiöser Endokarditis kann es zur Streuung septischer Emboli ins Gehirn kommen. Mögliche Folgen sind eine Ischämie oder ein mykotisches Aneurysma.

6.3.3 Septische Herdenzephalitis

Eine septische Herdenzephalitis ist Folge einer infektiösen Endokarditis, bedingt durch eine metastatische Streuung eines septischen Embolus. Dabei können sich eine zerebrale (evtl. auch spinale) Ischämie und/oder ein mykotisches Aneurysma (> Abb. 6.16) entwickeln.

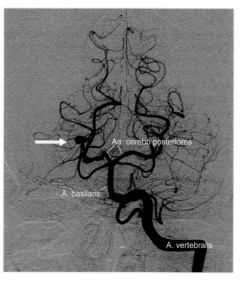

Abb. 6.16 Mykotisches Aneurysma (Pfeil) nach septischer Embolie (Endokarditis).

Klinik

Endokarditis   Charakteristische Symptome einer Endokarditis sind unspezifisches Krankheitsgefühl, Müdigkeit, Nachtschweiß, Appetitlosigkeit und Gewichtsverlust. Sie gehen einer neurologischen Symptomatik oft voraus. Auch petechiale Blutungen an den Akren, zum Teil schmerzhaft, können begleitend auftreten.

Neurologische Symptomatik   Bei 20 % der Patienten mit akuter/subakuter Endokarditis ist die neurologische Symptomatik das wesentliche Erstsymptom. Dabei kann es sich um Symptome einer zerebralen Ischämie oder einer septischen Herdenzephalitis handeln. Eine septische Herdenzephalitis präsentiert sich mit Kopfschmerzen, subfebrilen Temperaturen, gelegentlich deutlich ausgeprägtem Fieber, neurologischen Herdsymptomen und fokalen oder auch generalisierten epileptischen Anfällen. Eine begleitende Meningitis wird bei weniger als 10 % der Patienten gesehen. Patienten mit staphylokokkenbedingter Herdenzephalitis sind subjektiv und objektiv deutlich kranker. Da eine septische Herdenzephalitis üblicherweise im Rahmen einer akuten/subakuten Endokarditis stattfindet, kommt es in Einzelfällen zu multifokalen Ausfällen und anderen Organmanifestationen.

Klinik: Symptome der Endokarditis, fokal neurologische, apoplektiform aufgetretene Defizite (oft erstes Symptom!), epileptische Anfälle, Fieber, Kopfschmerzen

Diagnostik

Die zerebrale Bildgebung (CT oder MRT mit Kontrastmittelapplikation) objektiviert die septische Herdenzephalitis bzw. die Evolution in eine Ischämie und/oder einen Hirnabszess (> Abb. 6.17). Eine transösophageale Echokardiografie ist als Notfalluntersuchung unverzichtbar. Eine Lumbalpunktion ist ohne Bildgebung nicht indiziert und in den meisten Fällen nicht hilfreich. Bei einer Endokarditis besteht eine praktisch kontinuierliche Bakteriämie, weshalb die Blutkultur die beste Möglichkeit ist, um den Erreger zu kultivieren (> 95 % Sensitivität). > Tab. 6.12 zeigt das typische Erregerspektrum in Abhängigkeit von der Grundkrankheit des Patienten.

Diagnostik: zerebrale Bildgebung, transösophageale Echokardiografie, Blutkulturen (aufgrund der kontinuierlichen Septikämie oft sehr erfolgreich!); meist nicht hilfreich ist die Lumbalpunktion
Ätiologie: typisches Erregerspektrum > Tab. 6.12

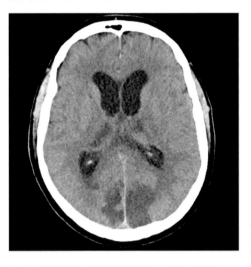

Abb. 6.17 Staphylokokkenendokarditis mit A.-basilaris-Embolie – Infarzierung im Versorgungsgebiet beider Aa. cerebri posteriores.

Tab. 6.12 Typisches Erregerspektrum bei septischer Herdenzephalitis in Abhängigkeit von der Grundkrankheit des Patienten.

Grundkrankheit	Erreger
keine Grundkrankheit	• vorwiegend Streptokokken (Gruppe B, Streptococcus viridans) (ca. 60 %) • selten: Staphylokokken (25 %) • selten: Enterokokken (10 %) • sehr selten: gramnegative Bakterien, Pilze, Mischkulturen (< 5 %)
i. v. drogenabhängige Patienten	• Staphylococcus aureus (65 %) • Streptokokken (20 %) • gramnegative Bakterien (10 %) • Enterokokken, Pilze, polymikrobielle Befunde (5 %)
Patienten mit Herzklappenersatz, frühe postoperative Phase (< 2 Monate)	• Staphylokokken (50 %) • gramnegative Bakterien (20 %) • Pilze (10 %) • polymikrobielle Befunde (20 %)
Patienten mit Herzklappenersatz (später auftretend)	• Staphylokokken (40 %) • Streptokokken (25 %) • Enterokokken, Pilze, Bakterien der HACEK-Gruppe (30 %) • polymikrobielle Befunde (5 %)

HACEK = Haemophilus aphrophilus, Actinobacillus actinomycetemcomitans, Cardiobacterium hominis, Eikenella corrodens und Kingella kingae

TAB. 6.12

Therapie

Das Vorgehen sollte interdisziplinär abgesprochen werden, wobei kardiologische, kardiochirurgische und eventuell neurochirurgische Interventionen zu diskutieren sind. Patienten mit einer septischen Herdenzephalitis benötigen über einen ausreichend langen Zeitraum höchste Konzentrationen von bakterizid wirkenden Antibiotika, deren Auswahl sich nach dem Kulturergebnis (95 % der Patienten!) und dem Antibiogramm zu richten hat. Die empirische antibiotische Therapie besteht:

- bei Streptokokken aus Penicillin (evtl. anfangs kombiniert mit Gentamicin)
- bei Staphylokokken aus Methicillin, ebenfalls kombiniert mit Gentamicin
- bei methicillinresistenten Staphylokokken aus Vancomycin, Rifampicin, Fosfomycin oder Linezolid

Aus primär- oder sekundärprophylaktischen Gründen (Schlaganfall!) werden Thrombozytenaggregationshemmer gegeben. Eine Antikoagulation ist nicht sinnvoll.

Therapie: interdisziplinär, chirurgische Fokussanierung, Antibiose, Thrombozytenaggregationshemmung (zerebrales Ischämierisiko!)
Empirische antibiotische Therapie:
- Streptokokken: Penicillin (evtl. anfangs kombiniert mit Gentamicin)
- Staphylokokken: Methicillin und Gentamicin
- methicillinresistente Staphylokokken: Vancomycin, Rifampicin, Fosfomycin oder Linezolid

Prognose

Die Gesamtmortalität bei Patienten mit einer neurologischen Manifestation einer bakteriellen Endokarditis hängt von der Grundkrankheit und den Erregern ab, bei multifokalen septischen Herden beträgt die Letalität bis zu 80 %, sie wird vor allem auch durch die zugrunde liegende Erkrankung der Endokarditis und deren Komplikationen geprägt.

Aus Studentensicht

Pathogenese: Bei jedem Schlaganfall im Alter von < 45 Jahren immer an eine Endokarditis denken!

6.3.4 Spezifische und atypische Infektionen des zentralen Nervensystems
ZNS-Listeriose

Klinik: meningitisches bzw. meningoenzephalitisches Bild (20 % Hirnstammenzephalitis, 10 % Zerebellitis), Sepsis

Diagnostik: Bildgebung, LP, Liquorkultur oft negativ, Blutkultur häufig erfolgreich

Therapie: Ampicillin mindestens 15 g tgl. i. v. für 3 Wochen. Cephalosporine sind unwirksam.

Prognose: Letalitätsraten bis 50 %

Pathogenese: Listeria monocytogenes = grampositives Stäbchen, weltweites Vorkommen; Infektion nach Genuss unpasteurisierter Milchprodukte und im Kühlschrank gelagerter Lebensmittel (bei Kälte optimale Proliferationsbedingungen), prädisponiert sind immunsupprimierte, schwangere und ältere Personen

---

Epidemiologie und Pathogenese

Die Inzidenz der infektiösen Endokarditis beträgt 1–5/100.000/Jahr, die ihrer neurologischen Komplikationen, hauptsächlich der einer septischen Herdenzephalitis, liegt bei 30 %, d. h., die Gesamtinzidenz der septischen Herdenzephalitis liegt bei 0,3–1,5/100.000/Jahr. Grundsätzlich ist bei jedem Schlaganfall im Alter von < 45 Jahren, insbesondere bei Entwicklung einer septischen Herdenzephalitis, an eine Endokarditis zu denken. Bei intravenös drogenabhängigen Patienten liegt das Risiko einer septischen Herdenzephalitis bei einer meist durch Staphylococcus aureus bedingten Endokarditis bei bis zu 60 %. Demgegenüber ist eine septische Herdenzephalitis bei streptokokkenbedingter Endokarditis deutlich seltener. Eine pilzbedingte Endokarditis (insbesondere Candida-Spezies) verursacht besonders große Herzklappenvegetationen und führt zu entsprechend ausgedehnter neurologischer, embolisch bedingter Herdsymptomatik.

6.3.4 Spezifische und atypische Infektionen des zentralen Nervensystems

ZNS-Listeriose

Klinik

Die klinisch-neurologische Symptomatik einer ZNS-Listeriose entspricht in den meisten Fällen der einer bakteriellen Meningitis bzw. Meningoenzephalitis. Bei bis zu 20 % findet sich eine Hirnstammenzephalitis, bei bis zu 10 % eine Zerebellitis (> Abb. 6.18), aber auch autonome Störungen und ein Diabetes insipidus sind möglich. In 5 % kommt eine Endokarditis mit septischen Embolien vor (cave: sog. erregernegative Endokarditis). Im Rahmen einer Bakteriämie kann sich ein Sepsissyndrom mit den klinischen Symptomen einer septischen Enzephalopathie entwickeln.

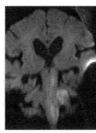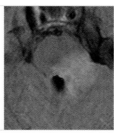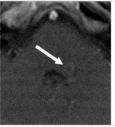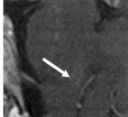

Abb. 6.18 Hirnstammenzephalitis und Zerebellitis in der MRT bei ZNS-Listeriose. Die Pfeile markieren einen Abszess im Hirnstamm. [T534]

Diagnostik

Mit der zerebralen Bildgebung kann die Hirnparenchymaffektion, in Einzelfällen auch die Abszessbildung nachgewiesen werden. Der Liquor cerebrospinalis kann in fast jede Richtung verändert sein, von einer geringen Pleozytose bei Hirnstammenzephalitis bis zum Liquorbild einer eitrigen Meningitis mit massiver granulozytärer Pleozytose, Blutzuckererniedrigung und deutlicher Eiweißerhöhung. Der direkte Erregernachweis ist häufig schwierig, die Liquorkultur ist häufig negativ, demgegenüber ist bei einer Bakteriämie die Blutkultur sehr häufig positiv. Selten findet sich eine ausgeprägte Leukozytose, allerdings ist die Blutsenkungsgeschwindigkeit meist deutlich erhöht. Im Einzelfall kann ein serologischer Erregernachweis geführt werden.

Therapie

Goldener Standard ist eine Hochdosis-Ampicillintherapie, beim Normalgewichtigen mindestens 15 g täglich intravenös für mindestens 3 Wochen. Cephalosporine sind bei Listerieninfektionen völlig unwirksam.

Prognose

Die Prognose hängt überwiegend von den zugrunde liegenden prädisponierenden Erkrankungen ab, Letalitätsraten von bis zu 50 % werden berichtet.

Epidemiologie und Pathogenese

Die ZNS-Listeriose wird durch grampositive Stäbchen, Listeria monocytogenes, verursacht. Diese kommen weltweit vor und werden hauptsächlich bei immunsupprimierten, schwangeren, vor allem bei alten bzw. sehr alten Personen gesehen. In den gemäßigten Klimazonen Europas tritt die ZNS-Listeriose in der warmen Jahreszeit oft nach Genuss von unpasteurisierter Milch und Milchprodukten, vor allem aber nach Genuss von Lebensmitteln, die im Kühlschrank über längere Zeit gelagert wurden, auf. Dazu gehört insbesondere das „ready to eat food", also z. B. Fleischprodukte, geräucherte Fische, vorabgepacktes Gemüse oder marinierte Produkte. Listeria monocytogenes hat die Fähigkeit, bei niedrigen Temperaturen nicht nur zu überleben, sondern sich auch rascher zu vermehren. Neben einer Meningitis (bei 15 % aller Listeriosen) sind eine Bakteriämie (knapp 40 % aller Listeriosen präsentieren sich als Septikämie) und eine Endokarditis (5 %) für neurologische Symptome verantwortlich.

ZNS-Tuberkulose

Klinik

Eine invasive Mycobacterium-tuberculosis-Infektion kann eine chronische Meningitis, intrakranielle Tuberkulome, tuberkulöse Hirnabszesse, eine spinale Arachnoiditis, eine Spondylitis, einen paravertebralen Abszess sowie im Kindesalter eine tuberkulöse Enzephalopathie verursachen.

Meningitis Mycobacterium tuberculosis ist die häufigste Ursache einer chronischen Meningitis, von der gesprochen wird, wenn Kopfschmerzen und subfebrile Temperaturen für mindestens 4 Wochen andauern und von einem entzündlichen Liquorsyndrom begleitet werden. Nur 10 % der Erwachsenen mit einer ZNS-Tuberkulose geben eine positive extrakranielle Tuberkuloseanamnese an (Kinder: bis zu 50 %). Das neurologische Vollbild der ZNS-Tuberkulose (tuberkulöse Meningitis) besteht aus der klassischen Trias:

- Polyneuritis cranialis
- Hydrocephalus occlusus
- Vaskulitis mit konsekutiver zerebraler Ischämie

ZNS-Tuberkulome ZNS-Tuberkulome bzw. tuberkulöse Hirnabszesse führen zu neurologischen Herdsymptomen und/oder zerebralen (fokalen, aber auch generalisierten) Krampfanfällen.

Spondylitis Eine tuberkulöse Spondylitis ist im typischen Fall durch eine – extramedullär bedingte – Rückenmarkskompression und in seltenen Fällen – durch die begleitende Vaskulitis – eine akute Querschnittssymptomatik (A.-spinalis-anterior-Syndrom) gekennzeichnet.

Diagnostik

Liquor Die Lumbalpunktion ist für die Diagnose einer chronischen Meningitis unumgänglich. Dabei ist der Liquoröffnungsdruck häufig erhöht, der Liquor zeigt eine geringe bis mäßige Pleozytose (selten > 300/µl), die Liquorglukose kann unverändert sein, wenn die Erkrankung protrahiert und langsam verläuft, oder etwas erniedrigt, wenn sie eher subakut verläuft (Liquor-Serum-Glukose-Ratio: 0,3–0,6). Das Liquoreiweiß ist dagegen typischerweise deutlich erhöht. Die Liquorzytologie ist uncharakteristisch, häufig gemischtzellig, im Verlauf kommt es bei bis zu 20 % zu einer Liquoreosinophilie.

Bildgebung Vor jeder Lumbalpunktion ist bei Verdacht auf eine chronische Meningitis, v. a. beim Bestehen der klassischen Trias (Hydrozephalus? Halbseitensymptomatik!) eine zerebrale Bildgebung erforderlich (> Abb. 6.19), auch zur Diagnose von ZNS-Tuberkulomen (> Abb. 6.20) und/oder Hirnabszessen.

ZNS-Tuberkulose

Klinik: Mycobacterium tuberculosis kann folgende Krankheitsbilder verursachen:
- chronische Meningitis: Kopfschmerzen + subfebrile Temperaturen für mindestens 4 Wochen; Trias: Polyneuritis cranialis + Hydrocephalus occlusus + Vaskulitis mit Ischämien
- ZNS-Tuberkulome: zerebrale Krampfanfälle
- Spondylitis: akute Querschnittssymptomatik (durch Kompression oder Vaskulitis + Ischämie)

Diagnostik: Liquor, zerebrale Bildgebung

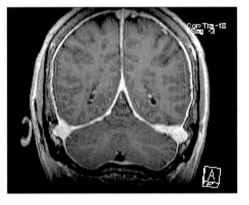

Abb. 6.19 Ausgeprägte generalisierte Kontrastmittelanreicherung der Meningen in der MRT bei tuberkulöser Meningitis.

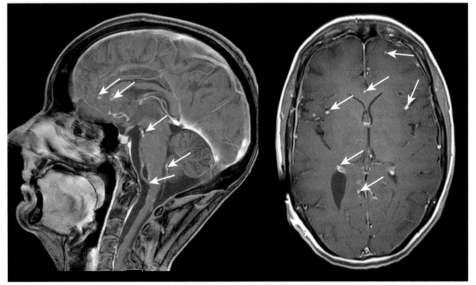

Abb. 6.20 Multiple intrakranielle Tuberkulome der Pia mater in der kontrastmittelgestützten T1-gewichteten MRT (Pfeile). [P318]

MERKE

> **MERKE** Bei jedem Patienten mit einer ZNS-Tuberkulose sind extrazerebrale Manifestationen aktiv zu suchen. Das bedeutet Ganzkörper-CT, Fundoskopie und interdisziplinäre Aufarbeitung der Erkrankung.

Erregernachweis: Ziehl-Neelsen-Färbung (selten erfolgreich), Kultur (Ergebnis in bis zu 8 Wochen), PCR

Erregernachweis Unter allen Umständen muss man versuchen, den Erreger nachzuweisen. Das gelingt mit der Ziehl-Neelsen-Färbung nur bei 10–25 %, mit der Liquorkultur und der Polymerasekettenreaktion immerhin bei jeweils bis zu 50 %. Das Ergebnis der PCR steht dabei bereits innerhalb von 24 Stunden zur Verfügung, eine mykobakterielle Kultur dauert bis zu 8 Wochen. Bei spinaler Symptomatik ist die entsprechende neuroradiologische Abklärung (CT und/oder MRT), mit eventueller CT-gesteuerter Biopsie und histologischer mikrobieller Aufarbeitung des Biopsats, anzustreben.

Therapie

Die Chronizität der ZNS-Tuberkulose erfordert eine ausreichend lange Therapie, die tuberkulostatische Therapie sollte möglichst rasch, d. h. in den meisten Fällen vor dem Eintreffen einer positiven Liquorkultur, begonnen werden. Die klassische Dreifachkombinationstherapie besteht aus Isoniazid, Rifampicin und Ethambutol, bei bildgebend ausgedehnten Befunden (z. B. massive basale granulomatöse Meningitis, multiple Tuberkulome) wird eine Vierfach- bzw. Fünffachtherapie empfohlen, wobei Pyrazinamid und/oder Cycloserin oder Streptomycin dazugefügt werden. In den letzten Jahren sind in bestimmten Regionen Mykobakterien beobachtet worden, die gegen Rifampicin, aber auch gegen mehrere Tuberkulostatika gleichzeitig resistent waren, insbesondere bei HIV-positiven Patienten. Die Dreifach-(Vierfach-)Kombination wird für 3–6 Monate gegeben, eine nachfolgende Zweifachkombination für weitere 6–9 Monate. Regelmäßige klinisch-neurologische Kontrollen, bildgebende und Liquorkontrollen sind essenziell. Vitamin B_6 muss substituiert werden, wenn die Kombinationstherapie Isoniazid enthält (Pyridoxinantagonismus des Isoniazids). Ein Hydrozephalus muss frühzeitig drainiert werden, eine drohende oder beginnende Querschnittssymptomatik bei Spondylitis ist neurochirurgisch/orthopädisch interdisziplinär zu behandeln.

Antibiotische Therapie:
• Beginn vor Erhalt der Kultur
• Dreifach-, Vierfach- oder Fünffachtherapie über Monate (Isoniazid, Rifampicin, Ethambutol, Pyrazinamid, Cycloserin, Streptomycin) Regelmäßige klinische und Liquorkontrollen sind erforderlich!

Chirurgische Therapie: z. B. Entlastung von Hydrozephalus oder Myelonkompression

Prognose

Die Gesamtsterblichkeit bei ZNS-Tuberkulose beträgt bis zu 30 %. Für eine schlechte Prognose spricht es, wenn die neurologische Symptomatik bereits zu Therapiebeginn besteht, die Patienten sehr alt sind oder eine gleichzeitig miliare Aussaat nachzuweisen ist. Auch ein extrem hoher Liquoreiweißspiegel bzw. ein deutlich erniedrigter Liquorglukosespiegel sind Anzeichen einer schlechten Prognose. Bei HIV-Patienten kommt eine sehr niedrige CD4-Lymphozytenzahl als Indikator hinzu. Intrakranielle Tuberkulome beeinflussen die Sterblichkeit wenig, neurologische Langzeitfolgen wie z. B. epileptische Anfälle werden dabei allerdings häufiger gesehen.

Prognose: Gesamtsterblichkeit der ZNS-Tuberkulose → 30 %

Epidemiologie und Pathogenese

Inzidenz Mykobakterien können alle Organsysteme des menschlichen Körpers befallen, 4 % aller mykobakteriellen Infektionen betreffen das ZNS. Bei weltweit ca. 10 Millionen Menschen, die im Jahr an Tuberkulose erkranken, ist also von ca. 400.000 Menschen auszugehen, die im Jahr an einer ZNS-Tuberkulose erkranken. In den letzten 30 Jahren stieg die Tuberkuloseinzidenz, damit auch die Inzidenz der ZNS-Tuberkulose, insbesondere bei HIV-infizierten Menschen.

Risikofaktoren In vielen tropischen Ländern, aber auch den USA oder den ärmeren sozialen Schichten Europas sind mehr als 50 % der ZNS-Tuberkulose HIV-assoziiert. Außer der HIV-Infektion prädisponieren aber auch Alkoholkrankheit, Diabetes mellitus, maligne Erkrankungen und immunmodulierende Therapien, insbesondere eine Kortikosteroidtherapie, für eine ZNS-Tuberkulose.

Erreger Mycobacterium tuberculosis ist die häufigste Ursache einer chronischen Meningitis und für die meisten tuberkulösen ZNS-Infektionen verantwortlich. Nur bei HIV-Patienten können auch andere Mykobakterien (MOTT, „mycobacteria other than tuberculosis") eine ZNS-Infektion verursachen. Mycobacterium tuberculosis ist ein obligat aerobes, nicht Sporen bildendes Stäbchen, das sich nicht mit der Gram-Färbung, aber mit der Ziehl-Neelsen-Färbung anfärbt. Die Generationszeit dieser säurefesten Stäbchen ist sehr lang, sie beträgt bis zu 20 Stunden. Mykobakterielle Kolonien benötigen 3–8 Wochen, um auf Löwenstein-Jensen- oder Middlebrook-Medium sichtbar zu wachsen. Der Mensch ist das wesentliche (fast ausschließliche) Reservoir von Mycobacterium tuberculosis, eine humane Mycobacterium-bovis-Infektion des ZNS ist extrem selten.

Pathogenese: Mykobakterien können alle Organe des menschlichen Körpers befallen.
Risikofaktoren: ärmere soziale Schicht, HIV-Infektion, Diabetes, maligne Erkrankungen, Alkoholkrankheit, Immunsuppression
Mycobacterium tuberculosis: obligat aerobes Stäbchen, nicht Sporen bildend, Ziel-Nehlsen-Färbung, keine Gram-Anfärbbarkeit, lange Generationszeit, selten gibt es humane Infektionen durch andere Mykobakterien

Neurosyphilis

Neurosyphilis

Klinik

Die Neurosyphilis hat verschiedene Manifestationsformen, die entsprechend dem Krankheitsstadium der Syphilis (Lues) variieren (➤ Tab. 6.13), wobei die meningovaskulitische Verlaufsform heute am häufigsten ist, vor allem bei HIV-positiven Patienten.

Klinik: Symptome der Neurosyphilis variieren entsprechend den Krankheitsstadien der Syphilis (➤ Tab. 6.13).

Tab. 6.13 Syndrome und Symptome bei Syphilis.

Manifestationsform	Merkmale
Sekundärstadium	
Meningitis	
Polyradikulitis	
vaskuläre Syndrome (selten)	
Hirnnervenläsionen	III, VII, VIII
Tertiärstadium	
meningovaskuläre Syphilis	• meningitische Variante: Kopfschmerzen, Hirnnervenläsionen (inkl. N.-opticus-Schädigung) und Hydrozephalus (selten) • vaskulitische Variante: Hemiparesen, Gesichtsfeldausfälle, Hirnstammläsionen, spinale Symptome, hirnorganisches Psychosyndrom, symptomatische Epilepsie
Tabes dorsalis (tabische Neurosyphilis)	chronisch progrediente dorsale Radikuloganglionitis mit: • Reflexverlust an den unteren Extremitäten • Pallanästhesie • Gangataxie • Miktionsstörungen im Sinne einer deafferenzierten Blase • Pupillenstörungen • Optikusschädigung • lanzinierenden Schmerzen, vor allem an den unteren Extremitäten
progressive Paralyse (paralytische Neurosyphilis)	chronisch progrediente Enzephalitis: • kognitive Defizite • psychotische Episoden • Kopfschmerz und Schwindel • abnorme Pupillenreaktion (reflektorische Pupillenstarre – Argyll-Robertson-Zeichen) • Zungentremor • epileptische Anfälle • Harn- und Stuhlinkontinenz • schweres demenzielles Syndrom (Spätphase) • Marasmus
syphilitische Gummen (raumfordernde Granulome, sehr selten)	• typischerweise von den Meningen ausgehend • an der Hirnkonvexität mit fokaler Herdsymptomatik und fokal beginnenden epileptischen Anfällen

TAB. 6.13

Diagnostik

Kriterien Ein Patient leidet wahrscheinlich an einer Neurosyphilis, wenn mindestens 2 der nachfolgenden Punkte 1–3 und immer Punkt 4 gegeben sind:

1. chronisch progredienter Verlauf einer neurologischen Symptomatik mit Phasen von Verschlechterung und Teilremission
2. pathologische Liquorbefunde mit gemischtzelliger oder mononukleärer Pleozytose, Blut-Liquor-Schrankenstörung oder IgG-dominanter Immunreaktion im Liquor
3. günstige Beeinflussung von Krankheitsverlauf und/oder Liquorbefunden durch Antibiotika
4. positiver TPHA- (oder TPPA-)Test und positiver FTA-Abs-Test im Serum

Antikörperindex Ein Patient leidet sicher an einer Neurosyphilis, wenn eine lokale intrathekale treponemenspezifische Antikörperreaktion, messbar über einen spezifischen Antikörperindex (ITpA-Test oder TPHA-AI), vorliegt:

- TPPA- oder TPHA-Test (TPHA = Treponema-pallidum-Hämagglutinations-Assay), FTA-Abs-Test (= Fluoreszenz-Treponema-Antikörper-Absorptionstest)
- Lipidreaktionen: VDRL-Test oder Cardiolipin-CPR
- Suche nach treponemenspezifischen IgM-Antikörpern: 19S-IgM-FTA-Abs-Test, TP-IgM-ELISA, IgM-Western-Blot

ITpA-Index Für die Berechnung des ITpA-Index (ITpA = intrathekal produzierte Treponema-pallidum-Antikörper) benötigt man das Verhältnis von TPHA-Titer zu Gesamt-IgG im Liquor, das durch das Verhältnis von TPHA-Titer zu Gesamt-IgG im Serum geteilt wird. Werden im ZNS keine Antikörper gegen Treponema pallidum produziert, beträgt der ITpA-Index 1 (0,5–2,0). Ein Wert > 2,0 deutet auf eine spezifische Antikörpersynthese im ZNS hin, ein Wert von > 3,0 beweist diese mit hoher Reliabilität (Sensitivität ca. 85 %, Spezifität 100 %). Falsch negative Befunde kommen bei ZNS-Befall im Sekundärstadium und bei vaskulitischer Neurosyphilis vor. ITpA-Index und TPHA-AI normalisieren sich nach der Therapie erst im Verlauf von Jahren bis Jahrzehnten, daher sind diese Antikörper-Spezifität-Indizes nicht als Aktivitätsparameter geeignet.

> **MERKE** Von einer *asymptomatischen* Neurosyphilis spricht man, wenn eine positive Syphilisserologie (im Liquor) vorliegt, eine klinische Symptomatik jedoch fehlt.

Bildgebung Bildgebende Befunde dienen zur Erfassung von Ischämie, Hydrozephalus, Gummen sowie zum Ausschluss anderer Erkrankungen.

Diagnosekriterien Neurosyphilis:
Obligat: positiver TPHA- (oder TPPA-)Test und positiver FTA-Abs-Test im Serum
Sowie mindestens 2 der folgenden Punkte:
- chronisch progredienter Verlauf einer neurologischen Symptomatik mit Phasen von Verschlechterung und Teilremission
- pathologische Liquorbefunde mit gemischtzelliger oder mononukleärer Pleozytose, Blut-Liquor-Schrankenstörung oder IgG-dominanter Immunreaktion im Liquor
- günstige Beeinflussung von Krankheitsverlauf und/oder Liquorbefunden durch Antibiotika

Sichere Neurosyphilis: Nachweis einer lokalen intrathekalen treponemenspezifischen Antikörperreaktion (nachweisbar im ITpA-Test oder TPHA-AI)

MERKE

Eine **zerebrale Bildgebung** dient dem Nachweis von Gummen, Komplikationen und zur Ausschlussdiagnostik.

Aus Studentensicht

Therapie:
- Penicillin G i. v., 3–4 Mio. I.E. alle 4 h über 10–14 Tage oder
- Ceftriaxon i. v. 2 g/d 10–14 Tage oder
- Doxycyclin p. o. 2 × 200 mg/d für 28 Tage

Epidemiologie und Pathogenese:
- Erreger = Treponema pallidum
- Inzidenz nimmt weltweit wieder zu, etwa 10 % mit Primäraffekt (Ulcus durum) entwickeln Neurosyphilis

Borreliose
Die Borreliose ist eine entzündliche Multisystemerkrankung. Verursachende Borrelien werden per Zeckenbiss übertragen.

Klinik:
- Erythema migrans: Hautreaktion in 80–90 % der Infektionen
- Meningoradikuloneuritis: Symptome 4–6 Wochen nach Infektion
- Trias: Radikulitis/Radikuloneuritis (mit starken bohrenden Schmerzen, insbesondere nachts, Paresen und Sensibilitätsstörungen), Hirnnervenausfälle (insbesondere N. facialis, häufig bds.), Meningitis

Diagnostik: entzündlich veränderter Liquor, borrelienspezifische Antikörper in Serum und Liquor, erhöhter Liquor-Serum-Antikörper-Index

[handschriftliche Notizen:]
Index: $\dfrac{\text{Liquor}}{\text{Serum}} \geq 1,5$

ASI = Ale-Serum-Index
— Cytoliu C × L ..
— Frühmarker

- Bei anderen Viren Meningitiden Liquoreiweiße höher (>1g)

Therapie
Therapie der 1. Wahl bei Neurosyphilis ist Penicillin G in kristalloider Lösung, intravenös verabreicht, über eine Dauer von 10–14 Tagen (3–4 Mio. Einheiten, alle 4 h). Gleichwertig kann eine Therapie mit Ceftriaxon (2 g/d) i. v. über 10–14 Tage angesehen werden, und möglicherweise wirkt auch Doxycyclin 2 × 200 mg/d für 28 Tage vergleichbar gut.

Ist die Therapie erfolgreich, geht die Liquorpleozytose zurück, die Blut-Liquor-Schrankenstörung normalisiert sich und die IgM-Antikörperkinetik ist innerhalb von 6–12 Monaten (!) rückläufig. TPPA und FTA-Abs-Test sind ebenso wie der ITpA-Index für die Therapiekontrolle ungeeignet. Liquorkontrollen werden so lange durchgeführt, bis die Pleozytose abgeklungen ist.

Epidemiologie und Pathogenese
Inzidenz Die Inzidenz syphilitischer ZNS-Erkrankungen wird auf ca. 0,2 pro 100.000 pro Jahr geschätzt. Sie nimmt insgesamt in den letzten Jahren weltweit wieder zu, Großstädte sind deutlich stärker betroffen als ländliche Regionen.

Erreger Die Syphilis wird durch Treponema pallidum, ein für den Menschen obligat pathogenes Mitglied der Spirochaetaceae verursacht. Etwa 5–10 % der an einem syphilitischen Primäraffekt (Ulcus durum) Erkrankten entwickeln Jahre bis Jahrzehnte später eine Neurosyphilis.

Borreliose
Die Lyme-Borreliose ist eine entzündliche Multisystemerkrankung, die in den gemäßigten Klimazonen der Nordhalbkugel endemisch verbreitet ist.

Klinik
Erythema migrans Bei 80–90 % der Patienten manifestiert sich die frühe Borrelieninfektion als lokales Erythema migrans (⮞ Abb. 6.21) mit oder ohne Allgemeinsymptome. Es tritt relativ rasch nach dem Zeckenbiss auf.

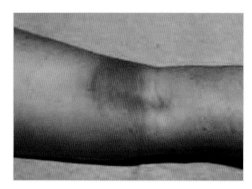

Abb. 6.21 Erythema migrans.

Meningoradikuloneuritis Die Meningoradikuloneuritis (Garin-Bujadoux-Bannwarth-Syndrom) ist zwar wesentlich seltener als ein Erythema migrans, aber trotzdem noch die zweithäufigste Manifestation einer akuten Lyme-Borreliose bei Erwachsenen in Europa. Eine isolierte Meningitis wird fast ausschließlich bei Kindern beobachtet.

Die klassische Trias der akuten Neuroborreliose besteht aus:
- Radikulitis/Radikuloneuritis
- Hirnnervenausfälle (insbesondere N. facialis, häufig beidseits)
- Meningitis

Die Symptome der akuten Neuroborreliose entwickeln sich 4–6(–12) Wochen nach dem Zeckenbiss bzw. nach dem Erythema migrans. Die **radikulitischen Schmerzen** sind extrem stark, haben brennenden, beißenden, reißenden, bohrenden Charakter und sprechen kaum auf herkömmliche Analgetika an. Typisch ist, dass sie in der Nacht stärker ausgeprägt sind und dass innerhalb von 1–4 Wochen radikuläre Paresen und/oder Sensibilitätsstörungen auftreten.

Das ZNS ist bei einer Neuroborreliose nur selten und dann meist chronisch beteiligt. Ebenfalls selten ist eine borrelieninduzierte Vaskulitis oder eine Myositis.

Diagnostik
Die typische Symptomentrias lenkt unverzüglich, insbesondere in der warmen (zeckenaktiven) Jahreszeit, den Verdacht auf eine Neuroborreliose, dieser Verdacht wird durch ein entzündliches Liquorsyndrom (lymphoplasmazelluläre Pleozytose) sowie den Nachweis von borrelienspezifischen IgG-Antikörpern im Serum und im Liquor bestätigt. Die intrathekale spezifische Antikörperproduktion wird durch die Bestimmung des Liquor-Serum-Index nachgewiesen. Nur sehr selten (z. B. bei immunsupprimierten Patienten) kann eine Borrelieninfektion durch den Erregernachweis aus dem Liquor (Kultur oder PCR) gesichert werden. Der Erregernachweis aus dem Blut gelingt üblicherweise nicht.

Therapie

Eine akute Neuroborreliose wird für die Dauer von mindestens 2 Wochen mit Ceftriaxon, Cefotaxim, evtl. Penicillin G (alle i. v.), oder Doxycyclin (oral) therapiert. Eine chronische Neuroborreliose wird mit Ceftriaxon oder Cefotaxim, evtl. Penicillin G, für mindestens 2 (evtl. 4) Wochen therapiert.

[handschriftlich: 2 g]
[handschriftlich: Pro Saugesaft, schädigt Zähne bei Kindern → bei diesen Amoxicillin]

Prognose

Die typische Manifestation der akuten Neuroborreliose, insbesondere die heftigsten nächtlich akzentuierten radikulitischen Schmerzen, sprechen prompt auf die antibiotische Therapie an (innerhalb von wenigen Tagen), neurologische Ausfälle benötigen wesentlich länger zur Restitution.

Prophylaxe

Die einzige kausale Prophylaxe besteht darin, Zeckenbisse zu vermeiden oder Zecken, die bereits gebissen haben, sofort wieder zu entfernen. Weil die Borrelien meist erst 16–24 Stunden nach dem Zeckenbiss übertragen werden, ist ein rasches Absuchen des Körpers nach Zecken und ihre Entfernung noch als Prophylaxe zu verstehen. Eine Antibiotikaprophylaxe bei asymptomatischen Patienten nach Zeckenbiss ist nicht indiziert. Allerdings empfiehlt sich eine mehrwöchige Beobachtung der Bissstelle.

Epidemiologie und Pathogenese

Inzidenz Die Inzidenz der Borreliose beträgt bis zu 100/100.000 Einwohner/Jahr, überwiegend allerdings im Sinne der Frühmanifestation, Erythema migrans. Bei maximal 3 % der mit B.-burgdorferi-Spezies infizierten Menschen tritt eine Neuroborreliose auf, d. h., die Inzidenz der Neuroborreliose beträgt ca. 3/100.000/Jahr.

Erreger In Nordamerika wird die Lyme-Borreliose ausschließlich durch die Borrelienspezies B. burgdorferi sensu stricto verursacht, in Europa sind B. afzelii und B. garinii (und vermutlich B. spielmanii) weitere humanpathogene Erreger. B. afzelii verursacht meist ein Erythema migrans, während B. garinii eine gewisse Neurotropie aufweist.

Ixodes ricinus Die Borrelienspezies, die die Lyme-Borreliose verursacht, wird durch den Biss der Zecke Ixodes ricinus übertragen. Die Blutmahlzeit der Zecke muss in der Regel mehr als 16 Stunden andauern, um effizient Spirochäten zu übertragen. Bei bis zu 5 % der Menschen ist nach einem Zeckenbiss mit einer Serokonversion und bei 0,5–1,5 % mit einer manifesten Erkrankung zu rechnen.

Brucellose

Klinik

Die **akute/subakute Form** der Neurobrucellose präsentiert sich als Meningitis, Meningoenzephalitis, Hirnnervenneuritis, Querschnittsmyelitis sowie, selten, Endokarditis mit kardioembolischem Hirninfarkt. Bei der **chronischen Form** (Symptome länger als ein Jahr) überwiegt die psychiatrische Symptomatik mit psychotischen Symptomen, Persönlichkeitsstörungen, Neurasthenie und Depression. Der Übergang der akuten in die chronische Form ist häufig durch undulierendes Fieber und Arthralgien gekennzeichnet. Systemische Symptome (allgemeines Krankheitsgefühl, Schwitzen, Arthralgien, Gewichtsverlust, Hepatosplenomegalie) kommen vor allem bei der akuten Form vor.

Diagnostik

- Liquor: unspezifische lymphozytäre Pleozytose, (fast) normale Liquorglukose, mäßig bis deutlich erhöhtes Liquoreiweiß
- Kultur: aus dem Liquor, insbesondere bei akuter Meningitis, positive Blutkultur (bei bis zu 80 %) bei systemischer Begleitsymptomatik
- Bildgebung: unspezifisch (z. B. Granulome, Meningitis, Hydrozephalus), zur Planung einer Biopsie bzw. Nadelaspiration unverzichtbar

Therapie

- Dreifachkombination (Doxycyclin, Rifampicin, Streptomycin) für 2 Wochen
- dann Doxycyclin und Rifampicin für mindestens 30 Tage (bei chronischer Neurobrucellose bis zu 6 Monaten)
- Rezidiv bei bis zu 10 % der Patienten, bei Meningitis in bis zu 12 % irreversible Hypakusis als Langzeitfolge
- Expositionsprophylaxe: Vermeiden von roher Ziegenmilch, Käse aus unpasteurisierter Milch; Tragen von protektiver Kleidung (z. B. Metzger, Veterinärmediziner)

Epidemiologie und Pathogenese

- Anthropozoonose, weltweit ca. 500.000 Fälle, davon 5 % mit Neurobrucellose
- Erreger: kleine, aerobe, potenziell menschenpathogene Bakterien (Brucella abortus Bang, Brucella melitensis, Brucella suis) vor allem in Ländern des Vorderen Orients, Mittelmeerländern sowie Mittel- und Südamerika

---

Therapie: Ceftriaxon, Cefotaxim oder Penicillin G i. v. oder Doxycyclin p. o. für mindestens 2 Wochen

Prognose: Schmerzen sprechen fast sofort auf Antibiose an, Paresen bilden sich nur langsam zurück.

Prophylaxe: Vermeidung von Zeckenbissen, sofortige Entfernung von Zecken, Erreger wird erst nach 16–24 h übertragen

[handschriftlich: Cave: Bei AB-Gabe kann durch Zerfall der Spirochäten (z. B. Borrelien) HERXHEIMER-Reaktion auftreten]

Brucellose

Akute Neurobrucellose: Meningitis, Meningoenzephalitis, Hirnnervenneuritis, Querschnittsmyelitis und selten Endokarditis mit septischen Hirninfarkten möglich, systemische Symptome, undulierendes Fieber, Arthralgien
Chronische Neurobrucellose: psychotische Symptome, Persönlichkeitsstörungen, Neurasthenie, Depression

Diagnostik:
- LP, Kultur aus Blut und Liquor
- Bildgebung
- Biopsie

Therapie: Antibiotikakombination aus Doxycyclin, Rifampicin und Streptomycin
Komplikationen: Rezidive bis zu 10 %, Langzeitfolge Hypakusis (12 %)
Expositionsprophylaxe: Vermeiden von roher Ziegenmilch, Käse aus unpasteurisierter Milch; Tragen von protektiver Kleidung (z. B. Metzger, Veterinärmediziner)

Morbus Whipple

Der Morbus Whipple ist eine chronisch rezidivierende, entzündliche Multisystemerkrankung.

Klinik: gastrointestinal, Arthralgien und neurologische Manifestation (Trias demenzielles Syndrom, Ophthalmoplegie, okulomastikatorische Myorhythmien)

Diagnostik: Liquor, Pathologie (PAS-positive Makrophagen im Liquor, in der Biopsie von Hirn und Dünndarm und im Aspirat der vorderen Augenkammer), cMRT

Therapie: Penicillin G, Streptomycin, Trimethoprim/Sulfamethoxazol

Epidemiologie und Pathogenese: überwiegend Männer betroffen, besonders in der Landwirtschaft, orale Aufnahme von Tropheryma whippelii

Mykoplasmeninfektionen des ZNS

Klinik: Mykoplasmen können direkt infektiöse und parainfektiöse Erkrankungen des ZNS auslösen (Meningitis, Enzephalitis, postinfektiöse Leukenzephalitis, Hirnnervenneuritis, Myelitis, Polyradikulitis), beginnend meistens 3–14 d nach einer atypischen Pneumonie

Diagnostik: Liquor (entzündlich verändert, Kultur gelingt selten, ist eher aus respiratorischem Sekret möglich), Bildgebung (unspezifisch)

Therapie: Makrolide, Tetrazykline, Hochdosis-Steroidtherapie, Immunglobuline oder Plasmapherese

Tetanus

Morbus Whipple

Eine Whipple-Erkrankung ist eine chronisch rezidivierende entzündliche Multisystemerkrankung des mittleren Lebensalters, bei der das ZNS zu den 3 wesentlichen Orten einer extraintestinalen Erkrankungsmanifestation zählt.

Klinik

Meist dominieren Allgemeinsymptome, gastrointestinale Symptome, Gewichtsverlust und Arthralgien, nur sehr selten beginnt eine Whipple-Erkrankung mit neurologischen Symptomen (typisch sind supranukleäre Ophthalmoplegie, vertikaler Nystagmus oder Opsoklonus, okulomastikatorische Myorhythmien, Zeichen einer diffusen Enzephalopathie mit Entwicklung eines demenziellen Syndroms). Manchmal kommen begleitend eine Optikusneuritis, Uveitis, Keratitis, eventuell auch ein Papillenödem und eine Retinitis vor.

Diagnostik

- klinisch durch typische Konstellation (demenzielles Syndrom, Ophthalmoplegie, okulomastikatorische Myorhythmien)
- Liquor: unspezifische geringe Pleozytose, normale Liquorglukose
- Pathologie: PAS-positive Makrophagen in Liquor, Hirnbiopsie, Dünndarmbiopsie oder Aspirat der vorderen Augenkammer sind beweisend
- Kultur: in menschlichen Fibroblasten
- Bildgebung: hyperintense Läsionen (MRT) der weißen Substanz, des Hypothalamus, des Hirnstamms und Zerebellums

Therapie

- Penicillin G (oder Ceftriaxon), kombiniert mit Streptomycin für 2 Wochen
- dann Hochdosis-Trimethoprim/Sulfamethoxazol-Therapie für 1–2 Jahre
- Rezidiv bei bis zu 40 % der Patienten (auch noch nach Jahren)

Epidemiologie und Pathogenese

- überwiegend bei Männern, vor allem aus der Landwirtschaft
- Erreger: Tropheryma whippelii (grampositiver Aktinomyzet), orale Aufnahme, Vermehrung in der Lamina propria des Dünndarms

Mykoplasmeninfektionen des ZNS

Klinik

Das Spektrum neurologischer Symptome ist breit: Meningitis, Enzephalitis, postinfektiöse Leukenzephalitis, Hirnnervenneuritis, Myelitis und Polyradikulitis. Sehr selten kann auch eine vaskulär-ischämische Symptomatik gesehen werden. Die Symptomatik beginnt frühestens 3, meistens bis zu 14 Tage nach Beginn der atypischen Pneumonie.

Diagnostik

- Liquor: gemischtzellige Pleozytose von bis zu 400 Zellen/µl, Liquorglukose meist normal, Liquoreiweiß mäßig erhöht
- Kultur: selten aus Liquor möglich, häufiger aus Trachealaspirat, nasopharyngealem Abstrich oder Rachenspülflüssigkeit oder Sputum
- serologische Methoden, Polymerasekettenreaktion
- Bildgebung: unspezifisch

Therapie

- Makrolid-Antibiotika (z. B. Erythromycin, Clarithromycin oder Azithromycin), evtl. Tetrazykline
- Hochdosis-Steroidtherapie bei postinfektiöser Leukenzephalitis und Querschnittsmyelitis
- 7S-Immunglobuline oder Plasmapherese bei Polyradikuloneuritis

Pathogenese

- Erreger: Mycoplasma pneumoniae
- neurologische Symptome bei ca. 5 % der Patienten, sowohl direkt infektiöse als auch para-, postinfektiöse Mechanismen

Tetanus

Klinik

Nach einer mittleren Inkubationszeit von 8 Tagen (4–30 Tage) bemerkt der afebrile Patient Schmerzen und Steifigkeit der Muskeln, insbesondere des Nackens und/oder des Gesichts, gefolgt von Trismus und

Dysphagie. Typisch sind die von kranial absteigenden Symptome einer spastischen Tonuserhöhung der Kaumuskulatur (Kieferklemme, Trismus), der mimischen Muskulatur (Risus sardonicus) sowie der Nacken- und Rückenmuskulatur (Opisthotonus). Innerhalb von 24 Stunden treten generalisierte Muskelspasmen, Laryngospasmen mit Atemwegsobstruktion sowie eine Funktionsstörung des autonomen Nervensystems auf (z. B. Tachykardie, Hypertonie, Schwitzen). Auf äußere Reize werden die Spasmen ausgelöst und verstärkt mit der Gefahr eines lebensbedrohlichen Laryngospasmus.

Ein lokaler Tetanus ist auf eine Extremität bzw. den Kopf/Nacken (zephaler Tetanus) beschränkt.

Klinik: Inkubationszeit 4–30 Tage, kein Fieber, absteigende spastische Tonuserhöhung bis Opisthotonus, insbesondere Kaumuskulatur und Gesicht (Tismus, Risus sardonicus), generalisierte Muskelspasmen, auf Berührung ausgelöst, Laryngospasmen, Atemwegsobstruktion, autonome Funktionsstörungen

Diagnostik
- klinisch, insbesondere absteigende Tonuserhöhung
- Kultur: nicht aus Wunden möglich, Toxinnachweis durch Inokulation von Patientenserum in eine Maus oder quantitativen Antitetanus-Toxoid-IgG-Nachweis im ELISA (beide wenig verlässlich)
- EMG: kontinuierliche, nicht unterdrückbare Muskelaktivität, fehlende oder verkürzte „silent period"

Diagnostik: typische Klinik, Nachweis des Tetanus-Toxins im Serum, EMG

Therapie
- immer auf Intensivstation mit Überwachung und bestmöglichem Atemwegsmanagement mit Frühtracheotomie
- Identifizierung der Eintrittspforte und Wundreinigung
- Neutralisierung zirkulierenden Toxins und Immunisierung (Gabe von humanem Tetanus-Immunglobulin sowie aktive Immunisierung mit Tetanus-Toxoid)
- supportive, symptomatische Therapie:
  - Eradizierung von Clostridium tetani: Metronidazol (Toxinwirkung ist trotzdem bis zu 12 Wochen möglich!)
  - Behandlung der Spasmen: Benzodiazepine, Baclofen, evtl. Dantrolen sowie – im Einzelfall – nichtdepolarisierende Muskelrelaxanzien
  - vegetative Symptome: Betablocker, Clonidin oder Magnesiumsulfat
- Prophylaxe: aktive Impfung (ein überstandener Tetanus bietet keinen Schutz vor einer erneuten Infektion!)

Therapie: Intensivstation (Atemwegsmanagement, vegetative Stabilisierung), Reinigung der Eintrittspforte, Neutralisierung des zirkulierenden Toxins, aktive und passive Tetanusimmunisierung, Spasmolyse (Baclofen, Dantrolen), Eradizierung von Clostridium tetani (Metronidazol)
Prophylaxe: aktive Tetanus-Impfung

Epidemiologie und Pathogenese
- Inzidenz: weltweit ca. 100.000/Jahr, in Mitteleuropa < 0,1/100.000/Jahr
- Toxin: Neurotoxin-Tetanospasmin von Clostridium tetani (wird unter anaeroben Bedingungen im Wundbereich produziert)
- Pathogenese: nicht oder nur unzureichend aktiv immunisierte Patienten, die sich an der Haut verletzen (eine Infektion ist auch bei i. v. Drogenabhängigen oder nach intrapartaler oder unmittelbar postpartaler Infektion möglich); Tetanospasmin wirkt an der zentralen motorischen Kontrolle, der neuromuskulären Endplatte und am autonomen Nervensystem

Pathogenese: Clostridium tetani dringt durch Hautverletzungen ein, produziert das Neurotoxin Tetanospasmin, das an der motorischen Endplatte und am autonomen Nervensystem wirkt.

Botulismus

Klinik

Typisch ist eine schlaffe symmetrische, meist absteigende Tetraparese mit bulbärem Beginn (Dysarthrie und Dysphagie), häufig aber auch Diplopie sowie Beteiligung des autonomen Nervensystems (anticholinerge Effekte wie Mydriasis und Mundtrockenheit). Der neurologischen Symptomatik geht häufig eine gastrointestinale Symptomatik (Nausea, Erbrechen, abdominale Krämpfe, initial Diarrhö, später Obstipation) voraus.

Botulismus

Klinik: zuerst oft gastrointestinale Symptome, dann schlaffe, symmetrische, absteigende Tetraparese mit bulbärem Beginn (Dysphagie, Dysarthrie, Okulomotorikstörung)

Diagnostik
- Anamnese: Verzehr von konservierten Produkten bzw. ähnliche Symptomatik in der Umgebung
- typische klinische Symptomatik
- Toxinnachweis (aus Stuhl, Serum, Mageninhalt oder asservierten Nahrungsmitteln): Mausinokulationstest; In-vitro-Nachweis mittels ELISA oder PCR ist noch experimentell
- EMG: Reduktion der Amplitude des Antwortpotenzials, bei repetitiver Nervenstimulation Inkrement

Diagnostik: Anamnese, Toxinnachweis (Stuhl, Serum, Mageninhalt, Nahrungsmittel), EMG

Therapie
- immer auf Intensivstation mit Überwachung und Sicherung der Atmung und der Atemwege
- Botulismusantitoxin: neutralisiert ausschließlich noch nicht an Nervenendigungen gebundene Toxinmoleküle, daher nur in den ersten 24 Stunden sinnvoll; ein vorheriger Intrakutantest ist wegen Hypersensitivitätsreaktionen bei bis zu 9 % der Patienten sinnvoll (das Antitoxin stammt vom Pferd)
- unterstützende Maßnahmen
- Prophylaxe: bei Epidemien Überwachung von Kontaktpersonen, Antitoxingabe sofort nach den ersten Symptomen

Therapie: Intensivstation, Botulismusantitoxin
Prophylaxe: Überwachung von Kontaktpersonen, Antitoxingabe sofort bei ersten Symptomen

Prognose: Erholung von Paresen kann Monate dauern, keine bleibenden Schäden

Pathogenese: Clostridium botulinum in verunreinigten Nahrungsmitteln (oft hausgemachte Konserven), das Toxin hemmt die Ausschüttung von Azetylcholin in den motorischen Endplatten

Diphtherie

Corynebacterium diphtheriae kann eine toxininduzierte Polyneuritis auslösen.
Prophylaxe: Impfung
Therapie: Antitoxin, Antibiose

Rickettsiose

Klinik: Kopfschmerzen, Unruhe, Bewusstseinsstörung, epileptische Anfälle, fokale Herdsymptome

Diagnostik: LP, Erregernachweis im Gewebe, Serologie, Bildgebung unspezifisch

Therapie: Tetrazykline, Doxycyclin, Rifampicin, Ciprofloxacin

Pathogenese: Rickettsien werden durch Arthropoden (Laus, Floh, Zecke, Milben) übertragen und schädigen die Gefäße, was zu Mikrothromben und -infarkten führt (DIC).

Leptospirose

Klinik: Fieber, Myalgien, diffuse Enzephalopathie und Meningismus

Prognose

- Toxinwirkung kann bis zu 12 Wochen anhalten, die Erholung von Paresen kann Monate dauern
- generell keine bleibenden Schäden

Epidemiologie und Pathogenese

- Inzidenz: durchschnittlich 0,02 Fälle/100.000 Menschen/Jahr
- Toxin: Neurotoxine des anaeroben Sporen bildenden Bakteriums Clostridium botulinum
- Pathogenese: Toxinaufnahme durch verunreinigte Nahrungsmittel (z. B. hausgemachte Fleisch- und Gemüsekonserven), Wundbesiedelung oder Darmbesiedelung, keine Übertragung von Mensch zu Mensch; Toxine hemmen die Ausschüttung von Azetylcholin in den motorischen Endplatten, aber auch andere cholinerge Systeme sind betroffen
- Inkubationszeit: meist 18–36 Stunden, je mehr Toxin, desto kürzer

Diphtherie

Klinik und Therapie

- Polyneuritis (häufig Polyneuritis cranialis), oft erst Wochen bis wenige Monate nach Laryngitis
- Eine Antitoxingabe, eine antibiotische Therapie und vor allem enge Überwachung bei Aspirations- und Erstickungsrisiko sind essenziell.

Epidemiologie und Pathogenese

- Inzidenz: bei bis zu 10 % der Laryngitis-Patienten; weltweit ist die Diphtherie – durch ausreichende Durchimpfung – selten, in den letzten 30 Jahren kam es immer wieder zu Einzelfällen und Epidemien (Anfang der 1990er-Jahre in den Nachfolgestaaten der Sowjetunion, 2014/2015 am indischen Subkontinent).
- Toxin: Toxin des Corynebacterium diphtheriae, des Auslösers der potenziell lebensbedrohlichen exulzerierenden/nekrotisierenden Laryngitis („Krupp")
- Inkubationszeit: oft erst nach Wochen bis wenigen Monaten

Rickettsiose

Klinik

Neben einer sehr häufig gesehenen pulmonalen Symptomatik ist die ZNS-Infektion, insbesondere beim epidemischen Flecktyphus (Rickettsia prowazeki) und beim Felsengebirgsfleckfieber (Rickettsia rickettsi), die schwerste und am häufigsten lebensbedrohliche Rickettsienmanifestation. Kopfschmerzen, Unruhe, qualitative und quantitative Bewusstseinsstörung, epileptische Anfälle und fokale Herdsymptome sind typische Manifestationen der Infektion mit diesen beiden Rickettsienspezies. In Europa vorkommende Rickettsienspezies (z. B. Rickettsia slovaca, Rickettsia helvetica) verursachen nur selten lebensbedrohliche Krankheitssymptome; Kopfschmerzen, Erbrechen, evtl. Meningismus, Agitiertheit und eine Optikusneuritis werden in Einzelfällen bei diesen europäischen Rickettsienspezies gesehen.

Diagnostik

- Liquor: unspezifische Veränderungen (gemischtzellige Pleozytose, geringe Proteinerhöhung, normale Liquorglukose)
- Erregernachweis: in Geweben (Hautbiopsie, evtl. Lungenbiopsie)
- serologische Methoden, Nachweis von rickettsienspezifischer DNA mittels PCR
- Bildgebung: unspezifische Veränderungen

Therapie

- Tetrazykline bzw. Doxycyclin, Alternativen sind Rifampicin oder Ciprofloxacin
- intensivmedizinische Therapie bei Multiorganversagen

Epidemiologie und Pathogenese

- Erreger: unterschiedliche Rickettsienspezies in unterschiedlichen geografischen Regionen
- Pathogenese: Übertragung durch Arthropoden (Laus, Floh, Zecken, Milben) → hämatogene Ausbreitung → Infektion der Endothelzellen der Blutgefäße → intrazelluläre Vermehrung → sekundär erhöhte Gefäßwandpermeabilität, petechiale Blutungen sowie Mikrothrombenbildung und Mikroinfarkte in Gefäßen aller Organe inkl. ZNS; zusätzlich Thrombozytopenie und Gerinnungsstörung bis zur disseminierten intravaskulären Koagulopathie

Leptospirose

Klinik

Die Leptospirose ist eine lebensbedrohliche fieberhafte Erkrankung mit Myalgien, neurologischen Zeichen einer diffusen Enzephalopathie und Meningismus.

Diagnostik

- Blut- oder Liquorkultur im Initialstadium
- Antikörpernachweis im Verlauf

Therapie

- Cephalosporine der 3. Generation, Penicillin G, Doxycyclin
- bei Kindern Erythromycin

Epidemiologie und Pathogenese

- weltweites Vorkommen
- Erreger: *Leptospira icterohaemorrhagica*
- Pathogenese: Übertragung durch den Urin von Nagetieren (Ratten, Mäuse), z. B. bei Feldarbeitern in der warmen Jahreszeit nach länger dauernden Niederschlägen, in Mitteleuropa bei in der Land- oder Waldwirtschaft Tätigen

Legionellose

Klinik

Legionella pneumophila verursacht eine atypische Pneumonie. In Einzelfällen können im Sinne einer postinfektiösen Zerebellitis eine schwere Inflammation des Zerebellums, evtl. des Hirnstamms, allerdings auch Symptome einer akuten disseminierten Enzephalomyelitis (ADEM) oder eine Polyradikuloneuritis gesehen werden. Sehr selten führt eine Endokarditis zu kardioembolischen ischämischen Hirninfarkten. Ebenso selten wird eine begleitende Rhabdomyolyse gesehen.

Diagnostik

- direkter Erregernachweis im Bronchialsekret (Kultur oder PCR)
- Serokonversion

Therapie

- Erythromycin in Kombination mit Rifampicin
- alternativ Clarithromycin oder Azithromycin oder evtl. Ciprofloxacin

Epidemiologie und Pathogenese

- weltweites Vorkommen
- Erreger: *Legionella pneumophilia*
- Pathogenese: Übertragung über Aerosole, evtl. auch nosokomial, häufiger bei Immunsupprimierten

6.4 Infektionen durch Viren

Viren können alle Kompartimente des zentralen und peripheren Nervensystems sowie deren Hüllen infizieren und verursachen dadurch auch klinisch differenzierbare, spezielle Krankheitsbilder. Die häufigsten viralen Infektionen des Nervensystems sind:
- die durch das *Varizella-Zoster-Virus* (VZV) verursachte Radikulitis (kutaner Zoster, „Gürtelrose")
- die „einfache" virale Meningitis (durch unterschiedliche Viren verursacht)
- die durch *Herpes-simplex-Virus* (HSV) verursachte Enzephalitis

Die Prävalenz viraler ZNS-Manifestationen kann jedoch regional sehr unterschiedlich sein, so ist in den USA die durch das *West-Nil-Virus* (WNV) verursachte Meningoenzephalitis am häufigsten.

Virale Infektionen können einen sehr variablen Verlauf nehmen: Die akute, virale Meningitis verläuft häufig benigne und heilt auch ohne spezifische Therapie meist folgenlos aus, die HSV-Enzephalitis führt unbehandelt dagegen häufig zum Tod oder zumindest zu einem schweren neurologischen Defektsyndrom. Die spezifischen Behandlungsoptionen sind bei viralen Infektionen eingeschränkt, umso wichtiger ist es, potenziell behandelbare Infektionen sehr früh anhand des klinischen Syndroms und raschen Erregernachweises zu identifizieren bzw. auch vor dem Erregernachweis zu behandeln.

> **MERKE** Für die Verdachtsdiagnose einer viralen ZNS-Erkrankung und für eine gezielte Diagnostik aus geeignetem Material ist eine ausführliche Reise- und Impfanamnese, evtl. Außenanamnese, klinische Untersuchung, Bildgebung, klinisch-chemische Analytik und vor allem die Kenntnis der mit Virusinfektionen assoziierten Krankheitsbilder des zentralen und peripheren Nervensystems von großer Bedeutung.

Diagnostik: Blut- und Liquorkultur sowie Antikörpernachweis

Therapie: Cephalosporine der 3. Generation, Penicillin G, Doxycyclin

Pathogenese: Der Erreger *Leptospira icterohaemorrhagica* wird durch den Urin von Nagetieren verbreitet.

Legionellose

Klinik:
- Legionellenpneumonie → postinfektiöse Zerebellitis → evtl. akute disseminierte Enzephalomyelitis (ADEM)
- Polyradikuloneuritis, kardioembolische Hirninfarkte durch Endokarditis und Rhabdomyolyse

Diagnostik: Erregernachweis im Bronchialsekret, Serum-Antikörper

Therapie: Erythromycin und Rifampicin, alternativ Clarithromycin, Azithromycin oder Ciprofloxacin

Pathogenese: *Legionella pneumophilia* wird durch Aerosole übertragen.

6.4 Infektionen durch Viren

6.4.1 Klinische Syndrome bei viralen Infektionen

6.4.1 Klinische Syndrome bei viralen Infektionen

Virale Infektionen des Nervensystems haben häufig einen **biphasischen Verlauf:** erst prodromale Allgemeinsymptome, dann spezifische neurologische Defizite (meningitisches, meningoenzephalitisches, myelitisches oder radikulitisches/neuritisches Syndrom).

Viren können alle Kompartimente des ZNS, PNS und deren Hüllen und Blutgefäße infizieren, daraus ergibt sich ein sehr vielfältiges Bild viraler Neuroinfektionen. Trotzdem lassen sich allgemeine Charakteristika festhalten:

Biphasischer Verlauf und Allgemeinsymptome Häufig findet sich ein biphasischer Verlauf, die anfängliche Invasionsphase ist durch Symptome des Respirations- oder des Gastrointestinaltrakts gekennzeichnet, Allgemeinsymptome sind Fieber, Muskel- und Gelenkschmerzen, Kopfschmerzen und allgemeines Krankheitsgefühl. Auch ein Exanthem kann auftreten. Begleitend kann man leichtgradige Zeichen einer Hepatitis (Transaminasenerhöhung) im Labor finden, auch Lymphknotenschwellungen können vorhanden sein.

Spezifische Symptome Aus diesen Prodromi heraus entwickeln sich dann lokalisations- oder virusspezifische Symptome:

- Meningitisches Syndrom: Kopfschmerzen, Licht- und Lärmempfindlichkeit, Meningismus, Übelkeit, Erbrechen, Schläfrigkeit, aber auch Rastlosigkeit
- Meningoenzephalitisches Syndrom: wie oben plus qualitative oder quantitative Bewusstseinsstörung bis zum Koma, epileptische Anfälle (generalisiert > fokal), fokal neurologische, häufig neuropsychologische Defizite (Aphasie, Neglekt; Paresen), Myoklonien
- Myelitisches Syndrom: (in)komplettes Querschnittssyndrom mit Ausfällen je nach Höhenlokalisation, selektiver Ausfall einzelner Neuronenverbände z. B. mit schlaffen Paresen (Verdacht auf Poliomyelitis acuta anterior)
- Radikulitisches/Neuritisches Syndrom: sensible Reizerscheinungen (Kribbeln, Schmerzen) im betroffenen Dermatom oder Versorgungsgebiet, Exanthem (z. B. Zosterbläschen), Paresen (z. B. Zoster oticus), sensorische Ausfälle (u. a. Geschmacksstörungen; vestibuläre Störungen)

Die spezifischen Symptome können auch in Folge oder zeitgleich auftreten. Gelegentlich treten die krankheitsspezifischen Symptome in den Hintergrund und der Kliniker muss spezifisch danach suchen, um zur richtigen Diagnose zu kommen (z. B. Zosterbläschen am Meatus acusticus externus bei peripherer Parese des N. facialis).

6.4.2 Grundzüge der virologischen Diagnostik

6.4.2 Grundzüge der virologischen Diagnostik

Virennachweis:
- **direkt** mittels PCR aus infizierten Körperflüssigkeiten
- **indirekt** mittels Nachweis erregerspezifischer Antikörper (ASI = Antikörperspezifitätsindex, Quotient aus Ig im Liquor und Ig im Serum, ist bei intrathekaler Antikörperproduktion erhöht [> 2])

Die ZNS-Pathophysiologie der großen Zahl an primär oder sekundär neurotropen Viren ist sehr unterschiedlich, trotzdem haben sich einige wenige diagnostische Nachweisverfahren im Labor als besonders geeignet erwiesen, um Kausalität herzustellen (s. a. ➤ Tab. 6.14):

PCR Der direkte Erregernachweis ist Goldstandard in der Akutphase. Bei chronischen Manifestationen ist der Nachweis auch häufig negativ. Als Material kommt zumeist Liquor, aber erregerabhängig auch Serum, Rachenabstriche, Urin oder der Bläscheninhalt assoziierter Effloreszenzen infrage. Quantitative Real-Time-PCRs für spezifische ZNS-Pathogene stehen ebenso zur Verfügung wie PCR-Multiplex-Verfahren als Schnelldiagnostik, die bis zu 20 virale, bakterielle und parasitäre Erreger oder Pilze gleichzeitig anhand ihres Genoms nachweisen können. Letztere können in Einzelfällen jedoch (noch) nicht der genotypischen Diversität einzelner Erreger ausreichend Rechnung tragen und können daher falsch negativ sein.

Serologie Neu auftretende IgM-Antikörper gegen spezifische Viren oder ein deutlicher (zumeist 4-facher) IgG-Titeranstieg können gemeinsam mit Anamnese und Klinik auch einen hohen diagnostischen Stellenwert haben.

CAVE

> **CAVE** Nicht für alle Viren stehen spezifische Antikörpernachweisverfahren zur Verfügung und Kreuzreaktionen, z. B. bei Flaviviren, erschweren häufig die Interpretation.

Ein pathologisch erhöhter Antikörperspezifitäts-Index (ASI) weist auf eine intrathekale Produktion erregerspezifischer Antikörper hin. Diese Untersuchung ist zumeist erst 1–2 Wochen nach Krankheitsbeginn sinnvoll. Da im Allgemeinen der Liquor/Serum-Konzentrationsquotient für erregerspezifisches IgG kleiner oder gleich dem für das Gesamt-IgG ist, deutet ein höherer ASI auf eine spezifische Antikörpersynthese im ZNS hin. Bei fehlender Antikörperproduktion im ZNS beträgt der ASI 1 (0,5–2,0). Ein Wert > 2,0 ist ein moderater Hinweis auf eine spezifische Antikörpersynthese im ZNS, ein Wert > 4,0 beweist diese mit hoher Zuverlässigkeit. Es ist wichtig, dass das Serum/Liquor-Paar zum gleichen Zeitpunkt gewonnen wurde und im Speziallabor geeignete Methoden/Reagenziensätze verwendet werden.

Grundsätzlich sind ein Differenzialblutbild und eine klinisch-chemische Untersuchung des Liquors wichtige zusätzliche Eckpunkte der Diagnostik von ZNS-Erkrankungen mit vermutet infektiologischer Ursache.

6.4.3 Übersicht neurotroper Viren

6.4.3 Übersicht neurotroper Viren

Eine Übersicht neurotroper Viren ist in ➤ Tab. 6.14 gezeigt.

Tab. 6.14 Klassifikation/Taxonomie neurotroper Viren.

Genom	Familie/Unterfamilie/Genus	Virusspezies/Synonym	Virologische Diagnostik**	Typische neurologische Krankheitsbilder***	Antivirale Therapie	Impfung/weitere Prävention	GA-Meldung****
RNA	Picornaviridae/ Enterovirus	Coxsackie A und B, Enteroviren (oft *Enterovirus 71*), *ECHO-Virus*	PCR (Stuhl, Rachenabstrich, Liquor), Virusanzucht	MEN»ENZ Paresen	Pleconaril, ggf. Milrinone, ggf. Hyperimmunglobuline	–	–
RNA	Picornaviridae/ Enterovirus	*Poliovirus Typ 1, 3*	PCR (Stuhl, Rachenabstrich, Liquor), Antikörper (bei Nichtgeimpften), Virusanzucht	Myalgien, MEN, MYE, ENZ, nichtparalytische Poliomyelitis, paralytische Poliomyelitis (schlaffe Paresen: Arm-, Bein-, Atem-, Schluck-, Sprech-, Augenmuskulatur)	–	ja	ja
RNA	Flaviviridae/Flavivirus	*FSME-Virus*	FSME-IgM (**Cave:** nicht nach Impfung), FSME-IgG-Titeranstieg (Serum), ASI, evtl. PCR (Liquor)	MEN›ENZ, Paresen, MYE	–	ja/Zeckenschutz	ja
RNA	Flaviviridae/Flavivirus	*Japanische-Enzephalitis-Virus* (JEV)	JEV-IgM (Serum), JEV-IgG Titeranstieg (Serum), PCR (Serum, Liquor, Urin)	ENZ»MEN, Myalgie, Parese	–	ja/Mückenschutz	ja
RNA	Flaviviridae/Flavivirus	*West-Nil-Virus* (WNV)	PCR (Liquor, Serum, Urin), WNV-IgM, WNV-IgG-Titeranstieg (Serum)	MEN, ENZ, Paralyse	ggf. Favipiravir	–/Mückenschutz	ja
RNA	Flaviviridae/Flavivirus	*Dengue-Virus* (DENV)	PCR (Liquor, Serum, Urin), NS1-Antigennachweis, DENV-IgM, IgG-Titeranstieg (Serum)	Kinder › Erwachsene, Reinfektion mit anderem DENV-Serotyp, ENZ, Myelitis, MEN, GBS, Neuritis	–	evtl. Dengvaxia (beschränkte Zulassung/Risikoabwägung)/Mückenschutz	ja
RNA	Flaviviridae/Flavivirus	*Gelbfiebervirus* (GFV)	PCR (Liquor, Serum, Urin), evtl. GFV-IgM, IgG-Titeranstieg	ENZ, MEN	–	ja/Mückenschutz	ja
RNA	Flaviviridae/Flavivirus	*Zika-Virus*	PCR (Urin, Blut, Liquor), Zika-IgM und IgG (**Cave:** Kreuzreaktion mit anderen Flaviviren!)	Mikrozephalie, Guillain-Barré-Syndrom (GBS), ENZ, Meningoenzephalitis, Parästhesie, Fazialisparese, MYE	–	–/Mückenschutz	ja
RNA	Paramyxoviridae/ Morbillivirus	*Masernvirus*	Masernvirus-IgM, ASI, PCR (Liquor, Rachenabstrich Urin)	ENZ»MEN, 4 ENZ-Formen: primäre Masern-ENZ, postakute Masern-ENZ, Masern-Einschlusskörperchen-ENZ, SSPE	–	ja	ja
RNA	Paramyxoviridae/ Rubellavirus	*Mumpsvirus*	Mumpvirus-IgM, ASI, PCR (Liquor, Rachenabstrich, Urin)	MEN›ENZ, mögliche Spätfolgen: Hemiparese, Hydrozephalus	–	ja	ja
RNA	Bunyaviridae/ Hantavirus	*Hantavirus*	IgM-Nachweis	ENZ»MEN	ggf. Ribavirin	–	ja
RNA	Bunyaviridae/ Phlebovirus	*Rifttal-Fieber-Virus*	PCR (Liquor, Serum), IgM-, IgG-Nachweis	MEN, Retinitis	ggf. Favipiravir, Ribavirin	–	ja
RNA	Retroviridae/Lentivirus	HTLV	Klinik, Serum/Liquordiagnostik, Bildgebung	TSP/HAM	–	–	–
RNA	Retroviridae/Lentivirus	HIV	Klinik, Serum/Liquordiagnostik, Bildgebung	Enzephalopathie, MEN, ENZ, MYE, Paresen, HIV-assoziierte Demenz (HAT) (s. a. > Tab. 6.16)	HAART	–	HIV-Erstdiagnose anonymisiert an das RKI
RNA	Rhabdoviridae/ Lyssavirus	*Tollwutvirus*	PCR (Liquor, Speichel, Hautbiopsie), Antikörpernachweis, Neutralisationstest	2 von 7 Symptomen liegen vor: Parästhesien, Angstzustände, Muskelkrämpfe, Delir, Hydrophobie, pharyngeale Spasmen, Paresen	–	ja (aktive Immunisierung, auch postexpositionelle Ig-Immunisierung um Basswunde und i. m.)	ja
RNA	Filoviridae/Ebolavirus	*Ebola-Virus*	PCR (Serum)	MEN, ENZ	evtl. Favipiravir	ja	ja
RNA	Filoviridae/Marburgvirus	*Marburg-Virus*	PCR (Serum)	MEN, ENZ	evtl. Favipiravir		ja
DNA	Herpesviridae/Alphaherpesvirinae/Simplexvirus	HSV-1 und HSV-2	PCR (Liquor), ASI	ENZ»MEN (HSV-1), nekrotisierende ENZ, MEN, MYE, Hirnnervenparese, Mollaret-Meningitis (HSV-2)	Aciclovir, ggf. Foscarnet, Brincidofovir	–	–
DNA	Herpesviridae/ Betaherpesvirinae/Cytomegalovirus	CMV	PCR (Liquor), ASI	häufig Immunsupprimierte: MEN»ENZ, Polyneuroradikulitis, Zerebellitis, Chorioretinitis	Ganciclovir, ggf. Foscarnet, Cidofovir	–	–

185

Tab. 6.14 Klassifikation/Taxonomie neurotroper Viren. *(Forts.)*

Genom	Familie/Unter-familie/Genus	Virusspezies/Synonym	Virologische Diagnos-tik**	Typische neurologische Krankheitsbilder***	Antivirale Therapie	Impfung/weitere Prävention	GA-Mel-dung****
DNA	Herpesviridae/Betaherpesviri-nae/Roseolovirus	HHV-6	PCR (Liquor), ASI	MEN»ENZ	Foscarnet, ggf. Ganci-clovir	–	–
DNA	Herpesviridae/Gammaherpesvi-rinae/Lymphoc-ryptovirus	EBV	PCR (Liquor), ASI	primär zerebrale Lympho-me, MEN»ENZ, Polyneuro-radikulitis	Ganciclovir, Aciclovir, Cidofovir	–	–
DNA	Herpesviridae/Al-phaherpesviri-nae/Varicellovirus	VZV	PCR (Liquor), ASI	Herpes zoster (Ganglionitis, Radikulitis), MEN»ENZ, Ze-rebellitis, GBS, Paresen	Herpes Zoster ohne Komplikationen: Vala-ciclovir; Alternative: Famciclovir, Brivudin Immunsuppression/Neuromanifestationen: Aciclovir, Foscarnet	ja	ja
DNA	Polyomaviridae/Alphapapillomavi-rus	*JC-Virus*	PCR (Liquor)	progressive multifokale Leukenzephalopathie (PML)	evtl. Mirtazapin, evtl. Maraviroc gegen „im-mune reconstitution in-flammatory syndrome" (IRIS)	–	–

** PCR-Nachweis ca. 70–90 % Sensitivität in der Akutphase, pathologischer Serum/Liquor-Antikörperindex bis zu 100 % Sensitivität
*** wie Inhaltsverzeichnis: Meningitis [MEN], (Meningo)Enzephalitis [ENZ], Myelitis [MYE], Radikulitis [RAD], Neuritis [NEU]
**** meldepflichtige Krankheiten § 6 Infektionsschutzgesetz [IfSG] bzw. meldepflichtige Krankheitserreger (§ 7 IfSG); Meldung an das zuständige Gesundheitsamt

6.4.4 Spezielle Krankheiten

6.4.4 Spezielle Krankheiten

Tab. 6.15 Syndromatologische Zuordnung viraler Erreger.

Klinisches Bild	Virale Erreger
Meningitis	Enteroviren (insbesondere *Enterovirus 71*), *Coxsackie A* und *B*, ECHO-Viren, Polio-viren, *FSME-Virus*, *Masernvirus*, *Mumpsvirus*, Hantaviren, Parechoviren, *Sand-fliegen-Fieber-Virus* (Toskana, Neapel, Sizilien), *Dengue-Virus*, *Rifttal-Fieber-Vi-rus*, *Rötelnvirus*, HIV, HHV6, HSV-2
Enzephalitis, Meningo-enzephalitis	*Herpes-simplex-Virus* (Typ 1 und 2), *Varizella-Zoster-Virus* (VZV), *FSME-Virus*, *West-Nil-Virus*, *Japan-Enzephalitis-Virus*, *Tollwutvirus*, *Poliovirus* (Typ 1 und 3), *Lassavirus*, *Masernvirus*, Enteroviren, HTLV, HIV, EBV, CMV (bei Immuninkompe-tenz), Adenoviren, Influenzaviren, *JC-Polyomavirus*
Myelitis	*FSME-Virus*, Enteroviren, VZV, HIV, Filoviren (*Ebola-Virus*, *Marburg-Virus*), *Las-sa-Virus*, EBV, HSV
Poliomyelitis	Enteroviren, insbesondere *Poliovirus Typ 1 und 3*
Myelopathie	HTLV-1 (tropische spastische Paraparese [TSP]/HTLV-assoziierte Myelopathie [HAM]), HIV
ADEM, Polyradikulitis (z. B. Guillain-Barré-Syndrom)	postinfektiöse oder Post-Vakzinierungs-Autoimmunreaktion, u. a. EBV, CMV, VZV, Zika-Virus
progressive Panenzepha-litis	Spätmanifestationen: *Masernvirus* (subakute sklerosierende Panenzephalitis [SSPE]), *Rötelnvirus* (nach kongenitaler Rötelnkrankheit), *Hendravirus* (Asien)
chronische Enzephalo-pathie	*JC-Virus* (progressive multifokale Leukenzephalopathie [PML] bei Immunsuppri-mierten), HIV, *Gelbfiebervirus*, *Lassavirus*
Hirnnervenparese	*FSME-Virus*, VZV, Polioviren, *Tollwutvirus*, HIV, HTLV, CMV, HSV, EBV, *Mumpsvirus*
Mikrozephalie	kongenitale Infektion: CMV, *Zika-Virus*, *Rötelnvirus*

Meningitis

Meningitis

Die jährliche Inzidenz der viralen Meningitis beträgt mindestens 5–10/100.000 Einwohner, wahrschein-lich ist sie wesentlich häufiger, da viele Patienten relativ geringfügig betroffen sind und somit die Diagno-se nicht gestellt wird. Es gibt eine Altersabhängigkeit: Kinder sind wesentlich häufiger betroffen als Er-wachsene oder alte Menschen, man kann eine gewisse saisonale Häufigkeit in den Winter- und Frühjahr-monaten beobachten, wobei dies weltweit sehr stark von der jeweiligen Region abhängt, da das Erreger-spektrum sehr unterschiedlich ist.

Klinik und Diagnostik

Symptome Die Klinik entspricht in den allermeisten Fällen einem mehr oder weniger stark ausge-prägten meningitischem Syndrom (s. o.). Die Symptome halten typischerweise mehrere Tage an, meis-tens nicht länger als 1 Woche.

Diagnostik Am Anfang steht eine zerebrale Bildgebung, wobei häufig eine CT ausreichend ist. Hier findet man vielfach eine leichtgradige Schwellung des Gehirns ohne Einklemmungszeichen. In der MRT mit Kontrastmittel kann man gelegentlich eine vermehrte Kontrastmittelaufnahme der Meningen sehen. Vielfach ist der Bildgebungsbefund allerdings negativ.

Klinik und Diagnostik:
- häufig!
- viele unspezifische Erreger
- meist milde ausgeprägtes meningitisches Syndrom
- zerebrale Bildgebung und LP erforderlich
- Liquor mit lymphozytärer Pleozytose › 1.000/µl und Laktat ‹ 3,5 mg/dl

Die Diagnostik der Wahl ist die **Liquorpunktion.** Hier findet sich typischerweise eine mittelgradige lymphozytäre Pleozytose (< 1.000 Zellen/µl), eine moderate Eiweißerhöhung und ein nicht signifikant erhöhtes Laktat (< 3,5 mmol/l). Die Glukose ist normal, ebenso die Gram-Färbung, die Liquorkultur bleibt steril. Verlaufskontrollen können diagnostisch sinnvoll sein, wenn sich der Verlauf verzögert oder das Krankheitsbild gar verschlechtert.

Aufgrund der Vielfalt der Erreger gelingt in einer Reihe von Fällen nicht der spezifische Nachweis des auslösenden Pathogens, bei einem unkomplizierten Verlauf bei rein symptomatischer Therapie wird in der Regel auch nicht mit Nachdruck nach einem Erreger gefahndet.

Therapie und Prognose

Allgemeine Maßnahmen Eine spezifische Therapie gibt es in vielen Fällen nicht bzw. ist nicht notwendig, allgemeine Maßnahmen wie Analgesie, Flüssigkeitssubstitution und Fiebersenkung sowie Bettruhe reichen in der Regel aus, um eine komplette Genesung zu erreichen.

Prognose In der Regel ist die Prognose gut, Komplikationen sind nicht zu erwarten, gelegentlich treten in der Folge Konzentrationsstörungen und anhaltende Kopfschmerzen auf.

Ätiopathogenese

Je nach Region und Jahreszeit variieren die **viralen Erreger** erheblich: Enteroviren, Flaviviren, *Mumpsvirus,* Herpesviren oder auch Hantaviren. Eine virale Meningitis kann aber auch Erstmanifestation einer systemischen chronischen viralen Infektion sein (z. B. Initialstadium einer HIV-Infektion).

Sonderform: Rezidivierende lymphozytäre Meningitis

Eine aseptische Meningitis kann rezidivieren, bei manchen Patienten sogar mehrfach innerhalb weniger Jahre. Definitonsgemäß liegt eine rezidivierende, lymphozytäre Meningitis vor, wenn der Liquorbefund dem einer nicht bakteriellen Meningitis entspricht (s. o.) und andere Erkrankungen, die mit rezidivierenden meningealen Reizerscheinungen einhergehen können, nicht vorliegen (u. a. Sarkoidose, systemischer Lupus erythematodes, Morbus Behçet). Bei einem Teil dieser Patienten liegt eine Reaktivierung einer vormaligen Infektion mit Herpes-simplex-Virus Typ 2 (HSV-2) vor ("Mollaret-Meningitis").

Klinik und Diagnostik

Symptome Die rezidivierenden Meningitis-Episoden unterscheiden sich nicht von der ersten Episode, häufig nimmt die Ausprägung mit jeder Episode ab. Zeichen einer Enzephalitis liegen nicht vor.

Diagnostik In der Liquoranalyse findet sich eine überwiegend lymphozytäre Pleozytose, geringe Schrankenstörung und keine Laktaterhöhung bzw. Glukoseerniedrigung. Zytologisch finden sich in typischen Fällen sog. Mollaret-Zellen (endotheliale Reizformen, wahrscheinlich monozytären Ursprungs); es kann der Nachweis von HSV-2-DNA mittels PCR gelingen.

Therapie und Prognose

Therapie Grundsätzlich wirken spezifische antivirale Substanzen gegen Herpesviren, ob dies allerdings einen Einfluss auf den Verlauf oder gar das Wiederholungsrisiko hat, ist bislang nicht untersucht.

Prognose Abgesehen von einem erneuten Rezidiv ergeben sich keine spezifischen Komplikationen, die Prognose bleibt gut.

Ätiopathogenese

Bei einem Teil der Patienten lässt sich HSV-2-DNA im Liquor nachweisen, in Einzelfällen auch bei jeder Episode, sodass von einer rezidivierenden Reaktivierung des Virus auszugehen ist.

Meningoenzephalitis

Herpes-simplex-Virus-Enzephalitis (HSV-Enzephalitis)

Die Inzidenz beträg in Mitteleuropa ca. 1–4 Fälle/Million Einwohner/Jahr, damit ist die HSV-Enzephalitis die häufigste sporadische, virale Enzephalitis in unseren Breiten. Das Auftreten unterliegt keiner saisonalen Häufung.

Klinik

Die typische Trias einer HSV-Enzephalitis ist: Fieber, epileptische Anfälle und fokal neurologische und neuropsychologische Ausfälle (u. a. Aphasie, Neglekt). Die Symptome ergeben sich durch den prädominanten Befall der Hemisphären, insbesondere temporal. Häufig kommt eine Bewusstseinstrübung sowie Allgemeinsymptome wie Kopfschmerzen und Erbrechen dazu. Typischerweise geht der enzephalitischen Symptomatik ein Prodromalstadium voraus, bei älteren Patienten kann die Symptomatik weniger eindeutig sein. Unbehandelt kommt es in den ersten Tagen regelmäßig zu einer Progredienz und die Patienten können komatös werden. Besondere klinische Verläufe können durch den Befall des Hirnstamms oder des Rückenmarks verursacht sein.

Therapie:
- symptomatische Therapie, gute Prognose
- eine rezidivierende Verlaufsform kann auftreten (Reaktivierung von Herpesviren)

Meningoenzephalitis

Herpes-simplex-Virusenzephalitis:
- **Trias:** Fieber, fokal neurologische und neuropsychologische Defizite, epileptische Anfälle
- Befall bevorzugt temporaler Hirnregionen durch HSV-1, seltener HSV-2

Diagnostik:
- cMRT: T2-hyperintense, diffusionsgestörte Läsionen, Hirnschwellung, Nekrosen
- EEG: evtl. epilepsietypische Potenziale, temporale Verlangsamung
- Liquor: monozytäre Pleozytose, Eiweißerhöhung, normale Glukose; positive HSV-PCR und erhöhter HSV-Antikörperindex Liquor/Serum

Diagnostik

Neben dem oft eindrücklichen akuten klinischen Syndrom liefern cMRT, Liquorpunktion zum HSV-DNA-PCR-Nachweis und evtl. ein EEG entscheidende Befunde. Die Bildgebung sollte immer zuerst erfolgen, um evtl. eine bereits vorhandene ausgeprägte Schwellung des Gehirns rechtzeitig zu erkennen.

Kraniale MRT Bereits innerhalb der ersten 48 Stunden nach Symptombeginn finden sich entsprechend der Ausprägung Signalsteigerungen in den T2-gewichteten Sequenzen, auch die Diffusionswichtung kann positiv sein und deutet bereits auf eine Gewebsnekrose hin. Besonders typisch ist der gleichseitige Befall der oben aufgeführten Strukturen (➤ Abb. 6.22). Anders als bei einem subakuten Hirninfarkt sind Strukturen unterschiedlicher vaskulärer Territorien betroffen. Früh finden sich sowohl meningeale als auch parenchymatöse Kontrastmittelanreicherungen, ebenso können diffuse Einblutungen sichtbar werden.

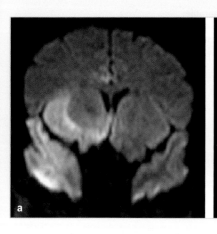
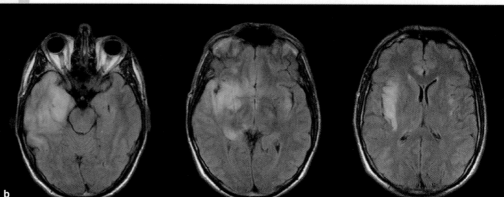

Abb. 6.22 Herpes-simplex-Virus-Enzephalitis in der MRT. **a** Koronare Diffusionswichtung. **b** 3 axiale FLAIR-gewichtete Schnitte mit stark asymmetrischem rechts betontem Befall von Insel und temporomesialer Region. [T534]

EEG Das EEG ist unspezifisch, aber sehr sensitiv, da es bereits sehr früh eine temporale Verlangsamung, gelegentlich auch epilepsieverdächtige Elemente zeigen kann (sog. periodisch lateralisierte Komplexe, PLED).

Liquor Nach Ausschluss einer bereits eingetretenen relevanten Hirnschwellung durch die Bildgebung erfolgt die Liquorpunktion. Meist findet sich eine mononukleäre Pleozytose zwischen 10 und 1.000 Zellen/µl. Der Liquor kann etwas blutig sein, das Gesamtprotein ist erhöht, Glukose und Laktat sind allerdings eher normal.

Der Goldstandard ist der direkte Nachweis von Virus-DNA mittels PCR-Diagnostik (Sensitivität > 80 %, Spezifität 100 %). Dies erlaubt auch die zuverlässige Differenzierung zwischen HSV-1 und HSV-2, die PCR sollte für beide Subtypen durchgeführt werden. Die Bestimmung von Antikörpertitern hat in der Akutphase keine Bedeutung. Bei negativer PCR kann im Verlauf und bei weiterbestehendem klinischem Verdacht die erneute Liquorpunktion mit dann pathologischem Serum-/Liquor-HSV-Antikörperindex die Diagnose sichern.

Therapie und Prognose

Medikamente Die rasche Verabreichung von Aciclovir (10 mg/kg KG) alle 8 Stunden über mindestens 10, evtl. auch 14 Tage oder noch länger je nach klinischem Verlauf kann die Mortalität von > 70 % auf ca. 20 % senken. Aufgrund des erheblichen therapeutischen Effekts und der Notwendigkeit eines raschen Therapiebeginns sollte auch schon der Verdachtsfall behandelt werden, ein Abwarten der PCR-Ergebnisse ist nicht sinnvoll! Wesentliche Nebenwirkung ist eine Verschlechterung der Nierenfunktion, die zu einer Dosisanpassung führen muss.

Therapie:
- schon bei Verdacht, nicht die PCR abwarten!
- Aciclovir 10 mg/kg KG zweimal tägl. für 10–14 Tage, Dosisanpassung bei Niereninsuffizienz

Prognose:
- Mortalität unbehandelt > 70 %
- Komplikation: bleibende strukturelle Epilepsie

Alternativ kann auch Foscarnet (60 mg/kg KG) alle 8 Stunden über 3 Wochen oder auch Brincidofovir insbesondere bei nachgewiesener Aciclovir-Resistenz eingesetzt werden. Dies ist bei AIDS-Patienten und bei Z. n. Organtransplantationen beschrieben worden.

Regelhaft werden keine Kortikosteroide eingesetzt, dies kann im Einzelfall entschieden werden, schadhaft sind sie wahrscheinlich nicht.

Prognose Vor Einführung der virostatischen Substanzen betrug die Letalität > 70 %, die Überlebenden waren von schweren Defektsyndromen betroffen. Nach Einführung der Therapie ist die Letalität deutlich zurückgegangen.

Komplikationen Bei rechtzeitiger Behandlung sind erstaunlich gute Verläufe häufiger geworden. Eine strukturelle Epilepsie ist die häufigste bleibende Komplikation, residuelle Defektzustände insbesondere mit neuropsychologischen Ausfällen können den Patienten behindern.

Ätiopathogenese

Mehr als 90 % aller HSV-Enzephalitiden werden durch HSV-Typ 1 (HSV-1) verursacht, HSV-2 verursacht häufiger eine Meningitis. Man kann eine primäre und eine sekundäre Infektion (Reaktivierung) unterscheiden. Wahrscheinlich dominiert die Reaktivierung, unterstützt durch die Beobachtung, dass die allermeisten

Betroffenen bereits eine positive HSV-1-IgG-Serologie im Serum aufweisen. Wahrscheinlich persistiert das Virus im Bulbus olfactorius und/oder Ganglion trigeminale und reaktiviert von dort unter noch unbekannten, insgesamt seltenen Bedingungen in das sog. Riechhirn. Anatomisch gibt es enge Beziehungen zum limbischen System, sodass bei der HSV-Enzephalitis bevorzugt temporomesiale Anteile (Hippokampus, Amygdala, Gyrus parahippocampalis), Fornix cerebri und Gyrus cinguli betroffen sind (> Abb. 6.22).

Frühsommer-Meningoenzephalitis (FSME)
Weltweit ist die FSME eine häufige Meningoenzephalitis, in Deutschland erkrankten in den letzten Jahren zwischen 195 und 546 Patienten. Die Ausbreitung ist auf die südlichen Bundesländer beschränkt. Eine aktualisierte Karte der Risikogebiete findet sich auf der Homepage des Robert-Koch-Instituts (http://www.rki.de/DE/Content/Infekt/EpidBull/Archiv/2016/Ausgaben/18_16.pdf?__blob=publicationFile).

Klinik und Diagnostik
Symptome Die Inkubationszeit nach Zeckenbiss beträgt ca. 10 Tage, es folgt dann ein katarrhalisches Stadium mit Fieber, Kopfschmerzen und allgemeinem Unwohlsein. Im Sinne eines biphasischen Verlaufs erleiden ca. 50 % aller Patienten danach eine Meningitis, 40 % eine Meningoenzephalitis und ca. 10 % eine Myelitis. Bei Kindern verläuft die Erkrankung meist nur als Meningitis, schwere Verläufe findet man überwiegend bei jungen Erwachsenen.
Anamnese und LP Die Verdachtsdiagnose wird aufgrund der klinischen Angaben gestellt: Z. n. Zeckenbiss, Aufenthalt in einem Risikogebiet, biphasischer Verlauf. Die erste Liquorpunktion zeigt häufig eine mäßige Pleozytose mit selten mehr als 1.000 Zellen/µl, meistens unter 100/µl. Das Protein ist mäßig erhöht, Glukose und Laktat sind normal. Bei passender Klinik wird die Diagnose bestätigt durch:
- entweder einen IgM-Antikörpernachweis (ohne vorangegangene Impfung)
- oder im Verlauf steigende IgG-Antikörpertiter im Serum
- bzw. den Nachweis spezifischer IgG- und IgM-Antikörper im Serum und entsprechender pathologischer Serum/Liquor-Antikörper-Indizes, die auf eine intrathekale Produktion dieser Antikörper hinweisen. Dies erfordert häufig die wiederholte Bestimmung der serologischen Marker im Serum und Liquor.

Die PCR zum FSME-Virus-RNA-Nachweis kommt selten zum Einsatz, in Einzelfällen kann dies aber auch diagnostisch zielführend sein. Erregertypische MR-tomografische Veränderungen gibt es nicht, abgesehen von der Myelitis.

Therapie und Prognose
Eine spezifische antivirale Therapie gibt es nicht. Eine Postexpositionsprophylaxe ist ebenfalls nicht möglich.
Immunisierung Der Schwerpunkt liegt auf der aktiven Immunisierung mittels Impfung in den Risikogebieten bzw. vor Urlaubsreisen in Risikogebiete. Die Grundimmunisierung umfasst 3 Impfungen, danach müssen Auffrischungen ca. alle 3 Jahre erfolgen. Die Verträglichkeit des Impfstoffes ist sehr gut.
Komplikationen Die FSME zeigt mit zunehmendem Alter einen schwereren Verlauf. Mehr als die Hälfte der betroffenen Erwachsenen weist langwierige, z. T. anhaltende Funktionseinschränkungen auf. Dies können psychopathologische Veränderungen, Paresen, Hirnnervenausfälle, eine Gangataxie oder Schmerzen sein. Offensichtlich ist auch die Langzeitmortalität der Betroffenen erhöht.
Meldepflicht Es besteht namentliche Meldepflicht bei klinischem und serologischem Nachweis einer FSME-Infektion.

Ätiopathogenese
Das FSME-Virus ist ein Flavivirus, es werden 3 Subtypen unterschieden (westlich, östlich und fernöstlich). Die Viren werden überwiegend durch einen Zeckenbiss übertragen (Ixodes ricinus, Holzbock, siehe Borreliose).

Tollwut (Rabies)
In Mitteleuropa ist die Tollwut sehr selten, es kommen praktisch nur noch eingeschleppte Einzelfälle mit Primärinfektion in anderen Ländern vor; weltweit sind ca. 50.000 Menschen betroffen, insbesondere in Südostasien und Mittelamerika.

Klinik
Symptome Die Inkubationszeit beträgt normalerweise 1–3 Monate, kann aber auch sehr viel kürzer (1 Woche) sein. Einzelfälle mit einer Inkubationszeit bis zu 1 Jahr sind in der Literatur vermerkt. Nach dem Biss durch ein infiziertes Tier (s. u.) berichten die meisten Patienten über starke Schmerzen und Kribbelmissempfindungen in der Region (Dermatom) des Bisses. Dies entspricht einer Radikulitis. Man unterscheidet 2 Verlaufsformen:
- Die sog. enzephalitische Verlaufsform (80 %) geht mit einer Irritabilität, Nervosität und mit psychopathologischen Veränderungen einher. Es können zudem vegetative Zeichen wie Aerophobie (getriggert durch Luftzug) oder Hydrophobie (getriggert durch Wasser) mit Spasmen der Larynx- und Pha-

---

Frühsommer-Meningoenzephalitis:
- FSME-Virus ist durch Zecken übertragbar
- Verbreitung → Karte auf der Homepage des Robert-Koch-Instituts

Klinik:
- Prodromalstadium mit Allgemeinsymptomen
- danach 50 % Meningitis, 40 % Meningoenzephalitis, 10 % Myelitis

Diagnostik:
- Anamnese (Zeckenbiss, Risikogebiete)
- LP: Pleozytose, leichte Proteinerhöhung, normale Glukose + Laktat
- Serologie, PCR

Therapie:
- weder Postexpositionsprophylaxe noch medikamentöse Therapie vorhanden
- Prophylaxe nur durch aktive Immunisierung

Prognose:
- zunehmendes Alter → schwererer Verlauf
- fokal neurologische Defizite können verbleiben

Tollwut:
Rabiesviren werden durch Tierbiss übertragen und wandern dann in den Axonen peripherer Nerven bis nach zentral.

Klinik:
- Radikulitis (Schmerzen, Missempfindungen)
- enzephalitische Verlaufsform (80 %): psychopathologische Veränderungen, Larynx- und Pharynxspasmen, Epilepsie
- paralytische Verlaufsform (20 %): aufsteigende Tetraparese

Diagnostik: Erregernachweis mittels PCR aus Liquor, Speichel, Haut

rynxmuskulatur auftreten. Bewusstseinsstörungen und epileptische Anfälle markieren das weitere Fortschreiten.

- Die paralytische Form (20 %) tritt insbesondere bei Übertragung durch Fledermäuse auf und ist durch eine rasch aufsteigende Tetraparese mit Areflexie gekennzeichnet (ähnlich wie beim Guillain-Barré-Syndrom), allerdings mit Fieber.

Diagnostik Ein direkter Erregernachweis mittels PCR aus Liquor, Speichel oder Hautbiopsien ist ante mortem möglich. Häufig kann auch der Antikörpernachweis diagnostisch von Bedeutung sein. Das Virus kann post mortem im ZNS per PCR oder auch elektronenmikroskopisch nachgewiesen werden.

Therapie und Prognose

Therapie Bei penetrierenden Bissverletzungen steht eine sofortige lokale Wundreinigung mit Detergenzien und Desinfektionsmitteln im Vordergrund. Möglichst innerhalb der ersten Stunden sollte eine aktive und passive Immunisierung (postexpositionelle Prophylaxe) appliziert werden:

- Die aktive Immunisierung erfolgt in den M. deltoideus mit einer Zellkulturvakzine (in der Regel insgesamt 5 Impfdosen appliziert an den Tagen 0, 3, 7, 14 und 28).
- Bei der passiven Immunisierung wird Tollwut-Immunglobulin appliziert. Dieses soll zur Hälfte in die Umgebung der Wunde infiltriert und zur Hälfte intramuskulär gegeben werden.

Prognose Eine klinisch manifeste Tollwut endet immer letal. Es besteht Meldepflicht bei Verletzung durch ein tollwutkrankes Tier, bei Erkrankungsverdacht und bei Tod durch Tollwut.

Ätiopathogenese

Die Rabiesviren gehören zur Familie der Rhabdoviridae. Natürliches Reservoir dieser Viren sind viele Säugetiere, insbesondere Füchse, Wölfe, Ratten und Katzen, aber auch Fledermäuse. Auf den Menschen wird die Tollwut meist durch einen Hunde- oder Katzenbiss übertragen, wobei dieses Tier vorher von einem anderen infizierten Tier gebissen worden ist. Die Invasion erfolgt nach der Infektion durch den Speichel und die Inokulation im Wundbereich über periphere Nerven. Die zentripetale Ausbreitung findet über die Axone mittels axonalem Transport mit einer Geschwindigkeit von ca. 8–20 mm/d statt. Die Viren erreichen über die Spinalganglien die Hinterwurzeln und breiten sich schnell im Rückenmark und im Gehirn aus.

Akute Masernenzephalitis

Eine Enzephalitis tritt mit einer Häufigkeit von ca. 1:1.000 im Verlauf einer akuten Maserninfektion auf.

Klinik und Diagnostik

Symptome Typisch ist, dass nach dem Abklingen des Exanthems ein enzephalitisches Syndrom mit epileptischen Anfällen, choreatiformen Bewegungsstörungen und fokal neurologischen Ausfällen auftritt.

Diagnostik Die Liquordiagnostik zeigt eine geringfügige Pleozytose und darüber hinaus keine spezifischen Befunde. IgM- und IgG-Antikörper gegen das Masernvirus sind in Serum und Liquor nachweisbar.

Therapie und Prognose

Therapie Es steht keine spezifische Therapie zur Verfügung. Die Therapie erfolgt symptomatisch, evtl. mit Kortikosteroiden.

Prognose Die Prognose ist eher eingeschränkt, viele Kinder erleiden Defektsyndrome, eine strukturelle Epilepsie, auch ein letaler Ausgang ist möglich.

Ätiopathogenese

Das Masernvirus ist weder im Gehirn noch im Liquor nachweisbar. Pathogenetisch geht man demnach von einer postinfektiösen Immunreaktion im Sinne einer ADEM aus. Morphologisch finden sich auch perivaskuläre Infiltrate und ausgeprägte Demyelinisierungen.

Subakut sklerosierende Panenzephalitis (SSPE)

Nach einer Maserninfektion liegt die Wahrscheinlichkeit einer SSPE bei 1:1.000 bis 1:10.000. Auch nach einer Masernimpfung (z. B. als MMR-Triple-Impfung) tritt eine SSPE mit einer Wahrscheinlichkeit von < 1:1.000.000 auf. Folglich wird auch ein inverser Zusammenhang zwischen der Impfdurchdringung und dem SSPE-Risiko beobachtet, sodass die SSPE aktuell vorwiegend in Ländern auftritt, in denen Impfprogramme nicht flächendeckend implementiert sind.

Klinik und Diagnostik

Symptome Meist geht der SSPE-Manifestation eine komplikationslos verlaufende Maserninfektion voraus, die im Durchschnitt ca. 10 Jahre zurückliegt. In der Regel beginnt die Erkrankung mit diskreten Verhaltensauffälligkeiten, Lernschwierigkeiten bis hin zu einer schweren Störung der kognitiven Leistungsfähigkeit. Im weiteren Verlauf entwickeln sich Myoklonien und epileptische Anfälle. Sie SSPE endet schließlich in einem akinetischen Mutismus und einem persistierenden vegetativen Status.

Therapie:
- initial Wundreinigung
- aktive und passive Immunisierung als postexpositionelle Prophylaxe

Prognose: bei klinisch manifester Erkrankung immer letal

Akute Masernenzephalitis:
Häufigkeit: im Verlauf einer Maserninfektion in 1:1.000 Fällen

Klinik: epileptische Anfälle, Chorea, fokal neurologische Defizite → Möglichkeit bleibender Schäden

Therapie: keine spezifische Therapie, nur Impfprophylaxe!

Pathomechanismus: postinfektiöse Immunreaktion (ADEM), kein Erregernachweis im Liquor

Subakut sklerosierende Panenzephalitis (SSPE):
- tritt 10 Jahre nach Maserninfektion (in 1:1.000 Fällen) oder nach Impfung (nur in 1:1 Mio Fällen) auf
- kognitive Einschränkungen, Myoklonien, Epilepsie, akinetischer Mutismus, persistierender vegetativer Status, Tod
- keine kausale Therapie

Diagnostik Im Liquor findet sich keine wesentliche Auffälligkeit der Routineparameter; häufig liegt eine erhöhte intrathekale IgG-Produktion vor. Dies ist im Wesentlichen durch extrem hohe IgG- und IgM-Antikörpertiter gegen das Masernvirus bedingt – diese Befunde zusammen mit der Klinik sichern zumeist die Verdachtsdiagnose. Selten wird auch ein Erregernachweis per PCR aus einer Hirnbiopsie herangezogen. Die kraniale MRT zeigt keinen spezifischen Befund, sondern nur eine zunehmende Atrophie.

Therapie und Prognose
Es ist keine kausale Therapie bekannt. Die Erkrankung verläuft zumeist nach 1–3 Jahren letal.

Ätiopathogenese
Offensichtlich kommt es bei der SSPE durch spezifische Mutationen zu einer Veränderung des Masernvirus, die sich auf Replikationsverhalten und Neurovirulenz auswirken. Insgesamt muss man von einer chronisch persistierenden Virusinfektion des Gehirns durch ein verändertes Masernvirus ausgehen.

Seltenere Meningoenzephalitiden (CMV, EBV, Influenza A und B, West-Nil-Virus, Zika-Virus u. a.)
Diese Erreger sind sicherlich in Mitteleuropa selten Verursacher einer Meningoenzephalitis, CMV und EBV finden sich allerdings häufiger bei immuninkompetenten Patienten, insbesondere auch bei Z. n. Organtransplantation. Jährlich, zumeist im Winter, erreichen die aktuell global zirkulierenden Influenza-Virus-Stämme Mitteleuropa und verursachen eine mehr oder weniger starke Grippeepidemie. Das West-Nil-Virus ist der häufigste Erreger einer Meningoenzephalitis in den USA. Auch das Zika-Virus kann Enzephalitiden verursachen, spielt aktuell allerdings vorwiegend im Rahmen der Reisemedizin in Süd- und Mittelamerika eine Rolle.

Klinik und Diagnostik
Symptome Eine spezifische klinische Entität lässt sich nicht beschreiben. Meist findet sich ein meningoenzephalitisches Syndrom, häufig mit Bewusstseinsstörungen und epileptischen Anfällen:
- Zytomegalievirus (CMV): Polyradikulomyelitis, longitudinale Myelitis, **Enzephalitis,** Chorioretinitis
- *Epstein-Barr-Virus* (EBV): Meningitis, **Enzephalitis, Zerebellitis,** Oligoneuritis cranialis
- Influenzaviren: **Enzephalitis,** akute nekrotisierende Enzephalopathie
- *West-Nil-Virus:* **Enzephalitis**
- *Zika-Virus:* **Enzephalitis (Mikrozephalie!)**

Diagnostik Aufgrund des selteneren Vorkommens dieser Erreger als Verursacher einer Meningoenzephalitis wird oft zunächst keine zielführende Diagnostik angefordert. Grundsätzlich stehen PCR-Nachweise aus Liquor und pathologisch erhöhte Serum/Liquor-Antikörper-Indizes zur Verfügung. Der Nachweis von Influenzaviren im Respirationssekret bei einer Bronchopneumonie zusammen mit einer klinischen Meningoenzephalitis ist praktisch beweisend.

Therapie und Prognose
Therapie Die Therapie ist virostatisch:
- CMV: Ganciclovir (5 mg/kg KG alle 12 Stunden) und Foscarnet (60 mg/kg KG alle 8 Stunden), Cidovovir
- EBV: Ganciclovir, Aciclovir (10 mg/kg KG alle 8 Stunden), Cidovovir
- Influenzaviren: Neuraminsäureanaloga (Tamiflu, Relenza), evtl. Favipiravir (bislang nicht zugelassen)
- *West-Nil-Virus:* Favipiravir (bislang nicht zugelassen)

Komplikationen Spezifische Komplikationen können die Entwicklung eines postinfektiösen Parkinson-Syndroms bei Z. n. Influenza-Infektion sein (spanische Grippe „Enzephalitis lethargica" Pandemie 1918). Nach einer EBV-Infektion ist das Risiko für die Entwicklung einer multiplen Sklerose signifikant erhöht.

Myelitis

Poliomyelitis acuta anterior
Mehr als 90 % aller mit Polioviren infizierten Personen zeigen keine Symptome einer Poliomyelitis. Durch die flächendeckende Impfung in Mitteleuropa ist die Kinderlähmung in unseren Breiten praktisch nicht mehr existent. Hingegen findet man in Asien und vor allem in Afrika immer wieder Epidemien.

Klinik und Diagnostik
Symptome Ein biphasischer Verlauf ist typisch. Die Prodromalphase geht mit Kopf-, Hals- und Bauchschmerzen einher. Nur 1–2 % der Patienten entwickeln die paralytische Phase mit asymmetrischen Paresen der Extremitäten und im Fall der bulbären Verlaufsform Schluckstörungen, bifaziale Paresen und eine respiratorische Insuffizienz. Innerhalb weniger Tage wird das Maximum erreicht, danach kommt es zu einer Besserung, die allerdings ein sehr unterschiedliches Ausmaß erreichen kann.

Diagnostik Im Liquor findet sich initial häufig eine gemischte Pleozytose. In der akuten Phase ist der direkte Virusnachweis in Rachenabstrich, Stuhl und im Liquor mittels PCR möglich.

Seltenere Meningoenzephalitiden (CMV, EBV, Influenza A und B, West-Nil-Virus, Zika-Virus u. a.)

Seltenere Meningoenzephalitiden werden durch CMV, EBV, Influenza A und B, *West-Nil-* und *Zika-Virus* ausgelöst, CMV und EBV vor allem bei Immunkomprimitierten. Die Therapie ist virostatisch.

Myelitis

Poliomyelitis acuta anterior:
- Infektion durch Polioviren führt erst zu Allgemeinsymptomen, dann in 1–2 % zu asymmetrischen Paresen der Extremitäten oder Hirnnervenausfällen
- keine virostatische Therapie, nur Impfung, diese aber sehr erfolgreich
- spontane Erholung möglich

Tropische spastische Paraparese:
- humanes T-Zell-Leukämie-Virus Typ 1
- langsam progrediente, proximal betonte, spastische Paraparese, Sensibilitäts- und autonome Störungen
- keine Therapie bekannt

Radikulitis/Neuritis

Varizella-Zoster-Radikulitis/Neuritis („Gürtelrose"):
- häufigste virale Nervenerkrankung
- Erstinfektion im Kindesalter (Windpocken), später Reaktivierung des in den bipolaren Ganglienzellen residierenden Virus

Klinik:
- anfangs Schmerzen und Kribbeln im betroffenen Dermatom
- später typische Effloreszenzen (mit klarer Flüssigkeit gefüllte, gruppierte Bläschen auf rotem Grund)
- Zoster ophthalmicus: 1. Ast des N. trigeminus betroffen, dauerhafte Trübung der Cornea möglich!
- Zoster oticus: Ast des N. facialis betroffen, Fazialisparese, Effloreszenzen der Ohrmuschel
Diagnostik: Pleozytose im Liquor, Erregernachweis mittels VZV-PCR

Therapie und Prognose

Therapie   Eine antivirale Therapie der Polio gibt es nicht.

Prognose   Etwa 60 % aller Patienten mit einer paralytischen Polio erholen sich signifikant innerhalb der folgenden 3 Monate. Die Wahrscheinlichkeit einer Erholung nimmt danach immer weiter ab.

Post-Polio-Syndrom   20–40 Jahre nach der akuten Poliomyelitis manifestiert sich eine langsam progrediente Muskelschwäche und Muskelatrophie sowohl in vormals betroffenen Arealen als auch darüber hinaus. Der Mechanismus ist bis heute nicht eindeutig geklärt. Bei Schmerzen können intravenöse Immunglobuline versuchsweise appliziert werden.

Ätiopathogenese

Die Polioviren gehören zum Genus Enterovirus der Familie Picornaviridae. Die Übertragung ist fäkal-oral. Ähnliche Krankheitsbilder können auch durch andere Viren, z.B. Coxsackie- oder andere Enteroviren, verursacht werden.

Tropische spastische Paraparese (HTLV-1)

Nur 0,25 % aller Träger des humanen T-Zell-Leukämie-Virus Typ 1 (HTLV-1) (ca. 15–20 Millionen weltweit) entwickeln eine Myelitis. Die regionalen Unterschiede sind allerdings erheblich, die höchsten Inzidenzen finden sich in Südwest-Japan, den Subsaharastaaten, in der Karibik, Nordost-Iran und Regionen Lateinamerikas.

Klinik und Diagnostik

Symptome   Die Symptomatik beginnt schleichend mit einer spastischen, proximal betonten Paraparese der unteren Extremitäten, zusätzlich treten sensible Missempfindungen auf. Im weiteren Verlauf können auch autonome Störungen mit Blasenstörungen und einer erektilen Impotenz vorkommen. Auch klinische Zeichen einer peripheren Neuropathie sind möglich.

Diagnostik   Die Ergebnisse der Basisparameter der Liquorpunktion sind unauffällig, allerdings finden sich bei annähernd 95 % oligoklonale Banden im Liquor, bei ca. 85 % HTLV-1-spezifische Antikörpertiter. Die spinale Bildgebung zeigt bei vielen Patienten keine oder nur geringfügige Veränderungen.

Therapie und Prognose

Therapie   Eine gesicherte antivirale Therapie gibt es nicht.

Prognose   Die Erkrankung ist progredient und führt innerhalb weniger Jahre zu einer Paraplegie mit Gangunfähigkeit.

Ätiopathogenese

HTLV-1 ist ein RNA-Virus, das zur Familie der Retroviridae, Genus Lentivirus, gehört. Hauptübertragungsweg ist vertikal von der Mutter auf das Kind. Blutprodukte, ein intravenöser Drogenkonsum und Sexualkontakte sind weitere Risiken.

Radikulitis/Neuritis

Varizella-Zoster-Virus-Erkrankungen

Die Reaktivierung des Varizella-Zoster-Virus (VZV) mit einer Radikulitis/Neuritis ist die häufigste virale Infektion des Nervensystems. In Deutschland erkranken jährlich etwa 400.000 Menschen an einem Herpes zoster, rund zwei Drittel davon sind über 50 Jahre alt. Daraus resultiert eine Inzidenz von 9,6 pro 1.000 Personen pro Jahr.

Klinik

Symptome   Die Primärinfektion mit VZV (als Windpocken) findet meist im Kindesalter statt. Im fortgeschrittenen Lebensalter und/oder bei Immuninkompetenz kommt es dann zu einer Virusreplikation in den bipolaren Ganglienzellen der Spinalganglien. Initialsymptome sind Kribbelmissempfindungen im betroffenen Dermatom (oder mehreren Dermatomen). In der Folge (oft Tage später) kommt es zu den typischen Zoster-Effloreszenzen auf der Haut, die dann häufig „verschorfen". Nicht selten finden sich auch Zeichen einer motorischen Beeinträchtigung des betroffenen Segments. Besondere Krankheitsbilder ergeben sich bei einer Beteiligung der Hirnnerven:
- **Zoster ophthalmicus:** Ist der 1. Ast des N. trigeminus betroffen, finden sich die Effloreszenzen nicht nur an der Stirn, sondern auch an der Cornea, was zu einer Trübung derselben und zu einem Visusverlust führen kann. Eine seltene Komplikation ist eine intrazerebrale Vaskulitis (s. u.).
- **Zoster oticus:** Der N. facialis hat einen sensiblen Anteil, der ein kleines Hautareal am Eingang des Meatus acusticus externus versorgt. Die bipolaren Ganglienzellen sind im Ganglion geniculi lokalisiert. Kommt es zu einer Virusreplikation, entwickelt sich eine Neuritis des N. facialis mit einer peripheren Parese der Gesichtsmuskulatur. Die Zoster-Effloreszenzen sind in dem kleinen Hautareal der Ohrmuschel zu sehen. Als Komplikation kommt es häufig zu einer Beteiligung des N. vestibulocochlearis mit Hypakusis und Drehschwindel.

Diagnostik   Selbst bei einem unkomplizierten Zoster findet sich im Liquor eine Pleozytose. Der VZV-Nachweis ist mittels PCR aus Liquor oder Bläscheninhalt möglich.

Therapie und Prognose

Therapie   Eine virostatische Therapie sollte unverzüglich bei klinischem Verdacht und insbesondere bei den ersten sichtbaren Effloreszenzen eingeleitet werden. Der Grund für eine zügige Therapie ist die Vermeidung von Komplikationen (s. u.).

- Valaciclovir: 3 × 1.000 mg/d p. o. für 7–10 Tage
- Brivudin: 125 mg/d p. o. für 5 Tage
- Famciclovir: 3 × 250 mg/d p. o. für 7 Tage
- Aciclovir: 5 × 800 mg/d p. o. für 7–10 Tage

Bei immunsupprimierten Patienten sollte intravenös mit Aciclovir oder Foscarnet behandelt werden.

Komplikationen   Mögliche Komplikationen sind:

- **Postzosterische Neuralgie:** Ohne virostatische Therapie entwickeln ca. 15 % der Patienten ein neuralgiformes Schmerzsyndrom. Durch die rechtzeitige Therapie kann diese Komplikation signifikant reduziert werden.
- **Querschnittsmyelitis:** Bei zentripetaler Ausbreitung des Virus in Richtung Rückenmark kann sich eine segmentale Myelitis entwickeln. In einem solchen Fall ist eine intravenöse virostatische Therapie indiziert.
- **Oligoneuritis cranialis:** Besonders häufig beim Zoster oticus kommt es zu einer Begleitneuritis, insbesondere des N. vestibulocochlearis (aber auch andere Hirnnerven können betroffen sein). Die Prognose ist eher schlecht.
- **Intrakranielle Vaskulitis:** Eine seltene Komplikation insbesondere des Zoster ophthalmicus ist eine sich nach Wochen manifestierende, granulomatöse Vaskulitis der ipsilateralen intrakraniellen Arterien, insbesondere der A. cerebri media. Als Folge kann es zu Hirninfarkten kommen. Hier sollte zusätzlich mit Kortikosteroiden behandelt werden.

Ätiopathogenese

VZV ist ein DNA-Virus aus der Familie der Herpesviridae. Die Primärinfektion findet meist in der Kindheit in Form der Windpocken statt. Danach persistiert das Virus in Ganglien oder Hirnnerven. Die Ausbreitung erfolgt zentrifugal bis in das zugehörige Dermatom und zentripetal über die Hinterwurzel nach intradural bzw. in das Rückenmark.

Humanes Immundefizienzvirus (HIV)

Das humane Immundefizienzvirus (HIV) kann zahlreiche neurologische Krankheitsbilder verursachen. Die wichtigsten sind:

- die HIV-assoziierte Demenz und ihre Vorstufen
- die HIV-assoziierte Myelopathie
- HIV-assoziierte Polyneuropathien
- HIV-assoziierte Myopathien

HIV-assoziierte Demenz

Klinik

Die heute aufgrund der modernen antiretroviralen Kombinationstherapie (cART) seltene HIV-assoziierte Demenz ist durch kognitive und motorische Defizite sowie durch Verhaltensauffälligkeiten gekennzeichnet. Das Endstadium der HIV-assoziierten Demenz ist durch eine spastische Tetraparese, Mutismus sowie Harnblasen- und Stuhlinkontinenz geprägt.

Vorstufen   Die Vorstufen der HIV-assoziierten Demenz (HAT) werden ebenfalls durch neuropsychologische Tests diagnostiziert.

Asymptomatisches neuropsychologisches Defizit   Die Patienten selbst bemerken keine Auffälligkeiten, zeigen aber in mindestens 2 von mindestens 5 durchgeführten neuropsychologischen Tests Defizite. Die Tests müssen im Abstand von 4 Wochen wiederholt werden und gleichsinnig pathologisch sein, d. h., es müssen erneut mindestens 2 Tests, die dieselben oder ähnliche Eigenschaften wie beim ersten Test erfassen, pathologisch sein.

Mildes neurokognitives Defizit   Die Betroffenen bemerken selbst kognitive Einbußen und versagen häufig im Beruf. Bei einem Test müssen auch sie in mindestens 2 von mindestens 5 neuropsychologischen Tests pathologische Resultate zeigen. Ebenso muss das pathologische Testprofil in einem zeitlichen Mindestabstand von 4 Wochen reproduzierbar sein. Die subjektiven Defizite müssen fremdanamnestisch durch Personen, die im gleichen Haushalt leben oder den Patienten sehr gut kennen, bestätigt werden.

Diagnostik

Tests   Die HIV-assoziierte Demenz ist eine klinische und neuropsychologische Diagnose, d. h., diagnostisch werden in erster Linie neuropsychologische Tests eingesetzt, die geschwindigkeitsabhängige Leistungen erfassen. Die Diagnosen dürfen nicht gestellt werden, wenn eine behandlungsbedürftige psy-

Therapie: virostatisch (Aciclovir, Valaciclovir, Famciclovir, Brivudin)
Prognose/Komplikationen:
- postzosterische Neuralgie: vermeidbar durch frühe, ausreichende Analgesie
- Querschnittsmyelitis: zentripetale Virusausbreitung
- Oligoneuritis cranialis: Ausfall insbesondere des N. vestibulocochlearis
- intrakranielle Vaskulitis: besonders bei Zoster ophthalmicus, drohende Hirninfarkte

Humanes Immundefizienzvirus (HIV)

HIV kann zahlreiche neurologische Krankheitsbilder verursachen, u. a.:
- HIV-assoziierte Demenz und ihre Vorstufen
- HIV-assoziierte Myelopathie
- HIV-assoziierte Polyneuropathien
- HIV-assoziierte Myopathien
Die Krankheitsbilder können entweder durch das Virus direkt oder als parainfektiöse Immunreaktionen oder auch als Nebenwirkungen der antiretroviralen Therapie ausgelöst werden.

chiatrische Erkrankung vorliegt, ein Alkohol- und/oder Drogenabusus besteht oder ein schweres Schädel-Hirn-Trauma weniger als 10 Jahre zurückliegt. Bei den neuropsychologischen Tests müssen die Patienten in gutem Allgemeinzustand sein und dürfen kein Fieber haben.

MRT In der MRT sind oft lediglich die Basalganglien verändert, und es ist eine kortikale Atrophie nachweisbar.

Liquordiagnostik Die Liquordiagnostik dient der differenzialdiagnostischen Abgrenzung von sog. opportunistischen Infektionen des Gehirns (z. B. durch JC-Virus oder CMV).

Therapie

Therapeutisch werden antiretrovirale Substanzen mit möglichst großer Liquorgängigkeit eingesetzt. Moderne antiretrovirale Therapien orientieren sich am „CNS-Penetration-Effectiveness"-Score (CPE-Score) nach Letendre, der den einzelnen Medikamenten Ziffern zuordnet, die addiert werden. Der Score sollte mindestens 7 ergeben und gibt die Penetrationsfähigkeit der einzelnen Präparate an.

HIV-assoziierte Myelopathie

Klinik und Diagnostik

Symptome Zeichen einer Myelopathie sind Par- und Dysästhesien, distal zunächst an den unteren, dann auch an den oberen Extremitäten. Später folgen eine Para- oder Tetraspastik und eine Dranginkontinenz. Der klinisch-neurologische Befund zeigt eine Reflexsteigerung, positive Pyramidenbahnzeichen, eine Pallhypästhesie und eine Lagesinnminderung an den unteren Extremitäten.

Diagnostik Die spinale MRT ist meist unauffällig (durch HIV induzierte degenerative Veränderungen). Die elektrophysiologischen Untersuchungen zeigen eine Schädigung der langen Bahnen (motorisch und sensibel evozierte Potenziale).

Differenzialdiagnosen Differenzialdiagnostisch müssen degenerative Veränderungen der Wirbelsäule mit sekundärer Einengung des Myelons bis hin zu Myelitiden durch opportunistische Erreger (z. B. durch das Zytomegalievirus hervorgerufen), eine funikuläre Myelose (Vitamin-B_{12}-Mangel) und eine Neurolues ausgeschlossen werden.

Therapie

Therapeutische Optionen gibt es nicht. Es kann lediglich die resultierende Spastik symptomatisch (medikamentös, krankengymnastisch) behandelt werden.

HIV-assoziierte Polyneuropathien

Klinik

HIV-assoziierte Polyneuropathien sind sich klinisch ähnlich (➤ Tab. 6.16): Die Patienten geben Missempfindungen distal an den unteren, gelegentlich auch an den oberen Extremitäten an. Bei der Untersuchung ist eine Hypo- bis Areflexie nachweisbar, eine Pallhypästhesie besteht zumeist lediglich an den Großzehen und bimalleolär.

> **MERKE** Das Guillain-Barré-Syndrom führt auch bei HIV-positiven Patienten zu einer rasch fortschreitenden, schlaffen Tetraparese bis -plegie und ist ein medizinischer Notfall.

Diagnostik und Therapie

Die Elektroneurografie ist das diagnostische Verfahren der Wahl, bei Verdacht auf eine vaskulitische PNP muss evtl. eine kombinierte Nerv-Muskel-Biopsie durchgeführt werden.

Die Therapien richten sich nach dem Typ der Polyneuropathie (➤ Tab. 6.16).

Tab. 6.16 Ausgewählte Typen HIV-assoziierter Polyneuropathien.

Typus	Häufigkeit	Zeitpunkt des Auftretens	Verlauf	Therapie
akutes Guillain-Barré-Syndrom	1%	Serokonversion	hochakut	Plasmaseparation, Immunglobuline i. v.
chronisch inflammatorische demyelinisierende Polyradikuloneuropathie (CIDP)	selten	bei beginnendem Immundefekt	subakut bis chronisch	Kortikosteroide, Immunglobuline i. v., Plasmaseparation
distal symmetrische Polyneuropathie (HIV-DSP)	25–52%	gelegentlich in Frühstadien, meist allerdings in AIDS-definierenden Stadien	chronisch	keine Therapieoption, symptomatische Schmerztherapie mit Membranstabilisatoren, z. B. Gabapentin
antiretroviral-toxische Neuropathie (ATN)	10–20%	einige Wochen nach Beginn einer neurotoxischen antiretroviralen Medikation	rückbildungsfähig nach Absetzen der entsprechenden Substanz	Absetzen des verursachenden Präparats

HIV-assoziierte Muskelerkrankungen

Die häufigsten Muskelerkrankungen, die durch das HIV hervorgerufen werden können, sind:

* therapiebedingte, mitochondriale Myopathien
* Polymyositiden

Klinik

Myalgien können als isoliertes Symptom auftreten. Auch asymptomatische CK-Erhöhungen kommen bei HIV-positiven Patienten vor.

Diagnostik und Therapie

Diagnostik Die Diagnose kann meist klinisch und elektromyografisch gestellt werden. Ist dies nicht möglich oder ergibt sich keine klare Konstellation, muss eine Muskelbiopsie durchgeführt werden.

Therapie Die Polymyositis wird wie beim HIV-negativen Patienten mit Kortikosteroiden behandelt, die mitochondriale Myopathie, die sehr häufig durch das antiretrovirale Präparat Zidovudin (Retrovir, Combivir) hervorgerufen wird, durch Absetzen des Präparats bzw. eine Dosisreduzierung.

Opportunistische virale Infektionen bei AIDS oder sonstigen Immunschwächen

Die meisten opportunistischen Infektionen im Rahmen von AIDS oder sonstigen Immunschwächen werden durch Parasiten, Pilze oder Bakterien hervorgerufen. Häufige virale opportunistische Erreger sind Viren der Herpesgruppe (> Kap. 6.4.3). Die durch das JC-Polyomavirus verursachte progressive multifokale Leukenzephalopathie (PML) hat besondere Bedeutung in der Behandlung der multiplen Sklerose (> Kap. 7.1) und anderen Autoimmunerkrankungen gewonnen, nämlich als Komplikation einer besonders im ZNS wirksamen immunsuppressiven Therapie.

Progressive multifokale Leukenzephalopathie (PML)

Die PML tritt – unabhängig davon, ob eine antiretrovirale Therapie stattgefunden hat oder nicht – bei etwa 4 % der HIV-Infizierten auf und zählt zu den AIDS-definierenden Erkrankungen. Sie kommt auch bei Patienten vor, die dauerhaft immunsuppressiv behandelt werden (z. B. MS-Patienten), oder bei Patienten mit Tumoren, die systemische Immuntherapien (Rituximab, Natalizumab) erhalten.

Klinik und Diagnostik

Symptome Das klinische Bild der PML ist durch das Nebeneinander fokal neurologischer Defizite und eines rasch progredienten organischen Psychosyndroms charakterisiert. Die neurologischen Defizite können hemisphärisch oder zerebellär sein. In seltenen Fällen kann die Erkrankung auch zerebellär beginnen und sich somit durch eine Gangataxie, Dysarthrie, einen Intentionstremor und Blickrichtungsnystagmus bemerkbar machen. Häufig sind auch fokal beginnende und sekundär generalisierende epileptische Anfälle.

Bildgebung Die bildgebende Diagnostik ist typisch und zeigt zunächst fleckförmige, dann konfluierende, subkortikale Entmarkungen, die kein oder nur wenig Kontrastmittel anreichern (> Abb. 6.23). Eine randständige Kontrastmittelanreicherung ist möglich, wenn die PML im Rahmen eines **Immunrekonstitutionssyndroms (IRIS)** auftritt, bei dem es sich um eine entzündliche Reaktion nach rascher Erholung eines zuvor deutlich defizienten Immunsystems handelt. Diese Form tritt besonders bei HIV-Patienten mit schwerem Immundefekt und bei immuntherapierten MS- und onkologischen Patienten auf.

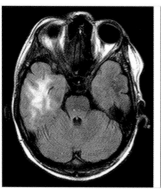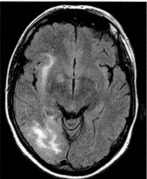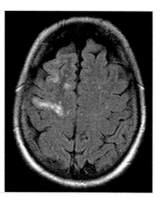

Abb. 6.23 Typische Befunde einer PML in der kranialen FLAIR-gewichteten MRT (ohne Kontrastmittel) mit ausgedehntem multilokulärem flächigem Befall des Marklagers unter Einschluss der U-Fasern in den Aufnahmen. [T534]

Liquor Die Diagnose wird durch ultrasensitive PCR-Nachweisverfahren des *JC-Virus* im Liquor gestellt. Sensitivität und Spezifität der PCR in der PML-Diagnostik liegen bei 92 %. Unter der Annahme eines frühen Erkrankungsstadiums sollte die Liquorpunktion bei zunächst negativer JCV-DNA-PCR und klinischem Verdacht auf eine PML wiederholt werden, wobei etwa 50 % der zuvor negativen Proben dann positiv werden. Der Nachweis von Anti-JCV-Antikörpern im Serum ist ein Risikomarker für die Entste-

Therapie: keine spezifische antivirale Therapie, Absetzen auslösender Medikamente, Kortikosteroide bei IRIS

hung einer PML insbesondere bei MS-Patienten, bei denen eine immunsuppressive Eskalationstherapie begonnen werden soll. Allerdings ist die Spezifität der Serologie eingeschränkt und muss mit Vorsicht interpretiert werden.

Therapie

Spezifische, antivirale therapeutische Möglichkeiten gibt es für JCV nicht. Es gibt Hinweise, dass Maraviroc nicht nur antivirale Eigenschaften bezüglich des HIV als Aufnahmeinhibitor, sondern auch das IRIS im Rahmen der PML durch JCV positiv beeinflussen kann. Das IRIS kann ebenfalls über Kortikosteroide moduliert werden. Auch für den Serotoninwiederaufnahmehemmer Mirtazapin wurden positive Einflüsse auf die PML berichtet. In jedem Fall sollte umgehend die körpereigene Immunkompetenz wiederhergestellt werden, entweder durch eine antiretrovirale Kombinationstherapie bei HIV-Infektion oder rasche Auswaschung des Medikaments Natalizumab bei MS-Patienten.

Ätiopathogenese: JCV infiziert Oligodendro- und Astrozyten → Demyelinisierung

Ätiopathogenese

Die PML wird durch das JC-Virus, ein DNA-Virus der Familie der Polyomaviridae, verursacht. Es infiziert Oligodendro- und Astrozyten und führt zu Demyelinisierungen im ZNS (> Abb. 6.23).

6.5 Infektionen des ZNS durch Pilze

Pilzinfektionen des ZNS kommen meist bei immunkompromittierten Patienten vor.

Infektionen des ZNS können durch Hefen und hefeartige Pilze, aber auch durch eine Vielzahl von Hyphomyzeten verursacht werden. In Mitteleuropa ist bei den meisten ZNS-Pilzinfektionen eine nicht intakte immunologische Kompetenz des Patienten Voraussetzung. In tropischen/subtropischen Ländern können *Coccidioides spp., Histoplasma spp., Blastomyces spp.* und andere das ZNS auch beim Immunkompetenten affizieren. Bei ausgeprägter Immuninkompetenz kann praktisch jede Pilzspezies das ZNS invadieren.

6.5.1 Klinik und Diagnostik

Typischerweise präsentieren sich Pilzinfektionen des Nervensystems als chronische Meningitis, Hirnabszessbildung und/oder Granulombildung, in seltenen Fällen auch im Sinne einer Meningovaskulitis.

6.5.1 Klinik und Diagnostik

Hefen

Hefen

Symptome Infektionen mit *Cryptococcus neoformans spp.* sowie *Candida spp.* präsentieren sich in der Regel als chronische Meningitiden, d. h. mit Kopfschmerzen und subfebrilen Temperaturen, die (beide) über einen Zeitraum von (> 2–)4 Wochen andauern. Beide Hefen können auch intrakranielle Abszesse oder Granulome (sog. Kryptokokkome bei *C. neoformans spp.*) verursachen.

Beispiele sind *Cryptococcus neoformans spp.* oder *Candida spp.*
Klinik: chronische Meningitis, auch intrakranielle Abszesse oder Granulome
Diagnostik:
* Bildgebung → Hirnödem, meningeale Kontrastmittelanreicherung, Granulome
* LP → Färbungen, Kultur

> **MERKE** Jeder Patient mit einer chronischen Meningitis muss mittels Lumbalpunktion abgeklärt werden.

Kryptokokkose Eine Kryptokokkenmeningitis zeigt einen deutlich erhöhten Liquoröffnungsdruck, bildgebend finden sich häufig ein diffuses Hirnödem und eine meningeale Kontrastmittelanreicherung. Bei Verdacht auf eine Kryptokokkose wird das Nativpräparat mit Tuschefärbung bereits eine zielführende Diagnose erlauben, ggf. muss eine Kryptokokken-Antigen-Untersuchung im Serum und im Liquor angeschlossen werden. Kryptokokkome präsentieren sich in der zerebralen Bildgebung als kontrastmittelaufnehmende rundliche Herde. Bei isolierten Kryptokokkomen erlaubt eine stereotaktische Biopsie mit histologischer und mikrobiologischer Aufarbeitung die Diagnose.
Bei einer ZNS-Kryptokokkose (Meningitis) ist der Liquor-Serum-Glukose-Quotient meist nur etwas erniedrigt, der Eiweißgehalt deutlich erhöht. Das Zellbild (mäßiggradige Pleozytose) ist (wie auch bei einer Candida-Infektion) gemischtzellig und mononukleär betont.
Eine Kryptokokken-Antigen-Untersuchung mit PCR und Enzyme-Immuno-Assay aus dem Liquor hat eine hohe Sensitivität und Spezifität. Dies gilt auch für ein Kultur- und Tuschepräparat des Liquors.
Candidose Kulturen werden als der goldene Standard der Candida-Spezies-Diagnostik bei invasiver Candidose gesehen, wenngleich weniger als 50 % der Kulturergebnisse aus dem Liquor positiv sind.

Hyphomyzeten

Hyphomyzeten

Beispiele sind *Mucorales* oder *Aspergillus*.
Klinik:
* Aspergillus → breites Spektrum neurologischer Syndrome
* Mucorales → Beteiligung von ZNS bzw. Meningen über NNH-Infektion
Diagnostik: wie bei Hefen

Mucorales oder *Aspergillus spp.* werden ausschließlich bei immuninkompetenten Patienten als Auslöser einer ZNS-Infektion gesehen.
Aspergillus *Aspergillus* invadiert Meningen, Hirnparenchm und intrakranielle Blutgefäße und ist damit für ein breites Spektrum an neurologischen Syndromen potenziell verantwortlich. Diese reichen von Meningitis über Meningovaskulitis mit sekundären Ischämien und Sinusthrombose bis zu Hirnabszessen und mykotischen Aneurysmen mit subarachnoidalen und intraparenchymatösen Blutungen.
Mucorales *Mucorales* besiedeln, insbesondere bei Patienten mit lange dauerndem und schlecht eingestelltem Diabetes mellitus, die Nasennebenhöhlen und können per continuitatem granulomatöse ZNS- bzw. meningeale Affektionen verursachen.

Liquoruntersuchung In Abhängigkeit von der Manifestation kann der Liquor cerebrospinalis weitgehend unauffällig, blutig (bei Ruptur eines mykotischen Aneurysmas) oder im Sinne einer Meningitis/Meningovaskulitis entzündlich verändert sein (Entzündungszeichen im Liquor wie hefeartige Pilze).

6.5.2 Therapie

Amphotericin B Amphotericin B kann in der liposomalen Form insbesondere bei Aspergillus spp. ausreichend hochdosiert verabreicht werden und, falls Voriconazol keine Wirkung zeigt, als Alternative eingesetzt werden. Coccidioides immitis, Blastomyces dermatitidis und Histoplasma capsulatum werden mit Amphotericin B behandelt, Cryptococcus neoformans mit einer Kombination aus Amphotericin B und 5-Fluorozytosin für mindestens 6 Wochen. Cryptococcus neoformans oder Candida können alternativ mit liposomalem Amphotericin B therapiert werden.

Weitere Substanzen Durch die Einführung von weiteren, zum Teil jedoch nur bedingt liquorgängigen Substanzen, wie z. B. Posaconazol, Echinokandinen oder Caspofungin, haben sich die Behandlungsmöglichkeiten invasiver (ZNS-)Mykosen in den letzten Jahren verbessert. Micafungin oder Anidulafungin weisen eine ausgesprochen schlechte Penetration der Blut-Hirn-Schranke auf.

Intrathekale Applikation Die Implantation eines Rickham- oder Ommaya-Reservoirs zur intraventrikulären Medikamentenapplikation bzw. die direkte intraventrikuläre Applikation bei liegender externer Ventrikeldrainage erlaubt eine im Einzelfall als Ultima-ratio-Therapie zu diskutierende intraventrikuläre/intrathekale Applikation von Amphotericin B. Dies ist bei Coccidioides immitis bzw. ZNS-Candidose in Einzelfällen zu überlegen.

6.5.2 Therapie
Antimykotika (z. B. Voriconazol, Amphotericin B)

6.6 Infektionen durch Protozoen und Würmer

Klinik und Diagnostik

Symptome Die neurologische Symptomatik von ZNS-Parasitosen ist sehr breit gefächert (> Tab. 6.17) und hängt vom spezifischen Parasiten, von der Infestations- bzw. Infektionslokalisation, dem Krankheitsstadium und dem Immunstatus des Patienten ab.

> **FALL** Ein 59-jähriger Polizist fährt am Ende der dortigen Regenzeit nach Ostafrika in den Urlaub. Er plant einen Strandurlaub und eine 3-tägige Safari. Zur Reisevorbereitung gehören dementsprechend alle empfohlenen aktiven Impfungen (Gelbfieber, Hepatitis A, Salmonellen). Die Frage einer Malaria-Chemoprophylaxe bzw. Expositionsprophylaxe (z. B. Repellents, Moskitonetze) wird im Vorfeld nicht diskutiert.
> Im Urlaub wird der Tourist in den Dämmerungsstunden mehrfach von Moskitos gestochen. 6 Tage nach der Rückkehr klagt er über Gliederschmerzen, plötzlich ansteigendes Fieber bis 40,3 °C, profusen Schweißausbruch und massives Krankheitsgefühl für die Dauer von 4–5 Stunden. Der telefonisch verständigte Hausarzt verschreibt ein „Grippemittel". Da die Symptome innerhalb von wenigen Stunden weitgehend sistieren, wird von einer weiterführenden Diagnostik abgesehen. Etwa 48 Stunden später treten die heftigen Gliederschmerzen erneut auf, begleitet von Kopfschmerzen, Erbrechen, abdominalen Beschwerden und geringem Durchfall. Unter dem Verdacht einer aus Ostafrika eingeschleppten intestinalen fieberhaften Infektion wird der Patient in das zuständige Kreiskrankenhaus eingewiesen, wo eine fieberhafte Gastroenteritis bei Verdacht auf Salmonellose diagnostiziert wird.
> Es wird eine Blutkultur abgenommen. Im peripheren Blutbild findet sich eine geringe Leukozytopenie, eine deutlich ausgeprägte Thrombozytopenie sowie pathologische Leberfunktionsparameter und gering pathologische Nierenfunktionsparameter. Die Kopfschmerzen halten an und das Fieber fällt nicht vollständig ab. Am 2. Tag nach der Aufnahme erleidet der Patient einen tonisch-klonischen epileptischen Anfall und wird daraufhin notfallmäßig in die neurologische Intensivstation des nahe gelegenen Universitätsklinikums verlegt.
> Bei Ankunft besteht eine erhebliche Bewusstseinsstörung (Glasgow-Koma-Skala 8) mit beidseits positivem Babinski-Zeichen. Ein Meningismus ist nicht nachzuweisen, die Körpertemperatur liegt bei 40,4 °C. Daneben finden sich eine deutlich ausgeprägte Thrombozytopenie, eine Oligurie und ein beginnender Ikterus. Im sofort durchgeführten Blutausstrich finden sich reichlich von Plasmodium falciparum parasitierte Erythrozyten. Die Diagnose lautet damit: zerebrale Malaria mit Multiorganversagen.
> Es wird unverzüglich eine Chinintherapie (intravenös) eingeleitet, aufgrund der Parasitämie von › 20 % wird ein Gesamtblutaustausch vorgenommen. Wegen der gestörten Bewusstseinslage und des Multiorganversagens wird der Patient unmittelbar nach Aufnahme analgosediert, intubiert und hämofiltriert. Bereits 3 Tage nach Aufnahme sind im peripheren Blut keine Parasiten mehr nachweisbar, nach der dritten Hämofiltration normalisieren sich die Nierenfunktionswerte. Auch die übrigen Laborparameter erreichen wieder Normalwerte. Am Tag 5 kann der Patient erfolgreich extubiert werden. Die Chinintherapie wird für insgesamt 7 Tage fortgesetzt, engmaschige audiologische Kontrollen werden zur Erfassung einer möglichen Ototoxizität von Chinin durchgeführt. Am Tag 14 kann der Patient weitgehend beschwerdefrei nach Hause entlassen werden.

Anamnese Zur Diagnose von ZNS-Parasitosen ist eine präzise, gezielte Expositionsanamnese erforderlich.

Bildgebung Die Befunde in der zerebralen CT bzw. MRT sind häufig unspezifisch (z. B. Hirnabszess, Hirnödem, Zystenbildung) und nur selten pathognomonisch (> Tab. 6.17).

Eosinophilie Lediglich bei invasiven Larvae migrantes findet sich regelmäßig eine zum Teil exorbitant hohe Eosinophilie, demgegenüber sind ZNS-Protozoonosen nie, chronische Helmintheninfestationen nur selten mit einer Eosinophilie im peripheren Blut und/oder Liquor vergesellschaftet.

6.6 Infektionen durch Protozoen und Würmer

Klinik: Symptomatik breit gefächert
Diagnostik:
- Anamnese
- Bildgebung (nur selten pathognomonisch)
- Eosinophilie extrem selten (außer bei Larvae migrantes)
- Erregernachweis je nach Parasit in Blut, Liquor oder Ausscheidungen

Erregernachweis Bei den Protozoen sichert der direkte Erregernachweis (Blut: Plasmodien, Babesien, Trypanosomen; Liquor: *Trypanosoma brucei,* Acanthamoeben, Entamoeben, Naeglerien) die Diagnose. Würmer bzw. Wurmlarven lassen sich dagegen nur selten direkt nachweisen, das Auffinden von Wurmeiern im Stuhl (Neurozystizerkose, *Strongyloides stercoralis,* Schistosomen-Spezies [evtl. auch Urin] bzw. im Sputum [*Paragonimus spp.*]) sowie serodiagnostische Methoden erlauben eine Sicherung der Diagnose.

TAB. 6.17

Tab. 6.17 ZNS-Parasitosen.

Pathogen	Übertragung	Klinisch-neurologische Symptome	Krankheitsverlauf
Protozoen			
Acanthamoeba spp.	Kontaktlinsen	granulomatöse Enzephalitis, fokales neurologisches Defizit, Fieber und zerebrale Krampfanfälle	• schleichend • selten: fulminant
Babesia spp.	Zecken, Blut	Hämolyse, Hypoxämie, hypoxische Enzephalopathie, Fieber (hauptsächlich bei Splenektomierten)	fulminant
Entamoeba histolytica	Wasser, Nahrung, fäkal-oral	Hirnabszess, fokales neurologisches Defizit, Anfälle, erhöhter intrakranieller Druck (vorausgehende Leberabszesse!)	fulminant
Naegleria spp.	transnasal (z. B. Swimmingpool, Teich)	purulente Meningoenzephalitis	fulminant
Plasmodium falciparum (> Abb. 6.9)	Anopheles-Moskitos, Bluttransfusion	Fieber, Koma, Anfälle, diffuse oder fokale Enzephalopathie, Multiorganversagen	akut/fulminant
Toxoplasma gondii	Nahrungsmittel, kongenital	Enzephalitis, fokale neurologische Läsionen, Anfälle, Enzephalopathie (bei Immunkompromittierten)	subakut/chronisch
Trypanosoma brucei, T. gambiense, T. rhodesiense	Tsetsefliege (*Glossina spp.*)	Meningoenzephalitis	chronisch
Trypanosoma cruzi	Raubwanzen, Laborinfektionen	Meningitis/Meningoenzephalitis, kardioembolische Ischämien	akut/subakut
Helminthen			
Nematoden (Faden-, Spulwürmer)			
Angiostrongylus cantonensis	Genuss von rohen Schnecken	Meningitis	akut/subakut
Anisakis spp.	Genuss von ungekochtem Fisch, Schnecken, Hühner- und Entenfleisch	Enzephalomyelitis, Radikulitis, Subarachnoidalblutung	akut/subakut
Gnathostoma spinigerum	Genuss von ungekochtem Fisch, Schnecken, Hühner- und Entenfleisch	Enzephalomyelitis, Radikulitis, Subarachnoidalblutung	akut/fulminant
Strongyloides stercoralis	Penetration der intakten Haut	purulente Meningitis, Abszessbildung, häufig mit gramnegativer Sepsis vergesellschaftet (sog. Hyperinfektionssyndrom beim Immunkompromittierten)	perakut
Toxocara canis/cati	zufällige Ingestion von Toxocara-Eiern (beim Spielen mit Hunden)	fokale zerebrale, spinale Läsionen	subakut
Trichinella spiralis	Genuss von ungekochtem/rohem Schweinefleisch	diffuse und fokale Enzephalopathie	akut
Zestoden (Bandwürmer)			
Cysticercus cellulosae (adulte Würmer: *Taenia solium*)	fäkal-oral, Ingestion von Wurmeiern	raumfordernde Läsionen (Zysten), obstruktiver Hydrozephalus, diffuse Enzephalopathie, Meningitis, meningovaskuläre Erkrankung, Status epilepticus	chronisch, gelegentlich akut
Echinococcus granulosus	Ingestion von Wurmeiern (von Hunden ausgeschieden)	raumfordernde Läsionen, Riesenzysten, obstruktiver Hydrozephalus	chronisch
Trematoden (Saugwürmer)			
Paragonimus spp.	Ingestion von rohen Süßwasserkrabben oder Krebsfleisch	raumfordernde Läsionen, Zysten (teilweise verkalkt), basale Meningitis	schleichend
Schistosoma spp.	aktive Penetration der Haut (Zerkarien)	Granulome, raumfordernde Läsionen	chronisch

Therapie

Die spezifischen Chemotherapien sind, insbesondere bei akuten Erkrankungen, rechtzeitig zu beginnen, häufig sind adjuvante Therapien wie neurochirurgisches Management, evtl. Kortikosteroide bei intrakraniellen Granulomen und Zystenbildungen essenziell. Typische Therapien sind:

- zerebrale Malaria (*Plasmodium falciparum*) → Artesunate i. v.
- *Entamoeba-histolytica*-Hirnabszess → Metronidazol
- primäre Amöbenmeningoenzephalitis (*Naegleria fowleri*) → Amphotericin B und Rifampicin
- südamerikanische *Trypanosoma-cruzi*-Meningitis → Nifurtimox oder Benzonidazol
- 2. Stadium der afrikanischen Trypanosomiasis (Schlafkrankheit, *Trypanosoma brucei rhodesiense*) → Suramin und Melarsoprol, evtl. Kombination mit Eflornithin
- *Trypanosoma brucei gambiense* (westafrikanische Form) → Eflornithin
- Neurozystizerkose →Kombination von Albendazol mit Praziquantel
- Paragonimiasis oder Schistosomiasis → Praziquantel
- Angiostrongyliasis, Gnathostomiasis, Strongyloides-stercoralis-Hyperinfektionssyndrom, Echinokokkose → Albendazol
- Toxocarose, Trichinose → Albendazol, evtl. auch Thiabendazol

> **MERKE** Der klinische Verlauf, die Langzeitfolgen und letztlich auch die Überlebenschancen hängen bei ZNS-Parasitosen von der frühzeitigen Diagnose und dem frühestmöglichen spezifischen Therapiebeginn sowie den allgemein- bzw. intensivmedizinischen unterstützenden Maßnahmen ab.

Ätiopathogenese

Erreger Neurologisch relevante Parasiten (Protozoen und Würmer) sind in > Tab. 6.18 gelistet. Die Erreger gelangen auf sehr unterschiedlichen Wegen in den Körper und das ZNS:

- Protozoen
  - Die überwiegende Zahl der Protozoen gelangt hämatogen ins ZNS (*Entamoeba histolytica, Toxoplasma gondii, Trypanosoma brucei, Trypanosoma cruzi*) .
  - Protozoen können auch per continuitatem in das ZNS eindringen (z. B. *Acanthamoeba spp., Naegleria spp.*).
  - Einige Erreger beeinträchtigen indirekt – durch Sequestration der Erreger in die zerebrale Mikrozirkulation – die Funktion des Gehirngewebes (z. B. *Plasmodium falciparum, Babesia spp.*).
- Helminthen
  - Sie invadieren aktiv, im Sinne einer *Larva migrans visceralis,* das ZNS (alle Nematoden).
  - Einige Helminthen erreichen das ZNS im Rahmen einer hämatogenen Streuung (*Cysticercus cellulosae, Echinococcus granulosus, Paragonimus spp.*).
  - Die in die Umgebung abgegebenen Wurmeier von *Schistosoma spp.* verursachen eine granulomatöse Entzündung im umgebenden Gewebe.

Tab. 6.18 Neurologisch relevante Parasiten.

Geografische Verteilung	Protozoen	Helminthen
kosmopolitisch	• *Acanthamoeba spp.* • *Naegleria spp.* • *Toxoplasma gondii*	• *Strongyloides stercoralis* • *Trichinella spiralis* • *Cysticercus cellulosae* • *Sparganum proliferum* • *Toxocara canis*
tropische Gegenden	• *Entamoeba histolytica* • *Plasmodium falciparum*	• *Schistosoma spp.* • *Paragonimus spp.*
spezielle tropische Gegenden	• *Trypanosoma spp.*	• *Angiostrongylus* • Filarien • *Gnathostoma spinigerum* • *Echinococcus granulosus* • *Coenurus cerebralis*
gemäßigte Klimazonen	• *Babesia spp.*	• *Anisakis spp.* • *Bailisascaris procyonis* • *Echinococcus granulosus*

6.7 Übertragbare spongiforme Enzephalopathien (Prionerkrankungen)

6.7.1 Pathophysiologie

Das zelluläre Prionprotein PrP^c (Prion = „proteinaceous infectious particle", c = zellulär) ist ein bei Tieren und Menschen vor allem im ZNS vorkommendes Eiweißmolekül, das insbesondere beim Schutz der Zellen vor freien Radikalen eine wichtige Rolle spielt. Physiologischerweise hat es überwiegend eine α-Helix-Struktur. Pathologische Prionproteine (PrP^{sc}-sc = scrapie, so benannt, weil zuerst bei an Scrapie

Therapie:
- erregerspezifische Chemotherapie
- neurochirurgische Maßnahmen
- Kortikosteroide

MERKE

Ätiopathogenese: Neurologisch relevante Parasiten (> Tab. 6.18) gelangen auf unterschiedlichen Wegen in das ZNS und lösen unterschiedliche Symptome aus (> Tab. 6.17).

TAB. 6.18

6.7 Übertragbare spongiforme Enzephalopathien (Prionerkrankungen)

6.7.1 Pathophysiologie

Prionproteine kommen auch physiologisch in Gehirnzellen vor. Sie haben eine α-Helix-Struktur. Pathologische Prionproteine haben eine β-Faltblatt-Struktur. Die pathologischen Proteine können die physiologischen wie per „Dominoeffekt" umstrukturieren, sodass diese auch eine β-Faltblatt-Struktur aufweisen → kein Abbau mehr durch Proteasen → Akkumulation → Absterben von Nervenzellen → „schwammartiges/spongiformes" Gehirn

6.7.2 Creutzfeldt-Jakob-Krankheit

Pathogenese:
- spongiforme Hirnschädigung durch Prionen-Akkumulation
- Prionen übertragbar z. B. über Hornhauttransplantate, Leichendura, neurochirurgische OPs
- familiäre Formen möglich

Klinik: rasch progrediente Demenz, Gangataxie, extrapyramidal-motorische Symptome, Myoklonien, Epilepsie

---

erkrankten Schafen gefunden) hingegen haben vorwiegend eine β-Faltblatt-Struktur. Tückisch ist einerseits, dass diese pathologischen Prionen in einer Art Dominoeffekt zu einer Konformationsänderung der physiologischen Prionproteine führen, und andererseits, dass die in der β-Faltblatt-Struktur vorliegenden Proteine nicht mehr von Proteasen abgebaut werden können. Die pathologischen Prionen akkumulieren und führen dazu, dass immer mehr Nervenzellen absterben. Es entstehen regelrechte Löcher im Gehirn, das dadurch eine schwammartige (spongiforme) Struktur bekommt. Die Konformationsänderung ist ohne erkennbare Ursache möglich (sporadische Prionerkrankungen), sie kann durch Zufuhr PrPˢᶜ-haltigen Materials von außen ausgelöst werden (erworbene Prionerkrankungen) oder sie kann Folge einer erblich bedingten Mutation des Prionprotein-codierenden Gens sein (hereditäre Prionerkrankungen).

6.7.2 Creutzfeldt-Jakob-Krankheit

1920 beschrieb Hans Gerhardt Creutzfeldt eine „eigenartige Erkrankung des Zentralnervensystems"; ein Jahr später publizierte Alfons Jakob einen Fall von „spastischer Pseudosklerose". Nach diesen beiden Erstbeschreibern hat die Erkrankung ihren Namen. Entsprechend dem englischen Ausdruck „Creutzfeldt-Jakob-Disease" wird häufig das Akronym CJD verwendet.

Pathogenese

Jahrzehnte nach der Erstbeschreibung stellte sich heraus, dass die CJD unter bestimmten Umständen übertragbar („transmissible") ist und dass pathogene Prionen diese Übertragung verursachen. Neuropathologisch können in den Gehirnen verstorbener Patienten Plaques mit dem pathologischen proteaseresistenten Prionprotein PrPˢᶜ nachgewiesen werden. Diese können z. B. über Hornhauttransplantate oder lyophilisierte Leichendura oder bei neurochirurgischen Operationen übertragen werden. Bei den meisten Patienten bleibt allerdings unklar, weshalb sie erkranken (sporadische Form, ca. 85 %). Knapp 10 % der Fälle kommen familiär vor.

Klinik

Bei fast allen CJD-Patienten kommt es durch einen rasch fortschreitenden Untergang von Neuronen in Kortex, Basalganglien und Zerebellum innerhalb weniger Wochen zu Gedächtnis- und Orientierungsstörungen sowie Fehlhandlungen mit raschem Übergang in eine ausgeprägte Demenz. Typisch sind ferner Myoklonien und eine Gangataxie, außerdem kommt es häufig zu extrapyramidal-motorischen Symptomen, aber auch zu zentralen Paresen und Spastik. Epileptische Anfälle treten bei ca. 10 % auf. In ca. 20 % aller Fälle beginnt die Krankheit mit zentralen Sehstörungen durch bevorzugten Befall des Okzipitallappens, man spricht dann von einer Heidenhain-Variante. Am Ende bieten die Betroffenen meist das Bild eines akinetischen Mutismus.

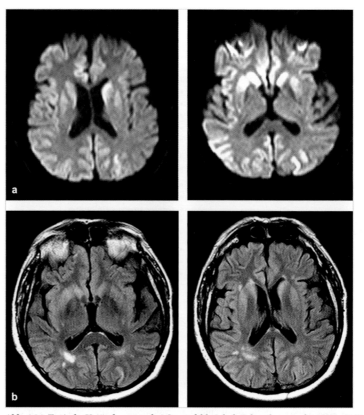

Abb. 6.24 Typische Veränderungen bei Creutzfeldt-Jakob-Erkrankung in der MRT mit Signalhyperintensitäten im Nucleus caudatus, Putamen und Kortex beider Hemisphären. **a** Diffusionswichtung. **b** FLAIR-Wichtung. [T534]

Diagnostik

Bildgebung Die CT ist nicht wegweisend. Die kraniale MRT zeigt im typischen Fall (bei ca. zwei Dritteln) Signalanhebungen im Nucleus caudatus und Putamen oder in mindestens 2 kortikalen Regionen (temporal, parietal, okzipital), vor allem in der FLAIR- und Diffusionswichtung (> Abb. 6.24).

EEG Das EEG hat einen recht hohen Stellenwert in der Diagnose der CJD. Im Krankheitsverlauf findet man bei ca. zwei Dritteln der Erkrankten „periodische Sharp-and-slow-wave"-Komplexe (> Abb. 6.25), was eine diagnostische Spezifität von ca. 85 % hat. Ein völlig normales EEG schließt eine CJD praktisch aus.

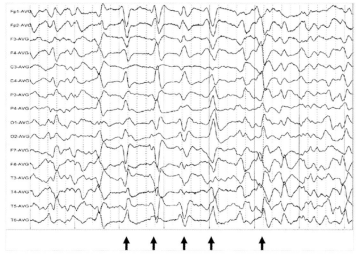

Abb. 6.25 EEG bei CJD mit periodischen generalisierten (über allen Hirnabschnitten auftretende) „sharp and slow waves" (Pfeile). Das wichtigste Kriterium ist dabei die Periodizität.

Liquor Die Standardparameter im Liquor sind nicht verändert. Eine hohe diagnostische Sensitivität und Spezifität hat aber der Nachweis einer erhöhten Konzentration des sog. 14-3-3-Proteins im Liquor. Zusätzlich kann eine erhöhte Aggregationsneigung des pathologischen Prionproteins mit dem ebenfalls sehr sensitiven „Real-Time-Quaking-Induced-Conversion"-Verfahren (RT-QuIC-Verfahren) nachgewiesen werden, das eine nahezu 100%ige Spezifität hat.

> **PRAXISTIPP**
>
> Die 14-3-3-Proteine (die von der Erstbeschreibung 1967 herrührende Bezeichnung beruht auf der Position dieser Proteine in der Gelelektrophorese nach vorheriger Zellulose-Chromatografie) sind vermutlich bei allen eukaryontischen Organismen an zahlreichen zellulären Regulationsprozessen beteiligt. Sie aktivieren u. a. die Neurotransmittersynthese im ZNS. Bei Krankheiten mit rascher Neuronenschädigung, wie eben der CJD, kommt es zu einer vermehrten Freisetzung in den Liquor. Eine erhöhte 14-3-3-Konzentration im Liquor ist somit ein sehr sensitiver Parameter für eine rasche und erhebliche Nervenzellschädigung, aber nicht hochspezifisch für CJD. Beispielsweise kann das 14-3-3-Protein im Liquor auch bei einem akuten Hirninfarkt, einer Herpes-simplex-Enzephalitis oder einem schweren Schädel-Hirn-Trauma vorhanden sein. Wie so oft in der Neurologie müssen also Anamnese, klinisches Syndrom und Zusatzdiagnostik zusammenpassen, um die Diagnose einer „wahrscheinlichen CJD" stellen zu können.

Diagnosesicherheit Die Diagnose einer Creutzfeldt-Jakob-Erkrankung gilt nur dann als sicher, wenn sie neuropathologisch und/oder immunhistochemisch und/oder durch den Nachweis von pathologischem Prionprotein im Western-Blot bestätigt ist (Nachweis von PrP^{Sc}-Bandenmuster der Typen 1 und 2). Als klinisch wahrscheinlich gilt die Erkrankung, wenn neben der obligaten rapid progredienten Demenz mindestens 2 von 4 typischen klinischen Symptomen vorhanden sind und entweder periodische „sharp-wave"-Komplexe im EEG und/oder eine erhöhte Protein-14-3-3-Konzentration im Liquor und/oder typische MRT-Veränderungen nachgewiesen ist.

Differenzialdiagnosen

Die wichtigsten Differenzialdiagnosen sind einerseits sehr seltene hereditäre Prionerkrankungen (Gerstmann-Sträussler-Scheinker-Syndrom, fatale familiäre Insomnie), andererseits häufige Demenzerkrankungen wie Morbus Alzheimer (> Kap. 12.4), vaskuläre Demenz (> Kap. 12.7) und Lewy-Körperchen-Demenz (> Kap. 12.6). Vereinzelt können auch autoimmunvermittelte steroidresponsive Enzephalopathien ein ähnliches klinisches Bild hervorrufen.

Verlauf und Prognose

Die Creutzfeldt-Jakob-Krankheit führt immer zum Tod. Der Verlauf ist rasch progredient, im Median sterben die Patienten 6 Monate nach Krankheitsbeginn. Eine kausale Therapie ist nicht bekannt.

FALL Die alleinstehende 62-jährige Maria G. wird in ihrer Wohnung hilflos am Boden liegend aufgefunden. Sie befindet sich in einem deutlich reduzierten Allgemeinzustand, ist ausgekühlt, weist multiple Druckstellen auf und kann Fragen nur unzureichend beantworten. Von der Nachbarin ist zu erfahren, dass Frau G. als Sachbearbeiterin tätig gewesen und vor 4 Monaten regulär in den Vorruhestand gegangen ist, danach sei sie rasch „verwahrlost".

Bei der Aufnahme im Krankenhaus ist die Patientin psychomotorisch ausgeprägt verlangsamt und desorientiert, sie hat eine leichte Dysarthrie, eine rigorartige Tonuserhöhung in allen Extremitäten und eine Stand- und Gangataxie. Intermittierend fallen irreguläre Myoklonien in beiden Armen auf. Bildgebung und Laboruntersuchungen ergeben zunächst keine weiterführenden Auffälligkeiten. Im EEG fallen periodische Komplexe auf. Im Liquor sind die routinemäßig bestimmten Parameter unauffällig, jedoch ist das Protein 14-3-3 in deutlich erhöhter Konzentration nachweisbar. Nach Rücksprache mit dem Nationalen Referenzzentrum für Transmissible Spongiforme Enzephalopathien in Göttingen wird die Diagnose einer „klinisch wahrscheinlichen" CJD gestellt.

Frau G. verfällt sehr rasch, bald kann sie auch nicht mehr sitzen und eine Kontaktaufnahme wird zunehmend unmöglich. Drei Monate nach Krankenhausaufnahme entwickelt sie eine Bronchopneumonie, die wegen der bekannten Grundkrankheit nicht antibiotisch behandelt wird, und verstirbt daran im Krankenhaus. Die neuropathologische Untersuchung bestätigt die klinische Verdachtsdiagnose.

Epidemiologie

Die Erkrankung tritt weltweit mit einer Inzidenz von ca. 1:1 Million pro Jahr auf. Frauen sind etwas häufiger betroffen. Das mittlere Erkrankungsalter liegt bei ungefähr 65 Jahren. Sehr vereinzelt erkranken auch Menschen, die jünger als 50 Jahre sind.

6.7.3 Andere übertragbare Prionerkrankungen

Neue Variante der Creutzfeldt-Jakob-Krankheit (VCJD)

In der zweiten Hälfte der 1990er-Jahre fielen in Großbritannien mehrere Fälle von jungen Menschen mit einem bis dahin nicht bekannten tödlichen Krankheitsbild auf, das dann als Variante der Creutzfeldt-Jakob-Krankheit (VCJD) bezeichnet wurde.

Pathogenese

Die Ursache der VCJD ist unklar. Aufgrund der auffälligen epidemiologischen Zusammenhänge gilt es aber als sehr wahrscheinlich, dass der Verzehr von mit BSE (bovine spongiforme Enzephalopathie) kontaminiertem Fleisch mit einer Latenz von über 10 Jahren die Erkrankungen verursacht hat.

Klinik und Diagnostik

Symptome Früh kommt es zu depressiven Symptomen und schmerzhaften Sensibilitätsstörungen. Im Verlauf entwickeln die Kranken weitere psychiatrische Symptome, u. a. Halluzinationen, und schlussendlich eine Demenz und präfinal einen akinetischen Mutismus. Hinzu treten eine zerebelläre Ataxie, unwillkürliche Bewegungen wie Chorea und Myoklonien und eine kortikale Blindheit, schließlich ein Endstadium wie bei den anderen spongiformen Enzephalopathien.

Bildgebung Typischerweise (Spezifität ca. 95 %), aber nicht immer findet man das Pulvinar-Zeichen, d. h. Signalanhebungen in der T2-Wichtung des MRT im posterioren Thalamus.

EEG Das EEG ist im Gegensatz zur klassischen CJD wenig ergiebig. Anfangs ist es oft normal, später zeigt es eine unspezifische Verlangsamung des Grundrhythmus.

Liquor Die Liquordiagnostik ist nicht weiterführend.

Sonstiges Bei einer Tonsillenbiopsie gelingt der Nachweis von abnormem Prionprotein mit hoher Sensitivität und Spezifität.

Verlauf und Prognose

Der Krankheitsverlauf ist nicht beeinflussbar. Im Mittel sterben die Kranken nach 14 Monaten.

Epidemiologie

Bis heute sind in Großbritannien ungefähr 180 Fälle einer gesicherten bzw. wahrscheinlichen VCJD bekannt, im außerbritischen Europa eine Handvoll. Die Betroffenen waren im Durchschnitt 25–30 Jahre alt, Frauen überwogen geringfügig.

Gerstmann-Sträussler-Scheinker-Syndrom

Das sehr seltene Gerstmann-Sträussler-Scheinker-Syndrom (GSSS) ist eine hereditäre Erkrankung mit autosomal-dominantem Erbgang, die durch eine Mutation des Prionprotein-Gens auf dem Chromosom 20 verursacht wird. Das pathogene Prion lagert sich zunächst vor allem im Kleinhirn ab. Um das 40. Lebensjahr herum kommt es zu einem progredienten zerebellären Syndrom (Ataxie mit Gangunsicherheit und Stürzen, Dysarthrie, Nystagmus). Innerhalb weniger Jahre sind auch andere Hirnregionen betroffen (wobei der Krankheitsverlauf wesentlich variabler ist als bei der CJD) mit der Folge von zentralen Paresen, Immobilität und schließlich Demenz und Tod.

6.7.3 Andere übertragbare Prionerkrankungen

Neue Variante der Creutzfeldt-Jakob-Krankheit (VCJD)

Bei der VCJD besteht evtl. ein Zusammenhang mit BSE-kontaminiertem Fleisch.

Gerstmann-Sträussler-Scheinker-Syndrom

Weitere übertragbare Prionerkrankungen sind:
- Gerstmann-Sträussler-Scheinker-Syndrom
- tödliche familiäre Insomnie
- Kuru

Tödliche familiäre Insomnie

Die tödlich verlaufende – englisch: fatal – familiäre Insomnie (FFI) ist ebenfalls Folge einer seltenen autosomal-dominant vererbten Mutation des Prionprotein-Gens auf dem Chromosom 20. Die Erkrankung kann in jedem Alter beginnen, wobei das pathogene Prion zunächst vor allem in thalamischen Kernen entsteht. Typisch sind Schlaflosigkeit und traumartige („oneiroide") Verhaltensweisen mit Ausfall der tiefen Schlafstadien im EEG. Durch eine progrediente Dysfunktion des vegetativen Nervensystems sind Kreislauf- und Temperaturregulation gestört. Im Verlauf weniger Jahre breitet sich die FFI auf andere Hirnteile aus. Das Endstadium ähnelt damit den anderen spongiformen Enzephalopathien CJD und GSSS.

Kuru

Die Erkrankung Kuru gibt es nicht mehr. Ihre Erforschung glich einem Wissenschaftskrimi: In den 1950er-Jahren wurde bekannt, dass im Hochland von Papua-Neuguinea ein Volksstamm lebte, der praktisch keinen Kontakt zur modernen Zivilisation hatte. In diesem Volk der Fore gab es eine eigenartige neurologische Erkrankung: Die Betroffenen (vor allem Frauen und Kinder) entwickelten eine schwere Gangunsicherheit und Dysarthrie sowie ein rasch progredientes demenzielles Syndrom. Ungefähr ein Jahr nach den ersten Krankheitszeichen kam es unweigerlich zum Tode. Davon hörte der amerikanische Virologe D. C. Gajdusek. Er fand heraus, dass die Fore einen rituellen Kannibalismus pflegten, indem Frauen und Kinder das Gehirn eines verstorbenen Manns ihrer Sippe verspeisten. In den folgenden Jahren gelang es ihm nachzuweisen, dass Kuru auf diesem Wege übertragbar ist, ebenso wie die Creutzfeldt-Jakob-Krankheit. In Papua-Neuguinea wurde der rituelle Kannibalismus 1957 verboten. Danach kam es innerhalb von Jahren zu einer drastischen Verminderung der Kurufälle; mittlerweile ist die Krankheit praktisch ausgestorben. Gajdusek bekam für seine Entdeckung 1976 den Nobelpreis.

Sonstige

Bei Säugetieren kommen verschiedene übertragbare spongiforme Enzephalopathien vor, am bekanntesten sind Scrapie (Traberkrankheit) bei Schafen sowie die bovine spongiforme Enzephalopathie (BSE) bei Rindern, umgangssprachlich auch „Rinderwahn" oder „mad cow disease" genannt. Letztere erreichte in den 1990er-Jahren erhebliche Ausmaße in Großbritannien, was darauf zurückgeführt wurde, dass Rinder mit Tiermehl (u. a. aus den Überresten von an Scrapie verendeten Schafen) gefüttert wurden. Ein Zusammenhang der vorwiegend in Großbritannien auftretenden neuen Variante der Creutzfeldt-Jakob-Krankheit (VCJD) mit BSE wird und wurde vermutet, ist aber nicht zweifelsfrei bewiesen (s. o.). Immerhin kam es nach dem Verbot der Tiermehlfütterung in Großbritannien nach und nach zu einem deutlichen Rückgang der BSE-Fälle.

Tödliche familiäre Insomnie

Kuru

Sonstige

IMPP-Schwerpunkte

! Brudinski-Zeichen; Symptome und DD der Creutzfeldt-Jakob-Krankheit

NKLM-Lernziele

Eine Übersicht der dem Fach zugeordneten NKLM-Lernziele findest Du im Anhang ab Seite 510.

ÜBUNGSFRAGEN FÜRS MÜNDLICHE MIT LÖSUNGSHILFEN

1. Was sind die Leitsymptome einer Meningitis? Unter welchen Bedingungen müssen sich diese Symptome nicht in typischer Weise ausbilden?

Patienten mit einer Meningitis leiden unter Kopfschmerzen, Fieber und zeigen im Untersuchungsbefund eine Nackensteifigkeit (Meningismus) und/oder positive Nervendehnungszeichen. Eine Bewusstseinsstörung und epiletische Anfälle können hinzukommen. Die typischen klinischen Zeichen sind bei alten Menschen und bei immuninkompenten Patienten häufig nicht eindeutig vorhanden.

2. Beim klinischen Verdacht auf eine bakterielle Meningitis müssen welche diagnostischen Schritte in welcher Reihenfolge durchgeführt werden? Welche Antibiotikakombination wird in Mitteleuropa empirisch, also vor dem Erregernachweis verabreicht?

Nach der Stabilisierung der Vitalfunktionen und der klinischen Untersuchung, wobei auch die Haut inspiziert werden soll, sind eine diagnostische Blutabnahme und die Abnahme von Blutkulturen der nächste Schritt. Dabei soll ein möglichst großlumiger Zugang verwendet werden, über den danach zuerst Dexamethason und dann die erste Antibiotikagabe verabreicht wird. In Mitteleuropa wird die Kombination eines Cephalosporins der 3. Generation und Ampicillin verwendet. Ist der Patient bewusstseinsgemindert oder liegt eine fokal neurologische Symptomatik vor, wird danach eine zerebrale Bildgebung, meistens eine CT durchgeführt. Ergibt sich keine signifikante Erhöhung des intrakraniellen Drucks, folgt die Liquorpunktion zur definitiven Diagnosesicherung und Erregernachweis.

3. Was sind die häufigsten bakteriellen Erreger einer Meningitis bei einem Erwachsenen in Mitteleuropa?

Die häufigsten Erreger sind:
- Streptococcus pneumoniae
- Neisseria meningitidis
- Listeria monocytogenes
- gramnegative Stäbchen

Auch Staphylococcus aureus kann eine Meningitis verursachen.

4. Was sind die typischen Symptome einer Herpesenzephalitis? Welche Viren der Herpesgruppe verursachen die Herpesenzephalitis und wie kann diese Infektion behandelt werden?

Typische Symptome einer Herpesenzephalitis sind Bewusstseinsstörung, Fieber, epileptische Anfälle und fokal neurologische Ausfälle (Hemiparese, Aphasie oder Neglekt). 90 % aller Herpesenzephalitiden werden durch das Herpes-simplex-Virus Typ I verursacht, aber auch das HSV Typ II kann eine Meningoenzephalitis verursachen. Das Standardtherapeutikum ist Aciclovir intravenös (10 mg/kg KG alle 8 Stunden über mindestens 10 Tage).

KAPITEL 7

Immunvermittelte Erkrankungen des Zentralnervensystems

Frauke Zipp, Jan Dörr, Timo Uphaus

Der menschliche Organismus ist faszinierend und reicht vom Gröbsten wie den Knochen bis zu einzelnen Proteinen, wie sie im Immunsystem eine Rolle spielen. Diese Systeme sind auf komplexe Weise verknüpft, wobei gerade das Immunsystem essenziell ist für das Zusammenspiel der einzelnen Komponenten. Sowohl in der Tumortherapie als auch in der Endokrinologie oder Neurologie rücken immunologische Veränderungen immer weiter in den Vordergrund. Die multiple Sklerose ist eine dieser immunvermittelten Erkrankungen und betrifft hauptsächlich junge Frauen. Sicherlich wird uns die Forschung in Zukunft neue Erkenntnisse über die Genese dieser Erkrankung liefern und hoffentlich neue Erfolg versprechende Therapien ermöglichen!

Zwischen dem Immunsystem und dem ZNS finden zahlreiche Interaktionen statt, die für die Funktionsfähigkeit beider Systeme essenziell sind. Das ZNS gilt als immunprivilegiertes Organ, d. h., die Zellen des Immunsystems können die Blut-Hirn-Schranke normalerweise nicht frei passieren. Dennoch patrouillieren auch bei intakter Blut-Hirn-Schranke Immunzellen im ZNS, ohne dabei eine Entzündungsreaktion auszulösen. Dies dient der Homöostase des ZNS und schützt vor Infektionen und Gewebsschädigung

Das ZNS ist ein sog. immunprivilegiertes Organ. Jedoch können Autoimmunerkrankungen wie die MS oder systemische Erkrankungen wie die Sarkoidose oder Vaskulitiden eine Immunreaktion und Schädigung des ZNS bewirken.

durch diverse Pathogene. Kommt es durch Antigenkontakt zur Aktivierung antigenspezifischer Lymphozyten im ZNS, kann dies eine Immunreaktion gegen körpereigene ZNS-Strukturen zur Folge haben.

Die multiple Sklerose ist ein typisches Beispiel einer autoimmunvermittelten Erkrankung des ZNS. Autoimmunvermittelte Erkrankungen des ZNS kommen jedoch auch bei anderen eigenständigen Krankheitsbildern vor wie z. B. der akuten disseminierten Enzephalomyelitis (ADEM) oder als ZNS-Manifestation einer systemischen Erkrankung wie z. B. der Sarkoidose. Bei Erkrankungen aus dem rheumatologischen Formenkreis treten, insbesondere im Rahmen von vaskulitischen Prozessen, immunvermittelte Reaktionen des ZNS auf. Schließlich gibt es diese entzündlichen Reaktionen auch bei solchen neurologischen Erkrankungen, bei denen bisher ein rein neurodegenerativer Pathomechanismus angenommen wird. Hierzu zählen z. B. das Parkinson-Syndrom oder der Morbus Alzheimer.

7.1 Multiple Sklerose (MS)

7.1.1 Epidemiologie

Die MS ist in Nordeuropa und den USA die häufigste chronisch entzündliche Erkrankung des ZNS, die bei jungen Erwachsenen zu Behinderung führen kann.

Charakteristika Das mittlere Erkrankungsalter liegt um das 25. Lebensjahr. Selten manifestiert sich die MS bereits im Kindesalter. Neuerkrankungen jenseits des 60. Lebensjahres gelten als Rarität. Wie bei anderen Autoimmunerkrankungen erkranken Frauen häufiger als Männer, das Verhältnis beträgt etwa 2–3:1. Die Erkrankungswahrscheinlichkeit hängt außerdem von der ethnischen Zugehörigkeit ab. „Kaukasier" sind, global betrachtet, am häufigsten betroffen. Die orientalische Bevölkerung und Schwarzafrikaner erkranken nur selten.

Geografische Verteilung Weltweit gibt es schätzungsweise 2,5 Mio. MS-Kranke, wobei die Prävalenz der Erkrankung auf beiden Erdhalbkugeln mit dem Abstand zum Äquator zunimmt (> Abb. 7.1). Die MS ist keine meldepflichtige Erkrankung, sodass lange nur Schätzungen über die Prävalenz in Deutschland vorlagen. Diese Schätzungen gingen von 100.000–120.000 MS-Patienten aus. Neueste Auswertungen von Daten der Gesetzlichen Krankenversicherung gehen von bis zu 200.000 Erkrankten in der Bundesrepublik aus. Die Prävalenz würde damit bei ca. 175/100.000 liegen. In Deutschland ist sie mit mindestens 120–150/100.000 relativ hoch, die jährliche Inzidenz liegt bei ca. 3/100.000, sodass man von etwa 100.000–120.000 MS-Patienten und ungefähr 2.500 Neuerkrankungen im Jahr ausgehen kann. Für die geografischen Unterschiede ist eine bereits in der Jugend stattfindende Exposition gegenüber Umweltfaktoren (inkl. Infektionen) bei entsprechender genetischer Disposition entscheidend. Dies wurde durch Migrationsstudien deutlich: In Südafrika trat die MS am häufigsten bei Einwanderern aus Europa auf, weil erwachsene Einwanderer ihr höheres „europäisches" Erkrankungsrisiko behielten, während das Risiko von Einwanderern unter 15 Jahren sich dem niedrigen Risiko der südafrikanischen Bevölkerung annäherte. Umgekehrt führte eine Migration aus einem Land mit niedrigem Erkrankungsrisiko in das „Hochrisikogebiet" Großbritannien zwar nicht zu einer unmittelbaren Zunahme des Erkrankungsrisikos, aber einem fast „britischen Risiko" in der nächsten Generation. Neueste Untersuchungen deuten insgesamt auf den

7.1 Multiple Sklerose (MS)

7.1.1 Epidemiologie

Die MS ist eine chronisch entzündliche Erkrankung, die häufiger Menschen in nördlichen Ländern (USA, Nordeuropa) betrifft:
- Erkrankungsbeginn im Mittel mit 25 Jahren
- F:M = 2–3:1
- Prävalenz in Deutschland: 120.000–200.000, Inzidenz: 2.500/Jahr
- mögliche Einflussfaktoren: Ernährung, Sonnenlicht/Vitamin D, Nikotinkonsum, Faktoren der Darmflora, Genetik

ABB. 7.1

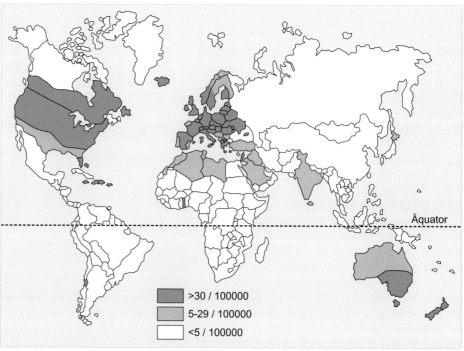

Abb. 7.1 **Globale Verteilung der MS-Prävalenz.** [L126]

Äquator

>30 / 100000
5-29 / 100000
<5 / 100000

Einfluss von Ernährung, Sonnenlicht/Vitamin D, Rauchgewohnheiten und möglicherweise Faktoren der Darmflora zusätzlich zur Genetik hin.

Historisches Es gibt mehrere Berichte über regionale und zeitliche Häufungen von MS-Erkrankungen. Auf den Faröer-Inseln kam es 1943–1989 im Rahmen von 4 „Endemien" zu insgesamt 39 MS-Erkrankungen. Anfangs nahm man eine Infektion durch britische Soldaten an, allerdings ließ sich die Erkrankungshäufung in anderen Regionen mit Stationierung britischer Soldaten nicht nachweisen. Darüber hinaus waren die Fallzahlen klein, ein Erreger wurde nicht nachgewiesen und die MS-Diagnose war nicht immer zweifelsfrei gesichert. Auf Island wurde die Häufung von MS-Fällen ebenfalls mit der Stationierung britischer Truppen in Zusammenhang gebracht, obwohl es schon vor der Anwesenheit britischer Truppen zu Erkrankungsfällen gekommen war. Interessanterweise nahm im Jahr 1942 der erste Neurologe die Arbeit auf Island auf, sodass die Zunahme der Erkrankungsrate möglicherweise auf eine verbesserte Diagnostik zurückgeführt werden kann.

7.1.2 Genetik

7.1.2 Genetik

Bestimmte genetische Merkmale können Auskunft über das Erkrankungsrisiko und den Verlauf der Erkrankung geben:

- Die alterskorrigierte Erkrankungswahrscheinlichkeit steigt bei Vorhandensein MS-kranker Blutsverwandter und korreliert mit dem Verwandtschaftsgrad (> Tab. 7.1).
- Die MS-Prävalenz differiert zwischen unterschiedlichen ethnischen Gruppen innerhalb einer Region.
- Es besteht eine Assoziation der Erkrankung mit bestimmten genetischen Merkmalen, insbesondere der Klasse-II-Region des Majorhistokompatibilitätskomplexes (MHC) auf dem Chromosom 6p21. Hier werden Proteine codiert, die der T-Zell-Antigen-Präsentation dienen. So tragen in der nordeuropäischen Bevölkerung 50 % der MS-Patienten das HLA-DR2(DRB1*1501)-Allel.

Tab. 7.1 Erkrankungswahrscheinlichkeit in Abhängigkeit vom Verwandtschaftsgrad.

Verwandtschaftsgrad	Erkrankungswahrscheinlichkeit
monozygote Zwillinge	25 %
dizygote Zwillinge	5 %
Geschwister	5 %
Halbgeschwister	1,3 %
Adoptivgeschwister	entspricht der Wahrscheinlichkeit der Bevölkerung
ein Elternteil	2 %
beide Elternteile	6 %

TAB. 7.1

MERKE Die Assoziation des Erkrankungsrisikos mit dem ethnischen Hintergrund und dem Verwandtschaftsgrad MS-kranker Angehöriger spricht für eine genetische Komponente bei der MS-Pathogenese. Demgegenüber legen die geografische Verteilung und die Ergebnisse aus Migrationsstudien das Einwirken eines bislang unbekannten Umweltfaktors nahe. Wahrscheinlich wird die Erkrankung bei entsprechender genetischer Disposition durch einen Umweltfaktor getriggert.

MERKE

7.1.3 Klinik und Verlauf

7.1.3 Klinik und Verlauf

Klinik

Das Eponym „Encephalomyelitis disseminata (ED)" legt nahe, dass Symptome und Schweregrad der Erkrankung ein breites Spektrum umfassen und nahezu jede zentralnervöse Funktion betroffen sein kann. Häufige Frühsymptome sind chronisches Erschöpfungssyndrom („Fatigue" > 50 %), Sensibilitätsstörungen (30–40 %) und Retrobulbärneuritis (20–30 %). Darüber hinaus sind typisch (> Tab. 7.2, > Abb. 7.2):

- zentrale (spastische) Paresen der Extremitäten
- Gang- und Koordinationsstörungen
- Hyp- und Parästhesien
- zentrale Visusminderungen
- Doppelbilder
- Dysarthrie
- Blasen- und Sexualfunktionsstörungen

Der französische Neurologe Jean-Martin Charcot definierte die Symptome skandierende Sprache, Intentionstremor und Nystagmus als typische Trias der MS (**Charcot-Trias**), erfasste damit aber nur einen kleinen Teil der möglichen Symptome.

Motorische Symptome Der Patient bemerkt zunächst eine rasche Ermüdbarkeit, ein Schweregefühl oder eine Steifigkeit in den Beinen. Häufig berichtet er, dass er zunehmend über kleine Hindernisse stolpert oder ihm das Treppensteigen schwerfällt. Schreiten die Lähmungen weiter voran, ist die Mobilität zunehmend eingeschränkt und der Patient ist auf Gehhilfen, einen Rollator oder einen Rollstuhl angewiesen. Bei der Untersuchung imponieren **zentrale Paresen** einer Extremität (Monoparese), einer Körper-

Klinik

Beschreibend wird die MS wegen der im ZNS verteilten Entzündungsherde auch als ED = „Encephalomyelitis disseminata" bezeichnet. Im Frühstadium treten häufig eine Retrobulbärneuritis oder Gefühlsstörungen auf. Die Symptome hängen von der Lage der Herde im Gehirn und Rückenmark ab (> Tab. 7.2). Eine typische, aber nicht obligate Konstellation ist die *Charcot-Trias:* Nystagmus, skandierende Sprache und Intentionstremor.

Motorisch kann es zu zentralen Paresen kommen (eine bis alle Extremitäten). Es finden sich dann eine spastische Tonuserhöhung, gesteigerte Muskeleigenreflexe und Pyramidenbahnzeichen.

TAB. 7.2

Tab. 7.2 Häufige Symptome der MS.

Funktionelles System	Symptome und Zeichen
visuelles System	ein- oder beidseitige Visusminderungen, Bulbusbewegungsschmerz, Farbentsättigung, Doppelbilder, Nystagmus
Motorik	spastische Paresen (Mono-, Hemi-, Para-, Tetraparesen), Pyramidenbahnzeichen, unerschöpfliche Kloni, Steigerung der Muskeleigenreflexe
Sensibilität	Parästhesien, Hypästhesien an Rumpf und Extremitäten, Lhermitte-Zeichen
Koordination	Gleichgewichtsstörungen, (Dreh-)Schwindel, Gangunsicherheit, Artikulationsstörungen, Extremitätenataxie
Vegetativum	imperativer Harndrang, Restharnbildung, Inkontinenz, Sexualfunktionsstörungen
Psyche/Kognition	depressive Störungen, emotionale Labilität, Konzentrationsstörungen, Fatigue-Syndrom, Abnahme der Hirnleistungsfähigkeit

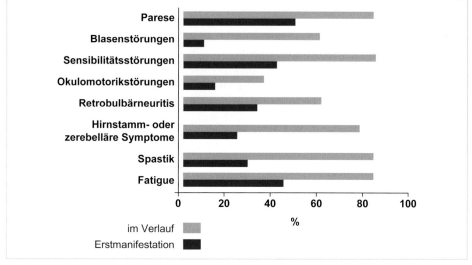

Abb. 7.2 Häufigkeit neurologischer Symptome bei der multiplen Sklerose. [L271]

hälfte (Hemiparese), beider Beine (Paraparese) oder aller 4 Extremitäten (Tetraparese). Eine **spastische Tonussteigerung** ist häufig bei Rückenmarksläsionen als Ausdruck einer Schädigung der extrapyramidalen Bahnen anzutreffen. Die **Muskeleigenreflexe** sind insbesondere an den Beinen oft gesteigert. Ursache ist eine Schädigung der Pyramidenbahn (1. motorisches Neuron). Begleitend können **Pyramidenbahnzeichen** (z. B. Babinski-Zeichen) auftreten (> Kap. 1.3). Diese können im Verlauf durch ausgeprägte spinale Pathologie auch von Zeichen der Schädigung des 2. motorischen Neurons, Atrophien und abgeschwächten Muskeleigenreflexen überlagert werden.

Sensible Symptome   Häufig beschreiben Patienten Sensibilitätsstörungen im Sinne von **Kribbelparästhesien, Wärme- oder Kältemissempfindungen** der Extremitäten und/oder am Rumpf. Häufiger als früher angenommen berichten Patienten auch über **Schmerzen**. Sensibilitätsstörungen lassen sich auch in der neurologischen Untersuchung nachweisen und betreffen zumeist die Oberflächensensibilität, die Spitz-stumpf-Diskrimination sowie die Hinterstrangqualitäten (Vibrations- und Lagesinn). Ursachen der sensiblen Störungen sind meist entzündliche Läsionen der langen sensiblen Bahnen im Rückenmark oder im Hirnstamm (> Kap. 1.4). Das **Lhermitte-Zeichen** beschreibt einen „Stromschlag" entlang der Wirbelsäule, der durch Vornüberbeugung des Kopfes ausgelöst wird und häufig bei spinalen Entzündungsherden auftritt.

Koordinationsstörungen   Viele Patienten beklagen **(Dreh-)Schwindel,** der oft von **Gleichgewichtsstörungen** und **Gangunsicherheit** begleitet wird. Nicht selten wird ihnen in Unkenntnis der Erkrankung Trunkenheit unterstellt. Die Feinabstimmung von Bewegungsabläufen ist gestört und das Sprechen kann beeinträchtigt sein (Dysarthrie). In der klinischen Untersuchung fallen oft eine **Gang-, Rumpf- oder Extremitätenataxie,** eine gestörte Diadochokinese und ein Blickrichtungsnystagmus auf. Koordinationsstörungen sind Ausdruck einer Schädigung des Kleinhirns oder seiner zu- und abführenden Bahnen (> Kap. 1.5).

Hirnstammsymptome   Entzündungsherde im Hirnstamm betreffen häufig die auf- und absteigenden Bahnen und die Verbindungen zum Kleinhirn. Darüber hinaus können aber auch Hirnnerven betroffen sein. **Doppelbilder** sind ein typisches Symptom einer Augenmuskellähmung, die häufig durch eine entzündliche Läsion des zuständigen Hirnnervenkerns (N. abducens, N. oculomotorius, N. trochlearis), ihrem zentral myelinisierten Verlaufsabschnitt oder ihrer Verbindungen untereinander bedingt ist. Wegen seines besonders langen intrapontinen Verlaufs ist insbesondere der N. abducens, seltener der N. oculomotorius betroffen. Die **internukleäre Ophthalmoplegie** (INO) ist Ausdruck einer Schädigung des hinteren Längsbündels (**Fasciculus longitudinalis medialis,** > Abb. 1.9). Audiometrisch lassen sich bei etwa jedem vierten MS-Patienten Hörstörungen nachweisen, die allerdings selten klinisch relevant werden. Auch der N. trigeminus und der N. facialis können bei der MS betroffen sein. Eine Trigeminus-

Sensibilitätsstörungen umfassen Kribbeln, Taubheit, gestörtes Warm-/Kaltempfinden oder Schmerzen. Untersuchen lassen sich Defizite der epikritischen oder protopathischen Qualitäten. Das **Lhermitte-Zeichen** weist auf spinale Herde hin.

Koordinationsstörungen äußern sich oft als Gleichgewichts- und Gangstörungen. In der Untersuchung sollte man auf Ataxie, Dysdiadochokinese und pathologische Nystagmen achten.

Hirnstammsymptome treten auf in Form von Doppelbildern, internukleärer Ophthalmoplegie (INO) und Hirnnervenläsionen (Fazialis, Trigeminus). Eine Trigeminusneuralgie bei jungen Menschen ist ebenfalls verdächtig für MS.

neuralgie (> Kap. 2.6.2) bei einem jungen Menschen ist nicht selten die Erstmanifestation einer MS. Eine Parese des N. facialis (> Kap. 14.5.1) kann je nach Lage des Herdes sowohl supranukleären (zentralen) als auch infranukleären (peripheren) Ursprungs sein.

PRAXISTIPP

Internukleäre Ophthalmoplegie (INO)

Der Fasciculus longitudinalis medialis ist eine stark myelinisierte Faserverbindung, deren Funktion für die beidseitige Synchronizität horizontaler willkürlicher Augenbewegungen wichtig ist. Er verläuft über eine relativ lange Strecke (Pons bis Mittelhirn) in der Nähe innerer Liquorräume (IV. Ventrikel, Aquädukt). Demyelinisierende MS-Herde liegen häufig in der Nähe der inneren Liquorräume (periventrikulär). Während kleine Herde in der Nähe der Seitenventrikel häufig symptomlos bleiben, erzeugen schon minimale Leitungsstörungen im Fasciculus longitudinalis medialis eine strategische Fehlfunktion und subjektive Symptome (Dissoziation der horizontalen Augenbewegungen). Kennzeichnend für die INO sind eine Adduktionsschwäche des ipsilateralen Bulbus und ein horizontaler dissoziierter Nystagmus auf dem kontralateralen Auge bei Abduktion (> Abb. 1.9a). Bei der Konvergenzreaktion kann jedoch die Adduktionsbewegung vollzogen werden.

PRAXISTIPP

Zentrale und periphere Fazialisparese

Eine periphere Fazialisparese entwickelt sich, wenn ein Entzündungsherd im pontinen Kerngebiet des N. facialis oder im intrapontinen Verlauf der Nervenfaszikel bis zum Austritt aus dem Hirnstamm liegt. Eine Läsion kranial des Kerngebiets betrifft die supranukleären Impulse und verursacht eine zentrale Fazialisparese. Eine Unterscheidung lässt sich bereits klinisch dadurch treffen, dass der ipsilaterale Stirnast (Stirnrunzeln) bei einer zentralen Parese intakt bleibt (der Stirnast erhält supranukleäre Impulse vom ipsi- und vom kontralateralen motorischen Kortex, s. a. > Kap. 1.2.6).

LERNTIPP Die internukleäre Ophthalmoplegie sowie die Unterscheidung zwischen zentraler und peripherer Fazialisparese sind klinisch relevant und daher gern gefragte Prüfungsthemen!

Visusstörung Ein sehr häufiges Symptom ist die Neuritis nervi optici (NNO). Der Patient bemerkt einen subakut auftretenden einseitigen Visusverlust, Verschwommen- oder Nebelsehen. Typischerweise geben Patienten Schmerzen bei Bewegung des betroffenen Auges an (Bulbusbewegungsschmerz). Gelegentlich tritt die NNO auch beidseits auf. Bei etwa 20–30 % der MS-Patienten ist die NNO das Erstsymptom. Oft stellen sie sich damit zunächst beim Augenarzt vor, der außer der Visusminderung in aller Regel keinen weiteren pathologischen Befund erheben kann („Der Patient sieht nichts, der Augenarzt sieht auch nichts"). Erst nach einigen Wochen lässt sich bei der Funduskopie eine temporale Abblassung der Sehnervenpapille als Hinweis auf eine Atrophie des Sehnervs erkennen. Synonym zur „NNO" wird der Begriff „Retrobulbärneuritis" (RBN) verwendet.

> **Eine monokuläre Sehstörung** als Folge der Neuritis nervi optici, auch Retrobulbärneuritis genannt, ist ein häufiges MS-Erstsymptom, mit Bulbusbewegungsschmerz und Visusminderung. Da die Funduskopie anfangs unauffällig bleibt, gilt der Merksatz: „Patient und Augenarzt sehen nichts".

Blasen- und Sexualfunktionsstörungen Sie treten häufig in fortgeschrittenen Stadien der Erkrankung auf. Die Blasenentleerung erfordert ein koordiniertes Zusammenspiel zwischen der Erschlaffung des M. sphincter vesicae und einer Tonisierung des M. detrusor vesicae. Zu den wichtigsten MS-assoziierten neurogenen Blasenstörungen gehören:

> **Blasen- und Sexualfunktionsstörungen** treten eher später im Krankheitsverlauf auf und äußern sich mit Detrusor- und Erektionsstörungen. Frauen können unter Libidoverlust und Anorgasmie leiden.

* **Detrusorhyperaktivität:** fehlende Hemmung des M. detrusor vesicae durch supraspinale Zentren; dadurch imperativer, d. h. vom Patienten nicht zu unterdrückender, Harndrang bei bereits geringen Blasenvolumina
* **Detrusor-Sphinkter-Dyssynergie:** gestörtes Zusammenspiel zwischen Tonisierung des M. detrusor vesicae und Entspannung des M. sphincter vesicae, dadurch einerseits imperativer Harndrang mit Inkontinenz, andererseits unvollständige Blasenentleerung mit Bildung von Restharn
* **Detrusorhypotonie:** Schädigung sakraler Blasenzentren, dadurch reicht die Tonisierung des M. detrusor vesicae nicht aus, die Blase zu entleeren, und es resultiert eine Überlaufblase mit z. T. sehr großen Restharnmengen

Auf eine MS zurückgehende **Störungen der Sexualfunktion** werden wesentlich häufiger von Männern angegeben und umfassen in erster Linie Erektionsstörungen. Bei Frauen steht der Verlust der Libido und der Orgasmusfähigkeit im Vordergrund (> Kap. 1.6).

MERKE Im Verlauf der MS-Erkrankung kann nahezu jede zentralnervöse Funktionsstörung auftreten. Am häufigsten sind zentrale Lähmungen, eine Neuritis nervi optici (Retrobulbärneuritis), Sensibilitäts- und Koordinationsstörungen.

Chronisches Erschöpfungs-Syndrom „Fatigue" Der Begriff „Fatigue" beschreibt einen allgemeinen Erschöpfungszustand, der für den Patienten sowohl im Privat- als auch im Berufsleben eine starke Beeinträchtigung der Lebensqualität darstellt. Es ist eines der häufigsten Frühsymptome (> 50 % der Patienten) und tritt im Verlauf bei bis zu 90 % der Patienten auf.

> Weitere Folgen der MS sind eine chronische Erschöpfung („Fatigue") bei > 90 % und kognitive Defizite bei zwei Drittel der Patienten.

Kognitive Defizite Einschränkungen in der kognitiven Leistungsfähigkeit treten bei etwa 2 von 3 MS-Patienten auf. Zwischen dem Zeitpunkt des Auftretens der kognitiven Einschränkung, der MS-Verlaufsform und MS-Krankheitsdauer besteht keine eindeutige Korrelation, sodass kognitive Defizite zu jedem Zeitpunkt und auch bei Patienten ohne schwere körperliche Beeinträchtigung auftreten können. In erster Linie finden sich Beeinträchtigungen der Gedächtnis- und Aufmerksamkeitsfunktionen, aber auch Einschränkungen der Exekutivfunktionen (planerisches Handeln, Urteilsvermögen, Kritikfähigkeit) und der visuokonstruktiven Fähigkeiten. Kognitive Defizite können erheblichen Einfluss auf die berufliche Leistungsfähigkeit und die Alltagskompetenz haben.

Krankheitsverlauf

Verlaufsformen

Der Verlauf der MS ist individuell sehr unterschiedlich. Das Spektrum reicht von einem einzigen Schub ohne nennenswerte Beeinträchtigung bis hin zu fulminanten Verläufen mit erheblichen dauerhaften neurologischen Behinderungen. Der Verlauf ist im Einzelfall schwer vorhersehbar. Folgende Verlaufsformen werden unterschieden:

- **Schubförmig-remittierende MS („relapsing remitting", RRMS):** Es lassen sich klare Krankheitsschübe abgrenzen (➤ Abb. 7.3a). Die Behinderung bildet sich nach Abklingen des Schubs entweder vollständig oder unvollständig (mit einer residualen Behinderung) zurück. Zwischen den einzelnen Schüben ist keine Krankheitsprogression zu erkennen. Bei Krankheitsbeginn präsentieren sich 80–90 % der Patienten mit einem schubförmig-remittierenden Verlauf.
- **Sekundär chronisch progrediente MS (SPMS):** Die Erkrankung beginnt schubförmig-remittierend und geht in eine Phase mit chronischer Zunahme der Behinderung über. Gelegentliche Schübe können weiterhin auftreten. Entscheidend ist, dass zwischen einzelnen Schüben eine schleichende Verschlechterung zu erkennen ist (➤ Abb. 7.3c). Bei 30–60 % der Patienten geht der initial schubförmig-remittierende Verlaufstyp nach 20 Jahren in eine sekundär chronisch progrediente Form über. Nach einer Krankheitsdauer von mehr als 20 Jahren liegt die Häufigkeit dieser Verlaufsform bei bis zu 90 %.
- **Primär chronisch progrediente MS (PPMS):** Bei etwa 10–15 % der Patienten wird von Beginn an eine schleichende Progredienz beobachtet (➤ Abb. 7.3d). Schübe sind dabei nicht abgrenzbar, Plateau-Phasen mit einer Stabilisierung und einer leichten Rückbildung einzelner Symptome sind möglich.

Krankheitsverlauf

Verlaufsformen:
- schubförmig-remittierend
- sekundär chronisch progredient
- primär chronisch progredient

Entscheidend hierfür ist, ob Symptome schubartig auftreten und ob sie sich zeitweise zurückbilden. 80–90 % der MS-Fälle verlaufen anfangs schubförmig-remittierend. Nach › 20 Jahren sind 90 % chronisch progredient.

ABB. 7.3

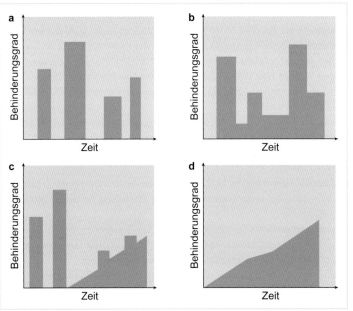

Abb. 7.3 Wichtigste MS-Verlaufsformen. a Schubförmig-remittierender Verlauf mit vollständigen Remissionen (RRMS). **b** Schubförmig-remittierender Verlauf mit unvollständigen Remissionen. **c** Sekundär chronisch progredienter Verlauf (SPMS). **d** Primär chronisch progredienter Verlauf (PPMS). [L126]

MS-Schub

Ein MS-Schub ist durch das passagere Auftreten neuer Symptome oder die Verschlechterung bestehender Symptome über mindestens 24 Stunden definiert. Das Intervall zwischen dem Beginn zweier aufeinanderfolgender Schübe muss mindestens 30 Tage betragen. Ist der Abstand geringer, handelt es sich um einen protrahierten Schub. Die Symptome dürfen nicht im Zusammenhang mit einer Erhöhung der Körpertemperatur (Uhthoff-Phänomen), z. B. durch Fieber oder körperliche Anstrengung, aufgetreten sein. Die Häufigkeit und Schwere von Schüben kann inter- und intraindividuell stark variieren. Im Mittel erleidet ein MS-Patient alle 2 Jahre einen Schub.

Uhthoff-Phänomen: Passagere Verschlechterung von Symptomen durch Änderung der Leitgeschwindigkeit einer vorgeschädigten Bahn bei Körpertemperaturerhöhung. Wichtige Unterscheidung zu echtem Schubereignis!

MERKE Per Definition müssen die Symptome eines MS-Schubs mindestens 24 Stunden andauern und zwischen 2 Schüben müssen mindestens 30 Tage liegen.

MERKE

CAVE Eine Erhöhung der Körpertemperatur im Rahmen eines Infekts oder körperlicher Anstrengung kann die Symptome eines MS-Schubes vortäuschen. Eine „klassische" Schubbehandlung (Stoßtherapie mit Kortikosteroiden) ist in dieser Situation nicht angezeigt. Nach Normalisierung der Körpertemperatur und Infektbehandlung (Fiebersenkung, ggf. Antibiotika) geht die neurologische Symptomatik zurück.

CAVE

Schweregrad des neurologischen Defizits

EDSS Zur Beschreibung des neurologischen Defizits hat sich die „Expanded Disability Status Scale" (EDSS) nach Kurtzke etabliert, die auf einer standardisierten neurologischen Untersuchung beruht (> Tab. 7.3): Je stärker ein MS-Patient körperlich eingeschränkt ist, desto höher ist der EDSS-Wert. Bis zu einem EDSS von 3,5 ist der Patient weitgehend uneingeschränkt mobil, ab EDSS 4,0 erfolgt die Beurteilung in Abhängigkeit von der noch möglichen maximalen Gehstrecke. Der EDSS hat den Nachteil, dass er bei stärkerer Beeinträchtigung nur ungenügend differenziert und die Gehfähigkeit überrepräsentiert.

MSFC Darüber hinaus hat sich insbesondere der „Multiple Sclerosis Functional Composite" (MSFC) bewährt, der auf einfache und gut reproduzierbare Weise die Arm- und Beinfunktion sowie die kognitive Beeinträchtigung erfasst.

Quantifizierung der neurologischen Defizite: „Expanded Disability Status Scale" (EDSS, > Tab. 7.3) → Verlaufsbeurteilung; zusätzlich evtl. Beurteilung mit dem „Multiple Sclerosis Functional Composite" (MSFC)

Tab. 7.3 Expanded Disability Status Scale (EDSS).

EDSS	Neurologisches Defizit
0	unauffälliger neurologischer Untersuchungsbefund
1	keine Behinderung, minimal auffälliger Untersuchungsbefund
2	minimale Behinderung in einem der Bereiche Kraft, Sensibilität, Koordination, Blase, Sehen
3	mäßige Behinderung, aber uneingeschränkt gehfähig
4	schwere Behinderung, aber gehfähig ohne Hilfe für mindestens 500 m
5	schwere, im Alltag einschränkende Behinderung, gehfähig ohne Hilfe für mindestens 200 m
6	Gehhilfe erforderlich, um 100 m zu gehen
7	unfähig, mehr als 5 m zu gehen, weitgehend auf den Rollstuhl angewiesen, selbstständiger Transfer
8	weitgehend ans Bett gebunden, Hilfe beim Transfer erforderlich
9	hilfloser bettlägeriger Patient
10	Tod durch MS
zwischen EDSS 1,0 und 10,0 ist eine detailliertere Abstufung in Schritten von 0,5 Punkten möglich	

TAB. 7.3

Prognose

Ein einzelner zuverlässiger Parameter zur Prognoseabschätzung ist nicht verfügbar. Dennoch gibt es verschiedene prognostisch günstige oder ungünstige Faktoren (> Tab. 7.4). Die Prognose hat u. a. Auswirkungen auf die Therapie: Kann man von einem gutartigen Verlauf ausgehen, wird man mit aggressiven und nebenwirkungsträchtigen Behandlungen zurückhaltender sein als bei einem schweren Verlauf.

Prognose

Die Lebenserwartung ist nur leicht verkürzt – vor allem durch Komplikationen wie Infektionen oder Lungenembolien. Das Suizidrisiko ist 7-fach erhöht.

Tab. 7.4 Prognostische Aussagekraft einzelner Faktoren.

Prognostisch günstig	Prognostisch ungünstig
• Alter bei Erstmanifestation ‹ 40 Jahre • weibliches Geschlecht • schubförmig-remittierender Verlauf • überwiegend sensible Symptome bei Erstmanifestation • monotope Symptomatik bei Erstmanifestation • niedrige Schubrate • weitgehende Remissionen nach Schüben • EDSS ‹ 3 nach 5 Jahren Krankheitsdauer	• Alter bei Erstmanifestation › 40 Jahre • primär chronisch progredienter Verlauf • Pyramidenbahnschädigung oder zerebelläre Symptome bei Erstmanifestation • polytope Symptomatik bei Erstmanifestation • hohe Schubrate

TAB. 7.4

Die Lebenserwartung bei MS-Patienten ist gegenüber der Allgemeinbevölkerung nur leicht reduziert. Verantwortlich für die meisten Todesfälle sind sekundäre Komplikationen wie Pneumonien, Urosepsis oder Lungenembolie. Daneben ist das Risiko eines Suizids bei MS-Kranken 7-mal höher als in der Allgemeinbevölkerung.

MERKE Bisher gibt es keinen einzelnen Parameter für die Abschätzung der individuellen Prognose. Es gibt jedoch eine Reihe prognostisch günstiger und ungünstiger Faktoren.

MERKE

7.1.4 Diagnostik

Die Diagnose wird u. a. durch den Beweis einer zeitlichen und räumlichen „Streuung" (Dissemination) der Erkrankung mittels Anamnese, Untersuchung, MRT und Elektrophysiologie gestellt. Hieraus leiten sich die Diagnosekriterien nach McDonald ab (> Tab. 7.5). Wichtig: Ausschluss von Differenzialdiagnosen, daher auch die Liquorpunktion.

TAB. 7.5

7.1.4 Diagnostik

Die Diagnose einer MS beruht sowohl auf dem Nachweis einer zeitlichen als auch einer räumlichen Dissemination der Erkrankung. Das bedeutet, dass autoimmun-demyelisierende Krankheitsmanifestationen zu mindestens 2 Zeitpunkten und an mindestens 2 Stellen im ZNS nachgewiesen werden müssen. Dafür kommen folgende Verfahren zur Anwendung:

* Anamnese und klinisch-neurologischer Befund
* Bildgebung des ZNS, insbesondere MRT
* Liquordiagnostik
* elektrophysiologische Diagnostik
* Ausschluss anderer Differenzialdiagnosen

Wichtig ist, dass nur eine Gesamtbewertung dieser Methoden die Diagnosefindung ermöglicht. In der klinischen Praxis haben sich dabei die Diagnosekriterien nach McDonald etabliert (> Tab. 7.5). Die Anwendung dieses Schemas führt zu einer abgestuften Wahrscheinlichkeit der MS-Diagnose.

Tab. 7.5 Diagnosekriterien der MS: revidierte 2010-McDonald-Kriterien.

Klinische Zeichen (Schübe)	Klinisch objektivierbare Läsionen	Zusätzliche für die Diagnose nötige Befunde
zwei oder mehr	zwei oder mehr	keine
zwei oder mehr	eine	räumliche Dissemination: • positive MRT **oder:** • weiterer Schub mit zusätzlicher objektivierbarer Läsion
eines	zwei oder mehr	zeitliche Dissemination • positive MRT • zweiter klinischer Schub
eines	eine (CIS = klinisch isoliertes Syndrom)	räumliche Dissemination • positive MRT **und:** zeitliche Dissemination: • positive MRT **oder:** • 2. klinischer Schub
schleichende Progression von MS-typischen Symptomen		Krankheitsprogression über mindestens 1 Jahr und 2 der 3 folgenden Kriterien erfüllt: • positive zerebrale MRT • positive spinale MRT • positiver Liquor

positive MRT – räumliche Dissemination: T2-hyperintense Läsionen in mindestens 2 der folgenden 4 Regionen (Kontrastmittelaufnahme nicht erforderlich): periventrikulär, juxtakortikal, infratentoriell, spinal
positive MRT – zeitliche Dissemination: Nachweis einer neuen T2 und/oder kontrastmittelanreichernden Läsion in einem Verlaufs-MRT
positiver Liquor: oligoklonale Banden isoliert im Liquor oder intrathekale IgG-Synthese

Anamnese und klinisch-neurologischer Befund

Die *zeitliche Dissemination* wird durch mindestens 2 Schübe oder eine Zunahme neurologischer Symptome über einen definierten Zeitraum nachgewiesen. Der klinische Nachweis einer *räumlichen Dissemination* gelingt durch die topische Zuordnung von Symptomen zu unterschiedlichen ZNS-Regionen, wenn z. B. gleichzeitig eine Retrobulbärneuritis (Symptom des Sehnervs) und eine Extremitätenataxie (Symptom des Kleinhirns oder seiner Verbindungen) vorliegen.

Anamnese, Klinik: zeitliche (mindestens 2 Schübe) und räumliche Dissemination (verschiedene Lokalisationen)

Bildgebung

Die MRT ist für die MS-Diagnostik wesentlich. MS-typische Läsionen werden in der T2-gewichteten Sequenz als helle (hyperintense) Signalveränderungen abgebildet (> Abb. 7.4a), in der T1-gewichteten MRT-Sequenz erscheinen sie dunkler als das umgebende Gewebe (hypointens). Läsionen, in denen ein irreversibler Gewebeuntergang stattgefunden hat, werden aufgrund ihrer Morphologie in der T1-gewichteten Aufnahme auch als „black holes" bezeichnet.

Lokalisation   Die Läsionen finden sich bevorzugt in der weißen Substanz, supratentoriell in der Umgebung der Seitenventrikel (periventrikulär) und im Bereich des Balkens (> Abb. 7.5), infratentoriell im Kleinhirn, Hirnstamm sowie im zervikalen und thorakalen Rückenmark. Etwa 20 % der Läsionen grenzen unmittelbar an den Kortex („juxtakortikal"). Prinzipiell können MS-Läsionen jedoch überall im ZNS auftreten.

Kontrastmittel   Durch intravenöse Gabe des paramagnetischen Kontrastmittels Gadolinium lassen sich im T1-gewichteten Bild akut-entzündliche Herde identifizieren: An diesen Stellen wird die Blut-Hirn-Schranke durch die Entzündung derart durchlässig, dass Gadolinium austritt und sich im Gewebe anlagert (> Abb. 7.4b).

Bildgebung: Wichtig für die Diagnostik ist eine MRT zur Feststellung der typisch lokalisierten Läsionen (periventrikulär, im Balken, juxtakortikal, infratentoriell, spinal). Da frische Herde im Gegensatz zu alten Kontrastmittel aufnehmen, kann eine zeitliche Dissemination nachgewiesen werden (> Abb. 7.4, > Abb. 7.5).

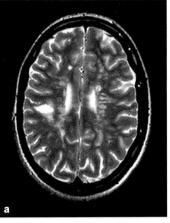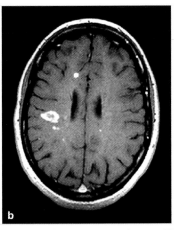

ABB. 7.4

Abb. 7.4 Transversale MRT-Aufnahme. a In der T2-gewichteten Sequenz erscheinen zahlreiche periventrikulär ange-ordnete Marklagerläsionen als Hyperintensitäten. **b** Die T1-gewichtete Sequenz zeigt nach Gabe von Kontrastmittel, dass mehrere dieser Herde Kontrastmittel aufnehmen, also „aktiv" sind.

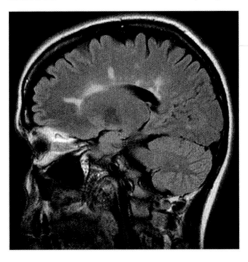

ABB. 7.5

Abb. 7.5 Sagittale MRT-Aufnahme. Die FLAIR-Se-quenz zeigt mehrere hyperintense Läsionen im Balken und in der Balkenstrahlung.

Klinisch-isoliertes Syndrom (CIS)

Von einem CIS spricht man, wenn eine erstmalige klinische Episode aufgetreten ist, die sich zwar auf ei-nen entzündlich-demyelinisierenden ZNS-Herd zurückführen, aber wegen der fehlenden zeitlichen Dis-semination nicht als MS diagnostizieren lässt. Im engeren Sinn gehören hierzu die isolierte Retrobulbär-neuritis, Myelitis transversa oder entzündliche Hirnstammläsionen. Die Symptomatik kann mono- oder multifokal sein. Das Ausmaß der MRT-Veränderungen gilt hierbei als Prädiktor für die Entwicklung ei-ner MS.

Ein **klinisch-isoliertes Syndrom (CIS)** ist ein ein-maliges entzündliches Schubereignis des ZNS ohne Beweis einer MS anhand der Kriterien.

> **MERKE** Die MRT kann sowohl die räumliche (MS-kompatible Herde in verschiedenen ZNS-Regionen) als auch die zeitliche Dissemination (neu aufgetretene Herde in seriellen MRT-Untersuchungen) beweisen. Zu beachten ist aber, dass herdförmige MRT-Läsionen keinesfalls spezifisch für die MS sind und auch bei zahl-reichen anderen Erkrankungen vorkommen.

Liquordiagnostik

Der typische Liquorbefund bei der MS ist eine leichte Erhöhung der Leukozytenzahl (Pleozytose, selten höher als 30 Zellen/μl), wobei es sich meistens um Lymphozyten oder Monozyten handelt (**lymphomo-nozytäres Zellbild**). Jedoch kann die Zellzahl auch normal sein, insbesondere nach längerer Krankheits-dauer. Der Proteingehalt des Liquors ist meistens normal oder allenfalls leicht erhöht (> Tab. 7.6). Als Ausdruck einer humoralen Immunreaktion wird in ca. 75 % im sog. Reiber-Diagramm eine Bildung von Immunglobulinen im Liquor (**intrathekale IgG-Synthese**) nachgewiesen (> Abb. 7.6). Noch sensitiver ist der Nachweis von IgG-Subfraktionen, den sog. **oligoklonalen Banden** (OKB), die durch die **isoelek-trische Fokussierung** in ca. 95 % nachgewiesen werden (> Abb. 7.7). Der Nachweis einer intrathekalen IgG-Synthese und/oder oligoklonaler Banden spricht für die Chronizität des entzündlichen Prozesses. Als relativ typisch für die MS gilt auch die intrathekale Bildung erregerspezifischer Antikörper vornehmlich gegen Masern, Röteln und Varizellen ohne entsprechende Viruspersistenz im Liquor (MRZ-Reaktion). Auch bei der Liquordiagnostik ist zu beachten, dass keine dieser Veränderungen für sich genommen spezifisch für die MS ist. Oligoklonale Banden können auch im Rahmen anderer Autoimmunerkrankun-gen oder Entzündungen auftreten.

Typischer **Liquorbefund:**
- Leukozyten ↑ (meist bis 30 Zellen/μl mit lym-phomonozytärem Zellbild)
- intrathekale IgG-Synthese
- sog. oligoklonale Banden in der isoelektri-schen Fokussierung (ca. 95 %)
- Antikörper gegen Masern, Röteln und Varizel-len (MRZ-Reaktion)

TAB. 7.6

Tab. 7.6 Liquorbefund bei MS.

Parameter	Typischer Befund
Zellzahl	normal oder leichte lymphomonozytäre Pleozytose
Protein	normal oder leicht erhöht
Laktat	normal
Reiber-Schema	intrathekale IgG-Synthese, Schrankenstörung
isoelektrische Fokussierung	oligoklonale Banden isoliert im Liquor

ABB. 7.6

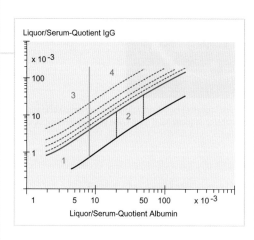

Abb. 7.6 Reiber-Diagramm. Der Liquor/Serum-Quotient von Immunglobulinen (IgG, IgA, IgM) wird gegen den von Albumin aufgetragen. Daraus können Informationen über die Durchlässigkeit der Blut-Hirn-Schranke und die intrathekale Bildung von Immunglobulinen gewonnen werden; 1 = Normbefund, 2 = reine Schrankenstörung, 3 = reine intrathekale IgG-Synthese, 4 = kombinierte Schrankenstörung und intrathekale IgG-Synthese. [L126]

ABB. 7.7

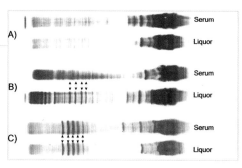

Abb. 7.7 Isoelektrische Fokussierung. Durch elektrophoretische Auftrennung konzentrieren sich Proteine aus Serum und Liquor im elektrischen Feld an ihrem isoelektrischen Punkt. A = keine oligoklonalen Banden im Serum und Liquor, B = oligoklonale Banden im Liquor, C = identische Banden im Serum und Liquor.

Elektrophysiologie: Die Leitgeschwindigkeit zentraler Bahnen kann elektrophysiologisch durch visuell (> Abb. 7.8), somatosensibel, motorisch und akustisch **evozierte Potenziale** gemessen werden. Eine Demyelinisierung führt zu einer Leitungsverzögerung. Auch asymptomatische Veränderungen werden erfasst.

Elektrophysiologie: evozierte Potenziale

Durch die MS-typische Demyelinisierung nimmt vor allem die Leitgeschwindigkeit zentraler Fasersysteme bei MS-Patienten ab. Ein wichtiges Verfahren zur Quantifizierung der zentralen Leitgeschwindigkeiten sind die sensorisch evozierten Potenziale (EP), bei denen ein definierter peripherer Sinnesreiz gesetzt und die Reizantwort von der Schädeloberfläche abgeleitet wird. Standardverfahren sind die Registrierung der visuell (VEP, > Abb. 7.8), somatosensibel (SSEP) und akustisch (AEP) evozierten Potenziale (Afferenz). Bei den motorisch evozierten Potenzialen (MEP) erfolgen hingegen die Stimulation mit einer Magnetspule transkraniell über dem motorischen Kortex und die Ableitung des Potenzials peripher vom Zielmuskel (Efferenz). Durch den Nachweis afferenter oder efferenter zentraler Leitungsstörungen mittels EP lassen sich bei MS-Patienten zum Teil auch subklinische Läsionen erfassen. Gegenüber der MRT liegt ihr Wert vor allem im Nachweis einer demyelinisierenden Pathophysiologie der Erkrankung.

Ausschluss von Differenzialdiagnosen

Überblick

Eine Reihe von Erkrankungen kann durch ZNS-Beteiligung zu MS-ähnlichen Symptomen führen (> Tab. 7.7).

ABB. 7.8

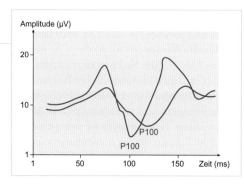

Abb. 7.8 Visuell evozierte Potenziale. Durch einen visuellen Reiz (Schachbrettmuster) wird ein kortikales Potenzial generiert, das über dem visuellen Kortex von der Schädeldecke abgeleitet werden kann. Beurteilt werden die Potenzialkonfiguration, die Latenzen der Wellen-Peaks und die Amplituden. Die Latenz der P100-Welle beträgt im Normalfall ca. 100 ms (blau). Im pathologischen Fall (rot) kann sie verlängert und amplitudengemindert sein. Wichtig ist immer auch der Seitenvergleich. [L126]

Tab.7.7 Differenzialdiagnosen der MS.

Typ	Beispiele
Erregerbedingt	Neuroborreliose, Neurolues, Neurotuberkulose, HIV-Enzephalitis, tropische spastische Paraparese (HTLV 1)
Vaskulitiden, Kollagenosen	Granulomatose mit Polyangiitis (Wegener-Granulomatose), Panarteriitis nodosa, systemischer Lupus erythematodes, Sjögren-Syndrom, rheumatoide Arthritis, Morbus Behçet, primäre ZNS-Vaskulitis
Stoffwechsel-erkrankungen	Vitamin-B$_{12}$-Mangel, Adrenoleukodystrophie, metachromatische Leukodystrophie
Myelopathisch	zervikale Myelopathie, Myelitis transversa
Vaskulär	zerebrale Mikroangiopathie
Andere	Neurosarkoidose, akute disseminierte Enzephalomyelitis (ADEM), Neuromyelitis optica (NMO), Susac-Syndrom (Trias: Enzephalopathie, retinale Gefäßverschlüsse, Schwerhörigkeit)

TAB. 7.7

MERKE Die Diagnosestellung MS beruht auf dem Nachweis sowohl einer zeitlichen als auch einer räumlichen Dissemination MS-typischer Funktionsstörungen und Läsionen des ZNS und dem Ausschluss anderer Differenzialdiagnosen.

MERKE

Susac-Syndrom

Das Susac-Syndrom ist eine nach ihrem Erstbeschreiber benannte äußerst seltene Krankheit. Sie hat einige Gemeinsamkeiten mit der multiplen Sklerose und der ADEM. Bislang sind in der Literatur um die 300 Fälle beschrieben. Es wird eine immunvermittelte Pathologie des Endothels angenommen. Pathophysiologisch führt die Endotheliopathie zu Mikroinfarkten, die in jedem Hirnareal auftreten können.

Klinik Klinisch ist dieses Syndrom durch die nachfolgende Trias gekennzeichnet:

- Enzephalopathie
- retinale arterielle Gefäßverschlüsse
- Hörstörung

Typischerweise sind Frauen im Alter zwischen 20 und 40 Jahren betroffen. Klinisch stehen Kopfschmerzen, Verhaltensauffälligkeiten und ein progredienter kognitiver Abbau im Vordergrund. Später treten Hörverlust, Tinnitus und Sehstörungen hinzu.

Diagnostik In der MRT zeigen sich multiple Läsionen sowohl im Bereich der grauen als auch der weißen Substanz. Rundliche, kleine Läsionen im Corpus callosum werden als charakteristische „Schneeball-Läsionen" bezeichnet.

Therapie Es gibt keine generelle Therapieempfehlung. In Fallberichten wurde durch immunsuppressive Therapie mittels Kortikosteroiden eine Verbesserung der klinischen Symptomatik erzielt. Bei ausbleibender Besserung der Symptomatik auf Kortikosteroide sollte eine Therapie mit Immunglobulinen, Plasmaseparation oder aggressiveren Immunsuppressiva wie z.B. Azathioprin, Cyclophosphamid oder Rituximab erwogen werden. Eine spontane Besserung der Beschwerden innerhalb von 2 Jahren ist beschrieben. Dennoch können Folgekrankheiten wie z.B. Epilepsie, Demenz, Visus- und Hörverlust die Patienten erheblich beeinträchtigen. Zur Verminderung der Spätkomplikationen sind eine frühe Diagnosestellung und ein zügiger Therapieversuch wichtig.

Differenzialdiagnose Susac-Syndrom: Trias aus Enzephalopathie, retinaler arterieller Gefäßverschlüsse und Hörstörung

7.1.5 Pathologie und Pathophysiologie

Charakteristika der MS-Herde

Das augenscheinlichste strukturelle Merkmal der MS sind umschriebene, wenige Millimeter bis einige Zentimeter große entzündliche Herde (sog. MS-Plaques), die disseminiert im gesamten ZNS und bevorzugt in der weißen Substanz auftreten. Charakteristisch ist die Anordnung um kleine Venen herum.

Demyelinisierung, Axonschädigung In diesen Läsionen sind die Myelinscheiden geschädigt (Demyelinisierung, ➤ Abb.7.9), sodass die elektrische Impulsleitung verlangsamt wird und die zugehörige Funktion gestört ist. Nach histopathologischen Kriterien wird die Myelinzerstörung in 4 Muster eingeteilt:

- Muster I: makrophagenassoziierte Demyelinisierung
- Muster II: antikörper- und komplementvermittelte Demyelinisierung
- Muster III: immunvermittelte Apoptose von Oligodendrozyten
- Muster IV: primäre Degeneration von Oligodendrozyten

Die Heterogenität der Läsionen legt nahe, dass der Entmarkung und der neuronalen Schädigung verschiedene pathogenetische Mechanismen zugrunde liegen.

Axonschädigung Früher galt die Demyelinisierung als wichtigster Pathomechanismus. Neue Erkenntnisse weisen neben der Demyelinisierung auch neurodegenerative Prozesse nach, die in einer Zerstörung von Nervenzellen und Axonen resultieren (➤ Abb.7.9). Die Axonschädigung ist bereits in frühen Krankheitsstadien nachweisbar und nicht auf die MS-Herde beschränkt. Auch in morphologisch und MR-tomografisch normal erscheinender weißer Substanz sind bei vielen MS-Patienten teilweise über die Hälfte der Axone geschädigt. Dabei ist nicht nur die weiße Substanz betroffen, sondern auch die kortikale

7.1.5 Pathologie und Pathophysiologie

Pathologie: kleine entzündliche Herde vor allem in der weißen Substanz des ZNS → Demyelinisierung (➤ Abb.7.9) → Leitgeschwindigkeit ↓ Schließlich degenerieren die Oligodendrozyten. Auch eine Axonschädigung tritt ein, sodass die graue Substanz (Hirnrinde, Thalamus, Basalganglien) ebenfalls betroffen ist.
In aktiven Herden setzt sich der Myelinabbau fort. Inaktive Herde zeigen eine Sklerosierung, daher der Name multiple Sklerose. Eine Remyelinisierung mit partieller Regeneration der Funktion ist möglich.

(Hirnrinde) und tief liegende (Thalamus, Basalganglien) graue Substanz. Je ausgeprägter diese Schädigung ist, desto schwerer ist die dauerhafte Behinderung des Patienten. Die genauen Mechanismen dieser axonalen Schädigung sind noch nicht bekannt. Diskutiert werden ein Angriff von Immunzellen, lokal ausgeschüttete Entzündungsmediatoren (z. B. freie Radikale), Neurotoxine, eine lokale Druckschädigung durch Ödembildung und die fehlende Schutzfunktion des Myelins.

ABB. 7.9

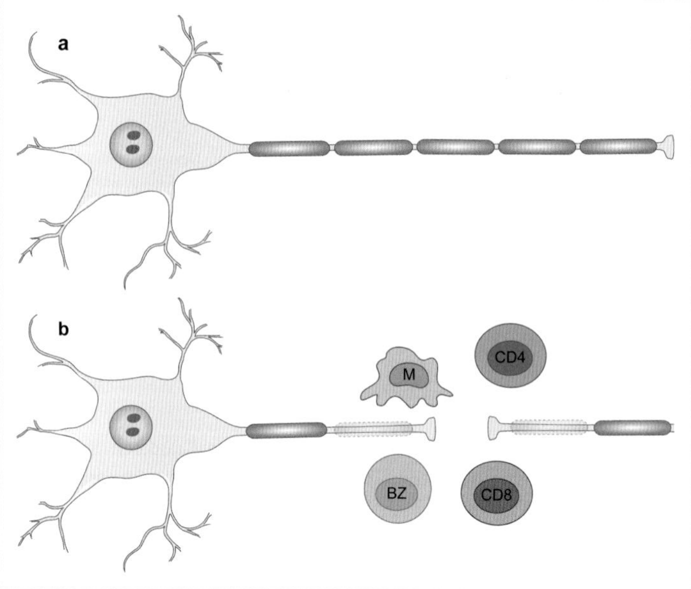

Abb. 7.9 Demyelinisierung und axonale Schädigung. a Im physiologischen Fall sind die Nervenzellfortsätze von einer schützenden Myelinschicht umgeben (myelinisiert). **b** Im Rahmen der MS-Pathogenese wird diese Myelinschicht durch den entzündlichen Prozess, an dem verschiedene Immunzellen wie Makrophagen (M), B-Zellen (BZ) sowie verschiedene T-Zell-Subpopulationen (CD4, CD8) beteiligt sind, zerstört (Demyelinisierung). Zusätzlich können auch die Axone zerstört und ihre Kontinuität unterbrochen werden (axonale Transsektion). [L126]

Aktivität der Herde Charakteristisch für aktive Herde sind die ausgeprägte Infiltration durch Makrophagen und die Phagozytose von Myelinproteinen. Chronisch inaktive Plaques sind scharf begrenzte hypozelluläre Läsionen ohne relevanten aktiven Myelinabbau. Sie enthalten deutlich weniger myelinbildende Oligodendrozyten, sind aber gekennzeichnet durch eine ausgeprägte Gliosereaktion (Vernarbung, Sklerosierung), die der Erkrankung ihren Namen gab. In allen Herden werden neue Myelinscheiden gebildet, wobei die Funktionsfähigkeit remyelinisierter Axone eingeschränkt bleibt.

MERKE

MERKE Die histopathologischen Prozesse bei der MS spielen sich nicht nur innerhalb der Entzündungsherde ab. Vielmehr ist das ganze ZNS-Gewebe betroffen, und die makroskopisch sichtbaren Herde sind lediglich die Spitze des Eisbergs.

Pathogenese der MS

Die MS zählt zu den T-Zell-vermittelten Autoimmunerkrankungen; dafür spricht u. a.:
- Assoziation der Erkrankung mit bestimmten Genen des MHC-Komplexes der Klasse II
- Nachweis von Infiltraten durch myelinspezifische T-Zellen in MS-Herden
- Induktion einer ähnlichen Erkrankung im Tiermodell durch den Transfer myelinspezifischer T-Zellen
- Nachweis einer Antikörperproduktion im Liquor
- Ansprechen der Erkrankung auf immunmodulatorische Therapien

Bei einem MS-Schub führt eine pathologische Aktivierung autoaggressiver T-Zellen, die gegen körpereigene Myelinbestandteile gerichtet sind, zu einer klonalen Expansion dieser Zellen (> Abb. 7.10). Im aktivierten Zustand können diese Immunzellen die Blut-Hirn-Schranke durchqueren und ins ZNS einwandern. Dort werden sie durch erneute Antigenpräsentation, z. B. durch Mikrogliazellen, reaktiviert. Im Anschluss wird durch Zytokine eine lokale Entzündungsreaktion hervorgerufen. Diese führt schließlich dazu, dass die Blut-Hirn-Schranke zusammenbricht und weitere Entzündungszellen ins ZNS einwandern können. Diese Kettenreaktion führt zu einem fokalen Ödem, zur Zerstörung des Myelins, zum Untergang von Oligodendrozyten und auch zu einer Schädigung neuronaler und axonaler Strukturen. Dies äußert sich klinisch mit typischen, zentral bedingten fokal neurologischen Symptomen.

Bisher ist noch unklar, wie es zur Aktivierung autoreaktiver T-Zellen kommt. Diskutiert wird eine Aktivierung durch:
- ein Virus oder Bakterienbestandteile (direkt)
- „molecular mimicry" (indirekt), Kreuzreaktion von Antikörpern oder T-Zellen, die gegen Fremdantigene gerichtet sind, mit körpereigenen Epitopen

Pathogenese: T-Zell-vermittelte Autoimmunreaktion (> Abb. 7.10) → nach Aktivierung wandern Immunzellen über die Blut-Hirn-Schranke und zielen auf Myelinbestandteile. Die Ursache dieser Aktivierung ist noch unklar, vermutet wird eine Reaktion auf Viren oder Bakterien, eine Kreuzreaktion bei sog. „molecular mimicry" oder das Versagen von Inhibitionsmechanismen.

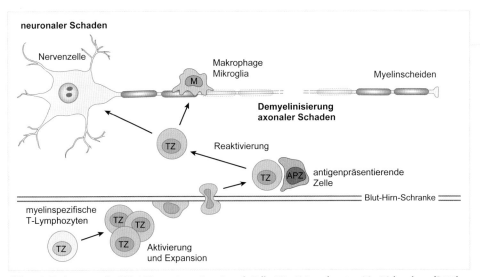

ABB. 7.10

Abb. 7.10 Pathogenese der MS; APZ = antigenpräsentierende Zelle, TZ = T-Lymphozyten, M = Makrophage. [L126]

- Fehlen von inhibierenden Regulationsmechanismen
- Stimulierung von T-Zellen unterschiedlicher Antigenspezifität durch ein einzelnes Antigen

7.1.6 Therapie

Derzeit ist keine kausale Therapie der MS verfügbar. Dennoch gibt es gute Optionen für die akute Schubbehandlung, die verlaufsbeeinflussende Langzeitbehandlung und die symptomatische Behandlung einzelner MS-Symptome. Immer ist eine individuelle Therapie erforderlich, die den Verlauf, das Krankheitsstadium und den Behinderungsgrad, die Krankheitsaktivität und -dynamik, die vorrangige Symptomatik, Begleiterkrankungen und die Familienplanung berücksichtigt.

Medikamentöse Therapie des akuten Schubs

Vor der Einleitung einer Schubtherapie müssen sog. Pseudoschübe, z. B. im Rahmen eines Infekts oder eines Uhthoff-Phänomens (Verschlechterung von MS-Symptomen durch Erhöhung der Körpertemperatur), ausgeschlossen sein. Nachweislich wirksam sind kurzzeitige hochdosierte intravenös applizierte Kortikosteroide. Sie führen zur schnelleren Rückbildung der Symptome, haben aber keinen positiven Effekt auf den langfristigen Verlauf der MS. Bessern sich die Symptome durch Kortikosteroide nicht, wird die Therapie zunächst – höher dosiert – wiederholt, dann sollte nach weiteren 2 Wochen eine Plasmapheresebehandlung erwogen werden (➤ Abb. 7.11).

7.1.6 Therapie

Es gibt bisher keine kausale Therapie. Symptomatisch geht es um die Verkürzung der Schübe, die Behandlung der Symptome und die Beeinflussung des Verlaufs.

Medikamentöse Therapie des akuten Schubs

Schubtherapie (➤ Abb. 7.11):
- Infekt oder Uhthoff-Phänomen ausschließen
- 3–5-tägige hochdosierte Steroidtherape i. v.
- bei Nichtansprechen evtl. Plasmapherese

ABB. 7.11

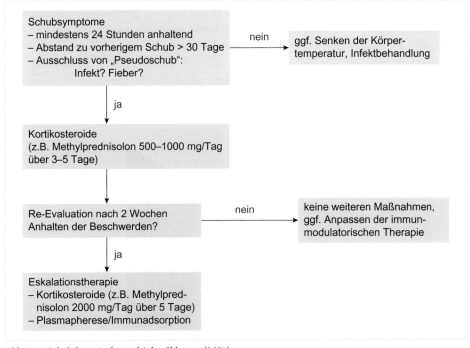

Abb. 7.11 Schubtherapie der multiplen Sklerose. [L271]

PRAXISTIPP

PRAXISTIPP

Praktisches Vorgehen bei der Schubtherapie

Methylprednisolon (relativ geringe mineralokortikoide Wirkung, bessere Verträglichkeit) wird in einer Dosis von 1.000 mg/d über 3–5 Tage als morgendliche Infusion gegeben. Das ist auch ambulant möglich, wenn es sich nicht um die erste Behandlung handelt oder vorangegangene Komplikationen bekannt sind. Eine orale Ausschleichphase über 14 Tage kann angeschlossen werden, wobei der zusätzliche Nutzen umstritten ist. Bei schwerwiegender Beeinträchtigung und unzureichendem Therapieerfolg wird nach 2 Wochen ein erneuter GKS-Stoß gegeben, wobei die Dosis auf 2.000 mg/d i. v. erhöht werden kann.

Sind aus der Anamnese Magenbeschwerden bekannt, sollte zur Prophylaxe gastroduodenaler Ulzera während der GKS-Therapie ein H_2-Blocker (z. B. Ranitidin, 150–300 mg/d) oder ein Protonenpumpenhemmer (z. B. Esomeprazol 20–40 mg/d) gegeben werden. Bei Thromboseneigung, insbesondere bei bewegungseingeschränkten Patienten, ist eine Prophylaxe mit niedermolekularem Heparin erforderlich. Bei der kurzzeitigen hochdosierten Therapie sind die typischen Langzeitnebenwirkungen einer Dauerbehandlung mit Kortikosteroiden wie Osteoporose, Diabetes mellitus, Cushing-Syndrom nicht zu befürchten. Da es unter der Therapie zu Elektrolytentgleisungen (CAVE: Hypokaliämie) und Blutzuckerschwankungen kommen kann, sollten diese Laborparameter während einer Stoßtherapie engmaschig kontrolliert werden.

MERKE

MERKE Die Kortikosteroidtherapie des akuten Schubs erfolgt kurzzeitig und hochdosiert.

Verlaufsmodifizierende Therapien

Verlaufsmodifizierende Therapien verbessern die Prognose – sie greifen modulierend in das Immunsystem ein. Das Präparat wird nach Krankheitsaktivität (➤ Abb. 7.12) und nach Nebenwirkungen (➤ Abb. 7.13) ausgewählt.

Verlaufsmodifizierende Therapien

Überblick

Der Verlauf und die Behinderungsprogression der MS können mit Medikamenten, die das Immunsystem regulieren oder die Einwanderung von Immunzellen in das ZNS verhindern, günstig beeinflusst werden. Je nach Verlaufsform der Erkrankung stehen unterschiedliche Substanzen zur Verfügung. Beim klinisch-isolierten Syndrom sind Interferon-Beta-Präparate und Glatirameracetat als Schubprophylaxe zugelassen. Bei der schubförmig verlaufenden multiplen Sklerose (RRMS) werden die Substanzen anhand der Krankheitsaktivität ausgewählt. Die Auswahl des Medikaments richtet sich dabei nach einem Stufenschema (➤ Abb. 7.12), das anhand der klinischen Verlaufsform des jeweiligen Patienten eine milde/moderate Verlaufsform von einer (hoch-)aktiven Verlaufsform unterscheidet. In der Regel präsentieren sich die Patienten zu Beginn mit einem milden bis moderaten Krankheitsverlauf, sodass eine Therapie mit einer ausreichenden Wirksamkeit (beurteilt anhand der jährlichen Schubratenreduktion) mit angemessenem Nebenwirkungsprofil ausgewählt werden kann. Hierzu sind folgende Substanzen zugelassen: Interferon-beta-Präparate, Glatirameracetat, Teriflunomid, Dimethylfumarat. Bei hochaktivem Verlauf kommen potentere Medikamente mit einer entsprechend höheren jährlichen Schubratenreduktion zum Einsatz, die aber mit höheren Nebenwirkungsrisiken assoziiert sind (➤ Abb. 7.13). Für die hochaktive Verlaufsform stehen folgende Präparate zur Verfügung: Alemtuzumab, Fingolimod, Natalizumab. Aktuell befinden sich zudem 2 weitere Substanzen (Daclizumab – CD25-Antikörper; Ocrelizumab – CD20-Antikörper) in der endgültigen Abstimmung bezüglich ihres Effektivitäts- und Nebenwirkungsspektrums. Als Mittel der 2. Wahl können Mitoxantron und Cyclophosphamid eingesetzt werden. Substanzen wie Cyclophosphamid, die zum Teil mit schweren Nebenwirkungen behaftet sind, stehen als Therapieoptionen im Sinne eines individuellen Heilversuchs nach Ausschöpfen aller Alternativen zur Verfügung.

LERNTIPP Es ist lohnenswert sich auch die neueren Präparate gut einzuprägen, da deren Wirkprinzipien beliebte Prüfungsthemen sind und auf biochemisches Wissen aus der Vorklinik zurückgreifen!

ABB. 7.12

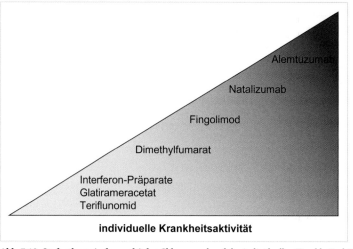

individuelle Krankheitsaktivität

Abb. 7.12 Stufentherapie der multiplen Sklerose anhand der individuellen Krankheitsaktivität. Dargestellt sind ausschließlich Mittel der 1. Wahl. [L271]

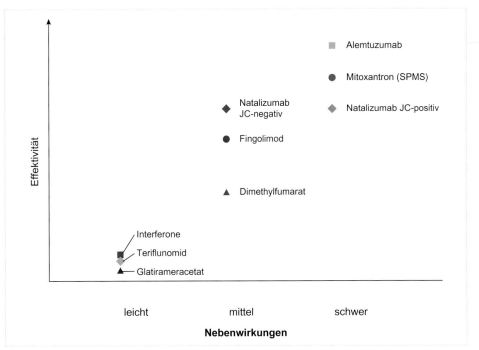

ABB. 7.13

Abb. 7.13 Wirkungs-Nebenwirkungs-Profil verlaufsmodifizierender Substanzen. Y-Achse Effektivität: beurteilt anhand von klinischer Schubratenreduktion und verminderter Krankheitsaktivität in der MRT (neue Läsionen, Kontrastmittelaufnahme). Die Mehrzahl der Substanzen wurde nicht gegeneinander getestet, sodass ein Vergleich nur bedingt möglich ist. **X-Achse Nebenwirkungen:** unterteilt in leicht, mittel und schwer unter Berücksichtigung der häufigen Nebenwirkungen; SPMS = sekundär chronisch progrediente MS. [L271]

Therapiebeginn Mit der Behandlung sollte früh begonnen werden, weil:
- die Zerstörung neuronaler Strukturen bereits in der Frühphase der Erkrankung beginnt,
- nach einem erstmaligen demyelinisierenden Ereignis (CIS) der Übergang in eine definitive MS durch einen frühzeitigen Behandlungsbeginn verzögert werden kann.

> **MERKE** Eine verlaufsmodifizierende Therapie sollte frühzeitig begonnen und konsequent durchgeführt werden.

Medikamente im Detail
Interferon-beta-Präparate
Interferone sind körpereigene Moleküle, die von bestimmten Zellen u. a. als Reaktion auf virale Infektionen gebildet werden. Sie haben einen günstigen Effekt auf proinflammatorische Bedingungen (Zytokine, Adhäsionsmoleküle).
- Wirkungsmechanismus: immunmodulierend
- Wirkung: Verminderung der Schubrate um ca. 30 %, Verringerung der MS-typischen MRT-Veränderungen
- Indikation: Therapie der schubförmig-remittierenden MS; klinisch-isoliertes Syndrom mit hohem Risiko für das Auftreten einer MS, zum Teil auch bei sekundär chronisch progredienten Verläufen beim Vorhandensein aufgesetzter Schübe
- Nebenwirkungen: Injektionsreaktion, grippeähnliche Nebenwirkungen mit Kopf- und Gliederschmerzen, Anstieg der Transaminasen, hämolytisch-urämisches Syndrom
- Anwendung: parenterale Applikation (s. c., i. m.)

Glatirameracetat
Glatirameracetat ist ein synthetisches Polypeptid aus den Aminosäuren Glutamin, Lysin, Arginin und Tyrosin, aus deren Anfangsbuchstaben (GLAT) sich die Substanzbezeichnung ableitet.
- Wirkungsmechanismus: nicht genau bekannt, wahrscheinlich immunmodulierende Wirkung
- Wirkung: ähnlich der der Interferone
- Nebenwirkungen: in der Regel besser verträglich als Interferone, zum Teil erhebliche lokale Hautreaktionen möglich
- Indikation: Alternative zu den Beta-Interferonen bei der schubförmig-remittierenden MS und dem klinisch-isolierten Syndrom mit einem hohen Risiko, eine klinisch gesicherte MS zu entwickeln
- Anwendung: tägliche subkutane Applikation und in der Regel besser verträglich.

Interferon-beta:
- rekombinant hergestelltes, körpereigenes Molekül
- parenteral zur Schubprophylaxe
- typische grippeähnliche Nebenwirkungen nach Injektion

Glatirameracetat (GLAT):
- besteht aus Glutamin, Lysin, Argin und Tyrosin
- wird täglich gespritzt
- kann zu Hautreaktionen führen

Dimethylfumarat

Die Vorläufersubstanz von Dimethylfumarat wird zur Therapie der Psoriasis eingesetzt und verfügt über eine gute Langzeitsicherheit.
- Wirkungsmechanismus: immunmodulatorische und antioxidative Eigenschaften
- Indikation: schubförmig verlaufende multiple Sklerose mit mildem/moderatem Krankheitsverlauf
- Nebenwirkungen: Lymphopenie, PML, gastrointestinale Nebenwirkungen, Flush-Phänomen, opportunistische Infektionen, Lymphopenie
- Anwendung: p.o.-Gabe

Teriflunomid

Die Vorläufersubstanz Leflunomid wird zur Behandlung rheumatischer Erkrankungen eingesetzt. Es liegen gute Sicherheitsdaten vor, wobei die Substanz durch enterohepatische Rezirkulation eine hohe Halbwertszeit hat.
- Wirkungsmechanismus: inhibiert die Pyrimidin-de-novo-Synthese, zytostatische Wirkung auf die Proliferation von autoimmunen B- und T-Zellen
- Indikation: schubförmig verlaufende multiple Sklerose mit mildem/moderatem Krankheitsverlauf
- Nebenwirkungen: reversible Störungen des Haarwachstums, Neuropathien, Teratogenität, Nierenversagen
- Anwendung: p.o.-Gabe

Natalizumab

Natalizumab ist ein rekombinanter humanisierter monoklonaler Antikörper gegen Adhäsionsmoleküle, die auf der Oberfläche von Leukozyten exprimiert und für das Durchwandern der Blut-Hirn-Schranke benötigt werden.
- Wirkungsmechanismus: verhindert die Wechselwirkung zwischen dem $\alpha4\beta1$-Integrin und seinem Rezeptor, dem vaskulären Zelladhäsionsmolekül-1 (VCAM-1)
- Indikation: hochaktive, schubförmig verlaufende MS
- Nebenwirkungen: mehrere Fälle einer PML, Risiko insbesondere bei JCV-Positivität erhöht, Harnwegsinfektion, untere Atemwegsinfektion, Arthralgie, Urtikaria
- Anwendung: monatliche Infusionen

Fingolimod

Fingolimod ist ein Sphingosin-1-phosphat-Analogon und verhindert das Auswandern der Lymphozyten aus den Lymphknoten. Als Ausdruck des Wirkungsmechanismus findet sich unter der Therapie regelmäßig eine Lymphozytopenie, die in einer verminderten Migration von Lymphozyten ins ZNS resultiert.
- Wirkungsmechanismus: Sphingosin-1-phosphat-Analogon verhindert das Auswandern von Lymphozyten aus den Lymphknoten. Das Einwandern von Lymphozyten ins ZNS wird vermindert.
- Indikation: hochaktive, schubförmig verlaufende MS
- Nebenwirkungen: bradykarde Herzrhythmusstörungen, kutane Neoplasien, Makulaödem, Lymphopenie, Leberwerterhöhung, Infektionen
- Anwendung: p.o.-Gabe möglich. 1. Gabe unter EKG-Überwachung

Alemtuzumab

Alemtuzumab ist ein monoklonaler Antikörper, der gegen das Oberflächenmolekül CD52 gerichtet ist. Dieses Oberflächenantigen ist auf fast allen immunkompetenten Zellen im peripheren Blut (> 95 %) vorhanden. Erstmals wurde das Medikament 2001 für die chronisch lymphatische Leukämie und Non-Hodgkin-Lymphome zugelassen. Nach intravenöser Gabe des Medikaments kommt es innerhalb weniger Stunden zu einem Abbau der immunkompetenten Zellen des peripheren Blutes.
- Wirkungsmechanismus: Depletion aller immunkompetenten Zellen im peripheren Blut (CD52-positive Zellen)
- Indikation: hochaktive, schubförmig verlaufende MS
- Nebenwirkungen: Infusionsreaktionen, Infektionsrisiko, Auftreten von Autoimmunerkrankungen (Hashimoto-Thyreoiditis, Nephritis, Immunthrombozytopenie), Lymphopenie
- Anwendung: Infusion in 12-monatlichen Abständen, über 2 Jahre

Mitoxantron

Mitoxantron ist ein strukturell mit den Anthrazyklinen verwandtes Zytostatikum.
- Wirkungsmechanismus: reduziert vorwiegend B- und T-Lymphozyten
- Indikation: gehfähige Patienten mit sekundär chronisch progredienter MS; schubförmig-remittierende MS nach Versagen der Basistherapie
- Nebenwirkungen: Kardiotoxizität, Übelkeit, Amenorrhö, Transaminasenanstieg, evtl. leicht erhöhtes Risiko für die Entwicklung maligner Tumoren
- Anwendung: Infusion alle 3 Monate, kumulative Gesamtdosis = 140 mg/m^2 Körperoberfläche (d.h. bei üblicher Dosierung Therapiedauer knapp 3 Jahre)

CAVE Alle hier aufgeführten Substanzen sind in der Schwangerschaft kontraindiziert, was für die Familienplanung der häufig jungen Patientinnen oft ein großes Problem darstellt.

CAVE

Symptomatische Behandlung

Mit der Behandlung von MS-Symptomen sollen die Lebensqualität verbessert, die Selbstständigkeit erhalten und Komplikationen vermieden werden. Dazu hat die Physiotherapie in jedem Erkrankungsstadium einen hohen Stellenwert, außerdem kommen Krankenpflege, Ergotherapie, Logopädie, Psychotherapie und die Versorgung mit Hilfsmitteln wie z. B. Gehhilfen in Betracht. Eine medikamentöse symptombezogene Therapie bietet sich insbesondere bei der häufig auftretenden spastischen Tonussteigerung zusätzlich zur Krankengymnastik an (> Tab. 7.8). Darüber hinaus ist bei umschriebener Spastik, z. B. einer ausgeprägten Adduktorenspastik, eine lokale intramuskuläre Injektion von Botulinumtoxin möglich. Weitere Anwendungsgebiete der medikamentösen symptomatischen Behandlung sind Blasenentleerungsstörungen, Sexualfunktionsstörungen sowie Schmerzen und Missempfindungen.

Symptomatische Behandlung

In jedem Krankheitsstadium spielt die symptomatische Behandlung mit Physio-, Ergotherapie, Logopädie, Psychotherapie und schließlich Pflege eine große Rolle. Spastische Muskeltonuserhöhungen können mit Botulinumtoxin oder Medikamenten (> Tab. 7.8) gelindert werden.

Tab. 7.8 Orale antispastische Medikamente.

Wirkstoff	Wirkungsmechanismus	Nebenwirkungen
Baclofen	zentraler GABA-β-Agonist	Schwindel, Müdigkeit, Muskelschwäche
Tizanidin	α_2-Rezeptor-Agonist	Schwindel, Müdigkeit, Muskelschwäche, Übelkeit, RR-Senkung
Tetrazepam	zentraler GABA-α-Agonist	Müdigkeit, Muskelschwäche, Abhängigkeit
Tolperison	adrenerger α-Blocker	Mundtrockenheit, Schwindel, Blutdrucksenkung, anaphylaktische Reaktionen
Gabapentin*	GABA-Agonist	Schwindel, Müdigkeit, Ataxie, Muskelschwäche
Dantrolen*	periphere Muskelrelaxation	Muskelschwäche, Müdigkeit, Hepatotoxizität
Memantin*	NMDA-Rezeptor-Antagonist	Schwindel, Psychosyndrom
* Gabapentin, Dantrolen und Memantin sind in Deutschland nicht zur Behandlung spastischer Syndrome zugelassen		

TAB. 7.8

MERKE Die gezielte Behandlung von MS-Symptomen hat eine große Bedeutung bei der Verbesserung der Lebensqualität und der Vermeidung von Komplikationen.

MERKE

FALL Die bisher gesunde 25-jährige Studentin bemerkte morgens einen Schleier auf dem rechten Auge. Im Tagesverlauf nahm die Sehkraft auf dem betroffenen Auge weiter ab, sodass sie gegen Abend das Gefühl hatte, durch Milchglas zu blicken. Zudem verspürte sie bei Augenbewegungen einen dumpfen Schmerz hinter dem rechten Augapfel. Nachdem am nächsten Tag die Symptome nicht besser geworden waren, stellte sie sich in der Rettungsstelle einer nahe gelegenen großen Klinik vor. Der Augenarzt bestätigte eine hochgradige Visusminderung, weitere ophthalmologische Untersuchungen waren aber unauffällig. Der hinzugezogene Neurologe diagnostizierte anhand der typischen Symptome (subakute Visusminderung, Bulbusbewegungsschmerz) und des Alters der Patientin eine Retrobulbärneuritis und leitete nach Ausschluss eines akuten Infekts eine Infusionsbehandlung mit 1.000 mg/d Methylprednisolon über 5 Tage ein, unter der sich die Symptome innerhalb einer Woche vollständig zurückbildeten. Die zerebrale MRT zeigte multiple Marklagerläsionen mit periventrikulärer Betonung. Liquordiagnostisch wurden eine intrathekale Synthese von IgG sowie oligoklonale Banden im Liquor nachgewiesen. Die VEP-Untersuchung ergab auf dem rechten Auge eine Latenzzunahme der P100-Welle, SEP und AEP-Untersuchungen waren unauffällig. Es wurde die Diagnose eines klinisch-isolierten Syndroms gestellt. Aufgrund der zahlreichen Läsionen in der MRT wurde von einem hohen Risiko für den Übergang in eine multiple Sklerose ausgegangen und eine immunmodulatorische Therapie mit einem Interferon-beta-Präparat begonnen. 3 Monate später zeigte ein Kontroll-MRT 2 neue Läsionen, von denen eine Kontrastmittel aufnahm. Damit war die zeitliche und räumliche Dissemination bewiesen, und die Diagnose einer multiplen Sklerose wurde gestellt. Zwei Jahre später erlitt die Patientin einen weiteren Schub mit einer Sensibilitätsstörung im rechten Bein.

PRAXISTIPP

Für die meist jungen und zuvor völlig gesunden Patienten sind eine ausführliche Aufklärung, Begleitung der Diagnoseverarbeitung und Begleitung der Therapie essenziell. Sie befinden sich zumeist in einer Lebensphase, in der Berufs- und Familienplanung anstehen und in der man an Bedrohungen der eigenen Leistungsfähigkeit durch chronische Erkrankungen von nicht vorhersagbarem Verlauf noch nie gedacht hat. Dieses plötzliche „Damoklesschwert" stellt einen Bruch im eigenen Selbstverständnis und eine erhebliche Verunsicherung der Patienten dar.

7.2 Neuromyelitis optica

Die Neuromyelitis optica (NMO) ist auch unter dem Eponym Devic-Syndrom (nach dem französischen Neurologen Eugène Devic, 1858–1930) bekannt und wurde lange Zeit als Variante der MS betrachtet. Aus pathophysiologischer, klinischer, radiologischer und auch therapeutischer Sicht ist sie jedoch eine eigene Entität.

7.2 Neuromyelitis optica

Die Neuromyelitis optica (Devic-Syndrom) ist ein eigenständiges Krankheitsbild und wichtige Differenzialdiagnose zur MS.

7.2.1 Epidemiologie

Häufiger als bei der MS sind Asiat(inn)en betroffen. F:M = 9:1, medianes Erkrankungsalter ca. 39 Jahre.

7.2.1 Epidemiologie

Genaue epidemiologische Kenndaten zur NMO gibt es nicht, was nicht zuletzt auch an der mitunter schwierigen Abgrenzung gegenüber der MS liegt. Die NMO betrifft im Gegensatz zur MS stärker Personen auch „nichtkaukasischer" Herkunft, sodass sie z.B. bei Asiaten 20–30 % der demyelinisierenden ZNS-Erkrankungen ausmacht. Frauen erkranken 5- bis 9-mal häufiger als Männer, das mediane Erkrankungsalter liegt bei etwa 39 Jahren.

7.2.2 Klinik und Verlauf

Symptome vor allem des Rückenmarks und der Sehnerven, Beginn oft mit Retrobulbärneuritis oder Para-/Tetraparese und Blasenstörungen (➤ Tab. 7.9). Zerebrale Herde kommen vor, sind aber meist asymptomatisch.

7.2.2 Klinik und Verlauf

Symptome Die NMO betrifft in erster Linie das Rückenmark und die Sehnerven (➤ Tab. 7.9). Meist beginnt die Erkrankung monosymptomatisch, z.B. mit einer Myelitis variabler Ausprägung oder einer meist einseitigen Neuritis nervi optici, die sich klinisch durch eine hochgradige Visusminderung und einen Bulbusbewegungsschmerz äußert. Die spinalen Manifestationen reichen von leichten Sensibilitätsstörungen bis hin zu einem kompletten Querschnittssyndrom (➤ Kap. 1.7.2). Häufig sind ausgeprägtere Para- oder Tetraparesen und Blasenentleerungsstörungen. Durch Einbeziehung des unteren Hirnstamms kann eine zentrale respiratorische Insuffizienz auftreten. Das klassische Devic-Syndrom mit dem gleichzeitigen Auftreten einer beidseitigen Retrobulbärneuritis und einer akuten Myelitis findet sich nur bei etwa 10 % der Fälle. Eine zerebrale Beteiligung kann in etwa der Hälfte in der MRT-Bildgebung nachgewiesen werden, bleibt aber klinisch zumeist stumm.

TAB. 7.9

Tab. 7.9 Symptome der NMO.

Manifestation	Symptome
Sehnerv	ein- oder beidseitige Retrobulbärneuritis mit oft hochgradiger Visusminderung, Bulbusbewegungsschmerz
Rückenmark	variabel ausgeprägte Sensibilitätsstörungen, (symmetrische) Para- oder Tetraparesen, spinale Blasen- und Mastdarmentleerungsstörungen, komplettes Querschnittssyndrom
Hirnstamm	zentrale Atemlähmung
Gehirn	meist unspezifisch, z.B. Enzephalopathie, epileptische Anfälle, endokrinologische Symptome bei Einbeziehung des Hypothalamus

MERKE Typisch und namensgebend für die NMO ist die Manifestation an den Sehnerven und dem Rückenmark. Eine zerebrale Beteiligung kommt vor, steht aber klinisch meist nicht im Vordergrund.

Wie bei MS ist der NMO-**Verlauf** in 90 % schubförmig, jedoch öfter ohne zwischenzeitliche Remission. Insgesamt schwerere Erkrankung als die MS!

Verlauf In etwa 90 % der Fälle verläuft die NMO schubartig. Im Gegensatz zur MS bilden sich die Schübe selten spontan und meist nur unvollständig zurück. Die NMO hat einen schwerwiegenderen Verlauf als die MS, was sich auch daran ablesen lässt, dass nach einer Krankheitsdauer von 5 Jahren die Hälfte der Patienten nicht mehr ohne Hilfe gehfähig und/oder hochgradig sehbehindert ist. Die Prognose ist letztlich abhängig vom Schweregrad. Die Daten zur 5-Jahres-Überlebensrate variieren zwischen rund 70 und 90 %, wobei in erster Linie eine zentrale respiratorische Insuffizienz Todesursache sein kann.

7.2.3 Diagnostik

Die Diagnose einer NMO wird anhand von Anamnese, Klinik, MRT (➤ Abb. 7.14) und serologischen Markern gestellt. Wichtig ist die Abgrenzung zur MS (➤ Tab. 7.10).

7.2.3 Diagnostik

Die Diagnosestellung einer NMO beruht in erster Linie auf dem klinischen Bild (d.h. Anamnese und neurologischer Befund), der MRT-Bildgebung und serologischen Markern. Dabei geht es oft auch um die Abgrenzung von einer MS (➤ Tab. 7.10).

Bildgebung

Der typische MRT-Befund einer NMO ist eine ausgeprägte, langstreckige, über mindestens 3 Wirbelsegmente reichende Myelitis („longitudinally extensive transverse myelitis", LETM). Das bildmorphologische Korrelat ist ein hyperintenses Signal in T2-gewichteten Sequenzen, wobei vorwiegend die zentralen

TAB. 7.10

Tab. 7.10 Differenzierung zwischen NMO und MS.

Kriterium	NMO	MS
Geschlechterverteilung F:M	5–9:1	2:1
medianes Erkrankungsalter	35	25–30
ethnische Verteilung	Asiaten/Afroamerikaner › Kaukasier	Asiaten/Afroamerikaner ‹ Kaukasier
spinale Bildgebung	langstreckiger Befall des Rückenmarks (3 Segmente oder mehr)	kleinere, fokale Läsionen
zerebrale Bildgebung	keine Läsionen oder überwiegend MS-untypische Läsionen	MS-typische Läsionen
Liquor	oligoklonale Banden bei 15–30 %, Pleozytose in der akuten Phase, meistens mehr als 50 Zellen/µl	oligoklonale Banden bei 95 %, Pleozytose, meistens unter 50 Zellen/µl
serologische Marker	Aquaporin-Antikörper meistens positiv	Aquaporin-Antikörper negativ

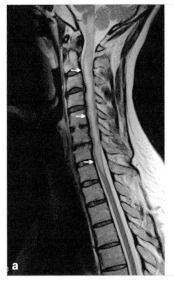 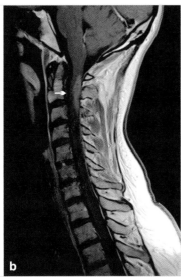

ABB. 7.14

Abb. 7.14 Neuromyelitis optica. a Langstreckige, über ca. 7 Wirbelkörper reichende hyperintense Signalstörung (Pfeile) in der sagittalen T2-gewichteten MRT. **b** Deutliche charakteristische Auftreibung des Myelons mit Kontrastmittelanreicherung in Höhe des 2. und 3. Halswirbels (Pfeil) in der sagittalen T1-gewichteten MRT.

Anteile des Rückenmarks betroffen sind (➤ Abb. 7.14). In der akuten Phase lässt sich nach Gabe von Gadolinium im T1-gewichteten Bild häufig eine Kontrastmittelanreichung nachweisen.
In der kraniellen MRT finden sich bei gut der Hälfte der Patienten ebenfalls T2-hyperintense Läsionen, die jedoch meist nicht die Kriterien einer MS-typischen Läsion erfüllen.

> **MERKE** Der typische MRT-Befund bei der NMO sind langstreckige entzündliche Läsionen im zervikalen und thorakalen Myelon. Zerebrale Läsionen schließen eine NMO nicht aus.

MERKE

Serologische Marker

Seit 2004 kann man spezifische Autoantikörper gegen Aquaporin-4 im Serum von NMO-Patienten nachweisen. Aquaporin-4 gehört zu einer Gruppe von Wasserkanälen und wird im ZNS vor allem im Sehnerv, im Rückenmark und im Hirnstamm exprimiert, womit sich auch die Prädilektionsstellen der NMO erklären lassen. Je nach Testverfahren erreicht der Aquaporin-Antikörper-Nachweis eine Sensitivität von 70–80 % bei einer Spezifität von bis zu 100 %. Damit eignet sich der Test insbesondere zur Abgrenzung der NMO von anderen entzündlichen demyelinisierenden ZNS-Erkrankungen. Der Nachweis von Aquaporin-4-Antikörpern ist mit einer ungünstigen Prognose verbunden.

Der typische **serologische Marker** der NMO sind Antikörper gegen Aquaporin-4 im Serum. Die Spezifität ist nahezu 100 %.

> **MERKE** Ein positiver Nachweis von Aquaporin-4-Antikörpern spricht bei passender neurologischer Symptomatik stark für eine NMO (➤ Tab. 7.11). Der fehlende Nachweis bei sonst typischer Befundkonstellation schließt eine NMO jedoch nicht aus.

MERKE

Tab. 7.11 Die Diagnosekriterien nach Wingerchuk (2015) unterscheiden 2 diagnostische Kategorien voneinander. Beim fehlenden Nachweis von Aquaporin-4-Antikörpern gelten strengere übrige Kriterien.

TAB. 7.11

Neuromyelitis-optica-Spektrum-Erkrankung mit Aquaporin-4-Antikörpern	• Vorliegen von mindestens einem klinischen Kriterium (s. u.) • serologischer Nachweis von Aquaporin-4-Antikörpern • Ausschluss von Differenzialdiagnosen
Neuromyelitis-optica-Spektrum-Erkrankung ohne Aquaporin-4-Antikörper oder mit unbekanntem Antikörper-Status	• Vorliegen von mindestens 2 klinischen Kriterien (s. u.) • darunter mindestens eines der **obligaten Kriterien** (Optikusneuritis, akute Myelitis) • fehlender serologischer Nachweis von Aquaporin-4-Antikörpern • Ausschluss von Differenzialdiagnosen
Klinische Kriterien	• Optikusneuritis • akute Myelitis • Area-postrema-Syndrom: Episoden mit unerklärbarem Singultus, Übelkeit oder Erbrechen • akute Hirnstamm-Syndrome • symptomatische Narkolepsie oder akute dienzephale klinische Syndrome mit NMO-typischen dienzephalen MRT-Läsionen • symptomatische zerebrale Syndrome mit NMO-typischen Hirnläsionen

Weitere diagnostische Maßnahmen

Liquor Liquordiagnostisch ist im akuten Schub eine lymphozytäre Pleozytose häufig, die Zellzahl liegt zwischen 50 und 1.000/μl. Oligoklonale Banden lassen sich bei 15–30 % der NMO-Patienten nachweisen und verschwinden oft im Krankheitsverlauf wieder (bei der MS treten OKB in 95 % der Fälle auf und sind konstant).

Im **Liquor** findet sich eine lymphozytäre Pleozytose im Schub, seltener oligoklonale Banden (15–30 %).
Elektrophysiologisch finden sich Schädigungen der zentralen Bahnen.

223

Elektrophysiologie Die Registrierung der motorischen und somatosensibel evozierten Potenziale kann evtl. eine (noch) subklinische Schädigung langer sensibler und motorischer Bahnen im Rückenmark nachweisen.

> **MERKE** Liquoranalytisch hilft insbesondere der bei der NMO oft fehlende Nachweis von oligoklonalen Banden bei der differenzialdiagnostischen Abgrenzung gegenüber der MS.

MERKE

7.2.4 Pathogenese

Die NMO ist eine chronische Entzündung mit Demyelinisierung und Axonschädigung. Unklar bleibt die Rolle der Aquaporin-4-Antikörper.

7.2.4 Pathogenese

Das histopathologische Korrelat der NMO ist eine ausgeprägte Entzündung in den betroffenen ZNS-Abschnitten Sehnerv, Rückenmark und Hirnstamm, die in diesen Regionen zu einer erheblichen Demyelinisierung und axonalen Schädigung führt. In den entzündlichen Infiltraten finden sich vor allem Makrophagen, Granulozyten und B-Zellen, weniger T-Lymphozyten. Die genaue pathogenetische Rolle der Aquaporin-4-Antikörper ist noch nicht bekannt.

7.2.5 Therapie

Im akuten Schub wird wie bei der MS ein Kortikosteroidstoß gegeben. In der Langzeittherapie steht die Immunsuppresion mit Azathioprin, Rituximab und in Einzelfällen Mitoxantron im Vordergrund.

7.2.5 Therapie

Weder für die Schubtherapie noch für die Langzeittherapie gibt es ein validiertes allgemeines Therapieschema.

Akuter Schub Analog zur MS wird im akuten NMO-Schub eine intravenöse Stoßtherapie mit hochdosierten Kortikosteroiden (1 g/d Methylprednisolon über 3–5 Tage) durchgeführt. Als Eskalationsoption bietet sich bei unzureichendem Ansprechen – insbesondere vor dem Hintergrund einer B-Zell- bzw. antikörpervermittelten Genese – die Plasmapherese an.

Langzeittherapie Die vermutlich antikörpervermittelte autoimmune Genese der Erkrankung legt den Einsatz einer immunsuppressiven Dauertherapie nahe. Eine Standardtherapie gibt es jedoch nicht. Kortikosteroide haben in der Langzeittherapie zu viele Nebenwirkungen. Die Dosis der Kortikosteroide kann allerdings durch die Kombination mit Immunsuppressiva wie Azathioprin gesenkt werden. Bei aggressiveren Verläufen hat sich der Einsatz von Rituximab, einem gegen das CD20-Molekül auf B-Zellen gerichteten monoklonalen Antikörper, bewährt, wobei das Risiko von Nebenwirkungen relativ hoch ist. Auch der Einsatz von Mitoxantron kann im Einzelfall erwogen werden.

7.3 Akute disseminierte Enzephalomyelitis

Die akute disseminierte Enzephalomyelitis (ADEM) ist der MS ähnlich, verläuft aber akut und meist monophasisch mit nur einem Schub im Rahmen von Infektionen oder Impfungen.

7.3 Akute disseminierte Enzephalomyelitis

Die akute disseminierte Enzephalomyelitis (ADEM) ist eine weitere immunologisch vermittelte Entmarkungserkrankung des ZNS. Charakteristisch sind der akute, monophasische Verlauf und der zeitliche Zusammenhang mit einem Infekt.

Ätiologisch lassen sich 2 Formen voneinander unterscheiden:

- **parainfektiös:** Auftreten im zeitlichen Zusammenhang zu einer Infektion z. B. mit Mumps-, Masern-, Röteln-, Varizellen-, Pocken-, Adeno- und Influenzaviren
- **postvakzinal:** Auftreten nach Impfung, insbesondere mit Lebendimpfstoffen z. B. mit Mumps-Masern-Röteln, Rabies, Pocken

7.3.1 Epidemiologie

Inzidenz: ca. 0,4/100.000/Jahr (Vergleich MS: 3/100.000/Jahr), vor allem Kinder und junge Erwachsene sind betroffen

7.3.1 Epidemiologie

Mit einer jährlichen Inzidenz von etwa 0,4/100.000 ist die ADEM eine Größenordnung seltener als die MS und betrifft ohne Geschlechterunterschied vorwiegend Kinder und junge Erwachsene. Bei etwa 75 % der Erkrankten lässt sich eine wenige Tage bis Wochen zurückliegende virale oder bakterielle Infektion insbesondere der oberen Atemwege eruieren. In etwa 5 % tritt die ADEM nach Impfungen auf, insbesondere nach Lebendimpfungen wie der Masern-Mumps-Röteln-Impfung (MMR), bei der mit 1–2 ADEM-Erkrankungen auf 1 Mio. Impfungen gerechnet werden muss.

Da aber das ADEM-Risiko nach einer Maserninfektion mit 1:1.000 wesentlich größer ist und die postvakzinale ADEM in der Regel milder als eine ADEM nach Maserninfektion verläuft, sollte das seltene Auftreten nach einer MMR-Impfung nicht als Argument gegen die Impfung verwendet werden.

> **MERKE** Die ADEM ist selten und tritt in den meisten Fällen nach viralen oder bakteriellen Infektionen (postinfektiös) auf, seltener auch nach Schutzimpfungen (postvakzinal).

MERKE

7.3.2 Klinik und Verlauf

Klinik: Enzephalopathie mit Bewusstseinsstörung und neurologischen Defiziten, die Tage bis Wochen nach Infekt oder Impfung auftreten
Verlauf: über 2–4 Wochen mit variabler Ausprägung, aber insgesamt guter Prognose; fulminante Fälle mit Einblutung sind möglich

7.3.2 Klinik und Verlauf

Symptome Wenige Tage bis Wochen nach einem Infekt oder einer Impfung kommt es zu einem enzephalopathischen Krankheitsbild in Kombination mit multifokalen neurologischen Symptomen (➤ Tab. 7.12). Die variabel ausgeprägten Bewusstseinsstörungen reichen von leichter Benommenheit bis zum tiefen Koma.

Verlauf Im typischen Fall entwickeln sich die Symptome akut bis subakut innerhalb von Stunden bis wenigen Tagen. Die akute Phase erstreckt sich meist über 2–4 Wochen und ist unterschiedlich stark aus-

Tab. 7.12 Klinische Präsentation der ADEM.

Manifestation	Symptome
Allgemeinsymptome	Fieber, Übelkeit, Erbrechen, Meningismus
meningoenzephalitisches Syndrom	Bewusstseinsstörungen, Kopfschmerzen, Verwirrtheit, epileptische Anfälle (33 % der Fälle), akute psychiatrische Symptome
multifokale neurologische Symptome	Pyramidenbahnzeichen, motorische/sensible Halbseitenstörungen, Visusstörungen, Aphasie, Hirnnervenausfälle, Querschnittssyndrome bei spinaler Manifestation

TAB. 7.12

geprägt. Die Prognose ist insgesamt recht gut, insbesondere Kinder erholen sich in bis zu 90 % vollständig von der Erkrankung. Todesfälle sind die Ausnahme. Selten kommt es jedoch zu hyperakuten, fulminanten Verläufen mit einer hämorrhagischen Komponente und einer deutlich schlechteren Prognose. Während der klassische und häufigste Verlaufstyp der ADEM monophasisch ist, wurden auch multiphasische und rezidivierende Verläufe beschrieben. Die Abgrenzung gegenüber einer MS kann dann schwierig sein.

MERKE Die Prognose der ADEM ist in den meisten Fällen gut. Fulminante Verläufe mit schlechter Prognose sind selten.

MERKE

7.3.3 Diagnostik

Die Diagnosestellung beruht auf der Zusammenschau von Anamnese, klinisch-neurologischem Befund und MRT. Direkt erregerbedingte Enzephalitiden wie z. B. die Herpesenzephalitis oder bakterielle Meningoenzephalitiden müssen unbedingt ausgeschlossen werden. Es gibt keinen einzelnen diagnostischen Test, der die Diagnose sichert oder widerlegt. An eine ADEM sollte insbesondere bei jungen Patienten mit einem global-enzephalopathischen Bild und multifokalen neurologischen Symptomen gedacht werden, die akut und im zeitlichen Zusammenhang mit einer Infektion oder einer Impfung aufgetreten sind. Die wichtigste Differenzialdiagnose der ADEM ist die MS (> Tab. 7.13).

7.3.3 Diagnostik
Zur Diagnostik gehören Anamnese, Klinik und MRT. Wichtig ist dabei die Abgrenzung gegen virale oder bakterielle Enzephalitiden und die MS (> Tab. 7.13).

Tab. 7.13 Differenzierung zwischen ADEM und MS.

Charakteristikum	Spricht für MS	Spricht für ADEM
weibliches Geschlecht	++	+
Alter ≤ 10 Jahre	+	+++
vorangegangener Infekt oder Impfung	+	++
schubartiger Verlauf	++++	+
polysymptomatische Präsentation	++	+++
meningoenzephalitisches Syndrom	++	+++
MRT: • periventrikuläre Läsionen • Beteiligung tiefer Kerngebiete sowie kortikal • neue Läsionen im Verlauf	++++++++	++++++
Liquor • oligoklonale Banden • Pleozytose	++++	+++

TAB. 7.13

Bildgebung

Während die CT meist unauffällig ist, zeigen sich in der MRT typischerweise multiple, beidseitige, asymmetrische Marklagerläsionen, die im Vergleich zu MS-Läsionen oft größer, z. T. konfluierend und unscharf begrenzt sind. Die tiefen Kerngebiete, insbesondere der Thalamus und die Basalganglien sowie das Kleinhirn, der Hirnstamm und das Rückenmark sind häufig betroffen. Weniger typisch ist die Beteiligung des Corpus callosum. Im akuten Stadium können die Läsionen Kontrastmittel anreichern. Da die ADEM zumeist monophasisch verläuft, befinden sich alle kontrastmittelaufnehmenden Läsionen in einem ähnlichen Aktivitätsstadium (> Abb. 7.15). Anders als bei der MS sind diese somit nicht „zeitlich disseminiert". Oft bilden sich die MRT-Veränderungen parallel zur klinischen Besserung zurück.

MRT (CT meist negativ): flächige beidseitige Läsionen, die in der Akutphase Kontrastmittel aufnehmen (> Abb. 7.15)

Liquordiagnostik

Der Liquor ist oft entzündlich verändert, zeigt also eine mäßige Pleozytose und Eiweißerhöhung, kann aber auch normal bzw. unspezifisch verändert sein. Oligoklonale Banden lassen sich in etwa 12 % bei Kindern und in bis zu 58 % bei Erwachsenen nachweisen und sind damit deutlich seltener als bei der MS. Im Gegensatz zur MS sind die oligoklonalen Banden häufig nur vorübergehend nachweisbar und bilden sich innerhalb von Monaten zurück. Wichtig ist die Liquordiagnostik auch für den Ausschluss direkt erregerbedingter Ursachen.

Liquor: meist Pleozytose und Eiweißerhöhung, seltener oligoklonale Banden

ABB. 7.15

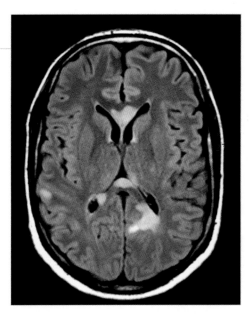

Abb. 7.15 ADEM (histologisch gesichert) In der transversalen, T1-gewichteten MRT nach Kontrastmittelgabe. Anders als bei der multiplen Sklerose zeigen alle Läsionen eine ringförmige bzw. halbringförmige Kontrastmittelaufnahme und befinden sich somit im akuten Stadium.

Das Labor ist nicht immer zielführend. Ultima ratio kann eine Hirnbiopsie sein. Per definitionem ist letztlich der monophasische Verlauf diagnoseentscheidend.

MERKE

Weitere diagnostische Maßnahmen

Routinelabor, serologische Untersuchungen und elektrophysiologische Methoden beweisen keine ADEM. Im Einzelfall kann bei unklaren Befunden oder Tumorverdacht eine Hirnbiopsie sinnvoll sein. Letztlich ist die Sicherung der Diagnose nur über den monophasischen Krankheitsverlauf möglich. Hier kann eine MRT-Verlaufskontrolle nach 3 Monaten, die keine weitere Krankheitsaktivität zeigt, hilfreich sein.

MERKE Potenziell lebensbedrohliche und kausal behandelbare Differenzialdiagnosen wie die Herpesenzephalitis oder bakterielle Meningitiden müssen umgehend ausgeschlossen werden.

7.3.4 Pathogenese

Vermutlich handelt es sich um eine Autoimmunreaktion nach Impfung oder Infekt vor dem Hintergrund einer genetischen Disposition.

7.3.4 Pathogenese

Die ADEM wird vermutlich bei entsprechender genetischer Veranlagung durch einen Umweltfaktor (Impfung, Infekt) getriggert. Zwei pathogenetische Konzepte dienen als Erklärungsmodelle der resultierenden autoimmunologischen Reaktion gegen ZNS-Bestandteile:

- **ZNS-Infektion:** Ein neurotroper Erreger schädigt ZNS-Gewebe und setzt Autoantigene frei. Dadurch können präexistente enzephalitogene T-Zellen aktiviert werden, die wiederum ins ZNS einwandern und hier eine Autoimmunreaktion auslösen.
- **Molekulares Mimikry:** Wenn Aminosäuresequenzen bestimmter Erreger oder Impfantigene (Fremdantigen) mit körpereigenen Myelinbestandteilen (Autoantigen) homolog sind, werden enzephalitogene T- und B-Lymphozyten aktiviert. Wandern diese aktivierten autoaggressiven Lymphozyten ins ZNS ein, treffen sie dort auf „ihr" spezifisches Antigen und können eine Autoimmunreaktion auslösen.

7.3.5 Therapie

Die ADEM wird mit einer Stoßtherapie mit Kortikosteroiden und ggf. Plasmapherese, Cyclophosphamid oder Mitoxantron behandelt.

7.3.5 Therapie

Die Behandlung der ADEM ist weitaus weniger standardisiert als die Therapie der MS, da große kontrollierte Therapiestudien fehlen. Bewährt hat sich in der Akutphase eine Stoßtherapie mit Kortikosteroiden analog der Behandlung des MS-Schubs. Im Bedarfsfall kann eine Plasmapherese und eine immunsuppressive Therapie mit Cyclophosphamid oder Mitoxantron als Eskalationstherapie (ADEM) erwogen werden.

7.4 Neurosarkoidose

Die **Sarkoidose** ist eine granulomatöse, systemische Erkrankung, die vor allem die Lunge, teilweise aber auch das Nervensystem befällt.

7.4 Neurosarkoidose

Die Sarkoidose (Morbus Boeck) ist eine Multisystemerkrankung letztlich unbekannter Ätiologie, die sich in 95 % der Fälle primär in der Lunge manifestiert. Bei etwa der Hälfte der Patienten verläuft die Erkrankung symptomlos und wird als Zufallsbefund bei einer Röntgenuntersuchung der Lunge diagnostiziert. Typisch ist die große Diskrepanz zwischen dem meist relativ guten Befinden des Patienten und den ausgeprägten Befunden im Röntgenbild. Charakteristisch, aber nicht spezifisch ist die Bildung von histologisch nicht verkäsenden epitheloidzelligen Granulomen.

7.4.1 Epidemiologie

Prävalenz: 10–20/100.000, Auftreten im Alter von 10–40 Jahren.
Eine Neurosarkoidose tritt nur in 5 % der Fälle auf.

7.4.1 Epidemiologie

Die Prävalenz der pulmonalen Sarkoidose beträgt 10–20/100.000, wobei große Unterschiede sowohl in der geografischen als auch in der ethnischen Verteilung bestehen. Typischerweise erkranken junge Erwachsene. 70–90 % der Patienten sind bei Diagnosestellung 10–40 Jahre alt. Neurologische Manifestationen treten bei ca. 5 % der Patienten auf, sind also relativ selten. Zu beachten ist aber, dass bei rund 50 % der Patienten mit Neurosarkoidose die neurologischen Symptome als Erstmanifestation der Sarkoidose auftreten.

7.4.2 Klinik und Verlauf

Symptome Die Sarkoidose manifestiert sich in erster Linie in der **Lunge** und in den hilären Lymphknoten. Dementsprechend sind die häufigsten Symptome Husten, Luftnot und Thoraxschmerz. **Extrapulmonale Manifestationen** finden sich an der Haut, den Augen sowie an Herz, Leber und Milz. Allgemeinsymptome wie Fatigue, Fieber und Gewichtsverlust sind häufig. **Neurologische Manifestationen** betreffen in ca. 75 % das ZNS. Das restliche Viertel verteilt sich relativ gleichmäßig auf das periphere Nervensystem und die Muskulatur. Die neurologische Symptomatik kann sehr vielgestaltig sein (➤ Tab. 7.14), wobei ein Drittel der Patienten mit Neurosarkoidose im Verlauf mehr als ein neurologisches Symptom entwickelt. Während Manifestationen des ZNS meist schon recht früh im Krankheitsverlauf auftreten, lässt sich eine Beteiligung peripherer Nerven und Muskeln üblicherweise erst später beobachten.

Tab. 7.14 Neurologische Manifestationen der Neurosarkoidose.

System	Symptome
Hirnnerven	• periphere Fazialisparese bis zu 50 % der Fälle (komplett oder inkomplett), häufig beidseits und rezidivierend • Visusstörungen, Atrophie des Sehnervs • Gleichgewichts- und Hörstörungen bei Affektion des N. vestibulocochlearis • Sensibilitätsstörungen oder Trigeminusneuralgie • Okulomotorikstörung bei Beteiligung der Hirnnerven III, IV und VI • Beteiligung aller Hirnnerven prinzipiell möglich (Polyneuritis cranialis)
Hirnparenchym	• Enzephalopathie (25 % der Fälle) mit Psychosyndrom, kognitiven Störungen bis zum demenziellen Abbau, epileptischen Anfällen • psychiatrisch-produktive Symptome • je nach Lage der granulomatösen Herde fokal neurologische Ausfälle, Liquorzirkulationsstörungen, Hydrozephalus
Hypothalamus	• neuroendokrine Dysfunktion mit Polyurie • Temperatur- und Appetitregulationsstörungen • Libidostörung • Schilddrüsen-, Nebennieren- bzw. gonadale Funktionsstörungen
Meningen	• akute aseptische oder chronische Meningitis • parameningeale Herde mit Verdrängung benachbarter Strukturen
Rückenmark (20 % der Fälle)	• Myelopathie • Querschnittssyndrome
peripheres Nervensystem	• Radikulopathie, Kauda-Syndrom • akute oder chronische Polyneuropathie

Verlauf Bei einem Drittel der Patienten verläuft die Erkrankung chronisch rezidivierend, bei zwei Drittel eher monophasisch. 5–10 % der Patienten, insbesondere Patienten mit parenchymatöser ZNS-Beteiligung, versterben an der Neurosarkoidose oder den Folgen der dauerhaften Immunsuppression, die einen erheblichen Risikofaktor für opportunistische Infektionen darstellt.

7.4.3 Diagnostik

Eine Neurosarkoidose wird vor allem bei Patienten mit bekannter Sarkoidose diagnostiziert. Die Diagnosestellung beruht wie z. B. auch bei der MS und der ADEM auf mehreren Bausteinen. Wenn die neurologischen Symptome als oder gemeinsam mit der Erstmanifestation der Sarkoidose auftreten, stellen sie regelmäßig eine diagnostische Herausforderung dar (➤ Tab. 7.15).

Tab. 7.15 Wichtige Differenzialdiagnosen der Neurosarkoidose.

Hirnnervenlähmung	• idiopathische periphere Fazialisparese • Neuroborreliose • Guillain-Barré-Syndrom • multiple Sklerose (insbesondere bei Optikusbeteiligung)
Beteiligung mehrerer Hirnnerven	• Neurotuberkulose • Neuroborreliose • Meningeosis (karzinomatös oder lymphomatös)
Parenchymläsionen	• primäre Hirntumoren, vor allem Astrozytome, ZNS-Metastasen • chronische Entzündungen (Lues, Neuroborreliose, Tuberkulose, Morbus Whipple, Granulomatose mit Polyangiitis [Wegener-Granulomatose]), MS
meningeale Beteiligung	• virale Meningitis (auch HIV) • Tuberkulose, Lues, Granulomatose mit Polyangiitis (Wegener-Granulomatose) • Meningeosis carcinomatosa

Bildgebung

Die MRT mit Kontrastmittel ist die Methode der Wahl für den Nachweis einer ZNS-Manifestation. In 60–80 % lässt sich eine leptomeningeale homogene Kontrastmittelanreicherung als Korrelat der Meningitis nachweisen. Bei etwa der Hälfte der Patienten mit Neurosarkoidose finden sich multiple periventrikuläre Marklagerläsionen. Bei jedem 3. Patient können raumfordernde Granulome im ZNS-Parenchym diagnostiziert werden. Bei 10–15 % besteht ein Hydrozephalus.

7.4.2 Klinik und Verlauf
Neurologische **Symptome** entstehen durch Befall von ZNS, PNS und Muskulatur (➤ Tab. 7.14). Der **Verlauf** ist chronisch rezidivierend (⅓) oder monophasisch (⅔). Eine ZNS-Beteiligung kann tödlich verlaufen!

TAB. 7.14

7.4.3 Diagnostik
Die Diagnostik kann knifflig sein, vor allem bei unklaren neurologischen Symptomen ohne bekannte Sarkoidose (➤ Tab. 7.15).

TAB. 7.15

Bildgebend ist eine MRT wichtig, hier finden sich leptomeningeale Kontrastmittelanreicherungen, oft auch periventrikuläre Läsionen.

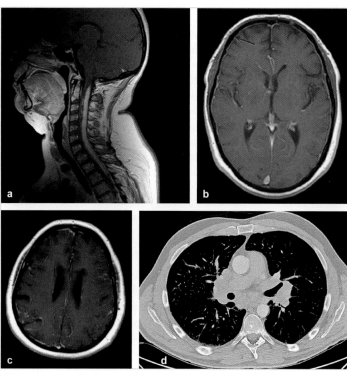

Abb. 7.16 Neurosarkoidose. a–c Kontrastmittelgestützte T1-Wichtungen. **a** Longitudinale ausgedehnte Myelitis des Hals- und Brustmarks. **b** Verdickung der Dura mater mit Bildausschnitt. **c** Granulome der Pia mater (Pfeile). **d** Bronchopulmonale Adenopathie in der CT Thorax. [T534]

Liquordiagnostik

Die Liquordiagnostik ist notwendig, insbesondere um infektiöse Ursachen auszuschließen. Es gibt keine für die Neurosarkoidose spezifische Konstellation oder Parameter im Liquor:

- bei ca. 50 % lymphozytäre Pleozytose (meist bis zu 200 Zellen/µl) und mäßig erhöhtes Liquorprotein
- IgG-Index normal oder intrathekale Ig-Synthese mit Dreiklassenreaktion (IgG = IgA > IgM)
- oligoklonale Banden können auftreten, sind aber im Verlauf oft wieder negativ
- Konzentration des ACE kann erhöht sein, es gibt aber keine verlässlichen Normwerte (auch bei Infekten oder Meningeosis carcinomatosa kann ACE erhöht sein)

Die Liquordiagnostik dient dem Ausschluss infektiöser Ursachen (➤ Tab. 7.15). In 50 % besteht eine lymphozytäre Pleozytose.

Serologische Parameter

Die Routinelabordiagnostik ergibt allenfalls unspezifische Veränderungen. Im Einzelfall findet sich eine Hyperkalzämie. Das ACE im Serum ist lediglich bei etwa 30 % der Patienten erhöht. Der von aktivierten T-Lymphozyten freigesetzte lösliche Interleukin-2-Rezeptor (sIL-2R) kann als Marker für die Erkrankungsprogression dienen.

Serologische Marker sind eine Hyperkalzämie, ein erhöhtes ACE und der Interleukin-2-Rezeptor.

Weitere diagnostische Maßnahmen

Richtungweisend kann der Röntgen- oder CT-Befund des Thorax sein. Bronchoskopisch-bioptisch lassen sich bei über 70 % epitheloidzellige nicht verkäsende Granulome nachweisen. Ergänzt werden sollte die Bronchoskopie durch eine bronchoalveoläre Lavage, die als sehr sensitiv gilt und im typischen Fall eine deutliche Zellzahlerhöhung und einen pathologisch erhöhten CD4/CD8-Quotienten aufweist. Bei unklarem Befund oder isolierter ZNS-Symptomatik kann auch eine Hirnbiopsie erforderlich sein.

Weitere diagnostische Maßnahmen:
- Röntgen-/CT-Thorax
- Bronchoskopie + Lavage (CD4/CD8-Quotient ↑)
- Hirnbiopsie

MERKE

MERKE Die Diagnose einer Neurosarkoidose wird in Zusammenschau des klinischen Befundes, der Bildgebung, der Liquoruntersuchung und nach Ausschluss anderer Differenzialdiagnosen gestellt. Pathognomonische Einzelbefunde gibt es mit der Ausnahme der Histologie nicht.

7.4.4 Therapie

Therapie der 1. Wahl sind Kortikosteroide. In der Erhaltungstherapie werden zusätzlich Immunsuppressiva (Azathioprin, Methotrexat, Mycophenolat-Mofetil oder TNF-α-Inhibitoren) eingesetzt.

7.4.4 Therapie

Kortikosteroide gelten allgemein als die anerkannte Erstlinientherapie. Ihre Dosis und Dauer hängen von den Symptomen und davon ab, wie die Patienten auf die Therapie ansprechen. Bei sehr akutem Krankheitsverlauf, schwerer Einschränkung oder schneller Verschlechterung sollte zuerst eine intravenöse Stoßtherapie mit Methylprednisolon analog der Behandlung des akuten MS-Schubs erfolgen, gefolgt von einer oralen Erhaltungstherapie. Die Kombinationstherapie mit niedriger dosierten Kortikosteroiden und anderen Immunsuppressiva wie z. B. Azathioprin, Methotrexat, Mycophenolat-Mofetil, Hydroxychloroquin oder Tumor-Nekrose-Faktor-alpha-Inhibitoren ist wahrscheinlich ebenfalls gut wirksam und bietet den Vorteil, die dosisabhängigen Nebenwirkungen einer längerfristigen Behandlung mit Kortikosteroiden zu reduzieren.

> **PRAXISTIPP**
>
> Bei meningealer oder parenchymatöser ZNS-Manifestation sollte über 4 Wochen mit einer täglichen Prednisondosis von 1,0–1,5 mg/kg KG behandelt werden. Die Therapie sollte langsam, über mehrere Monate, ausgeschlichen werden, da anderenfalls eine Reaktivierung zu befürchten ist. Ein abruptes Absetzen birgt zudem die Gefahr einer akuten Nebennierenrindeninsuffizienz. Als Richtlinie sollte die Dosis alle 2 Wochen um 5 mg/d reduziert werden. Ab einer Dosis von ca. 10 mg/d wird alle 2 Wochen um 1 mg/d reduziert. Bei Verschlechterung sollte die Dosis wieder verdoppelt bzw. über 10 mg/d angehoben werden.

7.5 Morbus Behçet

Der Morbus Behçet (auch Morbus Adamantiades-Behçet) wird als chronisch rezidivierend verlaufende entzündliche Erkrankung der Blutgefäße zu den systemischen Vaskulitiden gerechnet. Betroffen ist nicht nur der arterielle, sondern vor allem auch der venöse Schenkel des Gefäßsystems. Benannt ist die Erkrankung nach dem türkischen Dermatologen Hulusi Behçet, der 1937 als einer der Ersten die typische Symptomtrias beschrieb:

* Augenentzündung
* Hautveränderungen
* orale Aphthen

7.5.1 Epidemiologie

Die Prävalenz zeigt enorme geografische und ethnische Unterschiede. Besonders häufig ist die Erkrankung entlang der alten Seidenstraße zu finden, die sich von Ostasien bis zum Mittelmeer erstreckte. Am höchsten ist sie mit 80–370/100.000 in der Türkei, deutlich seltener z. B. in Japan, Korea, China oder auch im Iran (13–20/100.000). Verglichen mit diesen Zahlen, ist der Morbus Behçet in Deutschland eine Rarität (ca. 0,3/100.000). Die Erkrankung manifestiert sich typischerweise im jungen Erwachsenenalter zwischen dem 20. und 40. Lebensjahr. Im Gegensatz zu den meisten anderen Autoimmunerkrankungen sind Männer häufiger betroffen als Frauen. ZNS-Manifestationen treten bei etwa 10 % der Patienten auf.

7.5.2 Pathogenese

Die Entstehung des Morbus Behçet ist bisher noch weitgehend ungeklärt. Charakteristisches Merkmal ist eine leukozytoklastische Vaskulitis vorwiegend der kleinen arteriellen und venösen Gefäße. Eine Verbindung zu genetischen Faktoren wird beschrieben, so korreliert z. B. das Erkrankungsrisiko mit bestimmten HLA-Typen, insbesondere HLA-B51, das bei etwa 70 % der Patienten unabhängig von der Herkunft nachweisbar ist. Vermutlich wird die Erkrankung bei entsprechender genetischer Disposition durch äußere Faktoren wie bakterielle oder virale Infektionen getriggert.

7.5.3 Klinik

Das Hauptsymptom des Morbus Behçet sind wiederkehrende, meist schmerzhafte orale und genitale Aphthen. Andere klinische Manifestationen treten in unterschiedlicher Häufigkeit und Ausprägung auf (> Tab. 7.16).

Tab. 7.16 Klinische Manifestationen des Morbus Behçet.

Organ	Häufigkeit	Symptomatik
Auge	60–80 %	Panuveitis (anterior und posterior), retinale Vaskulitis, Makulaödem, Glaskörperinfiltration
Gelenke	ca. 70 %	nicht erosive Oligoarthritis
Haut	variabel	orale Aphthen (nahezu alle Patienten), genitale Aphthen (60–80 %), papulopustulöse Effloreszenzen, Erythema nodosum
ZNS	10 %	Sinus-Venen-Thrombosen, Hirninfarkte, Meningoenzephalitis, fokale Läsionen, auch infratentoriell, Retrobulbärneuritis, spinale Manifestation
innere Organe	selten	gastrointestinale Ulzerationen, Glomerulonephritis, kardiale Beteiligung

Eine neurologische Beteiligung ist bei Männern häufiger als bei Frauen, wobei eine parenchymatöse und eine seltenere vaskuläre Form unterschieden wird:

* **Parenchymatöse Form:** Läsionen im periventrikulären Marklager, in den Basalganglien, im Hirnstamm und im Rückenmark führen zu entsprechenden fokalen Symptomen wie z. B. Hemiparesen, Gesichtsfeldstörungen, kognitiven Störungen, Vigilanzstörungen, Aphasie, Dysarthrie oder Querschnittssyndromen. Seltener treten meningoenzephalitische Symptome auf.
* **Vaskuläre Form:** Es treten vor allem Sinus-Venen-Thrombosen, aber auch Hirninfarkte, Dissektionen und Aneurysmablutungen bei Beteiligung von arteriellen Gefäßen auf.

> **MERKE** Im Gegensatz zu anderen Vaskulitiden ist eine periphere Polyneuropathie kein typisches Merkmal des Morbus Behçet.

7.5 Morbus Behçet

Der Morbus Behçet ist eine systemische Vaskulitis, die arterielle und venöse Gefäße befällt. Die typische klinische Trias: Augenentzündungen, Hautveränderungen und orale Aphthen.

7.5.1 Epidemiologie

Prävalenz: Häufung entlang der alten Seidenstraße; höchste Prävalenz in der Türkei; Erkrankungsalter 20.–40. Lebensjahr, Männer sind häufiger betroffen.

7.5.2 Pathogenese

Es findet sich eine leukozytoklastische Vaskulitis kleinerer Gefäße. Genetische Disposition: 70 % der Patienten besitzen das Merkmal HLA-B51.

7.5.3 Klinik

Es kommt zu schmerzhaften oralen und genitalen Aphthen. Der „Neuro-Behçet" kann eine parenchymatöse oder vaskuläre Form annehmen (> Tab. 7.16).

TAB. 7.16

MERKE

7.5.4 Diagnostik

Die Diagnose beruht auf der korrekten Interpretation der Symptome (> Tab. 7.17). Wichtig ist der Ausschluss anderer Ursachen von Aphthen (habituell, HSV, SLE, Steven-Johnson-Syndrom, Lues).

7.5.4 Diagnostik

Es gibt keine spezifischen Labortests, die Diagnose wird anhand klinischer Symptome gestellt, wobei verschiedene, allerdings ähnliche Diagnosekriterien existieren (> Tab. 7.17). Die oralen Aphthen (Hauptkriterium) müssen gegen habituelle Aphthen und solche bei HSV-Infektion, beim Stevens-Johnson-Syndrom und bei anderen systemischen rheumatischen Erkrankungen (z. B. SLE) oder als Nebenwirkung von Medikamenten wie Methotrexat abgegrenzt werden. Die Aphthen beim Morbus Behçet sind in der Regel größer (bis zu 1 cm), treten auch an ungewöhnlichen Stellen wie dem harten Gaumen auf, heilen sehr langsam ab und hinterlassen oft Narben. Genitale Läsionen sollten immer auch Anlass zu einer Untersuchung auf venerische Erkrankungen, insbesondere einer Lues, geben.

TAB. 7.17

Tab. 7.17 Diagnosekriterien Morbus Behçet. Neben dem Hauptkriterium müssen mindestens 2 Nebenkriterien erfüllt sein.

Hauptkriterium	Nebenkriterien
• rezidivierende **orale Aphthen:** kleine oder große aphthöse oder herpetiforme Ulzerationen, mindestens dreimal innerhalb von 12 Monaten	• rezidivierende **genitale Läsionen:** aphthöse Ulzerationen oder Vernarbungen • **Augenbeteiligung:** Uveitis anterior, Uveitis posterior oder Zellen im Glaskörper bei der Spaltlampenuntersuchung oder retinale Vaskulitis • **Hautmanifestationen:** Erythema nodosum, Pseudofollikulitis oder papulopustulöse Läsionen oder akneiforme Knötchen bei postadoleszenten Patienten ohne Steroidtherapie • **positiver Pathergietest:** papulopustulöse Effloreszenz nach mechanischem Hautreiz

Bildgebung

Die zerebrale bzw. spinale MRT ist die Methode der Wahl. Es finden sich ausgedehnte multifokale T2-hyperintense Läsionen vor allem in der weißen Substanz, die deutlich Kontrastmittel aufnehmen. Das Verteilungsmuster ist im Gegensatz zur MS nicht typisch periventrikulär. Auch infratentoriell, und hier besonders im Hirnstamm, lassen sich Läsionen nachweisen. Neben der weißen Substanz ist charakteristischerweise auch die graue Substanz betroffen.

Die **MRT** ist am sensitivsten, hier findet man bei zerebraler Beteiligung periventrikuläre und infratentorielle Läsionen.

Liquordiagnostik

Die Liquoranalyse zeigt im typischen Fall eine meist mäßige lymphozytäre Pleozytose. Im Einzelfall können auch Liquorveränderungen wie bei einer bakteriellen Meningitis mit massiver Erhöhung der Zellzahl sowie einer Laktaterhöhung vorkommen. Oligoklonale Banden (IgG und IgM) sind meist vorhanden, finden sich aber häufig auch im Serum.

Liquor: meist mäßige lymphozytäre Pleozytose

Weitere diagnostische Maßnahmen

HLA-Typisierung Hilfreich kann aufgrund der Assoziation mit dem *HLA-B51*-Gen eine entsprechende HLA-Typisierung sein.

Biopsie Im Zweifelsfall kann eine Hirnbiopsie erforderlich werden, wobei in der Regel eine histologische Untersuchung der leicht zugänglichen Hautläsionen diagnostisch ausreichend ist.

Pathergie-Test Typisches Zeichen beim Morbus Behçet ist die Bildung papulopustulöser Effloreszenzen nach mechanischen Reizen der Haut. Dieses Phänomen lässt sich durch den Pathergie-Test prüfen. Dazu wird mit einer dünnen Kanüle an der Innenseite des Unterarms Kochsalzlösung intrakutan injiziert und die Reaktion nach 24–48 Stunden abgelesen. Im positiven Fall bildet sich eine entsprechende Effloreszenz an der Injektionsstelle. Der Pathergie-Test ist bei bis zu 30 % der Patienten mit Morbus Behçet positiv.

Weitere Diagnostik:
• HLA-Typisierung (kann die Diagnose stützen)
• Hautbiopsie oder zuletzt Hirnbiopsie
• **Pathergietest:** 30 % der Patienten bilden papulopustulöse Effloreszenzen nach intrakutaner Kochsalzinjektion aus

7.5.5 Therapie

Die Behandlung der neurologischen Beteiligung im Rahmen des Morbus Behçet richtet sich stark nach den zugrunde liegenden Symptomen.

7.5.5 Therapie

CAVE

CAVE Fokale Parenchymläsionen, Enzephalitis und zerebrale Vaskulitis sind als potenziell lebensbedrohlich einzuschätzen und erfordern eine Kombinationstherapie aus hochdosierten Kortikosteroiden und einem anderen Immunsuppressivum.

Da es kaum Daten zur Effektivität bezüglich der neurologischen Beteiligung des Morbus Behçet gibt, hängt die Wahl des 2. Immunsuppressivums vor allem vom jeweiligen Wirkungs-Nebenwirkungs-Profil ab.

7.6 ZNS-Manifestationen rheumatologischer Erkrankungen

7.6 ZNS-Manifestationen rheumatologischer Erkrankungen

Der rheumatologische Formenkreis umfasst Vaskulitiden und Kollagenosen, die im Rahmen ihrer systemischen Manifestation oft das Nervensystem angreifen.

Bei einer Reihe von Erkrankungen aus dem rheumatologischen Formenkreis, insbesondere bei **Vaskulitiden,** sind das zentrale oder periphere Nervensystem mit unterschiedlicher Häufigkeit beteiligt. Auch bei **Kollagenosen** kann das Nervensystem über eine begleitende Vaskulitis beteiligt sein. Insgesamt ist die neurologische Manifestation solcher Erkrankungen im Alltag selten, wird aber immer dann zur wichtigen

Differenzialdiagnose, wenn systemische Manifestationen (Haut- und Gelenkveränderungen, Beteiligung innerer Organe) in Kombination mit neurologischen Symptomen auftreten.

> **MERKE** Die ZNS-Manifestation einer Vaskulitis ist eine seltene, im Einzelfall aber sehr wichtige Differenzialdiagnose bei den entzündlichen ZNS-Erkrankungen.

MERKE

7.6.1 Grundlagen

Einteilung der Vaskulitiden

Vaskulitiden können nach der Größe der vorrangig betroffenen Gefäße (> Tab. 7.18) oder nach pathogenetischen Kriterien (> Tab. 7.19) eingeteilt werden. Eine Sonderrolle nimmt die isolierte ZNS-Vaskulitis ein, die sich per Definition ausschließlich an den mittelgroßen Gefäßen im ZNS manifestiert, also keine weiteren Manifestationen aufweist.

7.6.1 Grundlagen

Vaskulitiden werden nach Gefäßen (> Tab. 7.18) oder nach Pathogenese (> Tab. 7.19) eingeteilt.

Tab. 7.18 Einteilung der Vaskulitiden mit möglicher ZNS-Manifestation nach Größe der betroffenen Gefäße.

Vaskulitis der großen Arterien	Riesenzellarteriitis	• Arteriitis temporalis (cranialis) • Takayasu-Arteriitis
Vaskulitis der mittleren Arterien	• isolierte ZNS-Vaskulitis • Panarteriitis nodosa	
Vaskulitis der kleinen Arterien	ANCA-assoziiert	• Granulomatose mit Polyangiitis (Wegener-Granulomatose) • Churg-Strauss-Syndrom • mikroskopische Polyangiitis
	immunkomplexvermittelt	• Morbus Behçet • medikamenteninduziert • infektassoziiert • bei Kollagenosen (rheumatoide Arthritis, SLE, Sjögren-Syndrom)

TAB. 7.18

> **LERNTIPP** Oft wirken die Vaskulitiden abstrakt und abschreckend. Es hilft aber, diese anhand der Einteilung der befallenen Gefäße (große, mittlere, kleine Arterien) zu lernen und mit Systematik zu verinnerlichen!

Tab. 7.19 Pathogenetische Einteilung der wichtigsten Vaskulitiden.

Primäre Vaskulitiden	• Arteriitis temporalis cranialis • Takayasu-Arteriitis • Panarteriitis nodosa • Granulomatose mit Polyangiitis (Wegener-Granulomatose) • Churg-Strauss-Syndrom • mikroskopische Polyangiitis • Morbus Behçet	
Sekundäre Vaskulitiden	Medikamente, Drogen	• Phenytoin, Hydralazin, Thyreostatika, Thiazide, Sulfonamide, Penicillin • Kokain, Amphetamin, Morphin und Abkömmlinge
	Infektionen	HIV, Hepatitis, Herpesgruppe, Borrelien, Lues, Streptokokken, Mykobakterien, Aspergillus
	Kollagenosen	rheumatoide Arthritis, SLE, Sjögren-Syndrom
	maligne Erkrankungen	Karzinome, lympho- und myeloproliferative Erkrankungen, paraneoplastisch
	entzündliche Darmerkrankungen	Colitis ulcerosa, Morbus Crohn
Andere Vaskulitiden	isolierte ZNS-Vaskulitis	

TAB. 7.19

Klinik

Vaskulitiden sind Systemerkrankungen und können daher in Abhängigkeit von der Schwere, dem Stadium und der Organmanifestation zu einer Vielzahl von Symptomen führen. Ein vaskulitischer Prozess im ZNS äußert sich unabhängig von der zugrunde liegenden Erkrankung meistens mit folgenden eher unspezifischen neurologischen Leitsymptomen:

- Kopfschmerzen (subakut bis chronisch, häufigstes Symptom)
- enzephalopathisches Syndrom (Persönlichkeitsänderung, kognitive Defizite)
- psychiatrische Symptome (affektive Störungen, psychotische Symptome)
- multifokale neurologische Symptome, die häufig einem vaskulären Muster folgen (Hirninfarkte, Blutungen, Enzephalitis, Myelitis)
- epileptische Anfälle

Als klinische Zeichen des systemischen Prozesses finden sich in den meisten Fällen Fieber, Gewichtsverlust, Nachtschweiß und Adynamie. Wichtige Organmanifestationen sind in > Tab. 7.20 aufgeführt.

Die **Klinik** der Vaskulitiden ist bestimmt durch die betroffenen Organe (> Tab. 7.20). Eine ZNS-Beteiligung äußert sich häufig mit Kopfschmerzen, epileptischen Anfällen, neuropsychiatrischen Störungen und fokal neurologischen Defiziten. Als systemische Erkrankungen führen sie zu Adynamie und B-Symptomatik.

TAB. 7.20

Tab. 7.20 Wichtige Organmanifestationen bei Vaskulitiden.

Organ	Symptome
Haut	Livedo reticularis, Purpura, Urtikaria, Raynaud-Symptomatik, Akrozyanose, Ulzera, Pyoderma gangraenosum
Atemwege	Sinusitis, (blutiger) Schnupfen, Schleimhautulzera, Nasenseptumnekrose, -perforation, Asthma, Hämoptysen
Herz und Gefäße	Perimyokarditis, Angina pectoris, Thrombosen, Gefäßstenosen, Aneurysmen, Extremitäteninfarkte
Gastrointestinaltrakt	kolikartige Bauchschmerzen, blutige Stühle
Urogenitaltrakt	Oligurie/Polyurie, Ödeme, Mikro-/Makrohämaturie, Nierenversagen
Auge	Episkleritis, Uveitis, Amaurosis
Nervensystem	Polyneuropathie, Myositis, kraniale Neuropathien, ischämische Hirninfarkte, zerebrale Blutungen, Enzephalitis, Myelitis

Diagnostik

Entscheidend bei der Diagnosefindung ist, im richtigen Moment an die ZNS-Manifestation einer systemischen Vaskulitis oder auch an eine isolierte ZNS-Vaskulitis zu denken.

Labor Charakteristisch ist der Nachweis einer systemischen Entzündungsreaktion (CRP-Erhöhung, BSG-Beschleunigung) – außer bei der isolierten ZNS-Vaskulitis, bei der in aller Regel keine erhöhten Entzündungsparameter außerhalb des ZNS gefunden werden. Der serologische Nachweis von Vaskulitisparametern sollte gezielt und an der Klinik orientiert erfolgen, da man sonst durch falsch positive Parameter in die Irre geführt werden kann. Beispielsweise reagieren die antinukleären Antikörper (ANA) bei vielen systemischen entzündlichen Prozessen und sind auch bei der MS häufig schwach positiv nachweisbar.

Organdiagnostik Die Auswahl der diagnostischen Verfahren richtet sich nach der jeweiligen Organmanifestation. Bei Verdacht auf eine ZNS-Beteiligung kommen neben der Basisdiagnostik (Serum, Urin) in erster Linie die Liquordiagnostik und die MRT einschließlich MR-Angiografie zum Einsatz. Bei begründetem Verdacht ist zumeist eine DSA zum Nachweis multipler intrakranieller Gefäßstenosen erforderlich, oder es kann sogar eine leptomeningeale bzw. Hirnbiopsie notwendig werden.

Diagnostik: Feststellung von Entzündungszeichen und einer systemischen Organbeteiligung. Hinweise ergeben sich aus Labor (CRP, BSG, Vaskulitisparameter) und Organdiagnostik (Serum, Urin, Liquor). Bei isoliertem ZNS-Befall sind oft eine zerebrale Angiografie und eine leptomeningeale oder Hirnbiopsie nötig.

MERKE

MERKE Richtungsweisend für die ZNS-Manifestation einer systemischen Vaskulitis oder Kollagenose ist die Kombination aus neurologischen Symptomen, weiteren Organmanifestationen und systemischen Entzündungszeichen.

Therapieprinzipien

Das grundlegende Ziel bei der Behandlung von Vaskulitiden ist, die (Auto)Immunreaktion zu begrenzen. Die Therapie der Wahl ist daher der Einsatz von Immunsuppressiva wie Azathioprin oder Cyclophosphamid in Kombination mit Kortikosteroiden. Entscheidend ist, dass ausreichend wirksam und ausreichend lange therapiert wird.

Das grundsätzliche **Therapieprinzip** ist die langfristige und wirksame Immunsuppression.

7.6.2 Wichtige Erkrankungen mit möglicher ZNS-Vaskulitis

Im Folgenden werden die wichtigsten Krankheitsbilder, die zu einer ZNS-Vaskulitis führen können, dargestellt.

7.6.2 Wichtige Erkrankungen mit möglicher ZNS-Vaskulitis

Riesenzellarteriitis

Sowohl bei der Takayasu-Arteriitis als auch bei der Arteriitis temporalis führt die Proliferation der Intima zu einem okklusiven Gefäßprozess an den großen Arterien. Die Bezeichnung geht auf die histologisch charakteristischen mehrkernigen Riesenzellen zurück. Die bei anderen Vaskulitiden typischen Gefäßwandnekrosen fehlen bei den Riesenzellarteriitiden.

Riesenzellarteriitis

Riesenzellarteriitiden sind die Takayasu-Arteriitis und die Arteriitis temporalis. Sie führen zu Stenosen großer Arterien.

Takayasu-Arteriitis

Diese Riesenzellarteriitis ist in Europa und den USA selten (Inzidenz ca. 0,25/100.000), in Südostasien, Indien und Mexiko dagegen wesentlich häufiger. Betroffen sind junge Frauen bis zum 30. Lebensjahr. Die Intima der vom Aortenbogen abgehenden Gefäße (besonders A. subclavia, Truncus brachiocephalicus, A. carotis communis) proliferiert und bevorzugt dabei meist eine Körperseite, was zu asymmetrischen Krankheitszeichen führt. Die Intimaproliferation führt zu Durchblutungsstörungen in den abhängigen Körperpartien. Klinisch finden sich zunächst ein deutlich seitendifferenter Blutdruck und ein Verlust des Radialispulses. Im weiteren Verlauf treten zerebrale Ischämien, Synkopen und eine renale Hypertonie durch Mitbefall der Nierenarterien auf. Diagnostisch weiterführend sind die MR-Angiografie des Aortenbogens und seiner großen abgehenden Gefäße und die Gefäßwandbiopsie.

Takayasu-Arteriitis: verbreitet in Südostasien, Indien und Mexiko, vor allem bei Frauen < 30 Jahren. Befallen sind die Abgänge des Aortenbogens.
- Klinik: zerebrale Ischämien, Synkopen und Nierenbeteiligung
- RR-Differenz und einseitiger Verlust des Radialispulses

Arteriitis temporalis

Sie tritt vor dem 50. Lebensjahr praktisch gar nicht auf und ist dann bei Menschen zwischen dem 75. und 85. Lebensjahr häufig. Die jährliche Inzidenz beträgt ab dem 50. Lebensjahr etwa 20/100.000. In 50–70 %

der Fälle ist die Erkrankung mit einer Polymyalgia rheumatica assoziiert. Betroffen sind in erster Linie die Äste der A. carotis externa.

Klinik und Diagnostik   Klinisch sind anhaltende, meist bohrende Kopfschmerzen und eine druckdolente, tastbar verhärtete A. temporalis typisch. Es kommt zu (passageren) Visusstörungen (Amaurosis fugax) und zur Claudicatio masticatoria (Kauschmerz), bei der die vaskulitischen Veränderungen einen belastungsabhängigen Ischämieschmerz der Kaumuskulatur hervorrufen. Dieser zwingt die Patienten zu Pausen beim Kauen. Die Entzündungsparameter im Blut (CRP, BSG) sind nahezu immer stark erhöht, Allgemeinsymptome wie Abgeschlagenheit, Gewichtsverlust, Nachtschweiß sind häufig. Die Diagnose kann durch eine Biopsie der A. temporalis gesichert werden. Die Farbduplexsonografie kann eine echoarme Wandverdickung der Temporalarterien (Halo-Zeichen, > Abb. 7.17) nachweisen (Spezifität vor allem bei erfahrenen Untersuchern > 95 %). Somit ist dieses Verfahren bei positivem Befund und typischer Klinik zur Diagnosestellung ohne zusätzliche Biopsie ausreichend.

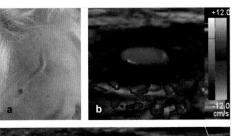
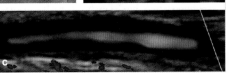

Abb. 7.17 Arteriitis temporalis. a Die Arterie ist geschwollen (und druckschmerzhaft). **b, c** A. temporalis superficialis in der farbcodierten Duplexsonografie (a = axial, b = longitudinal) mit typischer (inflammatorischer) Verdickung der Gefäßwand als vermindert echogener (sonografisch daher schwarzer) Umgebung des endoluminalen (roten) Flusssignals. In der axialen Ebene spricht man wegen der Ringbildung auch von Halo-Zeichen. [T534]

Therapie und Verlauf   Bereits bei Verdacht muss umgehend eine Behandlung mit Kortikosteroiden (1 mg/kg KG täglich) eingeleitet werden, denn es droht eine dauerhafte Erblindung eines oder beider Augen durch Beteiligung der Ziliararterien. Obwohl in erster Linie Äste der A. carotis externa betroffen sind, kann der entzündliche Prozess auf intrakranielle Gefäße übergreifen. Diese Form („Arteriitis cranialis") birgt ein großes Risiko von Hirninfarkten. Die Erkrankung spricht zumeist gut auf Kortikosteroide an und zeigt unter adäquater Steroidbehandlung selten Rezidive oder eine Chronifizierung. In der Regel heilt die Krankheit innerhalb von 3 Jahren vollständig aus. Der Interleukin-6-Rezeptor-Alpha-Inhibitor Tocilizumab erhöht die Wirkung einer alleinigen Kortikosteroidtherapie.

PRAXISTIPP

Diagnosekriterien der Arteriitis temporalis

- neu aufgetretener anhaltender Kopfschmerz
- Alter bei Erstmanifestation > 50 Jahre
- deutlich erhöhtes CRP oder stark beschleunigte BSG
- Druckschmerzhaftigkeit und tastbare Verhärtung der A. temporalis
- Nachweis einer Vaskulitis im Biopsat der A. temporalis
Für die Diagnose müssen 3 der 5 Kriterien erfüllt sein.

MERKE   Bereits bei begründetem Erkrankungsverdacht muss umgehend eine Behandlung mit Kortikosteroiden erfolgen.

FALL   Eine 76-jährige Patientin klagt über heftige Kopfschmerzen, die seit mehreren Wochen bestehen würden. Zuvor habe die Patientin nur äußerst selten unter Kopfschmerzen gelitten. Aktuell seien die Kopfschmerzen stark ausgeprägt, von drückend-bohrendem Charakter und im Bereich beider Schläfen lokalisiert. Übelkeit, Erbrechen, Foto-/Phonophobie hätten zu keiner Zeit bestanden. Wegen der ständigen Kopfschmerzen und der Schmerzen beim Kauen habe sie den Appetit und Gewicht verloren. Die Schmerzen hätten sich auf die Einnahme von Novalgin nicht wesentlich gebessert. Seit dem Vorabend habe sie immer wieder Sehstörungen auf dem linken Auge bemerkt. Eine Vorstellung beim Augenarzt habe keine Auffälligkeiten am Auge ergeben.
In der neurologischen Untersuchung sind keine fokal neurologischen Defizite nachweisbar. Laborchemisch ist eine deutliche Erhöhung der Blutsenkungsgeschwindigkeit (95 mm n. W.) in der ersten Stunde und eine Erhöhung des CRP auffällig. Bei dringendem Verdacht auf eine Arteriitis temporalis wird eine Duplexsonografie der A. temporalis links durchgeführt, in der ein echoarmer Saum um die A. temporalis im Sinne eines „Halo-Phänomens" nachgewiesen wird.
Unverzüglich wird eine Therapie mit intravenösen Kortikosteroiden (1.000 mg Prednisolon) eingeleitet. Hierunter berichtet die Patientin eine Besserung der Sehstörung und der Schmerzen. Nach 5 Tagen wird die intravenöse Kortikosteroid-Therapie auf eine orale Gabe in gewichtsadaptierter Dosierung (1 mg/kg KG) umgestellt. Die Kortikosteroid-Dosis wird nach einem festgelegten Schema über mehrere Monate ausgeschlichen. Während der Abdosierung werden BSG und CRP regelmäßig kontrolliert, um eine erneute Reaktivierung rechtzeitig erkennen und behandeln zu können.

ANCA-assoziierte Vaskulitiden

ANCA sind antineutrophile zytoplasmatische Antikörper (pANCA = perinukleär, cANCA = zytoplasmatisch).

Granulomatose mit Polyangiitis: systemische nekrotisierende Vaskulitis, die mit cANCA assoziiert ist (früher: Wegener-Granulomatose)
- Klinik: Beteiligung der oberen Luftwege und in 20–50 % des peripheren Nervensystems. Das ZNS ist seltener betroffen.
- Diagnostik: Nachweis einer Entzündung der Nasenschleimhaut und von cANCA; MRT-Veränderungen (> Abb. 7.18)
- Therapie: Kortikosteroide und Cyclophosphamid

ABB. 7.18

Churg-Strauss-Syndrom: nekrotisierende Vaskulitis, die mit pANCA assoziiert ist. Typisch ist eine Eosinophilie mit allergischen Beschwerden (Asthma). Das periphere Nervensystem ist in 80 %, das zentrale in 20 % befallen.

ANCA-assoziierte Vaskulitiden

Entsprechend ihrem Fluoreszenzmuster in der Immunzytologie unterscheidet man antineutrophile zytoplasmatische Antikörper (ANCA) mit perinukleärem Muster (pANCA) bzw. mit zytoplasmatischer Verteilung (cANCA). Zielantigen der cANCA ist die Proteinase-3 (PR-3), das der pANCA die Myeloperoxidase (MPO). cANCA sind charakteristisch für die Granulomatose mit Polyangiitis (Wegener-Granulomatose), pANCA sind mit dem Churg-Strauss-Syndrom und der mikroskopischen Polyangiitis assoziiert.

Granulomatose mit Polyangiitis

Diese systemische nekrotisierende Vaskulitis (vormals Wegener-Granulomatose) der kleinen und mittelgroßen Gefäße führt in erster Linie zu einer granulomatösen Entzündung in den oberen Luftwegen und ist mit einer Inzidenz von 0,1:100.000 eine sehr seltene Erkrankung.

Klinik und Diagnostik Eine neurologische Beteiligung tritt in 20–50 % auf und betrifft deutlich häufiger das periphere als das zentrale Nervensystem. Symptome einer ZNS-Manifestation lassen sich einerseits auf die systemische Vaskulitis zurückführen (ischämische Schlaganfälle, Hirnblutungen, sterile Meningitis, Enzephalitis), können andererseits aber auch Folge der raumfordernden Wirkung der Granulome sein (Hirnnervenausfälle, Liquorzirkulationsstörungen).

Diagnostisch wegweisend sind der histologische Nachweis einer granulomatösen Entzündung in der Nasenschleimhaut, der Nachweis von cANCA und die MRT:
- **MRT:** multifokale parenchymatöse Läsionen, raumfordernde Granulome, deutlich verdickte, kontrastmittelanreichernde Meningen (> Abb. 7.18)
- **Liquor:** leichte bis mittelgradige Pleozytose, Eiweißerhöhung
- **Labor:** Anämie, Entzündungsparameter erhöht, Nierenfunktionsparameter auffällig, Mikrohämaturie, Nachweis von cANCA

Im Einzelfall kann eine Hirnbiopsie erforderlich sein.

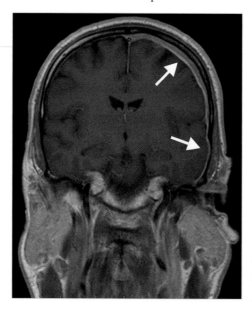

Abb. 7.18 Meningeale Manifestation einer Granulomatose mit Polyangiitis. Erkennbar ist eine deutliche Verdickung der Meningen mit einer homogenen Kontrastmittelaufnahme (Pfeile).

Therapie Die immunsuppressive Therapie verwendet Kortikosteroide und Cyclophosphamid. Ohne Therapie beträgt die durchschnittliche Lebenserwartung ca. 6 Monate. Unter Therapie mit Kortikosteroiden und Cyclophosphamid verbessert sich die Prognose signifikant. In 75 % der Fälle kommt es zu einer Remission der Erkrankung.

Churg-Strauss-Syndrom

Auch das Churg-Strauss-Syndrom ist eine nekrotisierende Vaskulitis der kleinen Gefäße, die sich neurologisch in erster Linie als periphere Neuropathie vom Multiplextyp manifestiert (> Kap. 14.6). Die Patienten haben häufig eine allergische Diathese wie z. B. eine Rhinitis oder ein Asthma bronchiale in der Vorgeschichte. Analog zur allergischen Diathese findet sich häufig eine Eosinophilie im Differenzialblutbild und histologisch zeigt sich eine Infiltration der Gefäßwand mit eosinophilen Granulozyten. Während eine Beteiligung des peripheren Nervensystems in bis zu 80 % der Fälle nachweisbar ist, finden sich ZNS-Symptome nur in etwa 20 % der Fälle und umfassen neben Kopfschmerzen und einem enzephalopathischen Syndrom auch fokale Ausfälle als Folge eines vaskulitischen Prozesses an den Hirngefäßen. Wegweisend sind eine allergische Diathese und eine Eosinophilie beim Patienten.
- **MRT:** multifokale parenchymatöse Läsionen, postischämische Läsionen
- **Liquor:** leichte bis mittelgradige Pleozytose, Eosinophilie, Eiweißerhöhung
- **Labor:** Eosinophilie, Erhöhung von IgE, in 50–70 % Nachweis von pANCA

Mikroskopische Polyangiitis

Im Gegensatz zur Granulomatose mit Polyangiitis und zum Churg-Strauss-Syndrom sind weder Granulombildung noch eosinophile Infiltrate zu beobachten. In etwa 70 % lassen sich pANCA nachweisen, gelegentlich sind auch cANCA vorhanden. Neurologische Manifestationen treten bei ca. 60 % der Patienten auf und betreffen meist das periphere Nervensystem.

Mikroskopische Polyangiitis: pANCA-assoziiert, keine Granulome; befällt z. T. das periphere Nervensystem

> **MERKE** Charakteristisch für die ANCA-assoziierten Vaskulitiden ist neben weiteren Organmanifestationen die Nierenbeteiligung.

MERKE

Panarteriitis nodosa (PAN)

Bei der PAN handelt es sich um eine nekrotisierende Immunkomplexvaskulitis der kleinen und mittelgroßen Arterien, die auffällig häufig mit Virushepatitiden assoziiert ist. Neben typischen Hautmanifestationen wie der Livedo reticularis und dem Erythema nodosum sowie zahlreichen Organmanifestationen findet sich nicht selten auch eine neurologische Beteiligung. Eher selten ist dabei die ZNS-Manifestation (Kopfschmerzen, Enzephalopathie, zerebrale Ischämien oder intrazerebrale Blutungen), erheblich häufiger eine schmerzhafte periphere Neuropathie. Im Fall einer nachgewiesenen Hepatitis muss die immunsuppressive Therapie ggf. mit einer antiviralen Behandlung kombiniert werden.
- **MRT:** multifokale Läsionen im Marklager und kortikal/subkortikal, postischämische Läsionen, zerebrale Blutungen
- **Liquor:** oft unauffällig oder leichte unspezifische Veränderungen
- **Labor:** Entzündungsparameter erhöht, Verminderung von Komplement C3 und C4, Nachweis zirkulierender Immunkomplexe, HBs-Ag in ca. 50 % positiv

Panarteriitis nodosa (PAN)

Panarteriitis nodosa: nekrotisierende Immunkomplexvaskulitis. Überzufällig häufig liegt eine Virushepatitis vor. Klinisch äußert sie sich mit typischen Hautveränderungen (Livedo reticularis, Erythema nodosum) und einer schmerzhaften Polyneuropathie.

Kollagenosen

Kollagenosen

Systemischer Lupus erythematodes (SLE)

Mit einer Prävalenz von 10–60/100.000 ist der SLE in unseren Breiten die häufigste systemische Autoimmunerkrankung. Frauen sind 7- bis 10-mal häufiger betroffen als Männer.

Systemischer Lupus erythematodes (SLE): häufigste systemische Autoimmunerkrankung, betrifft hauptsächlich junge Frauen (7–10-mal mehr als Männer)

Pathogenese

Pathogenetisch liegt primär eine gestörte B-Zell-Regulation vor, es werden Autoantikörper gegen Bestandteile des Zellkerns gebildet (antinukleäre Antikörper, ANA). Durch eine thrombotische Vaskulopathie, direkte Antikörpereffekte und durch eine Immunkomplexvaskulitis kommt es zu multiplen Organmanifestationen z. B. an der Haut (Schmetterlingserythem), den Gelenken, Nieren und am Herzen (Endocarditis Libman-Sacks).

Ursache: gestörte B-Zell-Regulation mit antinukleären Antikörpern (ANA) → direkte Zellschädigung, thrombotische Gefäßveränderungen und Immunkomplexvaskulitis

Klinik und Diagnostik

Das ZNS ist in bis zu 60 % der Fälle beteiligt. Klinisch dominieren eine Enzephalopathie mit kognitiven und affektiven Störungen, Kopfschmerzen, epileptische Anfälle, zerebrale Ischämien durch eine Hyperkoagulopathie (Antiphospholipidsyndrom) oder kardiogene Embolien (Endokarditis). Auch Myelitiden und peripher-neurologische Manifestationen treten auf.
- **MRT:** multifokale Läsionen im Marklager, aber auch kortikal und subkortikal, im aktiven Stadium mit Kontrastmittelanreicherung
- **Liquor:** bei etwa einem Drittel der Patienten leichte Pleozytose, Eiweißerhöhung und intrathekale Bildung von IgG; oligoklonale Banden finden sich meistens, oft auch identische Banden im Serum
- **Labor:** Entzündungsparameter erhöht, Anämie, Thrombopenie, Lymphopenie, ANA deutlich erhöht, in 80 % Nachweis von Antikörpern gegen Doppelstrang-DNA, Verminderung von Komplement C3 und C4. Nachweis weiterer Autoantikörper, z. B. auch neuronaler Antikörper

Klinik: befallen sind u. a. Haut, Gelenke, Nieren, Herz und in 60 % das ZNS mit Enzephalopathie, Kopfschmerzen, epileptischen Anfällen und Hirninfarkten
Diagnostik: cMRT, Liquor und Labor (80 % ds-DNA-Antikörper)

Therapie und Verlauf

Es sind keine größeren Studien zur immunsuppressiven Therapie der zerebralen Beteiligung bei SLE verfügbar. Grundsätzlich wird in der Akutphase eine Kombinationstherapie aus Kortikosteroiden (initial als Pulstherapie) und Immunsuppression (Cyclophosphamid, Mycophenolat-Mofetil, Rituximab) angewendet. Für die Remissionserhaltung werden Substanzen wie z. B. Azathioprin, Mycophenolat-Mofetil und Ciclosporin A eingesetzt. Zur Prognose sind ebenfalls keine größeren Studien vorhanden. Eine Myelitis geht häufig mit einer schlechten Prognose einher, wobei bei früher Therapie partielle Remissionen möglich sind.

Therapie: akut mit Kortikosteroiden und Immunsuppressiva; Erhaltungstherapie z. B. mit Azathioprin, Mycophenolat-Mofetil und Ciclosporin A

Rheumatoide Arthritis

Eine ZNS-Beteiligung bei der rheumatoiden Arthritis. ist sehr selten und dann Folge einer sekundären Vaskulitis. Dementsprechend können zerebrale Ischämien, enzephalopathische Veränderungen und epileptische Anfälle auftreten. Erwähnenswert ist die im fortgeschrittenen Stadium nicht ungewöhnliche Instabilität der Wirbelsäule, insbesondere des atlantoaxialen Übergangs, die zu einem Vordringen des

Rheumatoide Arthritis: ZNS-Vaskulitis ist selten, dann mit Hirninfarkten, epileptischen Anfällen und Enzephalopathie. Veränderungen des Dens axis können die Medulla oblongata komprimieren.

Dens axis in das Foramen magnum („cranial settling") mit konsekutiver Kompression der Medulla oblongata führen kann. Veränderungen in der zerebralen MRT oder im Liquor sind letztlich unspezifisch.

Sjögren-Syndrom

Sjögren-Syndrom: Entzündung von Speichel- und Tränendrüsen. Das periphere und autonome Nervensystem sind häufiger als das ZNS betroffen. Im Serum finden sich Anti-Ro- und Anti-La-Antikörper.

Diese chronische Entzündung der Speichel- und Tränendrüsen führt vor allem zur Sicca-Symptomatik durch die verminderte Produktion von Tränenflüssigkeit und Speichel. Neurologische Manifestationen kommen bei etwa einem Drittel der Patienten vor, wobei das periphere und auch das autonome Nervensystem wesentlich häufiger als das ZNS betroffen sind. Die ZNS-Manifestationen entsprechen im Wesentlichen denen des SLE, auch Liquor- und MRT-Veränderungen sind ähnlich. Labortechnisch sind die Entzündungsparameter erhöht und es werden Autoantikörper nachgewiesen (Anti-Ro, Anti-La, Rheumafaktor).

Sekundäre Vaskulitiden durch Medikamente und Drogen

Sekundäre Vaskulitiden durch Medikamente und Drogen

Sekundäre Vaskulitiden können zudem durch Medikamente und Drogen bewirkt werden (➤ Tab. 7.21), wobei vor allem illegale Drogen mit schweren ZNS-Vaskulitiden assoziiert sind.

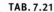
TAB. 7.21

Eine Reihe gängiger Medikamente kann zu einer sekundären Vaskulitis führen, wobei eine ZNS-Manifestation sehr selten ist (➤ Tab. 7.21). Illegale Drogen wie Heroin, Kokain, Amphetamine sowie sämtliche Derivate können zu schweren zerebralen Vaskulitiden mit Ischämien, zerebralen Blutungen, meningoenzephalitischen Symptomen und spinalen Syndromen führen.

Tab. 7.21 Vaskulitiden durch Medikamente und Drogen.

Medikamente	Penicilline, Sulfonamide, Thyreostatika, Phenytoin, nichtsteroidale Antirheumatika, Thiazide
Drogen	Morphine, Amphetamine, Kokain

Autoimmunvermittelte Erkrankungen der Meningen

Autoimmunvermittelte Erkrankungen der Meningen

Hypertrophe kraniale Pachymeningitis

Hypertrophe kraniale Pachymeningitis: wahrscheinlich autoimmune Entzündung der harten Hirnhaut
- Klinik: anhaltender Kopfschmerz
- Diagnostik: Kontrastmittelaufnahme der verdickten Dura mater in der MRT
- Therapie: Kortikosteroide

Die hypertrophe kraniale Pachymeningitis ist eine seltene, idiopathische, histopathologisch zumeist lymphozytär-plasmazelluläre, am ehesten autoimmunvermittelte Entzündung der harten Hirnhaut. Hauptsymptom ist der holozephale Dauerkopfschmerz. Die kraniale MRT zeigt eine diffuse, kontrastmittelaufnehmende Verdickung der Dura mater. Per Definition sind die Veränderungen auf das Neurokranium beschränkt. Andere Ursachen müssen ausgeschlossen werden (Meningeosis neoplastica, Sarkoidose, Granulomatose mit Polyangiitis, tuberkulöse Meningitis). Dies kann sogar eine Durabiopsie erfordern.

Tolosa-Hunt-Syndrom

Tolosa-Hunt-Syndrom: vermutliche Variante der hypertrophen kranialen Pachymeningitis, auf die Orbitaspitze beschränkt
- Klinik: lokalisierter Orbitaschmerz und typische Augenmuskelparesen, daher auch „Ophthalmoplegia dolorosa"
- Therapie: Kortikosteroide

Das Tolosa-Hunt-Syndrom ist vermutlich eine zirkumskripte Variante der hypertrophen kranialen Pachymeningitis, welche sich einseitig in der Orbitaspitze, entlang der Fissura orbitalis superior oder im Sinus cavernosus entwickelt („Orbitaspitzensyndrom"). Meist ist dort MR-tomografisch eine kontrastmittelaufnehmende, entzündlich wirkende Verdickung der Dura darstellbar. Leitsymptom sind anhaltender Orbitaschmerz und Diplopie durch Ausfall eines oder mehrerer Augenmuskelnerven („Ophthalmoplegia dolorosa"). Diagnosekriterien des Tolosa-Hunt-Syndroms sind:

- einzelne oder mehrere Episoden eines einseitigen Orbitaschmerzes, unbehandelt mit einer Dauer von mehreren Wochen
- Ausfall eines oder mehrerer Hirnnerven der Gruppe III, IV, VI ipsilateral zum Schmerz, zusammen mit dem Schmerz oder bis 2 Wochen danach auftretend
- Abklingen des Schmerzes binnen 72 h nach Beginn einer Steroidtherapie
- Ausschluss anderer möglicher Ursachen: Aneurysma der A. carotis interna, Sinus-cavernosus-Thrombose, Arteriitis temporalis, orbitale oder retroorbitale Neoplasien, Sarkoidose, Tuberkulose, Aktinomykose, Granulomatose mit Polyangiitis (MRT, Labor, Liquor, Röntgen-Thorax)

Hypertrophe kraniale Pachymeningitis und Tolosa-Hunt-Syndrom sprechen sehr gut auf Kortikosteroide an.

7.7 Paraneoplastische, parainfektiöse und andere antikörpervermittelte ZNS-Erkrankungen

7.7 Paraneoplastische, parainfektiöse und andere antikörpervermittelte ZNS-Erkrankungen

7.7.1 Paraneoplastische Syndrome

7.7.1 Paraneoplastische Syndrome

Überblick

Überblick

Paraneoplastische Syndrome sind mannigfaltig in ihrer Symptomatik (➤ Tab. 7.22). Manchmal gehen sie sogar der Erstdiagnose des Tumors voraus. Ausgelöst werden sie durch eine Antikörper-Kreuzreaktion. Symptome und Befunde hängen vom neuronalen „Ziel" dieser Kreuzreaktion ab.

Paraneoplastische Syndrome bereiten in der Praxis häufig diagnostische Probleme, da sie neben dem ZNS auch andere Organsysteme betreffen und so eine Vielzahl an Symptomen vermitteln können. Bei bis zu 2 % aller Tumorpatienten, am häufigsten beim kleinzelligen Bronchialkarzinom oder bei gynäkologischen Tumoren, tritt noch vor der Entdeckung des Tumors (Monate bis Jahre) ein paraneoplastisches Syndrom auf. Pathophysiologisch liegt eine Kreuzreaktion von Antikörpern, die gegen den Tumor gerichtet sind, mit Teilen des Nervensystems vor. Folgende Primärtumoren (in absteigender Häufigkeit) werden bei paraneoplastischen Syndromen mit neurologischen Symptomen nachgewiesen:

* kleinzelliges Bronchialkarzinom (SCLC)
* Ovarialkarzinom
* Mammakarzinom
* nichtkleinzelliges Bronchialkarzinom (NSCLC)
* Hodgkin- und Non-Hodgkin-Lymphome
* Thymom und Thymuskarzinom
* Hoden- und Prostatakarzinom

Bislang ist keine verbindliche Klassifikation der paraneoplastischen Syndrome verfügbar. Anhand des Grades der Assoziation zwischen Erkrankung und Tumorerkrankung lassen sich die neurologischen Syndrome in klassische und nicht klassische paraneoplastische Syndrome unterteilen (> Tab. 7.22). Bei den klassischen paraneoplastischen Syndromen liegt nahezu in jedem Fall eine Tumorerkrankung vor, während sie bei den nicht klassischen paraneoplastischen Syndromen seltener ist.

Tab. 7.22 Unterteilung der paraneoplastischen Syndrome in klassische und nicht klassische Form.

Klassische paraneoplastische Syndrome	Nicht klassische paraneoplastische Syndrome
• limbische Enzephalitis • subakute Kleinhirndegeneration • subakute sensible Neuropathie • autonome Neuropathie • Opsoklonus-Myoklonus-Syndrom • Lambert-Eaton-Syndrom • Dermatomyositis	• Stiff-Person-Syndrom • Hirnstammenzephalitis • Neuromyotonie

TAB. 7.22

Diagnostik

Antikörperbefunde Typische Antikörperbefunde lassen einen möglichen Rückschluss auf die Tumorentität zu und sind somit im klinischen Alltag von Bedeutung (> Tab. 7.23). Eine Reihe von Antikörpern ist in bis zu 60 % der Patienten mit paraneoplastischen Syndromen nachweisbar. Beim Nachweis solcher Antikörper ist der Beweis einer paraneoplastischen Genese der neurologischen Symptome erbracht. Obwohl die Antikörper Rückschlüsse auf bestimmte Tumorarten zulassen, ist eine Aussage über das vorliegende paraneoplastische Syndrom nicht möglich. Eine Ausnahme ist die subakute Kleinhirndegeneration, bei der Yo-Antikörper nachweisbar sind.

Diagnostik

Mit Antikörpern ist eine „Tumorvorhersage" möglich (> Tab. 7.23)! Dabei korrelieren diese Antikörper nicht zwangsläufig mit den Syndromen.

Tab. 7.23 Antikörperbefunde gegen intrazelluläre Antigene bei paraneoplastischen Syndromen.

Antikörper	Neurologische Syndrome	Häufig assoziierte Tumore
Hu	• limbische Enzephalitis • sensorische und autonome Neuropathie	• SCLC › NSCLC • Seminom • Prostatakarzinom • Neuroblastom
Ri	Opsoklonus-Myoklonus Syndrom	• Mammakarzinom › SCLC, NSCLC • Neuroblastom • Medulloblastom
Yo	subakute zerebelläre Degeneration	• Ovarialkarzinom › Uteruskarzinom • Mammakarzinom
MA1/2	• Rhombenzephalitis • Zerebellitis	• Bronchialkarzinom • Mammakarzinom • Kolonkarzinom • Parotiskarzinom
CV2	• Hirnstammenzephalitis, Myelitis • Retinopathie, Uveitis • Lambert-Eaton-Syndrom	• SCLC › NSCLC • Uteruskarzinom • Thymom
Amphiphysin	Stiff-Person-Syndrom	Mammakarzinom

TAB. 7.23

MERKE Paraneoplastische Syndrome sind neurologische Syndrome, die in Zusammenhang mit einem Tumor auftreten. Die neurologischen Symptome werden nicht durch den Tumor direkt, seine Metastasen, eine Meningeosis carcinomatosa oder die Tumortherapie verursacht.

MERKE

Tumorsuche Da die neurologische Symptomatik häufig vor direkt tumorbedingten Symptomen auftritt, hat die Tumorsuche bei paraneoplastischen Syndromen eine Bedeutung in der Früherkennung von Tumoren und bestimmt somit die Langzeitprognose des Patienten. Bei positivem Antikörperbefund oder hochgradigem klinischem Verdacht sollte nach Ausschöpfen von Standardverfahren eine Ganzkörper-PET-CT zur Tumorsuche verwendet werden. Kann der Tumor nicht nachgewiesen werden, sollte die Tumorsuche für 4 Jahre in regelmäßigen Abständen wiederholt werden. Trotz ausführlicher Diagnostik wird der zugrunde liegende Tumor nicht selten erst im Verlauf entdeckt. Bei zentralen neurologischen Symptomen finden sich im Liquor häufig eine Pleozytose und positive oligoklonale Banden.

Wegweisend: Paraneoplastische Syndrome können früh auf einen Tumor hinweisen, wobei eine ausführliche Tumordiagnostik empfohlen wird. Bei negativem Befund ist eine Überwachung für weitere 4 Jahre indiziert.

Therapie und Prognose

Therapie:
- Tumorentfernung (behebt nicht immer das paraneoplastische Syndrom)
- ggf. ergänzende Immunsuppression erforderlich

Therapie und Prognose

Zur Beseitigung des Antigens wird eine frühzeitige Tumorentfernung empfohlen, wobei kontrollierte Studien zu diesem Thema fehlen. Der Primärtumor ist häufig sehr klein, sodass zuerst Metastasen nachgewiesen werden und die komplette Tumorentfernung nicht gelingt. Neben der chirurgischen Therapie werden immunsuppressive Therapien (Kortikosteroide, Plasmapherese, intravenöse Immunglobuline, Cyclophosphamid) eingesetzt. Mit Ausnahme von Autoimmun-Enzephalitiden mit Nachweis von Antikörpern gegen Oberflächenantigene sind die immunmodulatorischen Therapien nur wenig effektiv, sodass die symptomatische Therapie der neurologischen Symptome einen hohen Stellenwert hat. Die mittlere Überlebenszeit nach Entdeckung des Primarius liegt bei bis zu 7 Jahren.

7.7.2 Parainfektiöse ZNS-Erkrankungen

Pathophysiologie

Parainfektiöse ZNS-Erkrankungen entstehen durch immunologische Kreuzreaktivität zwischen Antigenen mikrobieller Erreger und dem Nervensystem. Mögliche Angriffspunkte führen zu Enzephalitis, Myelitis, Radikulitis oder Neuritis. Wie bei der Infektion selbst kommt es zu einem monophasischen Verlauf.

7.7.2 Parainfektiöse ZNS-Erkrankungen

Pathophysiologie

Analog zur multiplen Sklerose und den paraneoplastischen Erkrankungen wird bei parainfektiösen Erkrankungen des Nervensystems Nervengewebe durch autoimmunologisch vermittelte Mechanismen geschädigt. Auslöser sind nicht die mikrobiellen Erreger selbst, sondern eine Kreuzreaktivität zwischen Antigenen eines infektiologischen Agens und körpereigenem Nervengewebe.

Grundsätzlich können parainfektiöse Erkrankungen alle Strukturen des Nervensystems befallen. Bei einer Manifestation im ZNS unterscheidet man Enzephalitis und Myelitis, bei Beteiligung des peripheren Nervensystems werden Radikulitis und Neuritis unterschieden. Eine besondere Charakteristik ist der monophasische Verlauf parainfektiöser Erkrankungen, der dem Verlauf einer Infektionskrankheit ähnelt.

Die pathophysiologischen Mechanismen parainfektiöser Erkrankungen können in antigenspezifische und antigenunspezifische Mechanismen unterschieden werden.

- **Antigenspezifische Mechanismen:** Aufgrund von Gemeinsamkeiten zwischen den Oberflächenstrukturen des infektiösen Agens mit körpereigenem Gewebe wird eine antigenspezifische Kreuzreaktion ausgelöst. Die folgende körpereigene Immunantwort richtet sich nicht nur gegen das infektiöse Agens, sondern ebenso gegen körpereigenes Gewebe. Dieser Mechanismus wird auch als „molekulares Mimikry" bezeichnet (> Abb. 7.19).
- **Antigenunspezifische Mechanismen:** Während einer Infektion kann es im Rahmen von Gewebsnekrosen und Zelluntergang zu einer übermäßigen Präsentation von Autoantigenen kommen. Außerdem können dem Immunsystem zuvor unbekannte Antigene durch Zelluntergang präsentiert werden.
  Dies führt zu einer überschießenden Immunreaktion, die durch regulatorische Vorgänge des Immunsystems nicht kompensiert werden können.

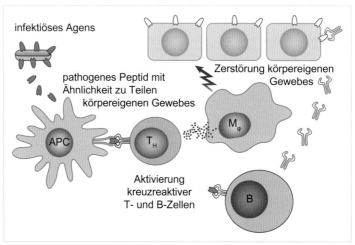

Abb. 7.19 Molekulares Mimikry. Antigene eines infektiologischen Agens sind zumindest zum Teil identisch mit Antigenen auf körpereigenem Gewebe. Die Aktivierung im Rahmen der Abwehrreaktion einer Infektion führt zu einer Begleitattacke auf körpereigenes Gewebe sowohl über Makrophagen (Mφ) als auch über eine humorale Antwort mit der Bildung von Autoantikörpern (B-Lymphozyten); APC = antigenpräsentierende Zelle, B = B-Lymphozyt, T_H = T-Helfer-Zelle. [L126]

Enzephalitis

Innerhalb von 30 Tagen nach Infektion kann es zu einer Enzephalitis kommen. Essenziell ist der Ausschluss eines direkten Erregerbefalls des Gehirns. Zur Diagnostik sind MRT und Liquorpunktion vonnöten. Manchmal gelingt ein Antikörpernachweis gegen den auslösenden Erreger.

Enzephalitis

In einem Zeitintervall von 30 Tagen nach einer Infektion können neurologische Symptome auftreten, die Ausdruck einer parainfektiösen Schädigung des Gehirns sein können. Vor der Diagnosestellung einer parainfektiösen Enzephalitis sollte eine direkte Infektion des Gehirns durch Krankheitserreger ausgeschlossen werden, da sich hieraus andere therapeutische Konsequenzen ergeben. In der MRT findet sich häufig ein Ödem oder eine Demyelinisierung als Zeichen einer Gewebsreaktion oder -schädigung.

Klinik und Diagnostik

Symptome Charakteristisch ist ein subakutes Auftreten (Stunden bis Tage) von neurologischen oder neuropsychiatrischen Ausfällen, die häufig mit Bewusstseinsstörungen einhergehen. Außerdem sind epileptische Anfälle oder eine autonome Instabilität häufig, die zur Intensivpflichtigkeit der Patienten führt. Vor Beginn der neurologischen Symptome sind in der Regel Prodromi wie z. B. Muskelschmerzen, allgemeines Krankheitsgefühl, subfebrile Temperaturen und Kopfschmerzen nachweisbar.

Liquordiagnostik Richtungsweisend ist die Liquordiagnostik. Häufig zeigt sich eine unspezifische Zellzahlerhöhung mit begleitender Schrankenstörung (Eiweißerhöhung). In der erweiterten mikrobiologischen und virologischen Diagnostik des Liquors können Antikörper gegen verschiedene Erreger nachweisbar sein, aber definitionsgemäß bleibt der direkte Erregernachweis mittels PCR (Nachweis von Erreger-DNA/RNA) negativ.

ADEM

Die akute disseminierte Enzephalomyelitis (ADEM) (> Kap. 7.3) tritt meist nach einer Infektion oder selten auch nach einer Impfung auf. Die vorherige Infektion betrifft häufig den oberen Respirationstrakt. In den meisten Fällen handelt es sich um eine virale Infektion, die von einem Hautausschlag begleitet wird (z. B. Varizellen, Masern, Röteln). Es handelt sich um eine seltene Erkrankung, die grundsätzlich bei Kindern häufiger vorkommt als bei Erwachsenen. In der MRT sind Läsionen des Marklagers beider Großhirnhemisphären, des Kleinhirns oder des Rückenmarks nachweisbar, die sich alle im gleichen Stadium und mit gleichen Abbildungscharakteristika darstellen lassen. Als Ausdruck der akuten Florididät der Läsionen ist häufig eine Kontrastmittelaufnahme nachweisbar. Typisch ist der monophasische Verlauf, wobei gerade zu Beginn der Erkrankung die Abgrenzung einer MS von einer ADEM häufig schwerfällt.

> **PRAXISTIPP**
>
> Die Sicherung der Diagnose einer ADEM (und damit Unterscheidung vom ersten Schub einer MS) ist nur über den Krankheitsverlauf möglich.

Bickerstaff-Enzephalitis (benigne Hirnstammenzephalitis)

Die meist gutartig verlaufende postinfektiöse Bickerstaff-Enzephalitis (benigne Hirnstammenzephalitis) ist nach ihrem Erstbeschreiber benannt. In etwa zwei Drittel der Fälle sind GQ1b-Antikörper nachweisbar, die sich ebenfalls beim Miller-Fisher-Syndrom finden.

Klinik

Typischerweise sind Hirnstamm und Kleinhirn betroffen, woraus sich typische Hirnstammsymptome wie Augenbewegungsstörungen (Doppelbilder, Nystagmus, Pupillenstörungen und Blickparesen), Ausfälle der Hirnnerven V, VII, IX bis XII, Ataxie und Bewusstseinsstörungen ergeben. Gerade in den ersten Wochen der Erkrankung wird ein progredienter Erkrankungsverlauf beobachtet. Im Verlauf kommt es unter Therapie zu einer kompletten Remission des Krankheitsbildes.

Therapie

Es gibt keine Therapiestandards für dieses Krankheitsbild. Zu Beginn stehen die Vermeidung von Komplikationen und die symptomatische Behandlung im Vordergrund. Die überschießende Reaktion des Immunsystems wird mit intravenösen Kortikosteroiden begrenzt. Bei unzureichender Wirksamkeit können als Alternative Plasmaseparation oder Immunglobuline zum Einsatz kommen. Als weitere Therapieeskalation oder bei rezidivierend auftretenden Symptomen stehen Substanzen wie z. B. Azathioprin oder Cyclophosphamid zur Verfügung.

Chorea minor

Die Chorea minor (> Kap. 9.4.2) ist eine Erkrankung, die vorwiegend bei Kindern nach einer Infektion mit α- oder β-hämolysierenden Streptokokken auftritt. Die Betroffenen sind im Mittel ca. 10 Jahre alt und Mädchen sind häufiger betroffen als Jungen. Insgesamt ist in entwickelten Ländern eine sinkende Inzidenz zu beobachten.

Klinik und Diagnostik

Symptome Klinisch werden generalisierte choreatiforme Hyperkinesen beobachtet, die Folge von spezifischen Antikörpern gegen Neurone im Nucleus caudatus und im Nucleus subthalamicus (Anti-Basalganglien-Antikörper – ABGA) sind. Darüber hinaus treten zumeist schon vor den Bewegungsstörungen neuropsychiatrische Symptome wie z. B. Depression und Affektlabilität auf. Der Erkrankung liegt eine Kreuzreaktion von spezifischen Antikörpern gegen das Streptokokken-M-Protein und den oben genannten Kerngebieten der Basalganglien zugrunde.

Diagnostik Laborchemisch kann ein hochtitriger Antistreptolysin-Titer (AST) nachweisbar sein, wobei auch Werte im Normbereich auftreten. Bildgebend kann in der MRT eine Signalanhebung im Bereich der Basalganglien als Hinweis auf die Gewebeschädigung nachweisbar sein.

ADEM

Die ADEM kommt meist postinfektiös oder postvakzinal zustande. In der MRT finden sich kontrastmittelaufnehmende Herde, der Verlauf ist monophasisch.

PRAXISTIPP

Bickerstaff-Enzephalitis (benigne Hirnstammenzephalitis)

Die Bickerstaff-Enzephalitis betrifft den Hirnstamm und verläuft gutartig. Zwei Drittel weisen GQ1b-Antikörper auf (DD: Miller-Fisher-Syndrom).
- Klinik: Hirnnervenausfälle (V, VII, IX bis XII), Ataxie und Bewusstseinsstörung
- Therapie: komplette Rückbildung unter Plasmapherese und Immungloblinen

Chorea minor

Die Chorea minor ist eine hyperkinetische Bewegungsstörung mit Bildung von Antikörpern gegen die Basalganglien, meist im Anschluss an eine Infektion mit α- oder β-hämolysierenden Streptokokken (Labor: Antistreptolysin-Titer ↑). Mittleres Alter ca. 10 Jahre (Mädchen > Jungen). Der Verlauf ist selbstlimitierend, kann aber rezidivieren (bis 20 %), vor allem in der Schwangerschaft (Chorea gravidarum).

Verlauf und Therapie

Der Krankheitsverlauf ist zumeist gutartig. Es findet sich bei ca. 80 % eine komplette Remission innerhalb von 15 Wochen. Bei bis zu 20 % können die Symptome aber in zumeist abgeschwächter Form persistieren oder wieder auftreten (z. B. in der Schwangerschaft – Chorea gravidarum) oder durch Einnahme von Kontrazeptiva.

Transverse Myelitis

Eine weitere klinische Manifestationsform einer parainfektiösen Erkrankung des Nervensystems ist eine Rückenmarksentzündung mit querschnittsartigen Symptomen (transverse Myelitis). Insgesamt handelt es sich um eine seltene Krankheitsentität. Lokalisiert ist die Myelitis häufig im zervikalen oder hochthorakalen Abschnitt des Rückenmarks. Am häufigsten findet sich eine Assoziation mit intrazellulären Erregern wie z. B. Mycoplasma pneumoniae oder Chlamydien.

Klinik und Diagnostik

Symptome Typischerweise tritt nach einem bronchopulmonalem Infekt (z. B. atypische Pneumonie) eine Querschnittssymptomatik von leichtgradigen Sensibilitätsstörungen bis hin zu einem kompletten Querschnittssyndrom auf. Die Klinik wird maßgeblich von der Lage und Ausdehnung der Myelitis im Rückenmark bestimmt.

Diagnostik Die Liquordiagnostik weist häufig eine Zellzahlerhöhung mit begleitender Eiweißerhöhung nach. Bei Diagnose einer parainfektiösen Genese muss per definitionem zuvor eine direkte Infektion des Rückenmarks mittels PCR ausgeschlossen werden. Gelegentlich gelingt es, spezifische Mykoplasmen-DNA in der PCR nachzuweisen. In diesem Fall kann dann nicht mehr von einer parainfektiösen Erkrankung die Rede sein.

Therapie

Hinsichtlich der Therapie der transversen Myelitis gibt es keine Standards. Da gerade am Anfang der Erkrankung nicht zwischen einer infektiösen und einer parainfektiösen Genese unterschieden werden kann, sollte zunächst antibiotisch behandelt werden (Makrolid plus Cephalosporin oder Carbapenem). Überlappend können Kortikosteroide zur Eindämmung autoimmunologischer Prozesse appliziert werden. Grundsätzlich hat die transverse Myelitis eine günstige Prognose mit Ausheilung der Erkrankung ohne Residuen.

Zerebrale Vaskulitis

Die hirnversorgenden Gefäße, insbesondere die intrakraniellen Gefäße, können im Rahmen von post-/ parainfektiösen Vaskulitiden (z. B. Hypersensitivitätsvaskulitis, leukozytoklastische Vaskulitis) mitbetroffen sein. Eine isolierte Beteiligung der hirnversorgenden Arterien ohne Hautbeteiligung (z. B. palpable Purpura) ist äußerst selten.

Symptome Klinisch präsentieren sich die Patienten mit einem enzephalopathischen Bild, multiplen Hirninfarkten oder intrazerebralen Blutungen.

Ätiopathogenese Ätiologisch finden sich am häufigsten Virusinfektionen mit z. B. VZV oder HSV. Darüber hinaus können parainfektiöse Vaskulitiden ebenfalls bei Infektion mit Bakterien (Mykobakterien, Haemophilus influenzae, Pneumokokken, Meningokokken), Pilzen (Aspergillus) und Protozoen (Malaria, Toxoplasma) auftreten.

Varizella-Zoster-Virus-assoziierte Vaskulopathie Einen besonderen Stellenwert hat die VZV-assoziierte Vaskulopathie im Bereich der Pädiatrie, da sie für bis zu 25 % kindlicher Schlaganfälle verantwortlich ist. Mit einer Latenz von mehreren Wochen nach einer Varizelleninfektion kommt es infolge von Gefäßverschlüssen und -stenosen im Bereich der A. carotis interna zu Schlaganfällen. Im Liquor findet sich eine Pleozytose und in ca. 30 % der Fälle gelingt der Nachweis von VZV-DNA mittels PCR. Die Prognose ist bei frühzeitiger Therapie mit Kortikosteroiden und Virostatika (Aciclovir) zumeist gut.

> **LERNTIPP** Assoziation zwischen Windpocken und kindlichen Schlaganfällen: Bis zu einem Viertel der ischämischen Schlaganfälle im Kindesalter können auf eine **Varizella-Zoster-Virus-assoziierte Vaskulopathie** zurückgeführt werden!

7.7.3 Andere antikörpervermittelte ZNS-Erkrankungen

Die Entdeckung von ZNS-Erkrankungen, die mit Antikörpern gegen Proteine der Zelloberfläche sowie der Synapse assoziiert sind, hat zu einem Paradigmenwechsel in der ZNS-Autoimmunität geführt (> Tab. 7.24):

- Im Fall von klassischen paraneoplastischen Syndromen werden häufig Antikörper gegen intrazelluläre Antigene nachgewiesen. Sie betreffen Personen im höheren Lebensalter, sind häufig mit einem Tumor assoziiert und zeigen ein mäßiges Ansprechen auf Immuntherapien.
- Demgegenüber betreffen einige der ZNS-Erkrankungen mit Nachweis von Antikörpern gegen Zelloberflächen-Antigene teilweise auch Individuen im jüngeren Lebensalter und Kinder. Sie können

---

Transverse Myelitis

Häufigste Lokalisation einer transversen Myelitis ist zervikal oder hochthorakal. Als Auslöser finden sich bevorzugt intrazelluläre Erreger wie Mykoplasmen oder Chlamydien bei pulmonalen Infekten.
- Klinik: Es kommt zu einer Querschnittssymptomatik variabler Schwere.
- Diagnostik: Im Liquor müssen direkt ursächliche Erreger ausgeschlossen werden!
- Therapie: Eine einheitliche Therapie gibt es nicht, es sollten Antibiotika (Makrolide!) und es können Kortikosteroide gegeben werden. Die Prognose ist günstig.

Zerebrale Vaskulitis

Bei entzündlicher Beteiligung der Hirngefäße spricht man von einer zerebralen Vaskulitis. Klinisch zeigen sich eine Enzephalopathie und Hirninfarkte oder -blutungen. Auslöser sind zumeist Virusinfektionen (VZV, HSV). Möglich sind auch Bakterien, Pilze und Protozoen.

7.7.3 Andere antikörpervermittelte ZNS-Erkrankungen

Eine Reihe von weiteren Erkrankungen des ZNS sind antikörpervermittelt. Diese können sich gegen Zelloberflächen oder Synapsen richten. Vor allem treten neurologische und psychiatrische Symptome auf wie z. B. Katatonie, Psychosen, epileptische Anfälle, Amnesie und Bewegungsstörungen. Dabei sind diese Erkrankungen im höheren Alter häufiger tumorassoziiert.

auch ohne Zusammenhang mit einer Tumorerkrankung auftreten und sprechen häufig gut auf eine Immuntherapie an. Die meisten Zelloberflächen-Antigene sind bekannte Proteine und Rezeptoren, die eine Rolle in der synaptischen Signaltransmission und der neuronalen Plastizität sowie Erregbarkeit spielen. Folglich führen immunvermittelte Störungen dieser Proteine vorwiegend zu neurologischen und psychiatrischen Symptomen wie z. B. Katatonie, Psychosen, epileptischen Anfällen, Bewegungsstörungen und rasch progredientem Gedächtnisverlust sowie Demenz.

Tab. 7.24 ZNS-Erkrankungen mit intrazellulären bzw. Zelloberflächen-Antigenen.

Kriterium	Intrazelluläre, onkoneurale Antigene	Zelloberflächen- oder synaptische Antigene
Antigene	HU, CRMP5, RI, Yo, MA2	NMDAR, AMPAR, GABA(B)R, LGI1, Caspr2, GlyR
Alter	ältere Individuen	alle Altersstufen betroffen, einige Syndrome vor allem bei Kindern
Tumorassoziation	ja	variiert je nach Antigen und Alter: GABA(B)R › AMPAR › Caspr2 › NMDAR › LGI1 › GlyR
Funktion des Antigens	meist unbekannt	bekannt
pathogener Mechanismus	zytotoxische T-Zellen, Antikörper	Antikörper
Therapieansprechen	10–30 % zeigen mildes Ansprechen	komplette Remission in bis zu 75–80 % der Fälle
schubartiger Verlauf	selten (in der Regel monophasisch, irreversibel)	variiert je nach Antigen (10–25 %)

Anti-NMDA-Rezeptor-Enzephalitis

Das mittlere Erkrankungsalter dieser Autoimmunenzephalitis, bei der sich Antikörper gegen den NMDA-Rezeptor nachweisen lassen, liegt bei 20 Jahren. In ca. 80 % der Fälle sind Frauen betroffen.

Klinik und Diagnostik

Symptome Häufig finden sich zu Beginn unspezifische Prodromi wie Kopfschmerzen, Fieber, Übelkeit und Erbrechen. Im Verlauf kommt es zu neurologisch-psychiatrischen Auffälligkeiten wie Verhaltensstörungen, Gedächtnisstörungen, epileptischen Anfällen, Bewusstseinsstörungen, katatonen und psychotischen Symptomen. Im weiteren Verlauf der Erkrankung können hyperkinetische Dyskinesien und autonome Störungen, die bis zur Beatmungspflichtigkeit führen können, auftreten.
Diagnostik Im Liquor finden sich häufig eine mäßiggradige Pleozytose sowie oligoklonale Banden. Im EEG finden sich bei ca. einem Drittel der Patienten charakteristische frontal betonte Verlangsamungen mit rasch überlagerter Beta-Aktivität („extreme delta brush"). Während in der MRT häufig keine wegweisenden Befunde erhoben werden können, findet sich im FDG-PET des Gehirns eine fronto-temporo-okzipitale Störung des Glukosemetabolismus. Bei ca. 40 % der Patienten liegt eine Tumorerkrankung der Enzephalitis zugrunde. Am häufigsten werden Ovarialteratome nachgewiesen, sodass bei fehlendem Tumornachweis in halbjährlichen Intervallen Screening-Untersuchungen durchgeführt werden sollten.

Therapie und Prognose

Es kommt häufig zu einem akut bis subakuten Verlauf der Erkrankung bis hin zur Beatmungspflichtigkeit. Bei frühzeitiger Therapie ist insgesamt von einer guten Prognose auszugehen. Bei bis zu 80 % der Patienten ist eine komplette Remission unter adäquater Therapie möglich. Die Rezidive treten in 20–25 % der Fälle auf und sind bei der idiopathischen Form häufiger als bei der paraneoplastischen.

Limbische Enzephalitis

Klinik und Diagnostik

Symptome Die klassische limbische Enzephalitis ist durch das subakute Auftreten folgender klinischer Trias charakterisiert:
- progrediente Störungen des Kurzzeitgedächtnisses
- psychiatrische Auffälligkeiten mit Wesensveränderungen
- epileptische Anfälle

MRT Als Grundlage dieses Symptomkomplexes sind in der MRT häufig beidseitige Veränderungen im limbischen System (Hippocampus, Amygdala, frontobasaler und insulärer Kortex) nachweisbar (> Abb. 7.20).
Antikörper Bei der limbischen Enzephalitis können sowohl Antikörper gegen intrazelluläre neuronale Antigene als auch gegen Antigene der Zelloberfläche nachgewiesen werden. Je nach Antikörper-Befund und Nachweis von intrazellulären vs. Zelloberflächen-Antigenen ist eine Unterscheidung anhand von > Tab. 7.24 möglich. Beim Nachweis von Antikörpern gegen neuronale Oberflächenantigene findet sich seltener eine paraneoplastische Genese. Am häufigsten sind in diesem Zusammenhang Antikörper gegen Proteine nachweisbar, die mit dem spannungsabhängigen Kaliumkanal assoziiert sind. Es sind Antikörper gegen 3 verschiedene Zielantigene beschrieben:

Anti-NMDA-Rezeptor-Enzephalitis

Die Anti-NMDA-Rezeptor-Enzephalitis tritt im Mittel bei 20-Jährigen auf und betrifft überwiegend Frauen (80 %).
- Klinik: Klinische Vorzeichen sind Kopfschmerzen, Fieber, Übelkeit und Erbrechen, bevor neuropsychiatrische Störungen auftreten. Im Spätstadium kann es zu respiratorischer Insuffizienz kommen. 40 % der Fälle gehen auf einen Tumor zurück.
- Therapie: Mit Therapie besteht eine günstige Prognose. Idiopathische Fälle rezidiveren häufiger als paraneoplastische.

Limbische Enzephalitis

Die limbische Enzephalitis ist gekennzeichnet durch antineuronale Antikörper.
- Klinik: schleichend progrediente Trias aus Kurzzeitgedächtnisstörung, Wesensänderung und epileptischen Anfällen
- Diagnostik: In der MRT finden sich häufig Signalveränderungen im limbischen System. Typische Antikörper sind LGI 1-, Caspr2- und Contactin-2-Antikörper.

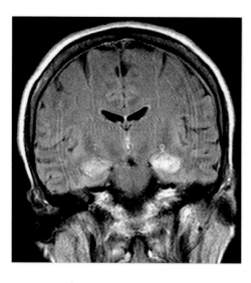

Abb. 7.20 Limbische Enzephalitis in der FLAIR-gewichteten MRT: beidseitige hippokampale Schwellung und Hyperintensität (LGI-1-Antikörper-positiv). [T534]

- LGI-1-Antikörper („Leucine-rich glioma inactivated protein 1")
- Caspr2 („contactin-associated-protein like 2")
- Contactin-2

Enzephalitisformen

LGI-1-Enzephalitis Das Protein LGI 1 ist an den synaptischen Terminalen lokalisiert und reguliert die präsynaptische Expression von Kaliumkanälen und AMPA-Rezeptoren. Klinisch stehen bei der LGI-1-Enzephalitis die Symptome der limbischen Enzephalitis mit rasch progredienter demenzieller Entwicklung sowie REM-Schlaf-Verhaltensstörung im Vordergrund. Im Labor kann eine Hyponatriämie nachweisbar sein. In der Frühphase können fokale epileptische Anfälle sowie charakteristische faziobrachiale myokloniforme Bewegungsstörungen auftreten. Diese zeigen ein gutes Ansprechen auf eine Steroidtherapie, während die antikonvulsive Therapie häufig keinen Effekt zeigt.

GABA(B)- und AMPA-Rezeptor-Enzephalitis Beim Nachweis von Antikörpern gegen den GABA(B)- und den AMPA-Rezeptor liegen in ca. 60–70 % der Fälle Tumoren zugrunde, sodass von einem klassischen paraneoplastischen Syndrom gesprochen werden kann. Während bei der GABA(B)-Rezeptor-Enzephalitis das Geschlechterverhältnis ausgeglichen ist, tritt die AMPA-Rezeptor-Enzephalitis in 90 % der Fälle bei Frauen auf.

Anti-MOG-Enzephalomyelitis

Pathogenese und Klinik

Das Myelin-Oligodendrozyten-Glykoprotein (MOG) hat eine wichtige Funktion in der Myelinisierung von Axonen des ZNS. Es vermittelt die Integrität zwischen Axon und Myelinscheide. Beim Nachweis von Antikörpern gegen dieses Protein (Anti-MOG) ist die Verbindung zwischen Axon und Myelinscheide gestört und es kommt zur klinischen Manifestation von typischen Symptomen demyelinisierender Erkrankungen:

- ADEM (ca. 40 %)
- rezidivierende Retrobulbärneuritiden
- transverse Myelitis

Therapie

> **CAVE** Da kontrollierte klinische Studien fehlen, erfolgt grundsätzlich jede Behandlung off-label im Sinne eines individuellen Heilversuchs.

Liegt ein Tumor vor, hat seine Behandlung höchste Priorität, um die ektope Antigenquelle, die den Autoimmunprozess aufrechterhält, zu entfernen.

Außerdem wird der rasche Beginn einer Immuntherapie mit hochdosierten Kortikosteroiden (Methylprednisolon 1.000 mg/d über 3–5 Tage) ggf. in Kombination mit einer oralen Steroidgabe (1 mg/kg KG) empfohlen. Bei fehlendem Ansprechen kann die Behandlung durch eine Plasmapherese bzw. Immunadsorption ergänzt werden. Zeigt sich keine ausreichende Besserung der ZNS-Symptome, sollte die Therapie eskaliert werden (z. B. Cyclophosphamid oder Rituximab). Maßgebend bei der Therapieentscheidung sollte der klinische Verlauf und nicht der Antikörpertiter sein.

Anti-MOG-Enzephalomyelitis

Die Anti-MOG-Enzephalomyelitis ist eine antikörpervermittelte Demyelinisierung mit ADEM, wiederkehrenden Retrobulbärneuritiden und transverser Myelitis. Bei paraneoplastischer Genese steht die Tumorentfernung im Vordergrund. Wichtig: rascher Beginn einer Steroidstoßtherapie und ggf. weitere Eskalation.

CAVE

Steroidresponsive Enzephalopathie mit assoziierter Autoimmunthyreoiditis

Diese Krankheitsentität beschreibt eine Autoimmunenzephalitis, die in Kombination mit einer Hashimoto-Thyreoiditis auftritt. Zunächst „Hashimoto-Enzephalopathie" benannt, wurde wegen des guten Ansprechens auf Kortikosteroide der Name um „steroidresponsive Enzephalopathie" ergänzt. Zumeist erkranken Frauen in einem mittleren Alter von 45 Jahren.

Klinik und Diagnostik

Symptome Klinisch stehen neurokognitive Störungen (Verwirrtheitszustände, Psychosen), Bewusstseinsstörungen sowie epileptische Anfälle im Vordergrund.

Diagnostik Die gleichzeitig bestehende Hashimoto-Thyreoiditis ist durch erhöhte Anti-TPO- und Anti-Thyreoglobulin-Antikörper charakterisiert. Die Diagnose wird anhand des klinischen Bildes einer multifokalen Enzephalitis, des Antikörpernachweises sowie des Ansprechens auf Kortikosteroide gestellt. Mit einer Liquorpunktion lässt sich eine infektiologische Ursache abgrenzen. Liquorchemisch zeigt sich eine leichte Pleozytose mit begleitender Schrankenstörung sowie Nachweis von oligoklonalen Banden. In der MRT sind meist beidseitige, subkortikale T2-Signalanhebungen nachweisbar.

Therapie und Verlauf

Bis zu 98 % der Patienten zeigen ein gutes Ansprechen auf Kortikosteroide. Allerdings kommt es bei bis zu 60 % der Patienten zu Rezidiven. Beim wiederholten Auftreten von Rezidiven sollte die Therapie auf z. B. Plasmapherese oder Cyclophosphamid eskaliert werden.

ÜBUNGSFRAGEN FÜRS MÜNDLICHE MIT LÖSUNGSHILFEN

1. Erläutern Sie die pathophysiologischen Mechanismen, die autoimmunvermittelten Erkrankungen wie z. B. der multiplen Sklerose zugrunde liegen.

- klonale Expansion autoaggressiver Immunzellen
- Aktivierung der Immunzellen durch unterschiedliche Mechanismen („molecular mimicry", fehlende Inhibition regulatorischer Mechanismen, direkte Aktivierung durch Virus-/Bakterienbestandteile)

2. Worauf stützt sich die Diagnose einer multiplen Sklerose?

- räumliche und zeitliche Dissemination anhand von klinischen Schüben, nachweisbaren Defiziten und MRT
- weiterführende Diagnostik: Liquorpunktion mit Nachweis oligoklonaler Banden
- Ausschluss anderer Differenzialdiagnosen (z. B. andere entzündliche Erkrankungen des Nervensystems, rheumatologische Erkrankungen, Vaskulitiden)

3. Erläutern Sie die Kriterien für ein Schubereignis bei multipler Sklerose. Wie ist das weitere Vorgehen bei nachgewiesenem Schubereignis?

- Definition Schubereignis: Symptome > 24 Stunden, Abstand > 30 Tage zu vorherigem Schub
- Ausschluss Infektion/Erhöhung der Körpertemperatur als Ursache der Beschwerden
- Kortikosteroide 500–1.000 mg/d über 3–5 Tage; bei ausbleibender Besserung nach 2 Wochen: Eskalation auf 2.000 mg Kortikosteroide, Plasmapherese

4. Die Neuromyelitis optica ist eine Differenzialdiagnose zur multiplen Sklerose. Anhand welcher Kriterien lassen sich die beiden Erkrankungen unterscheiden?

- Neuromyelitis → Optikusneuritis + langstreckige Myelonläsionen
- Aquaporin-4-Antikörper positiv
- ➤ Tab. 7.10

5. Beschreiben Sie die typische Klinik der Arteriitis temporalis und ihre Therapiemöglichkeiten.

- Diagnosekriterien: neu aufgetretener Kopfschmerz, Alter > 50 Jahre, CRP- und BSG-Erhöhung, Druckschmerzhaftigkeit der A. temporalis
- Diagnosesicherung mittels Biopsie, Halo in Sonografie nachweisbar
- Therapie: Kortikosteroide, bereits bei Verdacht Behandlung, da Visusverlust bei Beteiligung der A. ciliaris droht

---

Steroidresponsive Enzephalopathie mit assoziierter Autoimmunthyreoiditis

Assoziiert mit einer Hashimoto-Thyreoditis kann eine Autoimmunenzephalitis auftreten, die gut auf Kortikosteroide anspricht (steroidresponsive Enzephalopathie). Betroffen sind vor allem Frauen um die 45 Jahre.
- Klinik: Enzephalopathie und epileptische Anfälle
- Diagnostik: fast immer Anti-TPO-Antikörper im Serum, im Liquor leichte Pleozytose, Schrankenstörung und oligoklonale Banden.
- Therapie: In 60 % treten Rezidive auf, die mit Plasmapherese oder Cyclophosphamid behandelt werden können.

IMPP-Schwerpunkte

!!! klinische Anzeichen, DD, MRT- und Liquorbefund sowie Therapie der MS

NKLM-Lernziele

Eine Übersicht der dem Fach zugeordneten NKLM-Lernziele findest Du im Anhang ab Seite 510.

KAPITEL

8

Metabolische Erkrankungen

Frank Erbguth

Um 20 Uhr klingelt plötzlich deine Nachbarin an der Tür und ruft aufgeregt: „Du musst sofort nach Larissa sehen, ihr geht es nicht gut!" Als du die Wohnung deiner Nachbarn betrittst, findest du die 22-jährige Larissa im Bett liegend und kaum ansprechbar vor. Dir fallen eine vertiefte Atmung sowie ein übler Mundgeruch auf. Durch Nachfragen erfährst du von der Mutter, dass Larissa in den letzten Monaten stark an Gewicht abgenommen und viel getrunken habe. Du beschließt, unverzüglich den Notdienst mit Verdacht auf Ketoazidose bei Diabetes Typ 1 zu rufen …

Der Diabetes ist ein eindrucksvolles Beispiel dafür, wie metabolische Entgleisungen sich auf das Nervensystem auswirken können. Freu dich auf spannende Krankheitsbilder, die dir noch fernab der Neurologie begegnen werden!

Störungen des Wasser- und Elektrolythaushalts, des Glukosemetabolismus, des Hormon- und Vitaminstatus, der Funktion verschiedener Organe (z. B. Leber, Niere), des Proteinmetabolismus und der Perfusion sowie Entzündungsvorgänge und Intoxikationen können zu funktionellen und strukturellen Beeinträchtigungen des Gehirns (Enzephalopathie), des Rückenmarks (Myelopathie), des peripheren Nervensystems (Neuropathie) und der Muskulatur (Myopathie) führen. Die Störungen sind meistens erworben, können aber auch im Rahmen genetischer Stoffwechselerkrankungen auftreten. Als vulnerables Organ ist das Gehirn bei metabolischen Störungen häufig im Sinne einer Enzephalopathie betroffen.

Aus Studentensicht

8.1 Definition „Enzephalopathie"

Eine Enzephalopathie ist eine diffuse allgemeine Hirnfunktionsstörung, die als Folge anderer Organfehlfunktionen des Körpers sekundär auftritt. Es kommen auch fokal akzentuierte Schädigungsmuster vor.
Leitsymptome: Bewusstseinsstörung, generalisierte und fokale epileptische Anfälle und vegetative Störungen.

Wichtige Basisuntersuchungen:
- Labor (Glukose, Elektrolyte, Leber-, Nieren- und Schilddrüsenparameter, Blutgasanalyse, Liquorstatus)
- EEG (> Abb. 8.1) und zerebrale Bildgebung

ABB. 8.1

8.1 Definition „Enzephalopathie"

Die wörtliche Bedeutung des Terminus „Enzephalopathie" (griech. = „Gehirnleiden") ist sehr breit und umfasst krankhafte Veränderungen des Gehirns unterschiedlicher Ursache und Ausprägung. In der Praxis wird der Begriff fast ausschließlich für sekundäre Störungen des Gehirns verwendet, die als Folge anderer Organfehlfunktionen des Körpers auftreten. Die Spanne reicht von der hepatischen, septischen oder hypoxischen Enzephalopathie über die subkortikale arteriosklerotische Enzephalopathie (SAE, Morbus Binswanger; > Kap. 12.7.2) bis hin zu Prionenerkrankungen (bovine spongiforme Enzephalopathie = BSE, > Kap. 6.7) oder Mitochondriopathien (> Kap. 8.9). Die Enzephalopathie kann als Erstmanifestation oder führendes Symptom einer akuten oder chronischen metabolischen Grunderkrankung auftreten.

Diffuse Hirnfunktionsstörung ...

Meist ist die Hirnfunktion diffus oder multifokal gestört mit den Leitsymptomen:
- Bewusstseinsstörung
- generalisierte und selten auch fokale epileptische Anfälle
- vegetative Störungen.

Die Schädigung des Gehirns durch die „metabolischen Noxen" wird gebahnt durch eine meist gleichzeitig auftretende Schädigung der schützenden Blut-Hirn-Schranke. Entwickeln sich die metabolischen Veränderungen langsam und chronisch, sind die Auswirkungen auf das Gehirn durch Adaptationen weniger drastisch als bei akuten Dekompensationen.

... und fokale Akzentuierung

Ausnahmen von der diffusen Hirnstörung finden sich bei den fokal begrenzten oder akzentuierten strukturellen Schädigungsmustern, etwa bei der Wernicke-Enzephalopathie, der zentralen pontinen oder extrapontinen Myelinolyse, dem posterioren Enzephalopathiesyndrom und der Schädigung der Basalganglien im Rahmen einer Kohlenmonoxid- oder Methanolvergiftung oder nach hypoxischer Enzephalopathie. Fokale Akzentuierungen kommen auch bei urämischer und hypoglykämischer Enzephalopathie vor, ohne dass es dabei zu strukturellen Läsionen kommen muss. Zudem können bei jeder Enzephalopathie vorbestehende subklinische fokale Hirnläsionen (z. B. ein älterer Hirninfarkt oder posttraumatischer Hirngewebsdefekt) mit einer fokalen Symptomakzentuierung (z. B. Hemiparese) einhergehen.

Diagnostik

Die metabolische Dysfunktion lässt sich meistens durch **Labor**untersuchungen (Basis: Glukose, Elektrolyte, Leber-, Nieren- und Schilddrüsenparameter, Blutgasanalyse) erfassen. Im **EEG** zeigen sich abhängig vom Schweregrad der Enzephalopathie Verlangsamungen des α-Rhythmus mit triphasischer generalisierter δ-Aktivität (> Abb. 8.1) und bei epileptischen Anfällen eventuell epilepsietypische Muster. Die **Liquor**untersuchung dient dem Ausschluss entzündlicher Ursachen wie Meningitis und Enzephalitis. Die **Bildgebung** mittels CT und besser noch MRT kann zum einen konkurrierende Ursachen der enzephalopathieverdächtigen Symptomatik ausschließen (z. B. Schlaganfall, Hirntumor) oder spezifische Läsionsmuster der metabolischen Enzephalopathie (z. B. zentrale pontine Myelinolyse oder posteriores Enzephalopathiesyndrom) nachweisen.

> **MERKE** Die klinisch-neurologische Symptomatik metabolischer Enzephalopathien ist unspezifisch, sodass sie differenzialdiagnostisch nur schwer von Intoxikationen, entzündlichen oder vaskulären ZNS-Erkrankungen und anderen – vor allem bilateralen – strukturellen Hirnläsionen unterschieden werden können.

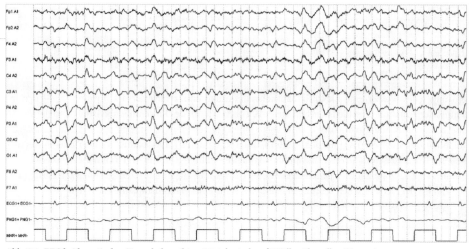

Abb. 8.1 EEG bei hepatischer Enzephalopathie mit triphasischen δ-Wellen über allen Hirnregionen.

Für die grundsätzliche Differenzialdiagnose kann der englische Akronym-Merksatz „I WATCH DEATH" zu Hilfe genommen werden: **i**nfection, **w**ithdrawal, **a**cute metabolic, **t**rauma, **C**NS pathology, **h**ypoxia, **d**eficiencies, **e**ndocrinopathies, **a**cute vascular, **t**oxins/Drugs, **h**eavy metals. In der Regel ist die Assoziation des klinischen Bildes zu einer klinischen und labordiagnostischen Konstellation wegweisend für die Verdachtsdiagnose. Wenn die metabolische Ursache nicht eindeutig ist, muss durch Bildgebung eine andere Ursache ausgeschlossen werden.

8.2 Metabolische Enzephalopathien

8.2.1 Störungen des Glukosestoffwechsels

Enzephalopathie bei Hyperglykämie

Akute und subakute Störungen der Gehirnfunktion beim „Coma diabeticum" treten auf als

- **ketoazidotische Hyperglykämie:** Serumglukose > 300 mg/dl; Azidose mit einem pH-Wert < 7,3; meistens beim Typ-1-Diabetes
- **hyperosmolare Hyperglykämie:** Serumglukose > 600 mg/dl; Erhöhung der Serumosmolarität auf > 320 mosmol/l; Flüssigkeitsdefizit von > 5 Litern, meistens beim Typ-2-Diabetes.

Klinik und Prognose

Bei der **ketoazidotischen Hyperglykämie** kommt es bei 80 % der Patienten zu enzephalopathischen Symptomen mit allen Stadien quantitativer Bewusstseinsstörungen – bei 10–15 % bis hin zum Koma. Die Enzephalopathie wird primär durch die Azidose verursacht. Fokale neurologische Symptome sind selten. Meistens kommt es zur kompletten neurologischen Restitution.

Bei der **hyperosmolaren Hyperglykämie** kommt es ebenfalls zu akuten Bewusstseinsstörungen bis hin zum Koma, häufig jedoch auch zu fokalen Symptomen wie Aphasie, Halbseitensymptomen, Pyramidenbahnzeichen und fokalen Anfällen, ohne dass bildgebend strukturelle Hirnläsionen nachweisbar wären. Es besteht ein Flüssigkeitsdefizit von mehreren Litern. Die Sterblichkeit ist mit fast 30 % hoch. Im Falle des Überlebens sind allerdings in der Regel keine dauerhaften neurologischen Folgen zu erwarten.

Therapie

Die Therapie umfasst 3 Stadien:

- **Rehydrierung:** Sie bessert die zerebrale, die renale und die zirkulatorische Funktion. Durch die Verbesserung der Insulinsensitivität sinken bereits die Blutzuckerspiegel.
- **Insulintherapie:** Anzustreben ist eine Senkung des Blutzuckerspiegels um ca. 50 mg/dl pro Stunde.
- **Langsame Anpassung:** Eine zu schnelle bzw. überschießende Korrektur muss vermieden werden. Anzustreben ist eine Stabilisierung des Blutzuckers bei ca. 200 mg/dl.

Enzephalopathie bei Hypoglykämie

Die Hypoglykämie (Blutglukose < 45–50 mg/dl) ist die häufigste Komplikation des Diabetes mellitus. 20–60 % der Typ-1-Diabetiker erleiden pro Jahr eine schwerere Hypoglykämie, die z. B. durch zu strenge glykämische Kontrollen, eine akzidentelle oder suizidale Insulinzufuhr, eine inadäquate parenterale Ernährung oder aber bei Sepsis, Multiorganversagen oder endogenem Hyperinsulinismus bei Insulinom entsteht. Pathophysiologisch steht dabei zu wenig Substrat für die Produktion energiereicher Phosphate im Gehirn zur Verfügung. Dadurch akkumulieren exzitatorische Aminosäuren.

Durch wiederholte Hypoglykämien sinkt die Schwelle für die Wahrnehmung einer Hypoglykämie (Hypoglykämie-Wahrnehmungsstörung), sodass sich der Korridor für eine rechtzeitige Korrektur verengt. Es treten dann unvermittelte schwere Hypoglykämien auf.

Klinik

Typisch sind zunächst Tachykardie, Blässe, Heißhunger, Schweißausbruch, Tremor, Angstgefühle, Unruhe und Sehstörungen. Es folgen Koordinationsstörungen, Bewusstseinsstörungen bis hin zum Koma mit Primitivreflexen und Pyramidenbahnzeichen, aber auch generalisierte und fokale Anfälle. Gelegentlich auftretende fokale motorische Symptome mit halbseitiger Akzentuierung oder Aphasie können an einen Schlaganfall denken lassen. Schwerste, länger anhaltende Hypoglykämien führen zu Defektzuständen mit persistierendem vegetativem Status („apallisches Syndrom").

Bei rezidivierenden Hypoglykämien kann es zu dauerhaften kognitiven Einbußen kommen. Besonders hypoglykämiesensitive zerebrale Areale sind der Hippokampus, der Kortex und das Striatum.

MERKE Die zentralnervösen Symptome der Hypoglykämie können zerebrovaskuläre Erkrankungen imitieren. Obwohl eine Glukosebestimmung zur Routinediagnostik akuter neurologischer Symptome gehört, wird sie doch immer wieder bei suggestiven Konstellationen vermeintlich anderer Ursache vergessen.

8.2 Metabolische Enzephalopathien

8.2.1 Störungen des Glukosestoffwechsels

Enzephalopathie bei Hyperglykämie
Pathomechanismen und Klinik:
- Ketoazidose:
  – meist Typ-1-Diabetes
  – Serumglukose > 300 mg/dl, pH-Wert < 7,3
  – quantitative Bewusstseinsstörung bis Koma, meist ohne fokal neurologische Defizite, gute Restitution
- Hyperosmolarität:
  – meist Typ-2-Diabetes
  – Serumglukose > 600 mg/dl, Serumosmolarität > 320 mosmol/l
  – Flüssigkeitsdefizit > 5 Liter
  – quantitative Bewusstseinsstörung bis Koma, häufiger fokal neurologische Defizite (z. B. Aphasie, Hemiparese), hohe Letalität, prinzipiell reversibel

Therapie:
- Rehydrierung, Insulingabe (Senkung des BZ um ca. 50 mg/dl/h)
- langsame Stabilisierung des BZ auf ca. 200 mg/dl

Enzephalopathie bei Hypoglykämie
Bei Hypoglykämie akkumulieren durch „Energiemangel" der Stoffwechselprozesse insbesondere exzitatorische Aminosäuren.

Klinik: vegetative Reaktionen, psychomotorische Unruhe, Bewusstseinsminderung bis Koma, fokal neurologische Defizite, generalisierte und fokale epileptische Anfälle, **apallisches** Syndrom.

Häufig rezidivierende Hypoglykämien können zu dauerhaften kognitiven Defiziten führen.

Therapie: orale oder intravenöse Glukosezufuhr

8.2.2 Hepatische Enzephalopathie

Ursachen:
- Leberschädigung unterschiedlichster Ätiologie (z. B. infektiös, toxisch, metabolisch, vaskulär)
- akute Dekompensation einer eingeschränkten Leberfunktion bei: hoher enteraler Eiweißzufuhr (Nahrung, gastrointestinale Blutung), Infektionen, Operationen, Dehydratation, Gabe von Sedativa

Pathophysiologie:
- Ammoniakintoxikation → übermäßige Glutaminbildung in Astrozyten → Hirnödem, zerebrale Einklemmung möglich
- Bildung dysfunktionaler Neurotransmitter aus vermehrt anfallenden aromatischen Aminosäuren
- Überaktivität des GABAergen Systems

Klinik:
- Schweregrade 0 (latente Form), I–II (Apathie, Konzentrations- und Gedächtnisstörungen), III und IV (Delir, Bewusstseinsstörung bis Koma)
- stadienübergreifend: Koordinationsstörungen, Myoklonien, Muskeltonuserhöhungen, Asterixis/„flapping tremor", Hyperreflexie

Diagnostik:
- Serumammoniakspiegel (erhöht)
- zerebrale Bildgebung (Hirnödem, Signalveränderung der Stammganglien)

Therapeutische Optionen:
- Lebertransplantation
- Verminderung der Ammoniakproduktion (Proteinrestriktion)
- Verminderung der Ammoniakabsorption aus dem Darm
- Steigerung der Ammoniakmetabolisierung durch L-OrnithinL--Aspartat
- intravenöse Zufuhr nichtaromatischer Aminosäuren
- Antagonisierung GABAerger Benzodiazepinrezeptoren (Flumazenil)

Therapie
Leichte Hypoglykämien können von den Patienten durch schnell resorbierbare Kohlenhydrate, z. B. süße Limonade oder Traubenzucker, ausgeglichen werden. Bei schwerer Hypoglykämie werden rasch intravenös 50 ml Glukose 20 % oder 50 % gegeben, anschließend 500 ml Glukose 5–10 %.

8.2.2 Hepatische Enzephalopathie
Hepatische Enzephalopathien können bei akuten und chronischen Lebererkrankungen auftreten. Das Ausmaß der – potenziell reversiblen – Enzephalopathie hängt davon ab, wie akut und wie stark die Leber geschädigt ist und wie ausgeprägt die Leberumgehungskreisläufe sind. Zum akuten Leberversagen kommt es z. B. bei Leberzirrhose, Virushepatitis, Reye-Syndrom, Schwangerschaft, Morbus Wilson, Lebervenenthrombose, Medikamentenintoxikation oder als Medikamentennebenwirkung. Wichtigste Auslösefaktoren der hepatischen Dekompensation sind gastrointestinale oder andere Blutungen, eiweißreiche Mahlzeiten, Infektionen, Operationen, Bluttransfusionen, Dehydratation z. B. durch Diuretikagabe und Gabe von Sedativa (z. B. Benzodiazepine).

Pathophysiologie
Insgesamt muss von einer multifaktoriellen Genese der hepatischen Enzephalopathie als Ergebnis komplexer Wirkungen auf den Hirnstoffwechsel ausgegangen werden, wobei 3 pathophysiologische Mechanismen zusammenwirken:
- **Ammoniakintoxikation:** Das erhöhte Ammoniak im Serum wirkt im Gehirn toxisch, in den Astrozyten bildet sich Glutamin. Die Astrozyten schwellen an und es entwickelt sich ein Hirnödem.
- **Bildung „falscher" dysfunktioneller Neurotransmitter:** Aromatische Aminosäuren werden vermehrt ins Gehirn aufgenommen, während verzweigtkettige Aminosäuren abnehmen. Durch diese Aminosäure-Imbalance werden anstelle der „normalen" exzitatorischen Neurotransmitter (Noradrenalin und Dopamin) vermehrt „falsche" Neurotransmitter aus aromatischen Aminosäuren gebildet (Tyramin, Octopamin und Phenylethanolamin).
- **GABA-Hypothese:** Eine Überaktivität des inhibitorischen GABAergen Systems führt zur synaptischen neuronalen Hemmung.

Klinik
Anhand der Symptome werden 5 Schweregrade unterschieden von der latenten Form (Grad 0) bis hin zum Koma (Grad IV). Die leichteren Stadien I und II führen zu Apathie, Konzentrations- und Gedächtnisstörungen und Schriftveränderungen. Bei schweren (Grad III) und schwersten (Grad IV) Formen der HE kommt es zu deliranten Zuständen und schwereren Bewusstseinsstörungen bis hin zum Koma. Begleitet werden diese Symptome meist von Koordinationsstörungen, Myoklonien, Asterixis (auch bezeichnet als „flapping tremor"), erhöhtem Muskeltonus und einer Hyperreflexie. Der typische „flapping tremor" ist neurophysiologisch ein „negativer" Myoklonus mit kurzer ruckartiger Hemmung der Handstreckung bei Vorhalten der Hände und seiner reflexartigen Kompensation. Bei der schweren Form kommt es zur Entwicklung eines Hirnödems mit Hirndrucksteigerung und „Einklemmung". Bei frühzeitiger Therapie sind die Symptome potenziell reversibel.

Diagnostik
In der Regel bestätigt eine Erhöhung des Serumammoniakspiegels die Verdachtsdiagnose. In der CT und MRT kann in schweren Fällen ein Hirnödem nachgewiesen werden. Das MRT kann in den T1-gewichteten Aufnahmen symmetrische Hyperintensitäten der Stammganglien zeigen, die auf eine Manganakkumulation bei schwerer Leberzirrhose zurückzuführen sind.

Therapie
Bei akutem komplettem Leberversagen muss die Indikation für eine Lebertransplantation überprüft werden. Begleitende Gerinnungsstörungen sind durch Gabe von Gerinnungsfaktoren zu therapieren. Eine Verminderung der Ammoniakproduktion und -absorption erreicht man durch Proteinrestriktion und Hemmung der ureaseproduzierenden Bakterien im Darm:
- **Laktulose** entfernt Substrate aus dem Darm, die dort zu Ammoniak metabolisiert werden, und unterbricht über die Azidifizierung des Kolons die ureasebedingte Ammoniakbildung. Auch die Verabreichung von oralen schlecht resorbierbaren und dadurch im Darm wirksamen **Antibiotika** (z. B. Neomycin, Metronidazol, Rifaximin) dient diesem Ziel. Durch eine prophylaktische Rifaximingabe lässt sich die Häufigkeit enzephalopathischer Episoden halbieren.
- Eine Steigerung der Ammoniakmetabolisierung erreicht man durch **L-Ornithin-L-Aspartat.**

Die Bildung „falscher Neurotransmitter" soll durch Infusionslösungen verhindert werden, die reich an verzweigtkettigen und arm an aromatischen Aminosäuren sind. Durch Antagonisierung der GABAergen Benzodiazepinrezeptoren mit Flumazenil kann eine kurzfristige Symptombesserung erreicht werden.

8.2.3 Enzephalopathien bei Nierenerkrankungen und Dialyse

Urämische Enzephalopathie

Urämische Enzephalopathien treten akut oder subakut während der Entstehung eines Nierenversagens auf. Wenn gleichzeitig ein maligner Hypertonus vorliegt, kann es schwierig sein, zwischen urämischer und hypertensiver Enzephalopathie zu unterscheiden.

Pathophysiologie

Neben Harnstoff und Kreatinin sind eine Vielzahl harnpflichtiger neurotoxischer Substanzen im Blut erhöht, der Kalziumgehalt des Gehirns steigt durch die Parathormonerhöhung an, wodurch unterschiedliche Ionenpumpen, Neurotransmitter und die Proteinexpression gestört sind, was sich schädigend auf den Gehirnmetabolismus auswirkt.

Klinik

Neben Übelkeit, Erbrechen und evtl. einem Harngeruch der Atemluft (Foetor uraemicus) kommt es im Rahmen der Enzephalopathie zu Störungen der Affekte und des Verhaltens, zu Meningismus, Bewusstseinsstörungen bis hin zum Koma, epileptischen Anfällen, Myoklonien, Tremor, Muskeltonuserhöhung mit Hyperreflexie und Pyramidenbahnzeichen sowie zu Hemi-, Para- und Tetraparesen.

Diagnostik

Im Laborbefund lassen sich die Erhöhungen von Kreatinin, Harnstoff, Kalzium und Parathormon nachweisen.

Therapie

Die Therapie besteht primär in der Behandlung des Nierenversagens durch Dialyse bzw. bei irreversibler Schädigung langfristig durch eine Transplantation. Krampfanfälle werden symptomatisch mit Antiepileptika behandelt, wobei die Dosierung an die reduzierte Clearance angepasst wird.

Dialyseassoziierte Enzephalopathien

Im Zusammenhang mit der Dialyse kann es zu einem Dialyse-Dysäquilibrium-Syndrom (DDS) und einer Dialyseenzephalopathie kommen (> Tab. 8.1).

Tab. 8.1 Dialyse-Dysäquilibrium-Syndrom und Dialyseenzephalopathie.

Enzephalopathie	Pathogenese	Symptome	Prophylaxe/Therapie
Dialyse-Dysäquilibrium-Syndrom (DDS)	zu rascher osmotischer Gradient zwischen Plasma und Gehirn mit intrazellulärer Azidose und Hirnödem	am Ende oder nach der Dialyse: Unruhe, Übelkeit, Kopfschmerzen, Muskelkrämpfe, Myoklonien, Asterixis, Bewusstseinstrübungen bis hin zum Koma	Vermeidung einer zu raschen Dialyse
Dialyseenzephalopathie	• Aluminiumablagerungen bei aluminiumhaltigen Dialysaten • aluminiumhaltige Medikamente • Begünstigung der Aluminiumresorption durch Hyperparathyreoidismus oder Zitrusfrüchte • verstärkter Aluminiumtransport in die Hirnzellen aufgrund eines Eisenmangels	subakut bis chronisch progredient: affektive und kognitive Störungen, demenzielles Syndrom, extrapyramidale Störungen, epileptische Anfälle	Vermeidung der genannten Aluminiumexpositionen

8.2.4 Enzephalopathien bei Schilddrüsenerkrankungen

Hypothyreose und Myxödem

Die zerebralen **Symptome** einer Hypothyreose sind variabel und umfassen:
* affektive und wahnhaft-halluzinatorische Symptome, z. B. Depression, „myxödematöse Verrücktheit"
* kognitive Symptome, z. B. Vergesslichkeit, Demenz
* Delirien und Bewusstseinsstörungen („Myxödemkoma").

Auslöser ist oft ein Sedativum, ein Infekt oder eine Operation. Zusätzliche Allgemeinsymptome sind Bradykardie, Hypotonie, Hypothermie und Herzinsuffizienz. Die **Diagnose** wird anhand der Schilddrüsenwerte gestellt. In schweren Fällen wird **L-Thyroxin** hochdosiert (500 μg) als Bolus gegeben, gefolgt von 100 μg täglich. Bei leichten Fällen wird einschleichend substituiert mit dem Ziel, den TSH innerhalb von ca. 4 Wochen zu normalisieren.

Hyperthyreose

Trotz ihrer Häufigkeit bleiben Hyperthyreosen oft länger unentdeckt. An Allgemeinsymptomen entwickeln sich Temperaturerhöhung, Tachykardien, Durchfälle, vermehrtes Schwitzen und Exsikkose. Die

8.2.3 Enzephalopathien bei Nierenerkrankungen und Dialyse

Urämische Enzephalopathie

Nierenversagen führt zur Akkumulation harnpflichtiger neurotoxischer Substanzen und zum Entgleisen von Stoffwechselprozessen.

Klinik: Übelkeit, Erbrechen, Foetor uraemicus, Verhaltensstörungen, Meningismus, Bewusstseinsstörung bis Koma, epileptische Anfälle, Myoklonien, Tremor, Muskeltonuserhöhung, Hyperreflexie, Paresen und Pyramidenbahnzeichen.

Labor: Erhöhung von Kreatinin, Harnstoff, Kalzium und Parathormon.

Therapie:
• kausal: Dialyse, Nierentransplantation
• symptomatisch: Antiepileptika

Dialyseassoziierte Enzephalopathien

Durch die Dialyse selbst kann es ebenfalls zu einer Enzephalopathie kommen (> Tab. 8.1).

8.2.4 Enzephalopathien bei Schilddrüsenerkrankungen

Hypothyreose und Myxödem

Symptome:
• affektive und wahnhaft-halluzinatorische Symptome
• kognitive Defizite
• Delirien und Bewusstseinsstörungen („Myxödemkoma")
Trigger: Sedativa, Infekte oder Operationen
Diagnostik: Schilddrüsenlabor
Therapie: Substitution von L-Thyroxin

Hyperthyreose

Symptome: Nervosität, Reizbarkeit, Apathie, Depression, Schlafstörungen, Delir, Bewusstseinsstörung bis Koma, Myopathie
Auslöser: Absetzen von Thyreostatika, Infektionen, Traumen, jodhaltige Medikamente (Kontrastmittel!)
Therapie: Thyreostatika

Hashimoto-Enzephalopathie

Klinik: eu-, hypo- oder hyperthyreote Stoffwechsellage möglich
Diagnostik: antimikrosomale und Anti-TPO-Antikörper evtl. vorhanden, Liquor-Proteinerhöhung möglich; cMRT u. U. mit symmetrischen Signalveränderungen der Temporallappen- und Hippokampusregion

Therapie: Substitution und Immunsuppression (Kortikosteroide, Azathioprin)

8.3 Störungen des Wasser- und Elektrolythaushalts

8.3.1 Enzephalopathie bei Hyponatriämie

Pathophysiologie:
- Hyponatriämien führen zur Verschiebung von Wasser aus dem Extra- in den Intrazellulärraum → Zellschwellung (Hirnödem)
- beim Syndrom der inadäquaten ADH-Ausschüttung (SIADH) ist die ADH-Produktion erhöht (z. B. paraneoplastisch, bei zentraler Schädigung) → Wasserretention → Verdünnungshyponatriämie
- beim zerebralen Salzverlustsyndrom (CSWS) führen zerebrale Schädigungen zur zentralen Freisetzung von atrial-natriuretischem Faktor → erhöhte Natriumausscheidung

---

neurologischen Komplikationen der Thyreotoxikose reichen von Nervosität, Reizbarkeit und Schlafstörungen bis hin zu deliranten Bewusstseinsstörungen einschließlich der Entwicklung eines Komas („Basedow-Koma"). Neben der Enzephalopathie kann auch eine Myopathie auftreten. Die Manifestationsform der „apathischen Hyperthyreose" ist gekennzeichnet durch Lethargie, Depressivität und kognitive Beeinträchtigungen. Auslöser sind abruptes Absetzen von Thyreostatika, Infektionen, Traumen und jodhaltige Medikamente oder Röntgenkontrastmittel. Therapeutisch werden Thyreostatika verabreicht; symptomatisch werden Betablocker gegeben.

Hashimoto-Enzephalopathie

Die auch treffender als „steroidresponsive Enzephalopathie bei Autoimmunthyreoiditis" (SREAT) bezeichnete Erkrankung betrifft vorwiegend Frauen; ihr Pathomechanismus ist nicht abschließend geklärt. Vieles spricht dafür, dass es sich um eine autoimmunvermittelte Enzephalopathie handelt, bei der gleichermaßen Epitope in der Schilddrüse und im Gehirn betroffen sind.

Klinik

Die Enzephalopathie geht mit Verwirrtheit, Kopfschmerzen, ataktischen Störungen, Krampfanfällen, kognitiven Störungen und Myoklonien einher. Schwere Verläufe können klinisch der Creutzfeldt-Jakob-Erkrankung ähneln. Es gibt eine diffus-progressive und eine vaskulitische Verlaufsform. Bei 75 % der Betroffenen besteht eine Euthyreose, bei 20 % eine Hypothyreose und sehr selten eine Hyperthyreose.

Diagnostik

Bei 70 % ist das basale TSH erhöht, bei 90 % sind antimikrosomale Antikörper und Anti-Thyroid-Peroxidase-Antikörper nachzuweisen. Antithyroglobin ist nur bei 60 % nachweisbar. In der MRT finden sich evtl. in den T2-gewichteten Aufnahmen beidseitige, meist symmetrische Signalanhebungen in Temporallappen und Hippokampus oder fleckförmige Gewebeveränderungen. Im Liquor sind Proteinerhöhungen häufig.

Therapie

Parallel zur Substitutionstherapie sollte eine Immunsuppression durchgeführt werden – anfangs mit Kortikosteroiden, je nach Schwere zwischen 100 und 1.000 mg/d, und längerfristig mit anderen Immunsuppressiva wie z. B. Azathioprin. Bei akutem Verlauf führt die Kortikosteroidgabe innerhalb weniger Tage zu einer deutlichen Besserung; bei subakuter Manifestation kommt es unter der Immunsuppression meist zur langsamen Rückbildung der Symptome. Residuen sind möglich.

8.3 Störungen des Wasser- und Elektrolythaushalts

8.3.1 Enzephalopathie bei Hyponatriämie

Hyponatriämien – mit Werten < 135 mmol/l – sind die häufigsten Elektrolytstörungen und finden sich bei etwa 15 % aller Krankenhauspatienten. Es können hypo-, iso- und hypervolämische sowie isoosmolare Hyponatriämien unterschieden werden.

Pathophysiologie

Hyponatriämien können in der Neurologie verschiedene Ursachen haben (> Tab. 8.2). Je nach Akuität kommt es zu einer Wasserverschiebung im Gehirn von extra- nach intrazellulär mit der Gefahr eines Hirnödems.

SIADH Beim Syndrom der inadäquaten ADH-Sekretion („Schwartz-Bartter-Syndrom") kommt es zur teilweise ektopischen Hypersekretion von ADH (= Vasopressin) oder ADH-ähnlichen Polypeptiden. Meist sind dafür paraneoplastische Prozesse (vor allem kleinzelliges Bronchialkarzinom, Pankreaskarzinom, Lymphom), ZNS-Erkrankungen (z. B. Subarachnoidalblutung, Enzephalitis, Trauma oder Hirntumor) oder ein Guillain-Barré-Syndrom verantwortlich. In der Folge wird weniger Wasser ausgeschieden und es entwickelt sich eine iso- oder hypervolämische Verdünnungshyponatriämie.

CSWS Beim zerebralen Salzverlustsyndrom („cerebral salt waste syndrome", CSWS) entsteht die Hyponatriämie durch einen erhöhten Salzverlust (Natriumausscheidung > 50 mmol/l) mit Polyurie und Verminderung des Extrazellularvolumens und damit einem Volumenmangel. Ursachen sind unterschiedlichste intrakranielle Erkrankungen wie Subarachnoidalblutung, Schädel-Hirn-Trauma, Hirntumoren und Meningeosis carcinomatosa oder auch neurochirurgische Operationen. Sie bewirken eine Freisetzung des atrial-natriuretischen Faktors (ANF) aus dem Bereich des III. Ventrikels und dem Hypothalamus. Das CSWS ist insbesondere in der neurologischen Intensivmedizin häufig, zeigt aber manchmal Überlappungen mit dem SIADH.

> **MERKE** Beim SIADH entsteht die Hyponatriämie durch Wasserretention, beim CSWS durch Natriurese.

Tab. 8.2 Ursachen der Hyponatriämie.

SIADH (Syndrom der inadäquaten ADH-Sekretion) z. B. bei Malignomen, akuten ZNS-Erkrankungen, Lungenerkrankungen, endokrinen Erkrankungen (z. B. Myxödem), Leberzirrhose, Herzinsuffizienz

zerebrales Salzverlustsyndrom (CSWS)

iatrogen z. B. Infusionsbehandlung, Medikamente (Diuretika, Zytostatika, Antidiabetika, Antidepressiva, Barbiturate, Antiepileptika [vor allem Carbamazepin/Oxcarbazepin])

Lebererkrankungen, z. B. Zirrhose, Morbus Wilson

Malnutrition, Kachexie

exzessive Zufuhr von Flüssigkeit („Wasserintoxikation", z. B. bei psychischer Erkrankung oder Marathonläufern)

adrenokortikale Insuffizienz

Klinik

Chronische oder sich langsam entwickelnde Hyponatriämien mäßigen Ausmaßes werden meist problemlos toleriert. Bei raschem Abfall des Serumnatriums unter 125 mmol/l treten erste Symptome auf, bei < 110 mmol/l besteht Lebensgefahr. Es kommt zu Kopfschmerzen, Übelkeit, Erbrechen, generalisierten epileptischen Anfällen und zu unterschiedlichen Stadien und Formen quantitativer und qualitativer Bewusstseinsstörungen, die mit Muskelkrämpfen verbunden sein können. Im Extremfall entsteht bei massivem Hirnödem eine Einklemmung.

Klinik:
- ab Na^+ < 125 mmol/l: Kopfschmerzen, Übelkeit, Erbrechen, generalisierte epileptische Anfälle, Bewusstseinsstörungen bis hin zu Einklemmung durch Hirnödem
- ab Na^+ < 110 mmol/l besteht Lebensgefahr

Diagnostik

Die Hyponatriämie ist im Routinelabor einfach festzustellen. Für das SIADH ist kennzeichnend, dass die Serumosmolarität niedriger ist (meist < 260 mosmol/l) als die Urinosmolalität (> 300 mosmol/kg). Das Natrium im Urin ist beim SIADH erhöht (Na^+-Ausscheidung > 25 mmol/l bei normaler Zufuhr), das Plasma-ADH dagegen meist normal bis erhöht. Die Unterschiede zum zerebralen Salzverlustsyndrom sind in ➤ Tab. 8.3 gezeigt.

Diagnostik: Labor, ➤ Tab. 8.3

Tab. 8.3 Idealtypische Unterschiede SIADH vs. CSWS.

Parameter	SIADH	CSWS
Extrazellularvolumen	↑	↓
Wasserbilanz	↑	↓
Hautturgor	↑/→	↓
Gewicht	↑/→	↓
ZVD	↑/→	↓
Hämatokrit	↓	↑
Urin-Na^+-Konzentration	↑	↑↑

TAB. 8.3

Therapie

Natrium wird substituiert, wobei je nach Ursache, Akuität und Ausprägung der Hyponatriämie und ihrer Symptome vorgegangen wird. Nur wenn die Symptome bedrohlich sind, darf der Serumnatriumspiegel ausnahmsweise und auch nur anfangs um 1–2 mmol/l pro Stunde angehoben werden, um eine pontine oder extrapontine Myelinolyse (CPM/EPM) zu vermeiden. Sonst darf der Serumnatriumspiegel um nicht mehr als 0,5 mmol/l pro Stunde steigen.

SIADH   Ziel ist eine Flüssigkeitsrestriktion auf ca. 800 ml/d; bei symptomatischen Patienten kann der Serumnatriumspiegel mit hypertonen Lösungen – langsam (!) – korrigiert werden, weil bei einer Änderung von mehr als 10 mmol/d die Gefahr eines osmotischen Demyelinisierungssyndroms besteht (➤ Kap. 8.4.3). Bei Therapieresistenz kann der selektive V_2-Vasopressin-Rezeptor-Antagonist Tolvaptan gegeben werden (15 mg initial bis maximal 60 mg einmal täglich). Die Substanz vermindert durch Antagonisierung am Rezeptor die ADH-vermittelte Rückresorption von freiem Wasser und erhöht dessen Ausscheidung. Die Ausscheidung von Elektrolyten wird nicht beeinflusst, wodurch sich Tolvaptan von konventionellen Diuretika unterscheidet.

CSWS   Die Therapie besteht aus einer Substitution von Natrium und Wasser (hypertone Kochsalzlösung) und bei Therapieresistenz aus einer Gabe von Fludrokortison 0,2 mg/d.

Therapie:
- Na^+-Substitution: langsame Wiederanhebung des Serumnatriumspiegels (< 0,5 mmol/h und < 10 mmol/d), da sonst die Gefahr einer **pontinen oder extrapontinen Myelinolyse** besteht (➤ Kap. 8.4.3)
- SIADH: Flüssigkeitsrestriktion, langsame Na^+-Substitution mit hypertonen Lösungen, selektiver V_2-Vasopressin-Rezeptorantagonist Tolvaptan
- CWS: hypertone Kochsalzlösung, Fludrokortison

8.3.2 Hypernatriämie

Hypernatriämien können sich entwickeln bei
- Wasserverlust (z. B. Diabetes insipidus, extrarenale Flüssigkeitsverluste)
- Wasserverlust kombiniert mit geringem Natriumverlust (z. B. exzessives Schwitzen, Fieber, osmotische Diurese)
- Natriumzufuhr (Infusionen, Cushing, Hyperaldosteronismus).

Der „zentrale" Diabetes insipidus entsteht, indem die hypothalamische Stimulation der ADH-Ausschüttung abnimmt. Das ist z. B. bei Hirntumoren oder metastasen, granulomatösen Entzündungen (z. B. Tuberkulose, Sarkoidose) oder Hypophysenchirurgie, ZNS-Infektionen, Hirnblutungen und anderweitig verursachtem Hirndruck möglich. Inwieweit eine enzephalopathische Symptomatik auftritt, hängt gene-

8.3.2 Hypernatriämie

Mögliche **Ursachen** von Hypernatriämien:
- Wasserverlust
- Natriumzufuhr
- zentraler Diabetes insipidus (Abnahme der ADH-Ausschüttung durch variable zerebrale Schädigungen → Polyurie)

rell von der Akuität und der absoluten Höhe der Hypernatriämie (Osmolalität > 320 mosmol, Serum-Na$^+$ > 160 mmol/l) ab.

Die Enzephalopathie ist Ausdruck der osmotischen Dehydratation mit Schrumpfung des Intrazellularraums aufgrund der erhöhten Serumosmolarität und mikrovaskulärer Hyperviskositätsschäden mit kapillären Blutungen oder venösen Stauungen.

Konsequenz: osmotische Dehydratation des Nervengewebes und mikrovaskuläre Hyperviskositätsschäden (kapilläre Blutungen, venöse Stauung). Kritisch: Serumosmolalität › 320 mosmol, Serum-Na$^+$ › 160 mmol/l

Klinik: Bewusstseinsstörungen, epileptische Anfälle, Polyurie, Exsikkose, Volumenmangelschock, bei raschem Anstieg des Serumnatriumspiegels pontine oder extrapontine Myelinolyse

Klinik

Bewusstseinsstörungen sind meist das erste Zeichen einer Hypernatriämie. Sie treten bevorzugt in der Rehydrierungsphase auf und sind seltener als bei der Hyponatriämie von epileptischen Anfällen begleitet. Beim Diabetes insipidus kann die Polyurie mehr als 20 l/d betragen und mit entsprechender Polydipsie und Exsikkose – bis hin zum Volumenmangelschock – einhergehen. Komplikationen der Hypernatriämie sind intrazerebrale oder subarachnoidale Blutungen und Sinus-Venen-Thrombosen. Steigt die Osmolarität sehr schnell, kann auch eine pontine oder extrapontine Myelinolyse (CPM/EPM) entstehen (➤ Kap. 8.4.3). Die Prognose der hypernatriämischen Enzephalopathie hängt von der Grunderkrankung und den Komplikationen ab.

Diagnostik: Serumnatriumspiegel, spezifisches Gewicht und Osmolalität des Urins

Diagnostik

Die Hypernatriämie ist im Routinelabor einfach festzustellen. Beim Diabetes insipidus beträgt das spezifische Gewicht des Urins < 1.005 kg/m^{2}s^2 und seine Osmolalität < 300 mosmol/kg KG. Differenzialdiagnostisch ist der Durstversuch hilfreich (Prüfung der Konzentrationsfähigkeit der Niere während einer 12-stündigen Durstphase).

Therapie:
- Rehydratation mit isotonischen Kochsalzlösungen, nicht schneller als 1–2 mmol/h (**Cave:** Hirnödem)
- Diabetes insipidus: ADH-Substitution (Desmopressin)

Therapie

Die Therapie besteht in der Rehydratation mit isotonischen oder halbisotonischen Kochsalzlösungen, wobei eine Korrektur um 1–2 mmol Natrium pro Stunde nicht überschritten werden sollte, da es andernfalls zu fatalen zerebralen Ödemen kommen kann. Auch die Zufuhr freien Wassers sollte wegen der möglichen Ausbildung eines Hirnödems vermieden werden. Beim Diabetes insipidus wird Desmopressin substituiert (2 × 10–20 µg/d intranasal oder Tabletten 3 × 0,2–1,2 mg/d oder 2–4 µg s. c. oder i. v.).

8.3.3 Weitere Elektrolytstörungen

8.3.3 Weitere Elektrolytstörungen

Hyperkalzämie und Hyperphosphatämie: Sie kommen meist bei Osteolysen vor. Symptomatisch werden Kalziumwerte ab 3 mmol/l. Symptome sind Müdigkeit, Kopfschmerzen, Übelkeit, Erbrechen, Bewusstseinsstörungen, Krampfanfälle, Durstgefühl, vermehrte Diurese. Die Therapie besteht in Flüssigkeitsersatz, Kaliumsubstitution und Medikamenten (Schleifendiuretika, Ionenaustauscher, Natriumbikarbonat, i. v. Bisphosphonate). In schweren Fällen ist eine Dialyse erforderlich.

Hypokalzämie und Hypomagnesiämie: Symptome sind Bewusstseinsstörungen und Krampfanfälle. Eine Hypokalzämie geht mit Tetaniezeichen einher (Chvostek, Trousseau).

Hypermagnesiämie: Eine Hypermagnesiämie kann durch exzessive Magnesiumzufuhr bei eingeschränkter Nierenfunktion ausgelöst werden. Symptome sind Bewusstseinsstörungen bis hin zum Koma.

Hypophosphatämie: Eine Hypophosphatämie kommt meist im Rahmen einer kompletten parenteralen Ernährung ohne ausreichende Phosphatsubstitution in komplexen intensivmedizinischen Behandlungssituationen vor. Sie äußert sich in Bewusstseinsstörungen, Rhabdomyolysen und subakuten bis akuten Tetraparesen mit Reflexverlust (Differenzialdiagnosen: Critical-Illness-Neuropathie [➤ Kap. 14.6.5], Guillain-Barré-Syndrom [➤ Kap. 14.6.2]).

Hyper- und Hypoparathyreoidismus: Sie führen durch die begleitende Hyperkalzämie und Hypokalzämie zu zentralnervösen Symptomen. Beim chronischen Hypoparathyreoidismus bilden sich symmetrische Verkalkungen im Stammganglienbereich, eventuell auch im Kleinhirn (Morbus Fahr). Seltene Symptome sind extrapyramidale Bewegungsstörungen mit parkinsonoiden, choreatischen, dystonen und athetotischen Symptomen.

8.4 Alkoholassoziierte Enzephalopathien

8.4.1 Entzugsdelir

Ein Delir kann sowohl im Alkoholentzug als auch bei fortgesetztem Konsum, getriggert z. B. durch internistische Erkrankungen, auftreten.

8.4.1 Entzugsdelir

Das Alkoholentzugssyndrom einschließlich eines Entzugsdelirs („Delirium tremens") tritt als Komplikation eines chronischen Alkoholmissbrauchs auf und ist bei schwerer Ausprägung potenziell lebensbedrohlich. Es kommt zu
- psychopathologischen Störungen
- vegetativen Störungen und
- epileptischen Anfällen.

5–10 % der Alkoholkranken entwickeln ein Delir. Es tritt 8–72 Stunden nach Unterbrechung oder Verminderung der Alkoholzufuhr auf, kann aber auch bei konstantem Alkoholkonsum („Kontinuitätsdelir") auftreten. Auslöser sind dann oft exogene Faktoren wie z. B. fieberhafter Infekt, Dehydratation, Hypoglykämie, Pankreatitis, Leberzirrhose, gastrointestinale Blutung, Trauma oder Mangelernährung.

Pathogenese

Die an den Alkoholkonsum adaptierten und exzitatorisch hochregulierten Neurotransmittersysteme können sich beim Wegfall der suppressiven Noxe Alkohol nicht schnell genug herunterregulieren. Damit besteht eine Erhöhung der neuronalen Exzitabilität mit

- Inhibition des GABAergen Systems (psychomotorische Unruhe, Anfälle)
- Aktivierung des glutamatergen Systems (Anfälle)
- Inhibition der α_2-Rezeptoren („Noradrenalinsturm" mit Tachykardie, Hyperhidrose, Tremor usw.)
- Aktivierung des dopaminergen Systems (produktive Psychose)
- Inhibition des cholinergen Systems (kognitive Defizite)
- vermehrter ADH-Sekretion (Flüssigkeitsretention, Hirnödem)

Klinik

Zum Vollbild des Delirs gehören:

- **quantitative und qualitative Bewusstseinsstörungen:** Störungen von Gedächtnis, gedanklicher Kohärenz und Orientierung; psychomotorische Unruhe, Nesteln, Schreckhaftigkeit, Fahrigkeit, Schlafstörungen, illusionäre Verkennungen z. T. mit Alkoholbezug (z. B. Arzt = Wirt), optische (z. T. szenisch: z. B. Pfleger sitzen um ein Bierfass; sonst Würmer, Spinnen, Eierschalen usw.) und taktile (z. B. Tiere, Insekten auf der Haut) Halluzinationen, erhöhte Suggestibilität (Patient liest von leerem Blatt oder ergreift imaginären Faden usw.), Somnolenz, in schweren Fällen Sopor und Koma
- **affektive Störungen:** Reizbarkeit; ängstlich-depressiv, gelegentlich auch heiter bis manisch
- **epileptische Anfälle:** bei 20–40 %; oft Initialsymptom der Entzugssymptomatik
- **vegetative Entgleisung:** Tachykardie, arterielle Hypertonie, Hyperthermie, Schwitzen, Tremor, Erbrechen, Diarrhö, Myoklonien.

Bei 5–10 % aller Entzugsdelirien kommt es zu schweren lebensbedrohlichen Verläufen mit pulmonalen und kardialen Komplikationen. Neben dem Vollbild gibt es auch geringe oder mäßige Ausprägungen des Delirs.

Diagnostik

Symptome Ein Delir wird klinisch diagnostiziert, die ätiologische Zuordnung zum Alkoholentzug ist anamnestisch und durch Laborparameter (Zeichen der Alkohol- und Organfolgen, z. B. Alkohol i. S., hyperchrome Anämie, Erhöhung von γ-GT, GOT, GPT, AP, Carbohydrase-defizientes Transferrin) möglich. Die Symptomatik des deliranten Alkoholentzugs ist zwar typisch, aber nicht spezifisch. Die wesentliche differenzialdiagnostische Aufgabe besteht im Ausschluss anderer konkurrierender Ursachen für die „Trias" des Alkoholentzugs „Bewusstseinsstörung, Krampfanfall und vegetative Symptomatik".

Schweregrade Eine Schweregradeinteilung ist mit Skalen möglich, die auch die Behandlungsintensität anzeigen. Verwendet werden:

- die **CIWA-Ar-Skala** (Clinical Institute Withdrawal Assessment Alcohol, revised; häufig verwendet; 15 Items; maximal 79 Punkte; < 15 Punkte = keine Therapie notwendig; > 50 Punkte = Vollbild des Delirs),
- die **AWS-Skala** (Alcohol-Withdrawal-Scale; Modifikation der CIWA-Ar-Skala; 33 Items in den Subskalen „somatische" [6 Kategorien] bzw. „mentale" [5 Kategorien] Symptome; Syndromausprägung: mild ≤ 5 Punkte, moderat 6–9 Punkte, schwer ≥ 10 Punkte) und
- die **LARS11-Skala** (Lübeck Alcohol-Withdrawal Risk Scale short form; 11 Items mit 15 Punkten; Cut-Off für schweres Delir = 10 Punkte).

Therapie

Neben allgemeinen Stabilisierungsmaßnahmen sollte Thiamin wegen einer hohen Komorbidität mit einer Wernicke-Enzephalopathie (ca. 20 %) substituiert werden (> Kap. 8.4.2). Die spezielle medikamentöse Therapie orientiert sich an den unterschiedlichen Wirkprofilen der Substanzen (> Tab. 8.4), bezogen auf die Zielsymptome des Alkoholentzugssyndroms. In leichten Fällen sind je nach Schwerpunkt der Symptomatik Monotherapien mit jeder der 4 Substanzen Clomethiazol, Benzodiazepine, Carbamazepin und Clonidin, evtl. auch Dexmedetomidin möglich. Bei schwererer bzw. fortgeschrittener Symptomatik sind Kombinationen erforderlich.

Die Gabe von Alkohol wird zwar von manchen Ärzten noch favorisiert, ist aber bestenfalls „präventiv" wirksam. Keinesfalls sollte Alkohol in fortgeschrittenen Phasen des Delirs („point of no return") gegeben werden.

Tab. 8.4 Therapeutisch relevante Wirkprinzipien beim Alkoholentzugssyndrom

Antidelirantes Wirkprinzip	Medikamente
antikonvulsiv, antipsychotisch	Benzodiazepine, Clomethiazol, Carbamazepin
antidopaminerg (antipsychotisch)	Neuroleptika
antinoradrenerg (α_2-Agonisten)	Clonidin, Dexmedetomidin (ca. 200-fache Affinität im Vergleich zu Clonidin)

Pathogenese: Adaptation der Neurotransmittersysteme an den sedierenden Alkoholkonsum → exzitatorische Gegenregulation. Bei Wegfall der sedierenden Noxe → Überaktivität des exzitatorischen Systems.

Vollbild des Delirs:
- quantitative und qualitative Bewusstseinsstörungen
- Einschränkung von Gedächtnis und Orientierung
- optische und taktile Halluzinationen
- affektive Störungen
- epileptische Anfälle
- vegetative Entgleisung bis zur potenziell lebensbedrohlichen kardiopulmonalen Dekompensation

Diagnostik:
- klinisch
- Zuordnung zum Alkoholentzug über Anamnese und Laborchemie (Leberwerte, hyperchrome Anämie, Carbohydrase-defizientes Transferrin) und Ausschluss konkurrierender Erkrankungen

Therapie:
- symptomatisch (> Tab. 8.4.)
- Thiamin zur Vorbeugung einer Wernicke-Enzephalopathie (> Kap. 8.4.2)
- Alkohol sollte nicht gegeben werden

8.4.2 Wernicke-Korsakow-Syndrom

Die **Korsakow-Psychose** und die **Wernicke-Enzephalopathie** sind 2 Ausprägungen einer Gehirnschädigung durch Thiamin-(Vitamin-B₁-) Mangel, die einzeln und überlappend vorkommen können.

Pathophysiologie: Thiaminmangel → Störungen im Kohlenhydratstoffwechsel → typisch lokalisierte Hirnschädigungen (Corpora mammillaria, Hypothalamus, Lamina tecti, periaquäduktales Grau, um den III. Ventrikel herum)

Klinik:
- Korsakow-Psychose: Kurzzeitgedächtnisstörung, retrograde und anterograde Amnesie, Konfabulationen
- Wernicke-Enzephalopathie: Ataxie, Dysarthrie, Okulomotorikstörung (insbesondere Nystagmus), organisches Psychosyndrom

Diagnostik: Klinik, Anamnese, cMRT

8.4.2 Wernicke-Korsakow-Syndrom

Mit dem Begriff Wernicke-Korsakow-Syndrom werden 2 unterschiedliche Krankheitsausprägungen der Gehirnschädigung bei Thiamin-(Vitamin-B₁-)Mangel bezeichnet:
- Korsakow-Psychose
- Wernicke-Enzephalopathie (WE)

Beide Krankheitsbilder können einzeln oder überlappend auftreten. Bei ca. 20 % der WE-Patienten tritt als Residuum ein Korsakow-Syndrom auf.

Pathophysiologie

Der Thiaminmangel führt zu Störungen im Kohlenhydratstoffwechsel mit ödematöser Schwellung und Einblutung im Gehirn. Typischerweise finden diese Veränderungen im Bereich der Corpora mammillaria, der hypothalamischen Kerngebiete um den III. Ventrikel, der Lamina tecti und des periaquäduktalen Graus mit den Okulomotoriuskerngebieten statt. Auch zerebelläre Akzentuierungen sind möglich. Neben der Alkoholassoziation können auch andere malnutritive Konstellationen (z. B. Anorexie, Schwangerschaft, Diät) oder toxische Noxen (z. B. 5-Fluorouracil) zum Thiaminmangel führen. Bei der sog. „trockenen Beriberi" stehen die neurologischen Symptome wie WE und Polyneuropathie im Vordergrund (vorwiegend in Europa), während die andere Symptomvariante des Thiaminmangels mit kardiovaskulären Symptomen mit Ödemen als „feuchte Beriberi" (vorwiegend in Asien) bezeichnet wird.

Klinik

Bei der **Korsakow-Psychose** ist das Kurzzeitgedächtnis stark gestört. Die bei schwerer retrograder und anterograder Amnesie bestehenden Erinnerungslücken werden oft durch Konfabulationen ausgefüllt. Die Hauptsymptome der **Wernicke-Enzephalopathie** sind Ataxie, Dysarthrie, Okulomotorikstörung mit Nystagmus und ein begleitendes organisches Psychosyndrom.

Diagnostik

Aufgrund der typischen Symptomen- und Risikokonstellation mit Alkohol und/oder Mangelernährung kann die Diagnose klinisch gestellt werden. Das MRT kann die Läsionen an den Prädilektionsstellen zeigen (> Abb. 8.2).

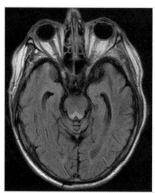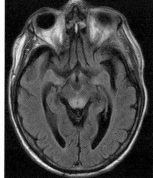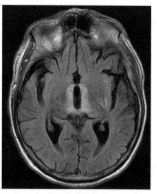

Abb. 8.2 Wernicke-Enzephalopathie in der MRT. Typische FLAIR-gewichtete MRT einer 48-jährigen alkoholabhängigen Patientin, die nach einem Alkoholexzess desorientiert blieb und eine Okulomotorikstörung zeigte. [T534]

Therapie, Prophylaxe und Prognose

Therapie und Prophylaxe Bereits bei Verdacht auf eine Wernicke-Enzephalopathie ist eine rasche, hochdosierte parenterale Thiamingabe (3 × 100–200 mg/d) notwendig. Die stark unterschiedlichen Dosisangaben in der Literatur sind Ausdruck der hierzu fehlenden Evidenz. Nach 1 Woche und deutlicher Besserung der Symptome kann mit oralen Gaben von 50–100 mg/d weiterbehandelt werden, bis ein klinisch stabiler Zustand erreicht ist. Risikopatienten z. B. im Alkoholentzugsdelir sollten prophylaktisch Thiamin erhalten.

Therapie:
- schon bei Verdacht parenterale Thiamingabe (100–200 mg/d)
- nach klinischer Stabilisierung Oralisierung
- Risikopatienten können Thiamin prophylaktisch erhalten

CAVE

> **CAVE** Durch eine Glukosezufuhr vor Thiamingabe kann ein Vitamin-B₁-Mangel symptomatisch werden.

Prognose Bei frühzeitiger Behandlung mit Thiamin kommt es in der Regel innerhalb von Stunden und Tagen zu einer deutlichen Besserung der Wernicke-Enzephalopathie. Die Mortalität beträgt 15–20 %, überwiegend bedingt durch pulmonale oder hepatische Komplikationen. Die kognitiven Störungen bessern sich nur bei 20 % vollständig und münden somit in ein Korsakow-Syndrom.

8.4.3 Zentrale pontine Myelinolyse – osmotisches Demyelinisierungssyndrom

8.4.3 Zentrale pontine Myelinolyse – osmotisches Demyelinisierungssyndrom

Die zentrale pontine Demyelinisierung ist der häufigste Lokalisationstyp einer mittlerweile allgemeiner als „osmotisches Demyelinisierungssyndrom" (ODS) bezeichneten Erkrankung, die im Zusammenhang mit Alkoholkonsum und/oder abrupten primär extrazellulären osmotischen Verschiebungen vor allem bei schnell korrigierter Hyponatriämie, rasch entstehender Hypernatriämie und bei Lebertransplantationen auftreten kann. Es kommt zu einer akuten fokal-symmetrischen Demyelinisierung in den zentralen Anteilen des Brückenfußes. Solche auf die Brücke begrenzten Manifestationen finden sich bei ca. 50 % der ODS-Fälle; bei 20 % treten ausschließlich extrapontine Manifestationen und bei 30 % Kombinationen auf. Die Diagnose wurde erst durch die Einführung der MRT häufiger gestellt. Die Details des Pathomechanismus wie auch die Frage der Auswirkungen der Hyponatriämie als solcher z. B. durch Apoptosevorgänge sind noch unklar. Wahrscheinlich kommt es über eine osmotisch-toxische Schädigung von Gefäßendothelien zur Demyelinisierung des angrenzenden Hirngewebes.

Schnelle osmotische Verschiebungen im Extrazellulärraum führen zu akuten fokal-symmetrischen Demyelinisierungen des ZNS = **osmotisches Demyelinisierungssyndrom (ODS)**.
- Pathomechanismus: unbekannt
- Schädigungsort: typischerweise Pons, aber auch extrapontin und kombiniert

---

FALL Eine 54-jährige alkoholabhängige Patientin wurde im Rahmen eines Entzugsdelirs mit mehreren epileptischen Anfällen stationär internistisch behandelt und erhielt nach neurologischer Konsiliaruntersuchung als Antiepileptikum das Medikament Oxcarbazepin in ansteigender Dosierung. Nach 4 Wochen wurde sie vom Ehemann wegen zunehmender Bewusstseinstrübung wieder in die Klinik gebracht. Die primäre Labordiagnostik zeigte eine Hyponatriämie von 112 mmol/l.
Innerhalb von 24 Stunden erhielt die Patientin 3 Liter 0,9%ige NaCl-Lösung, der mehrere Ampullen 20%ige NaCl-Lösung zugegeben wurden. Die Therapie war zunächst erfolgreich, die Patientin klarte auf und der Serumnatriumwert lag 24 Stunden später bei 141 mmol/l. Dieser Erfolg hielt jedoch nur weitere 24 Stunden an, dann wurde die Patientin soporös und zeigte Zeichen nach Babinski beidseits (bei einem Serumnatriumwert von 150 mmol/l). In der CT ergab sich kein auffälliger Befund, die MRT zeigte beidseits symmetrische hyperintense Signalauffälligkeiten (ohne Kontrastmittelanreicherung) im Pons. Das Serumnatrium wurde auf ca. 140 mmol/l justiert und die Bewusstseinslage der Patienten besserte sich im Lauf von 10 Tagen deutlich. Die Demyelinisierung zeigte sich zu diesem Zeitpunkt in der MRT ausgeprägter. 3 Wochen nach Symptombeginn war die Patientin noch leicht benommen, darüber hinaus jedoch unauffällig. In der MRT zeigten sich unverändert deutliche pontine Signalstörungen (➤ Abb. 8.3).

Klinik

Die Symptomatik kann sehr variabel sein und von leichten Dysarthrien oder Ataxien über Tetraparesen und Hirnstammfunktionsstörungen bis hin zum Koma mit Strecksynergismen reichen. Beim Befall extrapontiner Regionen – meist der Stammganglien, des Thalamus oder Zerebellums – finden sich vor allem extrapyramidale Symptome wie Rigor, Tremor, Hypo- und Akinese und Dystonie sowie ataktische Störungen.

Klinik: je nach Läsionsort fokal neurologische Ausfälle

Diagnostik

Die MRT ist gegenüber der CT sensitiver und zeigt symmetrisch angeordnete ovale pontine Demyelinisierungen (➤ Abb. 8.3). In allen Stadien der Erkrankung können deutliche Diskrepanzen zwischen dem Ausmaß der MRT-Läsionen und der klinischen Symptomatik auftreten: Oft bestehen selbst nach guter klinischer Besserung die MRT-Befunde über längere Zeit fort. Durch Messungen akustisch (AEP), somatosensibel (SSEP) oder motorisch (MEP) evozierter Potenziale lassen sich passend zur Topografie der Schädigung Leitungsverzögerungen und Amplitudenminderungen nachweisen.

Diagnostik:
- MRT (sensitiver als CT) zeigt typische Läsionen, deren Ausmaß von dem der Klinik erheblich abweichen kann
- AEP, MEP und SSEP weisen auf die Topografie von Schädigungen hin

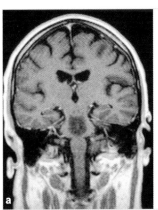 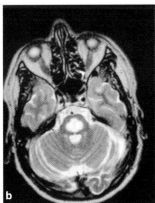 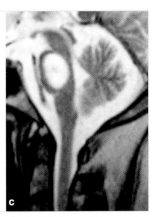

Abb. 8.3 Zentrale pontine Myelinolyse bei Hyponatriämie einer alkoholkranken Patientin 3 Wochen nach Symptombeginn in T1- und T2-gewichteten MRT-Aufnahmen: Zum Zeitpunkt der Kontroll-MRT-Aufnahmen war die Symptomatik weitgehend remittiert. **a** T1-gewichtetes MRT koronar. **b** T2-gewichtetes MRT transversal. **c** T2-gewichtetes MRT sagittal.

Therapie, Prävention und Prognose

Da eine gesicherte Therapie nicht existiert, müssen Hyponatriämien prophylaktisch vorsichtig und kontrolliert korrigiert werden. In den ersten 24 Stunden sollte der Natriumserumspiegel nicht mehr als 10 mmol/l angehoben werden (< 0,5 mmol/l pro h). Allerdings kann bei einer behandlungsbedürftigen symptomatischen Hyponatriämie (z. B. mit Hirnödem) in den ersten 3–4 Stunden eine stündliche Erhöhung um 1–2 mmol/l akzeptiert werden, da das Risiko von Schäden durch die Hyponatriämie als gewichtiger zu veranschlagen ist als das Risiko der zu schnellen Korrektur. Sobald leicht hyponatriämische Werte (125–130 mmol/l) erreicht sind, sollte die Natriumkorrektur wegen der Gefahr überschießender Werte beendet werden.

Therapie: nur prophylaktisch möglich, z. B. langsamer Ausgleich einer Hyponatriämie
Prognose: gut

Prognose

Galt die Prognose früher als schlecht, so zeigte die zunehmende intravitale Diagnosestellung mittels MRT bei ca. 70 % der Betroffenen einen gutartigen Verlauf.

8.5 Funikuläre Myelose

Ein längerfristiger Mangel an Vitamin B₁₂ führt zur subakuten Demyelinisierung der Hinter- und Pyramidenseitenstränge im Rückenmark und später auch der peripheren Nerven. Meistens besteht eine megalozytäre hyperchrome Anämie. Ursache des Vitamin-B₁₂-Mangels sind mangelnde Zufuhr oder eine gestörte Resorption des Vitamins, z. B. durch einen Mangel an „intrinsic factor" nach Magenresektionen oder bei chronischer Gastritis.

Klinik

Zu den Allgemeinsymptomen gehört die „Hunter-Glossitis" als Atrophie der Zungenschleimhaut mit roter, brennender Zunge. Neurologisch bestehen im Rahmen der Rückenmarksschädigung Parästhesien und eine Störung der Tiefensensibilität mit Ataxie und Abschwächung der Muskeleigenreflexe. Daneben findet man Pyramidenbahnzeichen. Als zusätzliche Zeichen der Polyneuropathie finden sich periphere Muskelparesen. Begleitend kann auch eine Enzephalopathie mit Depression, Delir und Demenz auftreten.

Diagnostik

Die klinische Verdachtsdiagnose kann mittels neurophysiologischer Methoden (z. B. Tibialis-SSEP, MEP und Elektroneurografie) gestützt werden. In der spinalen MRT finden sich typischerweise symmetrische, meist scharf begrenzte Signalanhebungen im Bereich der Hinterstränge und evtl. Seitenstränge (➤ Abb. 8.4). Der Vitamin-B₁₂-Mangel kann zwar direkt im Serum nachgewiesen, bei Werten im niedrigen Referenzbereich zwischen 200 und 300 pmol/l aber nicht ausgeschlossen werden. Daher sollten als biochemische Marker Homozystein und Methylmalonsäure im Serum bestimmt werden, die beide bei Vitamin-B₁₂-Mangel ansteigen. Der Nachweis einer Erniedrigung des Holo-Transcobalamins („aktives B₁₂") gilt als frühester Laborparameter des B₁₂-Mangels. Der früher gebräuchliche Resorptionstest mit radioaktiv markiertem Vitamin B₁₂ (Schilling-Test) wird heute kaum mehr verwendet.

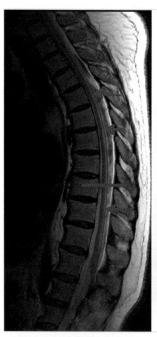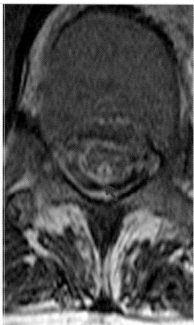

Abb. 8.4 Funikuläre Myelose des unteren Brustmarks mit typischem Schädigungsmuster im Rückenmarkslängs- und -querschnitt. Die Signalanhebungen in den Hintersträngen (rote Pfeile) sind in den T2-gewichteten Bildern deutlich sichtbar. Der rote Balken links markiert die Höhe der transversalen Darstellung rechts. Anmerkung: Im unteren Brustmark sind die Hinterstränge (Fasciculus gracilis) kleiner als im Halsmark.

Therapie

Vitamin B₁₂ wird zunächst für mindestens 2 Wochen parenteral substituiert (1.000 µg/d, i. m.- oder s. c.-Injektion). Dann schließt sich eine Erhaltungstherapie an. Wurde die Diagnose früh gestellt und sind die Symptome gering ausgeprägt, ist eine Restitution möglich. In vielen fortgeschrittenen Fällen kann man jedoch nur verhindern, dass die Symptomatik voranschreitet.

8.6 Störungen der Blut-Hirn-Schranke

Bei einigen Enzephalopathien spielen die Störung der Blut-Hirn-Schranke und der damit verbundene Übertritt von intravasaler Flüssigkeit (vasogenes Ödem), von inflammatorisch und toxisch wirkenden systemischen Prozessen eine herausragende ätiopathogenetische Rolle. In der „Endstrecke" einer hypertensiven Krise (> Kap. 8.6.1), einer Eklampsie oder einer Sepsis kann es gleichermaßen über eine Endothelschädigung zur fokalen Ödembildung kommen, die sich häufig als „posteriores reversibles Leukenzephalopathie-Syndrom" (PRES) zeigt (> Kap. 8.6.3).

8.6.1 Hypertensive Enzephalopathie

Akute exzessive Blutdruckanstiege führen dazu, dass die Autoregulation der Hirngefäße und die Blut-Hirn-Schranke zusammenbrechen. Es entwickelt sich ein vasogenes Hirnödem mit petechialen Blutungen vorwiegend im Parietal- und Okzipitallappen.

Klinik und Diagnostik

Möglich sind Kopfschmerzen, Übelkeit, Erbrechen, Sehstörungen, Bewusstseinsstörungen, generalisierte oder fokale Krampfanfälle, Hemiparesen, Aphasien und Hemianopsien. Am Augenhintergrund können Netzhautexsudate und -blutungen sowie ein Papillenödem beobachtet werden.

In leichten Fällen sind CT und MRT meist unauffällig, bei ausgeprägten Formen lassen sich ausgedehnte symmetrische Marklagerveränderungen vorwiegend im Okzipital- und Parietallappen nachweisen. Diese sind nach rechtzeitiger Kontrolle des Hypertonus komplett oder teilweise reversibel und entsprechen dem Läsionsmuster des PRES (> Kap. 8.6.3). Bei der Liquordiagnostik sind Eröffnungsdruck und Proteingehalt (bis ca. 100 mg/dl) oft erhöht.

Therapie

Der arterielle Mitteldruck wird um etwa 25 % gesenkt und der diastolische Druck auf Werte um ca. 100 mmHg eingestellt.

8.6.2 Eklampsie

Die Eklampsie mit ihren Leitsymptomen Hypertonie, Proteinurie, Ödeme und tonisch-klonische Krampfanfälle tritt vor allem im letzten Drittel der Schwangerschaft oder kurz nach der Geburt auf. Im Rahmen der Hochdruckkrisen kommt es zu den gleichen pathophysiologischen Veränderungen und Symptomen wie bei der hypertensiven Krise.

8.6.3 Posteriores reversibles Leukenzephalopathiesyndrom (PRES)

Dieses Syndrom wurde erstmals 1996 im Zusammenhang mit hypertensiver Enzephalopathie bzw. Eklampsie beschrieben, da sich MR-tomografisch symmetrische Marklagerveränderungen vorwiegend im Okzipital- und Parietallappen nachweisen ließen. Mittlerweile wurde es auch bei anderen Konstellationen wie beispielsweise der Therapie mit Ciclosporin oder Tacrolimus oder bei Sepsis beobachtet (> Abb. 8.5). Galten die Läsionen entsprechend der Namensgebung anfangs als stets reversibel sowie ausschließlich in der weißen Substanz („Leuk-") und posterior lokalisiert, zeigte sich zunehmend, dass auch irreversible maligne Verläufe und andere Lokalisationen auftreten können. Wenn nämlich in der Entwicklung des PRES ein

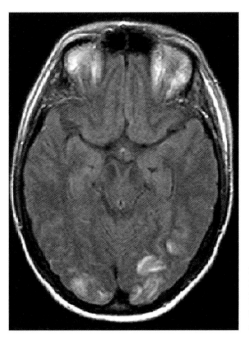

Abb. 8.5 Posteriore Leukenzephalopathie in der FLAIR-gewichteten MRT mit links betonten beidseitigen Hyperintensitäten als Zeichen des vasogenen Hirnödems bei einer Patientin mit prolongierter hypertensiver Krise bei Lupus erythematodes unter Immunsuppression mit Ciclosporin.

8.6 Störungen der Blut-Hirn-Schranke

8.6.1 Hypertensive Enzephalopathie
Arterielle Hypertonie kann zu einem vasogenen Hirnödem mit petechialen Blutungen führen.

Klinik:
- Kopfschmerzen
- Übelkeit, Erbrechen
- generalisierte oder fokale epileptische Anfälle
- Hemiparese, Aphasie, Hemianopsie
- Augenhintergrund: Netzhautexsudate und -blutungen, Papillenödem

Diagnostik:
- Bildgebung: symmetrische Marklagerveränderungen vorwiegend im Parietal- und Okzipitallappen
- Liquoruntersuchung: erhöhter Liquorproteingehalt und -eröffnungsdruck

Therapie: Senkung des arteriellen Mitteldrucks, Einstellung des diastolischen Drucks

8.6.2 Eklampsie
Eine Eklampsie kann zu den gleichen zerebralen Veränderungen und Symptomen führen wie die hypertensive Krise.

8.6.3 Posteriores reversibles Leukenzephalopathiesyndrom (PRES)

Das PRES ist die gemeinsame Endstrecke einer Schädigung der Blut-Hirn-Schranke durch verschiedene systemische Prozesse (Hypertonie, Eklampsie, Sepsis, medikamentös-toxisch) → fokale, vasogene Ödembildung (symmetrische Marklagerveränderungen vorwiegend im Okzipital- und Parietallappen).
Irreversibler und letaler Verlauf sind möglich.

bestimmter „point-of-no-return" der dominoartig voranschreitenden Störung der Blut-Hirn-Schranke überschritten ist, kann es zu massiven Hirnödemen mit tödlichem Verlauf kommen.

8.7 Akute intermittierende Porphyrie

8.7 Akute intermittierende Porphyrie

Bei den Porphyrien liegt eine erbliche Stoffwechselstörung der Hämbiosynthese in der Leber bzw. den Erythrozyten vor mit einer Anhäufung von Porphyrinen oder ihrer Vorstufen und deren vermehrter Ausscheidung. Bei der autosomal-dominant vererbten Form der „akuten intermittierenden Porphyrie" kommt es oft durch exogene Auslöser (z.B. Medikamente) zu den Attacken.

Definition: erblich bedingter Stoffwechseldefekt der Hämbiosynthese → Anhäufung von Porphyrinen, dies auch attackenweise nach exogener Triggerung (z.B. durch Medikamente)

Klinik

Die Trias aus abdominellen Schmerzen, kardiologischen und enzephalopathischen Symptomen sollte an eine Porphyrie denken lassen. Das klinische Bild ist allerdings vielgestaltig und die Diagnose klinisch schwierig zu stellen:

Klinik:
- typische Symptomtrias: abdominelle Beschwerden, Enzephalopathie, kardiologische Symptome
- außerdem: schwere, rasch progrediente, motorisch akzentuierte Polyneuropathie

- abdominelle Symptome: z.B. kolikartige Schmerzen, Darmmotilitätsstörungen (Erbrechen, Obstipation, auch Diarrhö)
- Enzephalopathie: Adynamie, Verwirrtheit, Kopfschmerzen, Krampfanfälle
- schwere, rasch progrediente motorisch akzentuierte axonale Polyneuropathie

Die chilenische Schriftstellerin Isabel Allende hat in ihrem Roman „Paula" den tödlichen enzephalopathischen Verlauf mit Koma einer akuten Porphyrie bei ihrer Tochter beschrieben.

Diagnostik

Eine dunkelrote bis schwärzliche Verfärbung des Urins im Licht kann ein wichtiger Hinweis auf eine Porphyrie sein (> Abb. 8.6). Die akute Porphyrie wird anhand der exzessiv erhöhten Porphyrinvorläufer δ-Aminolävulinsäure und Porphobilinogen im Serum sowie der Erhöhung von Porphyrinen im Urin diagnostiziert.

Labor: δ-Aminolävulinsäure und Porphobilinogen im Serum erhöht, Dunkelfärbung des Urins durch Porphyrine

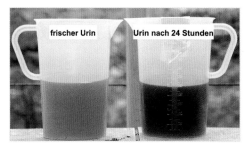

Abb. 8.6 Urin eines Patienten mit akuter intermittierender Porphyrie frisch und nach 24 Stunden Tageslicht. Aufgrund rasch aufsteigender peripherer Lähmungen war zunächst an ein Guillain-Barré-Syndrom gedacht worden. In der Vorgeschichte war jedoch 3 Wochen zuvor wegen abdomineller Beschwerden eine – ergebnislose – explorative Laparotomie durchgeführt worden. Mit diesem Hinweis und dem Urinbefund konnte die korrekte Diagnose gestellt werden.

Therapie

Alle porphyrinogenen Medikamente werden abgesetzt und durch „porphyriekompatible" ersetzt. Zur Suppression der Hämsynthese werden Glukose und Hämarginat i.v. gegeben. Symptomatisch werden Schmerzen mit Azetylsalizylsäure oder Opioiden behandelt und eine Hypertonie bzw. Tachykardie mit Propranolol. Bei Unruhe oder Erbrechen ist Chlorpromazin oder Chloraldehyd indiziert, Krampfanfälle werden mit Magnesium, Gabapentin oder Levetiracetam therapiert.

Therapie: Absetzen porphyrinogener Medikamente. Drosselung der Hämsynthese mit Glukose und Hämarginat

8.8 Andere Enzephalopathien

8.8.1 Kortison-Enzephalopathie

8.8 Andere Enzephalopathien

8.8.1 Kortison-Enzephalopathie

Beim Hyperkortisolismus durch ein Hypophysenadenom oder auch unter einer Therapie mit Kortikosteroiden kann es zu psychopathologischen Störungen wie Konzentrations- und Merkfähigkeitsstörungen, Reizbarkeit, emotionaler Labilität, Depressivität und Psychosen kommen. Ziel der Therapie ist es, den Hyperkortisolismus zu behandeln bzw. die Indikation der Kortikosteroide zu überprüfen oder ihre Dosis zu reduzieren.

Hyperkortisolismus kann zu psychopathologischen Störungen führen → ursächliche Behandlung/Überprüfung des Kortison-Therapieregimes

8.8.2 Hypoxisch-ischämische Enzephalopathie nach kardiopulmonaler Reanimation

Im Zuge einer kardiopulmonalen Reanimation ist eine globale zerebrale Hypoxie häufig. Aus ihr entwickelt sich eine (post-)hypoxische Enzephalopathie. Pathophysiologisch kommt es zu unterschiedlichen Schädigungskaskaden der Hypoxie: ATP-Depletion, intrazelluläre Kalziumüberladung, Ausschüttung exzitatorischer Neurotransmitter mit weiterer Energiedepletion, Bildung freier Radikale, endotheliale Dysfunktion, Ausschüttung vasokonstriktorischer Substanzen mit Ischämieausbreitung, intrazellulärer laktatinduzierter Hydrops („zytotoxisches Ödem") mit mikrovaskulärer Kompression, inflammatorische Vorgänge und Apoptose.

8.8.2 Hypoxisch-ischämische Enzephalopathie nach kardiopulmonaler Reanimation

Im Rahmen einer kardiopulmonalen Reanimation kann eine Hirnschädigung durch zerebrale Hypoxie auftreten.

Klinik und Diagnostik

Bei schwerer Ausprägung finden sich neben einem Koma spastische Tonuserhöhungen mit positiven Pyramidenbahnzeichen, Beuge- und Strecksynergismen, vegetative Entgleisungen mit Tachykardie, arterieller Hypertonie und Hyperthermie sowie fokale oder generalisierte Myoklonien und generalisierte tonisch-klonische Anfälle.

In der CT oder MRT (> Abb. 8.7) zeigen sich in schweren Fällen die meist raumfordernde hypoxisch-ischämische Hirnschwellung, die Auflösung der Mark-Rinden-Abgrenzung, Hypodensitäten der Stammganglien und Ischämien der Grenzzonen.

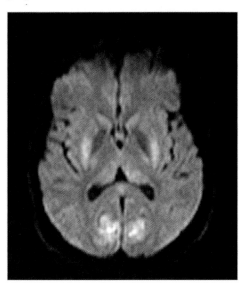

Abb. 8.7 Hypoxisch-ischämische Enzephalopathie nach kardiopulmonaler Reanimation. Diffusionsgewichtete cMRT mit symmetrischer Hyperintensität (selektiver neuronaler Schädigung) von Putamen, Nucleus caudatus, dorsalem Thalamus und okzipitalem Kortex (primäre Sehrinde).

Klinik:
- Koma
- spastische Tonuserhöhungen, Pyramidenbahnzeichen
- Beuge- und Strecksynergismen
- vegetative Entgleisungen
- fokale und generalisierte Myoklonien und generalisierte epileptische Anfälle

Diagnostik: in CT und MRT raumforderndes, hypoxisch-ischämisches Hirnödem, Auflösung der Mark-Rinden-Abgrenzung, Hypodensitäten der Stammganglien und Ischämien der Grenzzonen

Therapie und Prognose

Wird so schnell wie möglich eine physikalische Neuroprotektion durch Hypothermie begonnen, bessert das die Prognose deutlich. Für eine möglichst treffsichere Prognose sollten nicht nur die klinischen Befunde, sondern auch das EEG (schwere Allgemeinveränderungen?), die Bildgebung (Läsionen?), das Medianus-SEP (ausgefallen?) und erhöhte biochemische Marker des Hirnzelluntergangs (neuronenspezifische Enolase, Protein S-100) berücksichtigt werden.

Therapie: therapeutische Hypothermie wirkt neuroprotektiv

Prognosefaktoren: Allgemeinveränderungen des EEG, zerebrale Läsionen in der Bildgebung, Ausfall des Medianus-SEP, biochemische Marker des Hirnzellenuntergangs (neuronenspezifische Enolase, Protein S-100)

8.8.3 Septische Enzephalopathie

Die septische Enzephalopathie ist die häufigste Enzephalopathie auf Intensivstationen. Je nach weiter oder enger Definition von „Sepsis" und je nach Phase einer systemischen Infektions- und/oder Entzündungserkrankung (SIRS, Sepsis, schwere Sepsis, Schock) findet man eine Beteiligung des Gehirns im Sinne einer Enzephalopathie bei 25–70 % der Erkrankten. Die differenzialdiagnostische Zuordnung ist wegen mehrerer potenziell „enzephalopathischer" Konstellationen der Multiorgandysfunktion schwierig. Ätiologisch wird eine multifaktorielle „Neurotoxizität" durch Entzündungsmediatoren und Stoffwechsel- und Transmitterstörungen angeschuldigt.

8.8.3 Septische Enzephalopathie

Entzündungsmediatoren sowie Stoffwechsel- und Neurotransmitterstörungen schädigen bei einer Sepsis das ZNS.

Klinik

Die septische Enzephalopathie kann als Initialsymptom der Sepsis auftreten und besteht aus Bewusstseinsstörungen, epileptischen Anfällen, Myoklonien und evtl. Spastik und Rigor.

Klinik: Bewusstseinsstörung, epileptische Anfälle, Myoklonien, evtl. Spastik und Rigor

Diagnostik

Die Diagnose wird vor allem durch Ausschluss konkurrierender Störungen der Gehirnfunktion bei Sepsis etwa durch eine Meningoenzephalitis oder andere metabolische Enzephalopathien im Rahmen des Multiorganversagens (z.B. hepatisch, hypoxisch, urämisch) gestellt. Entsprechend kommen bildgebende Verfahren (MRT, CCT), neurophysiologische Verfahren (EEG, SEP) und die Liquordiagnostik zum Einsatz.

Diagnostik: Ausschlussdiagnose! Wichtige DD (Meningoenzephalitis, metabolische Enzephalopathien) müssen eruiert werden.

Therapie und Prognose

Eine spezifische Therapie existiert nicht; im Vordergrund steht die Beherrschung der Sepsis und der Multiorgankomplikationen. Eine septische Enzephalopathie ist mit einer Erhöhung der Sterblichkeit des septischen Multiorganversagens auf ca. 50 % verbunden. Die Enzephalopathie selbst ist in schweren Fällen nach erfolgreicher Behandlung potenziell reversibel.

Therapie: Beherrschung der Sepsis

8.9 Mitochondriopathien

Mitochondriopathien sind erbliche Erkrankungen mit Defekten mitochondrialer Enzyme (> Tab. 8.5).

8.9 Mitochondriopathien

Die erblichen Erkrankungen der Mitochondrien beeinträchtigen die Energiegewinnung vor allem in energetisch hochaktiven Organen wie dem Gehirn, dem visuellen und akustischen System und dem Skelett- und Herzmuskel. Die Diagnose kann durch eine Muskelbiopsie gesichert werden, bei der sich bereits lichtmikroskopisch typische „ragged-red" Muskelfasern zeigen. Kausale Therapien sind bislang nicht bekannt. Am Energiestoffwechsel der Mitochondrien sind mehr als 50 Enzyme beteiligt, die wiederum jeweils aus bis zu 40 Proteinen bestehen. Aus diesem Grund und wegen der unterschiedlichen Organspezifität einzelner mitochondrialer Enzyme kommt es bei den Mitochondriopathien zu sehr vielgestaltigen Syndromen (> Tab. 8.5; > Abb. 8.8).

Tab. 8.5 Unterschiedliche Mitochondriopathien.

Mitochondriopathie	Manifestation	Symptome
chronisch progrediente externe Ophthalmoplegie (CPEO)	15–40 Jahre	Lähmungen der äußeren Augenmuskeln
Kearns-Sayre-Syndrom	ca. 10. Lebensjahr	wie CPEO + degenerative Netzhautschädigung + Kardiomyopathie mit Reizleitungsstörungen
Leber'sche hereditäre Optikus-neuroretinopathie (LHON)	überwiegend Männer; 15–35 Jahre	Netzhaut- und Sehnervschädigung mit Sehverlust
Myklonus-Epilepsie mit „ragged red fibres" (MERRF)	5–30 Jahre	Epilepsie, schwere fortschreitende Demenz, Muskelparesen
MELAS-Syndrom (= mitochondriale Enzephalomyopathie, Laktatazidose und schlaganfallähnliche Episoden; > Abb. 8.8)	5–15 Jahre	sehr variable Ausprägung: Kleinwuchs, Hypakusis, Migräne, Diabetes mellitus, schlaganfallähnliche Ereignisse im jungen und mittleren Erwachsenenalter
Leigh-Syndrom (subakute nekrotisierende Enzephalomyopathie)	1–2 Jahre	psychomotorische Entwicklungsverzögerung, allgemeine Muskelschwäche, Ataxie, Augenbewegungs- und Schluckstörungen, Verschlechterung nach Infekten

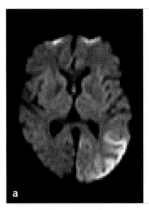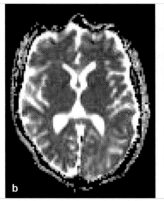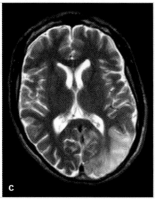

Abb. 8.8 MELAS-Syndrom in der MRT bei einem 32-jährigen Mann mit subakuter Hemianopsie nach rechts und einer Aphasie (**a** = Diffusionswichtung, **b** = ADC-Map, **c** = T2-Wichtung). Auffallend ist eine Diffusionsstörung (a), die sowohl das Territorium der A. cerebri posterior als auch Teile des Territoriums der A. cerebri media betrifft. Zudem findet sich anders als bei einem Hirninfarkt in der ADC-Map eine Signalanhebung (b). Bei dem Patienten bestehen zudem seit Jahren eine Schwerhörigkeit, eine Minderbegabung und eine Migräne mit Aura.

8.10 Leukodystrophien

Leukodystrophien führen durch genetische Defekte des Myelinstoffwechsels zu Entmarkungen des Nervensystems.

8.10 Leukodystrophien

Bei Leukodystrophien kommt es zu Entmarkungen im peripheren und zentralen Nervensystem durch genetische Defekte des Myelinstoffwechsels. Manifest werden die Erkrankungen meist schon in der Kindheit, gelegentlich aber auch erst im Erwachsenenalter. Die Prävalenz beträgt etwa 1:15.000 Einwohner. Am häufigsten ist die Adrenoleukodystrophie, gefolgt von der metachromatischen Leukodystrophie.

8.10.1 Adrenoleukodystrophie

X-chromosomal-rezessiv vererbte Erkrankung mit gestörtem Abbau von überlangkettigen Fettsäuren (VLCFA) → diese wirken neurotoxisch und sind im Serum nachweisbar.

Klinik: Demenz. Mädchen können als Konduktorinnen leichte Symptome zeigen.

8.10.1 Adrenoleukodystrophie

Bei der meist im Kindesalter auftretenden X-chromosomal-rezessiv vererbten Adrenoleukodystrophie ist der Abbau überlangkettiger Fettsäuren („very long chain fatty acids" = VLCFA) gestört, wodurch es zu einer vermehrten „neurotoxischen" Ablagerung von Myelin kommt.

Klinik und Diagnostik

Bei erkrankten Jungen entwickelt sich eine Demenz. Mädchen können als Konduktorinnen leichte Symptome zeigen. Ist das Rückenmark beteiligt (Adrenomyeloleukodystrophie), können die Symptome auch erst im Erwachsenenalter auftreten. Labordiagnostisch findet man im Serum eine Erhöhung der überlangkettigen Fettsäuren.

Therapie

Priorität sind symptomatische Therapien z. B. der Spastik. Umstritten ist die Gabe von „Lorenzos Öl", einer Mischung aus Oleinsäure und Erukasäure. Es wird diskutiert, dass die Zufuhr dieser langkettigen, einfach ungesättigten Fettsäuren die enzymatische Produktion überlangkettiger Fettsäuren hemmt. Der Vater des an X-ALD betroffenen Lorenzo hatte zusammen mit einem Mediziner diese Therapie propagiert. Die Geschichte wurde 1992 im oscarnominierten Film „Lorenzos Oil" behandelt.

8.10.2 Metachromatische Leukodystrophien (Sulfatidose)

Aufgrund eines autosomal-rezessiv vererbten Mangels an Arylsulfatase-A ist der Abbau von Sulfatiden gestört. Diese lagern sich im peripheren und zentralen Nervensystem ab. Die Erkrankung wird durch den Nachweis des Arylsulfatase-A-Mangels in Leukozyten diagnostiziert. Es gibt unterschiedliche Subtypen der Erkrankung mit Symptommanifestation meistens im frühen und späteren Kindesalter, aber auch im Jugend- und Erwachsenenalter. Zunächst kommt es zu ataktischen Gangstörungen, Dysarthrie, kognitivem Abbau sowie spastischen und peripheren Paresen.

ÜBUNGSFRAGEN FÜRS MÜNDLICHE MIT LÖSUNGSHILFEN

1. Wie definiert sich der Begriff „Enzephalopathie"? Nennen Sie jeweils Beispiele für Enzephalopathie-Ursachen mit überwiegend diffuser Hirnfunktionsstörung und solchen mit zusätzlicher fokaler Akzentuierung.

Der Begriff „Enzephalopathie" leitet sich aus dem Griechischen ab und bedeutet ganz allgemein „Gehirnleiden". Im klinischen Alltag sind damit Konstellationen gemeint, die typischerweise zu einer mehr oder weniger globalen Funktionsstörung des Gehirns führen, da als Ursache eine metabolische Störung vorliegt, die sehr vielfältig die Funktion des Gehirns stört. Dies steht z. B. im Gegensatz zu einem Hirninfarkt, der typischerweise nur ein spezifisch definiertes Hirnareal betrifft.
Beispiele für Enzephalopathie-Ursachen mit überwiegend diffuser Hirnfunktionsstörung sind Elektrolytverschiebungen (Hypo-/Hypernatriämie), Hypoglykämie oder Enzephalopathien bei Störungen der Leber- oder Nierenfunktion. Typische Enzephalopathie-Ursachen mit fokaler Akzentuierung sind Hypovitaminosen (Wernicke-Enzephalopathie, funikuläre Myelose) und genetisch bedingte Mitochondriopathien.

2. Bei den Enzephalopathien, die bei Nierenerkrankungen oder Dialyse auftreten, lassen sich unterschiedliche Typen und Mechanismen definieren. Welche sind das und wie kann man sie behandeln bzw. ihnen vorbeugen?

Die *akute urämische Enzephalopathie* tritt bei akuter Verschlechterung der Nierenfunktion mit konsekutivem Anstieg der harnpflichtigen Substanzen auf. Symptome sind häufig Übelkeit und Erbrechen, Bewusstseinsstörung, Myoklonien und epileptische Anfälle – auch fokale Ausfälle können auftreten. Die Behandlung besteht in einer Verbesserung der Nierenfunktion, anfangs evtl. mit einer Hämodialyse.
Das *Dialyse-Dysäquilibrium-Syndrom* (DDS) kommt durch die zu schnelle Ausbildung eines osmotischen Gradienten zwischen Plasma und Hirnparenchym zustande. Typischerweise treten am Ende der Dialyse Unruhe, Kopfschmerzen, Muskelkrämpfe, epileptische Anfälle und Bewusstseinsstörungen auf. Das Syndrom kann durch eine verlängerte und bezüglich der Flüssigkeitsverschiebungen vorsichtige Dialyse vermieden werden.
Die chronische *Dialyseenzephalopathie* tritt heute praktisch nicht mehr auf, da sie auf der Verwendung aluminiumhaltiger Dialysate und Anionenaustauscher beruhte.

3. Welche Krankheitsbilder werden unter den „Alkoholfolgekrankheiten" zusammengefasst?

Die häufigste Störung ist das akute Alkoholentzugsdelir, was beim chronischen schädlichen Gebrauch von Alkohol vorkommt. Im Wesentlichen durch einen Vitamin-B_1-Mangel entstehen die Wernicke-Enzephalopathie und die Korsakow-Psychose. Sehr selten sind die Marchiafava-Bignami-Enzephalopathie und die Tabak/Alkohol-Amblyopathie.

KAPITEL

9 Bewegungsstörungen

Rüdiger Hilker-Roggendorf, Reiner Benecke[†]

Man kann ihn sich gut vorstellen – den alten Mann, der langsamen und unsicheren Schrittes auf eine Parkbank zutrippelt. Er wirkt steif und beim Versuch, sich hinzusetzen, kann er sich kaum drehen. Kaum ist er im Sitzen zur Ruhe gekommen, fangen seine Hände an zu zittern. Durch die zunehmende Lebenserwartung ist das idiopathische Parkinson-Syndrom eine immer häufigere Erkrankung und wird entsprechend gerne vom IMPP gefragt! Beachte aber, dass Bewegungsstörungen auch bei anderen Erkrankungen vorkommen. Wen es interessiert, kann in dem Film „Vincent will Meer" Florian David Fitz in der Rolle eines Mannes mit einem Tourette-Syndrom und dessen schweren Alltag sehen.

9.1 Anatomie und Physiologie

9.1.1 Basalganglien

Die Basalganglien sind in der Tiefe des Gehirns liegende, untereinander verbundene Nervenzellkomplexe, deren wesentliche Aufgabe die automatische (unbewusste) Feinabstimmung willkürlicher und unwillkürlicher Bewegungen ist. Neben der Gestaltung von Bewegungsamplitude und Bewegungsgeschwindigkeit sind sie von Bedeutung für die Unterdrückung ungewollter Bewegungen und für die Modulation und Dosierung der tonischen (posturalen) Halteaktivität des Körperstamms während Willküraktivitäten der Extremitäten.

> **MERKE** Die Basalganglien bestehen klassisch-anatomisch aus dem Corpus striatum (Putamen und Nucleus caudatus) und dem Globus pallidus. Wegen ihrer intensiven funktionellen Verbindungen werden heute aber auch der Nucleus subthalamicus, die Substantia nigra und motorische Kerngebiete des Thalamus hinzugerechnet.

9.1 Anatomie und Physiologie

9.1.1 Basalganglien

Die Basalganglien sind ein subkortikales Nervensystem, das für eine unbewusste Feinabstimmung von Bewegungsabläufen und der Körperhaltung sorgt.

MERKE

Die Faserverbindungen lassen sich anhand von Anatomie und Funktion in **4 Schleifen** einteilen (> Abb. 9.1). Diese entspringen im Kortex, durchqueren Basalganglien und Thalamus und enden im Kortex, von wo aus dann abgestimmte Bewegungen initiiert werden.

ABB. 9.1

Erkrankungen der **motorischen Schleife** führen zu Bewegungsstörungen. Bekannt sind eine direkte und eine indirekte Schleife („Umweg" über den Nucleus subthalamicus).
Als **Neurotransmitter** fungieren überwiegend die inhibitorische Gammaaminobuttersäure (GABA) und das exzitatorische Glutamat.

Dopamin spielt eine entscheidende Rolle beim Parkinson-Syndrom: Es entstammt der Substantia nigra und wirkt vor allem inhibitorisch. Aufgrund von Neurodegeneration kommt es zum Dopaminmangel, sodass das Striatum weniger und kortikale Neurone stärker gehemmt werden → Akinese (> Abb. 9.2).

ABB. 9.2

Faserverbindungen

Die Faserverbindungen der Basalganglien bestehen aus mehreren funktionellen Subsystemen, die der Regulation der quergestreiften Skelettmuskulatur, der Kontrolle der äußeren Augenmuskeln, assoziativer Funktionen und limbischer Funktionen dienen. Anatomisch und funktionell finden sich **4 Schleifen,** die eine kortikale Ebene, 2 Basalganglien-Ebenen und eine thalamische Ebene erkennen lassen. Man kann davon ausgehen, dass alle 4 Schleifen ihren Ausgangspunkt in Hirnrindenarealen haben, Basalganglienkerne und den Thalamus passieren und letztlich wieder den Kortex erreichen, um von dort eine u. a. mit den Afferenzen aus der Körperperipherie abgestimmte Bewegung auszulösen (> Abb. 9.1).

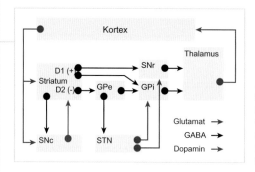

Abb. 9.1 Netzwerk der motorischen Basalganglienschleife; D1 = Dopaminrezeptor Typ 1; D2 = Dopaminrezeptor Typ 2; GABA = Gammaaminobuttersäure; GPe = Globus pallidus externus; GPi = Globus pallidus internus; SNc = Substantia nigra pars compacta; SNr = Substantia nigra pars reticulata; STN = Nucleus subthalamicus. [L126]

Motorische Schleife Die motorischen Störungen, die bei den Basalganglienerkrankungen auftreten, gehen vorwiegend auf eine Funktionsstörung innerhalb der motorischen Schleife zurück. Ausgangspunkt sind hier die prä- und postzentralen sensomotorischen Rindenfelder, die zunächst synaptische Kontakte mit putaminalen Neuronen eingehen. Vom Putamen ausgehend sind dann eine direkte und eine indirekte Schleife zu unterscheiden (> Abb. 9.1):
- **Direkte Schleife:** Die neuronale Aktivität im Putamen wird direkt zum Globus pallidus internus und zur Pars reticulata der Substantia nigra weitergegeben.
- **Indirekte Schleife:** Die Aktivität des Putamens wird zunächst an das äußere Segment des Globus pallidus weitergeleitet, führt dann zu einer Aktivitätsveränderung im Nucleus subthalamicus, die schließlich auch das interne Segment des Globus pallidus und die Pars reticulata der Substantia nigra erreicht.

Sowohl die direkte als auch die indirekte motorische Schleife beeinflussen die Aktivität verschiedener Thalamuskerne, die ihrerseits die Modulation kortikaler neuronaler Aktivitäten übernehmen. Über einen Nebenweg modifiziert die neuronale Aktivität des Nucleus subthalamicus direkt auch die Aktivität des Nucleus pedunculopontinus im oberen Hirnstamm, der in der Lage ist, ohne Rückführung der modifizierten Aktivität verschiedene Hirnstammkerne und das Rückenmark direkt zu erregen.

Neurotransmitter Bemerkenswert ist die Tatsache, dass abgesehen von den kortikalen Verbindungen zum Striatum, welche exzitatorisch mit **Glutamat** als Transmitter arbeiten, die übrigen synaptischen Verbindungen im Wesentlichen inhibitorischer Natur sind und als Transmitter **Gammaaminobuttersäure (GABA)** benutzen.

Dopamin

Für das Verständnis der gestörten Motorik bei Parkinson-Syndromen ist der Transmitter Dopamin besonders wichtig. Dopamin wird aus den im Striatum endenden Efferenzen der **Substantia nigra** (Pars compacta) freigesetzt und wirkt vorwiegend inhibitorisch. Diese Wirkung wird über D1- und D2-Rezeptoren vermittelt. Wenn die Zellen der Pars compacta bei Patienten mit Parkinson-Syndrom degenerieren, fällt die hemmende Wirkung des Dopamins weg, d. h., die striatalen Neurone sind stärker aktiv. Letztlich werden kortikale Output-Neurone dadurch weniger stark aktiviert. Insbesondere das Symptom Akinese ist auf dem Boden dieser neuronalen Funktionsstörung gut zu erklären (> Abb. 9.2).

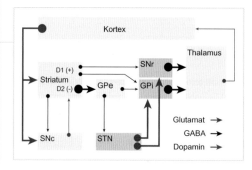

Abb. 9.2 Pathophysiologie der Akinese bei Parkinson-Syndromen; fett gedruckte Pfeile symbolisieren Überaktivität, dünn gedruckte Pfeile Aktivitätsminderung; D1 = Dopaminrezeptor Typ 1; D2 = Dopaminrezeptor Typ 2; GABA = Gammaaminobuttersäure; GPe = Globus pallidus externus; GPi = Globus pallidus internus; SNc = Substantia nigra pars compacta; SNr = Substantia nigra pars reticulata; STN = Nucleus subthalamicus. [L126]

9.1.2 Koordinatives System

Die Kontrolle des Zusammenspiels von Haltung und Bewegung gehört zu den wichtigsten Aufgaben des peripheren und zentralen Nervensystems. Dabei arbeiten höhere motorische Zentren (primärer senso-motorischer Kortex, motorische Assoziationsareale) mit motorischen Systemen in Hirnstamm und Rückenmark (Motoneuron, spinale Interneurone) zusammen. Letztere ermöglichen über spinale Reflexbögen und Automatismen eine unbewusste Kontrolle von Haltung und Bewegung. Die höheren Zentren modulieren diese als übergeordnete Instanzen und sorgen für den motorischen Antrieb sowie den Entwurf von Bewegungsprogrammen. Gleichzeitig bewerkstelligen das **Kleinhirn** mit seinen Verbindungen sowie die Basalganglien und der Thalamus eine parallel geschaltete Feinabstimmung der Stütz- und Zielmotorik. Sensible und sensorische Systeme liefern hierfür essenzielle Informationen aus der Körperperipherie. Den einfachen spinalen Reflexmechanismen sind dabei lange Funktionsschleifen übergeordnet, die die supraspinalen Zentren erreichen und so die Informationen aus dem propriozeptiven, vestibulären und visuellen System integrieren. Anatomisch sind hierfür die Hinterstrangbahnen im Rückenmark, das Gleichgewichtsorgan im Innenohr, der N. vestibulocochlearis sowie das visuelle System für die Leitung dieser Informationen in das ZNS entscheidend. Das Kleinhirn übernimmt bei der Zusammenführung aller Parameter eine wesentliche Funktion. Die phylogenetisch älteren mittelständigen Kleinhirnstrukturen (Archicerebellum, Palaeocerebellum) empfangen vor allem visuelle, spinale und vestibuläre Signale und sind eng mit den motorischen Zentren in Hirnstamm und Rückenmark verbunden. Hier lokalisierte Schädigungen erzeugen daher vor allem Störungen der Stütz- und Haltemotorik (Gleichgewichtsstörungen). Die entwicklungsgeschichtlich jüngeren Kleinhirnhemisphären (Neocerebellum) sind vor allem mit der Hirnrinde verbunden und koordinieren die Zielmotorik und das Sprechen. Deren Läsionen verursachen vor allem Störungen der Initialisierung von Bewegungen und Koordinationsstörungen der Extremitäten (z. B. Intentionstremor).

9.2 Hypokinetische Erkrankungen

Hypokinetische Bewegungsstörungen sind durch eine Verminderung der Spontan- und Willkürmotorik (Hypokinese) **gekennzeichnet.** Diese Minus-Symptomatik geht meist mit einer Erhöhung des Muskeltonus (Rigor) einher und erfüllt dann die Kriterien eines Parkinson-Syndroms.

9.2.1 Idiopathisches Parkinson-Syndrom

Der Begriff idiopathisches Parkinson-Syndrom (IPS) bezeichnet heute die klassische Parkinson-Krankheit (früher: Morbus Parkinson). Diese wird auch als **typisches Parkinson-Syndrom** den sog. atypischen Formen gegenübergestellt (andere neurodegenerative und sekundäre Parkinson-Syndrome).

Epidemiologie

Das IPS ist die häufigste Erkrankung aus dem Formenkreis der neurologischen Bewegungsstörungen, deren Ursache in einem langsam fortschreitenden Zelluntergang im Gehirn (Neurodegeneration) liegt. Die Prävalenz des IPS liegt in westlichen Industrienationen bei etwa 200/100.000 Einwohnern. Sie nimmt mit dem Lebensalter zu und beträgt bei über 60-Jährigen etwa 1 % und bei über 80-Jährigen etwa 3 %.

Ursachen und Pathogenese

Mögliche Auslöser   Die Ursachen des Zelluntergangs beim IPS sind bislang nicht bekannt. Als Auslöser werden der Kontakt mit toxischen Substanzen, entzündliche Vorgänge im ZNS, der programmierte Zelltod, Störungen der mitochondrialen Energiegewinnung der Nervenzellen („oxidativer Stress"), Umwelteinflüsse, genetische Faktoren sowie eine Kombination dieser Mechanismen diskutiert.

Neurogenetik   Insbesondere die Fortschritte in der neurogenetischen Forschung haben in den letzten Jahren zu einem wesentlich besseren Verständnis der Pathomechanismen der Parkinson-Krankheit beigetragen. Durch die Entdeckung von Familien mit erblichem, auf umschriebenen Mutationen beruhendem Parkinson-Syndrom konnten wichtige molekularbiologische Prozesse der Krankheitsentstehung aufgedeckt werden. Diese familiären monogenen Parkinson-Krankheiten werden derzeit mit den Abkürzungen **PARK1–15** bezeichnet und können sowohl autosomal-rezessiven als auch autosomal-dominanten Erbgängen zugeordnet werden.

Neuropathologischer Befund   Der wesentliche neuropathologische Befund des IPS ist der Untergang der neuromelaninhaltigen **dopaminergen Neurone in der Substantia nigra** im Mittelhirn, die über ihre Axone zum Striatum projizieren (mesostriatales dopaminerges System). Histopathologisch sind in der Substantia nigra sowie anderen Hirnregionen die sog. **Lewy-Körperchen** (LK; engl. „Lewy bodies") als charakteristische intrazelluläre Einschlusskörperchen zu finden (> Abb. 9.3). Sie wurden 1912 erstmals von dem deutsch-jüdischen Neurologen Friedrich H. Lewy mit dem Entstehen der Parkinson-Krankheit in Verbindung gebracht. Sie enthalten abgelagerte und aggregierte Proteine, u. a. α-Synuclein und Ubiquitin. Der Frankfurter Neuroanatom Heiko Braak hat das Auftreten der LK im Laufe der Krankheit anhand von Hirnschnitten verstorbener Patienten analysiert und eine Stadieneinteilung des IPS erstellt (sog. Braak-Stadien). Seine Theorie der Parkinson-Entstehung geht von einem unbekannten Patho-

---

9.1.2 Koordinatives System

Die Koordination von Haltung und Bewegung ist komplex. Höhere kortikale Zentren müssen mit Hirnstamm und Rückenmark kooperieren, damit eine posturale Stabilität zustande kommt. Zusammengefasst sorgt der Kortex für den Bewegungsentwurf; Kleinhirn, Basalganglien und Thalamus modulieren diesen. Zusätzliche Unterstützung kommt von den Sinnesorganen (Augen, Vestibularorgan) und der Propriozeption. Und auch untergeordnete spinale Reflexe gewährleisten die Haltestabilität. Die Integration all dieser Informationen erfolgt dann im Kleinhirn.

9.2 Hypokinetische Erkrankungen

Bei den hypokinetischen Erkrankungen kommt es zu einer Reduktion der Motorik.

9.2.1 Idiopathisches Parkinson-Syndrom

Das idiopathische Parkinson-Syndrom (IPS, auch typisches Parkinson-Syndrom) ist eine neurodegenerative Erkrankung.

Prävalenz: ca. 200/100.000 Einwohner, mit zunehmender Inzidenz im höheren Lebensalter (über 60: 1 %, über 80: 3 %).

Ursache: nicht geklärt, möglich wären eine toxische oder entzündliche Genese, Apoptose, mitochondriale Störungen, Umwelteinflüsse oder genetische Ursachen; bekannt sind familiäre IPS-Fälle mit Mutationen in den PARK1–15 Genen.

Neuropathologie: Untergang dopaminerger Neurone der mesenzephalen Substantia nigra, die zum Striatum projizieren. Histologisch finden sich sog. Lewy-Körperchen (u. a. aus α-Synuclein und Ubiquitin, > Abb. 9.3). Die Ausbreitung kann in die Braak-Stadien eingeteilt werden. Diese beschreiben ein „Aufsteigen" vom Bulbus olfactorius und dem Vaguskern über Hirnstamm bis in den Neokortex. Der hieraus resultierende Dopaminmangel erklärt die motorischen Symptome. Da auch andere Transmitter betroffen sind, treten „nicht-motorische" Symptome hinzu.

gen aus, das über die Darmmukosa und die Riechschleimhaut in der Nase aufgenommen wird und das ZNS über den N. vagus bzw. den N. olfactorius erreicht. Der pathogene Prozess führt – über viele Jahre – zur Bildung der LK, die sich über den Hirnstamm aufsteigend bis in die Großhirnrinde ausbreiten. Im Stadium III nach Braak sind schließlich auch das Mittelhirn und die Substantia nigra im oberen Hirnstamm betroffen. Erst dann treten die typischen motorischen Symptome des IPS auf. Durch den Verlust funktionsfähiger dopaminerger Neurone kommt es in den Basalganglien zu einem **Mangel des Transmitters Dopamin,** der für viele der motorischen Parkinsonsymptome verantwortlich ist (> Kap. 9.1.1, > Abb. 9.2). Allerdings betrifft der Nervenzelluntergang schon in frühen Krankheitsstadien auch Neurone anderer Transmittersysteme, deren Schädigung die nichtmotorischen Parkinsonsymptome erklärt (u. a. Depression, Schlafstörung, kognitive Störungen), die schon bei Beginn, aber vor allem im langjährigen Verlauf der Krankheit eine wichtige Rolle spielen.

ABB. 9.3

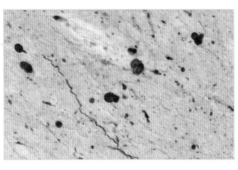

Abb. 9.3 **Intrazelluläre Einschlusskörper** (Lewy-Körperchen, LK) bei IPS. Die LK sind typische intraneuronale Proteinablagerungen in der Substantia nigra. Sie haben einen dichten eosinophilen Kern und einen blassen Halo. Unter anderem enthalten sie α-Synuklein, Ubiquitin und andere Proteinfilamente.

Klinik
Motorische Kardinalsymptome

Die motorischen Kardinalsymptome des Parkinson-Syndroms sind:

Brady- und Hypokinese Als Bradykinese wird eine Verlangsamung, als Hypokinese eine Amplitudenabnahme der spontanen Bewegungsabläufe des Patienten bezeichnet (bei maximaler Ausprägung: Akinese). Im Gesicht ist vor allem eine Verarmung der mimischen Ausdrucksbewegungen mit vermindertem Lidschlag auffällig (**Hypomimie**). Schnelle Wechselbewegungen der Hände sind verlangsamt (Bradydiadochokinese) und häufig unkoordiniert (Dysdiadochokinese). Bei der Handschrift fällt ein unleserliches und zum Ende der Zeile zunehmend verkleinertes Schriftbild auf (**Mikrografie**). Das typische Parkinson-Gangbild zeigt eine vornübergebeugte Haltung mit leichter Flexion der Unterarme im Ellenbogengelenk, die Amplitude des Armschwungs ist reduziert, ebenso die Schrittlänge. Bei Körperwendungen werden mehrere kleine Zwischenschritte benötigt.

Rigor Diese Erhöhung des Muskeltonus äußert sich als Widerstand der Muskeln, wenn Extremitäten, Kopf oder Rumpf passiv bewegt werden. Der Rigor ist – im Gegensatz zur Spastik – nicht von der Beschleunigung der passiven Bewegung abhängig, sondern immer annähernd gleichartig ausgeprägt. Er kann besonders gut bei der gleichmäßigen Bewegung der Handgelenke erkannt werden. Häufig kommt es zu einem kurzfristigen, ruckartigen Nachlassen des Muskeltonus, was dem Ineinandergreifen von Zahnrädern gleicht und daher als **Zahnradphänomen** bezeichnet wird. Das Ausmaß des Rigors kann durch Willkürbewegungen der gegenseitigen Extremitäten (z. B. durch kontralateralen Faustschluss) gesteigert werden (**Froment-Manöver**). Der Patient nimmt den Rigor vor allem als Steifigkeitsgefühl und als Schmerzen aufgrund der erhöhten Muskelanspannung wahr.

Tremor (Zittern) Der typische Parkinson-Tremor ist ein einseitig betonter Ruhetremor von mittlerer Frequenz (ca. 4–7 Hz) und mittlerer Bewegungsamplitude. Dieser verstärkt sich häufig bei Ablenkung, z. B. bei gleichzeitiger Ausführung von Rechenaufgaben oder beim Gehen. Der Ruhetremor betrifft meist die Hände, seltener die Beine, den Kopf oder das Kinn („**Rabbit-Phänomen**"). Es handelt sich um einen sog. alternierenden Tremor, bei dem die abnorme Bewegung durch abwechselnde Aktivität antagonistischer Muskelgruppen erzeugt wird. Tritt der Tremor vor allem zwischen Daumen und Zeigefinger auf, wird er anschaulich auch als „**Pillendrehertremor**" bezeichnet. Oft kommt es beim Vorhalten der Hände zu einer kurzen Blockade des Tremors, bevor er in gleicher oder höherer Frequenz als Haltetremor wieder auftritt. Einige Patienten leiden auch an einem Aktionstremor bei Zielbewegungen der oberen Extremitäten.

Posturale Instabilität (Haltungsinstabilität) Die Verminderung der Stellreflexe führt zu einer zunehmenden Fallneigung. In fortgeschrittenen Krankheitsstadien sind daher **Stürze** mit Verletzungen nicht selten. Je nach bevorzugter Sturzrichtung werden Propulsion (nach vorne), Retropulsion (nach hinten) und Lateropulsion (zur Seite) unterschieden.

Klinik: Motorische Kardinalsymptome des IPS sind:
- Brady- und Hypokinese
  - Verlangsamung und Amplitude ↓ von Bewegungen
  - Hypomimie
  - Mikrografie
- Rigor
  - Zahnradphänomen
  - Froment-Manöver
- Tremor
  - Mittelfrequenter Ruhetremor (ca. 4–7 Hz)
  - „Pillendrehertremor"
  - „Rabbit-Phänomen"
- posturale Instabilität
  - Stürze
  - Propulsion

MERKE

> **MERKE** Die Kardinalsymptome des Parkinson-Syndroms sind **Bradykinese, Rigor, Ruhetremor** und **posturale Instabilität.**

LERNTIPP Die Kardinalsymptome des Parkinson-Syndroms gehören zu den absolut essenziellen Kenntnissen der Neurologie und bilden die Basis der Blickdiagnose Parkinson (und vieler mündlicher Prüfungen). Je nach Ausprägung unterscheidet man einen Rigor-Akinese-Typ, einen Tremordominanz-Typ oder einen Äquivalenz-Typ.

Nichtmotorische Symptome

Die nichtmotorischen Symptome des Parkinson-Syndroms sind außerordentlich vielfältig (> Tab. 9.1) und spiegeln die Tatsache wider, dass der Zelluntergang beim IPS viele verschiedene Funktions- und Transmittersysteme des Gehirns betrifft.

Die **nichtmotorischen Symptome** zeigen, dass mehrere Systeme betroffen sind (> Tab. 9.1).

Tab. 9.1 Nichtmotorische Symptome des idiopathischen Parkinson-Syndroms (Beispiele).

Autonome Symptome	Kognitive Symptome	Psychiatrische Symptome
• Obstipation • Hyperhidrosis • Temperaturregulationsstörungen • Hypersalivation • Seborrhö • Kreislaufdysregulation (orthostatische Hypotonie) • Sexualfunktionsstörungen (z. B. erektile Dysfunktion, Libidoverminderung) • Schlafregulationsstörungen • Hyposmie bis Anosmie	• Verlangsamung der Denkabläufe (Bradyphrenie) • Störungen der Handlungsplanung und Strategiebildung (dysexekutives Syndrom) • Gedächtnis- und Orientierungsstörungen bis hin zur Demenz (80 % der Patienten nach 20-jährigem Krankheitsverlauf)	• Depression (> 50 %) • Störungen der Wahrnehmung (vor allem optische Halluzinationen) • Störungen der Denkinhalte (Parkinson-Psychose) • Störungen des Verhaltens (Impulskontrollstörungen): z. B. Spielsucht, Kaufsucht, Hypersexualität

TAB. 9.1

Verlauf

Frühstadium Das IPS beginnt einseitig (lateralisiert), z. B. mit dem Ruhetremor einer Hand oder dem verminderten Mitschwingen eines Arms beim Gehen, zumeist begleitet von einer leichten Verminderung der Mimik. Die **Asymmetrie** der motorischen Symptome mit einer vorwiegend betroffenen Körperseite bleibt über viele Jahre deutlich zu erkennen. Nichtmotorische Frühsymptome sind oft eine **Hyposmie**, eine depressive Verstimmung, Schlafstörungen oder rigorbedingte **Schulter-Arm-Schmerzen,** die zunächst differenzialdiagnostische Schwierigkeiten bereiten können. Im Krankheitsverlauf werden die motorischen Symptome deutlicher und je nach vorherrschendem Bild als Rigor-Akinese-Typ, Tremordominanz-Typ oder Äquivalenz-Typ klassifiziert. Bei Letzterem treten sämtliche Kardinalsymptome in annähernd gleich starker Ausprägung auf. Der Tremordominanz-Typ hat in der Regel eine günstigere Langzeitprognose.

Verlauf: Im **Frühstadium** sieht man einen einseitigen Beginn, z. B. mit Tremor oder Hypokinese (auch später persistiert eine asymmetrische Ausprägung). Frühsymptome sind Hyposmie, Depressionen, Schlafstörungen und Schulter-Arm-Schmerzen.

Spätstadium Kennzeichnend für das Spätstadium des IPS sind vor allem **motorische Fluktuationen.** Diese Zustände wechselnder Beweglichkeit sind einerseits durch die zunehmende Degeneration der dopaminergen Nervenzellen, andererseits durch die Einnahme dopaminerger Medikamente (vor allem L-DOPA) bedingt: Je mehr Zellen degenerieren, desto weniger Dopamin wird gespeichert und desto unregelmäßiger wird es freigesetzt. Die Beweglichkeit des Patienten ist dann vom Wirkspiegel der Medikamente in Blut und Gehirn abhängig, der bei der relativ kurzen Halbwertszeit der Medikamente schwankt. Das sog. **L-DOPA-Langzeitsyndrom** (Levodopa-Langzeitsyndrom) beschreibt dementsprechend Zeiten ausgeprägter Parkinson-Symptome (bei niedrigem Wirkspiegel, Off-Phasen), die sich rasch abwechseln mit Zeiten guter Beweglichkeit (bei ausreichendem Wirkspiegel, On-Phasen). In den On-Phasen sind häufig überschießende Antworten auf das Pharmakon mit choreatischen Überbewegungen (**Hyperkinesen**) der Extremitäten und des Rumpfes (sog. **dopaminerge Dyskinesien**) zu beobachten. Das L-DOPA-Langzeitsyndrom wird bei bis zu 50 % der IPS-Patienten beobachtet, die 5 Jahre oder länger kontinuierlich mit L-DOPA behandelt wurden. Zunächst kommt es zur sog. **End-of-dose-Akinese** – die Wirkung der L-DOPA-Einzeldosen lässt immer schneller nach (**Wearing-off**) – und später zu ausgeprägten On-off-Fluktuationen über den Tag, die zunehmend unvorhersehbar und unabhängig von der Medikamenteneinnahme auftreten können. Zusätzlich ist das fortgeschrittene IPS durch eine Zunahme der Haltungsinstabilität mit Sturzneigung, plötzlichen Gangblockaden mit scheinbarem Festkleben der Füße am Boden (**Freezing**) sowie durch das Auftreten der oben beschriebenen **vegetativen, kognitiven** und **psychiatrischen** Symptome gekennzeichnet.

Im **Spätstadium** kommt es vor allem zu motorischen Fluktuationen mit phasenweiser Über- und Unterbeweglichkeit. Dies ist auf die progrediente Neurodegeneration und die dopaminerge Medikation zurückzuführen. Das sog. L-DOPA-Langzeitsyndrom geht mit On-Off-Phänomen (hyper- und hypokinetische Phasen) je nach Wirkspiegel der Dopaminmedikation einher. Der Progress der Krankheit führt auch zu zunehmenden nichtmotorischen Symptomen, Haltungsinstabilität und Gangblockade (Freezing).

MERKE Das Spätsyndrom des IPS zeigt die folgenden charakteristischen Symptome:
• motorische On-off-Fluktuationen
• dopaminerge Dyskinesien
• Gangstörungen (Freezing) und Sturzneigung
• dopaminerge Psychose
• Störungen von autonomen Funktionen und des Schlafs
• kognitive Störungen bis hin zur Parkinson-Demenz

MERKE

FALL Herbert W. ist 68 Jahre alt und seit 3 Jahren berentet. Bislang ist er abgesehen von einem leichten Bluthochdruck immer gesund gewesen. Seit einigen Jahren hat er eine Abnahme seines Geruchssinns verspürt, aber kaum beachtet. Dazu kamen seit etwa einem Jahr diffuse Schmerzen im rechten Arm, verbunden mit einem schwer zu beschreibenden Gefühl der Muskelsteifigkeit. Seine Ehefrau bemängelt in letzter Zeit immer häufiger seine Lust- und Interesselosigkeit. Herr W. fühlt sich oft müde und abgeschlagen, seine Stimmung erscheint ihm unerklärlich gedrückt. Nachdem er zuletzt kaum noch die Hemdknöpfe mit der rechten Hand schließen kann und gelegentlich ein Zittern der rechten Hand auftritt, geht er zu seinem Hausarzt, der ihn direkt an einen neurologischen Kollegen überweist. Dieser stellt eine leichte Hypomimie, ein vermindertes Mitschwingen des rechten Armes beim freien Gang und einen leichten Rigor im rechten Handgelenk fest. Unter Ablenkung zeigt sich ein mittelfrequenter Ruhetremor der rechten Hand. Ein daraufhin veranlasstes MRT des Gehirns ergibt einen Normalbefund. Schließlich stellt der Neurologe die Diagnose eines beginnenden idiopathischen Parkinson-Syndroms vom Äquivalenztyp und initiiert eine Behandlung mit einem Dopaminagonisten sowie mit einem MAO-B-Hemmer. Unter langsamer Dosiserhöhung des Dopaminagonisten bessern sich die gedrückte Stimmung sowie der Rigor des rechten Arms innerhalb einiger Wochen. Auch die Feinmotorik der rechten Hand von Herbert W. zeigt einige Wochen später eine deutliche Besserung.

Diagnostik

MERKE

MERKE Die Diagnose eines IPS wird bei typischen Symptomen allein durch den klinisch-neurologischen Befund gestellt.

Diagnostik:
- *Anamnese:* schleichender Krankheitsverlauf, Frühzeichen (Hyposmie, Depression)
- *Motorische Befunde:* etablieren die Diagnose, Besserung nach L-DOPA-Gabe
- *Wichtig:* Abgrenzung zu atypischen Parkinson-Syndromen (s. u.)

Weitere **Untersuchungen** sind eine Messung des Tremors im EMG und eine transkranielle Sonografie (Signalanhebung der Substantia nigra). CT und MRT zeigen keine erklärende Pathologie. Im Zweifel kann mittels SPECT (➤ Abb. 9.4) oder PET der typische Verlust dopaminerger Zellen nachgewiesen werden.

Anamnese In der Anamnese berichten die Patienten von Symptomen, die langsam beginnen und sich allmählich verschlechtern. Oft können schon länger bestehende depressive Verstimmungen, Schlaf- und Riechstörungen (Hyposmie bis hin zur Anosmie) erfragt werden.

Klinik Charakteristisch sind asymmetrische motorische Kardinalsymptome sowie deren Besserung bei oraler Einnahme von L-DOPA (sog. **L-DOPA-Response**). Gegen ein IPS – und möglicherweise für ein atypisches Parkinson-Syndrom – sprechen anhaltende Remissionen der Beschwerden, frühe ausgeprägte autonome, zerebelläre oder pyramidale Störungen, eine frühe ausgeprägte Sturzneigung sowie eine frühe deutliche Demenz, Aphasie oder Apraxie.

Untersuchungen Durch ein EMG mit Oberflächenelektroden kann der typische alternierende Parkinson-Tremor erfasst werden. In der transkraniellen Ultraschalluntersuchung des Hirnparenchyms findet sich bei IPS-Patienten typischerweise eine erhöhte Signalgebung (**Hyperechogenität**) der Substantia nigra, die vermutlich auf einen erhöhten lokalen Eisengehalt des Gewebes zurückzuführen ist. Die zerebrale Bildgebung mit CT oder MRT zeigt bei IPS in der Regel einen Normalbefund und grenzt damit die Krankheit von vielen symptomatischen Parkinson-Formen ab (z. B. vaskuläres Parkinson-Syndrom). In klinisch zweifelhaften Fällen kann der Verlust von dopaminergen Nervenzellen im Striatum z. B. mit der Single-Photonen-Emissions-Computertomografie (SPECT) oder der Positronenemissionstomografie (PET) direkt dargestellt werden (➤ Abb. 9.4). Weitere mögliche Untersuchungen sind autonome Funktionstests (z. B. Kipptisch bei orthostatischer Dysregulation) und neuropsychologische Untersuchungen.

ABB. 9.4

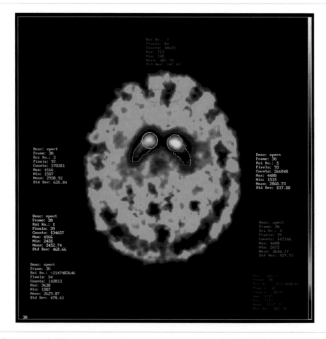

Abb. 9.4 Single-Photonen-Emissions-Computertomografie (SPECT) der Dopamintransporterdichte im Striatum. Als Radioligand wurde ¹²³J-Ioflupan eingesetzt, das an die Dopamintransporter des präsynaptischen Neurons bindet. Die im Bild dargestellte Reduktion der Bindungskapazität mit Schwerpunkt in den rückwärtigen Anteilen des Striatums (Putamen) ist Ausdruck des Nervenzelluntergangs im Dopaminsystem und der typische Befund bei IPS-Patienten.

Differenzialdiagnosen

Neurodegenerative Erkrankungen Anderen neurodegenerativen Erkrankungen, die mit einem Parkinson-Syndrom einhergehen (> Tab. 9.2), ist gemein, dass die Parkinson-Symptome lediglich einen Teil des klinischen Syndroms ausmachen und entweder von Beginn an oder im Verlauf von weitergehenden Symptomen und klinischen Zeichen begleitet werden, die nicht mit einem IPS vereinbar sind („**Parkinson-Plus-Syndrome**"). Generell sprechen diese Krankheiten wenig oder gar nicht auf eine dopaminerge Behandlung an (fehlende L-DOPA-Response) und sind mit einer schlechteren Langzeitprognose behaftet.

Symptomatische Parkinson-Formen Von allen sekundären Parkinson-Formen (> Tab. 9.2) spielt das **vaskuläre Parkinson-Syndrom** die wichtigste Rolle. Darunter wird eine ischämische Schädigung der Basalganglien meistens bei subkortikaler arteriosklerotischer Enzephalopathie (SAE, „Status lacunaris") verstanden. **Medikamentös** ausgelöste Parkinson-Syndrome (auch als **Parkinsonoid** bezeichnet) treten häufig im Rahmen einer Behandlung mit klassischen, insbesondere hochpotenten Neuroleptika (Dopaminrezeptorantagonisten) auf. Selten können auch Antiemetika (Metoclopramid), Dopaminspeicherentleerer (Reserpin, Tetrabenazin), Lithium oder Kalziumantagonisten (Nitrendipin, Flunarizin) Ursache eines Parkinsonoids sein. Hier ist das Absetzen der auslösenden Substanz die wichtigste therapeutische Maßnahme.

Differenzialdiagnosen: andere neurodegenerative Erkrankungen (atypische Parkinson-Syndrome) und symptomatische Parkinson-Formen (medikamentös, vaskulär).
Medikamentöse Parkinson-Syndrome werden auch Parkinsonoid genannt. Ursachen: Neuroleptika, Metoclopramid, Reserpin, Tetrabenazin, Lithium und Kalziumantagonisten.

Tab. 9.2 Ätiologische Klassifikation der Parkinson-Syndrome nach den Leitlinien der Deutschen Gesellschaft für Neurologie (DGN) 2016.

Idiopathisches PS	Familiäres PS	Symptomatisches PS	PS im Rahmen anderer neurodegenerativer Erkrankungen
• akinetisch-rigider Typ • Tremordominanz-Typ • Äquivalenz-Typ • monosymptomatischer Ruhetremor	• PARK 1–16	• vaskulär (SAE) • Normaldruckhydrozephalus • medikamenteninduziert (z. B. Neuroleptika) • tumorbedingt • posttraumatisch • toxininduziert (z. B. CO, Mangan) • entzündlich (z. B. AIDS-Enzephalopathie) • metabolisch (z. B. Morbus Wilson)	• Multisystematrophie (MSA) • progressive supranukleäre Parese (PSP) • kortikobasale Degeneration (KBD) • einige Formen der spinozerebellären Ataxien (SCA) • Demenz vom Lewy-Körper-Typ (DLK)

TAB. 9.2

Therapie
Medikamentöse Behandlung

Die unverzichtbare Basis der Parkinson-Therapie ist der medikamentöse Ausgleich des striatalen Dopaminmangels, wodurch über viele Jahre eine weitgehend normale Beweglichkeit erhalten werden kann.

L-DOPA Es wird oral gegeben, passiert – anders als Dopamin – die Blut-Hirn-Schranke und wird im ZNS durch enzymatische Decarboxylierung zu Dopamin umgewandelt. Um außerhalb des ZNS entstehende Nebenwirkungen des Dopamins zu verringern, wird L-DOPA immer mit einem lediglich in der Körperperipherie wirksamen Decarboxylasehemmer (Carbidopa, Benserazid) kombiniert.

Dopaminagonisten Sie wirken direkt an den Dopaminrezeptoren im Striatum. Ihr Vorteil ist, dass sie weniger häufig mit motorischen Fluktuationen und Dyskinesien nach langjähriger Einnahme verbunden sind. Nachteilig sind aber die geringere Wirksamkeit im Vergleich zu L-DOPA und die häufiger auftretenden Nebenwirkungen (u. a. medikamentös ausgelöste Halluzinationen, Psychosen, Impulskontrollstörungen). Heute werden überwiegend synthetische Dopaminagonisten (Piribedil, Pramipexol, Ropinirol, Rotigotin) eingesetzt, die sich nicht von Mutterkorn(Ergot)-Alkaloiden ableiten und damit kein Risiko einer medikamentös ausgelösten Herzklappenfibrose aufweisen. Der wirksamste Dopaminagonist ist das Apomorphin, das aufgrund eines ausgeprägten First-Pass-Effekts in der Leber bei oraler Gabe nicht wirksam ist, sondern als subkutane Einzelinjektion (über Pen-System) oder als subkutane Dauerinfusion (sog. Apomorphinpumpe; s. u., „interventionelle Behandlung") appliziert werden muss.

Hemmstoffe des Dopaminabbaus Inhibitoren der **Monoaminoxidase B** (MAO-B-Hemmer: Selegilin, Rasagilin) sowie der **Catechol-O-Methyltransferase** (COMT-Hemmer: Entacapon, Tolcapon) hemmen den enzymatischen Abbau des Dopamins und erhöhen damit seine Bioverfügbarkeit.

Weitere Substanzen Der Wirkstoff **Amantadin** bewirkt vor allem durch antiglutamaterge Eigenschaften eine Verbesserung der Parkinson-Symptome. **Anticholinergika** werden heute aufgrund eines ungünstigen Verhältnisses von geringer Wirkung und erheblichen Nebenwirkungen nur noch selten eingesetzt. Sie können aber bei jüngeren Patienten mit Tremordominanztyp von gewissem Nutzen sein.

Ziel der **medikamentösen Behandlung** ist ein Ausgleich des Dopaminmangels:
• L-DOPA: zur Verringerung systemischer Nebenwirkungen von Dopamin wird immer ein peripher wirksamer Decarboxylasehemmer (z. B. Carbidopa) ergänzt
• Dopaminagonisten: weniger wirksam, führen aber auch zu weniger Fluktuationen und Dyskinesien; häufiger psychiatrische Nebenwirkungen
Zusätzlich lässt sich der Dopaminabbau hemmen (MAO-B-Hemmer z. B. Selegilin; COMT-Hemmer z. B. Entacapon). Ebenfalls wirksam ist das antiglutamaterge Amantadin.

Medikamente im Frühstadium

Das Frühstadium des IPS kann durch Medikamente zumeist gut und ohne wesentliche Nebenwirkungen beherrscht werden („Honeymoon-Phase" für Patienten und Neurologen). Junge Patienten (unter etwa dem 65. Lebensjahr) sollten zunächst mit Dopaminagonisten behandelt werden, um dem L-DOPA-Langzeitsyndrom so gut wie möglich vorzubeugen. Dieses reicht oft über einige Jahre aus, bevor dann doch L-DOPA als wirksamste Substanz hinzugegeben werden muss. Das Fortschreiten des neurodegenerativen Prozesses im Gehirn kann bislang, sofern Kriterien der evidenzbasierten Medizin angelegt werden, mit keinem Medikament verhindert oder auch nur abgeschwächt werden.

„Honeymoon-Phase": Gute Medikamentenwirksamkeit im **Frühstadium** der Erkrankung. Unter 65 Jahren sollte wegen des L-DOPA-Langzeitsyndroms mit einem Dopaminagonist begonnen werden, danach ist L-DOPA 1. Wahl.

ABB. 9.5

Medikamente im Spätstadium

Fluktuationen und Dyskinesien Zur Behandlung von Fluktuationen und Dyskinesien wird die L-DOPA-Gabe meist auf häufigere Einnahmezeitpunkte und geringere Einzeldosen verteilt (fraktioniert). Auch werden L-DOPA und Dopaminagonisten in rasch anflutender sowie retardierter Freisetzungsform gegeben. Die Therapie erfordert meist die Kombination mehrerer Stoffgruppen und ist oft ein Kompromiss: Hohe Dosen der Dopaminergika können stark beeinträchtigende Dyskinesien auslösen („Peak-dose-Dyskinesien"), daraufhin reduzierte L-DOPA-Einzeldosen gehen mit längerer schlechter Beweglichkeit (Off-Phasen) einher. In der Off-Phase sind außerdem sehr schmerzhafte dystone Krämpfe der Extremitäten möglich (z. B. „Early-morning-Dystonie" der Zehen). Hier können die Gabe von retardiertem L-DOPA zur Nacht sowie die Injektion von Botulinumtoxin in die betroffenen Muskeln helfen.

Nichtmotorische Symptome Autonome Störungen müssen ggf. behandelt werden, z. B. die Blaseninkontinenz (Detrusorhyperreflexie) mit Anticholinergika, die orthostatische Hypotonie mit kreislaufstützenden Präparaten oder die Obstipation mit Prokinetika. Psychiatrische Nebenwirkungen der Parkinson-Medikamente sind häufig und werden mit atypischen Neuroleptika (Quetiapin, Clozapin) und der Reduktion der dopaminergen Therapie behandelt.

Akinetische Krise Durch komplizierte Behandlungsschemen mit häufigen Einnahmezeitpunkten der Tabletten kommt es nicht selten zu einer verminderten Patienten-Compliance und dementsprechend zu Einnahmefehlern. Im Extremfall entsteht – oft im Gefolge einer Dehydratation durch nicht ausreichende Flüssigkeitsaufnahme und interkurrente Infekte – eine akinetische Krise. Diese Patienten haben einen ausgeprägten Rigor, eine hochgradige Brady- und Hypokinese und sind nahezu bewegungsunfähig. Häufig finden sich zusätzlich vegetative Entgleisungen (Hyperthermie, Hyperhidrose, arterielle Hypertonie) sowie Schluck- und Bewusstseinsstörungen. Die akinetische Krise bedarf als lebensbedrohlicher Zustand einer raschen stationären Behandlung unter Überwachungsbedingungen. Im Vordergrund der Therapie stehen die intravenöse Infusion von Amantadin und die Gabe von L-DOPA in flüssiger Form über eine nasogastrale Sonde. Alternativ kann auch die subkutane Gabe des hochpotenten Dopaminagonisten Apomorphin sinnvoll sein. Zusätzlich sind Rehydrierung, Elektrolytausgleich, Infektbekämpfung und Erhalt der Nierenfunktion vordringlich.

Interventionelle Behandlung

Medikamentenpumpen Ein konstanter Wirkspiegel von Dopaminergika kann dadurch erreicht werden, dass man diese über Medikamentenpumpen kontinuierlich appliziert. Dafür kommen vor allem Patienten mit schweren motorischen Fluktuationen und dopaminergen Dyskinesien – und sonst weitgehend erhaltenen vegetativen und kognitiven Funktionen – infrage. Als Präparate werden der hochwirksame Dopaminagonist Apomorphin als subkutane **Apomorphinpumpe** oder **L-DOPA in einer speziellen Gelzubereitung** über eine Jejunalsonde (PEJ) nach perkutaner Gastroenterostomie (PEG) eingesetzt. Beide Verfahren reduzieren die Off-Phasen-Dauer sehr deutlich, gehen allerdings mit einem hohen ärztlichen und pflegerischen Betreuungsaufwand, biologischen (Hautknötchen, Wundinfektionen, Peritonitis) und technischen Komplikationen (Sondendislokation, Pumpenfehlfunktion) sowie hohen Therapiekosten einher.

Tiefe Hirnstimulation Sie ist die Ultima Ratio der interventionellen Behandlung des IPS: Über Stimulationselektroden in subkortikalen Kerngebieten des Gehirns werden chronisch hochfrequente elektrische Impulse appliziert (> Abb. 9.5). Geeignete Kerngebiete sind der **Nucleus subthalamicus (STN)** und der **Globus pallidus internus (GPi)** bei Patienten mit schwerem L-DOPA-Langzeitsyndrom sowie der **Nucleus intermedius ventralis thalami (VIM)** bei medikamentös nicht zu beherrschendem Tremor. Die Therapie kann die Lebensqualität erheblich verbessern, aber auch mit seltenen, zum Teil schwerwiegenden Komplikationen durch die OP (z. B. Hirnblutung, Implantatinfektion) oder die Stimulation (Dysarthrie, Ataxie, posturale Instabilität, psychiatrische Nebenwirkungen) einhergehen.

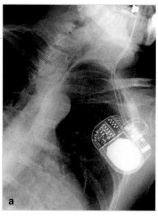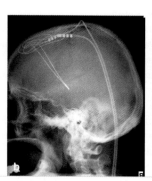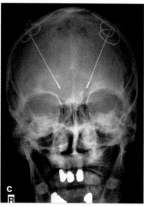

Abb. 9.5 Tiefe Hirnstimulation im Nucleus subthalamicus bei fortgeschrittenem IPS. Röntgenaufnahmen mit unterhalb der linken Klavikula implantiertem Impulsgeber (a) und Hirnelektroden mit Kabelverbindung im anterior-posterioren (b) und seitlichen (c) Strahlengang.

FALL Die 54-jährige Helga S. leidet an einem IPS vom akinetisch-rigiden Verlaufstyp. In den ersten Jahren ließ sich die Krankheit gut mit Medikamenten kontrollieren, zunächst für etwa 2 Jahre allein mit einem Dopaminagonisten, später in Kombination mit L-DOPA und Amantadin. In dieser Zeit war Helga S. in ihrem Alltag nur insofern eingeschränkt, als sie regelmäßig an ihre Tabletteneinnahme denken musste.
Im 7. Jahr ihrer Erkrankung bemerkte Helga S. dann ein immer rascher einsetzendes Nachlassen der L-DOPA-Wirkung, sodass sie die Tabletten häufiger im Tagesverlauf einnehmen musste. Gleichzeitig begannen unkontrollierbare Überbewegungen des Kopfes und aller Extremitäten, die zunächst gelegentlich, später regelmäßig nach der Tabletteneinnahme auftraten. Im Verlauf kam es trotz aller Versuche einer medikamentösen Neueinstellung in verschiedenen Parkinson-Fachkliniken zu einem mehrfachen Wechsel von Phasen mit guter und schlechter Beweglichkeit. Deren Auftreten war für Helga S. schließlich kaum noch vorherzusehen. In den Off-Zeiten war sie gangunfähig und vollständig von der Hilfe ihres Ehemanns abhängig. Für wenige Stunden am Tag war sie aber relativ gut beweglich und konnte in dieser Zeit viele Dinge im Haushalt selbst erledigen. Zuletzt wurden die Off-Zeiten jedoch immer länger. Zusätzlich sah Helga S. gelegentlich, vor allem abends, fremde Männer und Tiere in der Wohnung, die sie aber nicht als bedrohlich empfand. Nach Reduktion der Dopaminagonistendosis traten diese Halluzinationen zwar nicht mehr auf, aber die Zeiten schlechter Beweglichkeit nahmen weiter zu. Wurde die L-DOPA-Dosis erhöht, reagierte Frau S. mit heftigen Überbewegungen, die teilweise sogar zu Stürzen in der Wohnung führten.
15 Jahre nach Beginn ihrer Erkrankung wurde die Indikation für eine tiefe Hirnstimulation im Nucleus subthalamicus gestellt. Die Vor- und Nachteile der Operation wurden ausführlich mit Helga S. und ihrem Ehemann besprochen. 8 Wochen später wurde Helga S. operiert. Unmittelbar nach dem Eingriff war sie für einige Tage verwirrt und unruhig, sodass der Erfolg der Operation zunächst nicht zu beurteilen war. Mit dem Abklingen der Unruhe und nach langsamer Erhöhung der Stimulationsenergie ließen die Off-Phasen jedoch deutlich nach. Helga S. war nun durchgehend gut beweglich, allerdings immer noch mit erheblichen Überbewegungen. Daher wurde die Parkinson-Medikation deutlich reduziert und auf eine alleinige Therapie mit geringen Dosen von L-DOPA umgestellt. 3 Monate nach der Operation waren die schweren Off-Phasen verschwunden und auch die Überbewegungen wesentlich seltener.

Zusatzbehandlungen

Symptomorientierte Zusatzbehandlungen umfassen im Wesentlichen **Physiotherapie, Ergotherapie** und **Sprech- bzw. Schlucktherapie.** Sie zielen auf eine Verbesserung der motorischen Alltagsfunktionen (sog. **aktivierende Therapien**) und sind unverzichtbar in der Parkinson-Behandlung. Schließlich soll auch der für viele Parkinson-Patienten große Wert der begleitenden Psychotherapie betont werden.

9.2.2 Multisystematrophie (MSA)

Definition und Epidemiologie

Die Multisystematrophie (MSA) ist eine sporadische (also nicht familiär gehäuft vorkommende) neurodegenerative Erkrankung. Sie wird durch eine variable Kombination eines Parkinson-Syndroms mit Störungen des autonomen Nervensystems, des Kleinhirns und der Pyramidenbahn definiert. Dabei werden 2 Varianten der Erkrankung unterschieden:

- **MSA-P** (früher striatonigrale Degeneration, SND), häufiger, vorwiegend Zeichen eines Parkinson-Syndroms
- **MSA-C** (früher olivopontozerebelläre Atrophie, OPCA), seltener, vorwiegend zerebelläre Störungen.

Die MSA ist mit einer geschätzten Prävalenz von etwa 6/100.000 wesentlich seltener als das IPS. Das durchschnittliche Erkrankungsalter beträgt 56 Jahre.

Neuropathologie

Neuropathologisch finden sich bei der MSA Zelluntergänge und eine reaktive Gliose in weiten Teilen des Gehirns, z. B. in den Basalganglien, den unteren Oliven, den pontinen Kernen, im zerebellären Kortex sowie in den autonomen Funktionszentren im Rückenmark (intermediolaterale Zellsäule, Nucleus Onuf). Histologisch ist die MSA durch Einschlusskörperchen im Zytoplasma von **Oligodendrozyten** gekennzeichnet, die Ablagerungen der Proteine α-Synuklein, Ubiquitin und Tau enthalten.

Klinik

Die MSA-P ist durch ein hypokinetisch-rigides Parkinson-Syndrom gekennzeichnet, das auf langfristige L-DOPA-Gabe in der Regel wenig oder keine Besserung zeigt. Tremor tritt bei MSA-Patienten nur selten und in geringerer Ausprägung auf. Die Erkrankung zeigt im Verlauf oft klinische Charakteristika, die sie von einem IPS unterscheidet, z. B. eine früh auftretende Sturzneigung, rasches Fortschreiten der Behinderung mit früher Rollstuhlgebundenheit, fehlende Seitenbetonung der Symptome oder eine ausgeprägte Sprechstörung (hypophone Dysarthrie). Die Diagnose einer wahrscheinlichen MSA kann gestellt werden, wenn zusätzlich ausgeprägte autonome Funktionsstörungen (orthostatische Hypotonie, Synkopen, Baseninkontinenz, Impotenz) sowie Zeichen einer Schädigung des Kleinhirns (Ataxie, Dysarthrie, Blickrichtungsnystagmus) und der Pyramidenbahn (positives Babinski-Zeichen, Reflexsteigerung) vorliegen. Oft leiden MSA-Patienten auch an weiteren extrapyramidalen Störungen (Dystonie, Myoklonus), einem nächtlichen inspiratorischen Stridor sowie an einer REM-Schlaf-Verhaltensstörung. Eine deutliche Demenz gehört dagegen nicht zum typischen Bild der Krankheit. Die mediane Überlebenszeit nach Diagnosestellung beträgt etwa 9 Jahre, die meisten Patienten versterben an einer Pneumonie im Rahmen der krankheitsbedingten Immobilisierung.

Symptomatische **Zusatzbehandlungen** beinhalten Physiotherapie, Ergotherapie und Logopädie.

9.2.2 Multisystematrophie (MSA)

Die Multisystematrophie (MSA) ist eine neurodegenerative Erkrankung und gehört zu den atypischen Parkinson-Syndromen. Es gibt eine Variante mit Parkinson-Syndrom (MSA-P) und eine mit zerebellären Störungen (MSA-C).

Die **Neuropathologie** der MSA ist charakterisiert durch Einschlusskörperchen in Oligodendrozyten mit α-Synuklein, Ubiquitin und Tau.

Klinisch zeigt sich bei der MSA-P ein hypokinetisch-rigides Parkinson-Syndrom, das auf L-DOPA wenig anspricht. Bei der MSA-C finden sich führende Zeichen einer Kleinhirnschädigung. Entscheidend für die MSA-Diagnose ist bei beiden eine zusätzliche autonome Funktionsstörung. Eine Demenz ist dagegen nicht typisch. Mediane Überlebenszeit etwa 9 Jahre.

Differenzialdiagnostik

Die Differenzialdiagnosen der MSA entsprechen weitgehend denjenigen des IPS (> Kap. 9.2.1). Die T2- und diffusionsgewichtete **MRT** des Gehirns zeigt oft Signalauffälligkeiten in Putamen und Pons (MSA-P) sowie eine Atrophie von Kleinhirn und Hirnstamm (MSA-C). Mittels **PET** und **SPECT** kann bei vielen MSA-P-Patienten zusätzlich zum Untergang der dopaminergen Neurone (Dopamintransporter-Imaging z.B. mit [123]J-Ioflupan, > Abb. 9.4) auch der Verlust von postsynaptischen Dopaminrezeptoren (z.B. [123]IBZM-SPECT) sowie ein verminderter Glukoseverbrauch im Striatum (Fluordesoxyglukose, FDG-PET) dokumentiert werden (> Abb. 9.6). Diese nuklearmedizinischen Untersuchungen lassen eine differenzialdiagnostische Abgrenzung bis zu einem gewissen Umfang zu, da die letztgenannten postsynaptischen Veränderungen bei Patienten mit IPS typischerweise nicht zu finden sind. Das EMG des M. sphincter ani externus zeigt häufig pathologische Befunde aufgrund der bei MSA typischen Degeneration des Nucleus Onuf im Sakralmark, der die quergestreifte Muskulatur des äußeren Blasen- und Analsphinkters innerviert.

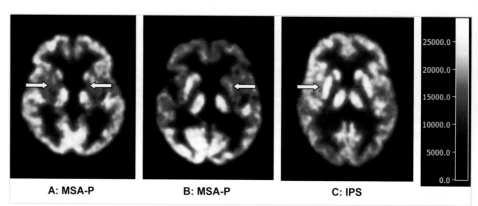

A: MSA-P **B: MSA-P** **C: IPS**

Abb. 9.6 FDG-PET zur Differenzialdiagnose des Parkinson-Syndroms. Bei Patienten mit MSA-P weist die Untersuchung bilaterale (A) oder einseitig betonte (B) Glukosestoffwechselminderungen im Striatum auf, während die thalamischen Kerngebiete weitgehend intakt bleiben. Bei Patienten mit einem IPS (C) stellt sich das Striatum dagegen deutlich stoffwechselaktiv dar. Die entscheidenden Unterschiede sind jeweils mit Pfeilen markiert.

Therapie

Da etwa ein Drittel der MSA-Patienten zumindest vorübergehend von einer L-DOPA-Medikation profitiert, ist ein Therapieversuch mit dieser Substanz gerechtfertigt. Allerdings werden meist hohe Dosen von bis zu 1.000 mg/d L-DOPA benötigt. Mit weniger Aussicht auf Erfolg können auch Dopaminagonisten und Amantadin versucht werden. Die Kreislauflabilität mit Neigung zu orthostatischen Synkopen wird mit erhöhter Salzzufuhr, elastischen Stützstrümpfen zur venösen Kompression und bei Bedarf medikamentös mit Midodrin oder Etilefrin (Sympathomimetika) bzw. Fluorokortison (Mineralkortikoid) behandelt. Zur Therapie der Blaseninkontinenz sind vor allem Anticholinergika sowie die regelmäßige Selbstkatheterisierung oder die Anlage eines Dauerkatheters geeignet.

> **MERKE** Klinische Kriterien einer wahrscheinlichen MSA sind:
>
> - schwere orthostatische Hypotonie oder dauerhafte Urininkontinenz *plus*
> - Parkinson-Syndrom mit geringer oder fehlender Besserung auf L-DOPA *oder*
> - Kleinhirnfunktionsstörung (Gangataxie, Extremitätenataxie, Dysarthrie, Okulomotorikstörung)

9.2.3 Progressive supranukleäre Parese (PSP)

Definition und Epidemiologie

Die PSP ist eine sporadische neurodegenerative Erkrankung, die zu den sog. **Tauopathien** gehört. Histopathologisch ist diesen die Ablagerung von Proteinaggregaten im Gehirn gemeinsam, deren Hauptkomponenten das Protein Tau ist (> Tab. 9.3). Die Krankheit wird nach den Erstbeschreibern auch als **Steele-Richardson-Olszewski-Syndrom** bezeichnet. Die Häufigkeit der PSP beträgt etwa 6/100.000, das mittlere Erkrankungsalter beträgt 63 Jahre, die mittlere Überlebenszeit nach Diagnosestellung etwa 6 Jahre.

Tab. 9.3 Histopathologische Klassifikation der wichtigsten neurodegenerativen Erkrankungen.

Tauopathien	Synukleinopathien
- Morbus Alzheimer (> Kap. 12.4) - progressive supranukleäre Parese - kortikobasale Degeneration (> Kap. 9.2.4) - Morbus Pick = frontotemporale Demenz (> Kap. 12.5) und Parkinson	- idiopathisches Parkinson-Syndrom (> Kap. 9.2.1) - Lewy-Körperchen-Demenz (> Kap. 9.2.4, > Kap. 12.6) - Multisystematrophie (> Kap. 9.2.2)

Neuropathologie

Histopathologische Kennzeichen der PSP sind Tau-positive Ablagerungen mit Zelluntergang und reaktiver Gliose im frontalen Kortex, in Striatum, Globus pallidus und in diversen Kerngebieten des Mittelhirns, tieferer Hirnstammareale und des Kleinhirns.

Klinik

Klinische Kernkriterien für eine wahrscheinliche PSP sind eine **supranukleäre vertikale Blickparese** (s.a. ➤ Kap. 1.2.4), eine Verlangsamung der vertikalen Blicksakkaden sowie eine erhebliche posturale Instabilität mit wiederholten Stürzen schon im ersten Krankheitsjahr. Weitere typische Zeichen sind ein symmetrisch ausgeprägter Rigor mit Akinese, der anders als beim IPS oft auch den Körperstamm und den Nacken betrifft. Dadurch resultiert bei vielen Patienten eine abnorme Kopfstreckhaltung nach hinten (axiale Dystonie mit Retrocollis), die Mimik ist durch einen starren (oft „erstaunten") Blick mit typischen Stirnfalten sehr charakteristisch. Hinzu kommen Sprech- und Schluckstörungen sowie eine frühe demenzielle Entwicklung mit Persönlichkeitsveränderungen. Die Krankheit schreitet rasch fort und führt nach wenigen Jahren zu Bettlägerigkeit und vollständiger Pflegebedürftigkeit.

Diagnostik

Die Diagnose der PSP bereitet vor allem bei den Patienten Probleme, die (noch) nicht die charakteristische vertikale Blickparese zeigen. Im **Elektrookulogramm** zeigen sich bei PSP die vertikale Blickparese, eine Hypometrie und Verlangsamung der vertikalen Blicksakkaden. Im T2-gewichteten **MRT** des Gehirns findet man typischerweise eine Atrophie des Frontallappens und des Mittelhirns mit einer Abnahme des Durchmessers in der Sagittalebene auf weniger als 15 mm. **PET** und **SPECT** zeigen neben dem Untergang der dopaminergen Neurone oft auch einen verminderten Glukoseverbrauch in Striatum, Mittelhirn und frontalem Kortex.

Differenzialdiagnosen

Die Differenzialdiagnosen der PSP entsprechen im Frühstadium der Krankheit weitgehend denjenigen des IPS (➤ Kap. 9.2.1). Später ist die Abgrenzung zu anderen demenziellen Erkrankungen (Alzheimer-Demenz [➤ Kap. 12.4], kortikobasale Degeneration [➤ Kap. 9.2.4], frontotemporale Demenz [➤ Kap. 12.5], Lewy-Körperchen-Demenz [➤ Kap. 12.6]) und zur MSA [➤ Kap. 9.2.2]) wichtig.

Therapie

Die Therapie der PSP ist bis heute nicht befriedigend möglich. Kaum ein Patient spricht – und wenn, dann nur kurz und unvollständig – auf L-DOPA an. Dennoch ist ein Therapieversuch mit bis zu 1.000 mg/d zu empfehlen. Alternativ können auch Amantadin, Amitriptylin oder Zolpidem gegeben werden. Botulinumtoxin-Injektionen eignen sich zur Behandlung von fokalen dystonen Symptomen. Im Verlauf sind oft die Anlage eines Dauerkatheters zur Harnableitung und eine parenterale Ernährung notwendig.

> **MERKE** Klinische Kriterien einer wahrscheinlichen PSP sind:
> - allmählich progrediente Erkrankung mit Beginn nach dem 40. Lebensjahr *plus*
> - vertikale supranukleäre Blickparese *plus*
> - rezidivierende Stürze im ersten Krankheitsjahr *plus*
> - kein Hinweis auf eine andere Krankheit als Erklärung für die Symptomatik

9.2.4 Sonstige Formen

Kortikobasale Degeneration

Die kortikobasale Degeneration (KBD) ist eine weitere, sehr seltene neurodegenerative Erkrankung, die zu den Tauopathien gezählt wird (➤ Tab. 9.3).

Klinik Zusätzlich zu einem asymmetrischen akinetisch-rigiden Parkinson-Syndrom kommt es zu einem charakteristischen Fremdheitsgefühl eines Arms (**„Alien-Limb-Phänomen"**) sowie zu progredienten Zeichen einer kortikalen Funktionsstörung mit Aphasie, Apraxie und Demenz. Daneben ist das Bild von Myoklonien (➤ Kap. 9.6.3), Tremor, Dystonie, Dysarthrie und Pyramidenbahnzeichen geprägt. Die Erkrankung führt nach wenigen Jahren zu Bettlägerigkeit und Pflegebedürftigkeit.

Therapie Neben einer hochdosierten L-DOPA-Behandlung können Benzodiazepine (z.B. Clonazepam) zur Verminderung der Myoklonien gegeben werden. Für fokale dystone Symptome können Botulinumtoxin-Injektionen eingesetzt werden.

Lewy-Körperchen-Demenz

Die Demenz vom Lewy-Körper-Typ („Lewy body dementia", LBD, s.a. ➤ Kap. 12.6) ist möglicherweise eine besondere Variante des IPS. Die Lewy-Körperchen finden sich im gesamten Gehirn mit ausgeprägtem Befall auch der Hirnrinde (beim IPS nur umschrieben im Bulbus olfactorius, im Hirnstamm sowie in anderen subkortikalen Arealen). Wichtigstes klinisches Kriterium der LBD ist eine Demenz vor oder gleichzeitig mit den ersten Parkinson-Symptomen. Daneben sind Fluktuationen von Aufmerksamkeit

Klinisch fällt vor allem eine supranukleäre vertikale Blickparese auf. Zusätzlich:
- Verlangsamung der vertikalen Blicksakkaden
- posturale Instabilität
- Rigor mit Akinese
- Dysarthrie, Dysphagie
- frühe demenzielle Entwicklung

Diagnostik: In der MRT zeigen sich eine frontale und mesenzephale Atrophie. Auch PET und SPECT belegen über das dopaminerge System weit hinausgehende Befunde.

Therapie: Das Ansprechen auf L-DOPA ist eingeschränkt, hohe Dosen sind empfohlen. Alternativen: Amantadin, Amitriptylin oder Zolpidem.

MERKE

9.2.4 Sonstige Formen

Kortikobasale Degeneration
Die kortikobasale Degeneration ist ebenfalls eine Tauopathie.
Klinik:
- asymmetrisches akinetisch-rigides Parkinson-Syndrom
- „Alien-Limb-Phänomen"
- kortikale Zeichen (Aphasie, Apraxie, Demenz)
Therapie: mit L-DOPA und Benzodiazepinen

Lewy-Körperchen-Demenz
Die Lewy-Körperchen-Demenz ähnelt einem IPS jedoch mit früh manifester kortikaler Beteiligung. Daher tritt früh eine Demenz hinzu. Typisch: Fluktuationen im Tagesverlauf, visuelle Halluzinationen.

und Wachheit (Vigilanz) mit vorübergehenden Bewusstseinsstörungen sowie spontane (nicht L-DOPA-induzierte) visuelle Halluzinationen typisch (> Kap. 12.6). Wichtigste Differenzialdiagnose der LBD ist die Demenz im Verlauf eines typischen IPS (Parkinson-Krankheit mit Demenz).

Vaskuläres Parkinson-Syndrom

Vaskuläres Parkinson-Syndrom

Das vaskuläre Parkinson-Syndrom ist bedingt durch lakunäre Infarkte der Basalganglien im Rahmen einer subkortikalen arteriosklerotischen Enzephalopathie.
Klinik: Typisch sind eine kleinschrittige Gangstörung mit Fallneigung, Demenz und Blaseninkontinenz.
Diagnostik: CT/MRT
Therapie: Einstellung der vaskulären Risikofaktoren, probatorisch L-DOPA und Amantadin

Das vaskuläre Parkinson-Syndrom ist im Gegensatz zu den eben beschriebenen neurodegenerativen Krankheitsbildern häufig und tritt zumeist im Rahmen einer subkortikalen arteriosklerotischen Enzephalopathie (SAE; Morbus Binswanger, s. a. > Kap. 12.7.2) auf.

Klinik und Diagnostik Führendes Symptom ist eine ausgeprägte kleinschrittige Gangstörung mit Fallneigung. Zusätzlich sind kognitive Störungen bis hin zum Vollbild der vaskulären Demenz, Schlafstörungen, Affektlabilität, depressive Verstimmung und neurologische Ausfälle nach lakunären Hirninfarkten anzutreffen. Die Diagnose erfordert ausgeprägte ischämisch bedingte Marklager- und Basalganglienveränderungen in der CT oder MRT des Gehirns.

Therapie Wesentlich ist die konsequente Behandlung der Gefäßrisikofaktoren. L-DOPA und Amantadin können zu einer Verbesserung der Parkinson-Symptome führen.

PRAXISTIPP

Parkinson-Syndrome

Die mittlerweile vielfältigen Therapiemöglichkeiten „des Parkinson-Syndroms" haben eine pragmatische, vor allem an der Behandelbarkeit orientierte Klassifikation der einzelnen Krankheitsbilder dieser heterogenen Gruppe mit sich gebracht: Man unterscheidet das **typische Parkinson-Syndrom** (IPS), das gut und andauernd auf Dopaminsubstitution im Gehirn anspricht (L-DOPA-responsives PS), von den **atypischen Formen,** die nur eine geringe oder kurz andauernde Besserung auf Dopaminpräparate aufweisen (nicht L-DOPA-responsive PS). Dementsprechend hat das IPS, also die klassische „Parkinson-Krankheit", eine relativ gute Prognose, während der therapeutische Erfolg bei den atypischen Formen generell wesentlich geringer ist. Von praktischer Bedeutung ist vor allem das häufig anzutreffende **vaskuläre Parkinson-Syndrom,** bei dem es in erster Linie auf die Behandlung der zerebrovaskulären Grundkrankheit ankommt. Das durch Neuroleptika-Einnahme ausgelöste medikamentöse **Parkinsonoid** ist ein ebenfalls häufig vorkommendes atypisches PS, dessen korrekte Erkennung deswegen so wichtig ist, da es bei Absetzen des Auslösers oft völlig reversibel sein kann. Seltener treten die **neurodegenerativen atypischen PS** auf (u. a. MSA, PSP, KBD), die allesamt bisher leider schlecht zu behandeln sind.

9.3 Dystonien

9.3 Dystonien

Dystonien zeichnen sich durch tonische Muskelkontraktionen aus. Ursache ist eine zentrale Störung des Agonisten-Antagonisten-Gleichgewichts. Folge sind abnorme Haltungen und Gelenkstellungen.

Unter dem Begriff „Dystonie" wird in erster Linie ein Syndrom verstanden, das durch tonische Muskelkontraktionen charakterisiert ist und häufig zu abnormen Haltungen oder Gelenkstellungen führt. Als Dystonien werden aber auch eigenständige Krankheitsbilder bezeichnet, insbesondere die idiopathische Torsionsdystonie, bei der die dystone Bewegungsstörung dominierendes Symptom ist. Darüber hinaus kommen dystone Phänomene bei einigen – überwiegend genetisch determinierten – degenerativen Hirnerkrankungen als ein Symptom unter vielen anderen vor (z. B. IPS, PSP, Morbus Wilson, spinozerebelläre Ataxien). Bei den sekundären erworbenen Dystonien sind krankhafte Strukturveränderungen des Gehirns Ausgangspunkt der Bewegungsstörung (z. B. perinatale Hirnläsion, bakterielle und virale Enzephalitiden, medikamentös ausgelöste Hirnfunktionsstörungen, Hirntumoren und paraneoplastische Syndrome).

9.3.1 Idiopathische Dystonien

9.3.1 Idiopathische Dystonien

Klassische primäre Dystonien

Klassische primäre Dystonien

Pathogenese

Klassische primäre Dystonien entstehen durch eine Funktionsstörung der Basalganglien, die nicht histologisch oder bildgebend nachgewiesen werden kann. Bekannt sind jedoch Genmutationen (z. B. Torsin-A-Gen).

Ursache einer **primären Dystonie** ist eine neuronale Funktionsstörung der Basalganglien, ohne dass dort Läsionen makroskopisch oder in der konventionellen bildgebenden Diagnostik (CT, MRT) fassbar sind. In der Regel ist die Funktionsstörung genetisch determiniert und wird über Proteine vermittelt, die die Erregbarkeit von Neuronenpopulationen in den Basalganglien verändern. Die generalisierte Dystonie geht z. B. auf eine Mutation im Torsin-A-Gen (*DYT1*) zurück, deren Penetranz bei 30–40 % liegt. Zusätzlich ist auch eine Überaktivität neuroplastischer Vorgänge von Bedeutung. Im Detail sind diese Vorgänge noch nicht voll verstanden.

Klinik

Klinik: unwillkürliche tonische Muskelanspannungen generalisiert, segmental, multifokal oder fokal

Bei den idiopathischen Dystonien liegen unwillkürliche tonische Hyperaktivitäten entweder

- **generalisiert** (in allen Muskelgruppen),
- **segmental** (in benachbarten Körperabschnitten, z. B. Kopf und ein Arm),
- **multifokal** (in entfernten Körperpartien, z. B. rechter Arm und linkes Bein) oder
- **fokal** (in nur einem isolierten Körperabschnitt, z. B. Kopf, Nacken, ein Arm, ein Bein)

vor.

Generalisierte Dystonie

Bei der generalisierten Dystonie sind insbesondere in fortgeschrittenen Stadien fast alle quergestreiften Muskeln betroffen. Sie beginnt – meist im Kindesalter – häufig mit einer fokalen Dystonie an den distalen unteren Extremitäten. Über Monate und Jahre dehnt sich die dystone Innervationsstörung auf den Rumpf und auf die oberen Extremitäten sowie die kraniale Muskulatur aus. Die Ausprägung der Symptome variiert interindividuell, aber auch intrafamiliär: So kommt es nicht immer zur generalisierten Dystonie, in etwa 5–10 % sind lediglich fokale Dystonien (z. B. zervikale Dystonie oder Schreibkrampf), in einigen anderen Fällen multifokale Manifestationsformen (z. B. zervikale Dystonie in Kombination mit einer Fußdystonie) beschrieben worden.

> Die **generalisierte Dystonie** beginnt häufig im Kindesalter fokal mit konsekutivem Befall fast aller quergestreiften Muskeln bei jedoch unterschiedlichem Ausprägungsgrad.

Fokale und segmentale Dystonien

Sie sind die häufigste Manifestation einer idiopathischen Dystonie, beginnen meist im mittleren Erwachsenenalter, verstärken sich innerhalb von Wochen bis Monaten und bleiben dann stabil oder sind nur noch wenig progredient.

Zervikale Dystonie Die zervikale Dystonie ist die **häufigste fokale Dystonie** mit einer Prävalenz von etwa 1:10.000 und einem mittleren Manifestationsalter von ca. 45 Jahren. Frauen sind etwa doppelt so häufig betroffen wie Männer. Die unwillkürlichen chronischen, teilweise überlagernd auch myoklonischen Aktivitäten der Hals- und Nackenmuskulatur führen zu unwillkürlicher Kopfdrehung (**Torticollis**), Seitwärtsneigung (**Laterocollis**), Ventralflexion (**Anterocollis**) oder Dorsalflexion (**Retrocollis**) des Kopfes.

Blepharospasmus, Lidöffnungsapraxie Beim **Blepharospasmus** handelt es sich um unwillkürliche Verkrampfungen der Lidmuskulatur, häufig überlagert durch tonisch-klonische Spasmen, dominierend des M. orbicularis oculi. Erstsymptom ist eine erhöhte Lidschlagfrequenz, Maximalsymptom der kontinuierliche unwillkürliche Augenschluss mit funktioneller Erblindung. Eine Sonderform des Blepharospasmus ist die **Lidöffnungsapraxie**,bei der die Patienten aufgrund pathologischer Inhibitionsvorgänge den M. levator palpebrae nicht mehr willkürlich innervieren können.

Oromandibuläre Dystonie Unwillkürliche Kontraktionen der Kieferöffner- oder Kieferschließermuskulatur sind häufig kombiniert mit dystonen Aktivitäten in der fazialen Muskulatur. Beim **Kieferschließungstyp** sind vor allem der M. masseter, M. pterygoideus medialis und M. temporalis dyston fehlinnerviert, beim **Kieferöffnungstyp** sind dystone Hyperaktivitäten im M. pterygoideus lateralis und der suprahyoidalen Muskulatur zu beobachten. Als **Meige-Syndrom** bezeichnet man die Kombination aus Blepharospasmus, Dystonie der fazialen Muskulatur und oromandibulärer Dystonie.

> **Fokale und segmentale Dystonien** sind die häufigsten idiopathischen Dystonien. Sie betreffen oft Erwachsene und erreichen in Wochen bis Monaten ihre finale und stabile Form. Am häufigsten ist die zervikale Dystonie (F:M = 2:1; Hals- und Nackenmyoklonien und Kopffehlstellungen, z. B. Torticollis).

> Der **Blepharospasmus** ist eine unwillkürliche Verkrampfung der Lidmuskulatur, bei dessen Maximalform Augenöffnen unmöglich werden kann.

> Weitere umschriebene Formen:
> - oromandibuläre Dystonie
> - linguale Dystonie
> - spasmodische Dysphonie (betrifft die Larynxmuskulatur)

> **LERNTIPP** Sehr pathognomonisch und daher gern geprüft ist das **Meige-Syndrom,** eine Mischung aus Blepharospamsus, Dystonie der mimischen Muskulatur und einer oromandibulären Dystonie. Da der flämische Maler Pieter Brueghel in seinem Gemälde „der Gähner" einen typischen Blepharospasmus mit verkrampft-offenem Mund auf der Leinwand festhielt, wird es auch als Brueghel-Syndrom bezeichnet.

Linguale Dystonie Die verschiedenen Zungenmuskeln sind dyston fehlinnerviert, sodass es zum unwillkürlichen Herausstrecken der Zunge kommt. Häufig ist die linguale Dystonie mit einer oromandibulären Dystonie kombiniert.

Spasmodische Dysphonie Es liegt eine dystone Innervationsstörung der inneren Larynxmuskeln vor. Man unterscheidet einen **Adduktortyp** von einem **Abduktortyp.** Beim Adduktortyp ist der M. vocalis beidseits dominierend involviert, die Stimme der Patienten klingt gepresst mit stakkatoartigen Unterbrechungen der Stimmbildung. Beim Abduktortyp entsteht durch unzureichenden unwillkürlichen Glottisschluss eine hauchige, atemlose Flüsterstimme.

Beschäftigungskrämpfe Die aktionsinduzierte Dystonie der „Beschäftigungskrämpfe" tritt ausschließlich bei zeitlich extensiver Ausführung spezieller Bewegungsmuster in Erscheinung. Betroffen ist dabei lediglich eine umgrenzte Zahl von Muskeln. Ein Vertreter dieser Gruppe ist der **Schreibkrampf (Graphospasmus),** bei dem es meist schon beim Greifen des Schreibstifts zu einer unwillkürlichen Verkrampfung der Unterarm- und Handmuskulatur kommt. Am häufigsten wird hierbei eine unwillkürliche Beugung im Handgelenk und aller Finger, insbesondere in den Endgelenken, beobachtet. Die Störung kann so ausgeprägt sein, dass die Patienten nicht in der Lage sind zu schreiben. Verkrampfungen bei Ablauf hochautomatisierter Bewegungsprogramme werden insbesondere auch bei Musikern – je nach Instrument – im Bereich der Hand- und Armmuskulatur oder im Bereich der fazialen Muskulatur bei Bläsern beobachtet. Auch Hochleistungssportler, insbesondere Golf- und Tennisspieler, können aufgabenspezifische „Beschäftigungsdystonien" zeigen.

> Manche Dystonien werden durch über lange Zeiträume wiederholt ausgeführte Tätigkeiten hervorgerufen („**Beschäftigungskrampf**"). Früher häufig war der Schreibkrampf (Graphospasmus). Unter Profi-Musikern und in manchen Sportarten ist diese Dystonieform gefürchtet, da sie die Berufsfähigkeit gefährdet.

Dystonie-Plus-Syndrome

Dystonie-Plus-Syndrome sind genetisch determiniert und zeigen eine dystone Innervationsstörung als klinisch dominierendes Symptom; es liegen jedoch weitere klinische Besonderheiten vor, die mit den klassischen primären Dystonien nicht vereinbar sind.

Myoklonus-Dystonie-Syndrom Diese Erkrankung wird in der Regel im 2. Lebensjahrzehnt manifest und ist durch beidseitige, vorwiegend aktionsinduzierte Myoklonien der oberen Extremitäten und der axialen Muskulatur gekennzeichnet. Zusätzlich treten typische dystone Hyperaktivitäten generalisiert

> **Dystonie-Plus-Syndrome**
> Wenn zusätzliche Symptome auftreten, spricht man von Dystonie-Plus-Syndromen, die genetische Ursachen haben.

> **Myoklonus-Dystonie-Syndrom:** 2. Lebensjahrzehnt, beidseitige, vorwiegend aktionsinduzierte Myoklonien der oberen Extremitäten und der axialen Muskulatur

in der quergestreiften Muskulatur auf. Psychiatrische Auffälligkeiten wie Zwangsstörungen oder Panikattacken und die Entwicklung eines pathologischen Alkoholabusus kommen häufig hinzu.

> **MERKE**
> - Dystonie = unwillkürliche, länger anhaltende tonische Muskelkontraktionen
> - Myoklonus = unwillkürliche, plötzliche, kurze Muskelkontraktionen

MERKE

L-DOPA-responsive Dystonie = Segawa-Syndrom: 1. Lebensjahrzehnt. besonders Mädchen, dystone Gangstörung + Parkinson-Syndrom, Besserung durch L-DOPA

L-DOPA-responsive Dystonie   Diese Dystonie wird auch als **Segawa-Syndrom** oder hereditärer Dystonie-Parkinson-Komplex bezeichnet. Die Dystonie bessert sich fast vollständig schon bei Gaben kleinerer Dosen von L-DOPA – daher der Name. Das Manifestationsalter liegt oft im 1. Lebensjahrzehnt, das Leiden betrifft vorwiegend Mädchen. Eine dystone Gangstörung ist meist das Erstsymptom, parallel zu weiteren dystonen Symptomen entwickelt sich ein Parkinson-Syndrom mit Intensivierung der Parkinson-Symptome im Tagesverlauf und auch nach körperlicher Belastung.

> **LERNTIPP**   Die L-DOPA-responsive Dystonie (Segawa-Syndrom) wird gerne gefragt, weil es durch eine geringe Dosis L-DOPA zu einer fast vollständigen Besserung kommt.

Weitere Dystonie-Plus-Syndrome sind die nicht-kinesiogene dystone Choreoathetose, die belastungsinduzierte Dystonie/Choreoathetose und die kinesiogene Choreoathetose.

9.3.2 Sekundäre Dystonien

9.3.2 Sekundäre Dystonien

Sekundäre Dystonien findet man bei metabolischen Erkrankungen wie Morbus Wilson, Lipid- oder Aminosäurestoffwechselstörungen und Mitochondriopathien, aber auch neurodegenerativen Erkrankungen. Schließlich können auch erworbene strukturelle zerebrale Läsionen (z. B. Hirninfarkte) eine Dystonie auslösen.

Sekundäre Dystonien entstehen einerseits bei Erkrankungen, die mit einem bekannten metabolischen Defekt, meist genetisch determiniert, einhergehen und neben vielen zentralnervösen und peripher-neurologischen Symptomen u. a. auch eine dystone Symptomatik zeigen, z. B. der Morbus Wilson, Lipidstoffwechselstörungen, Aminosäurestoffwechselstörungen und mitochondriale Enzephalopathien. Zum anderen kommen Dystonien bei neurodegenerativen Erkrankungen vor, für die bisher kein genetischer oder metabolischer Defekt bekannt ist, z. B. bei IPS, der Multisystematrophie und der PSP. Des Weiteren können vielfältige Läsionen des zentralen (oder seltener des peripheren) Nervensystems eine dystone Symptomatik erzeugen, z. B. bei Enzephalitiden, AIDS, Creutzfeldt-Jakob-Erkrankung, zerebralen Raumforderungen, arteriovenösen Fehlbildungen und zerebrovaskulären Ereignissen mit Ausbildung von Territorialinfarkten oder lakunären Infarkten, die zu einer funktionellen Beeinträchtigung der Basalganglienschleifen führen. Eine besondere Form von sekundären Dystonien sind die traumatisch induzierten Formen. Hier kommt es nach peripheren Traumen mit Knochen- und Gewebeverletzungen innerhalb von Wochen zunächst im Umfeld der traumatisierten Gewebe zu einer dystonen Störung, die häufig auch mit einer sympathischen Reflexdystrophie (komplex-regionales Schmerzsyndrom; frühere Bezeichnung: Morbus Sudeck) einhergeht. Die exakte Pathophysiologie ist nicht bekannt, es wird jedoch diskutiert, dass insbesondere der Einfluss von Schmerzafferenzen eine Funktionsstörung innerhalb der motorischen Basalganglienschleife auslösen könnte.

9.3.3 Therapie der Dystonien

9.3.3 Therapie der Dystonien

- vorrangig symptomatisch mit Botulinumtoxin
- evtl. tiefe Hirnstimulation des Globus pallidus internus
- medikamentös: Anticholinergika, Benzodiazepine, Baclofen, Tetrabenazin und atypische Neuroleptika

Botulinumtoxin   Fokale Dystonien werden mit intramuskulären Injektionen von **Botulinumtoxin Typ A** behandelt. Dafür werden zunächst die Muskelgruppen mit dystoner Hyperaktivität identifiziert und dort dann Botulinumtoxin, ggf. gezielt unter Ultraschall- oder EMG-Kontrolle, injiziert.

Tiefe Hirnstimulation   Bei generalisierten, ausgedehnten segmentalen und schweren fokalen Dystonien, die nicht befriedigend mit intramuskulären Botulinumtoxin-Injektionen behandelt werden können, ist die beidseitige tiefe Hirnstimulation des **Globus pallidus internus (GPi)** die Therapie der 1. Wahl (> Kap. 9.2.1).

Medikamente   Bei der sehr seltenen L-DOPA-responsiven Dystonie ist die orale Medikation mit L-DOPA die wichtigste Therapie. Ansonsten können bei ausgedehnteren dystonen Innervationsstörungen, die einer lokalen Botulinumtoxin-Therapie nicht zugänglich sind, oder wenn die tiefe Hirnstimulation kontraindiziert ist oder der Patient diese Therapie ablehnt, ersatzweise orale Medikamente verabreicht werden. Besondere Bedeutung haben dabei **Anticholinergika, Benzodiazepine, Tetrabenazin, Baclofen und atypische Neuroleptika.** Diese Medikation ist aber oft mit umfangreichen Nebenwirkungen behaftet.

9.4 Hyperkinetische Erkrankungen

9.4 Hyperkinetische Erkrankungen

9.4.1 Chorea Huntington

9.4.1 Chorea Huntington

Der Chorea Huntington ist eine neurodegenerative Erkrankung, die sich in choreatischen, d. h. schnellen, unwillkürlichen, immer unterschiedlich verlaufenden Bewegungen äußert. Die Prävalenz beträgt ca. 4–8/100.000. Auftreten im 35.–50. Lebensjahr mit tödlichem Verlauf nach 15–20 Jahren.

Unter einer Chorea (griech.: „choreia" = Tanz; „Veitstanz") versteht man unwillkürliche, unregelmäßige, plötzlich einsetzende, schnelle, nicht stereotype und regellos über den ganzen Körper verteilt auftretende Bewegungen. Die wichtigste und häufigste Erkrankung aus dieser Gruppe ist die Chorea Huntington (früher Chorea major), die nach ihrem Erstbeschreiber benannt wurde, der die Erkrankung 1872 als erbliche Variante von anderen Formen der Chorea abgrenzte. Mittlerweile konnte die Chorea Huntington als hereditäre Trinukleotid-Repeat-Erkrankung mit autosomal-dominantem Erbgang identifiziert werden.

Epidemiologie

In Nordamerika und Europa beträgt die Prävalenz der Chorea Huntington etwa 4–8/100.000. Die ersten Symptome treten meist zwischen dem 35. und 50. Lebensjahr auf, wobei die Streubreite groß ist (1.–70. Lebensjahr). Die Krankheitsdauer von den ersten Symptomen bis zum Tod infolge Immobilisierung, Auszehrung (Kachexie) und Ateminsuffizienz infolge Aspirationspneumonie beträgt etwa 15–20 Jahre.

Neurogenetik

Die Chorea Huntington ist eine **autosomal-dominante** Erbkrankheit mit vollständiger Penetranz (alle Genträger erkranken), aber unterschiedlicher Expressivität (unterschiedlich ausgeprägte Symptomschwere). Das **Huntington-Gen** wurde auf dem N-terminalen Ende des kurzen Arms von Chromosom 4 (4p16.3) lokalisiert. Bei Huntington-Patienten weist dieses Gen eine erhöhte Anzahl von Wiederholungen (**Repeats**) der **Trinukleotidsequenz CAG** (Cytosin-Adenin-Guanin) auf. Bei Vererbung des Huntington-Gens von einer Generation zur nächsten verlängert sich meist die CAG-Sequenz bei den Nachkommen, was vor allem bei Vererbung durch den Vater gilt und mit der Erstmanifestation der Erkrankung in einem früheren Lebensalter korreliert (**Antizipation**). Das Huntington-Gen codiert für die Synthese eines Peptids mit einem Molekulargewicht von 348 kD (**Huntingtin**), das vermutlich wichtige Funktionen im Zellstoffwechsel der Nervenzellen hat. Durch die Wiederholung der CAG-Sequenz werden sog. Polyglutamine im Huntingtin exprimiert, die zu abnormen Proteininteraktionen sowie zur Ablagerung des Huntingtins und seiner Abbauprodukte im Zytoplasma und im Zellkern von Neuronen führen.

Die Chorea Huntington ist eine neurodegenerative Erbkrankheit, die auf einer Expansion der DNA mit mehrfacher Wiederholung (Repeat) von 3 Nukleinsäurebasen beruht. Diese Erkrankungen werden als **Trinukleotid-Repeat-Erkrankungen** bezeichnet. Dabei kann man gegenwärtig 2 Gruppen unterscheiden:

- **Typ 1:** Der expandierte Repeat-Abschnitt (meist Cytosin-Adenin-Guanin: CAG) codiert einen Teil des Proteins (meist verlängerte Glutaminsäureketten, auch als Polyglutaminerkrankungen bezeichnet).
- **Typ 2:** Das expandierte Repeat ist in der 5'- oder 3'-untranslatierten Region oder auch in intronischen Bereichen eines Gens lokalisiert. Verallgemeinernd werden bei diesen Erkrankungen keine mRNA und keine Proteine gebildet (Funktionsverlust des Genprodukts).

Die eigentliche Funktion der jeweils betroffenen Proteine ist bislang – von wenigen Ausnahmen abgesehen – unbekannt. Pathogenetisch kommt es meist zu einer abnormalen Struktur und zur Aggregationstendenz der Proteine mit nachfolgendem Zelltod.

Neuropathologie

Im Verlauf der Chorea Huntington kommt es zu einer progredienten globalen Hirnatrophie mit schwerpunktmäßigem Befall des Striatums (Nucleus caudatus und Putamen). Neuronenverlust und reaktive Gliose finden sich darüber hinaus in weiten Teilen der Hirnrinde, in Thalamus und Hypothalamus, in der Substantia nigra sowie im Kleinhirn. Der Untergang GABAerger striataler Neurone wird für die typischen choreatischen Hyperkinesen verantwortlich gemacht.

Klinik

Die ersten Symptome der Erkrankung können sowohl psychiatrischer als auch neurologischer Natur sein; im fortgeschrittenen Stadium mischen sich beide zu einem choreatisch-dementen Gesamtbild.

Psychiatrische Auffälligkeiten Zu den schleichend beginnenden ersten Auffälligkeiten können gehören: erhöhte Reizbarkeit, Aufmerksamkeitsstörungen, Distanzminderung, Vernachlässigung von Pflichten und Aufgaben, Persönlichkeitsveränderungen, depressive Verstimmung bis zur Suizidalität, Alkoholismus u. a. Beginnende Merkfähigkeits- und Gedächtnisstörungen münden progredient in die Entwicklung einer Demenz, die vor allem durch Störungen der Handlungsplanung und der Integration von Aufmerksamkeit, Gedächtnis und Organisation geprägt ist.

Choreatische Hyperkinesen Die choreatischen Hyperkinesen sind anfangs von Willkürbewegungen schwer zu unterscheiden. Sie können zunächst nur in einem leicht vermehrten Grimassieren oder in kurzen, maniert wirkenden Extremitätenbewegungen bestehen. Das neurologische Vollbild zeigt die Chorea wechselnd und in zufälliger Verteilung am ganzen Körper auftretend bei eher reduziertem Muskeltonus. Augenbewegungsstörungen treten in Form verlangsamter und dysmetrischer Sakkaden sowie einer gestörten Konvergenzreaktion auf. Im Gesicht finden sich oft Schmatz- und Kaubewegungen mit schwerer Beeinträchtigung der Artikulation (Dysarthrie). Das Gangbild erscheint aufgrund der unwillkürlichen Arm- und Beinbewegungen tänzelnd (choreatische Gangstörung). Unter emotionaler Anspannung nehmen die Hyperkinesen zu, im Schlaf verschwinden sie vollständig. Im Spätstadium treten durch die Beteiligung des gesamten Striatums auch weitere extrapyramidale Symptome wie eine Dystonie oder ein Parkinson-Syndrom auf.

> **LERNTIPP** Pathognomonisch für die Chorea Huntington ist das Nebeneinander von psychiatrischen und neurologischen Symptomen. Letztere fallen insbesondere durch die typische Hyperkinese auf mit tänzelndem Gang („Veitstanz") und athetotischen, „wurmartig" anmutenden Bewegungen.

Die **Westphal-Variante** (10 %) beginnt schon im Kindesalter mit einem akinetisch-rigiden Syndrom. Sie hat eine schlechte Prognose.

Diagnostik:
- direkter Gentest (> 38 CAG-Repeats); bei pränataler Diagnostik schreibt das Gendiagnostikgesetz eine ausführliche Beratung vor
- Bildgebung mittels MRT: erweiterte Seitenventrikel wegen der Atrophie des Nucleus caudatus; später tritt eine globale Hirnatrophie hinzu

Die **Differenzialdiagnostik** ist weit gefasst, da choreatiforme Bewegungen viele Ursachen haben. Denkbar sind Chorea minor, andere neurodegenerative Erkrankungen (McLeod-Syndrom) und Gehirnschädigungen. Auch medikamentöse Ursachen sind möglich (Neuroleptika)!

Eine kausale **Therapie** gibt es nicht. Die Hyperkinesen lassen sich symptomatisch mit Tiaprid, Sulpirid oder Haloperidol (Dopaminantagonisten) behandeln. Clozapin und Benzodiazepine helfen bei den psychiatrischen Symptomen. Zusätzlich sind Physiotherapie, Logopädie und Psychotherapie indiziert.

Westphal-Variante Bei 10 % der Patienten beginnt die Huntington-Krankheit bereits in der Kindheit mit einem akinetisch-rigiden Syndrom. Die sonst typischen Hyperkinesen fehlen, der rasch progrediente Verlauf mit ausgeprägter Dystonie, Okulomotorikstörung, demenzieller Entwicklung und fakultativ epileptischen Anfällen führt meist innerhalb weniger Jahre zum Tod.

Diagnostik

Genetik Seit 1993 ist ein **direkter Gentest** für die Huntington-Mutation verfügbar. Die Diagnose der Chorea Huntington wird gestellt, wenn mehr als 38 CAG-Repeats vorliegen. Prinzipiell ist heute auch eine pränatale Diagnostik mittels Chorionzottenbiopsie möglich. Aufgrund ethischer Erwägungen wurden Richtlinien formuliert, die eine umfassende humangenetische Beratung und psychologische Betreuung vor und nach dieser Untersuchung vorsehen (**Gendiagnostikgesetz**). Auch die strikte Einhaltung von datenschutzrechtlichen Bestimmungen und der ärztlichen Schweigepflicht ist eine Voraussetzung für den verantwortungsvollen Umgang mit den Ergebnissen der Gendiagnostik. Nach Einführung des Gentests ist die Bedeutung weiterer Zusatzuntersuchungen für die Diagnose der Chorea Huntington stark in den Hintergrund getreten.

Bildgebung Die MRT des Gehirns zeigt eine Erweiterung der Seitenventrikelvorderhörner mit Verlust ihrer typischen Taillierung aufgrund einer Atrophie der Kaudatumköpfe. Daneben finden sich im Verlauf Zeichen der globalen Hirnatrophie. Funktionell bildgebende Verfahren wie PET und SPECT zeigen eine Verminderung von zerebralem Blutfluss, Sauerstoffextraktion, Glukoseverbrauch und Dopaminrezeptorendichte im Striatum.

Differenzialdiagnostik

Choreatische Hyperkinesen können vielfältige Ursachen haben und bedürfen oft einer breiten Differenzialdiagnostik, sofern eine Chorea Huntington durch Gentest ausgeschlossen wurde. Seltene Formen sind die Chorea minor (Sydenham) sowie die hereditäre benigne Chorea. Auch bei anderen neurodegenerativen Krankheiten ist die Chorea Leitsymptom, so z. B. bei der hereditären Choreoakanthozytose und dem McLeod-Syndrom (früher Neuroakanthozytose). Choreatische Hyperkinesen können auch im Rahmen einer Reihe von infektiologischen, metabolischen, ischämischen, neoplastischen und autoimmun vermittelten Erkrankungen des ZNS auftreten. Schließlich werden sie gelegentlich durch Medikamente ausgelöst, z. B. dopaminerge choreatische Dyskinesien bei Patienten mit fortgeschrittenem IPS sowie tardive choreatische Dyskinesie nach chronischer Einnahme von Neuroleptika. Zuweilen ist die Abgrenzung einer Chorea von anderen extrapyramidalen Hyperkinesen (Myoklonien, Tics) schwierig.

Therapie

Die therapeutischen Möglichkeiten bei Patienten mit Chorea Huntington sind begrenzt und rein symptomatisch. Die Hyperkinesen können, sofern sie die Lebensqualität der Patienten relevant beeinträchtigen, mit **Dopaminrezeptorantagonisten** wie Tiaprid, Sulpirid oder Haloperidol gebessert werden. Daneben kann bei ausgeprägten Hyperkinesen der Dopaminspeicherentleerer **Tetrabenazin** eingesetzt werden. Bei allen Präparaten ist das Risiko von relevanten Nebenwirkungen (Depression, Parkinsonoid, tardive Dyskinesien) zu bedenken. Clozapin (cave: Agranulozytose!) und Benzodiazepine (Clonazepam, Lorazepam, Alprazolam) können bei Psychosen, Unruhe und aggressiven Zuständen eingesetzt werden. Auch Depressionen und Schlafstörungen können medikamentös behandelt werden. Die Verordnung hyperkalorischer Ernährung kann der krankheitsbedingten Kachexie entgegenwirken. Regelmäßige Physiotherapie, Logopädie und Schlucktraining sowie das Angebot psychotherapeutischer Begleitung für Patienten und Angehörige ist von großem Wert.

FALL Der 48-jährige Klaus T. stellt sich wegen zunehmender unkontrollierter Bewegungen der Hände in Begleitung seiner Ehefrau bei einem Neurologen vor. Der Patient berichtet, dass es ihm eigentlich gut gehe und er nur auf Wunsch seiner Frau komme. Die Bewegungen bemerke er zwar, sie seien aber nicht sehr störend. Gelegentlich fühle er sich in letzter Zeit etwas unsicher auf den Beinen, sei aber bisher nicht gestürzt. Die Ehefrau berichtet, dass sich ihr Mann in den letzten Monaten deutlich verändert habe. Er sei oft fahrig und unkonzentriert. Zusätzlich sei er sehr reizbar geworden und es gebe oft Streit am Arbeitsplatz und in der Familie. Er vergesse nun auch viele Dinge. Auf Nachfrage des Neurologen berichtet das Ehepaar, dass die 72-jährige Mutter des Patienten seit vielen Jahren an einer Demenz mit unwillkürlichen Bewegungen leide. Sie lebe mittlerweile in einer Pflegeeinrichtung. Eine genaue Diagnose sei aber nie gestellt worden. Das Ehepaar hat 2 gesunde Kinder im Alter von 16 und 14 Jahren.
Im klinischen Befund stellt der Neurologe deutliche choreatische Hyperkinesen der Extremitäten und des Gesichts fest. Der Muskeltonus ist normal, die Muskeleigenreflexe aller Extremitäten sind allseits gesteigert auslösbar. Im psychischen Befund sind eine depressive Stimmungslage, eine reduzierte affektive Schwingungsfähigkeit sowie deutliche Defizite des Kurzzeitgedächtnisses zu erkennen.
Aufgrund der Verdachtsdiagnose einer Chorea Huntington wird das Ehepaar an ein humangenetisches Institut zur Beratung überwiesen. Nach ausführlicher Aufklärung und psychologischer Betreuung entscheidet sich Klaus T. schließlich für einen Gentest, der das Vorliegen der Huntington-Mutation mit 54 CAG-Repeats erbringt. Seine langfristige Behandlung wird daraufhin von einer Huntington-Spezialambulanz übernommen. Hier wird eine niedrigdosierte Behandlung mit dem Dopaminantagonisten Tiaprid (2 × 100 mg/d) begonnen, worunter die Hyperkinesen zurückgehen. Die Möglichkeit einer Vererbung der Krankheit auf die bislang gesunden Kinder ist dem Ehepaar T. bewusst. Die Frage eines eventuellen Gentests auch bei diesen kann erst nach Erreichen der Volljährigkeit mit den Kindern besprochen und von ihnen entschieden werden.

9.4.2 Chorea minor (Sydenham)

Bei der Chorea minor handelt es sich um eine symptomatische (sekundäre) Chorea als Folge einer autoimmun vermittelten Schädigung der Basalganglien durch eine extrazerebrale Infektion mit α- oder β-hämolysierenden Streptokokken. Die Krankheit trägt den Namen von Thomas Sydenham, der sie 1686 erstmals beschrieb.

Epidemiologie und Pathogenese

Es sind vorwiegend Kinder im Alter zwischen 5 und 15 Jahren betroffen (Mädchen bevorzugt). Die Inzidenz der Chorea minor ist in entwickelten Ländern mittlerweile sehr gering. Tage bis Wochen nach der Streptokokkeninfektion (Angina tonsillaris, Endokarditis oder rheumatisches Fieber) kommt es zu einer Kreuzreaktion von Streptokokken-Antikörpern mit zytoplasmatischen Antigenen im Striatum.

Klinik

Die choreatischen Hyperkinesen treten meist generalisiert, seltener auch nur auf einer Körperseite auf (Hemichorea). Sie werden oft begleitet von psychiatrischen Auffälligkeiten (Depression, Reizbarkeit, emotionale Labilität, Zwangsideen, Zwangsstörungen). Selten kann sich das neurologische Bild zu einer Enzephalopathie mit Reflexsteigerung, Kopfschmerzen, Gangstörungen, epileptischen Anfällen und Hirnnervenlähmungen ausweiten. Der Verlauf ist in der Regel benigne, die Erkrankung heilt innerhalb einiger Wochen aus. Bei Frauen kann es nach zuvor durchgemachter Chorea minor zu einem Rezidiv während der Schwangerschaft (Chorea gravidarum) oder nach Einnahme oraler Kontrazeptiva kommen.

Diagnostik

In Laboruntersuchungen finden sich oft erhöhte Werte für Leukozyten, BSG und CRP sowie ein erhöhter Antistreptolysin-Titer. In der MRT des Gehirns kann sich eine Signalsteigerung des Striatums in T2-gewichteten Aufnahmen zeigen.

Therapie

In der Akutphase wird mit Penicillin oral behandelt, danach schließt sich eine Prophylaxe mit intramuskulärer Penicillingabe über 5 Jahre an. Eine symptomatische Behandlung der Chorea (Tiaprid oder Valproinsäure) ist nur selten notwendig.

9.4.3 Tremor

Der Tremor (Zittern) ist eine regelmäßige, rhythmische, oszillierende Muskelkontraktion und -dekontraktion, die durch ihre Abhängigkeit von spezifischen Bedingungen (Ruhe oder Aktion) sowie durch Frequenz und Amplitude der Bewegungen charakterisiert werden kann. Der Begriff Tremor kann sowohl eigenständige Krankheitsbilder benennen (z. B. essenzieller Tremor) als auch ein Symptom im Rahmen verschiedenster Erkrankungen darstellen.

Grundlagen

Epidemiologie und Pathogenese

Der Tremor ist die **häufigste neurologische Bewegungsstörung** überhaupt. Bei seiner Entstehung spielen Faktoren der Körperperipherie (mechanische Eigenschaften der Körpermasse, peripheres Nervensystem) sowie im ZNS eine Rolle (Tremorgeneratoren durch rhythmische Neuronenaktivität in Motorkortex, Thalamus, Basalganglien und Kleinhirn). Prinzipiell sind bei allen Haltebewegungen kleinamplitudige („feinschlägige"), hochfrequente Oszillationen physiologischer Ausdruck einer ständigen Feinadjustierung der gehaltenen Position durch antagonistische Muskelgruppen (physiologischer Tremor). Krankheitswert erlangt der Tremor erst durch abnorme Bewegungsamplituden oder Frequenzen und durch das Auftreten unter anderen Bedingungen. Hinsichtlich der ätiologischen Klassifikation unterscheidet man den physiologischen und verstärkten physiologischen Tremor von eigenständigen Tremorerkrankungen sowie von symptomatischen Formen im Rahmen neurologischer und internistischer Erkrankungen (> Abb. 9.7). Daneben wird Tremor als Nebenwirkung von Medikamenten und bei Intoxikationen gefunden.

> **MERKE** Tremor ist prinzipiell ein physiologisches Phänomen. Erst eine abnormale Tremoramplitude sowie das Auftreten unter unphysiologischen Bedingungen haben ein Krankheitswert. **Der Tremor ist die häufigste extrapyramidal-motorische Bewegungsstörung.** Seine Ursachen sind vielfältig und umfassen in der klinischen Praxis diverse neurologische, psychiatrische und allgemein-internistische Erkrankungen sowie unerwünschte Medikamentenwirkungen.

Klinik

Prinzipiell klassifiziert man den Tremor zunächst nach den äußeren Bedingungen seines Auftretens in einen Ruhe- und einen Aktionstremor. Beim Aktionstremor werden der Halte-, der Bewegungs-, der Intentions- und der aufgabenspezifische Tremor unterschieden:

9.4.2 Chorea minor (Sydenham)

Diese sekundäre Chorea des Kindesalters entsteht durch Basalganglienschädigung. Zugrunde liegt eine Autoimmunreaktion Tage bis Wochen nach einer Streptokokkeninfektion.

Klinik: choreatische Hyperkinesen und psychiatrische Störungen, die innerhalb von Wochen von alleine ausheilen. Bei Frauen kann es unter Kontrazeption oder in der Schwangerschaft (Chorea gravidarum) zu einem Rezidiv kommen.

Labor: erhöhter ASL-Titer und Entzündungsparameter
MRT: evtl. striatale Signalsteigerungen

Therapie: Penicillin oral, danach 5-jährige Prophylaxe mit Penicillin i. m.

9.4.3 Tremor

Ein Tremor ist ein regelmäßiges und rhythmisches Muskelzittern. Es kann sich um ein Krankheitsbild per se oder das Symptom einer Bewegungsstörung handeln.

Grundlagen

Pathogenese: Der Tremor ist die häufigste neurologische Bewegungsstörung. Grundsätzlich kann er physiologisch sein im Rahmen einer Feinadjustierung der Haltung. Pathologisch wird er durch Amplitude, Frequenz und die Umstände, unter denen er auftritt (> Abb. 9.7).

MERKE

Klinik: Klassifiziert wird der Tremor nach:
- Umständen des Auftretens: Ruhetremor, Haltetremor, Bewegungstremor, Intentionstremor und aufgabenspezifischer Tremor
- Frequenz (nieder-/mittel-/hochfrequent)
- Amplitude (fein-/mittel-/grobschlägig)

ABB. 9.7

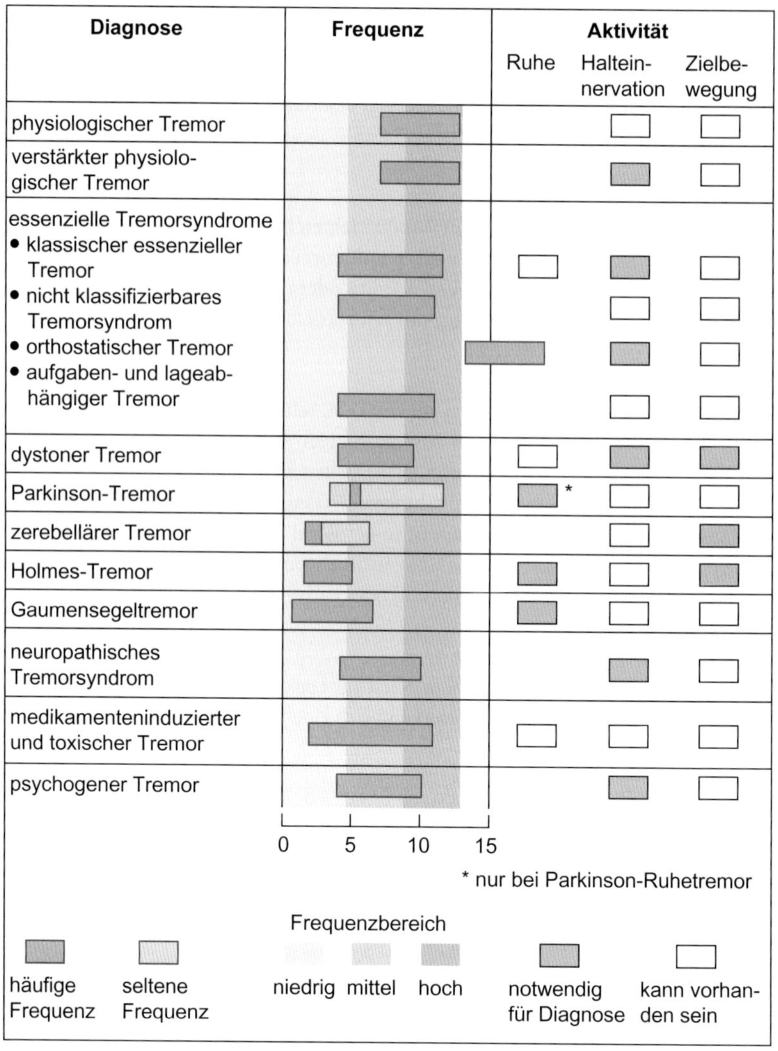

Diagnose	Frequenz	Aktivität		
		Ruhe	Halteinnervation	Zielbewegung
physiologischer Tremor			□	□
verstärkter physiologischer Tremor			▨	□
essenzielle Tremorsyndrome • klassischer essenzieller Tremor • nicht klassifizierbares Tremorsyndrom • orthostatischer Tremor • aufgaben- und lageabhängiger Tremor		□	▨ ▨ ▨ ▨	□ □ □ □
dystoner Tremor		□	▨	▨
Parkinson-Tremor		▨ *		▨
zerebellärer Tremor			□	▨
Holmes-Tremor			□	▨
Gaumensegeltremor				
neuropathisches Tremorsyndrom			□	□
medikamenteninduzierter und toxischer Tremor		□	□	□
psychogener Tremor			▨	□

```
0    5    10   15
```
* nur bei Parkinson-Ruhetremor

Frequenzbereich

▨	▨	niedrig mittel hoch	▨	□
häufige Frequenz	seltene Frequenz		notwendig für Diagnose	kann vorhanden sein

Abb. 9.7 **Syndromale Klassifikation des Tremors** (mit freundlicher Genehmigung durch Prof. Dr. Günther Deuschl und Dr. Jan Raethjen, Klinik für Neurologie, Universitätsklinikum Schleswig-Holstein, Campus Kiel).

- **Ruhetremor:** Er wird bei völligem Fehlen jeglicher Willkürinnervation sichtbar. An den oberen Extremitäten ist er am besten bei entspannt in den Schoß gelegten Händen sichtbar.
- **Haltetremor** (posturaler Tremor): Er ist beim Armvorhalteversuch sichtbar.
- **Bewegungstremor** (kinetischer Tremor): Er entsteht bei Willkürbewegungen und kann durch das freihändige Zeichnen einer Spirale gut erfasst werden.
- **Intentionstremor:** Er ist eine Sonderform des Bewegungstremors, dessen Amplitude bei Annäherung an das Ziel zunimmt (z. B. beim Finger-Nase-Versuch). Meist ist er Teilsymptom bei Schädigungen des Kleinhirns und wird dann gemeinsam mit anderen zerebellären Zeichen (pathologischer Nystagmus, Rumpfataxie, Dysarthrie) erkennbar.
- **Aufgabenspezifischer Tremor:** Er tritt nur bei Ausführung einer ganz bestimmten Tätigkeit auf (z. B. primärer Schreibtremor).

Weitere Klassifikationsmerkmale des Tremors sind die vorherrschende Frequenz (3–4 Hz: nieder-, 5–7 Hz: mittel-, ≥ 8 Hz hochfrequent) sowie die Bewegungsamplitude (fein-, mittel-, grobschlägig).

Diagnostik

Die apparative **Tremoranalyse** bedient sich der Elektromyografie (EMG), bei der die Muskelaktivität über Oberflächenelektroden der Haut abgeleitet wird, sowie der Beschleunigungsmessung mit einem Akzelerometer. Damit kann einerseits die Frequenz des Tremors bestimmt werden. Andererseits können Hinweise auf eine zentrale oder periphere Ursache gewonnen werden, da nur die Frequenz eines peripher generierten Tremors unter Gewichtsbelastung der Extremität (1 kg) abnimmt. Des Weiteren erfordert die Differenzialdiagnose eines unklaren Tremors häufig weitere Zusatzuntersuchungen. Dazu gehören eine **MRT** des Gehirns zum Ausschluss symptomatischer Schädigungen der Basalganglien. **Laborchemisch** sollte untersucht werden, ob Störungen des Schilddrüsenstoffwechsels (latente oder manifeste Hyperthyreose) oder ein Morbus Wilson (Coeruloplasmin im Serum, Kupfer in Serum und Urin) vorliegen. Die eingenommenen **Medikamente** müssen auf ihr Potenzial zur Auslösung oder Verstärkung des Tremors geprüft werden. Schließlich können bei Verdacht auf zugrunde liegende neurologische Erkrankungen

Diagnostik:
- EMG und Akzelerometer (Messung der Tremorfrequenz)
- Zusätzlich hilfreich: nur die Frequenz von peripher generierten Tremores nimmt unter Gewichtsbelastung der betroffenen Extremität ab
- MRT und Labor: zum Ausschluss sekundärer Ursachen
- Medikamentenliste prüfen!

weitere **apparative Zusatzuntersuchungen** hilfreich sein, z. B. SPECT oder PET mit der Frage einer Degeneration von Dopamin-Neuronen im Striatum zur Frühdiagnose eines Parkinson-Tremors.

Spezifische Tremorformen

Im Folgenden werden einige spezifische Tremorerkrankungen näher vorgestellt. Der häufige Parkinson-Tremor wird im ➤ Kap. 9.2.1 behandelt.

Verstärkter physiologischer Tremor

Es handelt sich um einen mit bloßem Auge zu erkennenden, hochfrequenten (7–12 Hz), fein- bis mittelschlägigen Halte- und Bewegungstremor der Hände. Ursachen können Ermüdung, Angst, Alkoholentzug, Medikamente, Intoxikationen, Stoffwechselerkrankungen (z. B. eine Hyperthyreose) und viele Ursachen mehr sein. Falls ein medikamentöser Behandlungsbedarf besteht, eignen sich am ehesten **Betablocker** (z. B. Propranolol 40–240 mg/d).

Essenzieller Tremor

Der essenzielle Tremor (ET) ist mit einer Prävalenz von 1–5 % bei über 60-Jährigen die **häufigste neurologische Bewegungsstörung im Erwachsenenalter**. Meist besteht eine familiäre Häufung mit autosomal-dominantem Erbgang. Die Pathophysiologie ist weitgehend unbekannt, ein zentraler Generator in neuronalen Verbindungen zwischen Kleinhirn, Oliven, Thalamus, Basalganglien und Motorkortex wird vermutet. Eine Assoziation des ET mit dem gehäuften Auftreten eines idiopathischen Parkinson-Syndroms ist umstritten.

Klinik und Diagnostik Die Erkrankung beginnt meist in der Jugend und verstärkt sich oft schleichend, je älter der Patient wird. Es handelt sich typischerweise um einen beidseitigen, mittel- bis höherfrequenten **Aktionstremor (Halte- und Bewegungstremor)**. Häufig finden sich auch eine Intentionstremorkomponente sowie in ausgeprägten Fällen milde Zeichen einer Kleinhirnfunktionsstörung (Dysmetrie, Gangataxie). Am häufigsten sind die **Hände** betroffen, nicht selten aber auch der **Kopf** und die **Stimmbildung (Kopf- und Stimmtremor)**. Bei 50 % der Patienten bessert sich der Tremor auf geringe Mengen **Alkohol**, was als diagnostisches Zeichen genutzt werden kann. Abgesehen von der Tremoranalyse sind neurologische und internistische Zusatzuntersuchungen unauffällig. Meist zeigen die Symptome eine langsame Progredienz und können im Laufe der Zeit eine erhebliche funktionelle Behinderung darstellen.

Therapie Therapeutisch sind **Betablocker** (z. B. Propranolol 40–240 mg/d) 1. Wahl. Alternativ kann das Antiepileptikum **Primidon** gegeben werden, das aufgrund erheblicher Nebenwirkungen (Sedierung!) sehr langsam einschleichend gegeben werden muss. Als Therapie 2. Wahl kann eine Kombination von Propranolol und Primidon eingesetzt werden. Sollte der Tremor dadurch nicht ausreichend kontrolliert werden, können Benzodiazepine (z. B. Clonazepam, Alprazolam) oder Antiepileptika (Gabapentin, Topiramat) zusätzlich versucht werden. Bei deutlicher Behinderung und nicht ausreichender Besserung durch Medikamente kann eine sehr gute Tremorkontrolle durch ein- oder beidseitige **tiefe Hirnstimulation (THS)** im Thalamus (Nucleus ventralis intermedius, VIM) erreicht werden (s. a. ➤ Kap. 9.2.1).

FALL Die 38-jährige Martina F. stellt sich mit einem zunehmenden Zittern der Hände beim Neurologen vor. Sie berichtet, dass der Tremor schon in der Pubertät in leichter Form vorhanden gewesen sei, aber in den letzten Jahren deutlich zugenommen habe. Sie könne nun kaum noch ruhig eine Tasse halten. Auch beim Schreiben zitterten die Hände. Besonders deutlich sei das Zittern bei Stress oder wenn sie von fremden Menschen beobachtet werde, z. B. beim Leisten einer Unterschrift in der Öffentlichkeit. Nach einem Glas Wein sei das Zittern deutlich geringer. Der 44-jährige Bruder und der 66-jährige Vater der Patientin litten unter ähnlichen Symptomen. An Vorerkrankungen wurde vor 3 Jahren eine Strumektomie bei Struma nodosa durchgeführt. Seitdem nimmt Martina F. täglich 75 µg L-Thyroxin ein.
Im klinischen Befund zeigen sich ein beidseitiger, mittelfrequenter und grobschlägiger Halte- und Bewegungstremor der Hände sowie ein leichtgradiger horizontaler Kopftremor, allerdings kein Ruhe- und kein Intentionstremor. Aufgrund von Anamnese und Klinik diagnostiziert der Neurologe einen essenziellen Tremor. Er schließt mittels MRT des Gehirns, das einen altersentsprechenden Normalbefund zeigt, andere Tremorursachen aus. Die Laboruntersuchungen zeigen eine euthyreote Stoffwechsellage und keinen Hinweis auf einen Morbus Wilson. Eine augenärztliche Untersuchung ergibt keine Kupferablagerungen in der Kornea (Kayser-Fleischer-Kornealring, typisch für Morbus Wilson).
Aufgrund eines deutlichen subjektiven Leidensdrucks wird Martina F. daraufhin mit dem Betablocker Propranolol in langsam ansteigender Dosis bis zu 2 × 80 mg/d behandelt, worunter der Tremor merklich geringer wird. Anfänglich treten allerdings Verträglichkeitsprobleme mit Müdigkeit, Schwindel und orthostatischer Hypotonie auf, die im Verlauf nachlassen.

Zerebellärer Tremor

Der zerebelläre Tremor ist Ausdruck von Kleinhirnschädigungen unterschiedlicher Ursache. Meist handelt es sich um einen niederfrequenten, grobschlägigen Bewegungs- und Intentionstremor mit zusätzlicher Haltetremorkomponente. Andere zerebelläre Zeichen wie Nystagmus, Ataxie und (zerebelläre) Dysarthrie kommen oft parallel vor. Im Vordergrund der Therapie steht die Behandlung der Grundkrankheit. Medikamente lindern den zerebellären Tremor in der Regel nicht. Gewichte an Armen und Beinen können Frequenz und Amplitude verringern. Die tiefe Hirnstimulation im VIM-Kerngebiet kann bei schweren Fällen mit erheblicher Behinderung erwogen werden.

Spezifische Tremorformen

Der **verstärkte physiologische Tremor** ist ein Halte- und Bewegungstremor der Hände. Bei Bedarf kann er mit Betablockern therapiert werden.

Der **essenzielle Tremor** ist die häufigste neurologische Bewegungsstörung bei Erwachsenen. Prävalenz 1–5 % der über 60-Jährigen. Meist tritt er familiär gehäuft mit autosomal-dominantem Erbgang auf. Beginn ist oft schon in der Jugend mit progredientem Verlauf im Alter.

- *Klinik:* Typisch ist ein beidseitiger mittel- bis hochfrequenter Aktionstremor der Hände. Pathognomonisch ist eine Tremorverminderung nach geringem Alkoholgenuss.

- *Therapie:* 1. Wahl sind Betablocker (z. B. Propranolol), alternativ Primidon (**Cave:** sedierend), ansonsten Benzodiazepine oder andere Antiepileptika. Gute Ergebnisse erzielt in sehr schweren Fällen die tiefe Hirnstimulation des thalamischen Nucleus ventralis intermedius.

Der **zerebelläre Tremor** entsteht durch Kleinhirnschädigung und ist ein niederfrequenter, grobschlägiger Bewegungs-, Intentions- und Haltetremor, meist im Kontext anderer zerebellärer Symptome wie z. B. Ataxie.

Seltene Tremorformen:
Der **orthostatische Tremor** betrifft die Beine im Stehen. Er ist sehr hochfrequent (ca. 16 Hz im EMG) und führt zu Standunsicherheit.
Der **dystone Tremor** tritt in den von einer Dystonie betroffenen Muskeln auf und ist ein Halte- und Bewegungstremor.
Der **Holmes-Tremor** tritt Wochen bis Monate nach kombinierter struktureller Kleinhirn- und Mittelhirnschädigung auf mit kontralateralem Ruhe-/Halte- und (!) Bewegungstremor.
Der **Gaumensegeltremor** beruht auf Schädigungen von Kleinhirn oder Hirnstamm und äußert sich in rhythmischen Gaumensegelkontraktionen mit Klickgeräusch im Ohr.
Der **psychogene Tremor** entsteht oft nach Bagatellverletzungen. Typisch sind Besserung bei Ablenkung und Frequenzanpassung an Willkürbewegungen (Entrainment).

9.4.4 Restless-Legs-Syndrom

Das Restless-Legs-Syndrom (RLS) äußert sich durch eine quälende Unruhe und Dysästhesie der Beine, vor allem abends und nachts. Je nach Alter beträgt die Prävalenz bis zu 9 %.

Ätiopathogenese:
- idiopathisches RLS: familiär gehäuft, spricht auf L-DOPA an
- symptomatisches RLS: bei Niereninsuffizienz, Eisenmangelanämie, pAVK, rheumatoider Arthritis und Polyneuropathien

Klinik: Obligate RLS-Kriterien sind:
- Beinbewegungsdrang
- Missempfindungen
- Auftreten in Ruhe
- Verstärkung abends und nachts
Folge sind Ein- und Durchschlafstörungen. Oft beginnt das RLS in der Schwangerschaft.

Diagnostik: Schlafstörung und Beinbewegungen können mit der Polysomnografie untersucht werden. Ausgeschlossen werden sollten sekundäre Ursachen.

Seltene Tremorformen

Orthostatischer Tremor   Der orthostatische Tremor ist eine spezielle Form des essenziellen Tremors und tritt nur beim Stehen vorwiegend in den Beinen auf. Er ist in der Regel kaum sichtbar und führt zum subjektiven Gefühl der Standunsicherheit mit Sturzneigung. Die Diagnose wird durch eine charakteristische hochfrequente Aktivität von ca. 16 Hz im Oberflächen-EMG der Beine gesichert. Clonazepam, Primidon oder Gabapentin sind therapeutisch wirksam.

Dystoner Tremor   Als dystoner Tremor wird ein nieder- bis mittelfrequenter Halte- und Bewegungstremor in Muskeln bezeichnet, die primär von einer dystonen Bewegungsstörung betroffen sind (z. B. dystoner Kopftremor bei zervikaler Dystonie). Therapien der Wahl sind Injektionen mit Botulinumtoxin und Propranolol.

Holmes-Tremor   Der Holmes-Tremor beruht auf einer kombinierten Schädigung von Projektionsbahnen des Kleinhirns und der dopaminergen Zellen der Substantia nigra im Hirnstamm. Mit einer erheblichen Latenz von Wochen bis Monaten nach der Schädigung tritt kontralateral zur Läsion ein einseitiger, irregulärer, langsamer Ruhe-, Halte- und Bewegungstremor auf. Oft finden sich begleitend auch Ataxie, Diplopie, Hemiparese, Dystonie, Rigor und Sensibilitätsstörungen. CT oder MRT des Gehirns zeigen häufig die verantwortliche Läsion. Therapien sind oft wenig effektiv. Neben L-DOPA und Dopaminagonisten können Anticholinergika und Clonazepam versucht werden. Es gibt Fallberichte über eine erfolgreiche tiefe Hirnstimulation im VIM-Kerngebiet.

Gaumensegeltremor   Der Gaumensegeltremor (palataler Myoklonus) entsteht ebenfalls nach Läsionen in Kleinhirn oder Hirnstamm, es gibt aber auch eine idiopathische Variante ohne morphologische Veränderungen. Es treten rhythmische Aufwärtsbewegungen des Gaumensegels auf, häufig verbunden mit einem hierdurch verursachten beeinträchtigenden Klickgeräusch im Ohr. Eine medikamentöse Behandlung kann mit Phenytoin, Benzodiazepinen und Trihexphenidyl versucht werden. Eine Besserung des Ohrklicks kann mit Botulinumtoxin-Injektionen in den M. tensor veli palatini erreicht werden.

Psychogener Tremor   Der psychogene Tremor ist eine wichtige Differenzialdiagnose und macht etwa die **Hälfte aller psychogenen Bewegungsstörungen** aus. Er tritt oft plötzlich nach Bagatelltraumen auf und ist in seiner Ausprägung variabel (Abnahme bei Ablenkung). Spontanremissionen kommen vor. Typisch ist das „Kokontraktionszeichen", womit eine Steifigkeit der Extremität aufgrund gleichzeitiger Anspannung antagonistischer Muskeln bezeichnet wird. Die Frequenz des Tremors gleicht sich oft derjenigen von rhythmischen Willkürbewegungen an, die gleichzeitig mit einer anderen Extremität ausgeführt werden (Entrainment). Im Vordergrund der Behandlung stehen psychotherapeutische Verfahren.

9.4.4 Restless-Legs-Syndrom

Das Restless-Legs-Syndrom (RLS) ist eine Krankheit, die durch die subjektiven Symptome Bewegungsunruhe und Missempfindungen der Beine definiert ist und eine deutliche zirkadiane Rhythmik mit Verschlechterung der Symptome abends und nachts aufweist. Betroffen sind vorwiegend Patienten im mittleren Lebensalter, die Prävalenz des RLS beträgt altersabhängig bis zu 9 %.

Ätiologie und Pathogenese

Man unterscheidet das idiopathische RLS von den selteneren symptomatischen Erkrankungsformen:
- Das **idiopathische RLS** tritt familiär gehäuft auf und entspricht zumindest bei jungen Betroffenen möglicherweise einer monogenen autosomal-dominanten Erbkrankheit. Die Pathogenese ist unbekannt, spezifische neuropathologische Veränderungen wurden bislang nicht gefunden. Die klinische Wirksamkeit von L-DOPA sowie einige bildgebende Studien legen eine Störung der dopaminergen Transmission in den Basalganglien nahe. Für die begleitenden periodischen Beinbewegungen wird aufgrund elektrophysiologischer und funktionell-bildgebender Befunde ein subkortikaler Generator angenommen.
- Ein **symptomatisches RLS** kann bei dialysepflichtiger Niereninsuffizienz, Eisenmangelanämie, rheumatoider Arthritis sowie im Rahmen peripherer Neuropathien auftreten. Ebenso kommt es in der Schwangerschaft vor.

Klinik

Obligate Kriterien des RLS sind ein Bewegungsdrang der Beine, verbunden mit schwer zu beschreibenden **Missempfindungen** in der Muskulatur („Ameisenlaufen, schmerzhaftes Brennen"). Diese werden meist an den Waden oder Oberschenkeln am stärksten empfunden. Die Beschwerden treten **in Ruhe** (im Sitzen bzw. Liegen) auf, werden durch Bewegung der Extremitäten und Umherlaufen gebessert und sind **abends und nachts** deutlich ausgeprägter als am Tag. Häufig kommt es in der Folge zu erheblichen **Ein- und Durchschlafstörungen.** Vor allem im Schlaf, aber auch während des Wachzustandes, können **periodische Beinbewegungen** auftreten. Hierunter werden stereotype Beugebewegungen der Beine verstanden. Häufig beginnen die ersten Symptome bei Frauen während einer Schwangerschaft.

Diagnostik und Differenzialdiagnosen

Diagnostik   Die Beeinträchtigung des Nachtschlafs und periodische Beinbewegungen können mit einer Untersuchung im Schlaflabor (**Polysomnografie**) erfasst werden. Laborchemisch sollten Eisenmangel, Anämie und eine Niereninsuffizienz ausgeschlossen werden. Mittels elektrophysiologischer Untersuchungen (EMG, ENG) sollte nach einer Polyneuropathie gefahndet werden.

Differenzialdiagnosen   Als Differenzialdiagnosen sind vor allem eine durch Neuroleptika ausgelöste Bewegungsunruhe (Akathisie), nächtliche Wadenkrämpfe, das Burning-Feet-Syndrom bei Polyneuropathie sowie Schmerzen bei Erkrankungen der arteriellen oder venösen Beingefäße zu bedenken (periphere arterielle Verschlusskrankheit, Varikose).

Therapie

Medikament der 1. Wahl ist **L-DOPA** als Standardtablette oder in retardierter Freisetzungsform (50–600 mg/d). Nach Einnahme eine Stunde vor dem Schlafengehen verbessern sich Schlafqualität und periodische Beinbewegungen. Allerdings berichten manche Patienten unter höheren L-DOPA-Dosen darüber, dass sich die Symptome verstärken oder früher am Tag auftreten (**Augmentation**). Dann sollte vorrangig mit **Dopaminagonisten** behandelt werden (z. B. Ropinirol, Pramipexol, Rotigotin). Als Medikamente 2. Wahl gelten Benzodiazepine (Clonazepam, Temazepam) und Opioide (Oxycodon, Tramadol, Tilidin), daneben auch Carbamazepin, Clonidin, Baclofen und Gabapentin.

9.4.5 Tic und Tourette-Syndrom

Definition und Epidemiologie

Als Tics werden kurz andauernde und periodisch auftretende Bewegungen (**motorische Tics**) oder Lautäußerungen (**vokale Tics**) bezeichnet. Die Bewegungen erscheinen zwar koordiniert, finden aber unbewusst statt und erscheinen nicht zweckgebunden. Das Spektrum kann dabei von milden vorübergehenden (transienten) Tics, die vor allem im Kindes- und Jugendalter vorkommen, bis hin zur Chronifizierung schwerer und multipler Tics im Rahmen des **Tourette-Syndroms** reichen. Die oft zu beobachtende familiäre Häufung legt eine erbliche Komponente bei der Entstehung von Tics nahe. In den meisten Fällen beginnt die Störung zwischen dem 2. und 15. Lebensjahr und zeigt eine deutliche Tendenz zur Rückbildung mit zunehmendem Alter. Die geschätzte Prävalenz sinkt daher von 5/100.000 in der Jugend auf 0,5/100.000 bei Erwachsenen. Das männliche Geschlecht ist häufiger betroffen.

Ätiologie und Pathogenese

Die Pathophysiologie der Tics ist bislang wenig verstanden. Es werden Funktionsstörungen in Basalganglienschleifen vermutet. Eine rein psychogene Entstehung der Bewegungsstörungen wird heute nicht mehr angenommen. Eine genetische Komponente ist unverkennbar, möglicherweise handelt es sich um einen autosomal-dominanten Erbgang mit unvollständiger Penetranz und variabler Genexpression. Ätiologisch werden Tics in primäre (idiopathische, meist hereditäre) und sekundäre (symptomatische) Formen eingeteilt. Letztere treten im Rahmen anderer Grunderkrankungen (z. B. Chorea minor, Choreoakanthozytose, Chorea Huntington), als Nebenwirkung von Medikamenten (z. B. L-DOPA, Neuroleptika, Antiepileptika) oder bei geistiger Entwicklungsverzögerung (mentaler Retardierung) auf.

Klinik

Man unterscheidet jeweils **einfache** und **komplexe** motorische bzw. vokale Tics. Die einfachen Formen betreffen nur wenige Muskeln. Typisch sind z. B. Blinzeln, Naserümpfen, Kopf- und Schulterzucken, Räuspern, Schniefen oder Husten. Komplexe Tics sind dagegen eher Handlungsfolgen (wie etwa Kopfschütteln, Herausstrecken der Zunge, Kauen, Grimassieren) oder auch das Imitieren der Bewegungen anderer Personen (Echopraxie). Das Wiederholen eigener bzw. fremder Lautäußerungen wird Palilalie bzw. Echolalie genannt. Unter Stress und bei Entspannung nimmt die Intensität der Tics oft zu, während sie bei konzentrierter Tätigkeit nachlässt. Den Tics geht oft das Gefühl einer inneren Anspannung mit subjektiven Missempfindungen voraus (**sensorische Tics**). Ein wesentliches Merkmal der Tics ist, dass die Patienten diese für eine gewisse Zeit willentlich unterdrücken können. Dabei tritt meist ein unangenehmes Gefühl der Anspannung auf, das sich anschließend in einer umso stärkeren Attacke von Tics entlädt. Das **Tourette-Syndrom** stellt die klinische Maximalvariante der Tic-Störung dar: Es ist gekennzeichnet durch das chronische Auftreten multipler motorischer und vokaler Tics, die vor dem 21. Lebensjahr beginnen und deren Intensität wechselnd ausgeprägt ist. Ein viel beachtetes, aber für die Diagnose nicht zwingend notwendiges Merkmal ist das Ausstoßen obszöner Lautäußerungen, auch **Koprolalie** genannt. Beim Tourette-Syndrom kommt es häufig zu **psychiatrischen Begleitsymptomen.** Diese bestehen in Zwangshandlungen und -vorstellungen, Aufmerksamkeitsdefiziten, Hyperaktivität („attention deficit hyperactivity syndrome", ADHS), Angst, Verhaltensauffälligkeiten mit erhöhter Impulsivität und Tendenz zur Selbstverletzung sowie in Persönlichkeitsstörungen. Die Langzeitprognose wird vor allem durch diese psychischen Symptome und die daraus erwachsenden sozialen Beeinträchtigungen bestimmt.

Differenzialdiagnosen

Tics müssen von anderen extrapyramidalen Hyperkinesen wie Chorea (> Kap. 9.4.1), Myoklonus (> Kap. 9.6) und fokaler Dystonie (> Kap. 9.3.1) abgegrenzt werden. Zusätzlich sind die medikamentenbedingte Sitzunruhe (Akathisie) sowie das Restless-Legs-Syndrom (> Kap. 9.4.4) zu unterscheiden.

Therapie:
- 1. Wahl ist L-DOPA oral eine Stunde vor dem Zubettgehen. Wenn hierunter verstärkte Symptome auftreten, dann Dopaminagonisten.
- 2. Wahl sind Benzodiazepine, Opioide oder Antiepileptika

9.4.5 Tic und Tourette-Syndrom

Tics sind kurze Ausbrüche von Bewegungen oder Lauten, die unwillkürlich und nicht zielgerichtet sind. Das Spektrum reicht von milden Formen bis hin zum **Tourette-Syndrom.** Es gibt eine familiäre Häufung und eine Rückbildungstendenz im Alter. Männer sind häufiger betroffen.

Ätiologie: vermutlich genetisch bedingte Funktionsstörung der Basalganglienschleifen
Sekundäre Formen: Neurodegeneration, Medikamente oder Entwicklungsstörungen

Klinik:
- teils einfache Tics mit nur einigen aktiven Muskeln
- teils komplexe Handlungen wie z. B. Bewegungsimitation (Echopraxie) oder Wiederholen eigener/fremder Laute (Palilalie/Echolalie)
- kurzzeitige willentliche Unterdrückung ist möglich, erzeugt aber eine innere Anspannung
- Maximalform: Tourette-Syndrom mit Beginn vor dem 21. Lebensjahr
- begleitend: psychiatrische Symptome wie ADHS oder Zwangsstörungen; auffälligstes Merkmal kann die „Koprolalie" sein, das Ausstoßen unwillkürlicher, obszöner Laute

Differenzialdiagnosen sind andere hyperkinetische Erkrankungen (Chorea, Dystonie, Akathisie, RLS).

Therapie: verhaltensorientierte Psychotherapie; medikamentös mit Neuroleptika (typische und atypische) oder alternativ Kalziumantagonisten und Clonidin.
Zwangsstörungen und Hyperaktivität können ebenfalls medikamentös behandelt werden.

Therapie

Wichtig ist zunächst die Information von Patient und Angehörigen über die Art der Erkrankung und den zu erwartenden günstigen klinischen Verlauf. Bei ausgeprägten Tics mit hohem subjektivem Leidensdruck und deutlichen psychiatrischen Symptomen ist die kombinierte Behandlung mit verhaltensorientierter Psychotherapie und Medikamenten sinnvoll. **Neuroleptika** (Dopaminantagonisten) wie Haloperidol oder Pimozid sollten so niedrig wie möglich dosiert werden, um das Risiko zusätzlicher medikamenteninduzierter Dyskinesien so gering wie möglich zu halten. Mit diesbezüglich geringerem Risiko können **atypische Neuroleptika** (z. B. Risperidon) gegeben werden. Alternativ kommen **Kalziumantagonisten** (Flunarizin, Nifedipin) und der α_2-Rezeptor-Agonist **Clonidin** zum Einsatz. Bei Zwangsstörungen bieten sich Serotoninwiederaufnahmehemmer (z. B. Fluoxetin, Sertralin) und das trizyklische Antidepressivum Clomipramin an. Methylphenidat eignet sich als 1. Wahl zur Behandlung von Hyperaktivität und Aufmerksamkeitsstörungen.

9.5 Ataxien

Ataxien sind Störungen der Bewegungskoordination und Balance. Häufige Ursache sind Kleinhirnerkrankungen. Man unterscheidet erbliche von nicht erblichen Formen.

9.5 Ataxien

Ataxien sind erbliche und nicht erbliche Krankheiten, deren Leitsymptom die Störung der Bewegungskoordination und der Gleichgewichtsregulation ist. Eine Ataxie (griech. „ataxia" = Unordnung) kann sich bei allen Bewegungen zeigen, die eine koordinierte und fein abgestimmte Muskelaktivität erfordern (z. B. Stehen, Gehen, Greifen, Sprechen). Meist handelt es sich um Erkrankungen des Kleinhirns und seiner Verbindungen. Aber auch Schädigungen des afferenten peripheren Nervensystems oder der fronto-ponto-zerebellären Fasersysteme können zu einer Ataxie führen oder wesentlich zu ihrer Entstehung beitragen.

9.5.1 Grundlagen

9.5.1 Grundlagen

Typische Leitsymptome

Leitsymptome:
- Aus der **Standataxie** resultiert eine Fallneigung, in schweren Fällen sind Stehen und Sitzen unmöglich (Astasie bzw. Abasie).
- Die **Gangataxie** führt zu einem breitbeinig-unsicheren Gangbild. Hier kann man eine sensorische von einer zerebellären Form unterscheiden.
- Die **Extremitätenataxie** wird vor allem über den Finger-Nase- und Knie-Hacke-Versuch festgestellt (Dyssynergie, Intentionstremor, Dysmetrie und Dysdiadochokinese).

Abhängig von der vorherrschenden Symptomatik werden die Stand-, Gang- und Extremitätenataxie unterschieden (> Kap. 1.5).

Standataxie Die Standataxie äußert sich als eine diffuse oder gerichtete Fallneigung im Stehversuch. Sie ist häufig verbunden mit einer gestörten Rumpfkontrolle (Rumpfataxie), die es dem Patienten in ausgeprägten Fällen unmöglich machen kann, aufrecht zu stehen (Astasie) oder zu sitzen (Abasie).

Gangataxie Die Gangataxie ist durch ein breitbeinig-unsicheres Gangbild mit unregelmäßiger Schrittfolge und Schrittlänge gekennzeichnet. Bei den erschwerten Gangprüfungen (Seiltänzergang, Blindgang) verstärken sich die Symptome in der Regel. Patienten mit einer sog. sensorischen Gangataxie leiden an einem Verlust der propriozeptiven Information aus der Körperperipherie (z. B. Körper- und Gelenkstellung im Raum, Beschaffenheit des Untergrundes). Die sensorische Gangataxie kann – im Gegensatz zu den zerebellär bedingten Störungen – bis zu einem gewissen Grad durch visuelle Kontrolle kompensiert werden. Sie manifestiert sich daher insbesondere nach Augenschluss beim Romberg-Test oder bei Dunkelheit. Dieser Typ der Ataxie findet sich vor allem bei Patienten mit peripherer Neuropathie und Schädigungen der Hinterstränge im Rückenmark, ebenso bei vielen Formen der erblichen spinozerebellären Ataxien.

Extremitätenataxie Die Ataxie der Extremitäten wird klinisch über den Finger-Nase- bzw. den Knie-Hacke-Versuch geprüft und mit folgenden Begriffen beschrieben: Die **Dyssynergie** beschreibt allgemein das gestörte Zusammenspiel der Muskeln. Der **Intentionstremor** bezeichnet eine Zunahme der Amplitude des zerebellären Bewegungstremors bei Annäherung der Extremität an das zu erreichende Ziel. Das unpräzise Abmessen der Be- und Entschleunigung bei zielgerichteten Bewegungen wird **Dysmetrie** genannt. Als **Dysdiadochokinese** wird die Unfähigkeit bezeichnet, schnelle Wechselbewegungen mit antagonistischen Muskelgruppen auszuführen (z. B. Pro- und Supination in den Handgelenken, > Kap. 1.5).

Ataxie der Sprechmotorik Eine Ataxie der Sprechmotorik wird zerebelläre Dysarthrie genannt (sog. „skandierende Sprache" mit „viel Luft", analog zur Dysmetrie der Extremitäten-Zielbewegungen).

> **LERNTIPP** Klinisch (und prüfungstechnisch) relevant ist die Unterscheidung der afferenten von der zerebellären Ataxie. Die afferente (propriozeptive) Ataxie kann zunächst visuell kompensiert werden, manifestiert sich also vor allem im Stehversuch. Anamnestisch geben diese Patienten eine Unsicherheit z. B. beim nächtlichen Toilettengang im Dunkeln oder unter der Dusche beim Haarewaschen (Augenschluss) an.

Systematik

Die **Systematik** beruht auf der Gegenüberstellung von erblichen zu nichterblichen Ataxien (> Tab. 9.4). Letztere können weiter unterteilt werden in degenerative und symptomatische Formen.

Aufgrund der erheblichen molekulargenetischen Fortschritte der letzten Jahre wurden die früher verwendeten neuropathologisch orientierten Klassifikationen der Ataxien weitgehend verlassen und durch die Einteilung in erbliche und nicht erbliche Formen ersetzt (> Tab. 9.4). Bei den **erblichen Formen** (> Kap. 9.5.2) unterscheidet man Erkrankungen mit autosomal-rezessivem und autosomal-dominantem Erbgang. Die **nicht erblichen Formen** (> Kap. 9.5.3) umfassen **degenerative Erkrankungen** ohne bekannten Gendefekt (sporadische Ataxien unklarer Ursache) sowie **symptomatische Ataxien** toxischer, paraneoplastischer, metabolischer, entzündlicher und immunvermittelter sowie physikalischer Genese.

Tab. 9.4 Ätiologische Klassifikation der wichtigsten Ataxie-Formen.

Erbliche Ataxien		Nicht erbliche Ataxien	
autosomal-rezessiv	autosomal-dominant	neurodegenerativ	symptomatisch
• Friedreich-Ataxie (FRDA) • Ataxie-Teleangiektasie (AT) • A-β-Lipoproteinämie (Bassen-Kornzweig-Syndrom) • Refsum-Krankheit	• spinozerebelläre Ataxien (SCA) • episodische Ataxien (EA)	• Multisystematrophie vom zerebellären Typ (MSA-C) • sporadische Ataxie unklarer Ursache	• alkoholtoxische Kleinhirndegeneration • sonstige toxische Genese • paraneoplastische Kleinhirndegeneration • entzündliche und immunvermittelte Ataxien • erworbener Vitaminmangel und metabolische Ataxie • Ataxie physikalischer Genese (Hyperthermie)

9.5.2 Erbliche Ataxien (Heredoataxien)

Friedreich-Ataxie

Die Friedreich-Ataxie (FRDA) ist die häufigste autosomal-rezessive erbliche Ataxie mit einer Prävalenz von 1–5/100.000. Das mittlere Erkrankungsalter liegt in der Pubertät bei etwa 15 Jahren. Der Verlauf ist langsam progredient mit Rollstuhlpflicht nach ca. 11 Jahren und einer geschätzten Lebenserwartung von etwa 40 Jahren nach Diagnosestellung.

Ätiologie und Pathogenese

Bei fast allen Betroffenen liegt eine homozygote Expansion eines **Trinukleotid-Repeats** GAA auf Chromosom 9q vor. Das Gen codiert für ein mitochondriales Protein, das sog. Frataxin. Die abnormale Wiederholung der GAA-Sequenz führt zu einem Mangel an Frataxin mit der Folge einer Akkumulation von Eisen und Defekten der Atmungskette in den Mitochondrien. Letztlich ist also der Energiestoffwechsel der Zellen gestört (oxidativer Stress). Pathologisch findet sich eine axonale Degeneration sensibler Nervenfasern sowie spinaler Bahnen (Hinterstränge, spinozerebelläre Bahnen, Pyramidenbahn). Daneben zeigen sich auch ein Verlust von Purkinje-Zellen im Kleinhirn und eine Myokardhypertrophie.

Klinik

Die Krankheit beginnt als **langsam progrediente Stand- und Gangataxie,** die Arme sind erst später betroffen. Zusätzlich finden sich Symptome der **peripheren Neuropathie** mit Reflexverlust an den Beinen und Störungen der Tiefensensibilität, daneben auch eine **Pyramidenbahnschädigung** mit positivem Babinski-Zeichen. Die bei FRDA typischen **Skelettveränderungen** wie Hohlfußbildung und Skoliose resultieren aus der peripheren Neuropathie. Häufig finden sich eine **Dysarthrie** und **Störungen der Okulomotorik.** Eine hypertrophische Kardiomyopathie sowie seltener auch ein Diabetes mellitus und Hörminderung gehören ebenfalls zum Krankheitsbild.

Diagnostik

Die Diagnose einer FRDA wird **molekulargenetisch** durch den direkten Nachweis der homozygoten GAA-Repeat-Expansion gestellt. Elektroneurografisch können in den sensiblen Beinnerven oft keine Reizantworten mehr erhalten werden. Auch die somatosensibel evozierten Potenziale (SSEP) des N. tibialis sind pathologisch verändert. In der MRT des Gehirns findet sich eine ausgeprägte Atrophie des Zervikalmarks und in deutlich geringerem Ausmaß auch des Kleinhirns. Die Elektro- und Echokardiografie zeigen Endstreckenveränderungen, Reizleitungsstörungen und eine Myokardhypertrophie.

Therapie

Bei der Therapie von FRDA-Patienten sind regelmäßige Physiotherapie, die Verordnung orthopädischer Hilfsmittel sowie die internistische Mitbehandlung der Kardiomyopathie und des Diabetes mellitus vorrangig. Antioxidanzien wie das Coenzym-Q10-Derivat Idebenon können zur Behandlung der Kardiomyopathie eingesetzt werden.

Andere autosomal-rezessive Ataxien

Ataxie-Teleangiektasie Die Ataxie-Teleangiektasie (Louis-Bar-Syndrom) wird durch Mutationen im *ATM*-Gen ausgelöst. Das zugehörige Protein spielt in der Regulation des Zellzyklus und der DNA-Reparatur eine Rolle. Neuropathologisch finden sich Degenerationen in Kleinhirn, Rückenmark und peripherem Nervensystem. Schon im Kleinkindalter entwickelt sich eine progrediente Stand- und Gangataxie, später kommen eine Dysarthrie und häufig dystone bzw. choreoathetotische Hyperkinesen hinzu. Die Kinder sind darüber hinaus unfähig, horizontale Blickbewegungen einzuleiten. Stattdessen führen sie schleudernde Kopfbewegungen aus, um den Blick zur Seite zu lenken (okulomotorische Apraxie). Es kommt zu einer mentalen Retardierung mit Beginn im Schulalter. Minderwuchs und sexuelle Entwicklungsstörungen sind weitere Symptome. Typische Hautveränderungen in Form von Teleangiektasien treten an lichtexponierten Stellen auf (vor allem Konjunktiven, Ohrmuscheln, Gelenkbeugen). Gehäuft kommt es zu

TAB. 9.4

9.5.2 Erbliche Ataxien (Heredoataxien)

Friedreich-Ataxie

Die Friedreich-Ataxie ist die häufigste autosomal-rezessive Ataxie und beginnt mit etwa 15 Jahren.

Ätiologie: Trinukleotid-Wiederholung von GAA auf Chromosom 9 → Mangel an Frataxin → mitochondriale Störung → axonale Degeneration spinaler Bahnen, Kleinhirnschädigung und Myokardhypertrophie

Klinik: progrediente Stand- und Gangataxie, periphere Neuropathie, Pyramidenbahnschädigung, Dysarthrie und Okulomotorikstörung; auffällig ist der „Friedreich-Fuß" (Hohlfuß)

Diagnostik:
• molekulargenetisch durch Nachweis der homozygoten GAA-Repeat-Expansion
• zusätzlich: Neurografie, evozierte Potenziale, MRT, Herzuntersuchung

Therapie: symptomatisch, d. h. Physiotherapie und kardiologische Betreuung

Andere autosomal-rezessive Ataxien

Die **Ataxie-Teleangiektasie** (Louis-Bar-Syndrom) ist eine autosomal-rezessive Ataxie (ATM-Genmutation). Es kommt zu Degeneration von Kleinhirn, Rückenmark und peripheren Nerven.
• Klinik: progrediente Stand- und Gangataxie sowie weitere zerebelläre Zeichen, Teleangiektasien an der Haut, pulmonale Infekte ↑, Malignome ↑
• Therapie: symptomatisch, mittlere Lebenserwartung ca. 20 Jahre

Die **Refsum-Krankheit** ist eine Phytansäureakkumulation durch eine genetische Abbaustörung.
- Klinik: u. a. Ataxie, Neuropathie, Blindheit, Taubheit
- Therapie: Diät

Die **A-β-Lipoproteinämie** (Bassen-Kornzweig-Syndrom) ist ein Mangel an β-Lipoproteinen und dadurch auch Vitamin A und E. → Demyelinisierung peripher und im Kleinhirn → u. a. Neuropathie, Muskelatrophie

Spinozerebelläre Ataxien (SCA)

Diesen autosomal-dominanten Erkrankungen liegen Trinukleotid-Repeat-Expansionen von CAG zugrunde.
Pathogenese: meist Neurodegeneration der spinozerebellären Bahnen
Klinik: unterschiedlich je nach Unterform (> Tab. 9.5), gemeinsam ist allen eine Stand-, Gang- und Extremitätenataxie mit Dysarthrie

TAB. 9.5

---

bakteriellen Infektionen von Lungen und Atemwegen und zur Erkrankung an Malignomen. Meist besteht schon um das 10. Lebensjahr Rollstuhlpflicht, die mittlere Lebenserwartung beträgt etwa 20 Jahre. Diagnostisch sind eine Erhöhung des α-Fetoproteins und ein IgA-Mangel im Serum auffällig. Die definitive Diagnose wird gestellt, indem die Mutation im *ATM*-Gen nachgewiesen wird. Physiotherapie, Logopädie, Hilfsmittelversorgung, konsequente Infektbehandlung mit Breitbandantibiotika und ggf. Immunglobulinen sowie Tumortherapie stehen im Vordergrund.

Refsum-Krankheit Die Refsum-Krankheit entsteht durch Mutationen im Phytanoyl-CoA-Hydroxylase-codierenden Gen. Dadurch akkumuliert die Phytansäure im peripheren und zentralen Nervensystem. Neben Ataxie und Neuropathie leiden die Patienten an Retinadegeneration, Taubheit, kardialen Arrhythmien, Schwerhörigkeit und psychiatrischen Symptomen. Diagnostisch wegweisend ist die Erhöhung der Phytansäure im Serum. Die Therapie besteht in phytansäurearmer Diät.

A-β-Lipoproteinämie Die A-β-Lipoproteinämie (Bassen-Kornzweig-Syndrom) ist durch einen genetisch bedingten Mangel des mikrosomalen Triglyzerid-Transferproteins gekennzeichnet. Aufgrund dieser Malabsorption fehlen die β-Lipoproteine im Serum, die zur Resorption der Vitamine A und E essenziell sind. Dadurch kommt es zur Demyelinisierung u. a. der peripheren Nerven und des Kleinhirns. Neben Steatorrhö, Ataxie, Neuropathie, Muskelatrophie und Pyramidenbahnzeichen ist eine Retinadegeneration typisch. Im Serum finden sich eine ausgeprägte Erniedrigung von β-Lipoproteinen, Cholesterin, Triglyzeriden und der Vitamine A/E. Die Therapie besteht in der Vitaminsubstitution.

Spinozerebelläre Ataxien (SCA)

Die SCA bilden eine uneinheitliche Gruppe erblicher Ataxien, deren gemeinsames Merkmal der **autosomal-dominante** Vererbungsmodus ist. Mittlerweile wurden etwa 30 Unterformen definiert und als SCA1–30 klassifiziert. Die Prävalenz der SCA liegt bei etwa 1–3/100.000.

Ätiologie und Pathogenese

Bei allen bisher bekannten SCA-Mutationen liegen **Trinukleotid-Repeat**-Verlängerungen der Sequenz CAG vor, die bei den meisten SCA zur Expression einer Polyglutaminkette im codierten Protein führt (> Tab. 9.5). Das neuropathologische Bild ist passend zur klinischen Variabilität heterogen und zeigt Nervenzelldegenerationen in spinozerebellären Bahnen, in der Hirnrinde sowie in den Basalganglien und im Hirnstamm. Die SCA6 weist ausnahmsweise eine isolierte Degeneration der Kleinhirnrinde auf.

Tab. 9.5 Charakteristika der häufigen SCA-Formen.

Kriterium	SCA1	SCA2	SCA3	SCA6
Häufigkeit	27 % aller Patienten in Deutschland	15 % der dominanten Ataxien	40 % aller Patienten in Deutschland	
CAG-Trinukleotid-Repeat	mehr als 40 Repeats	mehr als 36 Repeats	mehr als 55 Repeats	mehr als 21 Repeats im *CACNA1-A*-Gen
Protein	Ataxin-1	Ataxin-2	Ataxin-3	Untereinheit eines spannungsabhängigen Kalziumkanals
Alter bei Beginn	ca. 35 Jahre	ca. 30 Jahre	ca. 40 Jahre	ca. 50 Jahre
Verlauf	ca. 21 Jahre	ca. 20 Jahre	ca. 25 Jahre	Lebenserwartung nur geringfügig eingeschränkt
neuropathologische Veränderungen	Einschlusskörperchen im Zellkern mit Degenerationen in Kleinhirn, Pons, Basalganglien, Thalamus, Kortex	Kleinhirn, Pons, Hinterstränge, spinozerebelläre Bahnen, Substantia nigra	Einschlusskörperchen im Zellkern mit Degenerationen in spinozerebellären Bahnen, in Kleinhirn- und Hirnstammkernen, in der Substantia nigra, im Nucleus subthalamicus und im Pallidum	nur im Kleinhirn

Klinik

Gemeinsam ist den SCA eine Stand-, Gang- und Extremitätenataxie mit (zerebellärer) Dysarthrie.

SCA1 Außer der Ataxie weisen die Patienten Okulomotorikstörungen, Pyramidenbahnzeichen, eine periphere Neuropathie und Schluckstörungen auf.

SCA2 Typisch ist (neben der Ataxie) eine extreme Verlangsamung der Blicksakkaden. Zusätzlich finden sich Zeichen der peripheren Neuropathie und Faszikulationen der Gesichtsmuskulatur.

SCA3 Die SCA3 (früher Machado-Joseph-Krankheit) zeigt neben der Ataxie eine Dysphagie, bei einigen Patienten aber auch ein Restless-Legs-Syndrom, dystone Symptome sowie Pyramidenbahnzeichen und eine Polyneuropathie.

SCA6 Die Veränderungen im Kleinhirn rufen zusätzlich zur Ataxie einen horizontalen und vertikalen Blickrichtungsnystagmus hervor. Selten entwickeln sich nach langem Krankheitsverlauf auch Pyramidenbahnzeichen oder geringe Sensibilitätsstörungen.

Diagnostik

Direkte Gentests sind für die SCA-Formen verfügbar, deren Genorte und Mutationen eindeutig identifiziert wurden. Im klinischen Alltag haben aber nur die Tests für die häufigen Formen (SCA1–3 und 6) Relevanz.

Diagnostik: molekulargenetisch

Therapie

Sicher wirksame medikamentöse Therapien der SCA gibt es bisher nicht. Wichtigste Maßnahmen sind daher auch bei den SCA-Patienten regelmäßige Physiotherapie, Logopädie und Hilfsmittelversorgung. Dopaminerge Präparate können bei einzelnen Formen mit Parkinson- oder Restless-Legs-Syndrom eingesetzt werden.

Therapie: symptomatisch, u. a. mit Physiotherapie, Logopädie und Dopamin bei assoziierter Parkinson- oder RLS-Symptomatik

Episodische Ataxien

Die episodischen Ataxien (EA) sind autosomal-dominant vererbte Krankheiten, deren klinische Hauptmerkmale anfallsartig auftretende Zustände mit vorübergehender Stand- und Gangataxie sowie Dysarthrie sind. Man unterscheidet 2 Typen der EA. Beide werden durch Mutationen in Genen ausgelöst, die für Untereinheiten spannungsabhängiger Kalium-(EA-1) und Kalziumkanäle (EA-2) codieren. Dadurch kommt es zu Veränderungen der elektrophysiologischen Eigenschaften dieser Ionenkanäle, die vor allem für die Funktion der Purkinje-Zellen im Kleinhirn eine wichtige Rolle spielen. Die EA werden daher auch als Kanalopathien bezeichnet.

Episodische Ataxien

Den episodischen Ataxien liegen autosomal-dominante Kanalopathien zugrunde, EA-1: Kalium-, EA-2: Kalziumkanäle. Hauptsymptom ist eine attackenartige Stand- und Gangataxie mit Dysarthrie.

Klinik und Verlauf

EA-1 Die EA-1 beginnt im Kindesalter. Als Auslöser der kurzen Attacken können oft Erschrecken und körperliche Aktivität identifiziert werden. Nach dem Abklingen der akuten Symptome ist der neurologische Befund, abgesehen von einem charakteristischen unwillkürlichen Muskelwogen (Myokymien) der Gesichts- und Handmuskulatur, unauffällig. Mit zunehmendem Lebensalter nimmt die Häufigkeit der Attacken meist ab, die Lebenserwartung ist normal.

EA-2 Die EA-2 beginnt variabel zwischen dem 2. und 30. Lebensjahr. Auslöser der länger (manchmal Tage) andauernden Attacken sind Stress und körperliche Aktivität. Häufig leiden diese Patienten auch an einer Migräne. Im attackenfreien Intervall finden sich geringe Zeichen einer chronischen Stand- und Gangataxie mit Nystagmus.

Klinik: Symptome der EA-1 beginnen im Kindesalter, die der EA-2 zwischen dem 2. und 30. Lebensjahr. Attacken werden durch körperliche Aktivität und Stress ausgelöst. Zwischendurch sind Patienten mit EA-1 bis auf Myokymien unauffällig, bei EA-2 bleibt eine leichte Ataxie mit Nystagmus zurück.

Diagnostik

Das MRT des Gehirns ist bei der EA-1 unauffällig, bei EA-2-Patienten findet sich oft eine vermisbetonte Kleinhirnatrophie. Die definitive Diagnose einer EA muss molekulargenetisch gestellt werden.

Diagnostik: molekulargenetisch; in der cMRT bei EA-2 Kleinhirnatrophie

Therapie

Bei beiden Formen der EA kann die Attackenfrequenz durch Acetazolamid reduziert werden. Auch bestimmte Antiepileptika sind zur Therapie geeignet, ebenso 4-Aminopyridin bei der EA-2 (➤ Kap. 3.6.2).

Therapie: Acetazolamid, Antiepileptika, 3,4-Aminopyridin (nur EA-2)

9.5.3 Nichterbliche Ataxien

9.5.3 Nichterbliche Ataxien

Sporadische Ataxien unklarer Ursache

Bei vielen Patienten mit progredienter Ataxie im Erwachsenenalter können trotz intensiver Suche keine genetischen oder symptomatischen Ursachen der Krankheit aufgedeckt werden. Man spricht dann von **sporadischen Ataxien unklarer Ursache.** Am häufigsten liegt dann eine Multisystematrophie vom zerebellären Ausprägungstyp (MSA-C) vor (➤ Kap. 9.2.2). Bei Patienten, die die diagnostischen Kriterien einer MSA nicht erfüllen, wird auch der Krankheitsbegriff **„sporadic adult onset ataxia (of unknown etiology)" (SAOA)** verwendet. Im Vordergrund des klinischen Bildes steht hier die langsam progrediente Kleinhirnsymptomatik, während das Versagen autonomer Funktionen (im Gegensatz zur MSA) nicht auftritt. Die Lebenserwartung dieser Patienten ist weitgehend normal.

Sporadische Ataxien unklarer Ursache

Teilweise bleibt die Ursache einer progredienten Ataxie unklar. Solche werden als sporadische Ataxien unklarer Ursache bezeichnet. Häufigste Differenzialdiagnose ist eine Multisystematrophie vom zerebellären Typ (MSA-C).

Symptomatische Ataxien

Symptomatische Ataxien können eine Vielzahl unterschiedlicher Ursachen haben.

Am häufigsten sind sie Folge des **chronischen Alkoholismus** und einer dadurch ausgelösten alkoholtoxischen Kleinhirnatrophie. Die Patienten leiden unter einer relativ rasch über einige Wochen eintretenden Stand- und Gangataxie. Die Alkoholanamnese und eine vermisbetonte Kleinhirnatrophie in der MRT weisen auf die Diagnose hin. Therapeutisch ist Vitamin B_1 zu geben. Unter strikter Alkoholabstinenz kann sich die Ataxie deutlich zurückbilden.

Toxische Kleinhirnschädigungen werden auch nach langfristiger Einnahme mancher Antiepileptika (Barbiturate, Phenytoin) und Lithium sowie unter einer Therapie mit Zytostatika beobachtet. Ebenso können Intoxikationen mit Schwermetallen und Lösungsmitteln die Ursache sein. Wichtigste therapeutische Maßnahme ist in allen Fällen die sofortige Beendigung der Exposition.

Eine **paraneoplastisch bedingte Kleinhirndegeneration** tritt vor allem bei Karzinomen der Lunge (kleinzelliges Bronchialkarzinom), der Mamma und des Ovars sowie bei Lymphomen auf. Dabei handelt es sich

Symptomatische Ataxien

um eine Kreuzreaktion tumorinduzierter Autoantikörper (z. B. Anti-Yo, Anti-Hu, Anti-Ri) mit Strukturen von Purkinje-Zellen im Kleinhirn, die fälschlich als Antigene erkannt werden. Bei etwa 50 % der Patienten mit paraneoplastischer Kleinhirndegeneration sind diese Antikörper im Serum nachzuweisen. Häufig tritt die Kleinhirnsymptomatik schon vor der Entdeckung des Primärtumors auf. Im Vordergrund der diagnostischen Bemühungen steht daher die ausführliche Tumorsuche. Eine Stabilisierung des Krankheitsbildes kann vor allem mit erfolgreicher Behandlung des auslösenden Malignoms erreicht werden.

Eine **erregerbedingte und/oder immunvermittelte Zerebellitis** kann bei vielen viralen Infektionen auftreten. Im Kindesalter ist sie am häufigsten bei Infektionen mit dem Varizella-Zoster-Virus (VZV) zu finden, bei Erwachsenen ist das Epstein-Barr-Virus (EBV) der häufigste Erreger. Im Liquor findet sich dann oft eine lymphoplasmazelluläre Pleozytose, gelegentlich kann das Virusgenom direkt mittels PCR nachgewiesen werden. Die Therapie richtet sich nach dem auslösenden Erreger.

Eine wichtige autoimmunvermittelte Ataxie ist das sog. **Miller-Fisher-Syndrom.** Es ist als Variante der akuten inflammatorischen demyelinisierenden Polyneuropathie (Guillain-Barré-Syndrom, ➤ Kap. 14.6.1) durch eine akute Ataxie mit peripherer Areflexie und Ophthalmoplegie gekennzeichnet. Neuropathologisch findet man Demyelinisierungen in Hirnstamm, Hirnnerven und Spinalganglien sowie einen Verlust von Purkinje-Zellen im Kleinhirn. Die Behandlung besteht in Immunglobulinen oder Plasmapherese. Die Prognose ist in der Regel gut.

Metabolische Ataxien finden sich selten bei Hypothyreose sowie bei Vitamin-E-Mangel im Rahmen eines chronischen Malabsorptionssyndroms des Darms. Therapie der Wahl sind die Behandlung der Grundkrankheit sowie die Hormon- und Vitaminsubstitution.

Schließlich kann eine stark erhöhte Körperkerntemperatur auf über 40 °C zur **physikalischen Kleinhirnschädigung** mit Ataxie führen. Dieser Pathomechanismus wurde z. B. bei Patienten mit Hitzschlag oder Sepsis beobachtet.

Symptomatische Ataxien kommen bei vielen Erkrankungen mit Kleinhirnbeteiligung vor.
- toxisch
  - Alkoholismus (am häufigsten!)
  - Antiepileptika (Barbiturate, Phenytoin)
  - Lithium
  - Zytostatika
  - Schwermetalle und Lösungsmittel
- paraneoplastisch
- entzündlich und immunvermittelt
  - (para)infektiös bei Virusinfektionen; Kinder: VZV, Erwachsene: EBV
  - Miller-Fisher-Syndrom
- metabolisch
  - Hypothyreose
  - Vitamin-E-Mangel
- physikalisch
  - Hitze, z. B. bei Hitzschlag oder Sepsis.

9.6 Myoklonien

9.6.1 Grundlagen

Ein Myoklonus ist eine plötzliche unwillkürliche, kurz anhaltende Muskelzuckung, die zu einem sichtbaren Bewegungseffekt führt. In der Regel ist der Ausgangspunkt eines Myoklonus zentralmotorisch. Klinische Merkmale und neurophysiologische Befunde helfen, den Ursprung eines Myoklonus auf kortikaler, subkortikaler, retikulärer oder spinaler Ebene näher zu bestimmen. Myoklonien können sich fokal, segmental, multifokal oder generalisiert manifestieren, wobei zeitliche Ausbreitungsmuster von diagnostischer Bedeutung sind. Myoklonien treten bei verschiedenen neurologischen Krankheitsbildern fakultativ oder obligat auf, finden sich aber auch im Rahmen primär internistischer Erkrankungen oder bei Intoxikationen. Dieses weist auf eine heterogene Pathophysiologie von Myoklonien hin, die bisher nur in Teilaspekten verstanden ist. Myoklonien sind im klinischen Alltag häufiger ein Symptom als eine eigenständige Krankheit.

9.6 Myoklonien

9.6.1 Grundlagen

Myoklonien sind sichtbare, ungewollte, kurzzeitige Muskelzuckungen, die meist im ZNS generiert werden. Sie können fokal, segmental, multifokal oder generalisiert sein. Die Pathophysiologie ist vielfältig, neben neurologischen auch bei internistischen Krankheiten.

Klassifikation, Epidemiologie

Myoklonien können unter den Gesichtspunkten Ätiologie, Phänomenologie und Pathophysiologie klassifiziert werden (➤ Tab. 9.6). Symptomatische Formen sind mit ca. 72 % am häufigsten, gefolgt von Myoklonien bei Epilepsien (ca. 20 %) und essenziellen Myoklonien (ca. 10 %). Symptomatische Myoklonien sind am häufigsten posthypoxisch, entzündlich oder metabolisch bedingt, seltener durch Speichererkrankungen oder neurodegenerative Erkrankungen.

Am häufigsten sind symptomatische Myoklonien, danach folgen epileptische und sog. essenzielle Myoklonien (➤ Tab. 9.6).

Diagnostik

Myoklonie Ein wichtiges Instrument zur Untersuchung myoklonischer Aktivität ist die Elektromyografie, mit der die Dauer der myoklonischen muskulären Entladungen bestimmt werden kann. Diese Entladungen sind meist kürzer als 200 ms, bei kortikalen Myoklonien kürzer als 100 ms.

Entstehungsort Ein kortikaler Generator kann mit der Technik der EMG-getriggerten Rückwärtsanalyse des EEG, aber auch mit (erhöhten) frühen und späten kortikalen Komponenten des somatosensibel evozierten Potenzials oder mit dem transkortikalen C-Reflex nach Medianusreizung nachgewiesen werden. Schwieriger gestaltet sich die Untersuchung nichtkortikaler Myoklonien. Hinweise auf einen subkortikalen Generator können Untersuchungen mit der MEG liefern, jedoch ist diese Untersuchungstechnik nur in wenigen spezialisierten Zentren verfügbar.

Neurophysiologisch-diagnostisch hilft die EMG zur Bestimmung der Dauer der Myoklonien. Die Lokalisierung des Ursprungs (Generators) erfolgt mit simultaner EMG/EEG-Ableitung und evozierten Potenzialen.

9.6.2 Spezielle Myoklonus-Syndrome

Kortikaler Myoklonus Der Generator kortikaler Myoklonien muss nicht unbedingt immer primär kortikal lokalisiert sein, es kann auch ein vorgeschalteter subkortikaler Generator eine Übererregbarkeit des sensomotorischen Kortex induzieren. Die Myoklonien können spontan auftreten, manifestieren sich aber meist bei Willkürbewegungen oder werden reflektorisch durch periphere Stimuli verschiedener Modalitäten ausgelöst. Dabei finden sich die Myoklonien am häufigsten in der kontralateralen distalen Extremität. Kortikale Myoklonien können fokal, multifokal und sekundär generalisiert auftreten.

9.6.2 Spezielle Myoklonus-Syndrome

Von den speziellen Myoklonus-Syndromen sollte man folgende kennen:

Der **kortikale Myoklonus** tritt meist bei Willkürbewegungen oder reflektorisch auf der kontralateralen Seite auf.

Tab. 9.6 Klassifikation von Myklonien.

Kriterium	Einteilung	Erkrankungen
Ätiologie	physiologisch	• Schlafmyoklonien • synkopal • Singultus (reflektorische myoklonische Aktivität des Zwerchfells) • Startle-Reaktion • nach motorischer Anstrengung
	essenziell	• sporadisch • hereditär
	epilepsieassoziiert	• juvenile Epilepsie • progressive Myoklonus-Epilepsien
	symptomatisch	• metabolisch • Intoxikationen • medikamenteninduziert • Speicherkrankheiten • posttraumatisch (hypoxisch) • paraneoplastisch • infektiös bedingt • neurodegenerative Erkrankungen
Phänomenologie	Verteilung	• fokal • segmental • multifokal • generalisiert
	Auslöser	• Willküraktivität • stimulussensitiv • spontan in Ruhe
	Repetitionsmuster	• rhythmisch • irregulär • periodisch
Pathophysiologie	kortikal	• fokal • multifokal • generalisiert
	subkortikal	• thalamisch • pontin • retikulär • palatal • pathologische Startle-Reaktion
	spinal	• segmental • propriospinal
	peripher	

TAB. 9.6

Negatives Myoklonussyndrom „Negative Myoklonien" sind durch einen plötzlichen Tonusverlust der betroffenen Muskulatur ohne vorangehenden positiven Myoklonus in antagonistischen Muskeln gekennzeichnet. Der Ursprung negativer Myoklonien kann kortikal und subkortikal lokalisiert sein. Ein prominentes Beispiel für einen negativen Myoklonus ist die **Asterixis** oder auch „flapping tremor" bei metabolischer Enzephalopathie. Epileptische negative Myoklonien treten bei kryptogenen und symptomatischen **Epilepsien** auf und können zu astatischen Anfällen führen.

Retikuläres Myoklonussyndrom Die Myoklonien gehen von der Formatio reticularis aus. Klinisch besteht meist eine beidseits symmetrische myoklonische Symptomatik, die sich zuerst in den Schultermuskeln und erst später im Bereich der kranialen Muskeln zeigt.

Opsoklonus-Myoklonus-Syndrom Dieses klinische Bild ist durch vorwiegend horizontale sakkadische Augenbewegungen („ocular flutter") und myoklonische Aktivität bis hin zur Generalisierung mit Stand- und Gangunsicherheit gekennzeichnet. Die Augenbewegungen sind schnell, oszillierend, konjugiert, ohne intersakkadische Pause und können in alle Richtungen gehen (Opsoklonus). Ätiologisch liegt am häufigsten eine parainfektiöse Enzephalitis oder eine paraneoplastische Enzephalopathie mit zerebellärem Schwerpunkt zugrunde. Bronchiale und gynäkologische Karzinome sind die häufigsten assoziierten Tumorerkrankungen beim Opsoklonus-Myoklonus-Syndrom im Erwachsenenalter. Auch Intoxikationen mit Amitriptylin, Lithium, Haloperidol, Thallium oder Organophosphaten können zu einem Opsoklonus-Myoklonus-Syndrom führen.

Spinales Myoklonussyndrom Das **segmentale spinale Myoklonussyndrom** geht mit myoklonischen Aktivitäten von Muskeln einher, die einem oder mehreren benachbarten spinalen Myotomen zuzuordnen sind. Rein klinisch ist die Abgrenzung von supraspinalen Myoklonien nicht möglich. Beim **propriospinalen Myoklonus** finden sich ausgedehntere myoklonische Aktivitäten mit einer langsamen kaudalen und kranialen Ausbreitung, sodass mit erheblichem zeitlichem Abstand Rumpfmuskeln, Hals-Nacken-Muskeln und Muskeln des Hüft- und Kniegelenks erreicht werden. Bei den spinalen Myoklonusformen kann eine ausgeprägte fremdreflektorische Auslösbarkeit vorliegen.

Periphere Myoklonien Bei diesem Syndrom treten periphere Myoklonien als Folge von Irritationen oder Verletzung peripher-motorischer nervaler Strukturen auf. Pathophysiologisch werden eine sekun-

Das **negative Myoklonussyndrom** äußert sich in einem kurzen Tonusverlust, z. B. als Asterixis bei metabolischen Enzephalopathien oder als astatischer Epilepsieanfall.

Das **retikuläre Myoklonussyndrom** zeigt sich zuerst in den Schultermuskeln.

Beim **Opsoklonus-Myoklonus-Syndrom** fallen unwillkürliche Augensakkaden und Myoklonien auf. Es hat oft eine parainfektiöse oder paraneoplastische Ursache (Bronchial- und gynäkologische Tumoren).

Das **segmentale spinale Myoklonussyndrom** betrifft benachbarte Myotome.

Periphere Myoklonien entstehen durch Reizung oder Verletzung peripherer Nerven.

Die **Schreckreaktion (Startle-Reaktion)** führt zu einer sich ausbreitenden myoklonischen Aktivität nach Reiz. Pathologisch ist dabei eine fehlende Habituation (Hyperekplexie).

Synkopale Myoklonien betreffen den Schulter- und Beckengürtel und sind benigne (wichtige DD zur Epilepsie!).

9.6.3 Erkrankungen mit Myoklonien

Essenzielle Myoklonien

Essenzielle Myoklonien werden überwiegend autosomal-dominant vererbt und beginnen vor dem 20. Lebensjahr. Der Verlauf ist gutartig, die Lebenserwartung normal.

Myoklonus-Dystonie-Syndrom

Das Myoklonus-Dystonie-Syndrom wird autosomal-dominant vererbt, tritt in Kindheit oder Jugend auf und betrifft vor allem Kopf, Nacken und Arme. Eine Besserung tritt typischerweise nach Alkoholkonsum ein.

Progressive Myoklonusepilepsien und Myoklonusataxien

Die progressiven Myoklonuserkrankungen treten eher bei jungen Erwachsenen auf. Symptome: Myoklonie, Epilesie und/oder Ataxie. Die Lebenserwartung kann verkürzt sein.

Myoklonien bei neurodegenerativen Erkrankungen

Myoklonien treten begleitend bei vielen neurodegenerativen Erkrankungen auf wie z. B. der Multisystematrophie, der kortikobasalen Degeneration und dem idiopathischen Parkinson-Syndrom.

Metabolisch/infektiös/toxisch bedingte Myoklonien

Weitere Ursachen für Myoklonien:
- Vergiftungen
- Medikamentenintoxikation
- Virusinfektionen
- Creutzfeldt-Jakob-Erkrankung

---

däre spinale Dysfunktiön, eine ektopische Exzitation und ephaptische Transmission (wie z. B. beim Hemispasmus facialis) der peripheren nervalen Strukturen als Ursache diskutiert.

Schreckreaktion (Startle-Reaktion) Auf unerwartete Stimuli verschiedener Modalität kann es zu einer Schreckreaktion mit zuerst beidseitiger myoklonischer Aktivierung der Augenmuskeln (Blinkreaktion), dann des M. sternocleidomastoideus sowie etwas später der proximalen Arm- und Beinmuskeln kommen. Charakteristisch ist die Habituation der Startle-Reaktion, wobei der Blinkreflex erhalten bleiben kann. Eine pathologische Startle-Reaktion zeigt dagegen keine Gewöhnung und wird **Hyperekplexie** genannt.

Synkopale Myoklonien Infolge der global verminderten Hirndurchblutung während einer Synkope kann es für wenige Sekunden zu Myoklonien im Schulter- und Beckengürtelbereich kommen. Diese können arrhythmisch oder rhythmisch sein und haben ballistischen Charakter. Die Kenntnis dieses Bildes ohne weiteren Krankheitswert ist von Bedeutung, um die Fehldiagnose einer Epilepsie zu vermeiden.

9.6.3 Erkrankungen mit Myoklonien

Essenzielle Myoklonien

Essenzielle Myoklonien sind im Wesentlichen hereditär mit autosomal-dominantem Erbgang. Sie beginnen im 1. oder 2. Lebensjahrzehnt und verlaufen gutartig ohne eingeschränkte Lebenserwartung. Sporadische Formen kommen ebenfalls vor, wobei das Erkrankungsalter höher sein kann. Andere neurologische Symptome fehlen. Die Myoklonien treten kontinuierlich im Wachzustand auf, nehmen bei Willküraktivität zu und sistieren im Schlaf. Sie können fokal, segmental, multifokal oder generalisiert ausgeprägt sein.

Myoklonus-Dystonie-Syndrom

Beim autosomal-dominant vererbten Myoklonus-Dystonie-Syndrom manifestieren sich Myoklonien bereits in Kindheit und Jugend. Vorzugsweise sind Kopf, Nacken und Arme betroffen. Erst später treten fokal-dystone oder generalisiert-dystone Symptome in geringerer Ausprägung hinzu. Der Verlauf ist zwar in der Regel gutartig und die Lebenserwartung nicht eingeschränkt; weil sich Myoklonien und Dystonien jedoch bei Alkoholkonsum bessern, wird ein Teil der Patienten alkoholabhängig. Zudem bestehen häufig psychiatrische Komorbiditäten wie Zwangs- oder Angststörungen.

In über der Hälfte der Fälle lässt sich ein Defekt im Epsilon-Sarkoglykan-Gen nachweisen (*DYT11*). Bei paternaler Vererbung ist das Krankheitsbild deutlich stärker ausgeprägt, bei maternaler Vererbung kann der Phänotyp symptomfrei bleiben.

Progressive Myoklonusepilepsien und Myoklonusataxien

Die progressiven Myoklonuserkrankungen manifestieren sich in der Regel in der Adoleszenz oder im frühen Erwachsenenalter. Charakteristisch sind der Befall des Nervensystems an verschiedenen Stellen und extranervale Manifestationen. Klinisch entwickeln sich Myoklonien, Epilepsien und/oder Ataxien. Im Verlauf nehmen die Symptome deutlich zu, die Lebenserwartung ist bei einigen Patienten deutlich reduziert. Häufig besteht ein genetischer Hintergrund mit mehreren Betroffenen in einer Familie. Dabei kann die klinische Ausprägung der Erkrankung innerhalb einer Familie sehr verschieden sein.

Myoklonien bei neurodegenerativen Erkrankungen

Myoklonien können bei einer Vielzahl von neurodegenerativen Erkrankungen auftreten, stehen aber meist nicht im Vordergrund des klinischen Bildes.

MSA Bei der Multisystematrophie (> Kap. 9.2.2) äußert sich der Myoklonus häufig als irreguläre unwillkürliche Zuckung einzelner Finger oder der Hände in ausgestreckter Armposition. Für dieses nicht krankheitsspezifische klinische Bild wurde der Begriff „**Minipolymyoklonus**" geprägt. Zwischen einem Drittel und der Hälfte der Patienten mit einer MSA weisen einen solchen Myoklonus auf, wobei Patienten mit einem Parkinson-Dominanztyp (MSA-P) häufiger betroffen sind. Reflexmyoklonien in Ruhe sind dagegen eher ein typisches Zeichen des zerebellären Dominanztyps (MSA-C).

KBD Bei der kortikobasalen Degeneration (> Kap. 9.2.4) ist der **stimulussensitive Myoklonus** ein mögliches klinisches Zeichen. Etwa bei der Hälfte der Patienten werden asymmetrische, distal betonte Reflexmyoklonien vor allem der Hände beobachtet. Typisch ist eine frequente Wiederholung der Myoklonien, die an einen Tremor erinnern.

IPS Unabhängig vom Stadium der Erkrankung kommen Myoklonien bei 5 % der Patienten mit idiopathischem Parkinson-Syndrom (> Kap. 9.2.1) vor. Das klinische Bild besteht in kleinamplitudigen, beidseitigen, nichtsynchronen Myoklonien der Finger und Hände in posturalen Situationen (sog. kleinamplitudiger kortikaler Myoklonus). Bei Patienten mit IPS, bei denen frühzeitig Myoklonien aufgetreten waren, wurden zahlreiche kortikale Lewy-Körperchen nachgewiesen, und diese Patienten entwickelten innerhalb weniger Jahre eine Demenz. Daher werden frühzeitige Myoklonien als Marker eines erhöhten Demenzrisikos gesehen.

Metabolisch/infektiös/toxisch bedingte Myoklonien

Vergiftungen und Medikamentenintoxikationen können zu fokalen, multifokalen und generalisierten Myoklonien führen, die kortikalen, subkortikalen und spinalen Ursprungs sein können. Bei **Vergiftungen** sind Kokain, Wismut, LSD, Cannabis, DDT, Organophosphate und Schwermetalle häufiger, bei **Me-**

dikamentenintoxikationen Penicilline, Cephalosporine, L-DOPA-Präparate, MAO-B-Hemmer, Opiate, Lithium, trizyklische Antidepressiva und Etomidate.

Myoklonien sind bei **Virusinfektionen** häufig, die auch parainfektiös durch immunologische Vorgänge zu einer Enzephalitis führen können. Prominentes Beispiel dafür ist die SSPE nach Maserninfektion (➤ Kap. 6.4.4), in deren Stadium II Myoklonien auftreten. Auch bei der **Creutzfeldt-Jakob-Krankheit** (➤ Kap. 6.7.2) sind meist generalisierte Myoklonien typisch – neben rascher demenzieller Entwicklung, Pseudobulbärparalyse und Ataxie. Häufig besteht auch ein retikuläres Myoklonussyndrom mit ausgeprägten Reflexmyoklonien, insbesondere auf akustische Reize.

> **MERKE** Grundsätzlich sind Myoklonien bei allen Infektionen möglich, die durch Erreger einer Enzephalitis, Meningitis oder Myelitis verursacht werden.

MERKE

Posthypoxische Myoklonien

Das erstmals von Lance und Adams 1963 beschriebene posthypoxische Myoklonussyndrom ist im Vergleich zu anderen chronischen Myoklonussyndromen im klinischen Alltag häufig. Ursachen einer hypoxischen Hirnschädigung sind besonders ein (überlebter) Herzstillstand, eine akute respiratorische Insuffizienz (z. B. bei einem Asthmaanfall), Schädel-Hirn-Traumen oder eine Medikamentenintoxikation. Da die Basalganglien besonders empfindlich auf eine Hypoxie reagieren, finden sich verschiedene extrapyramidal-motorische Symptome als Langzeitfolge einer zerebralen Hypoxie.

Posthypoxische Myoklonien
Posthypoxische Myoklonien finden sich nach einer hypoxischen Hirnschädigung z. B. im Rahmen von Asystolie, Atemversagen oder Schädel-Hirn-Traumen.

> **PRAXISTIPP**
> Generalisierte Myoklonien kurz nach einer hypoxischen Hirnschädigung gelten als prognostisch ungünstig und weisen auf eine schwere Hirnschädigung hin.

PRAXISTIPP

Myoklonien kommen aber auch als Spätfolge einer zerebralen Hypoxie stimulussensitiv als Aktionsmyoklonien und als retikuläre Myoklonien vor. Typisch ist eine Zunahme der Myoklonien bei Änderung der Muskelrekrutierung, also beim Start und bei Beendigung einer Bewegung. Zudem kann es unmittelbar nach einem Myoklonus zu einer bis zu 400 ms langen Aktivierungspause kommen, die in der EMG-Untersuchung als „silent period" abgebildet werden kann. Auch negative Myoklonien treten bei posthypoxischen Myoklonien auf. Beide letztgenannten Mechanismen können klinisch zu einer posturalen Instabilität mit Stürzen führen.

9.6.4 Behandlung der Myoklonien

Die medikamentöse Behandlung von Myoklonien ist oft schwierig und die Datenlage unzureichend. Kortikale und epilepsieassoziierte Myoklonussyndrome sind etwas besser zu behandeln als nichtkortikale und nicht epilepsiebezogene Myoklonussyndrome. Gar keiner oder nur einer vorübergehenden Behandlung bedürfen leichtgradige oder symptomatische Myoklonien.

Kortikales Myoklonussyndrom In erster Linie werden **Valproinsäure** und/oder **Clonazepam** und/oder **Piracetam** eingesetzt (➤ Tab. 9.7). Piracetam zeigt zum Teil erhebliche therapeutische Effekte bei sehr hohen Dosen, bis 24 g/d – insbesondere bei Aktionsmyoklonien und stimulusinduzierten Myoklonien. In zweiter Linie kann auch ein Therapieversuch mit Levetiracetam (oder Primidon) unternommen werden, wobei hohe Dosen, zum Teil in Kombination, erforderlich sind. Limitierender Faktor ist in den meisten Fällen eine starke Müdigkeit. Eine Abhängigkeit ist trotz der hohen Dosierungen nicht zu erwarten. Allerdings kann das abrupte Absetzen von Clonazepam und Piracetam nicht nur zum Entzug, sondern auch zu Rebound-Phänomenen der Myoklonien führen. Die **posthypoxische Enzephalopathie** als ein häufiges klinisches Syndrom kann mit 5-Hydroxytryptophan (5-HTP), Levetiracetam oder Piracetam erfolgreich behandelt werden. 5-HTP sollte mit einem peripheren Decarboxylasehemmer wie Carbidopa oder Benserazid (Spezialanforderung beim Hersteller) kombiniert werden. Myoklonien bei immunologisch vermittelten und/oder **parainfektiös bedingten Enzephalopathien,** z. B. mit resultierendem Myoklonus-Opsoklonus-Syndrom, können durch Kortikosteroide gebessert werden.

9.6.4 Behandlung der Myoklonien
Die Behandlung der Myoklonien ist schwierig (➤ Tab. 9.7):
- Symptomatische oder leichte Myoklonien müssen nicht therapiert werden.
- Kortikale Myoklonien werden vor allem mit Valproat, Clonazepam oder Piracetam behandelt.
- Posthypoxische Myoklonien werden mit 5-HTP, Levetiracetam oder Piracetam therapiert.
- Parainfektiöse Formen sprechen auf Kortikosteroide an.

Tab. 9.7 Dosierungen antimyoklonischer Medikamente (Tagesdosis).

Myoklonusform	Medikament	Erhaltungsdosis	Dosissteigerung
kortikal	Valproat	bis 2.400 mg	300 mg jeden 2. Tag
	Clonazepam	4–10 mg	1mg jeden 2. Tag
	Piracetam	8–24 mg	unproblematisch
	Levetiracetam	bis 3.000 mg	250 mg jeden 2. Tag
subkortikal-supraspinal	Clonazepam	4–10 mg	1mg jeden 2. Tag
spinal	Clonazepam	4–10 mg	1mg jeden 2. Tag
	Levetiracetam	bis 3.000 mg	250 mg jeden 2. Tag
peripher	evtl. Botulinumtoxin in variablen Dosen		

TAB. 9.7

Nichtkortikale Myoklonien wie z. B. der negative Myoklonus können versuchsweise mit Antiepileptika behandelt werden (Gabapentin bei persistierendem Singultus).

Nichtkortikale Myoklonien Auch wenn die Datenlage für nichtkortikale Myoklonien ungünstiger ist, ist ein Therapieversuch mit einzelnen antimyoklonisch wirksamen Medikamenten gerechtfertigt. Als Sonderfall kann ein anhaltender Singultus zum Teil mit Gabapentin erfolgreich behandelt werden (Tagesdosen bis 2.400 mg). Levetiracetam soll ebenso wie Ethosuximid oder Lamotrigin effektiv sein bei epileptischen negativen Myoklonien, z. B. im Rahmen von juvenilen Epilepsien, während Phenytoin negative Myoklonien induzieren kann.

9.7 Spastik

9.7 Spastik

Die Spastik ist eine unbewusste Muskeltonuserhöhung durch Schädigung zentralmotorischer Bahnen vor dem 2. Motoneuron.

Spastik ist eine unwillkürliche muskuläre Tonuserhöhung, bedingt durch eine Schädigung der zentralen motorischen Bahnen in ihrem Verlauf zwischen den motorischen Rindengebieten und dem 2. Motoneuron im Hirnstamm (Hirnnervenkerne) oder im Rückenmark (α-Motoneurone). Die Spastik entsteht unabhängig von der Ursache solcher „Pyramidenbahnschädigungen", sodass es sich um einen bei vielen neurologischen Krankheiten auftretenden Befund handelt, der auch mit einer Steigerung der Muskeleigenreflexe einhergeht (➤ Kap. 1.3.3, ➤ Kap. 13.2.1).

Ätiologie und Pathogenese

Ursachen Mögliche Ursachen sind:

Mögliche **Ursachen** sind u. a. Hirninfarkte, Blutungen, entzündliche Läsionen, neurodegenerative Krankheiten, aber auch metabolische bei Vitamin-B$_{12}$-Mangel, Leukodystrophien oder mechanische Kompressionen des Rückenmarks.

- **Infarkt, Blutung:** Eine Läsion des Tractus corticospinalis führt meist zur halbseitig ausgeprägten Spastik (Hemispastik).
- **Chronisch entzündliche ZNS-Erkrankungen** (z. B. multiple Sklerose): Läsionen im Hirnstamm und im zervikalen Myelon führen oft zur Tetraspastik, Läsionen unterhalb des oberen Thorakalmarks dagegen zur Paraspastik.
- **Chronische ZNS-Infektionen,** z. B. bei der Neurolues durch Treponema pallidum oder bei der HIV-bedingten Enzephalopathie bzw. Myelopathie.
- **Neurodegenerative Erkrankungen:** Eine langsam progrediente Tetraspastik findet sich bei vielen neurodegenerativen Erkrankungen, die von Beginn an oder im Verlauf auch die Pyramidenbahn betreffen, z. B. bei den atypischen Parkinson-Syndromen (MSA, PSP, KBD), bei der ALS, der spastischen Spinalparalyse und bei vielen Formen der erblich-bedingten Ataxien (Heredoataxien).
- **Weitere Ursachen:** Eine Spastik kann außerdem metabolisch bedingt sein (z. B. chronischer Vitamin-B$_{12}$-Mangel), bei Leukodystrophien auftreten (oft schon mit einer Tetraspastik im Kindesalter), durch Hirn- und Rückenmarkstumoren sowie traumatische Läsionen vor allem des Rückenmarks bedingt sein oder bei älteren Menschen auf osteodegenerative Veränderungen der oberen HWS mit Einengung des Spinalkanals zurückzuführen sein (Spinalkanalstenose).

MERKE

MERKE Die Ursachen einer Spastik sind vielfältig. Am häufigsten sind vaskuläre Läsionen des Tractus corticospinalis infolge einer zerebralen Infarzierung oder Blutung.

Pathophysiologisch besteht eine Enthemmung spinaler Reflexe durch Minderung der inhibitorischen Kontrolle der Pyramidenbahn.

Pathophysiologie Die Pathophysiologie der spastischen Muskeltonuserhöhung beruht auf einer Enthemmung der spinalen Reflexe, die die sensiblen Afferenzen über das Hinterhorn mit spinalen Interneuronen und α-Motoneuronen (Vorderhornzellen) als Efferenzen verbinden. Der Muskeltonus ist erhöht (Plus-Symptomatik), weil hemmende Einflüsse der Pyramidenbahn wegfallen. Gleichzeitig verursacht die zentrale Schädigung aber auch eine Kraftminderung (Parese) und eine gestörte Koordination der spastischen Extremitäten (Minus-Symptomatik).

Klinik

Plus- und Minus-Symptomatik kommen in der Regel gemeinsam vor, können jedoch auch isoliert vorliegen.

Zu den **Plus-Symptomen** gehören eine Fehlhaltung und eine Tonuserhöhung, die mit der Geschwindigkeit passiver Bewegungen zunimmt. Bei maximaler Dehnung lässt die Spastik plötzlich nach (Taschenmesserphänomen).

Plus-Symptome Die spastische Muskeltonuserhöhung ist häufig schon bei der Inspektion durch eine charakteristische Fehlhaltung der Extremitäten sichtbar: Ellenbogen, Handgelenk und Fingergelenke werden stärker gebeugt, Knie- und Sprunggelenk stärker gestreckt. Bei passiver Bewegung der spastischen Extremitäten ist die Tonuserhöhung umso größer, je rascher der betroffene Muskel gedehnt wird. Das **Taschenmesserphänomen** beschreibt dabei ein plötzliches Nachlassen der Spastik bei maximaler Muskeldehnung (s. a. ➤ Kap. 13.2.1). Diese Charakteristika grenzen die Spastik vom Rigor des Parkinson-Syndroms ab, der in Beugern und Streckern gleichermaßen auftritt und bei passiven Bewegungen weitgehend unverändert bleibt.

MERKE

MERKE Die spastische Hemiparese wird beim Gehen als Wernicke-Mann-Lähmungstyp sichtbar: Bei gebeugtem Arm zirkumduziert der Patient das überstreckte Bein (➤ Abb. 1.24).

Zusätzlich oder isoliert kann es zu **Minus-Symptomen** wie Paresen kommen. Zudem sind die Muskeleigenreflexe gesteigert und Pyramidenbahnzeichen positiv.

Minus-Symptome Die Minus-Symptomatik umfasst vor allem die zentral bedingte **Parese:** Die Extremitäten sind (meist distal betont) gelähmt und die Koordination und Feinmotorik vor allem der Hände ist in der Regel schwer gestört. Als weitere Zeichen der Pyramidenbahnschädigung sind die monosynaptischen **Muskeleigenreflexe gesteigert,** die polysynaptischen Fremdreflexe (z. B. Bauchhaut-, Kremasterreflex) erloschen und **pathologische Reflexe** (z. B. Babinski-Zeichen) nachweisbar.

Komplikationen   Sekundäre Schäden an den betroffenen Extremitäten sind vor allem Schmerzen und Gelenkversteifungen in Fehlstellung (**Kontrakturen**). Diese verursachen (weitere) funktionelle Behinderungen, z. B. den spastisch überstreckten und in Supinationsfehlstellung befindlichen Spitzfuß, der dem Patienten das physiologische Gehen und Stehen auf der Fußsohle unmöglich machen kann. An den Händen entwickelt sich bei manchen Patienten eine schwere und passiv nahezu unüberwindliche Beugespastik der Finger, die sich in die Handinnenfläche einkrallen und neben heftigen Schmerzen die Mazeration der Haut mit sekundären Infektionen verursachen können.

Als **Komplikation** kommt es im Verlauf zu Schmerzen und Gelenkkontrakturen mit möglicher funktioneller Behinderung (z. B. Spitzfuß).

Diagnostik

Die Ursachenklärung der Spastik beruht auf:
* der Anamnese: zeitlicher Verlauf der Symptomentwicklung? Weitere Beschwerden? Vorerkrankungen?
* der klinisch-neurologischen Untersuchung: topische Verteilung des spastischen Syndroms? Zusatzsymptome?
* technischen Zusatzuntersuchungen: u. a. bildgebende Verfahren von Hirn und Rückenmark, Liquor- und Labordiagnostik, elektrophysiologische Verfahren, Doppler- und Duplexsonografie der hirnversorgenden Gefäße.

Diagnostik: Anamnese, klinisch-neurologische Untersuchung und ggf. apparative Untersuchungen (Bildgebung, Blutabnahme, Liquorpunktion, Ultraschall, Elektrophysiologie)

Therapie

Die Spastik bedarf eines umfassenden Therapiekonzepts. Selbstverständlich ist eine adäquate Behandlung der zugrunde liegenden Erkrankung nötig, z. B. mit einer immunmodulatorischen Schubprophylaxe bei multipler Sklerose.

Minus-Symptomatik   Die Minus-Symptomatik (Parese, Koordinationsstörung) wird vor allem durch Physiotherapie behandelt, ggf. in Kombination mit weiteren Behandlungen wie Ergo- und Sprech- bzw. Schlucktherapie. Daneben ist die Versorgung mit Hilfsmitteln zur Linderung der motorischen Funktionseinbußen vordringlich.

Plus-Symptomatik   Medikamente (Antispastika, Myotonolytika) stehen vor allem zur Reduktion des spastischen Muskeltonus zur Verfügung. **Baclofen** als Medikament der 1. Wahl wirkt als GABA-B-Agonist und hemmt somit die übersteigerten Reflexe auf spinaler Ebene. Häufigste Nebenwirkung sind Müdigkeit und eine übermäßige Schwächung der verbliebenen Willkürkraft des Patienten. Als Alternativen können **Tizanidin,** ein α_2-Agonist mit vorwiegend supraspinalem Angriffspunkt, sowie **Tolperison,** ein Natriumkanalblocker mit hemmender Wirkung auf spinale Reflexbögen, eingesetzt werden. Alle Präparate können bei Bedarf auch in Kombination gegeben werden. Selten indiziert ist der Einsatz von **Dantrolen,** das eine direkte elektromechanische Entkopplung am Muskel bewirkt. Die kritische Indikationsstellung begründet sich vor allem durch eine potenziell leberschädigende Wirkung des Präparats. Sein Einsatz ist daher im Wesentlichen auf die maligne Hyperthermie beschränkt. Die umschriebene (fokale) Spastik kann mit Injektionen von **Botulinumtoxin Typ A** (BTX) erfolgreich behandelt werden. Entscheidend sind dabei eine exakte Festlegung des Behandlungsziels und eine entsprechende Absprache mit dem Patienten und den Pflegepersonen, um realistische Erwartungen an die Therapie zu erzeugen. Während die Extremitätenfunktion nur selten verbessert werden kann, sind die effektivere Physiotherapie, die Kontrakturprophylaxe durch verbesserte passive Beweglichkeit, die Schmerzreduktion und die Erleichterung der Pflege realistische Ziele der BTX-Behandlung. Eine zugelassene Indikation für BTX bei Erwachsenen ist die Beugespastik des Arms nach Schlaganfall. Aber auch der spastische Spitzfuß und die Adduktorenspastik, die häufig bei Patienten mit multipler Sklerose zu finden ist, können gute Indikationen für eine BTX-Therapie sein. Schließlich steht bei schwerster Ausprägung der Symptomatik die kontinuierliche intrathekale Gabe von Baclofen über ein Pumpensystem zur Verfügung („**Baclofen-Pumpe**"). Durch die unmittelbare Applikation in den Spinalraum wirkt das Medikament stärker als bei oraler Gabe – ganz besonders bei schwerster Spastik aufgrund einer Rückenmarksschädigung. Das Medikamentenreservoir wird in der Regel subkutan in die Bauchhaut implantiert und muss regelmäßig von außen befüllt werden. Seltene, aber potenziell lebensbedrohliche Komplikationen der Baclofen-Pumpe sind die Infektion des Fremdmaterials sowie die Überdosierung mit Atemdepression und Bewusstseinsstörung.

Therapie:
* Behandlung der Grunderkrankung
* Minus-Symptomatik: physio-, ergo- und schlucktherapeutische Rehabilitation
* Plus-Symptomatik: medikamentöse Behandlung mit Baclofen (GABA-B-Agonist), alternativ Tizanidin (α_2-Agonist) oder Tolperison (Natriumkanalblocker); individuelle Muskeln können mittels Injektionen von Botulinumtoxin (Typ A) von der Spastik befreit werden, in schweren Fällen kann eine intrathekale Baclofenpumpe zur kontinuierlichen Muskelrelaxation eingesetzt werden.

FALL   Der 68-jährige Klaus L. erlitt vor 3 Monaten einen Territorialinfarkt im Stromgebiet der A. cerebri media rechts. Als Auslöser konnte eine hochgradige Abgangsstenose der gleichseitigen A. carotis interna mit einer Lumeneinengung von 80 % identifiziert werden. Die mit dem Infarkt einhergehende hochgradige, armbetonte Hemiparese der linken Körperhälfte bildete sich während der Akutbehandlung auf der Stroke Unit nur wenig zurück. In der folgenden neurologischen Rehabilitation machte Klaus L. langsam Fortschritte und konnte bei Entlassung immerhin mit Hilfe stehen und wenige Schritte gehen.
Im linken Arm entwickelte sich innerhalb einiger Wochen eine erhebliche Beugespastik im Ellenbogengelenk und in den Hand- und Fingergelenken, die neben der hochgradigen Parese mit Gebrauchsunfähigkeit der Hand starke Schmerzen im Arm und Probleme bei der Pflege der Handinnenflächen mit sich brachte. Trotz kombinierter antispastischer Therapie mit 3 × 15 mg Baclofen und 3 × 4 mg Tizanidin jeweils täglich per os konnte die Armspastik nicht ausreichend reduziert werden. Der behandelnde Neurologe injizierte da-

her lokal Botulinumtoxin A in die hauptbetroffene spastische Muskulatur am linken Arm (M. biceps brachii, M. flexor digitorum superficialis et profundus). Nach etwa 10 Tagen kam es zu einer deutlichen Lockerung und Schmerzreduktion, die auch der behandelnden Physiotherapeutin die Behandlung wesentlich erleichterte. Die Finger der linken Hand konnten nun nahezu vollständig gestreckt werden. Der lähmungsbedingte Funktionsverlust der Hand besserte sich jedoch nicht. Etwa 10 Wochen nach der ersten Injektion ließ die Wirkung des BTX-A nach.

9.8 Stiff-Person-Syndrom

Das Stiff-Person-Syndrom (SPS), früher auch Stiff-Man-Syndrom genannt, ist eine seltene autoimmunvermittelte Erkrankung, deren Leitsymptom eine generalisierte spastikartige Muskeltonuserhöhung ist. Als spezielle Varianten des SPS gelten je nach Symptomkonstellation und betroffener Körperregion das Stiff-Leg-Syndrom (SLS) und die progrediente Enzephalomyelitis mit Rigidität und Myoklonien (PERM).

Ätiologie und Pathogenese

Das SPS kommt als idiopathische Autoimmunerkrankung sowie als paraneoplastisches Syndrom bei Malignomen vor.

Idiopathisches SPS Bei vielen Patienten sind Serumantikörper gegen das Enzym **Glutamatdecarboxylase (Anti-GAD)** nachzuweisen. Die GAD ist das Schlüsselenzym bei der Synthese des hemmenden Neurotransmitters GABA. Pathogenetisch handelt es sich daher möglicherweise um eine autoimmunvermittelte Enthemmung spinaler Reflexe. Viele Patienten weisen zusätzlich einen Diabetes mellitus, andere Autoimmunerkrankungen (z. B. Thyreoiditis) und eine Epilepsie auf.

Paraneoplastisches SPS Die Serumantikörper dieser Variante (in Serum und Liquor) sind gegen Amphiphysin gerichtet. Häufig assoziierte Tumoren sind das kleinzellige Bronchialkarzinom, das Mammakarzinom sowie Thymome und Lymphome.

Klinik

Es kommt zu einer progredienten Tonuserhöhung zunächst am Rumpf mit extremer unwillkürlicher Anspannung der Bauch- und Rückenmuskeln. Sekundär tritt eine Hyperlordose der LWS auf. Später sind auch die proximalen Extremitäten betroffen, Gesicht und Finger bleiben in der Regel ausgespart. Bei Schreckreizen und Ausführung von Willkürbewegungen kommt es zum schmerzhaften Einschießen von Muskelspasmen (Startle-Reaktion). Die Tonuserhöhung verschwindet im Schlaf, nach peripherer Nervenblockade und unter Narkose.

Diagnostik

Mit der EMG kann auch in Ruhe eine Daueraktivität der motorischen Einheiten nachgewiesen werden („continuous muscle fiber activity"), die willkürlich nicht unterbrochen werden kann. Zum Ausschluss eines paraneoplastischen SPS muss nach dem Primärtumor gesucht werden. Differenzialdiagnostisch sind der Tetanus und die Neuromyotonie (Isaac-Syndrom) zu bedenken.

Therapie

Der erhöhte Muskeltonus des SPS kann mit Medikamenten wie Diazepam, Clonazepam, Baclofen oder Tizanidin gesenkt werden. Aufgrund der autoimmunvermittelten Pathogenese können Kortikosteroide, Immunglobuline, Plasmapherese oder auch Rituximab als monoklonaler B-Zell-Antikörper eingesetzt werden. Bei paraneoplastischem SPS ist die Behandlung des Primärtumors entscheidend. Begleitkrankheiten wie der Diabetes mellitus bedürfen der internistischen Behandlung nach den üblichen Kriterien.

> **LERNTIPP** Die neurologisch interessantesten Merkmale des Stiff-Person-Syndroms sind die Auslösbarkeit durch externe Reize und die antikörpervermittelte Pathogenese. Auch das IMPP findet dies bemerkenswert.

ÜBUNGSFRAGEN FÜRS MÜNDLICHE MIT LÖSUNGSHILFEN

1. Welche motorischen und nichtmotorischen Symptome sind charakteristisch für das fortgeschrittene idiopathische Parkinson-Syndrom?

Rigor, Tremor, Brady- und Hypokinese, posturale Instabilität, Stürze, Freezing, motorische Fluktuationen, medikamentöse Dyskinesien, Schlafstörungen, Depression, Hypersalivation, Blasenentleerungsstörungen u. a.

9.8 Stiff-Person-Syndrom

Das Stiff-Person-Syndrom ist eine seltene Autoimmunerkrankung mit allgemeiner spastikartiger Tonuserhöhung.
- idiopathische Form: oft mit Glutamatdecarboxylase-Antikörpern
- paraneoplastische Form: mit Amphiphysin-Antikörpern, assoziiert mit Bronchial- und Mammakarzinomen, Thymomen und Lymphomen

Klinik:
- zunehmender Muskeltonus beginnend am Rumpf mit Ausbreitung auf die Extremitäten
- oft pathologische Startle-Reaktion durch Schreckreize oder andere externe Stimuli

Diagnostik:
- EMG mit willkürlich nicht unterdrückbarer Muskeldaueraktivität
- Tumorsuche (obligat!)

Therapie:
- Tonussenkung: u. a. mit Diazepam oder Baclofen
- zudem Immunsuppressiva, Plasmapherese, ggf. Tumorbehandlung

IMPP-Schwerpunkte

!!! klinisches Bild und Therapie von hypo- und hyperkinetischen Erkrankungen (insbesondere Morbus Parkinson und Chorea Huntington)
! Symptome und Therapie des Meige-Syndroms, klinisches Bild von Ataxien (z. B. Friedreich-Ataxie)

NKLM-Lernziele

Eine Übersicht der dem Fach zugeordneten NKLM-Lernziele findest Du im Anhang ab Seite 510.

2. Wie wird das idiopathische Parkinson-Syndrom in der Früh- und Spätphase in den Grundzügen behandelt?

- Frühphase:
  - Beginn einer dopaminergen Substitution, wenn für die Lebensqualität günstig; jüngere Patienten zunächst bevorzugt mit Dopaminagonisten, ältere und multimorbide Patienten bevorzugt mit L-DOPA
  - frühzeitig regelmäßiges körperliches Training (aktivierende Therapie)
- Spätstadium:
  - fraktionierte L-DOPA-Gabe bei motorischen Fluktuationen und Dyskinesien
  - Kombinationsbehandlung mit MAO-B-Hemmern, COMT-Hemmern und/oder Amantadin
  - konsequente medikamentöse Therapie der nichtmotorischen Symptome (z. B. Antidepressiva, Blasentherapeutika)
  - bei rein medikamentös nicht ausreichend effektiver Behandlung und geeigneten Patienten Medikamentenpumpen (Apomorphin, enterale L-DOPA-Therapie) bzw. tiefe Hirnstimulation (THS) als Eskalation einsetzen
  - weiterhin regelmäßige aktivierende Therapie (vor allem Physiotherapie, Ergotherapie, Logopädie, Schlucktraining)

3. Welches sind besonders charakteristische klinische Symptome der häufigsten atypischen Parkinson-Syndrome? Welche technischen Zusatzuntersuchungen sind bei der differenzialdiagnostischen Zuordnung hilfreich?

- Multisystematrophie (MSA): Kombination eines wenig L-DOPA-responsiven Parkinson-Syndroms mit autonomer Dysfunktion, zerebellären Symptomen und Pyramidenbahnzeichen in variabler Ausprägung (MSA-C bei zerebellärem, MSA-P bei extrapyramidalem Schwerpunkt). Im Einzelnen: früh im Krankheitsverlauf auftretende Sturzneigung, rasches Fortschreiten der Behinderung mit früher Rollstuhlgebundenheit, fehlende Seitenbetonung der Symptome, hypophone Dysarthrie, orthostatische Hypotonie, Synkopen, Blaseninkontinenz, Impotenz, Ataxie, Dysarthrie, Blickrichtungsnystagmus, positives Babinski-Zeichen, Reflexsteigerung, Dystonie, Myoklonus, nächtlicher inspiratorischer Stridor, REM-Schlaf-Verhaltensstörung.
- Progressive supranukleäre Parese (PSP, Steele-Richardson-Olszewski-Syndrom): supranukleäre vertikale Blickparese, verlangsamte vertikale Blicksakkaden, posturale Instabilität mit wiederholten Stürzen im ersten Krankheitsjahr, symmetrisch ausgeprägter Rigor mit Akinese an Körperstamm und Nacken, axiale Dystonie mit Retrocollis, starrer (oft „erstaunt" erscheinender) Blick mit typischen Stirnfalten, Sprech- und Schluckstörungen, frühe demenzielle Entwicklung mit Persönlichkeitsveränderungen.
- Technische Zusatzuntersuchungen:
  - In T2- und diffusionsgewichteter MRT des Gehirns Signalauffälligkeiten in Putamen (MSA-P), Atrophie von Kleinhirn und Hirnstamm (MSA-C) oder Atrophie des Mittelhirns mit Abnahme des Durchmessers in der Sagittalebene (PSP).
  - In PET und SPECT zusätzlich zum Untergang der präsynaptischen dopaminergen Neurone Verlust von postsynaptischen Dopaminrezeptoren (vor allem MSA-P) sowie verminderter Glukoseverbrauch im Striatum (vor allem MSA-P), im Frontalhirn plus Mittelhirn (vor allem PSP) sowie im Kleinhirn (vor allem MSA-C)

4. Was sind die typischen klinischen Symptome des essenziellen Tremors? Welche Behandlungsmöglichkeiten kennen Sie?

Der essenzielle Tremor (ET) ist mit einer Prävalenz von 1–5 % bei über 60-Jährigen die häufigste neurologische Bewegungsstörung im Erwachsenenalter. Der Beginn liegt meist in der Jugend, einen zweiten Erkrankungsgipfel gibt es im Senium. Typisch ist ein beidseitiger, mittel- bis höherfrequenter Aktionstremor (Halte- und Bewegungstremor), häufig mit einer Intentionstremorkomponente. In ausgeprägten Fällen sind milde Zeichen einer Kleinhirnfunktionsstörung (Dysmetrie, Gangataxie) nachzuweisen. Meist handelt es sich um einen Händetremor, nicht selten aber auch um einen Kopf- und Stimmtremor. Bei 50 % der Patienten bessert sich der Tremor auf geringe Mengen Alkohol (diagnostisches Zeichen).

Für die Therapie gilt:
- primär medikamentös mit Betablocker (z. B. Propranolol 40–240 mg/d), alternativ Primidon sehr langsam einschleichend (**Cave:** Sedierung!)
- Therapie der 2. Wahl mit Kombination aus Propranolol und Primidon, ggf. Benzodiazepine (z. B. Clonazepam, Alprazolam) oder weitere Antiepileptika (Gabapentin, Topiramat)
- bei deutlicher Behinderung und nicht ausreichender Besserung durch Medikamente ein- oder beidseitige tiefe Hirnstimulation (THS) im Thalamus (Nucleus ventralis intermedius, VIM)

5. Wie kann die Diagnose einer Chorea Huntington definitiv gesichert werden? Was ist dabei zu beachten?

Die Chorea Huntington ist eine autosomal-dominante Erbkrankheit mit vollständiger Penetranz (alle Genträger erkranken), aber unterschiedlicher Expressivität (variable Symptomausprägung). Das Huntington-Gen ist auf dem N-terminalen Ende des kurzen Arms von Chromosom 4 lokalisiert (4p16.3), codiert für die Synthese eines Peptids mit einem Molekulargewicht von 348 kD (Huntingtin). Bei Huntington-Patienten ist die Anzahl von Repeats der Trinukleotidsequenz CAG (Cytosin-Adenin-Guanin) im Huntington-Gen erhöht. Durch die Wiederholung der CAG-Sequenz werden sog. Polyglutamine im Huntingtin exprimiert, die zu abnormen Proteininteraktionen sowie zur Ablagerung des Huntingtins und seiner Abbauprodukte im Zytoplasma und im Zellkern von Neuronen führen. Seit 1993 ist ein direkter Gentest für die Huntington-Mutation verfügbar. Eine Chorea Huntington ist definitiv nachgewiesen bei mehr als 38 CAG-Repeats. Aufgrund ethischer Erwägungen wurden Richtlinien formuliert, die eine umfassende humangenetische Beratung und psychologische Betreuung vor und nach dieser Untersuchung vorsehen. Auch die strikte Einhaltung von datenschutzrechtlichen Bestimmungen und der ärztlichen Schweigeplicht ist eine Voraussetzung für den verantwortungsvollen Umgang mit den Ergebnissen der Gendiagnostik (Gendiagnostikgesetz).

KAPITEL

10 Neuroonkologie

Joachim P. Steinbach

Neoplasien des Nervensystems und insbesondere des Gehirns sind häufig schwerwiegende Erkrankungen. Insbesondere Wesensveränderungen im Fortschreiten der Erkrankung können für den Betroffenen sowie das Umfeld zur Belastung werden. Früher entstanden bei diesen Patienten durch die Radiotherapie Schäden, die heute glücklicherweise deutlich reduziert werden konnten. Zwar wurden die Hirntumoren in der Vergangenheit vom IMPP weniger gefragt als beispielsweise der Schlaganfall, aber da auch die Neuroonkologie eines der neurologischen Kernthemen ist, solltest du es gut beherrschen! Kleiner Tipp: Die Histologie kann dir helfen, in diesem Kapitel nicht den Überblick zu verlieren!

Die Neuroonkologie befasst sich mit Diagnostik, Therapie und Nachsorge sowie supportiver und palliativer Therapie von Tumorerkrankungen mit Beteiligung des Nervensystems. Dabei bilden die **hirneigenen Tumoren,** deren jährliche Inzidenz etwa 10–20/100.000 Einwohner beträgt, den Kern der Neuroonkologie. **Hirnmetastasen** primär extrazerebraler Tumoren sind allerdings noch etwa 5-mal häufiger als diese. Daher ist ein interdisziplinärer Ansatz in der Neuroonkologie auch von besonders großer Bedeutung, die Kooperation von Neurochirurgie, Neurologie, Strahlentherapie, Neuropathologie und Neuroradiologie ist essenziell. Darüber hinaus ist oft eine gute Interaktion mit der Hämatologie und internistischen Onkologie, der pädiatrischen Onkologie und anderen organonkologischen Fächern erforderlich.

10.1 Typen, Lokalisationen und Verhalten von Hirntumoren

Klassifikationen und Lokalisationen

Die Vielfalt der Hirntumoren mit unterschiedlicher Histologie, Lokalisation, Altersverteilung und Prognose ist zunächst verwirrend. Die WHO-Klassifikation der Tumoren des Nervensystems umfasst mehr als einhundert Entitäten ohne Berücksichtigung von Metastasen, Hypophysenadenomen und „anderen" Tumortypen.

Die Gegenüberstellung der histologischen Typen von Hirntumoren (> Abb. 10.1) mit deren Lokalisation (> Abb. 10.2) erleichtert den Zugang jedoch.

> **LERNTIPP** Nicht von Vielfalt der Hirntumoren verwirren lassen! Hilfreich ist es, die Tumoren anhand von Lokalisation (> Abb. 10.2) und Histologie (> Abb. 10.1) zu verinnerlichen.

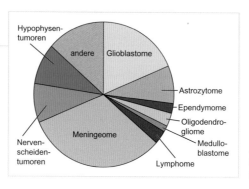

Abb. 10.1 Histologische Typen von Hirntumoren (ohne Hirnmetastasen) (Daten adaptiert nach www.cbtrus.org). [L126]

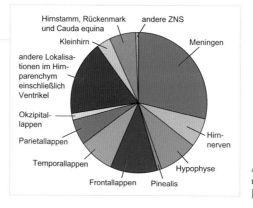

Abb. 10.2 Lokalisation von Hirntumoren (ohne Hirnmetastasen) (Daten adaptiert nach www.cbtrus.org). [L126]

Grading

Ein weiteres Hilfsmittel für das Verständnis eines Tumors ist seine Gradierung nach der WHO-Klassifikation. Beim Grading hirneigener Tumoren werden nach der WHO-Klassifikation unterschieden:

- WHO-Grad I: langsam wachsende, meist durch Komplettresektion heilbare Tumoren; nur wenige Hirntumoren des Parenchyms fallen in diese Kategorie, z. B. das pilozytische Astrozytom und neuronale Tumoren
- WHO-Grad II: meist infiltrativ wachsende Tumoren mit Rezidivneigung und häufig im Verlauf maligner Progression, z. B. diffuse Astrozytome
- WHO-Grad III: Tumoren mit histologischen Merkmalen der Malignität, die üblicherweise adjuvant chemo- oder radiotherapiert werden, z. B. das anaplastische Astrozytom
- WHO-Grad IV: histologisch maligne, mitotisch aktive und häufig nekrotisierende Tumoren mit (unbehandelt) rasch tödlichem Verlauf, z. B. das Glioblastom oder Medulloblastom

Bei den Hirntumoren findet das klassische TNM-System keine Anwendung, weil eine systemische Metastasierung kaum vorkommt. Die Dissemination im Subarachnoidalraum („Aussaat") ist jedoch bei manchen Hirntumoren häufig.

> **LERNTIPP** Die WHO-Klassifikation für Hirntumoren ist eine hilfreiche Einteilung auch zum Einprägen der Tumorarten. Sie informiert auch über die anzunehmende Überlebenszeit.

Tumoren nach Lebensalter

Bei Betrachtung der in den verschiedenen Lebensaltern häufigsten und zweithäufigsten Tumoren (> Tab. 10.1) wird auch deutlich, dass eine relativ überschaubare Zahl von Tumorarten die Praxis dominiert.

Die WHO-Klassifikation teilt Hirntumoren in die Grade I–IV ein und richtet sich nach deren Prognose.

Die Wahrscheinlichkeit der Tumorart ändert sich mit dem Lebensalter (> Tab. 10.1).

Tab. 10.1 Hirntumoren in den verschiedenen Lebensaltern (Daten adaptiert nach www.cbtrus.org).

Alter (Jahre)	Häufigster Tumor	Zweithäufigster Tumor
0–4	Medulloblastom und andere embryonale Tumoren	pilozytisches Astrozytom
5–9	pilozytisches Astrozytom	Medulloblastom und andere embryonale Tumoren
10–14	pilozytisches Astrozytom	maligne Gliome
15–19	pilozytisches Astrozytom	Hypophysentumoren
20–34	Hypophysentumoren	Meningeom
35–44	Meningeom	Hypophysentumoren
45–85+	Meningeom	Glioblastom

TAB. 10.1

Prognose

Bei Hirntumoren sind neben Histologie und Gradierung auch andere Faktoren für die Prognose wesentlich. Dazu gehört die in vielen Regionen eingeschränkte Operabilität, die zusammen mit dem diffus infiltrierenden Wachstum insbesondere der Gliome und der Therapieresistenz vieler Tumorarten einen ungünstigen Verlauf auch langsam wachsender Prozesse bedingen kann. Bei manchen histologisch malignen Tumoren wie z. B. Medulloblastomen mit sehr ungünstigem Spontanverlauf kann dagegen ein kurativer Ansatz verfolgt werden. Darüber hinaus sind in der Neuroonkologie auch Alter und Zustand der Patienten (Karnofsky-Index; > Tab. 10.2) wichtige prognostische Faktoren. Im Zusammenhang mit Hirntumoren sollten daher die Begriffe „gutartig" und „bösartig" grundsätzlich zurückhaltend verwendet werden. Bei einer Reihe von Tumortypen konnten molekulare Marker etabliert werden, die prognostische und für den Erfolg bestimmter Therapien prädiktive Bedeutung haben. Eine Übersicht über die Prognose ausgewählter Tumorarten mit Angabe der Überlebensraten nach 5 Jahren ist in > Tab. 10.3 dargestellt.

Die **Prognose** wird von Histologie, Patientenalter, Karnofsky-Index (> Tab. 10.2) und der Operabilität bestimmt (> Tab. 10.3). Bei manchen malignen Tumoren wie dem Medulloblastom kann eine Heilung erreicht werden, daher sollte die Einteilung in „gutartig" und „bösartig" mit Vorsicht verwendet werden!

Tab. 10.2 Karnofsky-Performance-Index.

100 %	Normalzustand, keine Beschwerden, keine manifeste Erkrankung
90 %	minimale Krankheitssymptome
80 %	normale Leistungsfähigkeit mit Anstrengung
70 %	eingeschränkte Leistungsfähigkeit, arbeitsunfähig, kann sich alleine versorgen
60 %	gelegentliche fremde Hilfe
50 %	krankenpflegerische und ärztliche Hilfe, nicht dauernd bettlägerig
40 %	bettlägerig, spezielle Pflege erforderlich
30 %	schwer krank, Krankenhauspflege notwendig
20 %	Krankenhauspflege und supportive Maßnahmen erforderlich
10 %	moribund, Krankheit schreitet schnell fort

TAB. 10.2

Tab. 10.3 Prognose der wichtigsten hirneigenen Tumoren (Daten adaptiert nach www.cbtrus.org).

Tumortyp	Grad	5-Jahres-Überleben
pilozytisches Astrozytom	WHO°I	92,0 %
diffuses Astrozytom	WHO°II	46,9 %
anaplastisches Astrozytom	WHO°III	29,4 %
Glioblastom	WHO°IV	3,4 %
Oligodendrogliom	WHO°II	71,9 %
anaplastisches Oligodendrogliom	WHO°III	45,2 %
Ependymom	WHO°II	72,5 %
Medulloblastom und andere embryonale Tumoren	WHO°IV	56,5 %
Lymphom	WHO°IV	17,7 %

TAB. 10.3

10.2 Klinisches Management von Hirntumoren

10.2 Klinisches Management von Hirntumoren

10.2.1 Leitsymptome und Diagnostik

Die Diagnostik von Hirntumoren ist vielschichtig. Klinische Symptome und Befunde, die Darstellung in der Bildgebung, Liquorbefunde und bei manchen Störungen Befunde aus extrazerebraler Bildgebung und Blut sowie die zeitliche Entwicklung sind für die Diagnose maßgeblich.

10.2.1 Leitsymptome und Diagnostik

Die Diagnostik umfasst mehrere Stufen aus Klinik, Bildgebung, Liquorpunktion und ggf. extrazerebraler Tumorsuche.

Leitsymptome

Hirntumoren können sich auf vielfältige Weise manifestieren. Typische Initialsymptome sind Kopfschmerzen und epileptische Anfälle. Abhängig von der Lokalisation können aber auch neurologische oder neuropsychologische Defizite („Herdsymptome") oder eine organische Wesensänderung Erstsymptome sein. Sekundär kann es im Rahmen des Tumorwachstums auch zu kompressiv oder thrombotisch bedingten venösen Stauungen oder Liquorzirkulationsstörungen kommen (Hydrozephalus).

Leitsymptome

Am Anfang stehen oft Kopfschmerzen und epileptische Anfälle. Defizite hängen von der Lokalisation ab. Häufig ist ein sekundärer Hydrozephalus.

MERKE

MERKE

Leitsymptome bei Hirntumoren

- Hirndruckzeichen (Kopfschmerzen [vor allem frühmorgendlich], Übelkeit/Erbrechen, Schwindel, Singultus [Aufstoßen], Sehstörungen, Bewusstseinstrübung, Blasenfunktionsstörung)
- neurologische Herdsymptome
- neuropsychologische Defizite (Aphasie, Dyskalkulie)
- organische Wesensänderung (Antriebsminderung, reduzierte Affektkontrolle)
- symptomatische Epilepsie

Klinische Untersuchung

Klinische Untersuchung

Auch die **allgemein-körperliche Untersuchung** ist unverzichtbar, um nicht einen Primärtumor zu übersehen! Bei Verdacht ist eine zerebrale Bildgebung vor Lumbalpunktion obligat.

Eine Erhebung des Ganzkörperstatus ist wichtig für die Primärtumorsuche. Bei der neurologischen Untersuchung muss insbesondere auf Stauungspapillen geachtet werden. Sind sie nicht nachweisbar, schließt das jedoch einen erhöhten intrakraniellen Druck nicht aus! Bei klinischem Verdacht auf eine zerebrale Raumforderung sollte daher insbesondere vor der Lumbalpunktion eine zerebrale Bildgebung durchgeführt werden.

MERKE Vor allem bei infratentoriellen Prozessen kann eine Lumbalpunktion schlagartig zur tödlichen **transforaminalen Herniation** führen („Einklemmung").

Lumbalpunktion

Lumbalpunktion

Die **Lumbalpunktion** dient zur Abgrenzung von entzündlichen Krankheiten. Auch kann ein Nachweis von Tumorzellen oder Biomarkern gelingen.

Die Lumbalpunktion kann zur Differenzialdiagnostik indiziert sein, um z. B. entzündliche ZNS-Erkrankungen auszuschließen (➤ Kap. 6.2). Der direkte Nachweis von Tumorzellen ist beim ZNS-Lymphom und bei der Meningeosis carcinomatosa von Bedeutung. Als Biomarker können stark erhöhte Werte für AFP oder β-HCG im Liquor auf Keimzelltumoren hinweisen. Die molekulare Diagnostik aus dem Liquor zur Bestimmung diagnostischer oder prädiktiver Marker gewinnt an Bedeutung.

MERKE Auch wenn die Ventrikel in der MRT nicht erweitert sind, kann z. B. bei Hydrocephalus malresorptivus infolge einer Meningeosis carcinomatosa eine erhebliche Drucksteigerung vorliegen. Daher ist bei entsprechender Klinik die Druckmessung mittels Steigröhrchen erforderlich. Dann kann unter Umständen eine Versorgung mit einem ventrikuloperitonealen Shunt sinnvoll sein.

Apparative Diagnostik

Apparative Diagnostik

MRT: wichtigste apparative Diagnostik, der Befund muss aber nicht eindeutig sein, Läsionen können auch entzündlicher oder vaskulärer Genese sein
PET: Beurteilung der Tumoraktivität, Graduierung und Primariussuche
Biopsie: (fast) immer zur Sicherung der Diagnose; Ausnahmen: im Liquor nachgewiesene ZNS-Lymphome oder Keimzelltumoren und zerebrale Metastasen bei gesichertem Primarius; spinale Läsionen werden nur zurückhaltend biopsiert

MRT Bei der Abklärung von tumorverdächtigen Läsionen ist die MRT heute die wegweisende diagnostische Methode. Tumoren sind aber in der MRT keineswegs (immer) eindeutig als solche zu erkennen und die Zuordnung zu einem histologischen Typ ist häufig schwierig. Auch entzündlich-infektiöse, entzündlich-autoimmune, vaskuläre und andere Prozesse können ähnliche Raumforderungen hervorrufen. Für die genauere Einordnung tumorverdächtiger Läsionen können neben der MRT mit Standardsequenzen und Kontrastmittel für manche Entitäten die MR-Spektroskopie und die MR-Perfusionsdarstellung hilfreich sein.

PET Die Positronenemissionstomografie (Aminosäure-PET) ist manchmal hilfreich bei der Beurteilung von Ausdehnung und Aktivität sowie Gradierung von Gliomen. Das ^{18}F-Deoxyglukose-PET des gesamten Körpers kann bei der Primärtumorsuche von Metastasen und bei Lymphomen sinnvoll sein.

Biopsie Für eine definitive Diagnose ist grundsätzlich bei allen tumorverdächtigen Läsionen eine bioptische Sicherung anzustreben. Ausnahmen sind nur in den folgenden Fällen zulässig:

- ein durch Liquordiagnostik oder bei okulärem Befall aus der Vitrektomie gesichertes ZNS-Lymphom
- durch Liquordiagnostik gesicherte Keimzelltumoren
- zerebrale Metastasen bei typischer Bildgebung und gesichertem Primärtumor (wobei der Zusammenhang mit der Grunderkrankung kritisch hinterfragt werden sollte)

Bei spinalen Läsionen müssen Risiken und Nutzen einer Biopsie besonders kritisch abgewogen werden.

Schwierigere Differenzialdiagnosen

Schwierigere Differenzialdiagnosen

Entzündliche ZNS-Erkrankungen Autoimmun-entzündliche Erkrankungen können tumorartige Bilder hervorrufen (➤ Tab. 10.4). Geradezu typisch ist dies bei der akuten disseminierten Enzephalomyelitis (ADEM, ➤ Kap. 7.3), die sogar eine Hirnbiopsie rechtfertigen kann, wenn die Liquorbefunde nicht typisch sind. Auch atypische Fälle einer MS (➤ Kap. 7.1) sowie seltener anderer Erkrankungen wie der Vaskulitis, der Sarkoidose und der Langerhans-Zell-Histiozytose sind Teil der erweiterten Differenzialdiagnose von Hirntumoren. Bei hinreichendem klinischem Verdacht kann eine kurzfristige Verlaufskontrolle, ggf. nach einer Steroid-Pulstherapie ex juvantibus, zur Klärung führen.

Bezüglich der Kortikosteroidtherapie muss jedoch die Differenzialdiagnose eines Tuberkuloms in Erwägung gezogen werden, da eine Steroidtherapie einen malignen Verlauf der Tuberkulose (Miliartuberkulose) induzieren kann, wenn keine tuberkulostatische Abdeckung vorliegt. Auch die Diagnose eines zerebralen Lymphoms kann durch eine Kortikosteroidtherapie verschleiert werden.

Infektiöse Ursachen raumfordernder zerebraler Läsionen Die Tuberkulose und andere infektiöse Ursachen raumfordernder zerebraler Läsionen (z. B. Zystizerkose) sind besonders bei Patienten aus Endemiegebieten von Bedeutung. Auch bei immunsupprimierten Patienten können infektiöse Erkrankungen diagnostische Probleme bereiten. Neben atypischen Mykobakteriosen sind hier Aspergillose, Kryptokokkose, Listeriose, Toxoplasmose, selten auch Trypanosomatose, Mukormykose und Aktinomykose zu nennen.

Spinale Läsionen Bei spinalen Läsionen steht meistens die Abgrenzung neoplastischer von entzündlichen Erkrankungen im Vordergrund. Wegen der besonderen Risiken von Biopsien aus dem Myelon sollten zuvor die Möglichkeiten der nichtoperativen Diagnostik ausgeschöpft werden. Eine kurzfristige bildgebende Verlaufskontrolle, ggf. nach einer Steroid-Pulstherapie ex juvantibus, ist hier in der Risikoabwägung häufiger als bei zerebralen Läsionen zu rechtfertigen. Wegen der mangelnden Spezifität der Befunde der Bildgebung bei vielen spinalen Tumoren und der erheblichen therapeutischen Konsequenzen sollte jedoch im Zweifelsfall eine Biopsie durchgeführt werden, wenn dies mit vertretbarem Risiko möglich ist.

Tab. 10.4 Nichtneoplastische Differenzialdiagnosen von Hirntumoren.

Prozess	Erkrankung
Infektiös	Abszess, Tuberkulom, Pilzinfektionen und Parasitosen
Autoimmun	multiple Sklerose/ADEM, Sarkoidose, Vaskulitis
Vaskulär	postischämische Läsionen
Andere	Langerhans-Zell-Histiozytose, postiktale Läsionen, Dysplasien

TAB. 10.4

PRAXISTIPP

Die Diagnose eines Hirntumors stellt für Betroffene in aller Regel eine außerordentlich schwere Belastung dar. Eine adäquate Aufklärung durch einen in der Neuroonkologie erfahrenen Arzt ist von großer Bedeutung. Eine psychoonkologische Betreuung von Patienten und Angehörigen ist angesichts des oft schicksalhaften Verlaufs vieler Hirntumorerkrankungen häufig sinnvoll. Besonders belastend für Patienten und Angehörige sind neben neurologischen Defiziten kognitive Einschränkungen und hirnorganische Veränderungen.

10.2.2 Therapie

Prinzipien der Therapie von Hirntumoren

Bei den meisten Typen von Hirntumoren ist eine Resektion sinnvoll, sofern sich dies ohne neurologisches Defizit erreichen lässt. Dies gilt nicht für das primäre ZNS-Lymphom (> Kap. 10.10), bei dem man lediglich mit einer Biopsie die Diagnose sichert. Bei vielen Tumortypen wird nach Biopsie oder Resektion eine Strahlentherapie durchgeführt. Alternativ oder in manchen Fällen kombiniert mit der Bestrahlung können eine Chemotherapie oder molekulare Therapien durchgeführt werden. Während bei Gliomen – außer beim pilozytischen Astrozytom (> Kap. 10.3.2) – und bei Hirnmetastasen (> Kap. 10.11.1) – in der Regel nur die Überlebenszeit verlängert werden kann, ist bei einigen anderen Entitäten, z. B. Medulloblastomen, Germinomen und ZNS-Lymphomen, ein kurativer Ansatz möglich.

Operation Hirntumoren werden heute in mikrochirurgischer Technik operiert. Moderne computergestützte Navigation sowie bildgebende und elektrophysiologische Verfahren erleichtern die Identifizierung von Tumorgewebe und funktionstragendem Normalgewebe und erlauben radikalere und sichere Operationen. Bei Tumoren in der Nähe von eloquenten Arealen kommt zunehmend die Resektion während einer Wachoperation mit intraoperativem Mapping zum Einsatz, insbesondere bei einer Lage in der Nähe von Sprachregionen.

Strahlentherapie Die Strahlentherapie wird bei Gliomen in Form einer fraktionierten Bestrahlung der erweiterten Tumorregion eingesetzt (typischerweise Zielvolumendosen von 54–60 Gy in Fraktionen von 1,8–2 Gy). Dosis und Fraktionierungsschema hängen von der Histologie und anderen Faktoren ab. Bei multiplen Hirnmetastasen, der Meningeosis carcinomatosa und rezidivierten ZNS-Lymphomen wird eine Ganzhirnbestrahlung („Helmfeld") durchgeführt.

CAVE Die Ganzhirnbestrahlung birgt ein erhebliches Risiko neurotoxischer Spätfolgen, insbesondere von kognitiven Einschränkungen und im Langzeitverlauf von Leukenzephalopathien mit z. T. schweren demenziellen Syndromen.

Ganzschädel und Wirbelkanal („Neuroachse") werden beim Medulloblastom und beim metastasierten Ependymom bestrahlt. Bei der Radiochirurgie werden durch eine Einzeitbestrahlung hohe Zielvolumendosen mit einem steilen Dosisabfall am Tumorrand erreicht. Moderne Techniken der Strahlentherapie sind

- die intensitätsmodulierte Strahlentherapie, die komplexe Volumina abbilden kann, und
- die Strahlentherapie mit Protonen und schweren Teilchen, die weltweit erst an wenigen Zentren verfügbar ist und insbesondere für Schädelbasistumoren (Chordome) indiziert ist.

Medikamentöse Tumortherapie Die medikamentöse Tumortherapie hat einen festen Stellenwert bei Gliomen, Medulloblastomen (Rezidivtherapie oder im Kindesalter) und Hirnmetastasen. Bei primä-

10.2.2 Therapie

Prinzipien der Therapie von Hirntumoren

Resektion: 1. Wahl, wenn dies ohne Gefährdung „strategischer" Funktionen möglich ist; die mikrochirurgische Operation wird ständig weiterentwickelt, z. B. durch Wach-Operationen und computergestützte Navigation

Strahlentherapie: oft als Ergänzung zur OP (alternativ oder ergänzend Chemotherapie oder molekulare Therapien; s. u.)
- fraktioniert in Abhängigkeit u. a. von der Histologie oder (zum Teil) Ganzhirnbestrahlung, z. B. bei der Meningeosis carcinomatosa
- bei spinalem Befall Mitbestrahlung des Wirbelkanals
Moderne Verfahren: intensitätsmodulierte Strahlentherapie und Protonentherapie

CAVE

Chemotherapie: häufig Standard, z. B. als Chemotherapie mit Temozolomid bei Gliomen
Molekulare Therapie: u. a. Kinase- und Angiogeneseinhibitoren

ren ZNS-Lymphomen ist sie der wichtigste Teil der Therapie. Bei Gliomen werden vor allem Alkylanzien (Temozolomid, Lomustin) eingesetzt. Besonders gute Erfolge werden damit bei Oligodendrogliomen erzielt. Neben klassischen Chemotherapien werden zunehmend molekulare Therapien (unter anderem Kinase- und Angiogeneseinhibitoren) und Immuntherapien auch bei primären und sekundären Hirntumoren etabliert.

Symptomatische Therapie

Symptomatische Therapie

Gesteigerter Hirndruck: Therapie mit Kortikosteroiden oder symptomatisch durch Osmotherapie

Epileptische Anfälle: akut mit Benzodiazepinen und als Prophylaxe mit anderen Antiepileptika

Liquorzirkulationsstörung: operative Ableitung

Endokrine Störungen: werden oft nicht beachtet, können z. T. substitutionspflichtig sein, z. B.
- Diabetes insipidus bei Hypophysenschädigung
- Insuffizienz der Nebennierenrinde durch die häufige Langzeitsteroidtherapie → Substitution von Kortison

Die symptomatische Therapie umfasst bei **Hirndruckzeichen** Kortikosteroide (z. B. Dexamethason 40 mg als Bolus, anschließend bis 1–4 × 8 mg/d) und in Einzelfällen Osmotherapie. Die Beachtung und Behandlung von steroidinduzierten Nebenwirkungen wie Diabetes, Elektrolytstörungen und Steroidpsychosen sowie Cushing-Syndrom, Osteoporose und sekundärer Nebenniereninsuffizienz sind von großer Bedeutung. Bei epileptischen **Anfällen** wird, falls erforderlich, eine Akuttherapie mit z. B. Benzodiazepinen durchgeführt und anschließend eine Prophylaxe mit rasch eindosierbaren, parenteral verfügbaren und interaktionsarmen Substanzen wie Levetiracetam, Lacosamid und Valproat begonnen. Eine prophylaktische Therapie bei anfallsfreien Patienten ist nicht indiziert. Für die Therapie von **Kopfschmerzen** werden Ibuprofen, Paracetamol oder Metamizol eingesetzt. Bei akutem Aufstau infolge einer **Liquorzirkulationsstörung** ist eine rasche neurochirurgische Intervention, z. B. eine externe Ventrikeldrainage, und manchmal eine dauerhafte Versorgung mit einem ventrikuloperitonealen Shunt erforderlich.

Endokrine Störungen werden häufig vernachlässigt. Sie können sowohl Folge einer transienten globalen intrazerebralen Druckerhöhung als auch Folge von Kompression oder Bestrahlung von Hypothalamus und Hypophyse sein. Am empfindlichsten ist bei Erwachsenen die gonadotrope Achse. Jedoch treten auch substitutionsbedürftige Störungen der adrenalen und thyreoidalen Achse auf. Die Bedeutung einer reduzierten Wachstumshormonsekretion außerhalb des Kindesalters ist umstritten. Bei Läsionen von Hypothalamus und Neurohypophyse persistiert nicht selten ein Diabetes insipidus.

Besondere Beachtung verdient auch die Nebennierenrindeninsuffizienz bei Langzeit-Steroidtherapie, bei der eine Substitution mit Hydrokortison bei Stresssituationen oder Infektionen vital erforderlich ist. Eine gesteigerte Hormonsekretion kommt ebenfalls vor. So führt eine Kompression des Hypophysenstiels zur Hyperprolaktinämie. Eine Hirndrucksteigerung unterschiedlicher Ursachen kann das Syndrom der inappropriaten ADH-Sekretion (SIADH) auslösen. Neben Hypophysenadenomen können u. a. auch Pinealistumoren hormonaktiv sein.

> **LERNTIPP** Hier ergibt sich eine interessante Überschneidung zwischen Neurologie und Endokrinologie. Prinzipiell können alle hypophysären Achsen (gonadotrop, adrenal, thyrenoidal, ADH, Prolaktin) durch Raumforderungen, neurochirurgische Eingriffe oder Bestrahlung beeinflusst werden.

Hirntumorpatienten werden durch zahlreiche Komplikationen geplagt: so z. B. Gerinnungsstörungen, Tumoreinblutungen, Inkontinenz, Dysphagie, Fatigue und Toxizität durch Chemotherapie. Oft ist die Fahrtauglichkeit eingeschränkt.

Gerinnungsstörungen sind bei Hirntumorpatienten ebenfalls Ursache erheblicher Morbidität. Insbesondere treten häufig Thrombosen und Lungenembolien auf. Spontane Einblutungen in maligne Hirntumoren und Hirnmetastasen sind keine Seltenheit, gelegentlich kommen auch andere vaskuläre Komplikationen wie z. B. bei Meningeomen eine Sinuskompression oder Brückenvenenverschlüsse vor.

Schluckstörungen insbesondere bei Hirnstammbeteiligung und erhöhtem Hirndruck, **Inkontinenz** und **Fatigue** sind weitere häufige Beeinträchtigungen. Bei Unruhe und Agitation können sedierende niedrigpotente Neuroleptika hilfreich sein.

Prophylaxe und Therapie der hämatologischen Toxizität von Chemotherapien und deren Komplikationen folgen internistischen Prinzipien.

Die **Fahrtüchtigkeit** von Hirntumorpatienten ist häufig eingeschränkt, auch wenn keine epileptischen Anfälle vorliegen.

Psychoonkologische und palliative Therapie

Aufgrund der oft schlechten Prognose ist eine psychoonkologische Betreuung ein integraler Bestandteil der Therapie. Vorrangig sind Gesprächsangebote sowie Schmerz- und Symptomkontrollen. Für die Endphase sollte ein palliatives Konzept erstellt werden.

Zu einer ganzheitlichen Therapie gehört bei den häufig unheilbaren Hirntumoren eine Integration von psychoonkologischen und palliativen Gesichtspunkten in das onkologische Gesamtkonzept. Hierzu gehört unbedingt ein adäquates Gesprächsangebot für Patienten und Angehörige durch qualifizierte Psychoonkologen. Neben tumorspezifischen Therapien haben von Beginn an Maßnahmen Vorrang, die der Schmerz- und Symptomkontrolle, der Aufrechterhaltung der Selbstständigkeit und der Lebensqualität dienen. In der Endphase der Erkrankung besteht häufig ein erheblicher Bedarf an pflegerischer und ärztlicher Versorgung. Hierfür stehen spezialisierte ambulante Palliativdienste, Palliativstationen oder Hospize zur Verfügung.

Nachsorge nach Hirntumoren

Die Nachsorge von Hirntumorpatienten nach einer erfolgreichen Primärtherapie umfasst klinische und MR-tomografische Verlaufskontrollen. Neben einer Kontrolle des Tumorstatus (Kriterien nach Macdonald und RANO-Kriterien) ist die Erfassung von Therapiefolgen und Komplikationen von großer Bedeutung (Neurotoxizität, Epilepsie, hormonelle Störungen, Thrombosen und andere vaskuläre Komplikationen, hämatologische Therapiefolgen).

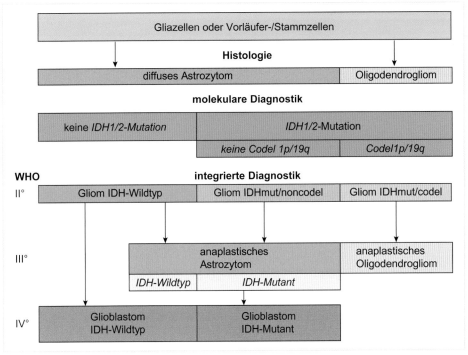

Abb. 10.3 Histologische, molekulare und integrierte Diagnose und Klassifikation von Gliomen. [L271]

10.3 Gliome

10.3.1 Überblick

Die wichtigsten Gruppen von Gliomen sind die astrozytären Tumoren, die Oligodendrogliome und die Ependymome (> Abb. 10.3). Ihnen gemeinsam ist das diffus infiltrierende Wachstum, das mikroskopische Komplettresektionen unmöglich macht, und die Neigung zur malignen Progression. Mit Ausnahme der pilozytischen Astrozytome und der myxopapillären Ependymome gibt es daher für diese Tumoren trotz teilweise langer Überlebenszeiten leider bisher keine kurative Therapie.

Ursachen Warum Gliome entstehen, ist überwiegend ungeklärt; nur bei einem kleinen Teil der Patienten liegt ein familiäres Tumorsyndrom zugrunde (> Tab. 10.5). Umweltfaktoren spielen wohl nur selten eine Rolle. So kann eine therapeutische Kopfbestrahlung nach langer Latenzzeit Meningeome und Gliome induzieren. Mobiltelefone spielen hingegen keine wesentliche Rolle bei der Entstehung von Hirntumoren. Die Histogenese der Gliome ist ebenfalls ungewiss, es mehren sich jedoch Hinweise auf sog. Hirntumorstammzellen als Ursprung der Tumoren.

Molekulargenetik Gliome gehören zu den molekulargenetisch am besten charakterisierten Tumoren. Mutationen im Rezeptortyrosinkinase-Signalweg und direkte oder indirekte Veränderungen der Tumorsuppressorgene p53 und pRb sowie eine Vielzahl weiterer genetischer Aberrationen sind bei einem Großteil dieser Tumoren nachweisbar. Die Kenntnis dieser Veränderungen ist für das Verständnis der Tumorbiologie und die Entwicklung individualisierter Therapien von Bedeutung. Für Klassifikation und Therapie relevanter ist jedoch die Analyse einer noch kleinen Zahl genetischer Veränderungen, die prognostischen oder prädiktiven Wert haben:

- Mutationen im Isozitrat-Dehydrogenase-1- oder -2-Gen (*IDH-1/IDH-2*) sind sehr frühe genetische Veränderungen in der Gliomgenese. Bei den klassischen Typen von Astrozytomen und Oligodendrogliomen sind sie stets zu finden.
- Die Kombination aus IDH-Mutation und Verlust von genetischem Material auf den Chromosomen 1p und 19q (Codeletion 1p/19q, auch Codel 1p/19q) definiert typische Oligodendrogliome und geht mit einer deutlich besseren Prognose einher.
- Das Methyl-Guanin-Methyltransferase-Gen codiert für ein DNA-Reparaturenzym. Dieses *MGMT*-Gen kann durch Promotor-Hypermethylierung epigenetisch inaktiviert werden. Die Inaktivierung führt zu verbesserter Effizienz der Chemotherapie mit Temozolomid und anderen Alkylanzien.

> **LERNTIPP** In der Klinik gewinnen die Genmutationen von Gliomen zunehmend an Bedeutung in der Prognoseabschätzung und Therapieentscheidung. Ein grundsätzlicher Tipp ist, dass Ärzte gerne das von Studenten wissen wollen, womit sie sich klinisch beschäftigen.

10.3 Gliome

10.3.1 Überblick

Hauptvertreter der Gliome sind astrozytäre Tumoren, Oligodendrogliome und Ependymome (> Abb. 10.3). Da sie diffus infiltrieren, lassen sie sich nicht in toto resezieren. Sie neigen zur malignen Progression und sind selten kurabel. Die Ursache ist weitgehend unklar, z. T. spielen aber Genetik (> Tab. 10.5) und Umweltfaktoren eine Rolle.
Für viele Gliome wurden Mutationen nachgewiesen z. B. des Rezeptortyrosinkinase-Signalwegs, von p53 und pRB. Prognostische Bedeutung haben folgende 3 Genmutationen:
- IDH-1/-2 → immer mutiert bei klassischen Astrozytomen und Oligendrogliomen
- Codel(etion) 1p/19q → bessere Prognose
- MGMT → besseres Ansprechen auf Temozolomid und andere Alkylanzien

TAB. 10.5

Tab. 10.5 Familiäre Hirntumorsyndrome.

Syndrom	Gen	Nervensystem	Systemisch
Neurofibromatose Typ 1	NF1	Neurofibrome, maligner peripherer Nervenscheidentumor (MPNST), pilozytisches Astrozytom	Café-au-lait-Flecken, Iris-Hamartome, Knochenveränderungen, Phäochromozytom, Leukämie
Neurofibromatose Typ 2	NF2	beidseitige Akustikusneurinome, Meningeome, spinale Gliome	Linsentrübungen, retinale Hamartome
Von-Hippel-Lindau	VHL	Hämangioblastome	retinale Hämangioblastome, Nierenzellkarzinom, Phäochromozytom, viszerale Zysten
tuberöse Sklerose	TSC1TSC2	subependymale Riesenzellastrozytome, kortikale Hamartome (Tuber)	kutane Angiofibrome, kardiale Rhabdomyome, intestinale Polypen
Li-Fraumeni	TP53	Astrozytome, PNET	Mammakarzinom, Sarkome, adrenokortikales Karzinom, Leukämie
Cowden	PTEN	dysplastisches Gangliozytom des Zerebellums (Lhermitte-Duclos), Megalenzephalie	Kolonpolypen, Schilddrüsenkarzinom, Mammakarzinom
Turcot	APChMLH1hPSM2	Medulloblastom, Glioblastom	Café-au-lait-Flecken, kolorektale Polypen und Karzinome
nävoides Basalzellkarzinom (Gorlin)	PTCH	Medulloblastom	multiple Basalzellkarzinome

Daten adaptiert aus der WHO-Klassifikation der Hirntumoren, Lyon 2007

10.3.2 Pilozytisches Astrozytom

Das pilozytische Astrozytom ist ein Tumor des Kinder- und Jugendalters. Es besteht eine Assoziation zur Neurofibromatose Typ I. Die komplette Resektion kann zur Heilung führen, jedoch unter Gefahr bleibender neurologischer Defizite. Alternativ: Strahlen- oder Polychemotherapie.

10.3.2 Pilozytisches Astrozytom

Vorkommen Das pilozytische Astrozytom(> Abb. 10.4) kommt überwiegend im Kindes- und Jugendalter vor. Bei der Neurofibromatose Typ 1 sind pilozytische Astrozytome die häufigsten Gehirntumoren. Mutationen im *NF1*-Gen werden auch bei sporadischen pilozytischen Astrozytomen beobachtet, alternativ weisen diese Tumoren typischerweise Mutationen des *BRAF*-Gens auf (das für das sog. B-Raf Protein codiert).

Therapie Prinzipiell ist die komplette Resektion dieses Tumors ein kurativer Ansatz. Das pilozytische Astrozytom hat allerdings nicht selten eine Lokalisation im N. opticus, Chiasma oder Thalamus, die eine radikale Resektion ohne erhebliche Morbidität unmöglich macht. Bei nicht operablen oder rezidivierenden pilozytischen Astrozytomen werden Strahlentherapie und vor allem im Kindesalter auch Polychemotherapien erfolgreich eingesetzt.

ABB. 10.4

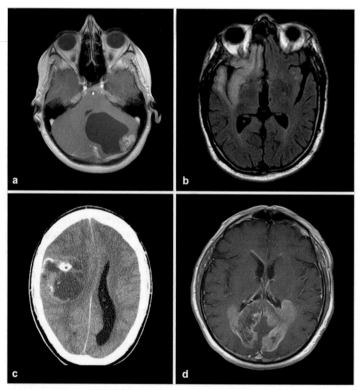

Abb. 10.4 Bildgebung bei Gliomen. a Pilozytisches Astrozytom im Zerebellum mit solidem Tumoranteil und raumfordernder Zyste. T1-Wichtung mit Kontrastmittel. **b** Diffuses Astrozytom WHO-Grad II rechts frontobasal und insulär. T2-Wichtung. **c** Oligodendrogliom rechtshemisphärisch mit hyperdensen Verkalkungen. Natives CT. **d** Glioblastom mit Ausbreitung entlang der Balkenstrahlung („Schmetterlingsgliom"). T1-Wichtung mit Kontrastmittel.

10.3.3 Diffuses Astrozytom

Kennzeichnend für diffuse Astrozytome ist ihr infiltrierendes Wachstum, das eine mikroskopisch radikale Resektion unmöglich macht. Histologische Subtypen sind unter anderem das fibrilläre Astrozytom und das gemistozytische Astrozytom.

Vorkommen Diffuse Astrozytome machen etwa 5 % der hirneigenen Tumoren aus, ihr Altersgipfel liegt zwischen dem 30. und 40. Lebensjahr. Typisch ist der Nachweis von IDH-Mutationen ohne Codel 1p/19q. Sie sind einer der typischen Tumoren bei dem seltenen Li-Fraumeni-Syndrom mit Keimbahnmutationen des p53-Tumorsuppressorgens (➤ Tab. 10.5). IDH-Wildtyp-Astrozytome tragen häufig schon glioblastomtypische molekulare Läsionen und haben eine erheblich schlechtere Prognose.

Klinik und Diagnostik Astrozytome können klinisch lange stumm bleiben oder sich durch Anfälle bemerkbar machen. In späteren Stadien können neurologische Herdsymptome oder neuropsychologische Störungen auftreten. In der MRT erscheinen sie als T2-signalhyperintense Läsionen im Marklager oder subkortikal (➤ Abb. 10.4).

> **MERKE** Die maligne Progression vom Astrozytom Grad II zum anaplastischen Astrozytom Grad III und schließlich zum sekundären Glioblastom ist die Regel (➤ Abb. 10.3).

Therapie Die makroskopische Komplettresektion ist die Therapie der Wahl. Bei Tumoren, die wegen ihrer Lage und Ausdehnung nicht komplett operabel sind oder bei über 40 Jahre alten Patienten ist eine adjuvante Therapie gerechtfertigt. Die kombinierte Radiochemotherapie ist dabei Standard. Welche Subgruppe von Patienten davon am meisten profitiert, ist noch offen. Mechanistische und innovative Therapien wie Vakzination gegen mutantes IDH1 werden derzeit im Rahmen von Studien untersucht.

10.3.4 Oligodendrogliome

Oligodendrogliome sind etwas seltener als Astrozytome. Die Bildgebung zeigt häufiger Verkalkungen und Kontrastmittelaufnahme auch bei Grad-II-Tumoren (➤ Abb. 10.4). Der Nachweis der Codeletion 1p/19q zusätzlich zur IDH-Mutation definiert typische Oligodendrogliome bei Erwachsenen und geht mit einer deutlich besseren Prognose einher.

Therapie Die Therapie entspricht im Prinzip der von IDH-mutanten Astrozytomen. Oligodendrogliome sprechen jedoch meist besser auf Strahlen- und Chemotherapien an, Überlebenszeiten von 10–20 Jahren werden häufig erreicht.

Gliomatosis cerebri Die Gliomatosis cerebri ist ein anatomisch und radiologisch definiertes Wachstumsmuster von Gliomen mit besonders diffuser Ausbreitung, bei der mindestens 3 Hirnlappen betroffen sind. Spezifische molekulare Marker wurden bisher nicht identifiziert. Problematisch sind die schlechte Resektabilität und das große Volumen des Bestrahlungsfeldes. Die Prognose ist vergleichsweise schlecht.

10.3.5 Anaplastische Gliome

Vorkommen Anaplastische Astrozytome (WHO-Grad III) und anaplastische Oligodendrogliome sind histologisch durch eine höhere Pleomorphie und eine erhöhte Proliferation charakterisiert. Sie sind etwa genau so häufig wie diffuse Astrozytome oder Oligodendrogliome und kommen etwa im gleichen Alter vor.

Molekulargenetik Anaplastische Astrozytome und anaplastische Oligodendrogliome weisen wie bei Gliomen des WHO°II überwiegend die typischen IDH-Mutationen und bei Oligodendrogliomen zusätzlich die Codeletion 1p/19q auf.

Therapie Auch wenn eine makroskopische Komplettresektion gelingt, ist bei anaplastischen Gliomen stets eine adjuvante Therapie und dabei in der Regel eine kombinierte Radiochemotherapie indiziert. Bei Nachweis der Codeletion 1p/19q ist die Kombination von Radiotherapie mit einem Lomustin-basierten Schema besonders erfolgreich. Bei Rezidiv und Progression anaplastischer Gliome werden diese behandelt wie Glioblastome.

10.3.6 Glioblastom

Das Glioblastom (WHO-Grad IV) ist einer der bösartigsten menschlichen Tumoren, mit medianen Überlebenszeiten von unter einem Jahr, obwohl eine systemische Metastasierung fast nie auftritt. Zusätzlich zu den morphologischen Kennzeichen der Malignität ist das Glioblastom, im Gegensatz zu den anaplastischen Gliomen, durch Nekrosen und eine ausgeprägte Neoangiogenese gekennzeichnet. Glioblastome entstehen überwiegend *de novo* als primäre Glioblastome mit IDH-Wildtyp-Status. Die selteneren, durch maligne Progression aus niedriggradigeren Gliomen entstandenen, IDH-mutanten Glioblastome werden als sekundäre Glioblastome bezeichnet.

Molekulargenetik Molekulargenetisch sind die primären Glioblastome besonders durch Mutationen im Rezeptortyrosinkinase-Signalweg gekennzeichnet. Typisch sind u. a. Amplifikationen und Mutationen des epidermalen Wachstumsfaktorrezeptors (EGFR) und Deletionen des *PTEN*-Gens. Die bei den sekundären Glioblastomen typischen p53-Mutationen werden bei primären Glioblastomen kaum beobachtet.

10.3.3 Diffuses Astrozytom

Das diffuse Astrozytom wächst typischerweise infiltrierend → komplette Resektion nicht möglich. Auftreten meist im Alter von 30–40 Jahren. Es besteht eine Assoziation zum Li-Fraumeni-Syndrom. Vor neurologischen Defiziten kommt es anfangs oft zu epileptischen Anfällen. In der T2-gewichteten MRT ist es hyperintens. Therapie der Wahl ist die Komplettresektion. Bei Residuum oder Alter > 40 Jahren ggf. noch Strahlen- und Chemotherapie.

MERKE

10.3.4 Oligodendrogliome

Oligodendrogliome sind etwas seltener und in der Bildgebung häufiger verkalkt und kontrastmittelaufnehmend. Typisch ist eine Codeletion 1p/19q → bessere Prognose. Therapie wie bei Astrozytomen, aber besseres Ansprechen auf Strahlen-/Chemotherapie.

10.3.5 Anaplastische Gliome

Anaplastische Astrozytome und Oligodendrogliome sind histologisch durch eine höhere Teilungsrate charakterisiert. Typisch sind IDH-Mutationen und bei Oligodendrogliomen zusätzlich die Codeletion 1p/19q. Nach der makroskopischen Komplettresektion ist immer eine adjuvante Therapie angezeigt.

10.3.6 Glioblastom

Das Glioblastom (WHO-Grad IV) ist überaus maligne, die mediane Überlebenszeit ist < 1 Jahr! Histologische Merkmale sind Nekrosen und eine Angiogenese. Meist entstehen sie de novo, seltener sekundär aus Gliomen niederen Grades (dann IDH-mutiert).
Genetische Mutationen: Rezeptortyrosinkinase-Signalweg, EGFR, PTEN und p53 (sekundäre Gliome). In der MRT findet sich eine „girlandenförmige" kontrastmittelaufnehmende Läsion mit zentraler Nekrose und perifokalem Ödem.

Therapiert wird durch eine möglichst komplette Resektion mit adjuvanter Radiochemotherapie (oral mit Temozolomid). MGMT-Methylierung verbessert hierbei die Prognose (> Abb. 10.5)!

ABB. 10.5

Diagnostik Bildgebend sind Glioblastome durch randständig irregulär („girlandenförmig") kontrastmittelaufnehmende raumfordernde Läsionen mit zentraler Einschmelzung als Ausdruck der Nekrose und meist ausgeprägtem perifokalem Ödem gekennzeichnet (> Abb. 10.4).

Therapie Ein wesentlicher Fortschritt in der Therapie des Glioblastoms wurde durch die Einführung der adjuvanten Radiochemotherapie erzielt. Dabei folgt auf eine möglichst weitgehende neurochirurgische Resektion eine Strahlentherapie mit 60 Gray Zielvolumendosis auf die erweiterte Tumorregion mit konkomitanter täglicher Chemotherapie mit Temozolomid, die gefolgt wird von 6 Zyklen einer adjuvanten Therapie mit Temozolomid (> Abb. 10.5). Dabei ist der MGMT-Status der wichtigste prädiktive Faktor. Karnofsky-Index, Alter und Ausmaß der Resektion haben ebenfalls prognostische Bedeutung. Patienten über 65 Jahre werden bei Abwesenheit einer Methylierung des MGMT-Promotors nicht chemotherapiert. Ein Überblick über die Therapie von Gliomen WHO°II–IV ist in > Abb. 10.6 dargestellt.

> **FALL** Eine 32-jährige Patientin erlitt erstmalig einen nächtlichen generalisierten Krampfanfall. Im EEG zeigte sich ein Herdbefund rechts temporal ohne epilepsietypische Potenziale. Die MRT stellte eine in T2-Wichtung hyperintense, schlecht abgegrenzte Raumforderung rechts temporal ohne Schrankenstörung dar. Liquordiagnostik und evozierte Potenziale erbrachten keinen Hinweis auf eine entzündliche Genese.
>
> Die Patientin wurde operiert und die Raumforderung konnte makroskopisch komplett reseziert werden. Die histologische Begutachtung erbrachte ein diffuses Astrozytom. Die Patientin war postoperativ beschwerdefrei und voll arbeitsfähig.
> Nach 4 Jahren zeigte sich bei der Verlaufskontrolle ein lokales Rezidiv, das erneut makroskopisch komplett reseziert werden konnte. Histologisch war eine Progression zu einem anaplastischen Astrozytom nachweisbar. Daher wurde eine adjuvante Strahlentherapie durchgeführt.
> Zwei Jahre später kam es erneut zu einem Rezidiv, das nur noch teilweise resezierbar war und histologisch als Glioblastom eingestuft wurde. Trotz Chemotherapien mit Temozolomid, Nimustin und Bevacizumab verstarb die Patientin innerhalb des folgenden Jahres.

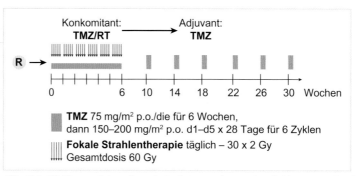

Abb. 10.5 Glioblastom-Primärtherapie. In der Primärtherapie des Glioblastoms wird nach der möglichst weitgehenden Resektion (R) Temozolomid (TMZ) parallel zur Strahlentherapie (RT) täglich gegeben, gefolgt von 6 Zyklen adjuvanter Therapie nach Abschluss der Strahlentherapie. [L126]

> **LERNTIPP** Bei der Gliombehandlung lassen sich eindrücklich innovative Ansätze in der Therapie aufzeigen (z. B. Wachoperationen und individuelles Therapieansprechen je nach genetischem Marker). Dem folgend wird vor allem das Glioblastom gerne als Lehr- und Prüfungsinhalt eingesetzt, zumal es der häufigste Gliomtyp ist.

10.3.7 Ependymome und andere spinale Tumoren

Ependymome sind eine seltenere Art der Gliome, die spinal und in der hinteren Schädelgrube wachsen (> Abb. 10.7). Die Überlebenszeiten sind lang, Therapie der Wahl ist die Resektion. Spinal finden sich auch Astrozytome, seltener benigne Hämangioblastome oder Paragangliome.

10.3.7 Ependymome und andere spinale Tumoren

Ependymome Ependymome (> Abb. 10.7) sind eine seltenere Form der Gliome mit häufiger Lokalisation spinal und in der hinteren Schädelgrube. Nur das am Filum terminale lokalisierte myxopapilläre Ependymom entspricht einem WHO-Grad I. Jedoch haben auch Ependymome Grad II nach makroskopisch kompletter Resektion häufig einen besseren Verlauf als Astrozytome mit zum Teil sehr langen Überlebenszeiten. Die Neurochirurgie ist daher die Therapie der Wahl. Der Einsatz der adjuvanten Strahlentherapie ist kontrovers. Anaplastische Ependymome haben ein aggressiveres Verhalten.

Andere spinale Tumoren Auch Astrozytome Grad II und Grad III können spinale Tumoren bilden (> Abb. 10.7). Ein seltenerer benigner intraaxialer Tumor, der spinal, im Zerebellum oder im Hirnstamm vorkommen kann, ist das Hämangioblastom. Eine benigne Entität stellt das Paragangliom des Filum terminale dar. Vereinzelt kommen auch primitive neuroektodermale Tumoren, Lymphome und Metastasen spinal vor.

10.3.8 Andere gliale Tumoren

10.3.8 Andere gliale Tumoren

Seltenere Typen glialer Tumoren mit meistens günstigerer Prognose sind das Subependymom, das subependymale Riesenzellastrozytom bei der tuberösen Sklerose (beide entsprechen dem WHO-Grad I) und das pleomorphe Xanthoastrozytom (WHO-Grad II), das typischerweise *BRAF*-Mutationen trägt.

Tumor	WHO			RT/TMZ	RT	TMZ	RT/PCV	PCV
GB	IV	bis 65 J.	MGMTmeth	***				
			MGMTnmeth	***	**			
		>65 J.	MGMTmeth	***	*	**		
			MGMTnmeth	**	***	*		
Gliom	III	IDH mutant	Codel	**	*	*	***	*
			non-Codel	***	**	*	**	*
		IDH wt	MGMTmeth	**	*	**	**	**
			MGMTnmeth	*	***	*	*	*
Gliom	II	IDH mutant	Codel	**	*	*	***	*
			non-Codel	**	***	*	***	*
		IDH wt	MGMTmeth	**	*	*	**	*
			MGMTnmeth	**	***	*	**	*

Weiße Sternchen: durch Phase III-Studien abgesichert

RT, Strahlentherapie; TMZ, Temozolomid; PCV, Procarbazin/CCNU/Vincristin; MGMTmeth, Methylierung des MGMT-Promotors nachweisbar; MGMTnmeth, Methylierung des MGMT-Promotors nicht nachweisbar; IDH mutant, Mutation in IDH-1- oder IDH-2-Gen nachweisbar; IDH wt, keine Mutation in IDH-1- oder IDH-2-Gen nachweisbar; Codel, Co-Deletion 1p/19q nachweisbar; non-Codel, Co-Deletion 1p/19q nicht nachweisbar

Abb. 10.6 Individualisierte Gliomtherapie in Abhängigkeit von der molekularen Pathologie; weiße Sternchen = durch Phase-III-Studien abgesichert, RT = Strahlentherapie, TMZ = Temozolomid, PCV = Procarbazin/CCNU/Vincristin, MGMTmeth = Methylierung des MGMT-Promotors nachweisbar, MGMTnmeth = Methylierung des MGMT-Promotors nicht nachweisbar, IDH mutant = Mutation in *IDH-1-* oder *IDH-2*-Gen nachweisbar, IDH wt = keine Mutation in *IDH-1-* oder *IDH-2*-Gen nachweisbar, Codel = Co-Deletion 1p/19q nachweisbar, non-Codel = Co-Deletion 1p/19q nicht nachweisbar. [L271]

ABB. 10.7

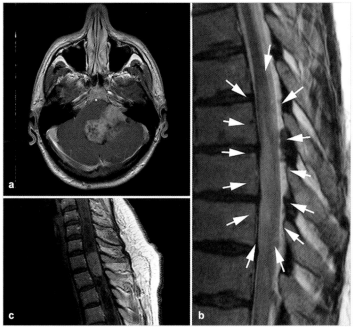

Abb. 10.7 Ependymome und spinale Gliome in der MRT. a Ependymom mit Ursprung im IV. Ventrikel und Infiltration des Hirnstamms. T1-Wichtung mit Kontrastmittel. **b** Diffus wachsendes spinales Astrozytom. T2-Wichtung. **c** Spinales Ependymom mit homogener, relativ gut abgegrenzter Kontrastmittelaufnahme. T1-Wichtung.

10.4 Neuronale und glioneuronale Tumoren

Neuronale und glioneuronale Tumoren treten überwiegend im Kindesalter auf und manifestieren sich häufig mit einer symptomatischen Epilepsie. Das Gangliozytom entspricht dem WHO-Grad I, beim Ganglioglíom WHO-Grad I ist eine eigenständige gliale Komponente vorhanden, die zur malignen Progression neigt. Beide Tumoren sind häufig temporal und kortikal oder subkortikal lokalisiert. Die Resektion erfolgt nach epilepsiechirurgischen Standards. Der dysembryoplastische neuroepitheliale Tumor (DNT, WHO-Grad I) ist durch eine charakteristische Struktur, das sog. glioneuronale Element, gekennzeichnet

10.4 Neuronale und glioneuronale Tumoren

Neuronale und glioneuronale Tumoren kommen vor allem bei Kindern vor und führen oft zu einer symptomatischen Epilepsie.

und ist häufig lange Zeit auch unbehandelt nicht progredient. Das zentrale Neurozytom (WHO-Grad II) liegt meist im Ventrikel.

10.5 Medulloblastom

10.5 Medulloblastom

Das Medulloblastom des Kleinhirns (WHO-Grad IV) ist ein embryonaler Tumor, der vor allem Kinder und Jugendliche betrifft. Typisch ist ein mittelliniennahes, von der Vermis ausgehendes Wachstum.
Leitsymptome sind Ataxie und Hirndruckzeichen bei Hydrozephalus occlusus.
In der **MRT** nehmen sie homogen Kontrastmittel auf. In einem Drittel der Fälle finden sich bei Erstdiagnose sog. spinale „Abtropfmetastasen".
Therapie der Wahl ist eine Komplettresektion. Dann folgen Polychemotherapie und Bestrahlung der Neuroachse, Heilungsrate: 50 %. Häufig sind leider auch Therapiespätfolgen, bei Kleinkindern daher keine Strahlentherapie.

Medulloblastome des Zerebellums (WHO-Grad IV) gelten als klassische embryonale Hirntumoren. Sie sind im Kindes- und Jugendalter am häufigsten und kommen vereinzelt schon bei Geburt vor. Typischerweise gehen sie von der anatomischen Mittellinie aus und dehnen sich von der Vermis in den IV. Ventrikel aus. Medulloblastome haben meist eine überwiegend neuronale Differenzierung und sind mit einer Reihe von familiären Hirntumorsyndromen vergesellschaftet (> Tab. 10.5). Eine Variante ist das desmoplastische Medulloblastom, das meist bei älteren Patienten vorkommt und häufig in einer Kleinhirnhemisphäre lokalisiert ist.

Genetik Medulloblastome sind besonders detailliert molekular charakterisierte „Modelltumoren". Die Einteilung nach genetischen Merkmalen hat große prognostische Bedeutung und ist Grundlage der Entwicklung individualisierter Therapiestrategien.

Klinik und Diagnostik Medulloblastome manifestieren sich mit Ataxie und intrakranieller Drucksteigerung (> Kap. 1.10) als Folge des durch Blockade des IV. Ventrikels bedingten Hydrocephalus occlusus. Die MRT des Schädels zeigt homogen kontrastmittelaufnehmende Läsionen (> Abb. 10.8). Bei einem Drittel der Patienten sind bereits bei Erstdiagnose Absiedlungen im spinalen Subarachnoidalraum vorhanden („Abtropfmetastasen").

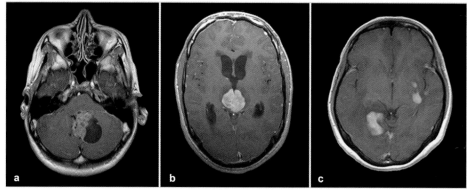

Abb. 10.8 Nichtgliale hirneigene Tumoren. a Medulloblastom. **b** Germinom. **c** Primäres ZNS-Lymphom.

Therapie Für die erfolgreiche Therapie der Medulloblastome stellt die makroskopische Komplettresektion eine wichtige Voraussetzung dar. Im Kindesalter schließen sich daran Polychemotherapie-Protokolle und die Strahlentherapie der Neuroachse an. Damit wird bei etwa 50 % der Patienten eine Heilung erreicht. Allerdings sind die Spätfolgen der Therapie mit Wachstumsverzögerung und Störungen der kognitiven Entwicklung sowie endokrinen Störungen erheblich, bei Kleinkindern wird daher auf die Strahlentherapie verzichtet. Bei Erwachsenen ist der Wert der adjuvanten Chemotherapie unsicher.

10.6 Tumoren der Sellaregion

10.6 Tumoren der Sellaregion

Überblick

In der Sellaregion finden sich bei Erwachsenen vorwiegend Hypophysenadenome und bei Kindern das Kraniopharyngeom.

Hypophysenadenome

Hypophysenadenome (> Tab. 10.6) sind endokrin aktiv (Prolaktin > Wachstumshormon > ACTH) oder inaktiv.

Überblick

Im Erwachsenenalter sind gutartige, vom Hypophysenvorderlappen ausgehende Hypophysenadenome die typischen intrasellären Raumforderungen. Im Kindesalter sind darüber hinaus Kraniopharyngeome wichtig. Seltenere Tumoren der Sellaregion sind Meningeome, Lymphome, Germinome und andere Entitäten.

Hypophysenadenome

Endokrin aktive Hypophysenadenome wie das Prolaktinom oder das Wachstumshormon (GH) produzierende Hypophysenadenom bei der Akromegalie verursachen durch die Hormonsekretion typische Symptome (> Tab. 10.6). Die am häufigsten sezernierten Hormone sind Prolaktin, Wachstumshormon und

TAB. 10.6

Tab. 10.6 Hypophysenadenom: Hormonsekretion und Leitsymptome.

Hormon	Leitsymptome
Prolaktin	Galaktorrhö, Amenorrhö
GH	Akromegalie, Organomegalie, Diabetes mellitus
ACTH	Cushing-Syndrom
TSH	Hyperthyreose

ACTH. Die Produktion aller anderen Hormone ist selten. Nichtproduzierende Adenome sind nach Prolaktinomen die zweithäufigsten Typen. Familiäres Auftreten im Rahmen einer multiplen endokrinen Neoplasie (MEN) 1 mit dominantem Erbgang ist die Ursache von etwa 3 % aller Hypophysenadenome.

Klinik und Diagnostik

Symptome Neben den hormonellen Störungen ($>$ Tab. 10.6) verursachen Hypophysentumoren durch die Raumforderung auf das Chiasma opticum typischerweise eine bitemporale Hemianopsie. Größere Tumoren können Liquorzirkulationsstörungen durch Blockade der Foramina Monroi verursachen. Darüber hinaus können Kopfschmerzen, Hirnnervenausfälle, hypothalamische Störungen und durch Kompression eine Hypophysenvorderlappeninsuffizienz, selten auch ein Diabetes insipidus auftreten.

Diagnostik MRT und Hormondiagnostik sind wegweisend. Die MRT stellt die Raumforderung und die Beziehung zu den Umgebungsstrukturen dar ($>$ Abb. 10.9). Die Basalwerte der Hormone definieren meist ausreichend den Typ des Adenoms. Zum Teil ist eine differenziertere endokrinologische Diagnostik erforderlich. Die ophthalmologische Diagnostik einschließlich Perimetrie ist wichtig, um den Visus und eventuelle Gesichtsfelddefekte zu erfassen. Die definitive Diagnose wird neuropathologisch mittels immunhistochemischer Differenzierung gestellt.

Differenzialdiagnosen Raumforderungen können eine gesteigerte Prolaktinsekretion hervorrufen, wenn sie den Hypophysenstiel komprimieren und dadurch die Konzentration des als prolaktininhibierender Faktor (PIF) agierenden Dopamins in der Hypophyse reduzieren („Pseudoprolaktinom"). Entsprechend verursachen auch Dopaminantagonisten eine meist geringe Hyperprolaktinämie, die durchaus zur Galaktorrhö führen kann.

Therapie

Bei Makroadenomen (> 1 cm Maximaldurchmesser) und symptomatischen Mikroadenomen stellt grundsätzlich die transnasale Operation mit Resektion des Adenoms unter Belassung der Resthypophyse einen kurativen Ansatz dar. Bei Prolaktinomen ist die medikamentöse Therapie mit Dopaminagonisten häufig sehr erfolgreich und führt zur Regression der Raumforderung und zur Normalisierung des Prolaktinspiegels. Bei der Akromegalie und neu auch beim hypophysären Cushing-Syndrom stehen mit Somatostatin-Analoga ebenfalls vielversprechende pharmakologische Optionen zur Verfügung.

Bei Rezidiven kommt neben der erneuten Resektion die Radiochirurgie in Betracht. Gefürchtet ist die spontane Einblutung in Hypophysenadenome, die eine rasche operative Intervention erfordert.

Je nach Defizit müssen häufig Hydrokortison, L-Thyroxin, ADH, Testosteron und Östrogen substituiert werden.

> **MERKE** Hypophysenadenome sind benigne Erkrankungen, nur selten entarten sie zu Hypophysenkarzinomen. Es ist jedoch eine lebenslange endokrinologische Nachsorge und ggf. Hormonsubstitution erforderlich.

> **FALL** Eine 21-jährige Frau sucht wegen Milchfluss ihren Gynäkologen auf. Ein Schwangerschaftstest ist negativ. Im Serum ist der Prolaktinspiegel stark erhöht, die daraufhin angefertigte MRT stellt ein Mikroprolaktinom dar. Unter Therapie mit dem Dopaminagonisten Cabergolin kommt es zu einer Regression der Raumforderung und einer Normalisierung des Prolaktinspiegels.

10.7 Tumoren der Pinealisregion

Klinik Raumforderungen der Pinealisregion mit Kompression der Vierhügelplatte manifestieren sich typischerweise durch eine vertikale Blickparese, eine Konvergenzparese (Parinaud-Syndrom), Kopfschmerzen und einen Hydrocephalus occlusus.

Pineozytome Das Pineozytom ist der häufigste Tumor dieser Region. Es werden benigne Pineozytome (WHO-Grad I) und pineale parenchymale Tumoren intermediärer Differenzierung (WHO-Grade II–III) vom Pineoblastom (WHO-Grad IV) abgegrenzt, das histologisch dem Medulloblastom entspricht und sich ähnlich aggressiv verhält.

Germinome In der Pineaslisloge treten außerdem typischerweise Germinome auf ($>$ Abb. 10.8). Diese sind manchmal durch erhöhte Konzentrationen von β-HCG und AFP in Liquor und Serum nachweisbar und zeichnen sich durch sehr hohe Strahlensensibilität aus. Ein kurativer Ansatz ist meist möglich.

Sonstige Tumoren Selten treten in dieser Region Lymphome und andere Prozesse wie die Langerhans-Zell-Histiozytose auf.

Klinisch finden sich hormonelle Störungen und kompressive Effekte (bitemporale Hemianopsie, Liquorzirkulationsstörung), seltener auch ein Diabetes insipidus. Ein „Pseudoprolaktinom" entsteht durch komprimierende Raumforderungen des Hypophysenstiels oder Dopaminantagonisten.

Die **Diagnostik** umfasst MRT und Hormonbestimmung. Ebenfalls wichtig ist eine Gesichtsfeldperimetrie. Die endgültige Diagnose wird immunhistochemisch in der Neuropathologie gestellt.

Therapie: Makroadenome (> 1 cm) und symptomatische Mikroadenome werden transnasal reseziert. Prolaktinome werden z. T. nur mit Dopaminagonisten behandelt! Bei Rezidiven alternativ Radiochirurgie. Gefürchtet: spontane Einblutungen!
Substitution, z. B. mit Hydrokortison, ADH, Thyroxin.

MERKE

10.7 Tumoren der Pinealisregion

Tumoren der Pinealisregion komprimieren die Vierhügelplatte → vertikale Blick- und Konvergenzparese (Parinaud-Syndrom), Kopfschmerzen, Hydrocephalus occlusus. Hauptvertreter sind die Pineozytome und Germinome. Seltener finden sich Lymphome und die Langerhans-Zell-Histiozytose.

10.8 Tumoren der Meningen, der Hirnnerven,
Spinalnerven und peripheren Nerven

10.8.1 Meningeome und andere meningeale
Tumoren

Meningeome

Meningeome sind bei Frauen die häufigsten
adulten Hirntumoren. Meist sind sie benigne,
wachsen langsam und bleiben lange symptomlos. Es besteht eine Assoziation zu NF2 und frü-
herer Strahlentherapie der betroffenen Region.
Lokalisiert sind sie typischerweise parasagittal,
an den venösen Sinus oder den Keilbeinflügeln.

MERKE

Klinik: Meningeome äußern sich durch epileptische Anfälle, Kopfschmerzen, evtl. Druckzei-
chen und fokale Defizite.
Diagnostik: In der MRT homogene Kontrastmittelanreicherung und „Dural-Tail"-Zeichen.

ABB. 10.9

Therapie der Wahl ist Resektion. Bei Inoperabili-
tät alternativ Strahlentherapie.

Andere meningeale Tumoren

10.8 Tumoren der Meningen, der Hirnnerven, Spinalnerven und peripheren Nerven

10.8.1 Meningeome und andere meningeale Tumoren

Meningeome

Meningeome sind bei Frauen die häufigsten Hirntumoren des Erwachsenenalters. Überwiegend handelt es sich dabei um benigne, langsam wachsende Tumoren, die klinisch häufig lange still bleiben und dem WHO-Grad I entsprechen. Atypische (WHO-Grad II) und anaplastische Meningeome (WHO-Grad III) sind selten und haben z. T. aggressive Verläufe. Meningeome treten vermehrt im Rahmen der NF2 und nach Strahlentherapie auf. Auch sporadische Meningeome haben in einem hohen Prozentsatz Mutationen im *NF2*-Gen, viele sind progesteronrezeptorpositiv.

Typische Lokalisationen sind parasagittal an Falx oder venösen Sinus, am Keilbeinflügel, in der Olfaktoriusrinne, im Sinus cavernosus, im Optikuskanal, para-/suprasellär, am Tentorium und in der hinteren Schädelgrube.

> **MERKE** Spinale Meningeome treten am häufigsten thorakal auf und werden nicht selten als Ursache einer chronisch progredienten Paraspastik zu spät erkannt.

Klinik und Diagnostik

Symptome Klinisch manifestieren sich intrakranielle Meningeome häufig durch Anfälle, Kopfschmerzen, gelegentlich Zeichen der intrakraniellen Drucksteigerung sowie fokale Defizite entsprechend der Lage.

MRT In der MRT sind Meningeome homogen kontrastmittelaufnehmende, an der Dura anhaftende („dural tail") meist halbrunde Raumforderungen (> Abb. 10.9).

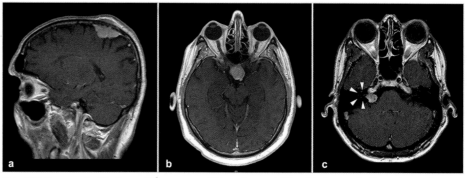

Abb. 10.9 Tumoren der Meningen, Hirnnerven und Hirnanhangsgebilde. a Meningeom der Konvexität mit knöcherner Begleitreaktion. T1-Wichtung mit Kontrastmittel. **b** Hypophysenadenom mit Kompression des Chiasma opticum. T1-Wichtung mit Kontrastmittel. **c** Vestibularisschwannom. Der Porus acusticus internus ist mit Pfeilspitzen gekennzeichnet. T1-Wichtung mit Kontrastmittel.

Mantelkantensyndrom Eine Besonderheit ist das Mantelkantensyndrom bei größeren medianen Meningeomen der Konvexität, bei dem die parasagittalen Anteile der Zentralregion beidseits betroffen sind, wobei eine beidseitige Parese der Beine entsteht, die eine Paraparese spinaler Genese vortäuscht.

Therapie

Symptomatische Meningeome werden möglichst operiert. Bei inoperablen Meningeomen, z. B. im Sinus cavernosus, am Hirnstamm oder im Canalis opticus, kann die stereotaktische oder fraktionierte Strahlentherapie lang anhaltende Tumorkontrolle erzielen.

Andere meningeale Tumoren

Hämangioperizytome entsprechen solitären fibrösen Tumoren im Bereich des Körpers und werden durch Nachweis von Fusionen im Bereich der *NAB2*- und *STAT6*-Gene definiert. Sie neigen im Vergleich zu Meningeomen eher zum Rezidiv und zur Dissemination im Subarachnoidalraum. Sie werden adjuvant strahlentherapeutisch behandelt. Seltenere meningeale Tumoren sind das Melanozytom und das maligne Melanom der Meningen.

10.8.2 Tumoren der Hirnnerven, Spinalwurzeln und peripheren Nerven

Neurinome

Neurinome (Synonym Schwannome) sind die häufigsten Tumoren von Hirnnerven und Spinalwurzeln. Prädilektionsort ist der vestibuläre Anteil des N. vestibulocochlearis (> Abb. 10.9). Dennoch wird statt der korrekten und international üblichen Bezeichnung *Vestibularisschwannom* in Deutschland noch häufig von einem *Akustikusneurinom* gesprochen. Beidseitige Vestibularisschwannome sind das Kennzeichen der Neurofibromatose Typ 2 (> Kap. 19.7.1). Somatische Mutationen im *NF2*-Gen finden sich jedoch auch bei einem hohen Prozentsatz sporadischer Neurinome.

Klinik und Diagnostik   Klinisch verursachen Neurinome progrediente Hirnnervenausfälle, z. B. Hypakusis und Tinnitus, und bei Lage im Kleinhirnbrückenwinkel auch zerebelläre und Hirnstammsymptome. Neben der MRT sind akustisch evozierte Hirnstammpotenziale (AEP) und das Audiogramm weitere Teile der Diagnostik.

Neurinome treten auch spinal auf, können durch das Neuroforamen hindurch bis nach extraspinal wachsen und dabei durch ihre Taillierung das Bild der „Sanduhrgeschwulst" bieten.

Therapie   Die Therapie von größeren Neurinomen ist – wo möglich – operativ oder kombiniert operativ/radiochirurgisch. Bei kleineren Vestibularisschwannomen mit erhaltener Funktion des N. vestibulocochlearis kann man der Radiochirurgie den Vorzug geben.

Andere Tumoren

Neurofibrome sind die typischen Tumoren der Neurofibromatose Typ 1 (NF1, > Kap. 19.7.1). Dort treten sie multipel und z. T. großflächig mit Nervenplexus verwachsen als plexiforme Neurofibrome auf. Nur lokal raumfordernde Läsionen werden chirurgisch angegangen. Gefürchtet ist die maligne Transformation zu einem malignen peripheren Nervenscheidentumor.

Das **Perineurom** ist ein weiterer seltener benigner Tumor, der intraneural in der Nervenscheide wächst.

10.9 Tumoren des Plexus choroideus und intraventrikuläre Tumoren

Plexuspapillome treten überwiegend bei Kindern und Jugendlichen auf und können Liquorzirkulationsstörungen verursachen. Atypische Plexuspapillome neigen zur Aussaat, Karzinome des Plexus choroideus sind selten. Mit ventrikulärer Lage kommen daneben selten **Meningeome** und **zentrale Neurozytome** vor, vereinzelt metastasieren auch solide Tumoren in den Plexus.

10.10 Primäre ZNS-Lymphome

Ausschließlich im ZNS auftretende Lymphome werden als primäre ZNS-Lymphome (PCNSL) bezeichnet, im Gegensatz zu systemischen Lymphomen mit sekundärer zerebraler Beteiligung. Es handelt sich bei den PCNSL überwiegend um diffus-großzellige hochmaligne B-Zell-Lymphome. Bei immunsupprimierten Patienten und HIV-Infizierten ist häufig Epstein-Barr-Virus-DNA im Lymphomgewebe nachweisbar.

Klinik und Diagnostik   Die Klinik ist oft rasch progredient mit fokalen Ausfällen und Hirndrucksymptomen. Bildgebend sind multiple homogen kontrastmittelaufnehmende liquorraumnahe Läsionen typisch. Manchmal kann die Diagnose liquorzytologisch oder aus der Vitrektomie gestellt werden. Durchflusszytometrie und PCR zum Nachweis eines IG-Rearrangements werden zur Erhöhung der Sensitivität eingesetzt. Ein Ganzkörper-Staging ist zum Ausschluss eines systemischen Lymphoms erforderlich.

> **MERKE**   Die Diagnose eines PCNSL wird meistens durch eine stereotaktisch geführte Biopsie einer zerebralen Läsion gesichert. Obwohl – oder gerade weil – ZNS-Lymphome teilweise erstaunlich gut auf Kortikosteroide reagieren, sollte diese Therapie nicht vor der Biopsie begonnen werden, weil sonst die Histologie unergiebig sein kann und dadurch Diagnose und definitive Therapie verzögert werden.

Therapie   Resektionsversuche sind wegen der Tiefe und Ausdehnung in der Regel nicht sinnvoll. Die Therapie ist komplex:

- Bei Patienten unter 65 Jahren werden aggressive Polychemotherapie-Protokolle einschließlich intrathekaler Therapie oder Hochdosisprotokolle mit autologer Stammzelltransplantation und Anti-CD20-Antikörper (Rituximab) eingesetzt. Damit werden bei bis zu 50 % der Patienten Langzeitremissionen erreicht.
- Bei Patienten über 65 Jahre sind Rezidive die Regel. Hochdosis-Methotrexat stellt auch bei diesen Patienten die Basis der Therapie dar, jedenfalls wenn die Nierenfunktion dies zulässt.

Der adjuvante Einsatz der Strahlentherapie (Helmfeldbestrahlung) ist wegen der insbesondere in Kombination mit Methotrexat systemisch und intrathekal hohen Neurotoxizität mit Leukenzephalopathie und z. T. schwersten Demenzen nicht mehr als Standard anzusehen.

10.8.2 Tumoren der Hirnnerven, Spinalwurzeln und peripheren Nerven

Neurinome

Neurinome (Schwannome) gehen von Hirnnerven und Spinalwurzeln aus. Am häufigsten findet man sie am N. vestibulocochlearis → Vestibularisschwannom (alt: Akustikusneurinom).

Klinik: Hirnnervenausfälle und je nach Lage zerebelläre und Hirnstammbeteiligung
Diagnostik: MRT, ggf. AEPs und Audiogramm

Therapie: operativ, aber auch radiochirurgisch

Andere Tumoren

Multiple **Neurofibrome** sind das Merkmal einer Neurofibromatose Typ 1. **Perineurome** sind intraneurale, benigne Nervenscheidentumoren.

10.9 Tumoren des Plexus choroideus und intraventrikuläre Tumoren

Plexuspapillome sind Tumoren des Kinder- und Jugendalters, die zu Liquorzirkulationsstörungen führen können.

10.10 Primäre ZNS-Lymphome

Primäre ZNS-Lymphome treten isoliert im ZNS auf und sind hauptsächlich maligne diffus-großzellige B-Zell-Lymphome.

Klinik: fokale Ausfälle und Symptome einer Drucksteigerung
Diagnostik: In der MRT sind homogen kontrastmittelaufnehmende liquorraumnahe Läsionen typisch (→ Diagnose durch LP).
Wichtig: Ausschluss eines systemischen Lymphoms

MERKE

In der **Therapie** ist eine Resektion weniger sinnvoll.
- Patienten < 65 Jahre → Polychemotherapie (auch intrathekal), Rituximab, Stammzelltransplantation, hierunter Langzeitremission bis 50 %
- Patienten > 65 Jahre → Hochdosis-Methotrexat
Von einer Strahlentherapie wird wegen der schweren Folgeschäden abgesehen.

10.11 Hirnmetastasen, spinale Metastasen und Meningeosis carcinomatosa

10.11.1 Hirnmetastasen

Hirnmetastasen sind ca. 5-mal häufiger als hirneigene Tumoren, mit steigender Inzidenz! ZNS-Tropismus ist das Maß, wie häufig ein Tumor ins ZNS metastasiert (> Abb. 10.10).
Klinik: epileptische Anfälle (ca. 50 %), fokale Defizite und Symptome der Drucksteigerung
Diagnostik: In der MRT oft ringförmige Kontrastmittelaufnahme

ABB. 10.10

10.11 Hirnmetastasen, spinale Metastasen und Meningeosis carcinomatosa

10.11.1 Hirnmetastasen

Unter den Hirntumoren sind Hirnmetastasen systemischer Tumoren um etwa den Faktor 5 häufiger als hirneigene Tumoren. Bei etwa 25 % aller Patienten, die an malignen Erkrankungen versterben, sind autoptisch Hirnmetastasen nachweisbar. Hirnmetastasen werden häufiger, weil solide Organtumoren heute besser behandelt werden können und viele Chemotherapeutika im ZNS aufgrund der mangelnden Penetration der Blut-Hirn-Schranke weniger gut wirken. Häufigkeit und ZNS-Tropismus der Primärtumoren sind für den Anteil der einzelnen Entitäten bei den Hirnmetastasen in beiden Geschlechtern verantwortlich (> Abb. 10.10).

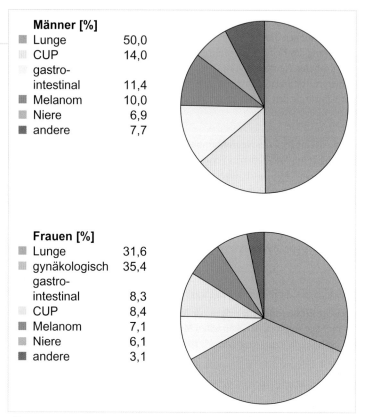

Männer [%]
Lunge	50,0
CUP	14,0
gastro-intestinal	11,4
Melanom	10,0
Niere	6,9
andere	7,7

Frauen [%]
Lunge	31,6
gynäkologisch	35,4
gastro-intestinal	8,3
CUP	8,4
Melanom	7,1
Niere	6,1
andere	3,1

Abb. 10.10 Primärtumoren von Hirnmetastasen bei Frauen und Männern; CUP = „cancer of unknown primary". [L271]

Klinik und Diagnostik Typische Symptome sind epileptische Anfälle bei etwa der Hälfte der Patienten, fokale Defizite und Zeichen der intrakraniellen Drucksteigerung. Die MRT zeigt meist ringförmig kontrastmittelaufnehmende Läsionen (> Abb. 10.11).

MERKE

MERKE Als *solitäre* Hirnmetastasen bezeichnet man einzelne Läsionen bei systemischer Tumorfreiheit, als *singulär* wird eine einzelne Hirnmetastase bei Vorhandensein systemischer Metastasen bezeichnet.

Therapie:
- generell: Stadium und Prognose des Primarius beachten; meist palliativ (Prognose bei medianer Überlebensdauer < 1 Jahr)
- Ausnahmen: Subtypen mit bestimmten Mutationen, Mammakarzinome sowie kurative Ansätze bei Germinomen, Leukämien und Lymphomen
- Resektion: bei solitären und singulären Hirnmetastasen
- Alternativ: stereotaktische Radiatio, Cyber-/Gamma-Knife. Medikamentöse Therapie je nach Primarius.

Therapie Die Therapiestrategie von Hirnmetastasen muss stets auch Stadium und Prognose der systemischen Tumormanifestationen mit einbeziehen und ist in der Regel palliativ. Ausnahmen sind Germinome, Leukämien und Lymphome, bei denen kurative Ansätze verfolgt werden.
Die **Resektion** kommt bei solitären Hirnmetastasen und singulären Hirnmetastasen mit systemisch kontrollierter Erkrankung infrage. Die adjuvante Ganzhirnbestrahlung verlängert die Zeit bis zur Progression, jedoch nicht das Gesamtüberleben und kann kognitive Defizite bis zur Demenz verursachen. Sie wird daher wenn möglich zurückgestellt. Eine Alternative oder Ergänzung zu neurochirurgischen Operationen ist – bei wenigen kleineren Metastasen – die Radiochirurgie mittels **stereotaktischer Strahlentherapie, Cyberknife-** oder **Gamma-Knife-Radiotherapie.** Die medikamentöse Tumortherapie (klassische **Chemotherapie, molekulare Therapie und Immuntherapie**) richtet sich grundsätzlich nach dem Primärtumor. Sie gewinnt auch für die Therapie von Hirnmetastasen an Bedeutung und induziert bei einigen Patienten tragfähige Remissionen.
Die **Prognose** von Patienten mit Hirnmetastasen ist dennoch insgesamt ungünstig mit einem medianen Gesamtüberleben von unter einem Jahr. Beim Mammakarzinom sowie einigen Subtypen solider Tumoren mit besseren Therapiemöglichkeiten ist die Prognose günstiger. Beispiele sind Bronchialkarzinome mit EGFR- oder ALK-Mutationen und Melanome mit *BRAF-V600E*-Mutationen.

Prophylaxe Strategien zur Prophylaxe von Hirnmetastasen durch niedrigdosierte Ganzhirnbestrahlung sind bei der akuten lymphatischen Leukämie und dem kleinzelligen Bronchialkarzinom etabliert. Die Entwicklung von Substanzen mit besserer Wirksamkeit im ZNS für die Therapie systemischer Tumoren ist Gegenstand vieler aktueller Studien.

Prophylaxe: niedrigdosierte Ganzhirnbestrahlung

10.11.2 Wirbelsäulenmetastasen

Ossäre Metastasen treten insbesondere bei Prostata- und Mammakarzinom, aber auch bei vielen anderen soliden Tumoren auf. Neurologische Störungen entstehen dabei durch Kompression des Myelons oder der Nervenwurzeln, aber auch, wenn die Dura, die Nervenwurzeln oder die Plexus infiltriert werden.

Myelonkompression Von besonderer Bedeutung ist eine Myelonkompression mit akuter Querschnittssymptomatik, weil hier nur höchstens 12–24 Stunden für eine Dekompression bleiben, bevor das Myelon irreversibel geschädigt ist (> Abb. 10.11). Zur antiödematösen Therapie werden hochdosierte Kortikosteroide eingesetzt (Dexamethason 3 × 8 mg/d und darüber).

Kauda- und Konus-Syndrom Das Cauda-equina-Syndrom wird durch eine diffuse Infiltration oder Kompression der Kaudafasern unterhalb des Conus medullaris verursacht und ist durch schlaffe Paraparese, Reflexausfall, Reithosenanästhesie, Blasen- und Mastdarmstörungen sowie Schmerzen gekennzeichnet. Eine isolierte Kompression des Conus medullaris kann sich durch eine langsam progrediente Inkontinenz ohne Schmerzen manifestieren (Konus-Syndrom), ist jedoch in der Regel mit einem Cauda-equina-Syndrom assoziiert. Neben der operativen Entlastung – sofern indiziert und möglich – kann die Strahlentherapie oft die Progression aufhalten und symptomatisch Besserung bringen.

Tumoren der Schädelbasis Chordome, Chondrome, Chondroblastome, Epidermoide und Teratome der Schädelbasis und der Nasennebenhöhlen können Strukturen des zentralen oder peripheren Nervensystems in Mitleidenschaft ziehen.

10.11.2 Wirbelsäulenmetastasen
Ossär in die Wirbelsäule metastasieren vorwiegend Prostata- und Mammakarzinome. Defizite entstehen dann durch die Kompression von Myelon oder Nervenwurzeln. Wichtig zu wissen: Eine Myelonkompression mit akuter Querschnittssymptomatik ist ein Notfall (12–14 h Zeit für eine Dekompression!). Auch möglich ist ein Kauda- und Konus-Syndrom → Therapie operativ oder Bestrahlung. Tumoren der Schädelbasis können Ausfälle von Hirnnerven verursachen.

ABB. 10.11

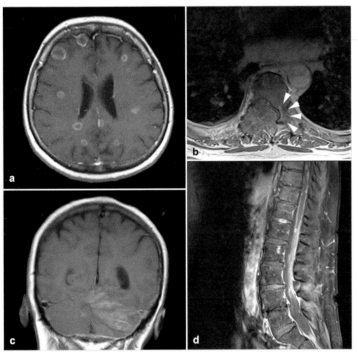

Abb. 10.11 Hirnmetastasen, spinale Metastasen und Meningeosis carcinomatosa in der MRT. a Multiple Hirnmetastasen bei kleinzelligem Bronchialkarzinom. T1-Wichtung mit Kontrastmittel. **b** Spinale epidurale Metastase mit Kompression des Duraschlauchs (Pfeilspitzen). **c** Meningeosis carcinomatosa vom adhärenten Typ mit kontrastmittelaufnehmenden Tumorbelägen auf den Foliae des Zerebellums. T1-Wichtung mit Kontrastmittel. **d** Spinale Meningeosis carcinomatosa vom adhärenten Typ mit Kontrastmittelaufnahme der Kaudafasern und soliden nodulären spinalen Auflagerungen. T1-Wichtung mit Kontrastmittel.

10.11.3 Meningeosis carcinomatosa

Die Meningeosis carcinomatosa oder Meningeosis neoplastica bezeichnet den meist im Spätstadium auftretenden Befall der Leptomeningen und des Liquors mit Tumorzellen. Sie ist möglich bei:

- soliden Tumoren (am häufigsten Mamma- und Bronchialkarzinom, seltener Melanome, Ovarialtumoren, kolorektale Karzinome und andere)
- hirneigenen Tumoren (besonders bei Medulloblastomen und Ependymomen, auch bei Oligodendrogliomen, Glioblastomen und anderen Gliomen)
- meningealen Tumoren und hier insbesondere bei Hämangioperizytomen

Hämatologische Neoplasien stellen einen besonderen Typ der Meningeosis dar, die auch als Meningeosis lymphomatosa bezeichnet wird und in vielen Fällen mit einer besseren Prognose als die Meningeosis bei

10.11.3 Meningeosis carcinomatosa
Meningeosis carcinomatosa ist der tumoröse Befall von Hirnhäuten und Liquor durch solide, hirneigene oder meningeale Tumoren. Bei hämatologischen Tumoren spricht man von **Meningeosis lymphomatosa** (mit besserer Prognose). Ähnliches gilt für Medulloblastome und Germinome.

Klinik: Schmerzen im Nacken und Zeichen der Drucksteigerung durch Liquormalresorption. Häufig auch Ausfälle von Hirnnerven oder spinaler Funktionen.

Diagnostik:
- MRT: Frage nach meningealen Kontrastmittelanreicherungen, diffusem Befall des Subarachnoidalraums (non-adhärenter Typ) und Liquorzirkulationsstörungen
- Lumbalpunktion: obligat (mit Messung des Eröffnungsdrucks); Tumorzellen im Liquor sind beweisend, aber nicht immer vorhanden
- Staging: immer erforderlich, da die Therapie vom Gesamtkontext abhängt

Therapie:
- intrathekale Therapie: beim non-adhärenten Typ oder Liquoraufstau, ansonsten Strahlentherapie
- Chemotherapie: als Alternative oder im Anschluss bei Patienten mit fortgeschrittener Erkrankung
- Wichtig: pragmatische Symptomkontrolle (z. B. Shuntanlage)

Prognose: insgesamt schlecht, aber z. B. bei Mammakarzinomen sind lange Remissionen möglich

soliden Tumoren vergesellschaftet ist. Auch bei Germinomen und Medulloblastomen ist ein kurativer Ansatz bei einer Meningeosis nicht ausgeschlossen.

Klinik   Häufig sind Nackenschmerzen als Ausdruck der meningealen Reizung und Übelkeit, Erbrechen und Kopfschmerzen als Zeichen des durch die Liquorzirkulationsstörung verursachten gesteigerten intrakraniellen Drucks. Auch Hirnnervenausfälle und spinale Defizite einschließlich Blasen-Mastdarm-Störungen und Konus-/Kauda-Symptomatik durch lokale Infiltration und Kompression sind häufig.

Diagnostik   Die Diagnostik umfasst Bildgebung, Liquordiagnostik und systemisches Staging:
- Die **MRT** (mit Kontrastmittel) sollte die gesamte Neuroachse erfassen. Beim soliden Typ der Meningeosis finden sich flächenhafte, kontrastmittelaffine Strukturen meist im Bereich der Schädelbasis (> Abb. 10.11), beim non-adhärenten Typ ein vorwiegend diffuser Befall des Subarachnoidalraums. Wichtig ist es, bildgebende Hinweise auf eine Liquorzirkulationsstörung (Erweiterung der Seitenventrikel, „Kappen" an den Vorderhörnern) zu erkennen.
- Bei der **Lumbalpunktion** ist die Messung des Eröffnungsdrucks relevant, die durch die MRT nicht ersetzt werden kann. Der Nachweis von Tumorzellen im Liquor ist beweisend für die Meningeosis, gelingt jedoch auch bei wiederholter Punktion nicht immer.
- An **weiterer Diagnostik** werden vor allem bei Lymphomen Durchflusszytometrie und PCR zum Nachweis eines IG-Rearrangements zur Erhöhung der Sensitivität eingesetzt. Bei Keimzelltumoren können AFP und β-HCG erhöht sein.
- Ein **systemisches Staging** sollte immer Teil der Diagnostik sein. Bei etwa der Hälfte der Patienten mit Meningeosis carcinomatosa kommen gleichzeitig solide zerebrale und/oder spinale Metastasen vor, zwei Drittel der Patienten mit leptomeningealer Metastasierung haben auch systemische Metastasen. Dies ist für den Therapiealgorithmus von entscheidender Bedeutung.

Therapie   Die Therapie der Meningeosis ist schwierig. Dennoch werden auch bei Patienten mit soliden Tumoren, insbesondere bei Mammakarzinomen, zum Teil lang anhaltende Remissionen erreicht. Grundsätzlich orientiert man sich am Typ der Meningeosis, am Vorhandensein solider Metastasen und am systemischen Tumorstatus. Eine **intrathekale Therapie** ist vor allem dann in Erwägung zu ziehen, wenn ein isolierter non-adhärenter Typ der Meningeosis ohne Liquorzirkulationsstörung vorliegt. Bei allen anderen Typen der Meningeosis ist die **Strahlentherapie** in Form einer Helmfeldbestrahlung die Therapie der Wahl. Sie erreicht auch häufig eine rasche Symptomkontrolle. Symptomatische spinale Bereiche können parallel bestrahlt werden, z. B. bei Cauda-equina-Syndrom. Eine Bestrahlung der gesamten Neuroachse wird jedoch nicht durchgeführt. Alternativ oder sequenziell zur Strahlentherapie kann vor allem beim soliden Typ oder bei gleichzeitig vorliegenden Hirnmetastasen oder systemischem Progress eine **systemische Chemotherapie** sinnvoll sein. Über die Wirksamkeit neuer zielgerichteter Therapien mit Antikörpern oder kleinen Molekülen liegen bislang nur Einzelbeobachtungen vor. Insbesondere bei chemotherapiesensiblen Tumoren oder bekannten Driver-Mutationen mit verfügbarer molekularer Therapie werden jedoch klinisch relevante Erfolge erzielt.

Angesichts der schlechten Prognose sollten die Möglichkeiten der symptomatischen Therapie ausgeschöpft werden. Hierzu gehört auch die Anlage eines ventrikuloperitonealen Liquorshunts bei Liquoraufstau. Daneben sind Schmerztherapie, Kontrolle von Anfällen sowie pflegerische und psychoonkologische Versorgung von großer Bedeutung.

Neurologische Folgen vor allem bei der Radiatio und der systemischen und intrathekalen Chemotherapie.
- typisch: Leukenzephalopathien, Strahlennekrosen und demenzielle Syndrome, aber auch Seh- und Hörstörungen (> Tab. 10.7)
- Bestrahlung: zerebrale Zweittumoren
- Zytostatika: u. a. Ataxien, Enzephalopathien, Hirninfarkte, Seh- und Hörstörungen und – besonders häufig – chemotoxische Polyneuropathien!
- intrathekale Gabe: Myelopathie

10.12 Neurologische Folgen onkologischer Therapien

Nebenwirkungen der Therapie systemischer Tumoren ziehen regelmäßig das periphere oder zentrale Nervensystem in Mitleidenschaft.

Neuroonkologie

Im Vordergrund stehen die Folgen der Strahlentherapie von Gehirn und Rückenmark, deren Häufigkeit durch zusätzliche Systemtherapie und vor allem durch intrathekale Therapie erhöht wird. Dies sind Leukenzephalopathien, Strahlennekrosen und – vor allem nach Ganzhirnbestrahlung – zum Teil schwerste demenzielle Syndrome. In Abhängigkeit von der Größe des Bestrahlungsfelds können aber auch nach lokaler fraktionierter Bestrahlung im Verlauf von Jahren langsam progrediente kognitive Defizite auftreten. Diese betreffen vor allem die Bereiche Aufmerksamkeit, Arbeitsgedächtnis und psychomotorisches Tempo. Risikostrukturen mit besonderer Sensitivität gegenüber Bestrahlung sind auch der N. opticus, der N. vestibulocochlearis sowie Hirnstamm und Rückenmark. Im peripheren Nervensystem sind vor allem Plexusschäden durch Strahlentherapie gefürchtet. Mit langer Latenz nach Bestrahlung des Schädels kommen auch Zweittumoren vor, insbesondere Meningeome. Bei Therapie mit Angiogeneseinhibitoren kommen vermehrt vaskuläre Komplikationen (Blutungen, Infarkte und Embolien sowie Thrombosen) und Wundheilungsstörungen vor.

Internistische Onkologie

Verschiedene Zytostatika können akute, subakute und chronische Enzephalopathien auslösen (> Tab. 10.7). Auch zerebrale Infarkte und Ataxien kommen vor. Hirnnervenschäden betreffen am häufigsten den

N. vestibulocochlearis, aber auch Optikusneuropathien werden beobachtet. Am Rückenmark und peripheren Nervensystem sind Polyneuropathien die häufigsten Therapiefolgen. Dabei reicht das Spektrum von milden, distal-symmetrischen Sensibilitätsstörungen bis zu schweren sensomotorischen Defiziten. Auch autonome Neuropathien treten auf. Gefürchtet vor allem bei intrathekaler Therapie ist die Myelopathie, häufiger ist ein meningealer Reizzustand.

Tab. 10.7 Neurologische Folgen onkologischer Therapien.

Neurologische Störung	Typische auslösende Substanzen
Enzephalopathie	Methotrexat, Ifosfamid, Capecitabine
Myelopathie	Methotrexat, Ara-C intrathekal
Ototoxizität	Cisplatin
Myositis	Gemcitabine
Polyneuropathie	Cisplatin, Taxane, Bortezomib, Vincristin

TAB. 10.7

MERKE Manche Substanzen sind bei versehentlicher intrathekaler Injektion sehr toxisch, Vincristin insbesondere verursacht immer wieder tödliche Zwischenfälle.

MERKE

ÜBUNGSFRAGEN FÜRS MÜNDLICHE MIT LÖSUNGSHILFEN

1. Das Glioblastom ist der häufigste hirneigene Tumor beim Erwachsenen. Beschreiben Sie die Prognose, Therapie der Wahl und diesbezügliche Bedeutung molekularpathologischer Befunde.

Die mediane Überlebenszeit ab Diagnosestellung liegt trotz gewisser therapeutischer Fortschritte nur bei etwa einem Jahr. Therapie der Wahl ist die möglichst weitgehende neurochirurgisch-mikrochirurgische Resektion (unter möglichster Schonung strategischer Rindenbezirke und Bahnsysteme), gefolgt von einer adjuvanten Radiotherapie mit 60 Gray auf die erweiterte Tumorregion mit konkomitanter (während der Radiatio) und adjuvanter Temozolomid-Chemotherapie. Für das Ansprechen auf diese radiochemotherapeutische Kombination hat der molekularpathologische Befund einer Methylierung des MGMT-Promotors im Tumorgewebe eine hohe Bedeutung (besseres Ansprechen bei vorhandener Methylierung).

2. Das Medulloblastom kommt vor allem im Kindesalter vor. Beschreiben Sie seine typische Lokalisation, die daraus resultierenden Ausfälle und seine Therapie der Wahl.

Es handelt sich um einen embryonalen „Mittellinientumor" meist des Vermis cerebelli. Im Verlauf seines Wachstums kommt es daher zu zerebellärer Ataxie und/oder Zeichen der intrakraniellen Drucksteigerung infolge eines Verschlusshydrozephalus durch Verlegung des IV. Ventrikels. Therapie der Wahl ist im Kindesalter die mikrochirurgisch-makroskopische Komplettresektion mit anschließender Polychemotherapie und Strahlentherapie (nicht bei Kleinkindern) der Neuroachse (spinale Abtropfmetastasen). Bei ca. 50 % der Patienten wird so eine Heilung erreicht, was das Medulloblastom von anderen hirneigenen Tumoren des WHO-Grades IV positiv und modellhaft abhebt.

3. Welche Malignome verursachen am häufigsten Hirnmetastasen und eine Meningeosis carcinomatosa?

Sowohl bei den Hirnmetastasen als auch bei der Meningeosis carcinomatosa führen in absoluten Zahlen die Lungenkarzinome (bei Männern 50 %, bei Frauen 32 % aller Hirnmetastasen) und das Mammakarzinom (bei Frauen 35 %). Typisch und häufig sind darüber hinaus Hirnmetastasen bei Melanomen, gastrointestinalen Tumoren und beim CUP-Syndrom mit unbekanntem Primarius.

IMPP-Schwerpunkte

!!! Meningeome
!! klinisches Management bei raumfordernden Prozessen; Symptome, Histologie und Therapie des Astrozytoms

NKLM-Lernziele

Eine Übersicht der dem Fach zugeordneten NKLM-Lernziele findest Du im Anhang ab Seite 510.

KAPITEL 11

Erkrankungen des Liquorkreislaufs

Andreas Raabe, Helmuth Steinmetz

Veränderungen des Wassermantels um unser Gehirn können dramatische Folgen haben, denn bei einer Druckerhöhung droht die Einklemmung des Hirnstamms und damit der Tod. Deshalb müssen bei typischen Anzeichen für gesteigerten intrakraniellen Druck bei dir die roten Lichter aufleuchten: Übelkeit, Erbrechen, Vigilanzstörung, Stauungspapille und Bradykardie sind deutliche Zeichen, dass es dem Patienten sehr schlecht geht! In diesem Fall sollte schnellstmöglich interveniert und der Druck entlastet werden! Die das Hirn und Rückenmark umspülende Körperflüssigkeit ist eine wichtige Stütze der Diagnostik in der Neurologie und ihre wichtigsten Veränderungen sollten dir bekannt sein!

Gehirn und Rückenmark sind vollständig von Liquor cerebrospinalis umgeben. Hauptfunktion des Liquors ist der Schutz des Gehirns vor Erschütterungen, indem er die Gewichtskraft des ca. 1,5 kg schweren zentralen Nervensystems verringert (Archimedes-Prinzip).

11.1 Physiologie

Die inneren Liquorräume werden von den 4 Ventrikeln des Gehirns und ihren Verbindungen untereinander gebildet. Der äußere Liquorraum entspricht dem Subarachnoidalraum. Er umgibt das gesamte kraniale und spinale zentrale Nervensystem sowie die Hirnnerven und Nervenwurzeln proximal ihres Durchtritts durch die Dura mater.

Produktion   Der Liquor cerebrospinalis wird konstant mit einer Rate von ca. 0,3 ml pro Minute produziert (ca. 450 ml/d). Der größte Teil stammt aus der aktiven, energieabhängigen Produktion im Plexus choroideus, ein kleinerer Teil aus der interstitiellen Flüssigkeit des Gehirns. Die Produktion ist *unabhängig vom Liquordruck* und sinkt nur, wenn die Durchblutung des Plexus choroideus abfällt.

Zirkulation   Der Liquor fließt durch die Ventrikel in den Subarachnoidalraum: Seitenventrikel → Foramen Monroi → III. Ventrikel → Aquädukt → IV. Ventrikel → Foraminae Luschkae/Magendii → Cisterna magna → Subarachnoidalräume (> Abb. 11.1).

Resorption   Nach der Zirkulation wird der Liquor in den Granulationes arachnoidales an der Gehirnkonvexität resorbiert, in kleinerer Menge auch von den spinalen Wurzelscheiden. Da es bis auf sehr seltene Ausnahmen (Plexuspapillom) keine erhöhte Liquorproduktion gibt (und eine solche bei intakter Li-

11.1 Physiologie

Der innere Liquorraum sind die 4 Ventrikel, der äußere ist der Subarachnoidalraum. Ungeachtet des Drucks werden vor allem durch den Plexus choroideus ca. 450 ml Liquor/Tag produziert. Die Zirkulation verläuft von den Seitenventrikeln über III. und IV. Ventrikel zum Subarachnoidalraum, wo der meiste Liquor in den Granulationes arachnoidales resorbiert wird (> Abb. 11.1). Zirkulations- und Resorptionsstörungen sind weitaus häufiger als eine Liquorüberproduktion.

ABB. 11.1

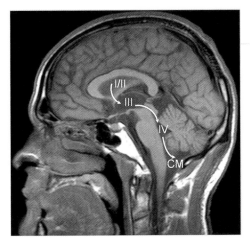

Abb. 11.1 Liquorfluss vom Plexus choroideus bis in den Subarachnoidalraum. Von der Cisterna magna aus (CM) verteilt sich der Liquor in den Subarachnoidalraum nach spinal, entlang der Schädelbasis und der Konvexität, wo er in die Granulationes arachnoidales und den Sinus sagittalis übertritt.

Aus Studentensicht

11.2 Hydrozephalus

11.2.1 Hydrocephalus occlusus (Verschluss-hydrozephalus)

Klinik: gesteigerter Hirndruck
Diagnostik: CT und MRT zeigen eine transependymale Liquordiapedese bei weiten inneren und engen äußeren Liquorräumen (➤ Abb. 11.2).
Cave: Bei möglichem Hydrocephalus occlusus ist eine Lumbalpunktion kontraindiziert!

ABB. 11.2

MERKE

Therapie: notfallmäßige Ableitung durch externe Ventrikeldrainage, internen Shunt oder endoskopische Ventrikulozisternostomie

Ursachen: Tumoren, Blutungen, membranöse Aquäduktstenosen und Kolloidzysten im III. Ventrikel → Blockade der Zirkulation im inneren Liquorraum (Einbahnstraße)

quorresorption symptomlos bleibt), beschränken sich die Erkrankungen des Liquorkreislaufs auf Blockaden der Liquorwege oder Resorptionsstörungen.

11.2 Hydrozephalus

11.2.1 Hydrocephalus occlusus (Verschlusshydrozephalus)

Klinik und Diagnostik

Symptome   Typisch ist die Symptomatik eines gesteigerten intrakraniellen Drucks (➤ Tab. 11.1, ➤ Kap. 1.10). Diese Symptomatik ist oft dramatisch!

Bildgebung   Die CT (meist als Notfalluntersuchung) oder die MRT zeigen gestaute Ventrikel mit periventrikulärer Liquordiapedese (CT: subependymale Hypodensitäten; MRT: subependymale T2-gewichtete Hyperintensitäten). Distal des Verschlussortes sind die Ventrikel enggestellt. Die äußeren Liquorräume sind verengt, oft kaum sichtbar und zusammengepresst (➤ Abb. 11.2).

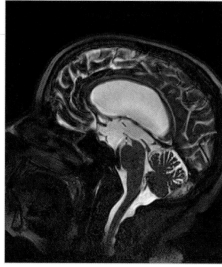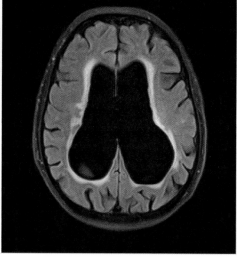

Abb. 11.2 Hydrocephalus occlusus in der T2-gewichteten MRT mit Aquäduktstenose (Pfeil) und konsekutivem Aufstau der Seitenventrikel und des III. Ventrikels bei normalen infratentoriellen Liquorräumen. [P318]

Weitere Diagnostik   Eine Lumbalpunktion ist kontraindiziert, wenn ein Hydrocephalus occlusus möglich ist. Grund ist die Gefahr der transtentoriellen Herniation.

> **MERKE**   Es gibt immer eine Ursache. Zur Abklärung ist nach notfallmäßiger Ableitung des Liquors eine MRT indiziert.

Therapie

Der gestaute Liquor wird notfallmäßig abgeleitet. Dies ist möglich durch
- eine externe Liquordrainage vom rechten Seitenventrikel nach außen
- einen internen ventrikuloperitonealen Shunt mit eingebautem Ventil
- eine innere Ableitung durch eine endoskopische Ventrikulozisternostomie (der III. Ventrikel wird mit den basalen subarachnoidalen Zisternen verbunden; ist Therapie der Wahl bei Ursache distal des III. Ventrikels)

Ätiopathogenese

Jede Verlegung des Liquors auf seinem Weg, der bis zum IV. Ventrikel eine Einbahnstraße ist, führt durch die konstante Produktion von Liquor zu einem Stau vor dem Hindernis. Dementsprechend sind die Ventrikel vor dem Abflusshindernis erweitert und dahinter enggestellt. Häufige Ursachen einer solchen Verlegung sind:
- Tumoren (intraventrikuläre Tumoren wie z. B. Ependymome und alle Tumoren, die den Aquädukt verlegen, z. B. Pinealistumoren oder Hirnstammgliome)
- intraventrikuläre Blutung oder Hirnstammblutung mit Aquäduktverlegung
- Aquäduktstenose durch Membranen
- Kolloidzyste im III. Ventrikel mit Verlegung der Foramina Monroi

11.2.2 Hydrocephalus malresorptivus

Klinik und Diagnostik

Symptome Typische Symptome sind Kopfschmerzen, Verlangsamung, Somnolenz, Sopor, Doppelbilder und Inkontinenz (➤ Tab. 11.1).

Bildgebung In der CT (➤ Abb. 11.3) oder MRT sind anders als beim Hydrocephalus occlusus alle Ventrikel und die inneren Liquorräume sichtbar erweitert. Die Ventrikel weisen ebenfalls oft Zeichen periventrikulärer Liquordiapedese auf (CT: subependymale Hypodensitäten; MRT: subependymale T2-gewichtete Hyperintensitäten). Die äußeren Liquorräume sind wie beim Hydrocephalus occlusus verengt, oft kaum sichtbar und zusammengepresst.

11.2.2 Hydrocephalus malresorptivus

Klinik: Kopfschmerzen, Vigilanz ↓, Inkontinenz, Doppelbilder
Diagnostik:
- in CT und MRT ist der gesamte innere Liquorraum erweitert (➤ Abb. 11.3), der äußere verengt und eine transependymale Liquordiapedese häufig
- Liquorpunktion: erhöhter Eröffnungsdruck (› 15 mmHg; › 20 cm H$_2$O)

Therapie: Versorgung mit einem ventrikuloperitonealen Shunt

ABB. 11.3

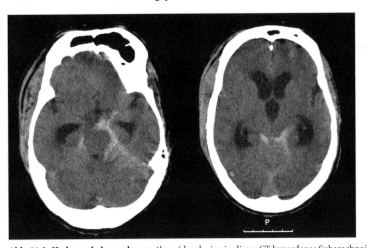

Abb. 11.3 Hydrocephalus malresorptivus (durch eine in dieser CT hyperdense Subarachnoidalblutung) mit Erweiterung der inneren Liquorräume und einem ballonierten III. Ventrikel.

LERNTIPP Die Unterscheidung zwischen einem Hydrocephalus occlusus und malresorptivus anhand der Bildgebung kann schwer sein. Entscheidend ist der Nachweis eines Zirkulationshindernisses in der MRT oder ein indirekter Hinweis hierauf, wie z. B. eine Weitstellung eines Ventrikels vor und eine Engstellung hinter dem vermuteten Verschluss.

MERKE Der Hydrocephalus malresorptivus führt zu einer in der CT und MRT sichtbaren Erweiterung aller Ventrikel bei gleichzeitiger Volumenabnahme des äußeren Liquorraums vor allem über den Großhirnhemisphären (verstrichene Sulci).

MERKE

Tab. 11.1 Synopsis der Liquorzirkulationsstörungen.

TAB. 11.1

Störung	CT	Druck	Symptome	Bild
Hydrocephalus occlusus	Ventrikel vor dem Hindernis erweitert, hinter dem Hindernis eng, Sulci eng	↑↑	Kopfschmerzen, Übelkeit, Erbrechen, Bradykardie, Bewusstseinstrübung bis Koma	➤ Abb. 11.2
Hydrocephalus malresorptivus	alle Ventrikel erweitert, oft auch Aquädukt, Sulci aber eng	↑	Kopfschmerzen, Müdigkeit, Inkontinenz	➤ Abb. 11.3
Normaldruckhydrozephalus	alle Ventrikel erweitert, externe Liquorräume basal weit, Sulci über der Großhirnkonvexität dagegen verstrichen	=	Trias: Gangstörung, Inkontinenz, Demenz	➤ Abb. 11.4
idiopathische intrakranielle Hypertension	Liquorräume normal weit	↑	Visusminderung und Gesichtsfelddefekte, Kopfschmerz	
Liquorverlustsyndrom	alle Ventrikel eng, subdurale Hygrome oder Hämatome möglich, durales Enhancement nach Kontrastmittelgabe, Sulci auch eng	↓↓	im Liegen beschwerdefrei, starke Kopfschmerzen beim Aufsetzen, Übelkeit, Abduzensparese	➤ Abb. 11.5

Weitere Diagnostik Bei der Lumbalpunktion ist der Druck erhöht (> 15 mmHg; > 20 cm H$_2$O). Vor einer Lumbalpunktion ist jedoch eine Bildgebung erforderlich, um einen Verschlusshydrozephalus auszuschließen.

Therapie

Die dauerhafte Therapie besteht aus einer inneren Liquorableitung über einen ventrikuloperitonealen Shunt.

Ursache: Störung der Liquorresorption in den Granulationes arachnoidales durch Blut oder Entzündung nach Trauma, SAB oder Meningitis

11.2.3 Normaldruckhydrozephalus

Klinik: Typisch ist die Hakim-Trias: progrediente Gangstörung, Inkontinenz und subkortikale Demenz

PRAXISTIPP

Ätiopathogenese

Durch Blutungen oder Entzündungen können die Granulationes arachnoidales verkleben und der Abflusswiderstand zunehmen. Deshalb muss der Liquordruck zunehmen, damit die gleiche Menge abfließt. Da die Liquormenge täglich konstant produziert wird (s. o.), erhöht sich der intrakranielle und intraspinale Liquordruck dauerhaft auf Werte > 15 bis ca. 30 mmHg (Normalwert = < 15 mmHg oder ≤ 20 cm H$_2$O). Häufigste Ursachen sind das Schädel-Hirn-Trauma (> Kap. 17.1), die Subarachnoidalblutung (> Kap. 5.1.2) und die Meningitis (> Kap. 6.3.1).

11.2.3 Normaldruckhydrozephalus

Klinik und Diagnostik

Symptome Die betroffenen Patienten sind meistens älter und entwickeln im Unterschied zum akuten Hydrocephalus malresorptivus eine schleichend progrediente Gangstörung, Inkontinenz und schließlich Demenz (> Tab. 11.1, „Hakim-Trias"):

- Gangstörung: breitbasig-ataktisches („frontales", „dysbasisches") Gangbild
- Inkontinenz: häufig imperativer Harndrang, später Harninkontinenz
- Demenz: Es dominieren Antriebsarmut, Aufmerksamkeitsstörungen, Störungen bei der Planung und Ausführung komplexer Handlungsfolgen und Gedächtnisstörungen („dysexekutives Syndrom", „subkortikale Demenz" [> Kap. 12.7.2]).

> **LERNTIPP** Berichten Patient oder Angehörige von Gangstörungen, Inkontinenz und demenziellen Anzeichen (Hakim-Trias), sollte man aufhorchen und ein Bild vom Kopf veranlassen! Nicht selten werden nur die einzelnen Symptome behandelt anstatt das Krankheitsbild als solches.

> **PRAXISTIPP**
>
> **Gangbild bei Normaldruckhydrozephalus**
>
> Kennzeichnend ist ein breitbasig-ataktisches („frontales", „dysbasisches") Gangbild. Es ist im Vergleich zum Gangbild beim Morbus Parkinson breitbasiger (Parkinson: engbasig) und wird nicht von Rigor und Tremor begleitet.

Diagnostik und Therapie: in CT und MRT erweiterte innere und normale bis enge äußere Liquorräume bei Liquordruck im oberen Normbereich (> Abb. 11.4) → durch Liquorablassversuch von 30–50 ml oder lumbale Drainage über 3 Tage wird eine mögliche Verbesserung in Gangprüfung und Mini-Mental-Status-Test geprüft → Erwägung eines ventrikuloperitonealen Shunts

ABB. 11.4

Diagnostik Typisch ist die Symptomenkonstellation von Gangstörung, Inkontinenz und Demenz in Kombination mit einem typischen CT- oder MRT-Bildbefund von erweiterten inneren und engen äußeren Liquorräumen über den Konvexitäten (> Abb. 11.4). Vor der Lumbalpunktion werden eine standardisierte Gangprüfung (Schrittzahl für Drehung und 30 m Gehstrecke) und ein Mini-Mental-Status-Test (MMST) durchgeführt. Bei der Lumbalpunktion liegt der Liquordruck im oberen Normbereich (also unter 15 mmHg); erhöhte Werte treten vermutlich nur kurzzeitig auf. Der sich anschließende Liquorablassversuch beinhaltet die Entnahme von 30–50 ml oder 3-tägige lumbale Drainage von 120–240 ml Liquor pro Tag (Letzteres ist sensitiver). Nach dieser Liquorentnahme werden die Gangprüfung und der MMST wiederholt.

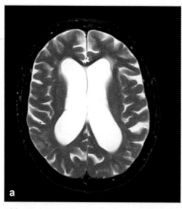 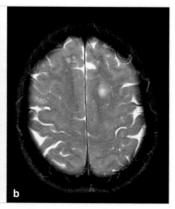

Abb. 11.4 Typischer Befund eines Normaldruckhydrozephalus in der Nativ-CT. a Die inneren Liquorräume sind erweitert. **b** Die Sulci über den Konvexitäten sind mehrheitlich eng, einzelne aber erweitert (alternierende Sulcusweite). [P318]

MERKE

> **MERKE** Der Normaldruckhydrozephalus zählt zu den behandelbaren Demenzursachen und sollte nicht übersehen werden.

Therapie

Bessern sich Gangstörung und Demenz unter dem Liquorablassversuch, sprechen die Patienten in der Regel therapeutisch gut auf eine dauerhafte innere künstliche Liquorableitung an. Dazu wird ein Silikonschlauch mit eingebautem festem oder verstellbarem Druckstufenventil vom rechten Seitenventrikel subkutan bis in das Peritoneum verlegt (ventrikuloperitonealer Shunt).

Ätiopathogenese

Es handelt sich hierbei um eine Unterform des Hydrocephalus malresorptivus, die klinisch und radiologisch definiert wird. Ursachen einer Liquorresorptionsstörung wie beim Hydrocephalus malresorptivus finden sich meistens nicht. Durch die Erweiterung der Seitenventrikel werden frontale Marklagerbahnen gedehnt, was die Gangstörung und die Inkontinenz hervorruft.

Ätiopathogenese: Unterform des Hydrocephalus malresorptivus ohne Nachweis einer Resorptionsstörung

11.3 Idiopathische intrakranielle Hypertension

11.3 Idiopathische intrakranielle Hypertension

Klinik und Diagnostik

Symptome Am häufigsten sind junge und übergewichtige Frauen betroffen, häufig nach einem deutlichen Gewichtsanstieg in den Monaten vor dem Beginn der Symptomatik. Zur Symptomatik gehören (➤ Tab. 11.1):
- Sehstörungen, meistens infolge einer Stauungspapille beidseits
- Kopfschmerzen
- in der Regel keine anderen neurologischen Ausfälle (N.-abducens-Parese als Folge der intrakraniellen Drucksteigerung möglich)

Bildgebung Die äußeren und inneren Liquorräume sind in der CT oder MRT normal weit. Ausnahme ist ein „empty sella"-Zeichen durch druckbedingte Vorwölbung des basalen Liquorraums in die Sella turcica. In der CT oder MRT müssen intrakranielle Tumoren als Ursache der Liquordrucksteigerung ausgeschlossen werden. Eine Sinus-Venen-Thrombose wird mittels der MRT ausgeschlossen.

Lumbalpunktion Der Liquordruck liegt über 15 mmHg, der sonstige Liquorbefund ist normal.

Ophthalmologische Untersuchung Bei 90 % der Patienten ist eine Stauungspapille nachzuweisen. Sie geht mit einer Visusminderung und/oder einem Gesichtsfelddefekt einher (vergrößerte blinde Flecke).

DSA Wenn die Sehstörungen trotz bisheriger Therapie progredient sind, ist eine DSA mit Messung des venösen Druckgradienten im Sinus transversus und sigmoideus indiziert. Eine fokale Sinusstenose wird zunehmend als Ursache identifiziert.

Die idiopathische intrakranielle Hypertension (alt: Pseudotumor cerebri) tritt am häufigsten bei jungen, adipösen Frauen auf.
Klinik: Sehstörungen (90 % Stauungspapille), Kopfschmerzen, evtl. N.-abducens-Parese.
Diagnostik: „empty sella" in der Bildgebung, die Liquorräume sind aber normal weit. Liquordruck › 15 mmHg

> **MERKE** Die idiopathische intrakranielle Hypertension ist eine intrakranielle und intraspinale Drucksteigerung ohne in der CT und MRT sichtbare Veränderung der inneren oder äußeren Liquorräume. Die Diagnose erfordert den Nachweis eines erhöhten Liquordrucks – bei sonst normalem Liquorbefund – sowie den Ausschluss intrakranieller Tumoren und einer Sinus-Venen-Thrombose (MRT oder CT).

MERKE

Therapie

Da die Erkrankung oft von alleine ausheilt und meist nicht länger als 3–12 Monate dauert, hängt die Aggressivität der Behandlung von der Stärke der ophthalmologischen Symptome ab. Eine engmaschige augenärztliche Kontrolle ist notwendig. Therapeutische Maßnahmen sind:
- Gewichtsabnahme
- Acetazolamid oder Topiramat zur Senkung des Liquordrucks
- wiederholte Lumbalpunktion (als Krisenmanagement)
- ventrikuloperitonealer Shunt
- Stenting einer fokalen Sinusstenose bei Druckgradienten > 20 mmHg

Therapie: oft selbstlimitierender Verlauf (3–12 Monate). Therapiemaßnahmen: Gewichtsabnahme, Acetazolamid, Topiramat, Lumbalpunktionen, VP-Shunt, Stenting bei fokaler Sinusstenose

Ätiopathogenese

Diese auch „benigne intrakranielle Hypertension" oder (älter) Pseudotumor cerebri genannte Erkrankung beruht auf einer Erhöhung des Drucks im gesamten liquorführenden System, ohne dass die inneren oder äußeren Liquorräume eingeengt oder erweitert wären. Die Ätiologie und Pathophysiologie der Erkrankung ist nicht geklärt, allerdings wird zunehmend eine venöse Hypertension diagnostiziert (s. o.).

Ätiopathogenese: Der Druck im gesamten Liquorsystem ist erhöht ohne radiologische Zeichen einer Erweiterung. Häufig findet sich eine venöse Hypertension als Ursache.

11.4 Liquorunterdrucksyndrom

11.4 Liquorunterdrucksyndrom

Klinik und Diagnostik

Symptome Leitsymptom sind lageabhängige Kopfschmerzen, die sich im Liegen bessern und im Sitzen oder Stehen verschlimmern (➤ Tab. 11.1). Die Patienten klagen außerdem gelegentlich über Doppelbilder (durch Zugwirkung auf die Augenmuskelnerven, vor allem auf den N. abducens).

Klinik: Leitsymptom sind lageabhängige Kopfschmerzen mit Verbesserung im Liegen.

ABB. 11.5

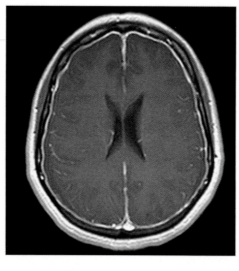

Abb. 11.5 **Liquorverlustsyndrom.** Das durale Kontrastmittel-Enhancement ist charakteristisch.

Bildgebung In der MRT zeigt sich eine durale Kontrastmittelanreicherung, subdural sind evtl. Flüssigkeitskollektionen (Hygrom oder chronisch subdurales Hämatom) nachweisbar (> Abb. 11.5). Der Pons ist abgeplattet und liegt dem Clivus auf. Die basalen Zisternen sind aufgebraucht („sagging").
Lumbalpunktion Eine Liquorpunktion ist nur hilfreich, wenn die klinischen Symptome und die Bildbefunde untypisch sind. In der typischen Konstellation von lageabhängigen Kopfschmerzen und duralem Kontrastmittel-Enhancement in der MRT und/oder subduralen Hygromen ist das Liquorunterdrucksyndrom eine Blickdiagnose. Ist eine Liquorpunktion erforderlich, dann liegt der lumbale Öffnungsdruck oft unter 5 cm Wassersäule.

Ätiopathogenese
Ursache ist ein Liquorverlust infolge traumatischer (z. B. Lumbalpunktion) oder spontan entstandener Lecks in der Dura mater, durch die größere Mengen Liquor in das umgebende Fett- oder Muskelgewebe abfließen. Dadurch ist der intraspinale und intrakranielle Druck niedrig und fällt noch einmal weiter ab bei einem Lagewechsel vom Liegen zum Stehen oder Sitzen. Durch den niedrigen Druck kommt es zur intrakraniellen Kaudalverlagerung („sagging") des Gehirns mit Zugwirkung auf die Arachnoidalfasern. Außerdem nehmen das kapilläre und venöse Blutvolumen als Kompensation des Liquorverlusts zu.

Diagnostik:
- MRT: Kontrastmittelanreicherung der Dura (> Abb. 11.5), subdurale Hygrome oder Hämatome
- Liquorpunktion (nur bei untypischer Klinik oder MRT), Öffnungsdruck ‹ 5 cm H$_2$O

> **MERKE** Liquorunterdruck verursacht entsprechend der Hydrostatik körperlageabhängige Kopfschmerzen: Schmerzzunahme im Stehen und Sitzen, deutliche Besserung im Liegen.

MERKE

11.4.1 Postpunktionelles Syndrom

Entstehung: in 5–25 % der Liquorpunktionen durch Unterdruck; entscheidend sind Nadelkaliber und -spitze
Therapie: flach liegen, viel trinken und symptomatisch z. B. mit Koffein; bei anhaltendem Liquorleck → Anlage eines lumbalen Blutpatchs

11.4.1 Postpunktionelles Syndrom
Charakteristika Unterdrucksymptome nach einer Lumbalpunktion treten je nach Nadelkaliber und -spitze mit einer Häufigkeit von 5–25 % auf. Spezielle dünne Lumbalnadeln ohne schneidende Spitze können die Häufigkeit und Schwere postpunktioneller Syndrome deutlich senken.
Therapie Der Patient wird aufgefordert, flach zu liegen und viel zu trinken. Die Kopfschmerzen werden symptomatisch (u. a. mit Koffein) behandelt. Haben sich die Symptome nach einer Woche noch nicht gebessert, kann ein *lumbaler Blutpatch* CT-gestützt gelegt werden. Dazu werden 10–30 ml autologes, frisch abgenommenes Blut mit Kontrastmittel vermengt und in der Höhe der Liquorpunktion epidural appliziert. Das Blut verschließt in vielen Fällen das Liquorleck. Der Vorgang kann ein- bis dreimal wiederholt werden.

11.4.2 Spontanes Liquorunterdrucksyndrom

Entstehung: Einrisse von Schwachstellen der Dura
Diagnostik: knifflig, muss oft wiederholt werden; gesichert wird das Leck durch Nachweis einer extraduralen Liquoransammlung in der MRT (T2-Sequenz), lokalisiert wird es durch Myelografie (> Abb. 11.6)
Therapie: zunächst konservativ; bei Persistenz Blutpatch oder operativer Verschluss

11.4.2 Spontanes Liquorunterdrucksyndrom
Ursache sind spontane Einrisse der Dura im Spinalkanal, Rupturen vorbestehender Wurzeltaschenzysten an abgehenden Wurzeln oder Duraperforationen durch ventrale Knochensporne. Konsekutiv entsteht ein inneres Liquorleck in das epidurale Gewebe.
Diagnostik Die Suche nach der genauen Lokalisation des Lecks ist oft mühsam, langwierig und von Wiederholungen der Bildgebungen gekennzeichnet. Sie umfasst:
- die Sicherung der Diagnose, d. h. den Nachweis extraduralen Liquors durch
  - MRT der HWS, BWS und LWS → T2-Bilder zeigen Flüssigkeitsansammlung (oft thorakal oder HWK1/2)
  - intrathekales Gadolinium
- die Lokalisation des Lecks, wenn die konservative Therapie und ein Blutpatch keine Besserung bringen und ein operativer Verschluss geplant wird. Video-Myelografie oder digitale Myelografie biplanar a. p. und seitlich im Sitzen; die Kontrastmittelsäule steigt an und zeigt dann den Austritt, oder im Liegen mit Kipptisch (ggf. Wiederholung, wenn die Symptomatik persistiert)
Die Myelografie ist die genaueste Methode zur Bestimmung der Höhe des Lecks (> Abb. 11.6)

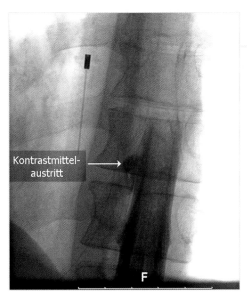

Abb. 11.6 Spontanes Liquorleck aus einem Defekt der Dura mater in Höhe BWK9/10. Die Myelografie im Sitzen unter Durchleuchtung zeigt die aufsteigende Kontrastmittelsäule und erlaubt eine genaue Höhenlokalisation des Austrittspunktes. Links die Kanüle dient der Höhenlokalisation im Rahmen der Therapieplanung.

Therapie Wie beim postpunktionellen Syndrom ist die Therapie zunächst konservativ. Bessert sich die Symptomatik nicht, kann ebenfalls der Blutpatch versucht werden. Hilft auch das nicht weiter, ist der operative Verschluss des Lecks durch Naht, Durapatch oder eine eingenähte Fettplombe die Therapie der Wahl.

ÜBUNGSFRAGEN FÜRS MÜNDLICHE MIT LÖSUNGSHILFEN

1. Beschreiben Sie das Syndrom des gesteigerten intrakraniellen Drucks.

Bei akutem oder subakutem Einsetzen kommt es zu holozephalem Kopfschmerz, Übelkeit, Erbrechen (typischerweise morgens), evtl. Bradykardie und Vigilanzabnahme (z. B. beim akuten Verschlusshydrozephalus). Der Kopfschmerz nimmt bei Kopfflach- oder -tieflagerung eher zu (wegen des dann erschwerten venösen Abflusses mit konsekutiver Zunahme des intrakraniellen Blutvolumens). Nur bei chronischer Drucksteigerung zeigt sich auch eine beidseitige Stauungspapille; die o. g. Symptome und Befunde der raschen Dekompensation können dann fehlen (z. B. bei der idiopathischen intrakraniellen Hypertension).

2. Beschreiben Sie das Syndrom des zu niedrigen intrakraniellen Drucks („Liquorunterdrucksyndrom").

Es kommt zu holozephalen Kopfschmerzen, oft auch Nackenschmerzen, die in aufrechter Körperhaltung zunehmen, beim Hinlegen aber abnehmen oder verschwinden (d. h. umgekehrt zur intrakraniellen Drucksteigerung). Reaktiv erweitern sich die duralen Blutgefäße (Kompensationsversuch) und bewirken in der MRT eine deutlich vermehrte durale Kontrastmittelaufnahme. Zusätzlich kann es infolge des zumeist spinal gelegenen Liquorlecks (Druckgradient) zu einem leichten Absacken der Hirnstrukturen Richtung Foramen magnum kommen („sagging"). Dass diese klinisch-radiologischen Kriterien erfüllt sind, sichert die Diagnose auch ohne Messung des Liquordrucks. Ursache ist zumeist ein spontaner kleiner spinaler Duradefekt.

3. Beschreiben Sie das Syndrom des Normaldruckhydrozephalus.

Typisch ist die chronisch progrediente Trias aus breitbasig-ataktischer Gangstörung, imperativem Harndrang oder manifester Blaseninkontinenz und kognitiver Leistungsabnahme vor allem bei Antrieb und Handlungsplanung. Da dieses „frontale" Syndrom ätiologisch unspezifisch ist (z. B. auch bei der subkortikalen arteriosklerotischen Enzephalopathie auftritt), müssen folgende bildgebende Kriterien des Normaldruckhydrozephalus hinzutreten: Erweiterung aller Ventrikel, Diskrepanz zwischen weiten basalen Liquorräumen und verstrichenen äußeren Liquorräumen (Sulci) über der Großhirnkonvexität. Beim „Tap-Test" (probatorisches Ablassen von Liquor) ist der lumbale Öffnungsdruck trotz der verursachenden Malresorption formal normal, daher der Name dieser Entität.

ABB. 11.6

IMPP-Schwerpunkte

! klinisches Bild des Normaldruckhydrozephalus

NKLM-Lernziele

Eine Übersicht der dem Fach zugeordneten NKLM-Lernziele findest Du im Anhang ab Seite 510.

KAPITEL

12 Demenz
Klaus Schmidtke

Im November 2016 verabschiedete der Bundestag ein Gesetz, das es erlaubt, neue Medikamente an Demenzkranken, die zuvor eingewilligt hatten, zu testen, auch wenn diese von der neuen Medikation nicht profitieren können. Dies zeigt den Stellenwert der Demenzforschung. Denn gemeinsam mit Schlaganfall und Parkinson ist die Demenz eine der Erkrankungen, deren Prävalenz und Inzidenz in den kommenden Jahren zunehmen werden, weil die geburtenstarken 1950er- und 1960er-Jahrgänge das Seniorenalter erreichen. Dieses Beispiel beleuchtet, wie schwierig manchmal ethische Abwägungen in der medizinischen Forschung sind und dass die Ärzte der Zukunft sich auch auf solche Fragen einstellen müssen.

Im Kern bedeutet „Demenz" eine erworbene Störung der geistigen Leistungsfähigkeit, die so ausgeprägt ist, dass der Betroffene in seinen Alltagsaktivitäten auf Hilfe angewiesen ist. Demenz ist keine spezielle Krankheit, sondern ein Oberbegriff und ein klinisches Syndrom mit einem großen Spektrum möglicher Symptome und Ursachen. Demenzen treten meist, aber nicht nur bei älteren Menschen auf.

In Deutschland leiden mehr als eine Million Menschen unter Demenz. Durch die stetige Zunahme der Lebenserwartung und die Alterung der geburtenstarken Jahrgänge (ca. 1955–1965) wird sich diese Zahl in den kommenden Jahrzehnten etwa verdoppeln. Ärzte aller Fachrichtungen in Klinik und Praxis sind regelmäßig und zunehmend mit Demenzpatienten konfrontiert. Demenzerkrankungen und ihre Vorstadien sind die wichtigsten Risikofaktoren für die im Krankenhaus häufigen und problematischen „Verwirrtheitszustände".

12.1 Formen der Demenz

12.1 Formen der Demenz

Definition

Demenz ist eine erworbene Störung der geistigen Leistungsfähigkeit, die so ausgeprägt ist, dass der Betroffene bei einfachen Alltagsaktivitäten beeinträchtigt ist. Dazu muss diese Störung allerdings länger anhaltend oder dauerhaft sein – die ICD-10-Kriterien definieren 6 Monate. Vorübergehende Störungen, z. B. delirante Zustände, dürfen somit nicht mit einer Demenz gleichgesetzt werden.

> **LERNTIPP** Die Demenz ist definiert als erworbene Störung der geistigen Leistungsfähigkeit über mindestens 6 Monate mit Beeinträchtigung im Alltag. Wichtig ist die Abgrenzung gegenüber reversiblen Zuständen (Delir) sowie einer leichten kognitiven Störung („mild cognitive impairment" = MCI).

Gedächtnisstörung Nach ICD-10 müssen das Gedächtnis und mindestens ein weiterer kognitiver Leistungsbereich (z. B. Sprache, Praxie, räumliche Orientierung) gestört sein. Die Gedächtnisstörung ist nach dieser Definition also das Kernkriterium der Demenz. Dies entspricht vor allem bei der Alzheimer-Demenz auch der Realität. Es gibt jedoch auch Demenzerkrankungen, bei denen die Gedächtnisstörung im Hintergrund steht, z. B. die frontotemporale Demenz.

MCI Der Übergang zwischen Vor-, Früh- und gering ausgeprägten Formen zum Vollbild einer Demenz ist fließend. Vorformen werden als „leichte kognitive Störung" („mild cognitive impairment", MCI) bezeichnet. MCI-Patienten haben eine Gedächtnisstörung und/oder andere kognitive Störungen. Sie können ihr Alltagsleben noch weitgehend ohne Hilfe bewältigen. Für anspruchsvolle Aufgaben, wie z. B. schriftliche Angelegenheiten, benötigen sie teilweise Unterstützung.

Definition: Neben dem Kernkriterium der Gedächtnisstörung muss ein weiterer Bereich wie z. B. Sprache, Praxie oder räumliche Orientierung betroffen sein. Wenn (noch) nicht das Vollbild einer Demenz vorliegt, spricht man von einer „leichten kognitiven Störung".

Erscheinungsformen

Demenzkrankheiten im engeren Sinn   Viele Demenzformen sind degenerativ, d.h., sie entstehen durch Funktionsstörung und Absterben von Nervenzellen aus „innerer" Ursache. Diese Krankheiten verlaufen prozesshaft, also stetig progredient. Sie sind bis heute nicht kausal zu beeinflussen und enden in der Regel letal. Sie werden als Demenzkrankheiten im engeren Sinn bezeichnet (u. a. Alzheimer-Demenz, frontotemporale Demenz, Lewy-Körperchen-Demenz). Das Leitsymptom bei degenerativen und auch anderen Demenzen ist die Störung der geistigen Leistungsfähigkeit.

Formen: Demenzkrankheiten im engeren Sinn sind die neurodegenerativen Demenzen, die progredient verlaufen (z.B. Alzheimer- und frontotemporale Demenz).

Symptome bei Demenz   Das Gehirn ist nicht nur Sitz des Intellekts, sondern auch der Persönlichkeit, der Emotionen und vieler vegetativer Funktionen. Daher kommt es bei Demenzerkrankungen oft auch zu Wesensänderung, Verhaltensauffälligkeiten und Störungen der vegetativen Funktionen, die für Angehörige besonders belastend sind, z.B. Angst, Reizbarkeit, Wahnsymptome, Apathie, Inkontinenz oder Störung des Schlaf-wach-Rhythmus. Darüber hinaus können somatische Symptome auftreten, z.B. der Motorik und der Sinnesfunktionen. Bei manchen Erkrankungen stehen Bewegungsstörungen im Vordergrund, sodass nicht von Demenzerkrankungen im engeren Sinne gesprochen wird, z.B. bei Morbus Huntington (Demenz und Wesensänderung im späteren Stadium) oder bei Morbus Parkinson (Demenz im späten Stadium möglich). Auch psychiatrische Erkrankungen können zu kognitiven Störungen und sogar zu Demenz führen. Bei schwerer Depression kann es zu einer „Pseudodemenz" kommen, die in der Regel reversibel ist. Die Schizophrenie wurde früher als „dementia praecox" bezeichnet, weil sie in vielen Fällen in ein Residualsyndrom einmündet, in dem die Kranken intellektuell stark beeinträchtigt und nicht mehr selbstständig lebensfähig sind.

Zusätzliche Symptome: psychiatrische, emotionale oder vegetative Symptome (belasten Patienten und Angehörige).
Abgrenzung: Andere degenerative Erkrankungen wie Chorea Huntington und Morbus Parkinson können auch zur Demenz führen, sind aber aufgrund der vorwiegend motorischen Symptome keine Demenzkrankheiten im engeren Sinn.

Symptomatische Demenz   Jedwede Schädigung des Gehirns kann zu einer Demenz führen, wenn sie nur ausgeprägt genug ist. „Symptomatische" Demenzen können auch progredient verlaufen, z.B. bei Normaldruckhydrozephalus, Hirntumoren, zerebraler Lues oder Gefäßerkrankungen. Der frühzeitige Nachweis oder Ausschluss einer solchen behandelbaren Ursache bei Patienten mit kognitiven Störungen ist eine wichtige Aufgabe für Neurologen und Psychiater.

Symptomatische Demenzen entstehen durch nichtdegenerative organische Hirnschädigungen. Ausreichen kann ein einmaliges Ereignis (Hirninfarkt, Enzephalitis), aber auch langsam progrediente Prozesse sind möglich und müssen ausgeschlossen werden (Hirntumor, Hydrozephalus)!

Demenz als Defektsyndrom   Eine Demenz kann auch aus einer einmaligen Schädigung resultieren, also ein Defektsyndrom darstellen, z.B. nach Schlaganfall, Hirntrauma oder Enzephalitis. Auch junge Menschen können eine Demenz erleiden.

PRAXISTIPP

> **PRAXISTIPP**
>
> **Demenzrisiko**
>
> Die Auswirkungen degenerativer und anderer Erkrankungen hängen von der intellektuellen Ausgangslage ab. Begabte und geistig aktive Menschen haben eine bedeutende „kognitive Reserve". Unter anderem deshalb zeigen sie in epidemiologischen Studien eine etwas geringere Prävalenz von Demenz, vermutlich wegen des zeitlich im Mittel etwas späteren Manifestwerdens. Menschen mit Vorschädigungen, z.B. durch Hirnverletzungen, Alkoholabusus oder Grenzbegabung, haben dagegen ein etwas erhöhtes Demenzrisiko.

12.2 Klinik und Diagnostik

12.2 Klinik und Diagnostik

Die korrekte Einordnung einer Demenz kann schwierig sein und sollte interdisziplinär erfolgen (Neurologie, Neuropsychologie, Neuroradiologie). Hierfür gibt es spezialisierte Gedächtnissprechstunden. Essenziell sind:
1. Objektivierung der kognitiven Störung
2. Ausschluss einer kausal behandelbaren Ursache
3. klinisch, radiologisch und ggf. auch liquordiagnostisch gestützte Diagnose der vorliegenden Demenzform

Die Diagnostik von Demenzen ist eine interdisziplinäre und nicht immer einfache Aufgabe. Die vertiefte Diagnostik erfordert spezielle Kenntnisse, unter anderem der klinischen Neuropsychologie. Sie ist in der Regel ambulant möglich. An vielen Kliniken, zum geringen Teil auch in spezialisierten Praxen, sind Gedächtnissprechstunden (Memory-Ambulanzen) gegründet worden. Ihre personelle Mindestausstattung besteht aus einem Neurologen und/oder Psychiater sowie einem klinischen Neuropsychologen. Wesentlich ist darüber hinaus die Zusammenarbeit mit einem neuroradiologisch fortgebildeten Radiologen zur Beurteilung von CT- und MRT-Aufnahmen des Gehirns. Eventuell erforderliche Liquorpunktionen werden stationär oder ambulant durchgeführt. Ziel der Diagnostik ist es, Demenzerkrankungen frühzeitig zu erkennen oder auszuschließen und belastende und teure Untersuchungen so sparsam wie möglich einzusetzen. Dafür empfiehlt sich ein Vorgehen in 3 Schritten:

- Eine kognitive Störung muss zunächst erkannt, ernst genommen und objektiviert werden.
- Eventuelle „symptomatische" Ursachen müssen überprüft werden, unter anderem solche internistischer, medikamentöser und psychiatrischer Natur.
- Wenn eine degenerative Demenzerkrankung zu vermuten ist, z.B. die Alzheimer-Demenz, erfolgt die nähere Diagnostik. Sie beruht auf dem Profil aus neurologischen, psychiatrischen, neuropsychologischen, bildgebenden und ggf. Liquorbefunden.

Erster Schritt: Liegt eine Demenz vor?

Wichtig ist vor allem die Fremdanamnese durch Angehörige, die kognitive Defizite meist genauer als der Patient beschreiben können. Trotzdem sollten Fragen immer zuerst an den Patienten gerichtet werden!

Erster Schritt: Liegt eine Demenz vor?

Die Stellung der syndromalen Diagnose „Demenz" nimmt ihren Ausgang meist vom Bericht Angehöriger oder von Auffälligkeiten eines Patienten während einer Krankenhausbehandlung (z.B. Verwirrtheit, Orientierungsstörung). Angehörige können in der Regel wesentlich genauere Aussagen über kognitive Defizite machen als die Betroffenen selbst, die Fremdanamnese ist daher unverzichtbar. Selbstverständlich richten sich die ersten Fragen aber an den Betroffenen. Angehörige dürfen – wie immer – nur befragt werden, wenn sich der Betroffene einverstanden erklärt oder wenn er zu einer eigenen Willensbildung nicht mehr in der Lage ist.

Anamnese

Wichtige Punkte zur Anamnese sind:

- Zeitpunkt und Art der ersten und der späteren Defizite
- Kompetenz für einfache und anspruchsvollere Alltagsaktivitäten
- Gedächtnis für Gesprächsinhalte und Ereignisse
- Orientierung zu Zeit und Ort
- räumliches Denken (Orientierung, Ankleiden, Ablesen von Karten und Uhren, Zusammensetzen, Einräumen)
- Sprache (Sprachantrieb, Wortfindung, Fehler)
- Praxie (Handlungsplanung und Ausführung manueller Tätigkeiten)
- Geschwindigkeit des Denkens, Handelns und Sprechens
- Gemütsverfassung (Grundstimmung und Modulation)
- Antrieb und Sprachantrieb
- Zeichen einer Wesens- und Verhaltensänderung
- andere psychiatrische Symptome
- körperlich-neurologische Symptome (z. B. Störung des Gehens, der Kontinenz, des Riechvermögens, der Motorik)
- andere körperliche Symptome (z. B. Schwindel, Gewichtsabnahme, Schwäche, Schmerzen, Hautausschläge)
- Medikamenteinnahme und -wirkungen
- Wohnsituation, familiäre und sonstige Unterstützung
- frühere nervenärztliche Erkrankungen und Behandlungen
- Familienanamnese.

Neuropsychologischer Suchtest

Während und nach der Anamnese wird der psychische Befund erhoben, anschließend der neurologische Befund. Wenn sich die Vermutung einer Demenz oder leichten kognitiven Störung verdichtet, wird ein neuropsychologischer Suchtest angewendet. Suchtests (Screening-Tests) dienen der ersten Objektivierung kognitiver Defizite und der Einschätzung ihres Schweregrades:

Mini-Mental-Status-Test   Der Mini-Mental-Status-Test (MMST) wird seit vielen Jahren weltweit angewendet. Es können bis 30 Punkte erzielt werden, von 27 Punkten abwärts kann das Ergebnis als auffällig gewertet werden. Ab etwa 24 Punkten besteht konkreter Verdacht auf eine Demenz, ab ca. 19 Punkten ist eine mittelschwere Demenz zu vermuten, ab ca. 10 Punkten eine schwere Demenz. Der MMST ist ein international sehr verbreiteter Vergleichs- und Verlaufsmaßstab für den Schweregrad einer Demenzerkrankung. Er ist für leichte Störungen allerdings nicht ausreichend sensitiv, d. h., er ist „einfach".

DemTect   Der „DemTect" ist für die Frühdiagnostik gut geeignet, da er anspruchsvollere Teilaufgaben wie „Zahlenumwandeln" sowie einen strukturierten Gedächtnistest umfasst.

Uhrentest   Der Uhrentest ist vor allem für Defizite des visuell-räumlichen und planerischen Denkens sensitiv, wie sie bei vielen Demenzen schon im frühen Stadium auftreten (➤ Abb. 12.1). In einen leeren Kreis sollen zunächst die Ziffern eingezeichnet werden, wie man sie auf einer normalen Uhr vorfindet. Dann sollen die Zeiger eingezeichnet werden, sodass sie 10 Minuten nach 11 Uhr anzeigen. Demenzverdacht besteht vor allem, wenn die Ziffern falsch eingezeichnet werden. Fehler bei der Platzierung des Minutenzeigers können auch bei gesunden älteren Menschen auftreten.

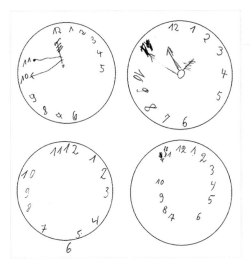

Abb. 12.1 Uhrentest, 4 Beispiele für pathologische Leistungen. Die Anordnung der Ziffern und Zeiger ist ungenau bzw. unkorrekt, bei 2 Uhren fehlt der Zeigereintrag.

MERKE

MERKE Wenn keine pathologischen neuropsychologischen Befunde nachzuweisen sind, liegt in der Regel auch keine Demenz vor. Ausnahmen bestehen bei der frontotemporalen Demenz, bei der die Patienten – trotz wesentlicher Defizite im Alltagsleben – anfangs annähernd normale Testleistungen zeigen können.

Bei Abwesenheit einer objektivierbaren kognitiven Störung können **subjektive Gedächtnisprobleme** oft auf eine funktionelle Ursache zurückgeführt werden wie z. B. Depression, Stress oder psychische Erkrankungen.

Funktionelle kognitive Störung Wenn keine Hinweise auf eine objektive kognitive Störung oder organische Wesensänderung vorliegen, muss an eine nichtorganische („funktionelle") Störung gedacht werden. Tatsächlich klagen viele Patienten in Gedächtnissprechstunden über Defizite, die sich durch Tests nicht objektivieren lassen. Ursache ist in den meisten Fällen eine funktionelle kognitive Störung im Rahmen einer Depression, einer anderen psychischen Erkrankung oder einer chronischen Stressbelastung. In diesen Situationen führt die vermehrte innere Abgelenktheit zu einer Aufmerksamkeits- und damit auch Merkfähigkeitsstörung.

Zweiter Schritt: Besteht eine „symptomatische" Demenzursache?

Zweiter Schritt: Besteht eine „symptomatische" Demenzursache?

Apparative Diagnostik ist indiziert bei Verdacht auf eine organische Störung. Hierzu gehören eine Schädel-MRT oder -CT, ein Basislabor mit Differenzialblutbild, BSG/CRP, GOT, CK, Harnstoff, Blutzucker, TSH, Vitamin B$_{12}$ und ggf. ein Lues-Suchtest.

Apparative Basisdiagnostik

Indikation Wenn sich die Verdachtsdiagnose einer organischen Störung verdichtet hat (Demenz oder leichte kognitive Störung), folgt eine apparative Basisdiagnostik.

Bildgebung Bei jüngeren Patienten sollte eine MRT durchgeführt werden, da keine Strahlenbelastung anfällt und die Untersuchung sensitiver für entzündliche, neoplastische und vaskuläre Schädigungen ist. Im höheren Alter ist eine kraniale CT ebenso akzeptabel, da die Strahlenbelastung weniger ins Gewicht fällt und die häufigsten symptomatischen Demenzursachen dieser Altersgruppe in der CT gut zu erkennen sind (vaskuläre Enzephalopathie, Normaldruckhydrozephalus).

Labor Zur Basislabordiagnostik gehören das Differenzialblutbild, die BSG oder der CRP-Wert (Hinweise auf entzündliche/vaskulitische Erkrankungen), des Weiteren GOT, CK, Harnstoff, Blutzucker (schwere Organerkrankungen), TSH (Hinweis auf Hypothyreose) sowie Vitamin B$_{12}$ im Serum und – nach Ermessen – ein Lues-Suchtest.

Vertiefte apparative Diagnostik

Indikation Eine vertiefte apparative Diagnostik ist erforderlich, wenn Hinweise auf eine nicht degenerative Ursache bestehen, d. h., wenn

Bei Verdacht auf nicht degenerative Ursachen sollte eine **erweiterte Diagnostik** veranlasst werden. Warnzeichen sind ein rascher Verlauf, junges Alter (< 65 Jahre), ein untypisches Gesamtprofil, bildgebende oder laborchemische Auffälligkeiten und nicht erklärte körperliche oder psychiatrische Symptome. Geeignete Maßnahmen sind dann MRT, Liquorpunktion, erweitertes Labor und Elektroenzephalografie.

- der Verlauf für eine degenerative Erkrankung zu rasch erscheint
- der Patient relativ jung ist („präsenile" Demenz < 65 Jahren)
- das Gesamtprofil nicht zu einer degenerativen Erkrankung passt
- Bildgebung oder Labor unklare Befunde liefern
- unerklärte körperliche oder psychiatrische Symptome bestehen (z. B. Krampfanfälle, fokale neurologische Defizite, Muskelsymptome, Bewusstseinsstörungen, Apathie oder erstmals aufgetretene höhergradige psychiatrische Störungen im mittleren Lebensalter).

Maßnahmen Maßnahmen der vertieften apparativen Diagnostik sind:
- MRT, soweit noch nicht durchgeführt
- Liquorpunktion (Frage nach Entzündungszeichen und speziellen neurochemischen Parametern wie z. B. Tau- und Amyloid-Protein)
- erweitertes Labor (z. B. HIV-Test, Lues-Suchtest, Parathormon und Phosphat, Schilddrüsenhormone und -antikörper, Drogen und Medikamente, Kupferclearance, CRP und Vaskulitismarker, antineuronale Antikörper im Liquor und Serum)
- Elektroenzephalografie (EEG)

Dritter Schritt: Welche degenerative Demenzerkrankung liegt vor?

Nach Ausschluss einer symptomatischen Demenz ist eine degenerative Erkrankung wahrscheinlich. **Diagnose** durch Anamnese, klinische Untersuchung und Bildgebung.

Dritter Schritt: Welche degenerative Demenzerkrankung liegt vor?

Wenn kein Anhalt für eine „symptomatische" Ursache erkennbar ist, liegt wahrscheinlich eine degenerative Erkrankung vor. Die wichtigsten diagnostischen Hinweise dafür ergeben sich aus dem klinischen Profil, d. h. der genauen Anamnese, dem psychischen Befund und dem neuropsychologischen und neurologischen Untersuchungsbefund. Die zerebrale Bildgebung ergänzt dies durch das Muster einer eventuellen Hirnatrophie (s. Beispiele unten).

Apparative Spezialuntersuchungen, vor allem spezielle Liquoruntersuchungen und nuklearmedizinische Verfahren, spielen in der Praxis bisher nur eine untergeordnete Rolle. Zwar zeigen sie in Studien eine gute diagnostische Treffsicherheit, vor allem gegenüber gesunden Personen, ihr Zusatznutzen über die klinischen Befunde hinaus („add-on value") ist in klinischen Routinesituationen jedoch wenig belegt und vermutlich gering.

MERKE

MERKE Die genaue Anamnese, der psychische Befund und der neuropsychologische Untersuchungsbefund geben die wichtigsten Hinweise auf eine degenerative Demenzerkrankung.

Es gibt zwar keine Tests, die für bestimmte Demenzkrankheiten spezifisch sind, aus dem Profil von Testleistungen und aus der Verhaltensbeobachtung lassen sich aber Hinweise auf bestimmte Demenzerkrankungen gewinnen. Verschiedene Demenzformen schädigen das Gehirn in unterschiedlicher Weise und führen daher auch zu unterschiedlichen Defiziten.

Neuropsychologischer Befund

Eine vertiefte neuropsychologische Untersuchung sollte kognitive Leistungen einzeln prüfen.

Gedächtnis Das Gedächtnis wird u. a. geprüft, indem man die Patienten Wortlisten lernen lässt (z. B. 10 Begriffe). Die Listen werden mehrmals präsentiert und abgefragt. Nach 20 bis 30 Minuten schließt sich ein freier Spätabruf und ein Wiedererkennen der Begriffe in einer Auswahlliste an.
Bei einer *„primären" oder genuinen Störung* des Gedächtnisses ist das hippokampale System geschädigt. Das ist z. B. bei der Alzheimer-Demenz der Fall, weil dort der Hippokampus und die vorgeschalteten entorhinalen Kortexareale frühzeitig degenerieren. Dementsprechend ist die Gedächtnisstörung das Leitsymptom der Alzheimer-Demenz. Auch das Wiedererkennen der Begriffe und vor allem der freie Spätabruf sind gestört. *„Sekundäre" Gedächtnisstörungen* treten bei allen organischen und psychischen Erkrankungen auf, die mit Konzentrationsstörungen einhergehen, denn Lernen und Erinnern erfordern aufmerksame Hinwendung auf neue Inhalte, assoziative Verknüpfung mit vorhandenem Wissen, Repetieren und in der Phase des Abrufs eine strategische, angestrengte Suche nach Inhalten sowie die Überprüfung der Erinnerungen auf Korrektheit. Bei sekundären Störungen ist das Wiedererkennen der Lernbegriffe in einer Auswahlliste oft wenig beeinträchtigt.

Sprache Die Sprache hat viele Teilleistungen, einschließlich Sprechen und Verstehen, Lesen und Schreiben. Basis der Sprache sind die einzelnen Wörter. Formale Tests prüfen das Wortwissen durch Vorlage von Bildern („Objektbenennen"), z. B. mit dem Boston-Kurztest. Das Verständnis von Sprache kann mit dem Token-Test geprüft werden. Auch formlose „bedside"-Tests sind nützlich, um aphasische Defizite zu erfassen. Sprachstörungen treten früh bei manchen Fällen der frontotemporalen Demenz auf (progressive Aphasie bei links-temporaler Degeneration). Im mittleren und schweren Stadium der Alzheimer-Demenz kommt es zu einem zunehmenden Sprachzerfall.

Visuell-räumliches Denken Die Fähigkeit, Gegenstände und Symbole zu manipulieren, hat im Alltagsleben große Bedeutung, z. B. beim Lesen, Schreiben, Rechnen, Zeichnen, Ablesen von Karten und Instrumenten, Ankleiden, Einräumen oder Reparieren. Geprüft wird diese Fähigkeit, indem man einen Patienten Figuren abzeichnen, Uhren zeichnen oder Uhren lesen lässt. Visuell-räumliche Störungen treten bei Erkrankungen des linken und rechten Parietallappens auf, vor allem bei der Alzheimer- und der Lewy-Körperchen-Krankheit.

Wortflüssigkeit Die Produktion von Begriffen unter Zeitdruck (z. B. möglichst viele Tiere oder Wörter mit S innerhalb einer Minute) ist ein unspezifisches Testverfahren. Es kann Hinweise auf eine „exekutive" Störung bei Frontalhirnläsionen, auf „lexikalisch-semantische" Störungen bei Erkrankungen der temporoparietalen Hirnrinde (Morbus Alzheimer) oder auf eine unspezifische Verlangsamung und Konzentrationsschwäche bei „subkortikalen" und frontalen Schädigungen liefern.

Auswertung Einige der hier aufgeführten Testverfahren sind in der CERAD-Testserie zusammengefasst, die international angewendet wird und über die Aussagefähigkeit der o. g. Screening-Tests hinausgeht. Sie verfügt über eine nach Alter, Geschlecht und Bildung normierte Datenbasis und kann daher standardisierte Testresultate (z-Werte) liefern.

Verhaltensbeobachtung

Die Verhaltensbeobachtung während der Tests kann – neben dem psychischen Befund – wichtige Hinweise auf bestimmte Erkrankungen geben. So sind z. B. für Alzheimer-Patienten im frühen bis mittleren Stadium eine gut erhaltene Wachheit und eine ebensolche psychomotorische Geschwindigkeit typisch. Im Verlauf der Erkrankung entwickelt sich eine „inhaltsarme Sprache" mit Wortfindungsstörung, Umschreibungen und Floskeln. Bei der frontotemporalen Demenz kann eine Tendenz zur Ignorierung von Testanweisungen und eine Unfähigkeit, eigene Defizite zu erkennen, bestehen. Es treten charakteristische „Intrusionen" und „Perseverationen" auf, d. h. Äußerungen oder Zeichnungen, die nicht mit der Aufgabe zusammenhängen oder aus früheren Aufgaben entlehnt sind. Patienten mit Lewy-Körperchen-Erkrankung und mit symptomatischen Demenzformen sind oft auffällig verlangsamt, unspontan und antriebsarm.

PRAXISTIPP

Auch das Verhalten der Patienten während der Tests gibt diagnostische Hinweise! Besonders für Alzheimer-Patienten ist z. B. anfangs eine erhaltene „gute Fassade" mit freundlichem, aufmerksamem Auftreten und normaler psychomotorischer Geschwindigkeit typisch, bevor es im Krankheitsverlauf zunehmend zu Sprachstörungen kommt.

Das **Profil der Defizite** in den neuropsychologischen Tests lässt Rückschlüsse auf die Demenzform zu!

Kognitive Teilbereiche werden systematisch getestet. Das **Gedächtnis** wird durch Wortlisten (z. B. 10 Begriffe) geprüft mit frühem und spätem Abrufen. Man unterscheidet zwischen einer „primären" Störung durch Schädigung des Hippokampus (z. B. Alzheimer-Demenz) und einer „sekundären" Störung durch Aufmerksamkeits- und Konzentrationsdefizite.

Für die Teilbereiche der **Sprache** gibt es unterschiedliche Tests, z. B. das Benennen von Bildern oder der Token-Test.

Das **visuell-räumliche Denken** ist sehr alltagsrelevant und wird über Zeichenaufgaben (Uhrentest) geprüft.

Die **Wortflüssigkeit** zeigt sich bei Produktion von Worten unter Zeitdruck („möglichst viele Tiere mit S" innerhalb einer Minute) und leidet z. B. bei exekutiven Störungen.

Diese Tests sind teilweise in der CERAD-Testbatterie zusammengefasst.

FALL Eine 74-jährige Patientin wird von ihrem Hausarzt zur Abklärung einer vermuteten Demenz vorgestellt. Sie selbst gibt an, ihr Gedächtnis sei nicht besonders gut, sonst habe sie keine Beschwerden. Der Ehemann berichtet, sie wisse oft nicht den Wochentag oder ihr Alter. Die Auffassung sei gestört, manchmal rede sie wirr. Sie könne nicht mehr kochen.

Der **psychische Befund** ist weitgehend unauffällig, die Patientin ist ruhig, geordnet, adäquat, nicht depressiv, nicht klagsam oder auffällig verlangsamt. Es besteht kein fokales neurologisches Defizit. In der **neuropsychologischen Testuntersuchung** kooperiert sie problemlos und kann von 10 Wörtern in 3 Durchgängen 4–5–7 aus dem Gedächtnis wiedergeben (subnormal), im freien Spätabruf noch 3 richtige (leicht subnormal). Beim verzögerten Wiedererkennen in einer Auswahlliste aus 20 erkennt sie 7 richtig wieder (subnormal). Somit ist eine objektive **Gedächtnisstörung** belegt. Diese wird durch eine gestörte Orientierung zu Tag und Jahr unterstützt. Im Uhrentest kann sie die Zeiger nicht einzeichnen, beim Uhrenlesen erzielt sie nur 7,5 von 12 Punkten. Das **CCT** ist normal. Aufgrund der glaubhaften anamnestischen Angaben und der neuropsychologischen Befunde wird eine organische „leichte kognitive Störung" an der Grenze zu einer leichten Demenz festgestellt. Ätiopathogenetisch ist ein Vor- bzw. Frühstadium der Alzheimer-Demenz naheliegend, weil alle Befunde mit dieser Annahme vereinbar sind und es keine Hinweise auf eine andere Ursache gibt, insbesondere keine körperlich-neurologischen Symptome, keine Wesensänderung und keine im CCT erkennbare vaskuläre oder sonstige zerebrale Schädigung.

12.3 Behandlung von Demenzerkrankungen

Jeder Demenzpatient sollte mindestens einmal von einem Neurologen oder Psychiater untersucht worden sein.

Das Krankheitsbild ist sehr variabel mit unterschiedlicher Ausprägung auf Basis der ursprünglichen Persönlichkeit. Symptome können lange kompensiert oder verborgen werden. Sobald aber die individuelle „kognitive Reserve" verbraucht ist, kommt es zur manifesten Demenz. Häufig erstmaliges Auftreten als Delir im Rahmen einer akuten Erkrankung. Bei Medikamenten Vorsicht vor ZNS-Nebenwirkungen und Kontraindikationen!

12.3 Behandlung von Demenzerkrankungen

Fachärztliche Betreuung Das Syndrom Demenz liegt an der Grenze der Fächer Neurologie und Psychiatrie. Diagnostik und Therapie sind eine interdisziplinäre Aufgabe. In der klinischen Realität werden bis heute viele vor allem ältere Patienten und Pflegeheimbewohner nicht neurologisch oder psychiatrisch behandelt. Jeder Patient mit Demenz und kognitiven Störungen sollte aber mindestens einmal von einem Neurologen oder Psychiater untersucht werden.

Diagnosestellung Weil der Übergang zwischen „MCI" und dem Vollbild einer Demenz fließend ist, ist die frühe Diagnose nicht immer leicht:

- Das individuelle klinische Bild einer Demenz ist sehr variabel und hängt vom Schädigungsmuster, aber auch von der Ausgangspersönlichkeit und der konkreten Lebenssituation des Betroffenen ab.
- Demenzsymptome können im hohen Maße durch eine Reduktion des Aktivitätsradius und durch äußere Hilfen kaschiert werden, sodass sie manchmal erst spät erkannt werden.
- Patienten mit manifesten Demenzerkrankungen haben ihre „kognitive Reserve" aufgebraucht und leben stets an einer Kompensationsgrenze. Die Erkrankung wird oft erst offenkundig, wenn die Patienten wegen einer akuten schweren Erkrankung im Krankenhaus behandelt werden, z. B. wegen Fraktur, Pneumonie oder Herzinfarkt. Durch Narkosen, Medikamente, Fieber, vermindertes Essen und Trinken, Umgebungswechsel u. a. wird die Kompensationsgrenze überschritten, und es treten „Verwirrtheitszustände" auf („Delir" nach ICD-10; veralteter Begriff: „Durchgangssyndrom").

Demenzen sind sehr schwerwiegende, oft letale Erkrankungen. Entsprechend hoch sollte der Aufwand sein, um zu einer ausreichend genauen und frühzeitigen Diagnosestellung zu gelangen und eine adäquate Behandlung zu gewährleisten. Die genaue Diagnose ist auch bei unheilbaren degenerativen Krankheiten wichtig, weil sie die Grundlage für Prognosestellung, Beratung und symptomatische Therapie ist.

Medikamente Bei der Behandlung von Demenzpatienten mit Medikamenten machen Ärzte nicht selten Fehler, die ernste Konsequenzen nach sich ziehen können. Psychopharmaka und andere ZNS-wirksame Medikamente dürfen nur verordnet werden, wenn der Arzt das Wirkungs- und Nebenwirkungsprofil und die speziellen Indikationen und Kontraindikationen bei Demenzpatienten kennt.

PRAXISTIPP

Leicht und mittelschwer Erkrankte können in der Regel zu Hause wohnen, wenn sie von Angehörigen und/oder anderen Hilfspersonen versorgt werden. Besonders wichtig ist für Angehörige, dass die Kranken keine belastenden Verhaltensstörungen aufweisen und nachts ruhig schlafen. Hier besteht ggf. Handlungsspielraum für eine symptomatische Behandlung mit Psychopharmaka, die sich z. B. gegen innere Unruhe, Depression, Wahnsymptome, übersteigerte Gereiztheit oder Schlafstörung richten. Sehr empfehlenswert ist die Teilnahme der Angehörigen an Gesprächs- und Beratungsgruppen, z. B. von Alzheimer-Gesellschaft, kirchlichen Trägern oder Pflegeeinrichtungen. Die finanzielle Unterstützung durch die Pflegeversicherung ermöglicht eine professionelle ambulante Mitbetreuung. Die Einstufung erfolgt auf Antrag durch einen Gutachter. Eine geringe Unterstützung wird schon beim niedrigsten Pflegegrad geleistet, z. B. für die Teilnahme an ambulanten Betreuungsgruppen. Eine Übersiedlung in ein Pflegeheim erfordert schon aus finanziellen Gründen in der Regel die Eingruppierung in einen höheren Pflegegrad. Angehörige können für die Erkrankten Entscheidungen treffen, wenn eine Vorsorgevollmacht vorliegt. Sonst kann, vor allem vor medizinischen Eingriffen, Vertragsabschlüssen etc., vom Amtsgericht (auf Antrag) eine Betreuung eingerichtet werden.

MERKE

MERKE Eckpfeiler der Behandlung sind:

- Psychoedukation und Soziotherapie, d. h. kontinuierliche und einfühlsame Aufklärung und Beratung für Patienten und Angehörige, Vermittlung von anderen regionalen Beratungs-, Hilfs- und Betreuungsangeboten

- Indikationsstellung für Antidementiva und Überwachung ihrer Wirksamkeit und Verträglichkeit (zurzeit nur bei Morbus Alzheimer, Lewy-Körperchen- und Parkinson-Demenz)
- symptomatische Behandlung eventuell bestehender Begleitsymptome mit Psychopharmaka unter genauer Beachtung von Wirkungen und Nebenwirkungen
- Verringerung von Faktoren, die Demenz und Verwirrtheit verstärken, z. B. Flüssigkeits-, Nährstoff- und Vitamindefizite, Medikamente mit ZNS-Nebenwirkungen, Infekte, schlecht eingestellter Bluthochdruck oder Diabetes, Immobilisierung, soziale Deprivation, Depression

12.4 Alzheimer-Demenz

12.4 Alzheimer-Demenz

Die Alzheimer-Demenz (AD) ist eine kontinuierlich progrediente, stets letale degenerative Systemerkrankung der Hirnrinde und, in geringerem Maße, des Zwischenhirns und des Hirnstamms. Das Kleinhirn ist nicht betroffen.

Die Alzheimer-Demenz ist eine fortschreitende Degeneration des Gehirns, die tödlich verläuft. **Kernsymptome:** Gedächtnisstörung und kognitiver Abbau mit Problemen in der Bewältigung des Alltags.
Anfangs sind Wachheit, Antrieb, Persönlichkeit, Sprache und Emotionen noch wenig gestört („erhaltene Fassade"). Die Patienten können lange selbstständig bleiben. Merke: Hyposmie ist ein mögliches Frühzeichen.
Die **Letalität** im letzten Stadium kommt u. a. zustande durch Infekte, Immobilität und Kachexie.

Klinik

Ganz im Vordergrund stehen die Störungen der geistigen Leistungsfähigkeit (kognitive Kernsymptomatik). Hieraus ergeben sich Störungen der Aktivitäten des täglichen Lebens (ATL). Neben diesen konstanten Symptomen können, in sehr wechselndem Ausmaß, auch psychiatrische Symptome hinzukommen. Körperliche Symptome sind anfangs nicht vorhanden, mit Ausnahme einer möglichen Hyposmie.

Verlauf

Die Krankheit ist zunächst eher als „Behinderung" einzuschätzen, und Defizite können durch externe Hilfen oft gut kompensiert werden. Weil Wachheit, Antrieb und Sprachantrieb, Persönlichkeit und emotionale Verfassung im frühen bis mittleren Krankheitsstadium weitgehend unauffällig sind, wird eine AD oft lange nicht erkannt („gute Fassade"). In der Regel ist es möglich, dass die Patienten mit Unterstützung von Angehörigen und Pflegediensten noch lange zu Hause leben und am Alltag teilnehmen. Das mittlere Stadium der AD ist erreicht, wenn nicht mehr nur komplexe, sondern auch einfache ATL beeinträchtigt sind (MMST-Werte meist um 19). Wenn fast keine ATL mehr selbstständig erledigt werden können, spricht man vom schweren Stadium (MMST-Werte unter 10). Erst dann ist der Zerfall des Netzwerks so weit vorangeschritten, dass Zeichen der diffusen Funktionsstörung deutlich werden: Die Denkabläufe sind verlangsamt, der Antrieb gestört und die Sprache ist inhaltsarm, unpräzise und von Wortfindungsstörungen unterbrochen. Im letzten Stadium versterben die Patienten an Komplikationen der Immobilität und Auszehrung, unter anderem an Infekten, oft aber auch an alterstypischen Begleiterkrankungen.

Geistige Leistungsstörung

Die AD als Prototyp der „kortikalen Demenz" geht vor allem mit „kortikalen Werkzeugstörungen" einher. Dies sind Defizite kognitiver Leistungen, die relativ umschriebenen Bezirken der Hirnrinde zugeordnet werden können: Gedächtnis, Sprache, visuell-räumliches Denken, Praxis, optisches Erkennen (visuelle Gnosis).

Ausdruck der Schädigung des Kortex sind **kortikale „Werkzeugstörungen"** mit Defiziten in Sprache, Praxie, visueller Gnosis und visuell-räumlichem Denken. Letzteres wirkt sich im Alltag durch Orientierungsstörung aus, aber auch beim Schreiben und Lesen. Typische Frühzeichen für die Störung des Gedächtnisses sind häufiges Nachfragen und Wiederholen der eigenen Aussagen.

Gedächtnisstörung Erste Symptome einer Gedächtnisstörung können wiederholtes Fragen und Erzählen derselben Dinge sein, Vergessen von Terminen und Gesprächsinhalten, aber auch Probleme, sich die Topografie eines neuen Ortes einzuprägen, etwa im Hotel oder an einem Ferienort.

Störung des visuell-räumlichen Denkens Das nächste Symptom ist meist die Störung des visuell-räumlichen Denkens, was starke Auswirkungen auf das Alltagsleben hat: Orientierung im nahen und fernen Raum, Schreiben, Lesen, Rechnen, Zeichnen, Uhrenlesen, Zusammenfügen und Einräumen von Gegenständen, Entschlüsseln von Karten, Zeichen, Instrumenten und die Orientierung auf Formularen können gestört sein. Visuell-räumliche Störungen resultieren aus der Degeneration des parietalen Assoziationskortex.

MERKE Ein Früh- und Verlaufsindikator für visuell-räumliche Störungen ist die Fähigkeit, Uhren zu lesen und zu zeichnen.

MERKE

Sprachstörung Die Störung der Sprache äußert sich zunächst vor allem durch Wortfindungs- und Benennstörungen. Da es jedoch für viele Wörter Synonyme gibt und man Dinge auf viele Weise umschreiben kann, fällt die Sprachstörung im Alltag anfangs nicht auf.

Die Patienten haben anfangs vor allem Wortfindungs- und Benennungsstörungen und „vertuschen" dies durch Umschreibungen.

Aktivitäten des täglichen Lebens (ATL)

Die ATL können in „basale", wie z. B. essen, sich anziehen, sich fortbewegen, und „komplexe", wie z. B. telefonieren, kochen, Handarbeiten, Reparaturen, unterschieden werden. Die ersten Probleme in den komplexen ATL treten typischerweise bei schriftlichen Erledigungen auf.

Zu Beginn schon sind komplexe **Aktivitäten des Alltags** betroffen, z. B. schriftliche Erledigungen.

Im Krankheitsverlauf können **Wahnsymptome** auftreten. Durch kognitive Defizite wird die Außenwelt unverständlich → paranoide Ängste (z. B. Bestehlungswahn). Störungen des Tag-Nacht-Rhythmus → nächtliche Verwirrtheit und „Bettflucht". Eher zu Beginn auch **Depressionen** als Reaktion auf oder Folge von Demenz. Häufig und problematisch sind **delirante Zustände** bei akuten Krankheiten (Infekte, metabolische Entgleisungen) oder durch Medikamente, für welche das vorgeschädigte Gehirn anfällig ist. Wichtig: Therapie auslösender Faktoren.

Psychiatrische Begleitsymptome

Wahnsymptome Sie treten vor allem im mittleren und späten Krankheitsstadium auf. Aus dem für die Kranken immer unverständlicheren Geschehen in der Außen- und Innenwelt können Ängste resultieren, manchmal paranoider Natur (Bestehlungs-, Vergiftungs-, Eifersuchtswahn), sowie situative Erregtheit oder sogar aggressives Verhalten. Andere Formen wahnhaften Erlebens resultieren aus der Störung der Sinnesverarbeitung, z. B. als visuelle Trugwahrnehmungen oder als Verkennung von Personen im Fernsehgerät als reale Personen. Die Aufhebung von Gedächtnis und Realitätskontrolle kann dazu führen, dass längst verstorbene Personen gesucht werden oder dass die Patienten überzeugt sind, reale Personen oder Orte seien nicht „echt" (Capgras-Syndrom). Störungen des Tag-Nacht-Rhythmus führen zu nächtlicher Verwirrtheit und Umtriebigkeit („sundowning").

Depression Eine begleitende Depression ist eher ein Symptom des frühen bis mittleren Stadiums. Sie kann reaktiv bedingt sein, aber als Früh- oder Vorläufersymptom einer AD auch eindeutig organische Züge tragen. In diesen Fällen liegt die Ursache vermutlich in der Beteiligung von Funktionskreisen des Hirnstamms und des Zwischenhirns, die für die emotionale Homöostase bedeutend sind, insbesondere serotonerge Kerngebiete.

„Verwirrtheit" Ein häufiges und problematisches Symptom bei AD-Patienten sind delirante Zustände bei akuten Erkrankungen, metabolischen Störungen oder nach Gabe ungeeigneter Medikamente. Sie zeigen, wie sensibel die grenzkompensierte integrative Funktion des Gehirns auf jede zusätzliche Störung reagiert. Solche Zustände nach Operationen, bei Infekten oder anderen Akuterkrankungen sind ein Problem, mit dem diensthabende Ärzte im Krankenhaus regelmäßig konfrontiert sind. Die Gabe von Psychopharmaka setzt in dieser Situation Kenntnisse über das Wirkungs- und Nebenwirkungsspektrum der Medikamente voraus. An erster Stelle stehen eine sorgfältige Prüfung und, soweit möglich, die Behandlung auslösender Faktoren.

Frühzeichen: Hyposmie
Späte neurologische Zeichen: Inkontinenz, Gangunsicherheit, Myoklonien, epileptische Anfälle

Körperlich-neurologische Symptome

Körperlich-neurologische Symptome bei der AD beschränken sich im Frühstadium auf die Hyposmie, die jedoch wenig sensitiv und spezifisch ist. Erst im späten Stadium treten Gangunsicherheit und Inkontinenz hinzu. Weitere häufige, aber nicht obligate Symptome der späteren AD-Stadien sind Krampfanfälle und Myoklonien.

Typisch in der Bildgebung: Dilatation der Seitenventrikelunterhörner (Hippokampusatrophie, ➤ Abb. 12.2)

Bildgebende Diagnostik

Für die frühe AD ist eine Erweiterung der Seitenventrikel-Unterhörner infolge der Atrophie von Hippokampus und Gyrus parahippocampalis typisch, jedoch nicht hochgradig spezifisch und sensitiv (➤ Abb. 12.2).

ABB. 12.2

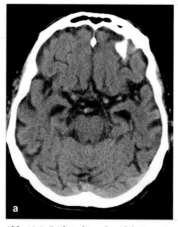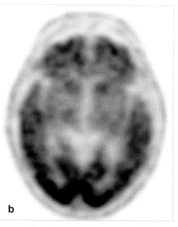

Abb. 12.2 Frühstadium der Alzheimer-Demenz. a Erweiterung der Seitenventrikel-Unterhörner infolge der Atrophie von Hippokampus und Gyrus parahippocampalis (CCT). **b** Stützung der Diagnose durch Amyloid-PET (parietookzipital betonte Mehranreicherung). [T534]

Therapie

Die Therapie hat folgende wesentliche Elemente:
- Antidementiva
- psychoedukative und soziotherapeutische Maßnahmen
- symptomatische Psychopharmakotherapie eventueller psychiatrischer Begleitsymptome.

Antidementiva Es gibt bisher keine Medikamente, die die Progression der AD verlangsamen. Zahlreiche Substanzen sind in Entwicklung oder klinischer Prüfung, u. a. solche, die in den Amyloidstoffwechsel eingreifen. Zugelassen sind 2 Medikamentengruppen: Azetylcholinesterasehemmer (AChEH) und Memantin. AChEH hemmen den Abbau des Neurotransmitters Azetylcholin im synaptischen Spalt. Dies ist von Bedeutung, da der Nucleus basalis Meynert, der die wesentliche Quelle cholinerger Afferenzen der Hirnrinde darstellt, von der Degeneration betroffen ist. Memantin reguliert die glutamaterge Neurotrans-

Therapie: Antidementiva wie Azetylcholinesterasehemmer und der NMDA-Rezeptor-Antagonist Memantin, die jeweils geringe positive Effekte auf Kognition und Alltagsleistungen haben.
Bei Bedarf Psychopharmaka, begleitend Psychoedukation und Soziotherapie.

mission. Die 3 AChEH (Donepezil, Galantamin und Rivastigmin) sowie Memantin haben ähnliche, allerdings insgesamt nur eher geringe und im Einzelfall klinisch nicht immer offensichtliche Effekte auf Kognition und Alltagsbewältigung.

PRAXISTIPP

Azetylcholinesterasehemmer wirken durch Erhöhung des verfügbaren Azetylcholins im synaptischen Spalt. In Studien ließ sich eine (leichte) Verbesserung der kognitiven Funktionen und der Alltagstauglichkeit bei der Alzheimer-Demenz nachweisen. Bei den Nebenwirkungen muss vor allem auf solche des Parasympathikus mit möglichen Herz-Rhythmus-Störungen und gastrointestinalen Ulzera geachtet werden.

MERKE   Eine medikamentöse Behandlung, die dem Entstehen der AD entgegenwirkt oder die Progression verlangsamt, gibt es bisher nicht. Zurzeit befinden sich zahlreiche neue Therapieprinzipien und Substanzen in Entwicklung und klinischen Prüfungen.

Psychoedukative und soziotherapeutische Maßnahmen   Sie setzen am Patienten, an seinen Angehörigen und seiner Lebensumgebung an. Dazu zählen eine angemessene Aufklärung und Beratung in den verschiedenen Krankheitsphasen, psychoedukative und soziotherapeutische Maßnahmen, Hilfe bei der seelischen Bewältigung und Unterstützung in Bezug auf soziale, pflegerische und betreuende Maßnahmen.

Psychopharmaka   Die symptomatische Behandlung mit Psychopharmaka zielt, wo erforderlich, auf Symptome wie Schlafstörung, Depression, Unruhe, Angst oder Agitiertheit. Dabei dürfen keine zentralanticholinergen Medikamente gegeben werden (wie z. B. Promethazin, Chlorprothixen, trizyklische Antidepressiva, sedierende Antihistaminika). Benzodiazepine sind ebenfalls problematisch, da sie die Kognition verschlechtern können. Geeignet und zugelassen sind unter anderem einige hoch- und niederpotente Neuroleptika (Haloperidol, Risperidon, Melperon) und moderne Antidepressiva (Citalopram, Mirtazapin). Die Dosierungen liegen in der Regel wesentlich niedriger als bei organisch gesunden jungen Patienten. Auf Nebenwirkungen muss sorgfältig geachtet werden. Alle hochpotenten Neuroleptika bringen bei Demenzpatienten ein erhöhtes kardiovaskuläres Mortalitätsrisiko mit sich und dürfen deshalb nur zurückhaltend und nach Aufklärung gegeben werden.

Pathologie und Pathophysiologie

Die wichtigsten histopathologischen Merkmale sind viele Amyloidplaques und Neurofibrillenbündel („tangles"), eine Verödung der Dendritenbäume sowie Schädigung und massenhafter Verlust von Synapsen.

Verlauf   Im Gefolge dieser Schädigungen kommt es zu einer äußeren und inneren Atrophie des Gehirns. Die Neurofibrillenpathologie beginnt im Hippokampus und im benachbarten ento- und transentorhinalen Kortex (u. a. Gyrus parahippocampalis) und in der Amygdala. Der frühe Befall des hippokampalen Systems führt zu der charakteristischen Gedächtnisstörung bei der AD. Die Erkrankung breitet sich vor allem im Assoziationskortex aus und erreicht erst spät die sensorischen und motorischen Primärareale (mit Ausnahme des Riechhirns, das wiederum früh betroffen ist, mit der Folge einer Hyposmie). Auch die cholinergen Neurone des basalen Vorderhirns (Nucleus basalis Meynert) und des Septums und, in geringem Maße, die aminergen Projektionskerne des Hirnstamms (Locus coeruleus, Raphekerne) sind betroffen. Hieraus resultiert eine cholinerge und aminerge Deafferenzierung des Kortex, die zur Störung von Aufmerksamkeits- und Gedächtnisleistungen beiträgt.

Amyloidhypothese   Die Amyloidhypothese der Alzheimer-Demenz besagt, dass die Erkrankung durch eine relative Überproduktion von β-Amyloid entsteht, einem Peptid mit 42 Aminosäuren. Dieses $A\beta_{1-42}$ ist ein Spaltprodukt des Amyloid-Vorläufer-Proteins (APP), eines in der Membran der Nervenzellen liegenden Proteins. Je nachdem, wo und wie APP durch die Wirkung von Alpha-, Beta- und Gammasekretase gespalten wird, entsteht ein unschädliches Produkt mit 40 Aminosäuren ($A\beta_{1-40}$) oder aber $A\beta_{1-42}$, das dazu neigt, zu Plaques zu aggregieren, und das auf verschiedene Weise toxisch wirkt. Viele bekannte Risikofaktoren der AD, unter anderem Mutationen von APP und Präsenilin, vermutlich auch Hypercholesterinämie und Diabetes, haben Effekte auf den Amyloidstoffwechsel und führen dazu, dass in höherem Maße das schädliche $A\beta_{1-42}$ entsteht. Der Zusammenhang mit dem zweiten Hauptmerkmal der Alzheimer-Demenz, der Bildung von Neurofibrillen, ist unzureichend geklärt. Neurofibrillen sind lange Bündel aus Ketten von Tau-Protein. Tau ist ein Molekül, das die Mikrotubuli stabilisiert und in der Zelle intensiv umgesetzt wird. In den Neurofibrillenbündeln tritt es in aggregierter und „hyperphosphorylierter" Form auf.

Epidemiologie und Risikofaktoren bei Alzheimer-Demenz

Epidemiologie

Die Alzheimer-Krankheit oder Alzheimer-Demenz (AD) ist die häufigste Demenzerkrankung, vor allem bei Patienten im Senium (> 65 Jahre). Das mittlere Erkrankungsalter liegt bei ca. 78 Jahren, Frühfälle beginnen ab etwa 50 Jahren. Bis in das hohe Alter nimmt die Inzidenz zu, sodass bei den 90-Jährigen schon etwa ein Drittel, bei den 100-Jährigen mehr als die Hälfte betroffen ist. Frauen sind vor allem aufgrund ihrer höheren Lebenserwartung häufiger betroffen. Die Erkrankung ist eine hohe Belastung sowohl für

---

MERKE

Therapiebestandteile sind Aufklärung und Beratung zur Krankheitsbewältigung sowie soziale, betreuerische und pflegerische Hilfe.

Ziel einer Therapie mit **Psychopharmaka** ist die Reduktion von Unruhe, Depression, Schlafstörung, Angst oder Agitiertheit.
- **Cave:** keine zentral-anticholinerg wirksamen Medikamente!
- geeignete Neuroleptika: z. B. Melperon, Haloperidol oder Risperidon
- Antidepressiva: Citalopram oder Mirtazapin

Die **Histopathologie** ist gekennzeichnet durch Amyloidplaques, Neurofibrillenbündel und Synapsenverlust. Früh betroffen ist das hippokampale System → Gedächtnisstörungen. Im Verlauf Ausbreitung über Assoziationskortex und spät in sensorische und motorische Areale; vor allem cholinerge und aminerge Neurone sind betroffen → Aufmerksamkeitsstörung.

Ein Erklärungsmodell der AD ist die **„Amyloidhypothese"**. Nach ihr führt die Akkumulation und Aggregation von β-Amyloid$_{1-42}$ zum Untergang von Nervenzellen. $A\beta_{1-42}$ entsteht durch alternative Spaltung des Amyloid-Vorläufer-Proteins (APP) durch Sekretasen. Anders als diese extrazellulären „Plaques" bestehen die intrazellulären „tangles" aus aggregiertem Tau-Protein, der Zusammenhang ist noch unklar.

die Betroffen (Patient und Bezugspersonen) als auch für die Sozialsysteme (Pflegeversicherung) und die Pflegeeinrichtungen. Etwa jeder 5. Westeuropäer über 65 Jahre wird eine AD erleiden.

Risiko- und Schutzfaktoren

Die AD ist eine sporadische Erkrankung. Allerdings spielt eine familiäre Disposition aufgrund des Apoε-Polymorphismus (s. u.) und anderer, noch ungenügend aufgeklärter Risikogene eine Rolle. Es existiert darüber hinaus eine sehr kleine Gruppe (weniger als ein Promille) von autosomal-dominant vererbten AD-Fällen bei bestimmten Mutationen von Amyloid-Vorläufer-Protein (APP) oder von Bestandteilen der Enzyme, die dieses Protein spalten (Präsenilin 1 und 2).

Risikofaktoren Der wichtigste Risikofaktor ist das Alter. Der zweitwichtigste Risikofaktor, das Apolipoprotein ε, kommt in 3 Varianten vor („2, 3, und 4"). Menschen, die ein Allel der Variante „4" tragen, haben ein etwa dreifach erhöhtes Erkrankungsrisiko (ca. ein Viertel der Bevölkerung). Bei Menschen mit 2 ε4-Allelen ist das Risiko noch einmal erhöht. Auch Diabetes mellitus und Hypercholesterinämie sind schwache Risikofaktoren. Außerdem scheinen Faktoren, die die „kognitive Reserve" mindern, die Schwelle zu senken, ab derer sich eine AD manifestiert, und damit das individuelle Risiko zu erhöhen: niedrige Bildung, geringe geistige Aktivität, frühere Hirnverletzung.

Schutzfaktoren Solche scheinen eine langjährige Einnahme von klassischen nichtsteroidalen Antirheumatika, möglicherweise auch von bestimmten Statinen zu sein. Diese Befunde sind jedoch noch nicht genügend abgesichert und lassen sich bislang nicht in eine Empfehlung zur Vorbeugung der AD übersetzen.

> **LERNTIPP** Sehr großes Interesse besteht daran, mögliche Risikofaktoren für die Entwicklung einer Demenz vom Alzheimer-Typ zu identifizieren. Vorrangig ist dabei das Alter. An 2. Stelle steht nach bisherigen Erkenntnissen das Apolipoprotein ε. Je mehr ε4-Allele vorhanden sind, desto höher scheint das Risiko zu sein.

> **MERKE**
>
> **Alzheimer-Demenz**
> - kontinuierlich progrediente, stets letale degenerative Systemerkrankung vorwiegend der Hirnrinde
> - Amyloidplaques und Neurofibrillenbündel, Verödung der Dendritenbäume und massenhafter Verlust von Synapsen
> - kognitive Kernsymptomatik, dadurch Beeinträchtigung des täglichen Lebens
> - zusätzliche psychiatrische Symptome sind möglich; körperliche Symptome sind anfangs selten
> - Therapie mit Antidementiva, psychoedukativen Maßnahmen und ggf. Psychopharmaka

12.5 Frontotemporale Demenz

Die frontotemporale Demenz (FTD; Syn.: Stirnhirndemenz, Morbus Pick) ist wie die AD eine kontinuierlich progrediente, letale, degenerative Erkrankung des Gehirns. Sie tritt oft bereits in mittleren Jahren auf.

Klinik und Diagnostik
Frontale Leitsymptome
Meist verläuft die FTD mit vornehmlich frontaler oder mit gemischt frontaler und temporaler Atrophie. „Frontale" Leitsymptome sind Wesensänderung, Veränderung der Gestimmtheit, Antriebs- und Sprachantriebsstörung sowie Störung „exekutiver" kognitiver Leistungen. Da Teilabschnitte des Stirnhirns unterschiedlichen Funktionen zugeordnet und sie in unterschiedlicher Stärke und Folge betroffen sind, kann das individuelle neuropsychiatrische Profil sehr variieren. Nur wenige FTD-Patienten zeigen ein klassisches orbitofrontales Stirnhirnsyndrom mit gehobener Stimmung und sozialer Enthemmung („Soziopathie").

Störung exekutiver Leistungen Die Störung exekutiver Leistungen resultiert aus der Degeneration der dorsolateralen Stirnhirnrinde. Exekutive Störungen betreffen das vorausschauende, planende und zielgerichtete, abstrakte und urteilende, selbstkritische und überprüfende Denken. Im Ergebnis bleiben Denken und Verhalten unkoordiniert. Die Krankheitseinsicht ist gestört. Im Gespräch können die Patienten assoziativ gelockert sein oder hohe Antwortlatenzen zeigen. Die Wortflüssigkeit kann extrem reduziert sein. Manche Patienten zeigen stereotype Verhaltensweisen, z. B. ständiges Summen.

Störung der emotionalen Sphäre Die emotionale Sphäre ist gestört, weil die limbischen Areale (basaler frontaler Kortex, Insula, Amygdala) degenerieren. Dadurch ist der Grundaffekt verschoben und inadäquat, z. B. heiter oder mürrisch, mit wesentlich reduzierter Schwingungsbreite. Oft sind die Patienten gegenüber ihrer Situation und der Meinung anderer indifferent. Es ist auch ein disinhibiertes Verhalten möglich, z. B. Logorrhö, Impulsivität und Distanzminderung. Auch eine Hyperphagie, Hyperoralität (zu viel oder nicht Essbares in den Mund nehmen) oder Hypersexualität kommen vor.

Antriebsstörung Die Reduktion des Antriebs im Denken, Handeln und Sprechen geht auf die Degeneration der medialen Fläche des Stirnhirns zurück (vor allem anteriorer Gyrus cinguli). Die Patienten wirken zurückgezogen, indifferent, wortkarg, phlegmatisch, schließlich mutistisch. Die Körperpflege

---

MERKE

12.5 Frontotemporale Demenz

Die frontotemporale Demenz (FTD, Morbus Pick) ist eine neurodegenerative Erkrankung, die schon im mittleren Lebensalter auftritt. Es finden sich vor allem „frontale" Symptome wie Wesensänderung, Affekt- und Antriebsstörungen.

Frontale Leitsymptome: Mitbetroffen sind exekutive Leistungen (planendes, vorausschauendes, zielgerichtetes und abstraktes Denken, Urteilsvermögen). Eine Krankheitseinsicht fehlt meist. Die Degeneration limbischer Areale äußert sich in Affektstörungen mit Disinhibition, Logorrhö, Distanzminderung, Hyperphagie oder Hypersexualität.

Die Degeneration des medialen Frontalhirns (Gyrus cinguli) reduziert den Antrieb, das Vollbild ist ein Mutismus.

wird schon früh vernachlässigt. Es kann passager auch zu einer Antriebssteigerung mit hypomanem Verhalten kommen.

Körperliche Symptome   Körperliche Symptome können, wie bei der AD, lange ganz fehlen. Eine Urininkontinenz kann relativ früh auftreten, da die Zentren der willentlichen Kontrolle der Blasenentleerung im prämotorischen Kortex betroffen sind. Nur eine Untergruppe der FTD-Patienten zeigt ein begleitendes Parkinson-Syndrom.

> **Körperliche Symptome** sind anfangs selten (Ausnahme: Urininkontinenz). Möglich ist ein Parkinson-Syndrom.

> **MERKE**   Die FTD ist eine über die Klinik und die vornehmlich frontale und temporale Atrophie definierte Erkrankung. Ein Rückschluss vom klinischen Bild oder Atrophieschwerpunkt auf den zugrunde liegenden histopathologischen oder genetischen Subtyp ist nicht möglich.

> **MERKE**

Sonderformen der FTD mit führender Atrophie der Temporallappen

Eine Untergruppe der FTD-Patienten verläuft klinisch völlig verschieden von der „frontalen" Hauptgruppe, nämlich mit anfangs führender Aphasie. Ihr liegt eine Atrophie der Temporallappen zugrunde, die entweder stark asymmetrisch links betont oder beidseits nachzuweisen ist. Eine stark rechts betonte Atrophie ohne Aphasie kommt nur selten vor. Wesen, Antrieb, Alltagsbewältigung und allgemeine Intelligenz bleiben lange gar nicht oder nur wenig gestört. Nach Jahren greift der Prozess auf den Frontallappen beidseits über, und die anfängliche Aphasie entwickelt sich zum Vollbild einer Demenz. Klinisch lassen sich 2 Subtypen der FTD mit Temporallappenatrophie unterscheiden:

- **Primär progressive Aphasie:** Sie resultiert aus einer Atrophie des linken Temporallappens, die bevorzugt die lateralen, neokortikalen Areale im Umfeld der Wernicke-Area betrifft. Die Atrophie ist stark, aber nicht vollständig links-lateralisiert. Die Aphasie kann „flüssig" oder „unflüssig" sein, also einer Wernicke- oder Broca-Aphasie ähneln. Sie geht weit über die Wortfindungs- und Benennstörung der frühen AD hinaus und führt schon früh auch zu Störungen der Wortwahl (semantische Paraphasien), der Wortbildung (phonematische Paraphasien) und der Syntax (Dysgrammatismus).
- **Semantische Demenz:** Bei ihr sind die basalen Abschnitte des temporalen Kortex auf beiden Seiten atrophiert. Es kommt zu einer flüssigen Aphasie mit ausgeprägter Wortfindungs- und Benennstörung und zusätzlich zu einem progredienten Verlust von „Weltwissen" über die Bedeutung von Wörtern und allgemeinen Fakten, z. B. Personen, Dingen und Sachverhalten. Die Patienten können beispielsweise nicht sagen, in welchem Land eine bekannte Stadt liegt, welche Tiere Milch und Eier geben, wer ein bestimmter Prominenter war oder welche Farbe Himbeeren haben. Eine Störung des visuellen Erkennens von Personen und Gegenständen kann hinzutreten.

> In manchen Fällen dominiert anfangs die Atrophie des linken Temporallapens, sodass es zu einer **primär progressiven Aphasie** oder **semantischen Demenz** kommt. Erst nach Jahren sind auch die Frontallappen betroffen. Bei der semantischen Demenz kommt es neben einer flüssigen Aphasie zum Verlust von „Weltwissen", d. h. Wortbedeutungen und allgemein bekannten Fakten.

Diagnostik

Die FTD-Diagnose wird in der Regel klinisch aus Anamnese, psychiatrischem und neuropsychologischem Befund sowie der Bildgebung gestellt. CCT und MRT zeigen oft eine fokale Hirnatrophie; aussagekräftige bildgebende Befunde können auch SPECT (fokale Hypoperfusion) oder PET (fokaler Hypometabolismus) liefern. Spezifische Laborbefunde gibt es nicht, mit Ausnahme der Fälle mit positiver Familienanamnese, in denen Mutationen molekulargenetisch nachgewiesen werden können.

> Die **Diagnose** ergibt sich aus Anamnese, neurologisch-psychiatrischer Untersuchung und Bildgebung (> Abb. 12.3).

> **MERKE**   Obwohl die FTD bisher nicht kausal therapierbar ist, ergeben sich aus der genauen Diagnose Konsequenzen für die Aufklärung, Beratung und symptomatische Behandlung.

> **MERKE**

> **ABB. 12.3**

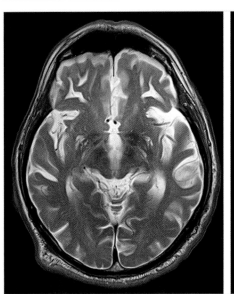 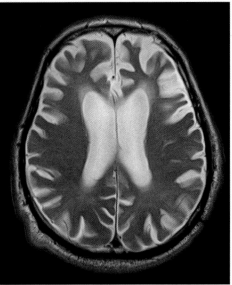

Abb. 12.3 Frontotemporale Demenz mit links und insulär betonter Hirnatrophie (T2-gewichtete MRT). [P318]

Für die FTD typisch, aber im frühen Stadium nur eingeschränkt sensitiv ist eine polare und mediale Stirnhirnatrophie in der bildgebenden Diagnostik (> Abb. 12.3).

Therapie

Die FTD kann bisher nicht kausal behandelt werden. Die einzige Option für eine medikamentöse Therapie ist die symptomatische Gabe von Psychopharmaka bei begleitenden psychiatrischen Symptomen wie Depression, stereotypen Verhaltensweisen oder Gereiztheit. Sonst liegt der Schwerpunkt, wie bei der AD, auf der supportiven psychosozialen Behandlung.

Pathologie und Genetik

Pathologie Die Atrophie betrifft vor allem den präfrontalen (vor den motorischen und prämotorischen Gebieten gelegenen) Abschnitt der Hirnrinde. In variablem Ausmaß, manchmal führend, ist auch der Schläfenlappen betroffen. Der Prozess macht vor der motorischen Zentralwindung halt. Vor allem anfangs kann die FTD ohne markante Atrophie verlaufen. Nur wenige Fälle weisen in der Histologie Pick-Kugeln (Tau-positive Einschlüsse im Zytoplasma) und ballonierte, chromatolytische Neurone auf. Viele andere Fälle zeigen neuronale Einschlusskörperchen, die aus dem Protein TDP-43 bestehen. Die übrigen Fälle zeigen reaktionsarme Nervenzellausfälle ohne besondere histologische Merkmale. In wechselndem Ausmaß sind auch Substantia nigra, Nucleus caudatus und Thalamus betroffen.

> **MERKE** Die FTD ist ätiologisch und pathologisch wesentlich heterogener und variantenreicher als die AD. Unterschiedliche Mutationen und histopathologische Subtypen können zu ähnlichen klinischen Bildern führen. Die Erkrankung verläuft, wie die AD, über 5–10 Jahre.

Genetik In etwa der Hälfte der Fälle tritt die Erkrankung familiär gehäuft auf, hiervon etwa bei 20 % mit autosomal-dominantem Vererbungsmuster. Von diesen wiederum sind bei einer Untergruppe verschiedene Mutationen des Tau-Gens auf Chromosom 17 (FTD mit Parkinson-Syndrom; FTDP-17) nachzuweisen. Das Tau-Protein stabilisiert die Mikrotubuli, die entlang der Axone verlaufen. In einer weiteren Gruppe bestehen Mutationen des Progranulin-Gens mit TDP-43-positiven Einschlusskörperchen. Die Pathophysiologie der Progranulin-Mutation ist ungeklärt. Bei den übrigen FTD-Fällen liegen weder bekannte Gendefekte vor, noch ist viel über die formale Pathogenese bekannt. Interessanterweise ist die FTD mit der amyotrophen Lateralsklerose (ALS) assoziiert (> Kap. 13.6.1): In jeweils einigen Prozent der Fälle (< 10 %) überlappen sich die beiden Erkrankungen. Die ALS ist in fast allen Fällen eine TDP-43-Proteinopathie, sie ist jedoch nicht mit einer Progranulin-Mutation assoziiert.

Epidemiologie

Das mittlere Erkrankungsalter liegt um ca. 2 Jahrzehnte unter dem der AD, d. h. bei ca. 58 Jahren. Die FTD beginnt daher meist vor dem 65. und nur ausnahmsweise nach dem 75. Lebensjahr. Damit ist die FTD unter den „präsenilen" Demenzfällen (< 65 Jahre) nur etwas weniger häufig als die AD. Sie ist aber auch bei älteren Patienten stets in die Differenzialdiagnose mit einzubeziehen.

> **MERKE**
>
> **Frontotemporale Demenz**
>
> - kontinuierlich progrediente, letale, degenerative, oft früh einsetzende Erkrankung des Gehirns
> - präfrontale (und temporale) Atrophie, Pick-Kugeln sind eher selten
> - familiäre Häufung in ca. 50 %, hiervon etwa bei 20 % mit autosomal-dominantem Vererbungsmuster
> - frontale Leitsymptome: Wesensänderung, Veränderung der Gestimmtheit, Antriebs- und Sprachantriebsstörung und Störung „exekutiver" kognitiver Leistungen
> - keine kausale Therapie möglich, symptomatische Gabe von Psychopharmaka, supportive psychosoziale Behandlung

12.6 Lewy-Körperchen-Demenz

Die Lewy-Körperchen-Demenz („Lewy body dementia", LBD) ist eine progrediente, degenerative, letale Demenzerkrankung des höheren Alters.

Klinik und Diagnostik

Hauptkriterien

Das wesentliche Kriterium der LBD ist ein zeitlich verbundenes Auftreten von Demenz mit 2 oder 3 der folgenden Kernsymptome:

- Parkinson-Syndrom (> Kap. 9.2.1)
- visuelle Halluzinationen
- spontane starke Fluktuationen der mentalen Verfassung

Aus Studentensicht (Randspalte)

Therapie:
- keine kausale Therapie
- symptomatisch können Psychopharmaka gegeben werden
- supportiv psychosoziale Behandlung

Histopathologisch sind vor allem präfrontaler und variabel auch temporaler Kortex befallen. Manchmal zeigen sich Pick-Kugeln (zytoplasmatisches Tau-Protein) sowie ballonierte Neurone, oft auch TDP-43-Einschlusskörperchen.

MERKE

Genetik: Etwa 50 % der Fälle sind familiär bedingt, 20 % hiervon mit autosomal-dominanter Vererbung. Betroffen sein kann das Tau- oder Progranulin-Gen. In einigen FTD-Fällen besteht eine Überlappung mit der amyotrophen Lateralsklerose („FTD/ALS").

MERKE

12.6 Lewy-Körperchen-Demenz

Auch die Lewy-Körperchen-Demenz (LBD) ist eine neurodegenerative Erkrankung.
Kardinalkriterien: Demenz, Parkinson-Syndrom, visuelle Halluzinationen und starke Fluktuation der mentalen Leistung.
Weitere Indizien sind REM-Schlaf-Verhaltensstörungen, Neuroleptika-Hypersensitivität, Urininkontinenz und Orthostase-Symptome.

Andere, „stark hinweisende" Kriterien sind: REM-Schlaf-Verhaltensstörungen mit Bewegungen oder Sprechen während des Traums (> Kap. 3.5.1), ausgeprägte Neuroleptika-Hypersensitivität, verminderte dopaminerge Aktivität in den Basalganglien in SPECT oder PET. „Unterstützende" Merkmale sind u. a. eine früh auftretende Urininkontinenz und Orthostase-Symptome.

Kortikal-subkortikale Demenz Die gemischt kortikal-subkortikale Demenz der LBD umfasst eine Störung des Gedächtnisses und des visuell-räumlichen Denkens und eine Störung basaler Funktionen wie Aufmerksamkeit, Konzentration und Antrieb. Die Letztgenannten sind im frühen Stadium stärker, die Gedächtnisstörung ist geringer als bei der AD.

Parkinson-Syndrom Das Parkinson-Syndrom der LBD ist, anders als beim idiopathischen Parkinson-Syndrom (Morbus Parkinson), weitgehend symmetrisch und wenig Dopa-responsiv. Ein typischer Ruhetremor ist die Ausnahme. Dopaminagonisten werden schlecht toleriert (s. u.).

Visuelle Halluzinationen Sie sind oft plastisch oder sogar szenisch und werden gut erinnert. Sie können tags oder nachts auftreten. Es werden z. B. Personen, Tiere oder auch ungeformte Objekte in Räumen oder im Freien wahrgenommen. L-DOPA oder andere dopaminerge Medikamente können Halluzinationen provozieren, wie auch beim Morbus Parkinson, bei der LBD jedoch schon in wesentlich geringeren Dosen.

Fluktuationen Plötzliche Fluktuationen von Wachheit und geistiger Leistungsfähigkeit sind oft schwierig einzuschätzen, weil sie unspezifisch und nicht immer anamnestisch hinreichend gesichert sind. Manchmal gelingt eine Objektivierung jedoch, z. B. während stationärer Behandlungen.

Die **LBD** ist gemischt **kortikal-subkortikal**, betroffen sind Gedächtnis, visuell-räumliches Denken, aber auch Aufmerksamkeit und Antrieb, wobei Letztere überwiegen. Das **Parkinson-Syndrom** ist symmetrisch und spricht schlecht auf L-DOPA an. Ausgeprägt sind **visuelle Halluzinationen.** Geistige Leistung und Vigilanz **fluktuieren im Tagesverlauf.**

Diagnostik

Die Diagnose stützt sich auf die Erfüllung der Hauptkriterien und wird durch hinweisende und unterstützende Kriterien untermauert (s. o.). Wenn ein klares Parkinson-Syndrom und visuelle Halluzinationen fehlen, bleibt oft nur eine Verlaufsbeobachtung.

Abgrenzung zum Morbus Parkinson Wenn die Demenz vor oder spätestens ein Jahr nach der Parkinson-Symptomatik auftritt, wird eine LBD diagnostiziert, sonst ein „idiopathisches Parkinson-Syndrom mit Demenz" (PDD). Diese beiden Demenzformen sind klinisch und pathologisch ähnlich, aber nicht gleich, insofern als bei der LBD Demenzsymptome vonseiten der Hirnrinde stärker im Vordergrund stehen (Halluzinationen und kortikale Werkzeugstörungen).

Apparative Diagnostik Die Hirnatrophie, wie sie in der CT oder MRT dargestellt wird, ist bei der LBD deutlich geringer als bei der AD. In der Positronenemissionstomografie (PET) zeigt sich bei der LBD im Gegensatz zur AD ein ausgeprägter okzipitaler Glukose-Hypometabolismus. Im Dopa-Rezeptor-SPECT (DAT-Scan) ist die AD nicht, die LBD dagegen stark auffällig. Spezifische Laborbefunde gibt es nicht.

Diagnostik:
- anhand der klinischen Kriterien
- Wichtig ist die Abgrenzung zum IPS: Die LBD-Demenz muss vor oder innerhalb eines Jahres nach den Parkinson-Symptomen auftreten (sonst: „IPS mit Demenz")
- Bildgebung: mildere Hirnatrophie als bei der AD

> **MERKE** Die LBD wird erst seit ca. 20 Jahren pathologisch und klinisch als eigene Erkrankung aufgefasst und geht mit einer gemischt kortikal-subkortikalen Demenz und (meist) einem Parkinson-Syndrom einher.

MERKE

Therapie

Eine kausale oder progressionsverzögernde Therapie ist nicht bekannt. Azetylcholinesterasehemmer (AChEH) sind in geringem Maß wirksam, erfahrungsgemäß auch gegen visuelle Halluzinationen. Rivastigmin ist für die Demenz beim idiopathischen Parkinson-Syndrom(PDD) zugelassen. Angesichts der unscharfen Abgrenzung der PDD von der LBD ist die Indikationsstellung für Rivastigmin und andere AChEH bei LBD unproblematisch und kein „off-label use".

Die Parkinson-Symptomatik bei der LBD wird, soweit notwendig, mit einer L-DOPA-Monotherapie behandelt. Die Responsivität ist geringer als beim idiopathischen Parkinson-Syndrom. Schon bei niedrigen Dosen kann es zu verstärkten Halluzinationen und lebhaften Träumen kommen. Dopaminagonisten und Amantadin zeigen diesbezüglich ein noch stärkeres Nebenwirkungspotenzial und werden nicht empfohlen. Eine medikamentöse Behandlung der Urininkontinenz ist wenig erfolgversprechend.

Therapie:
- keine kausale Therapie
- Azetylcholinesterasehemmer sind leicht positiv wirksam, auch gegen visuelle Halluzinationen
- das Ansprechen auf L-DOPA ist geringer als beim IPS und es kann schon in niedriger Dosierung zu verstärkten Halluzinationen kommen

Pathologie

Lewy-Körperchen Das histopathologische Hauptmerkmal einer Lewy-Körperchen-Demenz sind zahlreiche Lewy-Körperchen in Neuronen des Neokortex, des limbischen Kortex und subkortikaler Kerne. Lewy-Körperchen sind zytoplasmatische neuronale Einschlusskörperchen, die vor allem α-Synuklein enthalten. Die genaue Ursache der vermehrten Bildung und Ablagerungen ist unbekannt. Die Demenz bei LBD beruht auf der direkten Schädigung der Hirnrinde und aus ihrer Deafferenzierung infolge der Schädigung cholinerger und aminerger subkortikaler Projektionskerne (Nucleus basalis Meynert, Nucleus coeruleus, Substantia nigra und weitere).

AD-Pathologie Zusätzlich besteht meist auch eine Alzheimer-typische Pathologie, d. h. Fibrillenbündel und Amyloidplaques in einem Umfang, der für sich genommen die Diagnose einer AD rechtfertigen würde. Auch bei der „reinen" Form der LBD können diffuse Amyloidplaques, wenige neuritische Plaques und wenige Fibrillenbündel vorliegen, deren Ausmaß die Diagnose AD jedoch nicht rechtfertigt. Klinisch können die „Mischform" und die „reine" LBD nicht unterschieden werden.

Histopathologisch sind neuronale Lewy-Körperchen im Neokortex, limbischen Kortex und subkortikal das Hauptmerkmal. Diese bestehen vor allem aus α-Synuklein. Dazu finden sich meist auch Fibrillenbündel und Amyloidplaques wie bei der AD.

Epidemiologie

Die LBD tritt in der Regel ohne familiäre Häufung auf („sporadisch") und ist die zweithäufigste degenerative Demenzform im Alter.

> **MERKE**
>
> **Lewy-Körperchen-Demenz**
> - progrediente, degenerative, letale Demenzerkrankung des höheren Alters
> - Lewy-Körperchen in Neuronen des Neokortex, des limbischen Kortex und subkortikaler Kerne, meist zusätzliche Alzheimer-typische Pathologie
> - Demenz mit Parkinson-Syndrom, visuellen Halluzinationen und spontan starker Fluktuation der mentalen Verfassung
> - keine kausale Therapie möglich; ggf. Azetylcholinesterasehemmer, ggf. L-DOPA (gegen Parkinson-Symptomatik)

12.7 Vaskuläre Demenzformen

Vaskuläre Demenzen (VD) sind Folge zerebraler Gefäßerkrankungen. Am häufigsten sind die Multiinfarktdemenz (MID) und die subkortikale arteriosklerotische Enzephalopathie (SAE).

„Vaskuläre Demenz" (VD) ist keine eigenständige Erkrankung, sondern ein Oberbegriff für Demenzen aufgrund ganz unterschiedlicher vaskulärer Schädigungen des Gehirns. Die beiden häufigsten Subtypen sind die Multiinfarktdemenz nach mehreren territorialen Hirninfarkten (MID) und die Demenz bei subkortikaler arteriosklerotischer Enzephalopathie (SAE). Überlagerungen und Varianten dieser Subtypen kommen vor. Seltene, vaskuläre Demenzursachen sind zerebrale Vaskulitiden, die zerebrale Amyloidangiopathie (CAA) und die CADASIL-Krankheit (zerebrale autosomal-dominante Arteriopathie mit subkortikalen Infarkten und Leukenzephalopathie, ➤ Kap. 5.5.1).

12.7.1 Multiinfarktdemenz und strategische Infarkte

Die Multiinfarktdemenz (MID) entsteht durch Kumulation „strategischer" Hirninfarkte, die zu kognitiven Defiziten führen (z. B. Aphasie, Apraxie, visuell-räumliche Störungen).

12.7.1 Multiinfarktdemenz und strategische Infarkte

Eine Multiinfarktdemenz (MID) resultiert aus der Summe mehrerer territorialer Infarkte der Hirnrinde und/oder subkortikaler Regionen (Marklager, tiefe Kerne).

Klinik und Diagnostik

Kortikale Werkzeugstörungen Je nach Schädigungsmuster können die kognitiven Defizite sehr variabel sein. Möglich sind eine oder mehrere kortikale Werkzeugstörungen (z. B. Aphasie, Apraxie oder visuell-räumliche Denkstörung). Beidseitige Läsionen in homologen Arealen der rechten und linken Hemisphäre führen zu überproportionalen Defiziten, vor allem in den tiefen Assoziationskernen (Thalamus und Nucleus caudatus) und im präfrontalen Assoziationskortex.

Fokale neurologische Defizite Hinzu treten oft ebenfalls infarktbedingte fokale neurologische Defizite (z. B. Hemiparesen und Gesichtsfeldausfälle bei Infarkten in motorisch oder visuell relevanten Systemen).

> **MERKE** Wenn keine fokal neurologischen, somatischen Defizite, sondern vorwiegend kortikale Werkzeugstörungen bestehen, kann eine MID eine AD imitieren. Dies ist einer von mehreren Gründen, bei vermuteter AD stets eine zerebrale Bildgebung durchzuführen.

Manche Hirninfarkte werden von Patienten nicht wahrgenommen, da sie nicht in „eloquenten" Arealen liegen. Eine Mehrzahl solcher scheinbar stummer Infarkte kann aber zu einer Demenz führen.

Ältere Infarkte Bemerkenswerterweise finden sich in CCT-Aufnahmen nicht selten ein oder mehrere ältere Infarkte als Zufallsbefund, ohne dass Patient oder Angehörige von einem Schlaganfall aus der Anamnese berichten. Beispiele sind kleine territoriale A.-cerebri-media- und A.-cerebri-anterior-Teilinfarkte außerhalb der Sprachzentren oder der motorischen Rinde. Solche Einzelereignisse in „stummen", „nichteloquenten" Arealen können tatsächlich für sich genommen wenig auffällig sein oder als Befindlichkeitsstörung anderer Ursache verkannt werden. Dies gilt vor allem, wenn ein solcher Infarkt im Zusammenhang mit einer anderen Erkrankung oder einer Operation auftritt und seine Symptome fehlgedeutet werden. In der Summe können mehrere Ereignisse dieser Art aber durchaus zu einer (vaskulären) Demenz führen.

Therapie: Neurorehabilitation zur Verbesserung der Defizite
Prognose: hängt vom Ausmaß der Infarkte ab
Wichtig: vaskuläre Sekundärprophylaxe!

Therapie

Neurologische und kognitive Defizite nach Schlaganfällen werden im Rahmen der Neurorehabilitation behandelt. Grundsätzlich ist die Prognose bei kleineren Infarkten günstiger. Zum Teil setzt eine Spontanerholung ein, zum Teil wird die Besserung durch gezielte Übungsbehandlungen unterstützt. Ganz wesentlich ist die ursachengerechte vaskuläre Sekundärprophylaxe zur Verhinderung weiterer Schäden (s. a. ➤ Kap. 5.7).

Sogar ein einzelner **strategischer Infarkt** z. B. im Thalamus links kann kognitive Defizite erzeugen, die die Demenzdefinition erfüllen.

Pathologie

Embolien Rezidivierende territoriale Hirninfarkte entstehen häufig durch Embolien, die – vor allem bei Vorhofflimmern – vom Herzen ausgehen, oder durch arterioarterielle Embolien bei schwerer atherosklerotischer Makroangiopathie der Aorta ascendens oder der supraaortalen hirnversorgenden Arterien.

Strategischer Infarkt Eine Sonderform der VD ist der singuläre strategische Infarkt, bei dem eine einzelne, u. U. sogar relativ kleine Läsion zu einem ausgeprägten kognitiven Defizit führt. Hierfür kritische Areale sind der Thalamus (vor allem links), der Kopf des Nucleus caudatus, der linke Gyrus angularis und das Knie der Capsula interna links.

12.7.2 Subkortikale arteriosklerotische Enzephalopathie (SAE)

Von der MID als einem multifokalen, die Hirnrinde einbeziehenden Schädigungstyp wird der diffusere, subkortikale und mikroangiopathisch bedingte Krankheitsprozess der SAE abgegrenzt. Eine SAE führt meist zu kognitiven Defiziten, aber nur dann zu einer Demenz, wenn sie schwer ausgeprägt ist.

Klinik und Diagnostik

Symptome

Kognitive Symptome Die kognitiven Symptome der SAE entstehen in der Regel schleichend und sind über lange Zeit wenig ausgeprägt. Nur bei starker Ausprägung kann eine SAE zum Vollbild einer Demenz führen, zumal wenn lakunäre Infarkte des Thalamus, des Kapselknies und des Caudatus-Kopfs hinzutreten („subcortical vascular ischemic dementia", SVID; oder nach dem Erstbeschreiber „Morbus Binswanger", ➤ Kap. 5.5.1). Infolge der ausgeprägten Marklagerschädigung und multipler lakunärer Infarkte kommt es bei der SAE quasi zu einer „Diskonnektierung" der Hirnrinde und zu einer Deafferenzierung stimulierender Projektionen aus dem cholinergen Nucleus basalis Meynert und aus aminergen Kernen des Hirnstamms. Es resultiert eine prototypische subkortikale Demenz: Die Patienten wirken verlangsamt, ihre Auffassung ist erschwert, ihre Konzentrationsfähigkeit schwach; sie sind ermüdbar, unflexibel und antriebsarm. Viele geistige Leistungen bleiben trotzdem, in erschwerter und verlangsamter Form, noch lange möglich. In einer stabilen Umgebung mit nur geringer geistiger Beanspruchung können Patienten mit einer SAE-Demenz lange kompensiert bleiben.

Neuropsychologische Symptome Neuropsychologisch sind das Wiedererkennen von Gedächtnisinhalten sowie visuell-räumliche Leistungen (Abzeichnen, Uhrenlesen) weniger beeinträchtigt als bei AD-Patienten mit vergleichbarem Demenzschweregrad. Die SAE-Demenz ist somit auch in dieser Hinsicht ein Gegenpol zur AD. Im schweren Stadium sind die Patienten apathisch, antriebslos, sprechen wenig und verlieren Alltagskompetenzen. Der Zustand verschlechtert sich in der Regel allmählich, nicht – wie bei der Multiinfarktdemenz – stufenweise.

Körperliche Symptome Anders als bei AD und FTD gehen eine ausgeprägte SAE und eine SAE-Demenz in der Regel mit körperlich-neurologischen Symptomen einher. Wichtige Symptome sind die Gang- und die Miktionsstörung. Sie resultieren aus einer Unterbrechung von Bahnen aus dem prämotorischen Kortex und dem Blasenkontrollzentrum des Stirnhirns, ähnlich wie es beim Normaldruckhydrozephalus der Fall ist.

- **Gangstörung:** Diese Form der Gangstörung wird als Gangapraxie, Dysbasie oder frontale Gangstörung bezeichnet: Die Patienten gehen vor allem unsicher, suchen nach Halt, gehen breitbasig, aber nicht besonders kleinschrittig. Je nach der Lage zusätzlicher Lakunen kann die Gangstörung auch hypokinetische oder (hemi)paretische Elemente aufweisen. Mit einem Rollator können die Patienten oft wesentlich flüssiger gehen. Sie sind sturzgefährdet, vor allem wenn sie sich umdrehen oder wenn kleine Hindernisse im Weg sind.
- **Miktionsstörung:** Die Miktionsstörung manifestiert sich zunächst als imperativer Harndrang, später als Urininkontinenz.

Lakunäre Syndrome Lakunäre Infarkte der Capsula interna oder der Pyramidenstrahlung können Halbseitensyndrome hervorrufen (➤ Kap. 5.2.3). Wenn die kortikobulbären Bahnen bis zum oberen Hirnstamm von mehreren Lakunen betroffen sind, kann das Bild der *Pseudobulbärparese* mit Dysarthrie und Dysphagie entstehen.

Verlauf Die SAE-Demenz ist nicht degenerativ und verläuft, auch wegen der Behandelbarkeit der vaskulären Risikofaktoren, anders als die AD nicht zwingend monoton und prozesshaft bis zum Tode. Oft versterben die Patienten an anderen Organfolgen ihrer meist generalisierten Gefäßkrankheit.

Differenzialdiagnostik

Eine zusätzliche AD oder eine andere Demenzursache muss stets in Betracht gezogen werden. Differenzialdiagnostisch stellt sich nicht selten die Frage nach einem alternativ oder zusätzlich bestehenden Normaldruckhydrozephalus, der ebenfalls mit einer Marklagerschädigung und einer Dilatation der Ventrikel (aus allerdings anderer Ursache) einhergeht und klinisch dieselbe Trias von subkortikaler Demenz, Gang- und Miktionsstörung zeigt (➤ Kap. 11.2.3).

Diagnostik

Wesentliche Kriterien für die SAE-Demenz sind, neben der Bildgebung, das „subkortikale" klinische Profil und das Vorliegen weiterer neurologischer Defizite.

Bildgebung In der kranialen CT und MRT sind die Marklagerläsionen bilateral, oft irregulär, asymmetrisch und betont im Umfeld der Pole der Seitenventrikel („Leukoaraiose"). Im Anfangsstadium sind sie fleckförmig-disseminiert, später großflächig-konfluierend. Bei starker Schädigung sind die Ventrikel erweitert (Atrophie „e vacuo"). Lakunäre Infarkte zeigen sich als runde oder irregulär konfigurierte Defekte in Thalamus, Basalganglien und Marklager (➤ Abb. 12.4).

> **MERKE** Die Korrelation zwischen der bildgebenden SAE-„Läsionslast" und der kognitiven Störung ist schwach. Nur eine bildgebend schwere SAE kann als alleinige Ursache einer Demenz angenommen werden. Schwer bedeutet, dass ein bedeutender Teil des Marklagers (> 25 %) konfluierend betroffen ist und/oder multiple Lakunen des Thalamus und/oder eine wesentliche innere Atrophie vorliegt. Sonst muss eine zusätzliche AD in Erwägung gezogen werden.

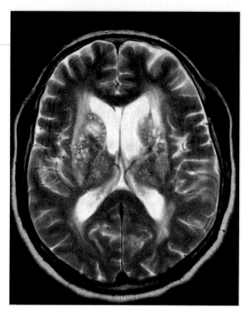

Abb. 12.4 SAE mit multiplen lakunären Defekten der tiefen Kerne, vor allem des Striatums, und konfluierender Hyperintensität („Leukoaraiose") des zerebralen Marklagers (MRT, T2-Wichtung).

Therapie:
- Einstellung der vaskulären Risikofaktoren
- supportiv: Rollatortraining, Dysphagiebehandlung, Trospiumchlorid bei imperativem Harndrang

Therapie

Eine spezielle medikamentöse Therapie für die SAE gibt es nicht. Prophylaktisch sollten der Blutdruck und andere Gefäßrisikofaktoren gut eingestellt werden, insbesondere auch, bevor sich bei bestehender SAE eine manifeste Demenz entwickelt. Die übrige Therapie ist vorwiegend symptomatisch: Rollatortraining, Übungsbehandlung bei Schluckstörung, Versuch mit Trospiumchlorid bei imperativem Harndrang, allgemeine unterstützende und kompensierende Maßnahmen.

Pathologie: „Arteriosklerotisch" ist eine historische Bezeichnung, exakt ist es eine Arteriolohyalinose (Mikroangiopathie). Größte Risikofaktoren: arterielle Hypertonie und Alter.

Pathologie

Das „A" in der Abkürzung „SAE" steht zwar für „arteriosklerotisch" – dies hat aber lediglich historische Gründe. Histopathologisch handelt es sich vielmehr um eine Arteriolohyalinose, d. h. eine andersgeartete Schädigung, die nur die Arteriolen betrifft. Ihre Risikofaktoren sind ganz vornehmlich der Bluthochdruck, geringer auch das höhere Alter. Die arterioläre Pathologie führt bei der SAE vermutlich über eine Verdickung der Gefäßwände und Autoregulationsstörungen zu einer chronischen Minderperfusion im Endstromgebiet der sog. Perforans-Arterien und damit zu einer chronisch progredienten, diffusen Schädigung mit Demyelinisierung, Axonverlust und Gliose der weißen Substanz („subkortikal"). Hinzu treten oft kleine lakunäre Infarkte im Marklager und in den tiefen Kernen (Striatum, Pallidum, Thalamus) durch Verschlüsse einzelner Perforans-Arterien.

> **PRAXISTIPP**
>
> Bei der Unterscheidung der Demenzformen zeigt sich erneut der Wert einer guten Anamnese und klinischen Untersuchung. Durch den Eindruck, den der Patient vermittelt (erhaltene Fassade → AD), das Stellen von Schlüsselfragen (Wesensänderung → FTD, frühe Halluzination → LBD) sowie die Ermittlung des zeitlichen Verlaufs (schrittweise Verschlechterung → MID) und weiterer Symptome (Gang- und Blasenstörung → SAE) lassen sich schnell und ohne Apparate wertvolle Hinweise auf die zugrunde liegende Ursache sammeln.

IMPP-Schwerpunkte

!!! klinisches Bild und Therapie der Alzheimer-Demenz

! klinisches Bild der Lewy-Körperchen-Demenz; Diagnostik und DD der Demenz

NKLM-Lernziele

Eine Übersicht der dem Fach zugeordneten NKLM-Lernziele findest Du im Anhang ab Seite 510.

ÜBUNGSFRAGEN FÜRS MÜNDLICHE MIT LÖSUNGSHILFEN

1. Was ist eine Demenz und was unterscheidet sie von der „Pseudodemenz"?

Demenz ist eine erworbene, organisch bedingte Störung der geistigen Leistungsfähigkeit, die die Ausübung einfacher Alltagsaktivitäten einschränkt und mindestens 6 Monate besteht. Neben dem Gedächtnis muss nach ICD-10 mindestens eine weitere kognitive Modalität betroffen sein (z. B. Sprache, Praxie, räumliche Orientierung). Irreversibilität gehört nicht zu den Diagnosekriterien (z. B. kausal therapiebarer Normaldruckhydrozephalus). Eine kürzer dauernde Störung ist keine Demenz (z. B. Delir). Demenz ist keine Entität, sondern ein Syndrom mit breitem, klärungsbedürftigem Ursachenspektrum. Als Pseudodemenz bezeichnet man dagegen einen Zustand des mangelnden Abrufs kognitiver Leistungen, die organisch erhalten sind (z. B. bei schwerer Depression).

2. Charakterisieren Sie die Unterschiede im klinischen Erscheinungsbild zwischen einer Alzheimer-Demenz (AD) und einer Demenz infolge subkortikaler arteriosklerotischer Enzephalopathie (SAE).

Patienten mit einer AD werden zunächst mit Störungen von Gedächtnis, Sprache und visuell-räumlichen Fähigkeiten auffällig. Antrieb, Körpermotorik, Mimik, Persönlichkeit und der übrige neurologische Befund bleiben lange unauffällig. Wegen dieser „guten Fassade" wird die Erkrankung oft lange nicht erkannt. Sie ist der Prototyp einer kortikalen Demenz.

Patienten mit einer SAE-Demenz wirken dagegen früh auch in ihrer „Fassade" und Motorik gestört. Neben der kognitiven Einbuße sind sie oft hypomim, antriebsarm, „psychomotorisch" verlangsamt, zeigen eine breitbasige Gangstörung und können Asymmetrien oder Steigerungen der Muskeleigenreflexe aufweisen (alles Folgen der multifokalen mikroangiopathisch-ischämischen Schäden des tiefen Marklagers). Kortikale Modalitäten (siehe AD) werden erst später einbezogen. Die SAE-Demenz ist damit der Prototyp einer subkortikalen Demenz.

3. Charakterisieren Sie das klinische Syndrom der Lewy-Körperchen-Demenz.

Es handelt sich um die Kombination einer Demenz mit mindestens 2 weiteren der folgenden 3 Störungen:
- Parkinson-Syndrom
- visuelle Halluzinationen (nicht durch Dopaminergika erzeugt)
- starke spontane Fluktuationen des kognitiven Zustands oder der Vigilanz

Das Parkinson-Syndrom muss der Demenz zeitlich nachfolgen oder darf dieser höchstens ein Jahr vorangehen. Die Demenz ist gemischt kortikal-subkortikal. Das Parkinson-Syndrom ist, anders als beim klassischen Morbus Parkinson, symmetrisch und wenig L-DOPA-responsiv.

KAPITEL
13

Motoneuronale Erkrankungen

Ulf Ziemann

Klein und zerbrechlich sitzt er in seinem überdimensioniert wirkenden Rollstuhl, bewegen kann er sich de facto nicht und doch steckt in diesem Körper eines der größten Genies unserer Zeit – Stephen Hawking. Er leidet seit seiner Jugend an amyotropher Lateralsklerose, einer unheilbaren degenerativen Erkrankung des motorischen Nervensystems. Allen ärztlichen Prognosen zum Trotz lebt er seit Jahrzehnten mit dieser schwerwiegenden, bisher in der Regel binnen weniger Jahre zum Tod führenden Erkrankung und bereichert die Welt auch weiterhin mit seinen Büchern und Entdeckungen. Im Folgenden werden dir motoneuronale Veränderungen und die Prinzipien der motorischen Verschaltung vorgestellt. Diese Erkrankungen sind zum Teil sehr selten und werden nicht regelmäßig vom IMPP geprüft. Dennoch solltest du sie beherrschen, denn beispielsweise Spastik und Paresen sind wichtige Themen in der Neurologie und der Klinik!

Motoneuronale Erkrankungen sind eine heterogene Gruppe progredienter neurodegenerativer Erkrankungen, bei denen das erste und/oder zweite Motoneuron zugrunde geht, also die Nervenzellen, die die Willkürmotorik im Kortex und Rückenmarksvorderhorn kontrollieren. Die meisten Erkrankungen treten sporadisch auf, aber vererbbare Formen kommen ebenfalls vor. Motoneuronale Erkrankungen können in jedem Lebensalter auftreten.

13.1 Anatomie und Physiologie des motorischen Systems

13.1.1 Anatomie

Das motorische System ist zuständig für die Planung, Ausführung und Kontrolle willkürmotorischer Bewegungen. Dabei werden das zentral-motorische und das peripher-motorische System unterschieden.

Zentral-motorisches System

Das zentral-motorische System im engeren Sinn ist das kortikospinale System (Pyramidenbahnsystem). Es ist die direkte Verbindung vom im Gyrus precentralis gelegenen primären Motorkortex (Area 4 nach Brodmann) zu Motoneuronen im Rückenmark (➤ Abb. 1.14). Ebenfalls zum zentral-motorischen System gehört das extrapyramidale System, das anatomisch schlicht dadurch definiert ist, dass es nicht Teil des pyramidalen Systems ist. Es hat seinen Ursprung in Neuronen der Basalganglien und in kortikalen Arealen außerhalb des primären Motorkortex (z. B. prämotorischer Kortex) und nimmt über verschiedene extrapyramidale Bahnen modulierenden erregenden und hemmenden Einfluss auf das 2. Motoneuron im Hirnstamm und Rückenmark (s. a. ➤ Kap. 9).

13.1 Anatomie und Physiologie des motorischen Systems

13.1.1 Anatomie

Das motorische System dient der Willkürmotorik.

Zentral-motorisches System: Das zentral-motorische System erstreckt sich vom primären Motorkortex bis zum 2. Motoneuron im Hirnstamm oder Rückenmark und wird auch als Pyramidenbahn bezeichnet. Weitere sog. extrapyramidale Bahnen beeinflussen das 2. Motoneuron.

Der **kortikospinale Trakt** besteht aus den Axonen des 1. Motoneurons.

Der **kortikobulbäre Trakt** leitet beidseits Impulse zu den motorischen Hirnnervenkernen in Pons und Medulla oblongata.

Klinisch relevant: 90 % der Axone des kortikospinalen Trakts kreuzen in der Decussatio pyramidum der Medulla oblongata zur Gegenseite!

Manche kortikospinale Axone werden direkt (monosynaptisch) auf das 2. Motoneuron umgeschaltet, andere Axone enden zunächst an modulierenden Interneuronen.

Die Pyramidenbahn hat eine **somatotope Organisation,** d. h., die Anordnung der kortikalen Repräsentationen von Gesicht bis unterer Extremität bleibt auch im Verlauf der Bahn bestehen. Die Repräsentation der Hand findet sich in CT und MRT in der Landmarke des sog. „Handknaufs".

Konvergenz: Ein 2. Motoneuron wird von mehreren 1. Motoneuronen innerviert.
Divergenz: Ein 1. Motoneuron innerviert mehrere 2. Motoneurone.

Peripher-motorisches System: Ab dem 2. Motoneuron beginnt das peripher-motorische System. Ein 2. Motoneuron und die von ihm innervierten Muskelfasern sind eine *motorische Einheit.*

13.1.2 Physiologie
Die Einleitung einer Willkürbewegung dauert ca. 100 ms! Schnellleitende Axone des 1. Motoneurons erzeugen ein exzitatorisches postsynaptisches Potenzial (EPSP) am 2. Motoneuron.

Mehrere EPSPs werden zeitlich und räumlich am 2. Motoneuron zu einem Aktionspotenzial integriert.

Kortikospinaler Trakt Etwa eine Million kortikospinale Neurone (1. Motoneuron, Pyramidenzelle; „upper motor neuron") in Lamina V des Gyrus precentralis bilden mit ihren Axonen die Pyramidenbahn (Tractus corticospinalis, kortikospinaler Trakt). Die Axone können eine Länge von mehr als einem Meter erreichen. Besonders große und schnellleitende Pyramidenzellen werden als **Betz-Riesenzellen** bezeichnet. Die Pyramidenbahn zieht fächerförmig durch die subkortikale weiße Substanz und bündelt sich im hinteren Schenkel (Crus posterius) der inneren Kapsel (Capsula interna).

Kortikobulbärer Trakt Auf Höhe des Mittelhirns (Mesenzephalon) verlässt ein Teil der Axone die Pyramidenbahn, kreuzt zu ca. 50 % auf die Gegenseite und versorgt auf beiden Seiten die motorischen Hirnnervenkerne in Pons und Medulla oblongata (beidseitige Innervation). Dieses System wird als kortikobulbärer Trakt (Tractus corticonuclearis) bezeichnet und kennt 2 Ausnahmen:
- Kortikobulbäre Fasern zum unteren Fazialiskern kreuzen fast vollständig zur Gegenseite (überwiegend kontralaterale Innervation).
- Kortikobulbäre Fasern zur Innervation der äußeren Augenmuskelkerne sind nicht im primären Motorkortex, sondern im sog. frontalen Augenfeld (Area 8 nach Brodmann) lokalisiert.

Kreuzung auf die Gegenseite Der kortikospinale Trakt läuft vom Mittelhirn weiter durch die ventralen Anteile des Pons und der Medulla oblongata, wo in der **Pyramidenbahnkreuzung** (Decussatio pyramidum) ca. 90 % der Axone zur Gegenseite kreuzen. Sie verlaufen intraspinal im Seitenstrang (Tractus corticospinalis lateralis) weiter abwärts. Die übrigen, nicht kreuzenden Axone bilden den Vorderstrang (Tractus corticospinalis anterior) und kreuzen überwiegend auf segmentaler Ebene zur Gegenseite.

Verbindung zum 2. Motoneuron Die kortikospinalen Axone enden z. T. direkt an spinalen α-Motoneuronen (2. Motoneuron, Vorderhornzelle, „lower motor neuron"). Diese monosynaptische Verbindung vom Motorkortex zum 2. Motoneuron wird auch als kortikomotoneuronales System bezeichnet und ist phylogenetisch vor allem beim Menschen und dort insbesondere für die Steuerung der Handmotorik ausgebildet. Viele andere kortikospinale Axone enden an erregenden oder hemmenden Interneuronen des Rückenmarks und vermitteln ihre Aktivität indirekt an die α-Motoneurone.

Somatotope Organisation Das kortikospinale System ist somatotop organisiert. Im primären Motorkortex ist die Gesichtsmuskulatur am weitesten anterior-lateral repräsentiert, die untere Extremität am weitesten posterior-medial (an der sog. Mantelkante des Interhemisphärenspalts) und die obere Extremität dazwischen (> Abb. 1.14). Die Arm-Hand-Repräsentation kann bei den meisten Menschen einer makroskopischen anatomischen Struktur, dem Handknauf („hand knob"), zugeordnet werden. Hierbei handelt es sich um eine omega- oder epsilonförmige Vorwölbung des Gyrus precentralis nach posterior, die meistens auf axialen Schnittbildern in der CT oder MRT gut identifiziert werden kann. In der inneren Kapsel liegen die Fasern der Fuß-Bein-Repräsentation am weitesten posterior, diejenigen der Gesichtsrepräsentation am weitesten anterior (nahe dem Knie der inneren Kapsel) und die Fasern der Arm-Hand-Repräsentation dazwischen.

Konvergenz und Divergenz Das kortikospinale System ist durch Konvergenz und Divergenz gekennzeichnet:
- Konvergenz bedeutet, dass ein 2. Motoneuron synaptische Eingänge von zahlreichen 1. Motoneuronen erhält.
- Divergenz bedeutet, dass ein 1. Motoneuron gleichzeitig verschiedene 2. Motoneurone innerviert, die zudem unterschiedlichen motorischen Repräsentationen (z. B. zur Innervation verschiedener Arm- und Handmuskeln) angehören können.

Konvergenz ist vor allem für Erregungssummation am 2. Motoneuron wichtig (s. u.), Divergenz unterstützt die Steuerung komplexer Bewegungen, bei denen es auf die Ko-Aktivierung mehrerer Muskeln ankommt.

Peripher-motorisches System

Das peripher-motorische System besteht aus dem 2. Motoneuron im Hirnstamm oder Rückenmark (> Abb. 14.1), seinem Axon und der motorischen Endplatte (neuromuskuläre Synapse). Aktionspotenziale des 2. Motoneurons werden auf den Muskel übertragen und führen dort zu einer Kontraktion. Ein Motoneuron innerviert oft mehrere (bis zu tausende) Muskelfasern, die als **motorische Einheit** zusammengefasst werden.

13.1.2 Physiologie

Das pyramidale System dient der willkürmotorischen Bewegungssteuerung. Etwa 100 ms vor einer Bewegung werden in kortikospinalen Neuronen durch bewegungsvorbereitende Zuflüsse aus prämotorischen Kortexarealen (z. B. prämotorischer Kortex, supplementär-motorisches Areal) Aktionspotenziale (AP) ausgelöst und entlang des kortikospinalen Trakts bis zum 2. Motoneuron geleitet. Da die kortikospinalen Neurone stark myelinisiert sind, ist die Erregungsfortleitung sehr schnell (bis zu 60–80 m/s). Die AP werden über erregende glutamaterge Synapsen auf das 2. Motoneuron übertragen und lösen dort ein exzitatorisches postsynaptisches Potenzial (EPSP) aus.

Zeitliche und räumliche Integration Die Auslösung eines AP im 2. Motoneuron erfordert in aller Regel mehrere EPSP, entweder dadurch, dass mehrere AP desselben kortikospinalen Neurons kurz hintereinander eintreffen (zeitliche Integration) oder dass AP weiterer kortikospinaler Neurone dasselbe 2. Motoneuron erreichen (räumliche Integration).

Henneman-Prinzip   Mit wachsender Kontraktionsstärke eines Muskels werden immer mehr Motoneurone, die diesen Muskel innervieren, rekrutiert. Bei schwacher Kontraktion werden zuerst die kleinsten Motoneurone herangezogen und dann mit stärker werdender Kontraktion immer größere. Dieser Zusammenhang wird nach dem Erstbeschreiber als das Henneman-Prinzip bezeichnet. Die kleinen Motoneurone haben eine niedrige Reizschwelle und innervieren langsam ermüdende sog. **Typ-1-Muskelfasern** („slow-twitch"-Typ), wohingegen große Motoneurone eine höhere Reizschwelle haben und rasch ermüdende sog. **Typ-2-Muskelfasern** („fast-twitch"-Typ) innervieren.

2. Motoneuron   Ein im 2. Motoneuron ausgelöstes AP wird über das Axon bis zu seiner motorischen Endplatte weitergeleitet und dort auf die Muskelfaser übertragen. Der Neurotransmitter ist Azetylcholin.

13.2 Leitsymptome

Die typischen Leitsymptome einer neurodegenerativen Schädigung des 1. Motoneurons unterscheiden sich deutlich von denen einer Schädigung des 2. Motoneurons. Sie können durch Anamnese und klinische Untersuchung bereits gut identifiziert werden.

13.2.1 Leitsymptome des 1. Motoneurons

Typische Leitsymptome sind spastische Parese, gesteigerte Muskeleigenreflexe und Pyramidenbahnzeichen.

Spastische Parese

Bei einer spastischen Parese ist der Muskeltonus spastisch erhöht und die Kraft gemindert.

Spastik   Bei passiver Muskeldehnung (z. B. durch Streckung oder Beugung eines Gelenks) spürt man einen erhöhten muskulären Widerstand, der mit der Geschwindigkeit der Muskeldehnung zunimmt und von kurzer Dauer ist. Das plötzliche Nachlassen der spastischen Tonuserhöhung und die dann mögliche passive Beugung einer Extremität werden als **Taschenmesserphänomen** bezeichnet. Bei der Gangprüfung ist häufig eine **spastische Paraparese** zu beobachten. Dabei ist der Tonus insbesondere der Oberschenkeladduktoren erhöht. Im Extremfall führt das zum **Scherengang**, bei dem die Beine beim Gehen überkreuzt werden. Die genauen Ursachen der Spastik sind bislang nur unvollständig verstanden. Voraussetzung ist in der Regel eine kombinierte Schädigung des pyramidalen und extrapyramidalen Systems, die am 2. Motoneuron im Ergebnis zu einer Enthemmung führt. Je nach topografischer Verteilung kann es sich um eine Monospastik (eine Extremität), Paraspastik (2 gegenüberliegende Extremitäten, meistens die Beine), Hemispastik (eine Körperhälfte) oder Tetraspastik (alle 4 Extremitäten) handeln. Das Ausmaß der Spastik kann nach der modifizierten Ashworth-Skala eingestuft werden (➤ Tab. 13.1).

Tab. 13.1 Schweregrade der Spastik nach der modifizierten Ashworth-Skala.

Grad	Beurteilung
0	kein erhöhter Tonus
1	leichte Tonuserhöhung, die an einem „catch and release" erkennbar wird oder an einem minimalen Widerstand am Ende des Bewegungsausmaßes, wenn die betroffene Gliedmaße in Flexion oder Extension bewegt wird
2	leichte Tonuserhöhung, die an einem „catch" erkennbar wird, der gefolgt wird von einem minimalen Widerstand durch den gesamten restlichen (weniger als die Hälfte des) Bewegungsweg
3	stärker ausgeprägte Tonuserhöhung durch die meisten Anteile des Bewegungswegs, die betroffene Gliedmaße ist aber leicht beweglich
4	erhebliche Erhöhung des Muskeltonus, passive Bewegung ist schwierig

Zentrale Parese   Die zentrale Parese ist Folge des Untergangs von kortikospinalen Neuronen, sodass für eine Maximalinnervation weniger Neurone zur Verfügung stehen. Die Parese kann klinisch wie eine „atrophe Parese" in Schweregrade eingeteilt werden (➤ Tab. 1.21).

Gesteigerte Muskeleigenreflexe

Muskeleigenreflexe werden immer im Seitenvergleich beurteilt. Ist ein Reflex dabei stärker auslösbar, muss noch geklärt werden, ob dieser Reflex wirklich gesteigert oder aber die andere Seite abgeschwächt ist. Mehrere Kriterien sprechen auch absolut gesehen für einen gesteigerten Muskeleigenreflex:

- verbreiterte Reflexzone (wenn z. B. der Patellarsehnenreflex nicht nur durch Beklopfen der Patellarsehne, sondern auch noch der Schienbeinkante ausgelöst werden kann)
- Irradiation des Reflexes (wenn auch Muskeln reagieren, die bei Auslösen des Reflexes gar nicht gedehnt werden, z. B. beim Überspringen des Adduktorenreflexes auf die Gegenseite)
- Klonus (wenn nach einem einzelnen Dehnungsreiz rhythmisch wiederholte Reflexantworten auftreten, s. a. ➤ Abb. 1.23).

Henneman-Prinzip: Je nach Kraftanstrengung werden verschiedene Neurone und Muskelfasern aktiviert:
- kleine Motoneurone → niedrige Reizschwelle → innervieren *Typ-1-Muskelfasern* („slow-twitch", langsam ermüdend)
- große Motoneurone → hohe Reizschwelle → innervieren *Typ-2-Muskelfasern* („fast-twitch", rasch ermüdend)

Das **2. Motoneuron** überträgt Aktionspotenziale mittels Azetylcholin auf die Muskelfaser.

13.2 Leitsymptome

Wichtig: Die klinische Unterscheidung von Schädigungen des 1. und 2. Motoneurons!

13.2.1 Leitsymptome des 1. Motoneurons
- spastische Parese
- gesteigerte Muskeleigenreflexe
- Pyramidenbahnzeichen

Spastische Parese: Bei einer Spastik (➤ Tab. 13.1) erhöht sich der Muskeltonus mit der Geschwindigkeit der passiven Muskeldehnung. Ursache ist eine Enthemmung des 2. Motoneurons. Plötzliches Nachgeben des Muskels = *Taschenmesserphänomen*

TAB. 13.1

Gesteigerte Muskeleigenreflexe: Immer die Muskeleigenreflexe beidseits vergleichen! Möglich sind Abschwächungen oder Steigerungen. Ob Reflexe gesteigert sind, hängt von der Breite der Reflexzone, einem Überspringen auf andere Muskeln oder dem Auftreten von Kloni ab.

Pyramidenbahnzeichen: Babinski, Gordon, Oppenheim, Chaddock, Strümpell

13.2.2 Leitsymptome des 2. Motoneurons
- Muskelatrophie (> Abb. 13.1) durch denervierte Muskelfasern
- schlaffe Paresen mit Abschwächung des Tonus und der Kraft
- Faszikulationen, d. h. unwillkürliche Entladungen motorischer Einheiten als sichtbare Zuckungen in einem Muskel (**Cave:** Kommen auch bei Gesunden vor!)

ABB. 13.1

Pyramidenbahnzeichen (pathologische Reflexe)

Als Hinweis auf eine Schädigung der Pyramidenbahn gelten an der unteren Extremität die Zeichen nach Babinski (> Abb. 1.22), Gordon, Oppenheim, Chaddock und Strümpell (> Kap. 1.3.2).

13.2.2 Leitsymptome des 2. Motoneurons

Typische Leitsymptome sind Muskelatrophie, schlaffe Parese, verminderte oder erloschene Muskeleigenreflexe und Faszikulationen.

Muskelatrophie

Hierbei handelt es sich um einen Muskelschwund, der bei Erkrankungen des 2. Motoneurons durch den Untergang und Abbau von denervierten Muskelfasern zustande kommt. Die Muskelatrophie kann im fortgeschrittenen Stadium durch den Rückgang des Muskelreliefs und (vor allem in der Zungenmuskulatur, > Abb. 13.1a) durch Einbuchtungen des Muskels leicht identifiziert werden. Bei der amyotrophen Lateralsklerose (ALS) beginnt die Muskelatrophie häufig in der Thenarmuskulatur. Dieses Phänomen wird als Split-Hand-Syndrom (> Abb. 13.1b–c) bezeichnet, wenn andere Handmuskeln zunächst noch nicht betroffen sind.

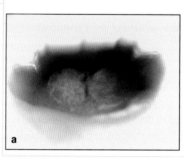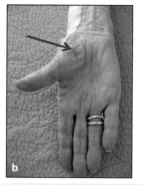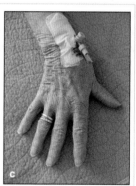

Abb. 13.1 Muskelatrophie. a Fortgeschrittene bilaterale Zungenatrophie bei einer 82-jährigen Patientin mit zunächst diagnostizierter progressiver Bulbärparalyse. Die Patientin ist nicht in der Lage, die Zunge aktiv herauszustrecken. **b–c** Im 12-monatigen Verlauf jedoch Entwicklung einer atrophen Parese der Thenarmuskulatur der rechten Hand (roter Pfeil) bei noch fehlenden Atrophien anderer Handmuskeln (sog. Split-Hand-Syndrom). Nach den El-Escorial-Kriterien wurde die Diagnose einer wahrscheinlichen amyotrophen Lateralsklerose mit Zeichen des 1. und 2. Motoneurons in jeweils 2 Körperregionen gestellt.

Schlaffe Parese

Bei einer schlaffen Parese sind sowohl der Muskeltonus als auch die Kraft vermindert. Der herabgesetzte Muskeltonus ist dabei Folge der verminderten Muskelmasse. Das Ausmaß der Lähmung korreliert mit der Ausprägung der Muskelatrophie und ist Ausdruck einer verminderten Zahl der für die Kontraktion verfügbaren Muskelfasern. Der Paresegrad wird nach der Skala des British Medical Research Council eingeteilt (> Tab. 1.19).

Faszikulationen

Faszikulationen sind unwillkürliche Entladungen einzelner motorischer Einheiten. Sie sind oft von außen als Zuckung sichtbar, führen aber in der Regel nicht oder nur bei Muskeln mit geringer Masse und Trägheit (z. B. Muskeln der Hand oder des Augenlids) zu einem Bewegungseffekt. Pathologische Faszikulationen sind unspezifischer Ausdruck einer Schädigung des 2. Motoneurons oder des peripheren Nervs. Sie müssen von sog. benignen Faszikulationen ohne Krankheitswert abgegrenzt werden, die bei Gesunden häufig vorkommen, definitionsgemäß nicht mit anderen Schädigungszeichen des 2. Motoneurons einhergehen und sich als gelegentliche, oft repetitive Entladungen einer einzelnen motorischen Einheit äußern.

MERKE

> **MERKE**
>
> **Klinische Zeichen der Motoneuronschädigung**
>
> Typisch für die Schädigung des 1. Motoneurons sind spastische Parese, gesteigerte Muskeleigenreflexe und Pyramidenbahnzeichen, typisch für die Schädigung des 2. Motoneurons sind Muskelatrophie, schlaffe (atrophe) Parese und Faszikulationen. Bei kombinierten Motoneuronerkrankungen kommt es häufig zu einem Nebeneinander dieser klinischen Zeichen, z. B. gesteigerten Muskeleigenreflexen in einer Extremität mit atropher Parese.

13.3 Zusatzdiagnostik

13.3.1 Laboruntersuchungen

Spezifische Laboruntersuchungen zum Beweis einer motoneuronalen Erkrankung gibt es nicht. Allerdings wird in verschiedenen Leitlinien (z. B. europäische Leitlinie zur Diagnosestellung der ALS) die Bestimmung folgender Laborwerte empfohlen:

- Kreatinkinase (CK): leichte CK-Erhöhungen (bis 500 U/l) können bei Degeneration des 2. Motoneurons vorkommen
- Blutbild, Differenzialblutbild, BSG, CRP, Elektrolyte, Glukose, Transaminasen, Schilddrüsenhormone, Serumelektrophorese und Immunfixation: Klärung einer entzündlichen, tumorösen oder endokrinen Grunderkrankung, die ähnliche Symptome wie bei einer Motoneuronerkrankung hervorrufen oder mit dieser assoziiert sein kann
- Vitamin B_{12} und Folsäure: Ausschluss einer funikulären Myelose
- überlangkettige Fettsäuren: Ausschluss einer Adrenomyeloneuropathie
- Arylsulfatase A: Ausschluss einer metachromatischen Leukodystrophie
- Borrelienserologie, HIV-Test: Ausschluss einer erregerbedingten Myeloneuropathie
- GM1-Antikörper: multifokale motorische Neuropathie

Schließlich sollte einmalig eine Liquordiagnostik per Lumbalpunktion durchgeführt werden, insbesondere wenn klinische Zeichen des 2. Motoneurons vorliegen, um z. B. behandelbare erregerbedingte oder autoimmunentzündliche Erkrankungen desselben auszuschließen.

13.3.2 Elektrophysiologie

Neben der klinischen Untersuchung kann die neurophysiologische Zusatzdiagnostik am meisten zur diagnostischen Einordnung von Motoneuronerkrankungen beitragen.

Elektromyografie (EMG)

Mit der konzentrischen Nadelelektromyografie können elektrische Potenzialschwankungen einzelner motorischer Einheiten (Muskelaktionspotenziale) direkt aus dem Muskelinneren abgeleitet werden.

Untersuchungsschritte Folgende Untersuchungsschritte sind üblich:

- Im **gesunden, entspannten Muskel** ist keine Aktivität messbar. Sind jedoch rhythmisch auftretende positive scharfe Wellen oder Fibrillationspotenziale sichtbar (pathologische Spontanaktivität), spricht dies für die Denervation des Muskels, wie sie bei degenerativen Erkrankungen des 2. Motoneurons, aber auch bei peripheren Neuropathien vorkommt. Auch Faszikulationen gehören zur pathologischen Spontanaktivität, wenn sie zusammen mit positiven scharfen Wellen oder Fibrillationspotenzialen auftreten.
- Bei **leichter Kontraktion** sind die normalen Muskelaktionspotenziale – hinsichtlich Amplitude, Dauer und Form (Anzahl der Phasen und Nulliniendurchgänge) – für die verschiedenen Muskeln unterschiedlich. Ihre Normwerte sind bekannt. Bis zu 20 Muskelaktionspotenziale unterschiedlicher motorischer Einheiten in einem Muskel werden dargestellt und mit den Normwerten verglichen. Bei einer Myopathie zeigen die Potenziale eine verminderte Amplitude und verkürzte Dauer, bei einem neurogenen Schaden eine erhöhte Amplitude, verlängerte Dauer und häufig eine erhöhte Polyphasierate. Die Veränderungen bei neurogener Schädigung kommen durch Reinnervation denervierter Muskelfasern durch axonale Aussprossung („sprouting") von benachbarten intakten motorischen Einheiten zustande. Hierdurch werden die motorischen Einheiten und ihre zugehörigen Muskelaktionspotenziale größer. Zudem leiten die neu gebildeten Axonendigungen die Aktionspotenziale langsamer fort, sodass die Muskelaktionspotenzialdauer zunimmt.
- Kontrahiert sich der Muskel innerhalb weniger Sekunden von Ruhe zu **maximaler Kraft,** können das Rekrutierungsmuster bei zunehmender und das Interferenzmuster bei maximaler Innervation beurteilt werden. Im gesunden Muskel nimmt die Muskelkraft zu, indem immer mehr motorische Einheiten rekrutiert werden. Bei einer neurogenen Schädigung ist die Anzahl motorischer Einheiten jedoch vermindert und die Zunahme der Muskelkraft wird vor allem dadurch erreicht, dass die Entladungsfrequenz der übrig gebliebenen motorischen Einheiten erhöht ist. Die Folge ist ein gelichtetes Interferenzmuster (Übergangsmuster) oder im Extremfall ein Einzelentladungsmuster.

Schädigung des 2. Motoneurons Bei einer Schädigung des 2. Motoneurons kommt es zur Denervation von Muskelfasern und im chronischen Verlauf zur Reinnervation dieser Muskelfasern durch axonale Aussprossung von benachbarten intakten Motoneuronen. Die Zeichen dieser Vorgänge im Nadel-EMG sind:

- pathologische Spontanaktivität (positive scharfe Wellen, Fibrillationspotenziale) als Ausdruck der floriden Denervation
- Muskelaktionspotenziale mit erhöhter Amplitude, verlängerter Dauer und erhöhter Polyphasierate als Ausdruck der Reinnervation

Bei bestimmten Motoneuronerkrankungen werden charakteristische EMG-Veränderungen gefunden:

- extrem amplitudenüberhöhte Muskelaktionspotenziale (> 5–10 mV) bei spinalen Muskelatrophien und Post-Polio-Syndrom als Ausdruck von Chronizität und langsamer Progressionsdynamik
- instabile Muskelaktionspotenziale, deren Form von Entladung zu Entladung leicht variiert, als Ausdruck akuter Denervation und Reinnervation bei der ALS

13.3 Zusatzdiagnostik

13.3.1 Laboruntersuchungen

Laboruntersuchungen können die Diagnose einer Motoneuronerkrankung stützen, aber nicht stellen! Hilfreich sind u. a. die Kreatinkinase, oft aber auch eine Lumbalpunktion oder die Bestimmung der GM1-Antikörper, um entzündliche oder autoimmune Schädigungen zu erfassen!

13.3.2 Elektrophysiologie

Mit der **Elektromyografie** können Schädigungen des 1. und 2. Motoneurons unterschieden werden:
- **2. Motoneuron:** pathologische Spontanaktivität, erhöhte Amplitude, verlängerte Dauer und Polyphasie der Aktionspotenziale motorischer Einheiten
- **1. Motoneuron:** keine charakteristischen Veränderungen, gelichtetes Interferenzmuster bei maximaler Innervation

Schädigung des 1. Motoneurons Degenerative Erkrankungen des 1. Motoneurons führen im EMG nicht zu typischen Veränderungen. Bei klinisch manifesten Paresen zeigt sich allerdings oft ein gelichtetes Interferenzmuster bei maximaler Innervation als Ausdruck einer verminderten Rekrutierung des 2. Motoneurons aufgrund der Degeneration des 1. Motoneurons.

Elektroneurografie

Bei der motorischen Neurografie werden motorische Nerven elektrisch gereizt und damit ihre Funktion geprüft. Beurteilt werden die distal-motorische Latenz, die motorische Nervenleitgeschwindigkeit und die Amplitude des Muskelsummenaktionspotenzials (Ableitung vieler motorischer Einheiten mittels Oberflächenamplitude auf der Haut).

Motoneuronale Erkrankungen Die Neurografie ist bei motoneuronalen Erkrankungen oft selbst dann noch wenig auffällig, wenn die klinischen Symptome bereits deutlich ausgeprägt sind. Weil besonders die großen, schnellleitenden 2. Motoneurone betroffen sind, ist die distal-motorische Latenz geringfügig verlängert und die motorische Nervenleitgeschwindigkeit etwas verlangsamt. Bei Erkrankungen des 2. Motoneurons, insbesondere in der Spätphase und bei rasch progredienten Verläufen, kann zudem die Amplitude des Muskelsummenaktionspotenzials als Konsequenz des Verlustes motorischer Einheiten und der Muskelatrophie abnehmen.

Ausschluss anderer Erkrankungen Die Neurografie dient daher vor allem dem Ausschluss anderer Erkrankungen, die motoneuronale Erkrankungen imitieren können. Das gilt insbesondere für motorische Polyneuropathien, bei denen sich über eine Abnahme des Muskelsummenaktionspotenzials hinausgehende neurografische Auffälligkeiten nachweisen lassen können. Ein Beispiel ist die multifokale motorische Neuropathie, bei der sich sog. Leitungsblöcke im zumeist proximalen Verlauf motorischer Nerven nachweisen lassen. Hierbei handelt es sich um einen pathologischen Amplitudenabfall des Muskelsummenaktionspotenzials um > 50 % bei Reizung proximal, verglichen mit Reizung distal des Leitungsblocks, bedingt durch eine lokale autoimmun vermittelte Demyelinisierung.

Transkranielle Magnetstimulation

Die transkranielle Magnetstimulation (TMS) ist eine schmerzfreie nichtinvasive Reizmethode des primären Motorkortex zur Beurteilung der funktionellen Integrität der Pyramidenbahn. Der Reizerfolg wird mittels Oberflächen-EMG als motorisch evoziertes Potenzial (MEP, Muskelzuckung) vom Zielmuskel abgeleitet. In der Routine werden folgende Messungen durchgeführt:

- **Zentralmotorische Leitungszeit:** Sie entspricht der Reizleitungszeit vom Motorkortex bis zum 2. Motoneuron und wird aus der Differenz der Latenzzeiten des motorisch evozierten Potenzials nach Reizung des primären Motorkortex und des Muskelsummenaktionspotenzials nach magnetischer Reizung des proximalen Spinalnervs an seinem Austrittspunkt aus dem Spinalkanal berechnet.
- **Potenzialvergleich:** Dazu vergleicht man die MEP-Amplitude, die durch TMS des Motorkortex ausgelöst wird, mit der Amplitude des Muskelsummenaktionspotenzials (MSAP), das durch supramaximale elektrische Reizung des peripheren motorischen Nervs ausgelöst wird. Bei Handmuskeln spricht ein MEP/MSAP-Amplitudenquotient < 15 % für eine Schädigung des 1. Motoneurons.

Bei Erkrankungen des 1. Motoneurons ist die zentralmotorische Leitungszeit häufig – eher geringfügig – verlängert. Bei fortgeschrittener Erkrankung nimmt die Amplitude des motorisch evozierten Potenzials nach Reizung des Motorkortex ab.

Andere evozierte Potenziale

Andere evozierte Potenziale (somatosensorisch, visuell und akustisch evozierte Potenziale) dienen dem Ausschluss anderer Erkrankungen, weil sie bei Motoneuronerkrankungen nicht signifikant verändert sind. Sollten pathologische Veränderungen nachgewiesen werden, spricht das eher für andere Erkrankungen: Sind z. B. die zentral-somatosensorischen und die zentral-motorischen Leitungszeiten gleichzeitig verlängert, liegt eine kombinierte Pathologie der Hinterstrang- und Seitenstrangbahnen nahe, wie sie bei funikulärer Myelose, multipler Sklerose oder kompressiver Myelopathie vorkommt.

> **LERNTIPP** Diese Zusatzdiagnostik mag anfangs kompliziert erscheinen. Hier hilft es immens, sich vor Augen zu führen, was untersucht wird (Muskel → Myografie, Nerv → Neurografie), und anhand der Krankheitsbeispiele die zu erwartenden Befunde zu wiederholen.

13.3.3 Bildgebung

Die Bildgebung dient in erster Linie dem Ausschluss anderer Erkrankungen, insbesondere wenn klinisch eine Schädigung des 1. Motoneurons wahrscheinlich ist.

Zerebrale MRT Mit der zerebralen MRT können strukturelle Veränderungen im Verlauf der Pyramidenbahn nachgewiesen werden, insbesondere Raumforderungen wie Hirnstammtumoren und entzündliche Läsionen. Neben dieser Ausschlussdiagnostik ist jedoch manchmal auch der positive Nachweis einer Degeneration des kortikospinalen Trakts möglich. In Einzelfällen kommt es bei Waller-Degeneration des kortikospinalen Trakts zu einer Hyperintensität in der T2-Wichtung der MRT (➤ Abb. 13.2).

Die **Elektroneurografie** prüft einzelne periphere Nerven u. a. auf die distal-motorische Latenz, Nervenleitgeschwindigkeit und Amplitude des oberflächlichen Muskelsummenaktionspotenzials.
Motoneuronerkrankungen erzeugen meist nur diskrete Verlängerungen der distal-motorischen Latenz und Verlangsamung der Nervenleitgeschwindigkeit. Vor allem motorische Polyneuropathien zeigen deutlichere Auffälligkeiten.

Die **transkranielle Magnetstimulation** erfasst die zentralmotorische Leitungszeit, die bei Schädigung des 1. Motoneurons verlängert sein kann.

Die **sensorischen evozierten Potenziale** (visuell, somatosensorisch, akustisch) sind bei Motoneuronerkrankungen naturgemäß unauffällig.

13.3.3 Bildgebung
Bildgebend dient die MRT (zerebral und spinal) dem Ausschluss einer anderweitigen Schädigung des 1. und/oder 2. Motoneurons. Hierzu zählen Raumforderungen, entzündliche Läsionen, aber auch Bandscheibenvorfälle.

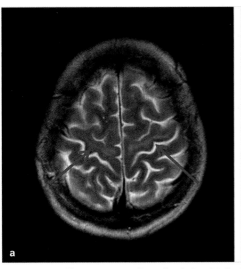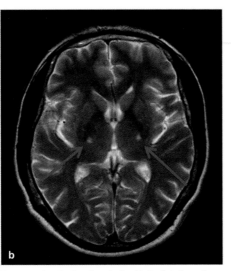

ABB. 13.2

Abb. 13.2 Signalhyperintensität als Ausdruck einer Waller-Degeneration des kortikospinalen Trakts bei einem Patienten mit amyotropher Lateralsklerose (ALS) auf axialen T2-gewichteten MRT-Schnittbildern. **a** Aufnahme auf Höhe des primären Motorkortex mit bilateraler Signalintensität (Pfeile) im Motorkortex. **b** Aufnahme auf Höhe der inneren Kapsel mit ebenfalls bilateraler Signalintensität (Pfeile) im Bereich der Pyramidenbahn im hinteren Schenkel der inneren Kapsel.

MRT des Rückenmarks Eine MRT des Rückenmarks ist insbesondere dann indiziert, wenn klinische Zeichen des 1. Motoneurons vorliegen, das kortikobulbäre System jedoch ausgespart ist. Hierbei geht es insbesondere um den Ausschluss kompressiver Myelopathien durch z. B. einen engen Spinalkanal, Bandscheibenvorfälle oder Raumforderungen im Spinalkanal sowie um den Ausschluss intramedullärer entzündlicher Veränderungen.

13.3.4 Neurogenetik

Die neurogenetische Diagnostik spielt derzeit insbesondere bei bestimmten Formen der hereditären spastischen Spinalparalyse (SPG3 und SPG4), den proximalen spinalen Muskelatrophien (Deletion im *SMN1*-Gen), der spinobulbären Muskelatrophie (Kennedy-Syndrom, CAG-Trinukleotid-Expansion im Androgenrezeptor-Gen) und bei familiärer ALS (Mutationen im *SOD1*-, *TDP43*-, *FUS*- und *C9orf72*-Gen) eine Rolle (s. u.).

13.3.4 Neurogenetik
Mittels Molekulargenetik können erbliche neuromuskuläre Erkrankungen diagnostiziert werden.

13.4 Erkrankungen des 1. Motoneurons

13.4 Erkrankungen des 1. Motoneurons

13.4.1 Spastische Spinalparalyse

Die (hereditäre) spastische Spinalparalyse (HSP) ist eine klinisch und genetisch heterogene Gruppe von Erkrankungen, die ein klinisches Kernsymptom hat: die chronisch progrediente spastische Paraparese. Mittlerweile wurden mehr als 70 Gen-Loci beschrieben. Die Prävalenz wird in Europa auf 3–10/100.000 Personen geschätzt. Männer sind etwa doppelt so häufig betroffen wie Frauen. Der Krankheitsbeginn kann je nach genetischer Entität zwischen früher Kindheit und dem 70. Lebensjahr liegen.

13.4.1 Spastische Spinalparalyse
Bei der (hereditären) spastischen Spinalparalyse (HSP) handelt es sich um eine Gruppe erblicher Erkrankungen. Diese führen zu einer über Jahre oder Jahrzehnte fortschreitenden spastischen Paraparese, die oft auf die Beine beschränkt bleibt.

Klinik und Diagnostik

Symptome Die spastische Paraparese schreitet sehr langsam über Jahre oder Jahrzehnte fort. Initial und auch im Verlauf sind oft nur die Beine betroffen. Die Paraspastik dominiert das klinische Bild, wohingegen die Paresen meist eher im Hintergrund stehen. Weitere mögliche Symptome sind leichtgradige Sensibilitätsstörungen an den unteren Extremitäten (verminderter Vibrationssinn), Blasenentleerungsstörungen (imperativer Harndrang, Urge-Inkontinenz) und gelegentlich leichte kognitive Störungen. An den oberen Extremitäten können die Muskeleigenreflexe gesteigert sein. Bulbäre Symptome treten nicht auf.

Diagnostik Bei typischem klinischem Erscheinungsbild und positiver Familienanamnese ist die Diagnose rasch eindeutig. Sie kann mittlerweile bei nahezu 80 % der familiären HSPs molekulargenetisch gesichert werden. Die Elektromyo- und Elektroneurografie sowie der Liquor sind in der Regel normal, die zentralmotorischen Leitungszeiten dagegen oft deutlich verlängert oder motorisch evozierte Potenziale zu den Beinmuskeln nicht mehr auslösbar. Die spinale MRT zeigt häufig eine Volumenabnahme des zervikalen und thorakalen Myelons.

Differenzialdiagnostik Deutlich komplexer ist die Differenzialdiagnose bei *sporadischen* Formen einer chronisch progredienten spastischen Paraparese, d. h. solchen ohne positive Familienanamnese (➤ Abb. 13.2). Hier sind entzündliche Ursachen, z. B. im Rahmen einer primär progredienten multiplen Sklerose (➤ Kap. 7.1), und eine osteodegenerative oder tumorbedingte Myelonkompression besonders sorgfältig auszuschließen, beide allerdings meistens mit zusätzlichen sensiblen und autonomen Defiziten und Schmerzen assoziiert.

Diagnostik: Die Diagnose wird klinisch und über die Familienanamnese gestellt. In 80 % ist eine molekulargenetische Bestätigung möglich. In der MRT sieht man oft eine Atrophie des Rückenmarks.

Therapie

Derzeit kann die HSP nur symptomatisch, nicht kausal behandelt werden. Wichtiges Ziel ist es, die Gehfähigkeit zu erhalten. Hierzu dienen die Physiotherapie, oral verfügbare Antispastika (z. B. Baclofen, Tizanidin, Tolperison) oder bei Bedarf die Implantation einer Baclofenpumpe zur intrathekalen Applikation.

Ätiopathogenese

Etwa 75 % der Fälle sind erblich, der Rest sporadisch. Bislang wurden über 70 Genloci und über 50 Gene identifiziert. Etwa 70 % der HSP werden autosomal-dominant vererbt, der Rest autosomal-rezessiv oder X-chromosomal-rezessiv. Die autosomal-dominanten HSP verlaufen in der Regel als „reines" kortikospinales Syndrom, wie oben angegeben, die autosomal-rezessiven und X-chromosomalen HSP dagegen oft „kompliziert" mit zusätzlichen kognitiven Defiziten, Atrophie des Zerebellums oder Corpus callosum, Polyneuropathie, Bewegungsstörungen (Dystonie, Tremor), Epilepsie oder Optikusatrophie. Die allen HSP-Formen gemeinsame histopathologische Auffälligkeit ist eine retrograde Degeneration der längsten Axone des menschlichen Organismus im kortikospinalen Trakt und in den Hintersträngen zu bzw. von den unteren Extremitäten. Pathogenetisch ist somit eine Störung von axonalem Transport und mitochondrialem Energiehaushalt anzunehmen, die besonders lange Axone zuerst betrifft. Für bestimmte HSPs (z. B. die *SPAST*-assoziierte HSP, Erbgang: autosomal-dominant, Genlocus: 2p22, Protein: *Spastin*) konnte eine Störung des für den axonalen Transport wesentlichen Mikrotubulussystems nachgewiesen werden.

> **FALL** Herr M. ist ein 42-jähriger Patient, der über eine zunehmende Steifigkeit in den Beinen berichtet. Ihm sei auch aufgefallen, dass die Schuhsohlen sich an den Innenseiten rasch abnutzten. Auf genaue Nachfrage gibt er an, dass er bereits als Jugendlicher beim Schulsport zu den Leistungsschwächsten gehört habe, insbesondere Laufsport sei ein Problem gewesen. Des Weiteren ergibt die Familienanamnese, dass der Vater und Großvater sowie ein Bruder unter ähnlichen Problemen leiden würden bzw. gelitten hätten. Der Vater sei mit ca. 60 Jahren rollstuhlpflichtig gewesen.
>
> Die klinische Untersuchung ergibt eine deutliche spastische Tonussteigerung (Ashworth 4) und eine leichte Paraparese (BMRC-Kraftgrad 4+) an den unteren Extremitäten. Die Adduktorenreflexe sind gesteigert (Überspringen zur Gegenseite), bei den Patellarsehnenreflexen lässt sich bei verbreiterter Reflexzone ein Klonus auslösen und die Prüfung der Achillessehnenreflexe führt zum unerschöpflichen Klonus. Beidseits ist der Babinski-Reflex positiv. Das Gangbild ist erheblich paraspastisch verändert (Scherengang).
> Aufgrund der positiven Familienanamnese wird eine autosomal-dominante HSP vermutet. Die genetische Diagnostik weist eine *SPAST*-assoziierte HSP (SPG4) nach.

13.4.2 Primäre Lateralsklerose (PLS)

Die seltene primäre Lateralsklerose (geschätzte Prävalenz < 1/100.000 Personen) betrifft (vorwiegend) das 1. Motoneuron. Das mittlere Manifestationsalter liegt bei 50–55 Jahren.

Klinik und Diagnostik

Symptome Sehr langsam entwickelt sich ein progredientes spastisches spinobulbäres Syndrom mit Pseudobulbärparalyse und spastischer Tetraparese. Die pseudobulbären Symptome sind typischerweise eine spastische Dysarthrie und Dysphagie, wobei die Zunge inspektorisch unauffällig ist. An den Extremitäten stehen die Spastik, gesteigerte Muskeleigenreflexe und Pyramidenbahnzeichen im Vordergrund, Paresen sind dagegen in der Regel eher gering ausgeprägt. Häufig werden Störungen der Blasenmotorik

Tab. 13.2 Differenzialdiagnose der sporadischen adulten spastischen Paraparese.

Erkrankung	Zusatzdiagnostik
multiple Sklerose	zerebrale und spinale MRT, Liquor (intrathekale IgG-Synthese, oligoklonale IgG-Banden), multimodale evozierte Potenziale
Myelonkompression	spinale MRT, Liquor (Zytologie, erhöhtes Eiweiß)
amyotrophe Lateralsklerose	Nadel-EMG (Nachweis Affektion des 2. Motoneurons)
parasagittales Meningeom	zerebrale CT oder MRT
durale arteriovenöse Fistel	spinales MRT (gestaute Venen, Myelonödem)
Myelitis	spinales MRT, Liquor (Pleozytose, Erregernachweis)
Arnold-Chiari-Malformation	MRT des kraniozervikalen Übergangs
Adrenoleukodystrophie	erhöhte überlangkettige Fettsäuren (VLCFA)
funikuläre Myelose	erniedrigter Vitamin-B_{12}-Spiegel, spinales MRT (schmächtiges Myelon, Hinterstränge T2-hyperintens), Neurografie (sensible distal-symmetrische Neuropathie)
Lathyrismus	exotoxisch bedingte Degeneration der Betz-Riesenzellen; Anamnese dauerhaften Genusses von Mehl der Saat-Platterbse (*Lathyrus sativus*)
Infektionen	Syphilis, humanes T-Zell-Leukämie-Virus I (HTLV-I), HIV
spinozerebelläre Ataxien (SCA)	zerebrale MRT, molekulargenetische Testung
IgG = Immunglobuline der Klasse G	

(imperativer Harndrang, Urge-Inkontinenz) und affektive Labilität (z. B. mit Neigung zu pathologischem Lachen oder Weinen) beobachtet, die über das 1. Motoneuron hinausweisen.

Diagnostik Die PLS ist eine Ausschlussdiagnose. Obligat ist der (wiederholte) sorgfältige nadelelektromyografische Ausschluss pathologischer Spontanaktivität nach den El-Escorial-Kriterien (s. u.), um eine ALS abzugrenzen.

Differenzialdiagnostik Die Differenzialdiagnose umfasst die in ➤ Tab. 13.2 genannten Erkrankungen.

Therapie

Es ist keine kausale Therapie der PLS bekannt. Im Vordergrund stehen Physiotherapie, Logopädie (Sprech- und Schlucktraining) und die Pharmakotherapie der Spastik.

Therapie: symptomatisch mit Physiotherapie, Logopädie und Antispastika

Ätiopathogenese

Das Auftreten der PLS ist sporadisch und die Pathogenese unbekannt. Seit über 100 Jahren wird darüber debattiert, ob die PLS eine eigenständige Krankheitsentität oder eine Variante der ALS ist. Longitudinale Untersuchungen zeigen, dass viele Patienten im Verlauf (milde) Schädigungszeichen des 2. Motoneurons entwickeln, sodass derzeit davon ausgegangen wird, dass die PLS eine Variante der ALS mit vorherrschender Affektion des 1. Motoneurons und vergleichsweise gutartigem Verlauf ist.

13.5 Erkrankungen des 2. Motoneurons

13.5 Erkrankungen des 2. Motoneurons

13.5.1 Spinale Muskelatrophien (SMA)

Die spinalen Muskelatrophien sind hereditäre Erkrankungen mit autosomal-rezessivem Erbgang, die selektiv zu einer Neurodegeneration der Vorderhornzellen des Rückenmarks (2. Motoneuron) führen. Eine SMA entwickelt sich bei ca. 1:10.000 Personen, die Konduktorhäufigkeit beträgt dagegen 1:50.

13.5.1 Spinale Muskelatrophien (SMA)
SMA sind autosomal-rezessiv vererbte Krankheiten mit Schädigung des 2. Motoneurons. 1 von 50 Personen ist Genträger!

Klinik und Diagnostik

Symptome und Typen Die Symptomatik wird durch schlaffe, atrophe Paresen der axialen Muskulatur und der proximalen Extremitätenmuskulatur bestimmt. Je nach Manifestationsalter und Krankheitsverlauf werden 4 Typen unterschieden (➤ Tab. 13.3).

Klinik: schlaffe, atrophe Paresen der axialen Muskulatur und der proximalen Extremitätenmuskulatur; 4 Typen (➤ Tab. 13.3)

> **MERKE** Die infantile SMA (SMA Typ I Werdnig-Hoffmann) ist nach der Mukoviszidose die häufigste tödliche autosomal-rezessive Erbkrankheit.

MERKE

Diagnostik Patienten mit dem Verdacht auf eine SMA vom proximalen Typ sollten molekulargenetisch auf eine Deletion im *SMN1*-Gen („survival motor neuron 1 gene") getestet werden (95 % Sensitivität, 100 % Spezifität). Die Affektion des 2. Motoneurons kann zudem durch die Nadelelektromyografie verifiziert werden. Bei der juvenilen und adulten SMA sind dabei oft ausgeprägte Zeichen des chronisch neurogenen Umbaus mit z. T. extrem hochamplitudigen Muskelaktionspotenzialen (> 5–10 mV) zu sehen. Zudem wird serologisch oft eine moderate Erhöhung der Kreatinkinase infolge des neurogenen Muskelfaseruntergangs gefunden.

Diagnostik: Die Diagnose sollte molekulargenetisch gesichert werden (Deletion im *SMN1*-Gen). Zusätzlich Zeichen der Schädigung des 2. Motoneurons in der EMG.

Therapie

Das Antisense-Oligonukleotid Nusinersen ist in der Lage, den Krankheitsverlauf bei SMA-Patienten mit nachgewiesener *SMN1*-Genmutation deutlich zu verbessern. Es muss intrathekal appliziert werden und stellt die erste kausale Therapie einer neurodegenerativen Erkrankung überhaupt dar. Genetische Beratung und eventuell pränatale Diagnostik sind für Paare mit positiver Familienanamnese oder bekanntem Konduktorstatus dennoch zu empfehlen. Im Vordergrund der symptomatischen Behandlung stehen physiotherapeutische Maßnahmen zur Verhinderung von Kontrakturen. Kyphoskoliosen bedürfen oft orthopädischer Korrekturen oder Eingriffe. Bei fortgeschrittenen Erkrankungen können auch die bei der ALS empfohlenen Therapien zum Einsatz kommen (s. u.).

Therapie: Seit Kurzem gibt es eine molekulare Antisense-Therapie bei SMA-Patienten mit *SMN1*-Genmutation. Empfehlenswert sind eine genetische Beratung, Physiotherapie und ggf. orthopädische Korrekturoperationen.

Ätiopathogenese

Mehr als 98 % aller SMA-Patienten haben einen homozygoten Defekt im telomerischen *SMN1*-Gen. Warum bei ubiquitärer Expression des SMN-Proteins im Zytoplasma aller somatischen Zellen des Körpers eine selektive Vulnerabilität der Vorderhornzellen für diese Mutation besteht und welche genauen molekular-pathogenetischen Schritte zu deren Untergang führen, ist unklar. Welchen Schweregrad und Verlaufstyp eine SMA nimmt (SMA Typen I–IV, ➤ Tab. 13.3), wird vermutlich durch die Zahl funktionstüchtiger zentromerischer *SMN2*-Gen-Kopien und durch bislang unbekannte phänotypmodifizierende Gene reguliert.

Ätiopathogenese: Überwiegend (> 98 %) findet sich ein Defekt im *SMN1*-Gen. Schweregrad und Verlauf (➤ Tab. 13.3) sind vermutlich genetisch bedingt.

TAB. 13.3

Tab. 13.3 Einteilung der proximalen SMA. Die infantile SMA ist mit etwa 50 % aller SMA der häufigste Typ.

Typ	Name	Manifestation	Lebenserwartung	Klinik
I	infantile SMA (Werdnig-Hoffmann)	vor dem 6. Lebensmonat	Tod vor dem 3. Lebensjahr	ausgeprägte muskuläre Hypotonie („floppy infant"), Sitzen ohne Unterstützung wird nicht erreicht, keine muskuläre Kopfkontrolle
II	intermediäre SMA	zwischen 7. und 18. Lebensmonat	durch interkurrente pulmonale Infekte eingeschränkt	freies Sitzen wird erlernt, freies Gehen ist nicht möglich; oft Entwicklung einer ausgeprägten Kyphoskoliose, die operativ oder orthotisch korrigiert werden muss
III	juvenile SMA (Kugelberg-Welander)	nach dem 18. Lebensmonat	nicht eingeschränkt	freies Gehen wird erlernt; ausgesprochen heterogene Gruppe mit z. T. sehr milden Krankheitsverläufen; oft Entwicklung einer Skoliose
IV	adulte SMA	nach dem 20. Lebensjahr	nicht eingeschränkt	meist benigner Verlauf; rumpfnahe Paresen

13.5.2 SMA-Varianten

13.5.2 SMA-Varianten

Spinobulbäre Muskelatrophie

Die **spinobulbäre Muskelatrophie** (Kennedy-Syndrom) ist eine X-chromosomal-rezessive Erkrankung (nur Männer!) mit schlaffen Paresen und pathognomonischen mimischen Faszikulationen. Dazu Gynäkomastie und Hodenatrophie (Infertilität).

Die spinobulbäre Muskelatrophie (SBMA, Kennedy-Syndrom) wird X-chromosomal-rezessiv vererbt und betrifft ausschließlich Männer.

Klinik und Diagnostik Schlaffe, atrophe Paresen finden sich an der Beckengürtel-, der Schultergürtel-, der mimischen, der Zungen- und der Schlundmuskulatur. Die Faszikulationen der mimischen Muskulatur sind charakteristisch und erlauben oft eine Blickdiagnose. Weil das Gen für den Androgenrezeptor betroffen ist, sind auch eine Gynäkomastie und eine Hodenatrophie typisch. Meist liegt Infertilität vor.

Ätiopathogenese Bei dieser X-chromosomal-rezessiv vererbten Trinukleotid-Repeat-Erkrankung tritt eine CAG-Expansion im Androgenrezeptor-Gen auf (bei Gesunden 10–36 Repeats, bei SBMA 38–62 Repeats).

> **LERNTIPP** Das Kennedy-Syndrom (spinobulbäre Muskelatrophie) weist mehrere pathognomonische Merkmale auf: die Faszikulationen der mimischen Muskulatur, die Gynäkomastie und die alleinige Betroffenheit von Männern in der Familie. Auch in Multiple-Choice-Fragen findet sich diese Kombination gelegentlich.

SMA vom distalen Typ

SMAs vom distalen Typ sind seltene Krankheiten mit schlaffen Paresen der distalen Extremitäten, Fußdeformitäten und plötzlicher Ateminsuffizienz.

Die SMAs vom distalen Typ (ca. 10 % aller SMA-Erkrankungen) bilden eine heterogene Gruppe seltener Erkrankungen. Zu ihnen gehört die sich bereits im Säuglingsalter manifestierende **distale spinale Muskelatrophie 1** (DSMA1), die autosomal-rezessiv vererbt wird und durch eine Mutation im Immunoglobulin-Mikro-Bindungsprotein 2 hervorgerufen wird. Im Gegensatz zur SMA Typ I (Werdnig-Hoffmann) stehen bei der DSMA1 schlaffe Paresen der distalen Extremitätenmuskulatur, Fußdeformitäten und die plötzliche respiratorische Insuffizienz durch Paresen des Diaphragmas im Vordergrund.

Monomele Atrophie

Die **monomele Atrophie** äußert sich in einer progredienten atrophischen Parese nur einer Extremität. Ein Beispiel ist die Hirayama-Krankheit.

Bei der monomelen Atrophie entwickelt sich eine zunächst meist über wenige Jahre progrediente, dann stabile atrophische Parese einer Extremität. Oft sind junge Erwachsene betroffen. Ein spezieller Fall der monomelen Atrophien ist die **Hirayama-Erkrankung,** bei der es sich um eine juvenile segmentale SMA der oberen Extremität handelt, die typischerweise in der MRT des zervikalen Myelons mit einer segmentalen Hyperintensität in der T2-Wichtung assoziiert ist.

13.5.3 Post-Polio-Syndrom (PPS)

13.5.3 Post-Polio-Syndrom (PPS)

Noch Jahrzehnte nach einer akuten Poliomyelitis kann es zu einem PPS kommen, also zu einer sekundären Verschlechterung von durch Polio entstandenen schlaffen Paresen.

Die akute Poliomyelitis (Kinderlähmung) ist impfungsbedingt weltweit mittlerweile selten. In Deutschland ereignete sich die letzte Epidemie 1961. Sie kommt in einigen Staaten Äquatorialafrikas sowie in Pakistan/Afghanistan aber noch endemisch vor. Manchmal kommt es nach Jahrzehnten zu einer sekundären progressiven Verschlechterung verbliebener Schäden, dem Post-Polio-Syndrom (PPS).

Klinik und Diagnostik

Poliomyelitis Meist verläuft die Poliovirus-Infektion ohne Symptome. In symptomatischen Fällen sind Fieber, Halsschmerzen, Durchfall und Erbrechen typisch. Bei einem geringen Anteil der symptomatischen Patienten kommt es zu einem fieberhaft-meningitischen Stadium und bei wiederum einem geringen Anteil dieser Patienten zu einem paralytischen Stadium mit rasch auftretenden schlaffen Lähmungen, die oft z. B. schwerpunktmäßig eine Extremität oder axiale Muskeln betreffen. 25 % dieser Patienten behalten bleibende Schäden wie Lähmungen oder Gelenkschäden. Auch kann das Längenwachstum der betroffenen Extremitäten zurückbleiben. Hierdurch und paresebedingt entstehen langfristig Skoliosen und frühzeitige Arthrosen.

Post-Polio-Syndrom Beim PPS verschlechtern sich über Jahre oder Jahrzehnte stabil gewesene Paresen nach früher durchgemachter akuter Poliomyelitis.

Therapie

Eine antivirale Therapie der Poliomyelitis gibt es nicht, sodass die Behandlung symptomatisch ist. Die Behandlung des PPS ist (ebenfalls) symptomatisch physiotherapeutisch, die Prognose günstig.

Therapie: symptomatisch bei günstiger Prognose

Ätiopathogenese

Poliomyelitis Die Poliomyelitis wird durch Infektion mit dem Poliovirus, das zur Gruppe der Enteroviren gehört, ausgelöst. Es befällt bei einem geringen Anteil der Patienten das 2. Motoneuron.

Post-Polio-Syndrom Die Ursachen des PPS sind umstritten. Am wahrscheinlichsten ist, dass die spinalen Motoneurone, die die akute Poliomyelitis überlebt haben, durch lang dauernde Hyperaktivität (unphysiologische Größenzunahme durch Reinnervation denervierter Muskelfasern) frühzeitig altern und sekundär degenerieren. Für die alternative Hypothese einer Reaktivierung des Poliovirus gibt es keine überzeugende Evidenz.

Ursache: vermutlich Degeneration des 2. Motoneurons auf dem Boden einer viralen Vorschädigung, keine Virusreaktivierung

13.5.4 Progressive Muskelatrophie (PMA)

Es ist derzeit nicht abschließend geklärt, ob es sich bei der typischerweise im Erwachsenenalter auftretenden progressiven Muskelatrophie (PMA) um eine eigenständige Erkrankung oder eine Variante der amyotrophen Lateralsklerose mit klinisch ausschließlicher Beteiligung des 2. Motoneurons handelt. Untersuchungen mittels TMS legen zumindest bei einigen PMA-Patienten eine subklinische axonale Schädigung des kortikospinalen Trakts nahe. Die Erkrankung lässt sich von der adulten SMA Typ IV durch den sehr viel rascher progredienten Verlauf abgrenzen.

13.5.4 Progressive Muskelatrophie (PMA)
Charakteristisch bei der PMA ist ein rasch progredienter Untergang des 2. Motoneurons. Möglicherweise handelt es sich um eine Variante der ALS („Gegenpol" zur PLS).

13.6 Kombinierte Motoneuronerkrankungen

13.6 Kombinierte Motoneuronerkrankungen

13.6.1 Amyotrophe Lateralsklerose (ALS)

Die amyotrophe Lateralsklerose (Synonym: myatrophe Lateralsklerose) ist eine kombinierte Degeneration des 1. und 2. Motoneurons, wobei klinisch zunächst die Affektion des 1. Motoneurons oder des 2. Motoneurons überwiegen kann. Die Inzidenz der ALS liegt in den westlichen Industrienationen bei jährlich 2,5–3:100.000 Personen, die Wahrscheinlichkeit, an ALS zu erkranken, bei ca. 1:500. Damit ist die ALS die häufigste motoneuronale Erkrankung. Die ALS wird im amerikanischen Sprachraum häufig als Lou-Gehrig-Disease bezeichnet. Lou Gehrig (1903–1941) war einer der erfolgreichsten Baseballspieler aller Zeiten. In der 1938er-Saison fiel bei ihm eine ungewöhnliche körperliche Schwäche auf, und ein Jahr später wurde bei ihm eine ALS diagnostiziert.

13.6.1 Amyotrophe Lateralsklerose (ALS)
Die ALS ist eine neurodegenerative Erkrankung des 1. und 2. Motoneurons. Die Lebenszeitprävalenz liegt bei 1:500 → häufigste Motoneuronerkrankung!

Klinik und Diagnostik

Schädigung des 1. und 2. Motoneurons Klinische Zeichen der Schädigung des 1. und 2. Motoneurons kommen parallel vor. Dies sind einerseits spastische Paresen, gesteigerte Muskeleigenreflexe und Pyramidenbahnzeichen (1. Motoneuron) und andererseits Muskelatrophien, schlaffe Paresen und Faszikulationen (2. Motoneuron). Zu Beginn sind oft das 2. Motoneuron und oft nur eine Extremität betroffen. Die ALS kann an den Extremitäten (oft an den Händen) oder seltener (20–30 % aller Fälle) bulbär beginnen. Sogenannte pseudobulbäre Affektstörungen in Form von pathologischem Lachen oder Weinen sind häufig.

Flail-Arm-Syndrom Eine prognostisch weniger ungünstige phänotypische Variante der ALS ist das Flail-Arm-Syndrom (Vulpian-Bernhart-Syndrom), bei dem es zu weitgehend symmetrischen, proximal betonten atrophen Armparesen bei lange erhaltener Kraft an den Beinen und geringer oder fehlender Beteiligung des 1. Motoneurons kommt.

Klinik: Zeichen des 1. und 2. Motoneurons, d. h. ein Mischbild aus spastischen und schlaffen Paresen, Muskeleigenreflexe ↑, Pyramidenbahnzeichen Atrophien, Faszikulationen. Beginn oft an den Händen. Häufig auch pseudobulbäre Affektstörungen wie pathologisches Lachen oder Weinen.

Respiratorische Insuffizienz Fast alle ALS-Patienten entwickeln im Verlauf eine progrediente respiratorische Insuffizienz durch die zunehmende Parese der Atem(hilfs)muskulatur. Folgen der chronischen respiratorischen Insuffizienz mit nächtlicher Hyperkapnie sind vermehrte Tagesmüdigkeit und kognitive Beeinträchtigungen. Interkurrente pulmonale Infekte sind häufig und werden durch Dysphagie und verminderte Fähigkeit zum Abhusten begünstigt. Im Verlauf kommt es fast immer zur manifesten Ateminsuffizienz mit Dyspnoe, erhöhter Atemfrequenz, verminderten Atemzugvolumina, Einsatz der Atemhilfsmuskulatur und paradoxer Atmung (Einziehen des Bauches während der Inspiration).

Die fast immer auftretende *respiratorische Insuffizienz* wird ausgelöst durch Atemmuskelparesen und verstärkt durch rezidivierende Pneumonien aufgrund von Dysphagie und inadäquatem Husten.

Weitere Symptome Fast alle ALS-Patienten zeigen im Verlauf der Erkrankung eine deutliche Gewichtsabnahme, einerseits, weil die Muskelatrophie voranschreitet, andererseits, weil die Dysphagie die Nahrungsaufnahme erschwert. Milde kognitive Beeinträchtigungen werden bei > 50 % der ALS-Patienten gefunden, bis zu 15 % erfüllen die Kriterien einer manifesten frontotemporalen Demenz (FTD) mit im

Weitere Symptome: milde kognitive Einschränkungen, Gewichtsabnahme und in 15 % eine frontotemporale Demenz

Vordergrund stehenden Störungen der Exekutivfunktionen und Änderungen der Persönlichkeit (> Kap. 12.5). Genetische (Hexanukleotid-Repeat-Extension im *C9orf72*-Gen) und neuropathologische Befunde (TDP43 enthaltende zytoplasmatische Einschlüsse in Neuronen) belegen die Existenz einer familiären ALS/FTD-Spektrumerkrankung.

> **MERKE** Der Verlauf ist rasch progredient. Die mediane Überlebenszeit nach Diagnosestellung liegt bei nur 3 Jahren.

Diagnostik

Basis der Diagnostik Die Basis der Diagnostik bilden die Anamnese, klinisch-neurologische Untersuchung und die neurophysiologische Zusatzdiagnostik (Nadelelektromyografie und Neurografie). Zum Ausschluss anderer Erkrankungen können individuell weitere Untersuchungen nötig werden.

El-Escorial-Kriterien Grundlage für die Diagnosestellung sind die El-Escorial-Kriterien der World Federation of Neurology in ihrer überarbeiteten Form von 1998. Sie fordern für die Diagnose einer ALS den Nachweis von:

- Zeichen der Degeneration des 2. Motoneurons (klinisch, elektrophysiologisch oder neuropathologisch)
- Zeichen der Degeneration des 1. Motoneurons (klinisch)
- Progredienz der Symptome in einer Region oder Ausweitung auf andere Regionen

Anmerkung: Nach El-Escorial wird der Körper dabei in **4 Regionen** (bulbär, zervikal, thorakal, lumbal) eingeteilt, d. h., dass z. B. die beiden oberen Extremitäten zu einer Region (zervikal) gehören.

Nicht nachweisbar dürfen sein:

- elektrophysiologische, bildgebende oder pathologische Hinweise auf andere Erkrankungen, die die Zeichen des 1. bzw. 2. Motoneurons erklären könnten

Die diagnostische Sicherheit wächst mit der Zahl der Regionen, die Zeichen einer Schädigung des 1. und/ oder 2. Motoneurons zeigen (> Abb. 13.3).

MERKE

ABB. 13.3

Diagnostik: basiert auf Anamnese, Untersuchung und Neurophysiologie; nach den El-Escorial-Kriterien sind notwendig (> Abb. 13.3):
- Nachweis der Degeneration des 2. Motoneurons
- Nachweis der Degeneration des 1. Motoneurons
- progrediente Symptomatik

Dabei werden 4 Körperregionen unterschieden (bulbär, zervikal, thorakal, lumbal).

Obligat: Ausschluss anderer Erkrankungen!

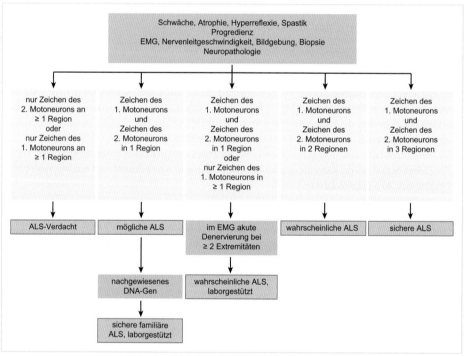

Abb. 13.3 Wahrscheinlichkeit der Diagnose einer ALS nach den revidierten El-Escorial-Kriterien 1998. [L126]

FALL Herr W. ist ein 48-jähriger Schlossermeister. Vor 2 Jahren hatte er sich erstmals in der ambulanten Sprechstunde für neuromuskuläre Erkrankungen vorgestellt und über eine Schwäche der rechten Hand, z. B. beim Hantieren mit dem Schraubenzieher, und einen Muskelschwund im Zwischenraum von Daumen und Zeigefinger berichtet. Schmerzen oder Sensibilitätsstörungen habe er nicht. Die damaligen Untersuchungen hatten die folgenden Befunde ergeben:
- eine atrophe Parese des M. interoseus dorsalis I und des M. abductor pollicis brevis der rechten Hand
- einzelne Faszikulationen in der atrophen Muskulatur
- im Seitenvergleich lebhaftere Muskeleigenreflexe am rechten Arm, insbesondere einen gesteigerten Bizepssehnenreflex rechts mit Überspringen auf die Fingerflexoren
- im EMG deutliche pathologische Spontanaktivität und ein Übergangsmuster bei maximaler Innervation in den genannten Muskeln der rechten Hand und vereinzelt pathologische Spontanaktivität im M. interosseus dorsalis I der linken Hand, aber nicht in Muskeln anderer Regionen

- in der TMS eine Verlängerung der zentralmotorischen Leitungszeit zur rechten Hand
- eine unauffällige Neurografie, mit der vor allem proximale Leitungsblöcke als Hinweis auf eine multifokale motorische Neuropathie ausgeschlossen werden konnten
- eine sonst unauffällige weitere Diagnostik (zerebrale und zervikal-spinale MRT, Liquor, umfangreiche Laboruntersuchungen)

Entsprechend den El-Escorial-Kriterien war die Diagnose einer möglichen ALS gestellt und eine medikamentöse Therapie mit Riluzol (2 × 50 mg/d) begonnen worden.

Aktuell berichtet Herr W. über eine allgemeine Schwäche, in den letzten Wochen zunehmende Atemnot, morgendliche Kopfschmerzen und ausgeprägte Tagesmüdigkeit. Er verschlucke sich häufig und habe in den letzten 2 Jahren 15 kg an Gewicht verloren. Bei der Untersuchung sind eine fortgeschrittene Muskelatrophie und Schwäche an allen Extremitäten nachzuweisen. Die Gehfähigkeit ist auf wenige Schritte herabgesetzt, Herr W. ist ausgeprägt dysarthrisch und dysphagisch. Ubiquitär sind Faszikulationen zu sehen, die Zunge ist atrophisch und fibrilliert, die Muskeleigenreflexe sind allseits gesteigert, und beidseits sind die Babinski-Zeichen positiv. Die Vitalkapazität liegt bei 1,2 l. Herr W. wird stationär aufgenommen, um mit einer polysomnografischen Schlaflabordiagnostik zu klären, ob eine häusliche nichtinvasive Maskenbeatmung indiziert ist. Zudem soll der Schweregrad der Schluckstörung eingeordnet und die Indikation einer perkutanen endoskopischen Gastrostomie (PEG) geklärt werden.

Therapie
Semikausale neuroprotektive Therapie
Eine semikausale, neuroprotektive Therapie ist bislang nur mit der antiglutamatergen Substanz Riluzol verfügbar, die in einer Dosierung von 2 × 50 mg/d zu einer Verlängerung der Lebenserwartung um im Mittel etwa 3 Monate führt.

Symptomatische Therapie
Die symptomatische Therapie von ALS-Patienten ist vielfältig und ändert sich im Verlauf der Erkrankung ständig. Sie kann die Lebensqualität der ALS-Patienten verbessern und die Überlebenszeit verlängern. Hierbei handelt es sich oft um eine interdisziplinäre Aufgabe.

Beispiele für häufige Beschwerden und die zugehörigen symptomatischen Therapien sind:

- Paresen → Physio- und Ergotherapie, um Restfunktionen zu fördern und Immobilisierungsfolgen zu vermeiden
- Dysphagie → Ernährungsberatung, logopädisches Schlucktraining, Anlage einer perkutanen endoskopischen Gastrostomie (PEG)
- Dysarthrie → Logopädie, Kommunikationshilfssysteme (z. B. Bildtafeln, Sprachcomputer), Brain-Computer-Interfaces (BCI)
- respiratorische Insuffizienz → nichtinvasive Maskenbeatmung, ggf. auch invasive Heimbeatmung
- Pseudosialorrhö → anticholinerg wirksame Medikamente (Amitriptylin, sublinguale Gabe von Atropintropfen, Scopolamin), bei nicht ausreichendem Effekt Botulinumtoxin- oder Strahlenbehandlung der Speicheldrüsen
- pseudobulbäre Affektinstabilität → Serotoninwiederaufnahmehemmer
- Muskelkrämpfe → Magnesium, Chininsulfat, Carbamazepin
- Spastik → Antispastika (Baclofen, Tizanidin, Tolperison), lokale Botulinumtoxinbehandlung, Delta-9-Tetrahydrocanabinol oder Cannabidiol

Hilfen
Beachtet werden sollte auch der Pflegeaufwand der Angehörigen, der mit der Funktionseinschränkung der Patienten kontinuierlich zunimmt. Umfangreiche Hilfe bei den vielfältigen Problemen der ALS-Patienten und ihrer Angehörigen bietet die Deutsche Gesellschaft für Muskelkranke (DGM) mit ihren zahlreichen regionalen Muskelzentren (www.dgm.org) und Angaben zu lokalen Selbsthilfegruppen. Eine schriftliche Patientenverfügung (s. u.) sollte nach Möglichkeit abgefasst werden und Auskunft über den vom Patienten gewünschten weiteren Therapieweg unter Ein- bzw. Ausschluss invasiver Maßnahmen geben.

Kommunikationshilfen Bei „Brain-Computer-Interfaces" lernen die Patienten, langsame EEG-Potenziale zur Buchstabenauswahl auf einer Tastatur zu nutzen. Das Verfahren ist noch experimentell und kommt vor allem bei Patienten im Locked-in-Syndrom ohne andere Kommunikationsmöglichkeit in Betracht.

Hilfen bei Dysphagie Schluckstörungen führen zu Gewichtsabnahme, Dehydratation, Aspirationsneigung und quälendem Essen und Trinken, das zeitlich den Großteil des Tages einnehmen kann. Feste Kriterien zum Zeitpunkt einer PEG-Sondenanlage gibt es nicht. Wenn ein Schlucktraining nicht mehr ausreicht, vermindert die rechtzeitige PEG-Anlage die Mortalität von ALS-Patienten, insbesondere wird einer massiven Gewichtsabnahme aufgrund von Mangelernährung vorgebeugt.

Hilfen bei respiratorischer Insuffizienz An erster Stelle steht eine nichtinvasive Maskenbeatmung. Die Indikationsstellung erfordert neben der klinischen Untersuchung eine Lungenfunktionsprüfung (Spirometrie, Messung der Vitalkapazität), Blutgasanalyse (idealerweise auch nächtlich, Nachweis von Hyperkapnie und in der Regel assoziierter Hypoxie) und ggf. eine Polysomnografie. Bislang besteht kein eindeutiger Konsens, wann mit einer Maskenbeatmung begonnen werden soll. Eine Indikation besteht jedoch spätestens beim Auftreten einer Hyperkapnie am Tage sowie bei einer Vitalkapazität < 50 % der Norm. Zu beachten ist, dass die nichtinvasive Maskenbeatmung nur für einen Teil der ALS-Patienten sinnvoll ist, da Bulbärparalyse, Dysphagie und Pseudosialorrhö einer erfolgreichen Applikation der Maskenbeatmung entgegenstehen. Die Maskenbeatmung ist bei ALS-Patienten ohne Bulbärparalyse im Mittel für 1–2 Jahre möglich. Falls die nichtinvasive Maskenbeatmung keine ausreichende Oxygenierung des Blutes mehr gewährleistet, sollte mit dem Patienten und den pflegenden Angehörigen über eine invasive Heimbeatmung mittels Tracheostoma gesprochen werden. Für diese lebensverlängernde Therapie ist eine eingehende Aufklärung erforderlich.

Wichtigste Bestandteile der Aufklärung sind, dass
- eine Respiratorentwöhnung in aller Regel nicht möglich ist und
- die Überlebenszeit in der Regel verlängert wird, aber hierunter die Paresen bis hin zum Locked-in-Syndrom voranschreiten können, sodass eine Verständigung dann zunehmend nur über die o. g. Kommunikationshilfen möglich ist.

Der weitere Behandlungsweg sollte möglichst frühzeitig schriftlich in Form einer Patientenverfügung festgelegt werden, wobei grundsätzlich zwischen einer Maximaltherapie (nichtinvasive Maskentherapie, gefolgt von Heimbeatmung mittels Tracheostoma), einer intermediären Strategie (nichtinvasiver Maskenbeatmung wird zugestimmt, Intubation oder Tracheostoma werden abgelehnt) und reiner Palliativtherapie (Ablehnung jedweder Form der Beatmung) unterschieden werden kann. Bei Entscheidung für eine Heimbeatmung sind zudem die Sicherstellung einer technischen Unterstützung, Schulung von Angehörigen und Pflegepersonen, Sicherstellung einer professionellen Pflege, Klärung der entstehenden Kosten, Planung der Finanzierung der Heimbeatmung und eine Überprüfung der häuslichen (Wohn-) Verhältnisse wichtige Voraussetzungen.

Ätiopathogenese

Ätiopathogenese: > 90 % der Fälle sind sporadisch, eine Minderheit weist aber eine erbliche Mutation auf (meist autosomal dominant).

Familiäre ALS Die ALS tritt bei > 90 % der Betroffenen sporadisch auf. Bei den übrigen Erkrankten liegt eine familiäre ALS (FALS) vor, überwiegend mit autosomal-dominantem Erbgang. Mutationen im C9orf72 Gen sind in Europa für etwa 25 % der Patienten mit FALS und bis zu 10 % der „sporadischen" ALS verantwortlich. Mutationen im Gen der zytosolischen Cu/Zn Superoxiddismutase (Cu/Zn SOD) sind in Deutschland für etwa 10–15 % der FALS verantwortlich. FUS (fused in sarcoma) und TDP43-Mutationen machen < 5 % der FALS aus.

Sporadische ALS Trotz intensiver Forschung ist die Pathogenese der sporadischen ALS weiterhin nicht vollständig verstanden. Mögliche Mechanismen sind:

Bei der sporadischen Form ist die Genese nicht abschließend geklärt, es werden polygenetische Mechanismen diskutiert.

- Exzitotoxizität durch erhöhte intrazelluläre Kalziumkonzentration als Folge einer vermehrten Aktivierung von Glutamatrezeptoren
- Mikrogliaaktivierung mit vermehrter Sekretion proinflammatorischer Zytokine
- Dysfunktion der mitochondrialen Atmungskette mit konsekutiver Zellschädigung durch vermehrte Bildung von Sauerstoff- und Stickstoffradikalen
- Störung des axonalen Transports
- Mangel an Wachstumsfaktoren

Die sporadische ALS und ALS/FTD weisen neuropathologisch zytoplasmatische Einschlüsse des RNA-Bindungsproteins TDP43 auf, die sich vom Motorkortex in den Präfrontalkortex und in die 2. Motoneurone in Hirnstamm und Rückenmark offenbar stadienartig ausbreiten. Die molekularen Mechanismen dieser TDP43-vermittelten Neurodegeneration sind bislang nicht aufgeklärt, könnten aber zukünftige Therapieansätze bieten.

> **LERNTIPP** Nicht von ungefähr wird ALS häufig und gerne abgefragt. Didaktisch kann an ihr die Unterscheidung zwischen den Zeichen einer Schädigung des 1. und 2. Motoneurons veranschaulicht werden. Zudem ist die Erkrankung prominent in das öffentliche Bewusstsein gerückt worden („Ice Bucket Challenge"). Und nicht zuletzt steht der immense Leidensdruck der Betroffenen im Zentrum der ärztlichen Verantwortung.

13.6.2 Progressive Bulbärparalyse (PBP)

13.6.2 Progressive Bulbärparalyse (PBP)

Die PBP ist eine ALS-Form mit ungünstiger Prognose, kaudaler Hirnnervenbeteiligung und Pseudobulbärsymptomatik.

Die progressive Bulbärparalyse wird als phänotypische Variante der ALS mit besonders ungünstigem Verlauf angesehen. Initial und im Verlauf steht eine Affektion der kaudalen Hirnnervenkerne mit Dysarthrie und Dysphagie im Vordergrund. Eine Begrenzung auf die bulbäre Region ist aber eine Rarität und im Verlauf treten in der Regel auch Zeichen des 1. und 2. Motoneurons in anderen Körperregionen im Sinne einer klassischen ALS hinzu. Zudem finden sich häufig in ausgeprägter Form Zeichen der pseudobulbären Affektstörung.

ÜBUNGSFRAGEN FÜRS MÜNDLICHE MIT LÖSUNGSHILFEN

1. Welches sind die diagnostischen Kriterien der amyotrophen Lateralsklerose (ALS)?

Die ALS-Diagnose basiert auf der Kombination von Schädigungszeichen des 1. und des 2. Motoneurons. Klinisch sind dies Parese, Atrophie, Faszikulationen (2. Motoneuron) sowie Spastik und Reflexsteigerung (1. Motoneuron). Elektromyografisch findet sich eine pathologische Spontanaktivität als Zeichen der neurogenen Schädigung (Denervierung) von Muskelfasern. Andere neurologische Systeme (z. B. Sensibilität, autonome Funktionen) dürfen nicht betroffen sein (Ausnahme: gelegentlich kognitive Symptome, „ALS/FTD"). Die Funktionsstörungen des 1. und 2. Motoneurons müssen objektiv progredient sein (Zunahme in einer Region, Ausbreitung in andere). Andere infrage kommende Ursachen von Funktionsstörungen des 1. oder 2. Motoneurons müssen bildgebend, neurophysiologisch, labor- und liquordiagnostisch ausgeschlossen worden sein.

2. Was unterscheidet klinisch eine hereditäre spastische Spinalparalyse (HSP) von einer spinalen Muskelatrophie (SMA)? Nennen Sie die häufigste Unterform der SMA.

Die HSP ist durch eine chronisch progrediente Paraspastik gekennzeichnet, die SMA durch chronisch progrediente neurogene Atrophie, Parese, grobe Faszikulationen und Abschwächung der Eigenreflexe der betroffenen Skelettmuskeln. HSP und SMA bilden damit 2 klinische „Gegenpole" fast selektiv-motoneuronaler Degenerationen (HSP = 1. Motoneuron, SMA = 2. Motoneuron). Beide sind genetisch bedingt. Im Kindesalter ist die SMA Typ 1 die mit Abstand häufigste und leider immer tödliche Unterform (Synonym: Werdnig-Hoffmann-Krankheit).

3. Nennen Sie Medikamente zur symptomatischen Behandlung der Spastik und der amyotrophen Lateralsklerose.

Spastische Tonuserhöhungen können z. B. mittels Baclofen (systemisch) oder Botulinumtoxin intramuskulär (nur fokal wirksam) gelindert werden. Die bisher leider einzige (gering) lebensverlängernde medikamentöse Verlaufsbeeinflussung der ALS gelingt mit dem antiglutamatergen Neuroprotektivum Riluzol.

IMPP-Schwerpunkte

Zu motoneuronalen Erkrankungen wurden in den letzten Jahren kaum Fragen gestellt.

NKLM-Lernziele

Eine Übersicht der dem Fach zugeordneten NKLM-Lernziele findest Du im Anhang ab Seite 510.

KAPITEL 14 Erkrankungen des peripheren Nervensystems

Claudia Sommer, Matthias Sitzer, Karlheinz Reiners

Im Folgenden kannst du viel für die klinische Praxis lernen, denn es werden häufige Symptome und wichtige Untersuchungsmethoden wie die Elektroneurografie und die Elektromyografie erläutert. Außerdem wird die neurologische Untersuchung aus Kapitel 1 durch die Darstellung von Ausfällen weiterer Nerven am ganzen Körper erweitert. Erinnerst du dich noch an den Steppergang nach Schädigung des N. fibularis oder andere typische Nervenläsionen in der Physikumsvorbereitung? Versuch, dir die Patienten zu visualisieren oder in deinem Zimmer die Veränderungen nachzustellen, vielleicht fällt dir das Lernen so leichter!

14.1 Anatomie und Funktion

14.1.1 Peripherer Nerv

Motorische Axone Die Neurone der motorischen Nerven liegen im Vorderhorn des Rückenmarks (> Abb. 14.1b). Ihre Axone verlaufen nach Austritt aus dem Rückenmark über die Vorderwurzel in die Spinalnerven und von dort in die peripheren Nerven.

Sensible Axone Die sensiblen Axone vermitteln Informationen aus der Peripherie, ihre Neurone befinden sich in den im segmentalen Foramen intervertebrale gelegenen Spinalganglien, und der zentrale Teil des Axons tritt über die Hinterwurzel in das Hinterhorn des Rückenmarks ein (> Abb. 14.1a).

Sympathikus Für die Neurone der autonomen Nerven ist es etwas komplizierter. Die präganglionären Neurone des sympathischen Nervensystems liegen in den Rückenmarkssegmenten C8 bis L1–2. Die Axone dieser Neurone verlassen das Rückenmark über die Vorderwurzeln und werden in den paravertebral liegenden sympathischen Ganglien („Grenzstrang") auf postganglionäre Neurone umgeschaltet

14.1 Anatomie und Funktion

14.1.1 Peripherer Nerv

Faserqualitäten peripherer Nerven (Ursprung → Verlauf):
- **sensibel** (Spinalganglion → Hinterwurzel)
- **motorisch** (Vorderhorn → Vorderwurzel)
- **sympathisch** (Hals- und Lendenmark → paravertebrale Ganglien)
- **parasympathisch** (Hirnstamm und Sakralmark → organnahe Ganglien)

(> Abb. 14.1). Weitere Axone präganglionärer sympathischer Neurone enden im Bauch- und Beckenraum an unpaaren Ganglien. Da diese Ganglien weit entfernt von den Erfolgsorganen liegen, sind die postganglionären sympathischen Axone meist sehr lang, was eine Bedeutung für ihre Beteiligung an Krankheitsprozessen haben kann.

Parasympathikus   Die parasympathischen Ursprungsneurone finden sich nur im Hirnstamm und im Sakralmark. Die präganglionären Axone des Hirnstamms verlaufen über den III., VII., IX. und X. Hirnnerven zu den Kopforganen. Den längsten präganglionären Verlauf haben die parasympathischen Fasern des X. Hirnnervs (N. vagus). Ihr Ziel sind die organnah (oft intramural) gelegenen parasympathischen Ganglien im Brust- und Bauchraum. Der sakrale Parasympathikus innerviert ebenfalls über organnahe Ganglien die Beckenorgane und beteiligt sich in den Genitalorganen an der Gefäßinnervation, die sonst nur durch das sympathische Nervensystem erfolgt.

> **MERKE**   Im sympathischen Nervensystem für die Brust- und Bauchorgane sind die postganglionären, im parasympathischen Nervensystem die präganglionären Nervenfasern besonders lang. Dies gefährdet die autonomen Funktionen bei entzündlichen und tumorösen Prozessen in diesen Körperhöhlen.

Spinalnerv   Die efferenten und die vegetativen Nervenfasern verlassen das Rückenmark über die Vorderwurzel, die afferenten Nervenfasern treten über die Hinterwurzel in das Rückenmark ein. Sobald sich die Afferenzen und Efferenzen zum Spinalnerv zusammengeschlossen haben, teilt dieser sich in 5 Äste (> Abb. 14.1):

- R. dorsalis: Er versorgt am Rumpf motorisch die paravertebrale (autochthone) Rückenmuskulatur und sensibel die wirbelsäulennahen Hautareale.
- R. ventralis: Er versorgt motorisch und sensibel die Extremitäten und den ventrolateralen Rumpf.
- R. meningeus: Er läuft zum Wirbelkanal zurück, wo er die Rückenmarkshäute sensibel innerviert.
- R. communicans albus (nur C8 bis L1–2): Er zieht zu den Grenzstrangganglien des sympathischen Nervensystems, wo er auf das 2. Neuron umgeschaltet wird.
- R. communicans griseus: In ihm laufen die sympathischen Efferenzen zurück zum Spinalnerv, wo sie sich auf die übrigen Äste verteilen.

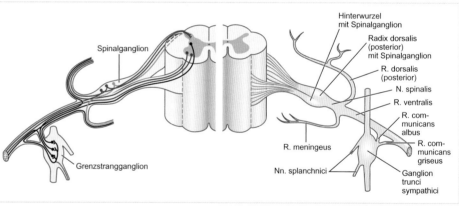

Abb. 14.1 Spinalnerven. Rechts: Aufteilung des Spinalnervs in 5 Äste. **Links:** Somatosensible Fasern von Haut, Muskeln und Gelenken (blau) und viszerosensible Fasern von den Eingeweiden (grün) ziehen über die Hinterwurzel ins Rückenmark und enden im Hinterhorn. Beide Fasern gehen von pseudounipolaren Spinalganglienzellen aus. Somatomotorische Fasern (aus dem Vorderhorn) für die Skelettmuskulatur (rot) und viszeromotorische Fasern (aus dem Seitenhorn) für die Eingeweide (schwarz) verlassen das Rückenmark an der Vorderwurzel und ziehen zu den jeweiligen Erfolgsorganen (Skelettmuskeln, glatte Muskulatur der Gefäße und inneren Organe). [L126]

14.1.2 Segmentale und periphere Innervation

Dermatom: Körperareal, das von einem Rückenmarkssegment somatosensibel versorgt wird
Myotom: Muskelgruppe, die von einem Rückenmarkssegment innerviert wird

Kennmuskel: Muskel, der fast ausschließlich von einem Myelonsegment versorgt wird

14.1.2 Segmentale und periphere Innervation

Dermatome und Myotome   Die Rückenmarksnerven treten in segmentaler Anordnung durch das Foramen intervertebrale aus dem Spinalkanal aus. Am Rumpf behalten die Spinalnerven die segmentale Anordnung bei und verlaufen in entsprechend getrennten Nerven in die Peripherie. Diese segmentalen Regionen werden Dermatome genannt, wenn man sich auf die somatosensible Innervation bezieht, und Myotome, wenn die muskuläre Innervation gemeint ist.

Segmentale Anordnung   An den Extremitäten bilden die Wurzeln zuerst Nervengeflechte (Plexus). Innerhalb dieser Plexus tauschen sie Fasern aus und werden neu angeordnet. Die Nerven der Extremitäten führen damit Fasern aus verschiedenen Segmenten mit, gleichzeitig enden jedoch alle Fasern eines Segments – obwohl sie über verschiedene Nerven verlaufen – so in der Peripherie, dass dort wieder eine segmentale Anordnung zu erkennen ist (> Abb. 14.2). Dieses Prinzip gilt für die sensiblen und motorischen Anteile des peripheren Nervensystems gleichermaßen, sodass es einerseits Dermatome an den Extremitäten gibt (> Kap. 1.4.6) und andererseits ein Muskel eine Innervation aus mehreren benachbarten Segmenten erhalten kann. Die Dermatome zweier benachbarter Segmente können sich an den Randzonen überlappen, sodass bei Schädigung eines einzelnen Rückenmarkssegments oder Spinalnervs nur sein

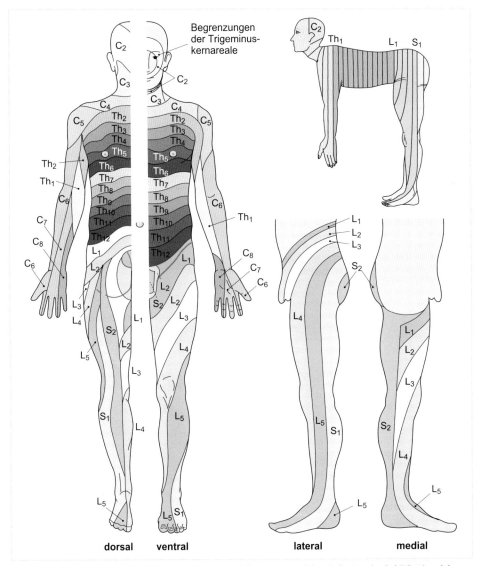

Abb. 14.2 Dermatome. Klinisch wichtige Landmarken sind die Brustwarze (Th4/5), der Bauchnabel (Th10) und das Leistenband (Grenze zwischen Th12 und L1). [L141]

Kerngebiet sensibel gestört ist. Muskeln, die überwiegend durch ein Segment versorgt werden, gelten als „Kennmuskeln" für dieses Segment (➤ Kap. 1.3.2).

14.1.3 Mikroskopische Anatomie der Nerven

Endorgane   Von den Neuronen ziehen Axone zu den Endorganen. Für die motorischen Nerven sind es Muskeln mit der neuromuskulären Endplatte, für die sensiblen Nerven überwiegend die Haut und Schleimhäute. Die autonomen Nerven innervieren sämtliche innere Organe sowie in der Haut sympathisch die Gefäße, Schweißdrüsen und die Mm. arrectores pilorum.

Nervenfasern   Die Axone sind umhüllt von Schwann-Zellen. Wenn die Schwann-Zelle Myelin bildet, ergibt sich eine myelinisierte (markhaltige) Nervenfaser, sonst spricht man von unmyelinisierten (marklosen) Nervenfasern (➤ Tab. 14.1). Die Bemarkung bestimmt den Querschnitt der Nervenfaser (= Axon und Markscheide) und deren Leitgeschwindigkeit. Als „small fibers" werden die marklosen Nervenfasern und die dünnsten bemarkten Nervenfasern zusammengefasst.

Endo-, Peri-, Epineurium   Periphere Nerven bestehen meist aus einer Mischung von motorischen, sensiblen und autonomen Fasern mit unterschiedlichen Durchmessern und Nervenleitgeschwindigkeiten. Gruppen von Nervenfasern sind innerhalb der Nerven durch das Perineurium zu Faszikeln zusammengefasst. Innerhalb des Perineuriums befindet sich das Endoneurium. Als Epineurium bezeichnet man das Bindegewebe, das diese Faszikel zu einem Nerven zusammenfasst (➤ Abb. 14.3).

Ranvier-Schnürring   Eine Schwann-Zelle ummantelt ein Axon für eine bestimmte Strecke, z. B. einen Millimeter lang. Die ca. 4 μm lange Lücke zwischen dieser und der nächsten Schwann-Zelle ist der Ranvier-Schnürring. Die Schnürringe ermöglichen die schnelle saltatorische Erregungsleitung, indem das Aktionspotenzial bei hoher Ionenkanaldichte von Schnürring zu Schnürring „springt". So werden bei den großen markhaltigen Nervenfasern Nervenleitgeschwindigkeiten von bis zu 70 m/s (über 250 km/h) erreicht (➤ Tab. 14.1, ➤ Abb. 14.3).

14.1.3 Mikroskopische Anatomie der Nerven

Myelinscheide: Schwann-Zellen umhüllen die peripheren Axone und können Myelin bilden. Je größer der Querschnitt von Axon und Myelinscheide, desto schneller die Nervenleitgeschwindigkeit.
Klassifikation der **Nervenfasern** ➤ Tab. 14.1

Ranvier-Schnürring: unbemarkte „Lücken" in der Myelinscheide, die in regelmäßigen Abständen auftreten. Aktionspotenziale „springen" am Nerven entlang von Schnürring zu Schnürring.

Tab. 14.1 Klassifikation der Nervenfasern nach Nervenleitgeschwindigkeit und Durchmesser.

Benennung nach Lloyd/Hunt nur für sensible Fasern					
I	II	III			IV
primär afferente Muskelspindeln	Mechanosensoren der Haut	Tiefensensibilität des Muskels			marklose Fasern für Schmerz
Benennung modifiziert nach Erlanger/Gasser für sensible und motorische Fasern					
Aα	Aβ	Aγ	Aδ	B	C
α-Motoneurone, primäre	Muskelspindelafferenzen, Hautafferenzen für das Tasten	γ-Motoneurone für Muskelspindeln	Hautafferenzen für Schmerz und Temperatur	Sympathikus, präganglionär	Schmerz, Sympathikus, postganglionär
Geschwindigkeit					
60–70 m/s	50 m/s	15–20 m/s	15 m/s	7 m/s	1 m/s
Faserdurchmesser					
12–20 µm	6–12 µm	3–6 µm	2–5 µm	1–3 µm	0,2–1,2 µm

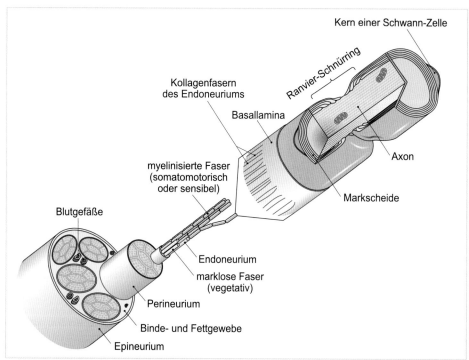

Abb. 14.3 Anatomischer Aufbau eines peripheren Nervs. [L141]

Axonaler Transport   Der axonale Transport wird in eine langsame und eine schnelle Komponente unterteilt:

- Langsam, d. h. mit 0,2–1 mm am Tag, werden im Zellkörper synthetisierte Proteine wie z. B. die Strukturproteine des Zytoskeletts, Aktin und Tubulin, sowie Enzyme transportiert.
- Mit dem schnellen axonalen Transport werden Vesikel durch Motorproteine entlang der Mikrotubuli vorwärtsbewegt, hier werden z. B. anterograd Neurotransmitter und retrograd Nervenwachstumsfaktoren, zum Abbau bestimmte Membranbestandteile, aber z. B. auch Polioviren und Tetanustoxin transportiert.

Für die Deckung des Energiebedarfs des Nervs sind ein ordnungsgemäßer Transport und die lokale Bereitstellung von Mitochondrien erforderlich.

PRAXISTIPP

Störungen des axoplasmatischen Transports sind eine Erklärung dafür, dass Polyneuropathien meist distal in den längsten Nerven beginnen und dort ihre stärkste Funktionsstörung zeigen.

14.2 Typische Schädigungsmechanismen im peripheren Nervensystem

14.2.1 Schädigung des Neurons

Es können die Motoneurone im Vorderhorn des Rückenmarks (z. B. bei Motoneuronerkrankungen, > Kap. 13) oder Spinalganglienneurone (z. B. bei paraneoplastischen sensiblen Neuropathien oder bei Ganglionitis) betroffen sein.

14.2.2 Schädigung des Axons

Traumatische Schädigung

Bei traumatischen axonalen Schäden unterscheidet man die alleinige Schädigung der Markscheiden (Neurapraxie), die mechanische Durchtrennung des Axons allein (Axonotmesis) oder mit Verletzung der bindegewebigen Nervenhülle (Neurotmesis). Die Neurapraxie führt zu einer vorübergehenden Störung der Nervenleitung (Leitungsblock), die sich gut erholen kann. Bei Axonotmesis und Neurotmesis kommt es distal des durchtrennten Axons zur Waller-Degeneration (> Abb. 14.4). Wenn die Nervenhülle erhalten bleibt, ist eine axonale Nervenregeneration leichter und schneller möglich.

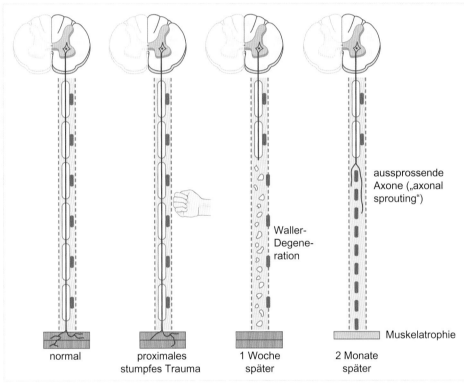

Abb. 14.4 **Waller-Degeneration** nach axonaler Läsion von Nervenfasern. [L126]

Metabolische und andere Schädigungsmechanismen

Bei Diabetes mellitus sind Funktionsproteine der Axone mit einem Zucker-Derivat behaftet (glykiert) und damit in der Funktion gestört. Nach Chemotherapie ist die Transportmaschinerie des Axons (Mikrotubuli) verändert, was den axonalen Transport beeinträchtigt. So können wichtige Nervenwachstumsfaktoren fehlen. Obwohl periphere Nerven sehr reichlich durchblutet sind, können auch Einschränkungen der Blutversorgung wie bei Vaskulitis oder peripherer arterieller Verschlusskrankheit die Axone schädigen. Dieser Mechanismus spielt neben der o. g. Glykierung auch bei der diabetischen Neuropathie eine wichtige Rolle. Eine Störung der mitochondrialen Funktion liegt der axonalen Degeneration bei einer Reihe von erblichen Neuropathien zugrunde.

14.2.3 Schädigung der Myelinscheide

Die Myelinscheide kann durch metabolische Faktoren, Toxine oder durch Entzündungsvorgänge angegriffen werden. Die Entzündungsvorgänge greifen häufig an den Ranvier-Schnürringen an, sodass dort die Nervenleitung unterbrochen werden kann („Leitungsblock"). Eine generalisierte Demyelinisierung führt zur Ausbildung dünnerer oder strukturell abnormer Markscheiden und somit langsamerer Nervenleitung.

14.2 Typische Schädigungsmechanismen im peripheren Nervensystem

14.2.1 Schädigung des Neurons
Motoneurone des Vorderhorns können bei Motoneuronerkrankungen, Spinalganglienneurone z. B. bei paraneoplastischen Neuropathien geschädigt werden.

14.2.2 Schädigung des Axons

Traumatische Schädigung:
- **Neurapraxie:** Schädigung (nur) der Markscheide eines Nervs
- **Axonotmesis:** Schädigung (nur) der Axone eines Nervs → Regeneration möglich
- **Neurotmesis:** komplette Schädigung von Axon, Myelinscheide und bindegewebiger Nervenhülle → keine Regeneration möglich

Metabolische und andere Schädigung:
- Diabetes mellitus → Nervenschädigung durch Glykierung von Proteinen
- Chemotherapeutika → toxische Proteinschädigung der Nerven
- Vaskulitis, PAVK → Schäden durch Durchblutungsstörung am Nerv

14.2.3 Schädigung der Myelinscheide
Metabolische Faktoren, Toxine und Inflammation schädigen die Myelinscheide.

14.3 Klinische Leitsymptome

Eine systematische Erfassung der Symptome und deren örtlicher und zeitlicher Charakteristika ist erforderlich, um Krankheiten des peripheren Nervensystems diagnostisch einordnen zu können. Folgende Kategorien sind hier wichtig und können aus Anamnese und klinischer Untersuchung erhoben werden:
- Art der Symptome
- anatomische Verteilung
- Zeitverlauf

Die 4. Kategorie beschreibt, ob ein axonaler oder demyelinisierender Schaden vorliegt; für diese Differenzierung sind elektrophysiologische Untersuchungen (➢ Kap. 14.4.1) oder eine Nervenbiopsie (➢ Kap. 14.4.4) erforderlich.

14.3.1 Art der Symptome bei Erkrankungen des peripheren Nervensystems

Verletzungen oder Erkrankungen der Strukturen des peripheren Nervensystems können zu Ausfall- und Reizerscheinungen sowie trophischen Störungen führen (➢ Tab. 14.2). Wie oben geschildert, enthalten periphere Nerven motorische, sensible und autonome Nervenfasern. Bei den meisten Mono- und Polyneuropathien sind daher alle 3 Systeme betroffen. Läsionen des motorischen Neurons oder peripherer motorischer Nerven führen zu Abschwächung der Muskeleigenreflexe, Paresen, Atrophien, Faszikulationen (Kontraktion der Muskelfasern einer motorischen Einheit) oder Muskelkrämpfen. Rein sensible Ausfälle kommen entweder bei Schädigungen rein sensibler Nerven (z. B. N. cutaneus femoris lateralis, ➢ Kap. 14.5.4), bei Kompression der Hinterwurzel oder bei selektiver Schädigung der sensiblen Anteile gemischter peripherer Nerven vor. Innerhalb des somatosensiblen Systems können selektiv bestimmte Qualitäten gestört sein: ausgeprägte Lagesinnstörung und sensible Ataxie (epikritische Sensibilität) bei erhaltener Temperatur- und Schmerzempfindung (Aβ-Fasern betroffen) oder isolierter Ausfall der Temperatur- und Schmerzempfindung (protopathische Sensibilität; Aδ- und C-Fasern betroffen; Small-Fiber-Neuropathie, ➢ Kap. 14.6.4). Eine dominante autonome Beteiligung findet sich bei bestimmten Formen der diabetischen Neuropathie (➢ Kap. 14.6.1) und erblichen sensibel-autonomen Neuropathien.

Tab. 14.2 Übersicht über Plus- und Minus-Symptome im peripheren Nervensystem.

Fasertyp	Plus-Symptome	Minus-Symptome	Folgen
motorisch	• Faszikulationen • Krämpfe	• schlaffe Lähmung • Atrophie • Tonus reduziert • Muskeleigenreflexe abgeschwächt	Kontrakturen
sensibel	• Parästhesien • Schmerz • Allodynie	• Hypästhesie • Hypalgesie • Thermhypästhesie • Lagesinnstörung • sensible Ataxie	unbemerkte Verletzungen
autonom	Hyperhidrose	• Anhidrose • trophische Veränderungen • Blendungsgefühl • Blasenstörung • Diarrhö	trophische Ulzera

14.3.2 Anatomischer Verteilungstyp

Segmentale Schmerzen und rein sensible Ausfälle in einem Dermatom deuten auf eine Schädigung einer spinalen Hinterwurzel hin. Kommen zusätzlich motorische Zeichen in den Kennmuskeln hinzu, müssen die Vorderwurzel oder der Spinalnerv mitbetroffen sein.

Eine Sensibilitätsstörung im Versorgungsgebiet eines einzelnen peripheren Nervs tritt bei isolierter Schädigung desselben auf.

Plexusläsionen rufen Paresen und Sensibilitätsstörungen an einer Extremität hervor, die über das sensible Innervationsgebiet eines einzelnen Dermatoms oder einzelner peripheren Nerven hinausgehen.

Socken-/strumpf- oder handschuhförmige Sensibilitätsstörungen sind Ausdruck einer längenabhängigen Polyneuropathie.

Sind mehrere einzelne Nerven betroffen, bezeichnet man dies als Mononeuropathia multiplex.

14.3.3 Zeitverlauf

Die Begriffe akut, subakut und chronisch sind bei unterschiedlichen Erkrankungen unterschiedlich definiert. Auf dem Gebiet der Polyneuropathien heißt dies:
- akut – Neuropathie entwickelt sich über einen Zeitraum von bis zu 4 Wochen (z. B. Guillain-Barré-Syndrom), gelegentlich auch in Tagen (z. B. infektiöse Radikulitiden)
- subakut – Neuropathie entwickelt sich über einen Zeitraum von 4–12 Wochen (z. B. immunologisch oder toxisch vermittelte Polyneuropathien)
- chronisch – Neuropathie entwickelt sich langsam über Monate bis Jahre (z. B. diabetische oder erbliche Polyneuropathien)

14.3.4 Axonale oder demyelinisierende Neuropathie

Ob primär eine axonale oder demyelinisierende Schädigung vorliegt, lässt sich erst nach der elektrophysiologischen Zusatzuntersuchung verlässlich klären (> Kap. 14.4.1). Klinisch deuten Muskelatrophien und Faszikulationen auf eine axonale, hochgradige Paresen ohne entsprechende Atrophien mehr auf eine demyelinisierende Schädigung hin.

> **MERKE** Axonale Neuropathien erfordern entweder eine Reinnervation ausgehend vom proximalen Axonende (deren Geschwindigkeit von 1–2 mm/d entspricht der Geschwindigkeit des langsamen axoplasmatischen Transports) oder eine sog. kollaterale Reinnervation, ausgehend von ungeschädigten benachbarten motorischen Einheiten im Muskel. Hingegen erfordert die funktionelle Wiederherstellung bei demyelinisierenden Neuropathien lediglich eine „Reparatur" der Markscheide in den meist nur kurzen demyelinisierten Nervenabschnitten.

14.3.4 Axonale oder demyelinisierende Neuropathie

Neuropathie durch **axonale Schädigung**: Muskelatrophien, Faszikulationen; Regeneration des Nervs vom proximalen Axonende aus möglich (1–2 mm/d)
Neuropathie durch **Demyelinisierung**: z. B. hochgradige Paresen ohne Atrophien; Regeneration der Myelinscheide möglich

14.4 Apparative und Labordiagnostik

14.4.1 Prinzipien der elektrophysiologischen Diagnostik mit skizzenhaften Beispielen

Elektroneurografie

Motorische Neurografie

Das Prinzip ist die Stimulation eines motorischen oder gemischten Nervs an einem oder mehreren Reizorten mit gut erreichbarem Ableitemuskel (> Abb. 14.5). Folgende Parameter können gemessen werden:
- Amplitude des Summenantwortpotenzials (M-Antwort) des Ableitemuskels (10–20 mV)
- Latenz zwischen Zeitpunkt der Stimulation des Nervs bis zum Beginn des Summenantwortpotenzials im Ableitemuskel
- Strecke zwischen Stimulationsort und Ableiteort

Die Nervenleitgeschwindigkeit (NLG) der jeweils schnellstleitenden Nervenfasern lässt sich aus dem Quotienten Weg/Zeit errechnen (50–60 m/s an den Armen, 40–50 m/s an den Beinen). Neben der Auswertung der M-Antwort kann an den langen Nerven von Armen und Beinen eine rückläufige Antwort, ausgehend vom retrograd erregten Motoneuron, abgeleitet werden, deren Amplitude etwa 1 % der M-Antwort beträgt. Sie kann bedeutsam werden für die Beurteilung der proximalen Nervenabschnitte und Plexus. Ihre Reproduzierbarkeit bei 10–20 Stimulationen ist z. B. ein Maß für die häufig frühzeitige proximale Leitungsstörung bei Guillain-Barré-Syndrom (> Kap. 14.6.2).

Motorische Neurografie: Man setzt einen elektrischen Reiz an einem motorischen Nerven und misst an einem davon innervierten Muskel:
- die **Amplitude** des resultierenden Summenaktionspotenzials (M-Antwort)
- die Zeit („**Latenz**") zwischen dem Augenblick der Stimulation und dem Auslösen des Summenaktionspotenzials
- die **Strecke** zwischen Stimulations- und Ableiteort

Mit der motorischen Neurografie lässt sich die **Nervenleitgeschwindigkeit** ermitteln = Quotient der Strecke zwischen Reiz- und Ableiteort und Zeit bis zum Summenaktionspotenzial

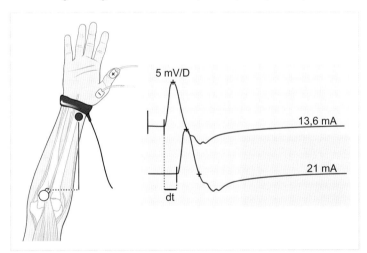

Abb. 14.5 Motorische Neurografie am Beispiel des N. medianus. Stimuliert wird entlang des Nervs am Handgelenk und in der Ellenbeuge und abgeleitet über dem M. abductor pollicis brevis. Gemessen werden die Latenzen, also jeweils die Zeit zwischen dem Reiz und dem Beginn des entsprechenden Potenzials. Um die Nervenleitgeschwindigkeit (NLG) zu ermitteln, muss der Nerv an mindestens 2 Stellen gereizt werden (weißer und schwarzer Punkt). Die Nervenleitgeschwindigkeit v ist dann der Quotient aus dem Abstand dieser Punkte und der Zeitdifferenz (v = Δs/Δt). Die Amplitude des Summenantwortpotenzials (hier ca. 12 mV) ist ein ungefähres Maß für die Zahl der leitfähigen Nervenfasern. [L126]

Sensible Elektroneurografie

Das Prinzip ist die Stimulation eines sensiblen oder gemischten Nervs und die Ableitung des evozierten sensiblen Nervenaktionspotenzials an einem Ort mit bekannter Entfernung von der Reizstelle. Die Untersuchungsrichtung (distal nach proximal oder umgekehrt; Fachbegriff orthodrom vs. antidrom) hat keinen Einfluss auf die Leitgeschwindigkeit. Die Amplitude des Summenaktionspotenzials (10–20 μV) ist um den Faktor 1.000 niedriger als diejenige des motorischen Summenaktionspotenzials.

Sensible Neurografie: Stimulation eines sensiblen Nervs → Messung des ausgelösten Aktionspotenzials

Interpretation der Befunde:
- **axonale Neuropathie** → Amplitudenreduktion
- **demyelinisierende Neuropathie** → Reduktion der Leitgeschwindigkeit, oft auch Amplitudenreduktion
- **„Leitungsblock":** Unterbrechung der Nervenleitung an einer Stelle des Nervs aufgrund von fokaler Demyelinisierung:
  - Stimulation proximal der Läsion → kein oder gemindertes Antwortpotenzial des Muskels
  - Stimulation distal der Läsion → normales Antwortpotenzial

Interpretation von elektroneurografischen Befunden; Leitungsblock

Axonale Neuropathien   Verlust leitfähiger Axone führt zur Amplitudenreduktion der motorischen und sensiblen Summenantwortpotenziale.

Demyelinisierende Neuropathien   Reduktion der Leitgeschwindigkeit; häufig auch eine Verringerung der Amplitude des Summenaktionspotenzials, da die langsamer leitenden Fasern das Summenpotenzial verbreitern (sog. Dispersion).

Leitungsblock   Ein Leitungsblock ist durch ein normales Summenantwortpotenzial bei distaler, aber ein fehlendes oder deutlich amplitudengemindertes Potenzial bei proximaler Stimulation gekennzeichnet. Ein Leitungsblock kann passager auftreten (z.B. kurzfristige Druckschädigung bei einem „eingeschlafenen Arm") oder auch ohne Druckschädigung bei speziellen Formen von Immunneuropathie entstehen und persistieren.

> **PRAXISTIPP**
>
> Bei vielen Polyneuropathien sind motorische und sensible Fasern (und häufig auch autonome sympathische Nervenfasern) gleichermaßen betroffen. Eine Diskrepanz ist immer ein lokalisatorisch oder pathophysiologisch wichtiger Befund.

Elektromyografie

Bei der EMG platziert man Nadelelektroden im Muskel und misst die elektrische Aktivität:
- **ruhender**, gesunder Muskel: elektrisch „still"
- **axonaler Schaden:** elektrische Spontanaktivität im Muskel (Denervierungszeichen = Fibrillationen, positive scharfe Wellen)
- **Myelinschaden** (z.B. Leitungsblock): keine Spontanaktivität im Muskel

Elektromyografie

Die Elektromyografie (EMG) zeigt die Charakteristika *einzelner* motorischer Einheiten. Bei der EMG-Untersuchung wird eine konzentrische Elektrode in Form einer Nadel in den interessierenden Muskel eingestochen.

> **MERKE**   Der gesunde, nicht willkürlich aktivierte Muskel ist elektrisch still.

Axonale Schädigung   Bei neurogenen Erkrankungen mit axonaler Schädigung zeigt der ruhende Muskel etwa 5–10 Tage nach dem Eintreten der Schädigung sog. Spontanaktivität mit Fibrillationspotenzialen und positiven scharfen Wellen als Zeichen der Denervierung. Diese Spontanaktivität bleibt bis zur Wiederherstellung einer anatomischen Verbindung zwischen Axon und Muskel nachweisbar, längstens aber ca. 18–24 Monate. Nach dieser Zeit baut sich der Muskel bindegewebig um und atrophiert.

Myelinschaden   Da bei Leitungsblocks nur eine elektrische, aber keine anatomische Trennung von Axonen und zugehörigen motorischen Muskelfasern vorliegt, tritt trotz Lähmung keine Denervierungsaktivität in den Muskeln auf.

14.4.2 Bildgebung des peripheren Nervensystems

Ultraschall des peripheren Nervensystems

Sonografisches Diagnosekriterium ist die Nervendicke → z.B. bei Engpasssyndromen (wie am Karpaltunnel) proximale Verdickung des Nervs

14.4.2 Bildgebung des peripheren Nervensystems

Ultraschall des peripheren Nervensystems

Eine feste Rolle hat der Ultraschall inzwischen bei den Engpasssyndromen (> Kap. 14.5.3). Hauptbefund ist die Verdickung des jeweiligen Nervs proximal seines Eintritts in die jeweilige Engstelle (z.B. Karpaltunnel, > Abb. 14.6). Bei vielen erblichen Neuropathien findet man eine generalisierte Nervenverdickung, während man bei entzündlichen Neuropathien meist mehrere fokale Verdickungen entlang der Nerven sieht.

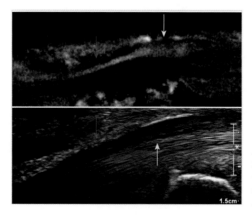

Abb. 14.6 Darstellung des N. medianus im longitudinalen Verlauf auf Höhe des Karpaltunnels in der MRT (**oben**) und im Ultraschall (**unten**); roter Pfeil = Retinaculum flexorum mit komprimiertem Nerv, gelber Pfeil = Auftreibung des Nervs proximal der Engstelle. [T534]

Magnetresonanztomografie des peripheren Nervensystems

Die MRT peripherer Nerven(-wurzeln, -plexus, -fasern) dient der Diagnostik von traumatischen und entzündlichen Läsionen oder Tumoren.

Magnetresonanztomografie des peripheren Nervensystems

Auch die MRT kann bei Verwendung spezieller Sequenzen periphere Nerven hochauflösend darstellen. Bei komprimierenden Läsionen im Plexus kann mit der MRT zwischen intrinsischen (z.B. nerveneigenen Tumoren) und extrinsischen Läsionen unterschieden werden (z.B. Tumorkompression von außen, Beispiel: Kompression des Armplexus durch einen Pancoast-Tumor).

Bei traumatischen Läsionen von Nervenwurzeln, Plexus brachialis oder lumbosacralis kann mit der MRT festgelegt werden, ob es sich um einen kompletten Nerven(wurzel)riss mit Kontinuitätsverlust handelt oder um eine Nerven(wurzel)läsion, bei der die Kontinuität erhalten ist. Bei Wurzelläsionen hilft die MRT dabei, die Ursache, z. B. einen Bandscheibenvorfall, zu lokalisieren.

Periphere Nerven können im Verlauf dargestellt werden; es können Kaliberschwankungen oder Signalauffälligkeiten als Anzeichen von Krankheit entdeckt werden. Die hohe Auflösung ermöglicht es heute schon, die Beteiligung einzelner Faszikel im gleichen Nerven auseinanderzuhalten.

14.4.3 Labordiagnostik

14.4.3 Labordiagnostik

➤ Tab. 14.3 zeigt Untersuchungen im Rahmen des Basislabors bei Neuropathien.

Tab. 14.3 Basislabor bei Neuropathien.

TAB. 14.3

Laborparameter	Krankheitsbild, Verdacht auf
Serum	
Blutzucker, HbA$_{1c}$	diabetische Neuropathie
BSG, CRP	Vaskulitis, Neoplasie
Transaminasen, γ-GT, Carbohydrat-defizientes Transferrin (CDT)	alkoholische Neuropathie
Urinstatus, Retentionsparameter	Niereninsuffizienz
Vitamin B$_{12}$, Holo-Transcobalamin (Holo-TC), Methylmalonsäure	Vitamin-B$_{12}$-Mangel
Autoantikörper (Rheumafaktor, antinukleäre Antikörper [ANA], antineutrophile zytoplasmatische Antikörper [ANCA])	Vaskulitis
Serumelektrophorese, Immunfixation	Paraproteinämie
Thyroidea-stimulierendes Hormon	Hypothyreose
Liquor	
Liquoreiweiß erhöht (Schrankenstörung)	Guillain-Barré-Syndrom, chronisch inflammatorische demyelinisierende Radikuloneuropathie (CIDP)
Pleozytose, Schrankenstörung, intrathekale Immunglobulinsynthese gegen Borrelien-Antigene	Neuroborreliose

14.4.4 Biopsien

Nervenbiopsie Eine Nervenbiopsie ist indiziert, wenn eine umfangreiche Abklärung (s. o.) bei funktionell relevanter Polyneuropathie oder Mononeuropathia multiplex nicht zu einer ätiologischen Einordnung führt. Geeignete sensible Nerven sind der N. suralis oder der N. fibularis (peroneus) superficialis (➤ Abb. 14.7). Aus einem gemischten Nerv können Faszikelbiopsien entnommen werden. Als relevante Komplikation muss bei allen Nervenbiopsien über eine evtl. schmerzhafte Neurombildung am distalen Stumpfende aufgeklärt werden.

Wenn das Beschwerdebild auf eine Beteiligung nur der kleinkalibrigen sensiblen Nervenfasern (Small-Fiber-Neuropathie, ➤ Kap. 14.6.4) oder nur der sehr distalen sensiblen Nervenfasern hinweist, kann die Analyse der Hautinnervation in einer Hautstanzbiopsie diese Diagnose sichern.

14.4.4 Biopsien
- Nerven- und Muskelbiopsien
- Ultima Ratio bei bis dahin ergebnisloser Abklärung ausgeprägter Polyneuropathien (bevorzugt sensible Hautnerven: N. suralis, N. fibularis [peroneus] superficialis)

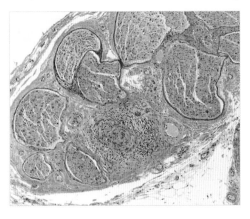

Abb. 14.7 Biopsie des N. suralis, Hämatoxylin-Eosin-Färbung eines Nervenquerschnitts. Man sieht deutlich eine massive zelluläre Infiltration (violette Nuclei) um ein kleines Blutgefäß als Zeichen einer Vaskulitis.

Muskelbiopsie Eine Muskelbiopsie ist bei der Diagnostik der Polyneuropathien in der Regel nicht indiziert. Ausnahme ist eine kombinierte Nerv-Muskel-Biopsie bei Verdacht auf eine Vaskulitis.

14.4.5 Untersuchung des autonomen Nervensystems

Die Analyse der Herzfrequenzvariation unter vertiefter Atmung prüft eine Funktion des parasympathischen Nervensystems. Die Messung der Schweißdrüsen-Innervation an Händen und Füßen nach unerwarteter elektrischer Stimulation eines beliebigen Nervs (sympathische Hautantwort) prüft eine Funktion des sympathischen Nervensystems.

14.4.5 Untersuchung des autonomen Nervensystems

Parasympathikus: Analyse der Herzfrequenzvariation unter vertiefter Atmung
Sympathikus: Messung der Schweißsekretion nach Nervenstimulation

Aus Studentensicht

Periphere Lähmung des N. oculomotorius (Hirnnerv III)

Ursachen:
- Diabetes mellitus (schädigt die Gefäße → Nerven schlecht durchblutet)
- Druckschaden (z. B. durch ophthalmoplegisches Aneurysma)
- Tolosa-Hunt-Syndrom (retroorbitale granulomatöse Entzündung)
- Thrombosen, Meningitis, Meningeosis

Klinik:
- gestörte Pupillomotorik
- externe Ophthalmoplegie: Ptose, Blickparese; keine Pupillen- und Akkommodationsstörungen
- komplette Ophthalmoplegie: zusätzlich Mydriasis und Akkommodationsstörung

CAVE

14.5 Läsionen einzelner Nerven, Wurzeln und der Plexus

14.5.1 Läsionen der Hirnnerven

Die Anatomie der Hirnnerven ist in ➤ Kap. 1.2 dargestellt. Dort sind auch typische Untersuchungsbefunde, Symptome und Syndrome aufgeführt. Der Schwindel und seine Differenzialdiagnosen werden in ➤ Kap. 4 besprochen, die Neuralgien der Hirnnerven in ➤ Kap. 2.6.2.

Periphere Lähmung des N. oculomotorius (Hirnnerv III)

Ätiologie
Diabetes mellitus Die häufigste Ursache einer N.-oculomotorius-Lähmung ist eine mikrovaskuläre Ischämie. Diese kann sowohl den Nerv in seinem Verlauf bzw. beim Austritt aus dem Hirnstamm betreffen als auch sehr häufig in den Kerngebieten des Nervs im Mittelhirn lokalisiert sein. Die nukleären Paresen sparen typischerweise den rostral gelegenen parasympathischen Edinger-Westphal-Kern sowie den kaudal in der Mittellinie gelegenen unpaaren Subnucleus für die Mm. levatores palpebrarum superiorum (Nucleus caudalis centralis) aus. Eine Pupillenstörung fehlt daher; eine Ptose fehlt ebenfalls oder tritt erst später hinzu.

> **MERKE** Für die nukleäre Parese gilt: „Der Vorhang fällt zuletzt".

Druckschädigungen Sie können durch ein Aneurysma (oft A. communicans posterior), ein Hirnödem, ein epidurales Hämatom oder Tumoren bedingt sein. Hierbei tritt die Ptose bereits von Anfang an auf.

Tolosa-Hunt-Syndrom Das Syndrom beschreibt eine Kombination aus schmerzhafter Ophthalmoplegie unter Beteiligung des N. oculomotorius und Sensibilitätsstörung des nasoziliaren Trigeminusastes am inneren Augenwinkel. Ursache ist eine granulomatöse Entzündung im Bereich der Orbitalfissur oder des Sinus cavernosus, die in der MRT häufig nachweisbar ist. Die Erkrankung spricht prompt auf eine Kortikosteroidbehandlung an, kann aber rezidivieren.

Andere Ursachen Als weitere Ursachen kommen Thrombosen im Sinus cavernosus, eine basale Meningitis oder eine Meningeosis carcinomatosa oder lymphomatosa infrage, dann häufig mit Beteiligung anderer Hirnnerven. Auch eine okuläre Myasthenie kann sich entweder primär oder isoliert mit einer N.-oculomotorius-Parese manifestieren. Ein Viertel der Fälle bleibt ätiologisch ungeklärt (idiopathisch).

Klinik und Diagnostik
Der Nerv innerviert die meisten Augenmuskeln (➤ Kap. 1.2.4) und den M. levator palpebrae superioris und führt zusätzlich parasympathische Fasern für die Mm. sphincter pupillae und ciliaris. Er kann vollständig (komplette Okulomotoriusparese) oder nur mit einem Teil seiner Funktionen betroffen sein (➤ Kap. 1.2.4):
- Bei einer internen Okulomotoriusparese fallen eine Mydriasis (weite, lichtstarre Pupille durch Ausfall des M. sphincter pupillae) und eine Akkommodationsstörung auf (Ausfall des M. ciliaris).
- Bei einer externen Okulomotoriusparese sind nicht immer alle Muskeln gleich betroffen. Bei vollständiger Lähmung besteht eine Abweichung des Bulbus nach außen und unten mit Doppelbildern in Wirkrichtung der gelähmten Muskeln, d. h. besonders beim Blick nach oben innen. Wenn die Lidhebung deutlich mit beeinträchtigt ist, werden wegen der Ptose spontan keine Doppelbilder geklagt.
- Bei kompletter Okulomotoriusparese besteht eine Kombination aus interner und externer Okulomotoriusparese.
- Bei einer externen Ophthalmoplegie besteht eine vollständige Ptose, und es sind keine Augenbewegungen (auch nicht über andere okulomotorische Nerven) mehr möglich, es bestehen aber keine Pupillen- und Akkommodationsstörungen.
- Bei einer kompletten Ophthalmoplegie bestehen neben der externen Ophthalmoplegie mit Ptose eine Mydriasis und eine Akkommodationsstörung.

> **CAVE** Eine Parese des M. levator palpebrae superioris führt zur Ptose; hierdurch kann eine Fehlstellung der Sehachsen maskiert werden.

Prognose
Bei der diabetischen Ursache ist eine Normalisierung des Blutzuckers notwendig. Die Prognose der idiopathischen und der mikrovaskulären (d. h. auch der diabetischen) Okulomotoriusparese ist relativ günstig, da sich 70 % innerhalb von 3 Monaten zurückbilden.

MERKE

- Druckschäden führen meist zu Augenmuskelparesen und Pupillenstörung.
- Ischämische Läsionen lassen häufig die Pupillomotorik intakt.
- Nukleäre Paresen zeigen nur selten oder spät eine Ptose.
- Bei allen externen Ophthalmoplegien differenzialdiagnostisch immer an eine Myasthenie denken (Fluktuation im Tagesverlauf!) → ➤ Kap. 15.6.1

Periphere Lähmung des N. trochlearis (Hirnnerv IV)

Ätiologie

Der N. trochlearis ist besonders häufig bei einem Schädel-Hirn-Trauma, vaskulär bedingt (z. B. Diabetes mellitus) oder bei Tumoren der hinteren Schädelgrube betroffen.

Klinik und Diagnostik

Der N. trochlearis innerviert den M. obliquus superior. Das betroffene Auge steht in Mittelstellung des Kopfes höher als das gesunde und weicht bei einer Kopfneigung auf die kranke Seite noch weiter nach oben ab (Bielschowsky-Phänomen), was dann zu vertikalen Doppelbildern führt. Kompensatorisch neigt (und dreht) der Patient den Kopf spontan zur gesunden Seite.

Periphere Lähmung des N. abducens (Hirnnerv VI)

Ätiologie

Von allen Hirnnerven, die Augenmuskeln innervieren, ist der N. abducens (Hirnnerv VI) am häufigsten von einer Lähmung betroffen. Er liegt über eine längere Strecke der Schädelbasis an und kann dort bei Schädelbasisfrakturen verletzt werden. Typische Ursachen einer Lähmung sind Gefäßveränderungen, z. B. bei Diabetes mellitus, Tumoren oder eine Hirndrucksteigerung (mit Verlagerung des Hirnstamms nach kaudal). Häufig findet sich auch keine Ursache (idiopathisch).

Klinik und Diagnostik

Der N. abducens innerviert den M. rectus lateralis. Fällt dieser aus, überwiegt der M. rectus medialis, sodass es zu Einwärtsschielen des betroffenen Auges kommt. Der Patient sieht horizontale Doppelbilder, deren Abstand beim Blick zur betroffenen Seite zunimmt.

Periphere Lähmung des N. facialis (Hirnnerv VII)

Einteilung und Ätiologie

Eine Parese des N. facialis kann einseitig (Inzidenz 20–30/100.000) oder beidseitig auftreten. Einseitig ist sie in etwa 80 % der Fälle idiopathisch, wobei oft ein Virusinfekt vorausgeht. Eine symptomatische einseitige Parese des N. facialis kann eine Mastoiditis, Otitis, Parotitis oder auch eine basale Meningitis als Ursache haben, kommt aber auch bei einer Neuroborreliose, bei Zoster oticus, bei der MS, bei Traumen oder Tumoren vor. Beidseitige Paresen der Nn. faciales sind niemals idiopathisch und in Mitteleuropa meist durch eine Neuroborreliose oder ein Guillain-Barré-Syndrom bedingt.

Klinik

Typischerweise geht die einseitige Parese des N. facialis mit einer mimischen Gesichtsasymmetrie einher (➤ Kap. 1.2.6). Wichtig ist die Unterscheidung einer peripheren oder nukleären von einer supranukleären = zentralen Parese: Bei der peripheren Parese ist auch das Stirnrunzeln auf der betroffenen Seite nicht möglich (➤ Abb. 14.8), während bei der zentralen fazialen Parese durch zerebrale Ischämie die Stirn ausgespart bleibt. Je nach Ort der peripheren Schädigung sind neben der motorischen Lähmung zusätzliche Symptome möglich (➤ Kap. 1.2.6).

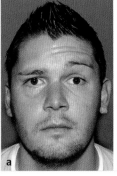 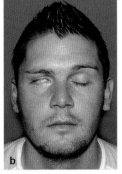

Abb. 14.8 Periphere Parese des N. facialis. a Der Patient wurde aufgefordert, die Augenbrauen hochzuziehen. Nur auf der linken Stirnseite des Patienten sind daraufhin Falten zu sehen, d. h. auf der rechten Seite ist der M. occipitofrontalis paretisch. **b** Der Patient wurde aufgefordert, beide Augen fest zu schließen. Auf seiner rechten Seite ist dies nicht möglich, und das Weiß der Sklera wird wegen des physiologischen Bell-Phänomens (reflexhafte Aufwärtsbewegung des Bulbus zum Schutz der Cornea) unterhalb der Iris sichtbar. [S007-3-23]

MERKE

Periphere Lähmung des N. trochlearis (Hirnnerv IV)

Ursachen: traumatisch, vaskulär (diabetisch), kompressiv (Tumoren)
Klinik: Abweichen des Auges nach oben

Periphere Lähmung des N. abducens (Hirnnerv VI)

Ursachen: vaskulär (diabetisch), kompressiv (Tumoren, Hirndruck), idiopathisch
Klinik: Abduktionsschwäche eines Bulbus → Diplopie

Periphere Lähmung des N. facialis (Hirnnerv VII)

Ursachen:
- **idiopathisch (80 %),** Entzündung im Nervenverlauf (z. B. Mastoiditis), basale Meningitis, Neuroborreliose, Zoster oticus, MS, traumatisch, Tumor
- beidseitige Fazialisparese: z. B. bei Borreliose, **niemals idiopathisch!**

Klinik:
- **periphere** Fazialisparese: Lähmung der gesamten mimischen Muskulatur einer Seite inkl. Stirn; evtl. weitere Ausfälle (Geschmackssinn und Tränensekretion gestört, Hyperakusis)
- **zentrale** Fazialisparese: Stirnmuskulatur nicht gelähmt

Diagnostik:
- MRT (Raumforderung?)
- **LP** (Zellzahl ↑: erregerbedingt vs. Zellzahl normal: idiopathisch), ENG, EMG (Prognoseabschätzung)

Therapie: ursachenspezifisch (Antibiotika, Virostatika, Kortikosteroide), Uhrglasverband und Augensalbe

Diagnostik und Therapie

Die klinische Untersuchung umfasst die Prüfung verschiedener vom N. facialis innervierter Muskeln (➤ Tab. 1.6). Darüber hinaus können der Geschmack der auf den vorderen zwei Dritteln der Zunge lokalisierten Rezeptoren für die 3 „s"-Qualitäten (süß, sauer, salzig) getestet (Beteiligung der Chorda tympani) bzw. ein Schirmer-Test durchgeführt werden (Nachweis einer Tränensekretionsstörung). Prozesse im Kleinhirnbrückenwinkel (zusätzliche Hörstörung, Schwindel, Ataxie) werden mit der MRT ausgeschlossen. Besonders bei Kindern, beidseitiger Manifestation oder Beteiligung weiterer Hirnnerven ist eine Lumbalpunktion notwendig. Darin weist eine mäßige Pleozytose (meist unter 50 Zellen/µl) auf eine erregerbedingte Ursache, am häufigsten eine Neuroborreliose, hin, sodass man verdachtsweise antibiotisch (Doxycyclin oral, Ceftriaxon i. v.) behandelt. Eine sofortige virostatische Behandlung (z. B. mit Aciclovir 5 × 800 mg/d über 7 Tage) ist notwendig bei Herpes-simplex- oder Zoster-Effloreszenzen am Ohr oder im Gehörgang, ansonsten eine Einzelfallentscheidung. Ein inkompletter Lidschluss erfordert zur Vermeidung einer Austrocknung der Cornea eine symptomatische Therapie mit Uhrglasverband, Augentropfen und Augensalbe. Mit der Elektroneuro- und -myografie kann ein prognostisch günstiger Leitungsblock im Canalis nervi facialis von einer axonalen Degeneration mit langwierigem Heilungsverlauf unterschieden werden.

Prognose

Solange die Parese inkomplett ist, ist die Prognose gut, und eine vollständige Rückbildung ist in über 80 % der Fälle zu erwarten. Dauerhaft können bei fehlgeleiteter axonaler Reinnervation Synkinesien und Kontrakturen der Gesichtsmuskulatur sein. Im Fall einer vollständigen Parese und bei Therapieaufnahme über 48 Stunden nach Symptombeginn ist die Wahrscheinlichkeit der Restitutio ad integrum deutlich geringer.

MERKE

> **MERKE** Ist Stirnrunzeln noch möglich, hat die faziale Schwäche wahrscheinlich eine zentrale und keine periphere Ursache (➤ Abb. 14.8).
> Die Prognose hängt insbesondere bei den durch Infektionen verursachten Paresen (Borreliose, Zoster oticus) von einem frühzeitigen Therapiebeginn ab.

Periphere Lähmung des N. accessorius (Hirnnerv XI)

Periphere Lähmung des N. accessorius (Hirnnerv XI)

Der N. accessorius versorgt die Mm. sternocleidomastoideus und trapezius.

Ursachen: traumatisch, kompressiv, iatrogen (operative Verletzung)

Ätiologie

Der N. accessorius kann extrakraniell z. B. durch ein Trauma oder eine Druckläsion geschädigt werden. Zu den extrakraniellen Schädigungen zählen aber auch iatrogene Läsionen, z. B. bei Lymphknotenbiopsien im seitlichen Halsdreieck oder bei der „Neck-Dissection" (Ausräumung der Lymphknoten des Halses).

Klinik: Paresen des M. sternocleidomastoideus und M. trapezius

Klinik und Diagnostik

Die klinische Untersuchung umfasst die Prüfung der beiden vom N. accessorius innervierten Muskeln (➤ Kap. 1.2.10). Die Drehung des Kopfes zur Gegenseite ist geschwächt, die Schulter hängt deutlich herab, das Schulterblatt steht tiefer, weiter von der Wirbelsäule entfernt und liegt weniger eng an der Thoraxwand an als auf der Gegenseite, d. h., es besteht eine leichte Scapula alata.

Eine wichtige Differenzialdiagnose ist die Armplexusneuritis (neuralgische Schulteramyotrophie, ➤ Kap. 14.5.3). Elektromyografisch kann die periphere Läsion des Nervs nachgewiesen werden. Sie ermöglicht auch eine prognostische Aussage.

Therapie

Bei iatrogener Schädigung des Nervs sind die operative Rekonstruktion und Nervennaht indiziert, die allerdings so früh wie möglich durchgeführt werden sollten.

14.5.2 Nervenwurzelläsionen

14.5.2 Nervenwurzelläsionen

Die Pathophysiologie der kompressiven Nervenwurzelläsionen durch degenerative Erkrankungen der Wirbelsäule, die entsprechende klinische Symptomatik und die Therapie sind in ➤ Kap. 16 dargestellt.

Klinik und Diagnostik

Typisch sind bewegungsabhängige lokale Rückenschmerzen, die oft ins betroffene Dermatom ausstrahlen, sensible Ausfälle im Dermatom der lädierten Nervenwurzel und Paresen und Atrophien in den Muskeln, die durch die geschädigte Nervenwurzel versorgt werden. Die C1-Wurzel besitzt nur eine motorische (M. geniohyoideus), keine sensible Wurzel, sodass es kein C1-Dermatom gibt. Bei der Zuordnung der Segmente zu den Wirbelkörpern ist zu berücksichtigen, dass es 8 zervikale Nervenwurzeln gibt, aber nur 7 zervikale Wirbelkörper. Die Wurzeln von C1 bis C7 treten jeweils über dem gleichzahligen Wirbelkörper aus, die C8-Wurzel unterhalb des 7. Halswirbelkörpers; ab dem 1. Thorakalsegment verlaufen die Wurzeln unterhalb der gleichzahligen Wirbelkörper.

Fast alle Muskeln sind von den Vorderwurzeln mehrerer benachbarter Segmente innerviert, sodass selbst in den sog. Kennmuskeln nicht immer eine eindeutige Parese mit Eigenreflexverlust nachzuweisen ist

Klinik:
- bewegungsabhängige Rückenschmerzen mit Einstrahlung in das entsprechende Dermatom
- Sensibilitätsstörungen im Dermatom
- Paresen und Atrophien von Kennmuskeln
- Reflexverlust
- bei koexistierenden Spinalkanalstenosen mit Myelonkompression: zentrale Symptome (z. B. Spastik, Ataxie)

(s. a. ➢ Tab. 1.18). Zervikale Radikulopathien sind häufig von Symptomen begleitet, die durch zusätzliche Kompression des Rückenmarks hervorgerufen werden (zervikale Myelopathie). Verengungen des Zervikal- und Lumbalkanals können auch längerstreckig über mehrere Segmente auftreten (Zervikal- bzw. Lumbalkanalstenosen), am häufigsten bei Männern in der 2. Lebenshälfte. Durch die zervikale Rückenmarksschädigung treten halbseitig ipsilateral oder beidseitig zentrale Fernsymptome auf (spastische Beinlähmung, Ataxie durch Hinterstrangkompression), die sich in der Untersuchung mit Pyramidenbahnzeichen an den Beinen, Dysmetrie im Zeigeversuch oder Knie-Hacken-Versuch und/oder einer Minderung des Vibrationssinns an den Beinen bzw. Füßen manifestieren.

Ätiopathogenese

Ursache einer Wurzelschädigung ist in den meisten Fällen eines bewegungsabhängig plötzlich auftretenden radikulären Syndroms die Kompression durch eine Bandscheibe. Die Laienbezeichnung „Ischias" (für Ischialgie) weist auf die häufigste Lokalisation im Bereich der Wurzeln L5 und S1 hin, aus denen der N. ischiadicus hervorgeht. Alternativ können Tumoren (meist Schwannome, Neurofibrome, Wirbelkörpermetastasen) eine Radikulopathie verursachen. Eine weitere mögliche Ursache sind Entzündungen (Radikulitiden), die sowohl erregerbedingt (Radikuloneuritis z. B. bei Zoster, Neuroborreliose) als auch autoimmun bedingt sein können (s. Guillain-Barré-Syndrom [GBS, ➢ Kap. 14.6.2] und chronische demyelinisierende Neuropathie [CIDP, ➢ Kap. 14.6.2]).

FALL

Zervikaler Bandscheibenvorfall mit leichter Myelopathie

Eine 67-jährige rüstige rechtshändige Patientin klagt seit Jahren über Nackenschmerzen mit Ausstrahlung in den rechten Arm. Seit dem letzten Monat ist ihr ein Taubheitsgefühl in der Hand mit Kraftverlust aufgefallen, sodass ihr Gegenstände aus der Hand gefallen seien. Zusätzlich bestehe eine Gangunsicherheit besonders im Dunkeln.
Bei der Untersuchung ist die Beweglichkeit der Halswirbelsäule eingeschränkt. An den Fingern IV und V, der ulnaren Handhälfte und proximal des Handgelenks am medialen Unterarm ist eine Hypästhesie nachweisbar. Die Kraft der kleinen Handmuskeln ist rechts schwächer als links, das Babinski-Zeichen rechts ist positiv. In der motorischen Neurografie (N. medianus und N. ulnaris) findet sich im Seitenvergleich eine Verminderung der Muskelsummenaktionspotenziale beider Nerven. Die sensiblen Summenaktionspotenziale sind hingegen normal hoch, ebenso die motorischen und sensiblen Leitgeschwindigkeiten. Die Elektromyografie zeigt pathologische Spontanaktivität und chronische neurogene Schädigungszeichen in den kleinen Handmuskeln. Die Untersuchung der somatosensibel evozierten Potenziale (SSEP) von den Beinnerven ergibt eine deutliche Latenzverlängerung. Eine MRT der Halswirbelsäule zeigt einen lateralen Bandscheibenvorfall HWK7/BWK1 rechts mit Kompression der Wurzel C8 und eine deutliche Eindellung des Rückenmarks.

Diagnostik und Differenzialdiagnosen

Elektrophysiologie (EMG der Kennmuskeln) und Bildgebung (MRT) sind der Goldstandard zur Lokalisierung der Nervenwurzelläsion. Besteht aufgrund der Anamnese der Verdacht auf eine infektiöse Ursache, muss eine Lumbalpunktion durchgeführt werden.
Die Wurzelläsionen sind immer von der Läsion eines (oder mehrerer) peripherer Nerven abzugrenzen (➢ Tab. 14.4). Nacken- bzw. Rückenschmerzen auf der segmentalen Höhe der neurologischen Symptome sind dabei in der Regel ein verlässlicher Hinweis auf ein radikuläres Syndrom.

Tab. 14.4 Differenzialdiagnosen von Wurzelläsionen.

Wurzel	Läsion eines peripheren Nervs	Unterscheidungsmöglichkeiten
C5	N. axillaris	• Läsion der Nervenwurzel C5 → Parese mehrerer Muskeln (z. B. M. deltoideus, M. supra- und infraspinatus) • Läsion des N. axillaris → Parese nur des M. deltoideus (➢ Abb. 14.11)
C6	N. radialis	• Läsion der Nervenwurzel C6 → Verminderung des Bizepssehnenreflexes • N.-radialis-Läsion → autochthone Hypästhesie in der Tabatière (➢ Abb. 14.11)
C7	N. medianus	Läsion der Nervenwurzel C7 → Trizepsreflex abgeschwächt und Parese des M. triceps
C8	N. ulnaris	• Läsion des N. ulnaris → Hypästhesie beschränkt sich auf die Hand (➢ Abb. 14.14) • Läsion der Nervenwurzel C8 → Hypästhesie bezieht medialen Unterarm ein, häufig Parese der gesamten kleinen Handmuskulatur (also auch der vom N. medianus innervierten Thenarmuskulatur)
L4	N. femoralis	Läsion der Nervenwurzel L4 → häufig Adduktoren, selten auch der M. gluteus medius beeinträchtigt
L5	N. fibularis (peroneus)	• Läsion der Nervenwurzel L5 → Fußhebung und Inversion des Fußes beeinträchtigt (M. tibialis posterior) • Läsion des N. fibularis (peroneus) → Fußhebung und Eversion des Fußes beeinträchtigt (➢ Abb. 14.17) • weitere Unterscheidung über Elektromyografie proximaler L5-innervierter Muskeln (ischiokrurale Muskeln, M. gluteus medius)

[handschriftliche Notiz: Trendelenburg + (S. 40)]

371

Tab. 14.4 Differenzialdiagnosen von Wurzelläsionen. *(Forts.)*

Wurzel	Läsion eines peripheren Nervs	Unterscheidungsmöglichkeiten
S1	N. tibialis	• Läsion der Wurzel S1: M.-gluteus-maximus-Parese (Gesäßbacken zusammenkneifen paretisch), Dermatom = Generalsstreifen und laterale Fußkante (➤ Abb. 14.2) • Läsion des N. tibialis → Inversion des Fußes beeinträchtigt, sensibel fast die ganze Fußsohle beeinträchtigt (➤ Abb. 14.18)

Therapie

Bei Wurzelläsionen durch Bandscheibenvorfälle und knöcherne Veränderungen kann ein konservativer Behandlungsversuch durchgeführt werden, solange keine relevante Parese vorliegt (➤ Kap. 16.3.2). Die konservative Therapie beinhaltet die Analgesie, Myotonolyse, Antiphlogistika (➤ Kap. 16.3.1) und nach Abklingen der akuten Phase Physiotherapie.

Nervenscheidentumoren sind benigne und werden in der Regel nur operiert, wenn sie klare radikuläre Ausfälle verursachen. Metastasen behandelt man im Rahmen eines onkologischen Gesamtkonzepts. Infektiöse Radikulopathien werden mit antiviralen bzw. antibakteriellen Medikamenten systemisch behandelt (➤ Kap. 6.3).

Therapie:
- kompressive Ursache:
  - ohne Paresen, mit beherrschbaren Schmerzen → konservativ (Analgesie, Myotonolyse, Antiphlogistika, Physiotherapie)
  - mit relevanten Paresen → Operation
- entzündliche Ursache: antibiotische/virostatische/immunmodulatorische Therapie

> **MERKE**

> **MERKE**
>
> **Cauda-equina-Syndrom**
>
> Läsionen der im lumbosakralen Spinalkanal verlaufenden Cauda equina verursachen das Cauda-equina-Syndrom. Typisch sind Blasen-Mastdarm-Störungen, eine Sensibilitätsstörung sämtlicher sakraler Wurzeln (pathognomonisch ist sog. Reithosen-Verteilung) und bei Männern eine erektile Dysfunktion. Bei Verdacht auf eine Läsion der Cauda equina müssen also die sakralen Dermatome, der Analtonus und der Kremasterreflex untersucht und eine Katheterisierung, evtl. auch ein Ultraschall der Blase durchgeführt werden. Ein kompressiv bedingtes Cauda-equina-Syndrom ist eine dringliche Operationsindikation.

14.5.3 Plexusläsionen

Läsionen des Plexus cervicobrachialis

Ätiologie

Der Armplexus (➤ Abb. 14.9) ist wegen seiner exponierten Lage und der freien Beweglichkeit des Armes und der Schulter einer Vielzahl von physikalischen Belastungen ausgesetzt. Ferner ist er der häufige Ort einer immunologisch bedingten Entzündung, der Armplexusneuritis. Die häufigsten Schädigungsursachen sind:

- Armplexusneuritis (neuralgische Schulteramyotrophie)
- Zugverletzung bei der Geburt, bei Unfällen (insbesondere Zweiradunfällen), durch fehlerhafte Lagerung während Operationen, durch Tragen eines schweren Rucksacks
- Kompression an anatomischen Engstellen (Syndrom der oberen Thoraxapertur [„thoracic outlet syndrome", TOS])
- Läsion durch Lungenkarzinome (Pancoast-Tumor) oder Lymphome
- Strahlenschädigung (Symptomatik mit mehrjähriger Verzögerung)

Klinik und Diagnostik

Meist liegt eine inkomplette Schädigung des Plexus brachialis vor. Eine proximale Schulter- und Oberarmsymptomatik entsteht aus einer oberen, eine Unterarm- oder Handsymptomatik aus einer unteren Armplexusläsion. Beiden kann sich eine Schädigung der Fasern des hinteren Faszikels zugesellen, aus denen der N. axillaris und der N. radialis entsteht (➤ Abb. 14.9).

Obere Armplexusläsion (Erb'sche Lähmung)

Nervenfasern, die indirekt aus den Wurzeln C5–C6 hervorgehen, sind betroffen. Es entstehen sensible Störungen in den Segmenten C5 und C6 und Paresen der Schulterelevation, -außenrotation, Oberarmbeugung und der Schulterabduktion, Streckung im Ellenbogengelenk und Dorsalextension von Hand und Fingern.

Untere Armplexusläsion (Klumpke'sche Lähmung)

Nervenfasern aus den Wurzeln C8–Th1 sind betroffen. Die Sensibilitätsstörungen sind typischerweise ulnar am Unterarm und am 4. und 5. Finger lokalisiert. Die Muskulatur der Daumen- und Kleinfingerballen ist paretisch.

Wie bei der oberen Armplexusläsion kann eine Schädigung des hinteren Faszikels mit den oben beschriebenen Ausfällen der Hand- und Fingerstrecker hinzukommen.

14.5.3 Plexusläsionen

Läsionen des Plexus cervicobrachialis

Ursachen: Armplexusneuritis (autoimmun), Trauma (Zweiradunfall, Geburtsverletzung), Kompression/Zug (intraoperative Lagerung, schwerer Rucksack, anatomische Enge), tumoröse Infiltration, Bestrahlungsschaden

Klinik:
- **obere Armplexusläsion** (Erb'sche Lähmung): Fasern aus den Wurzeln C5–C6 betroffen, proximale Armmuskulatur paretisch, sensible Ausfälle
- **untere Armplexusläsion** (Klumpke'sche Lähmung): Fasern aus den Wurzeln C8–Th1 betroffen, Unterarm- und Handmuskulatur paretisch, sensible Ausfälle

Zu beiden Formen kann auch eine Schädigung des hinteren Faszikels des Plexus brachialis kommen: Ausfälle der Hand- und Fingerstrecker.

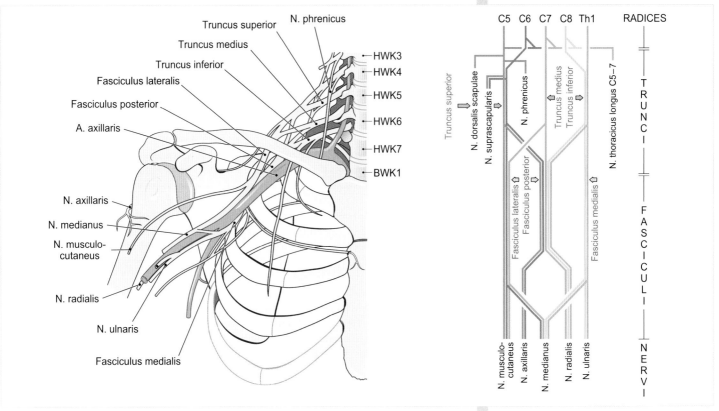

Abb. 14.9 Anatomische und schematische Darstellung des Plexus cervicobrachialis und der von ihm ausgehenden Nerven der oberen Extremität. [L141/T534]

Armplexusneuritis

Symptome Die frühere Bezeichnung „neuralgische Schulteramyotrophie" beschreibt anschaulich die Symptomatik dieser mit einem Schwerpunkt im jungen Erwachsenenalter auftretenden Erkrankung. Diese beginnt mit heftigsten, vor allem nächtlichen Schulterschmerzen. Innerhalb weniger Tage kommen Paresen von Schulter- und proximalen Armmuskeln hinzu, deren Innervation meist über den Armplexus hinausgeht. Oft betroffen sind der N. thoracicus longus (Parese des M. serratus anterior) und der N. accessorius (beide führen zu einer deutlichen Scapula alata), ferner der N. phrenicus (halbseitige Zwerchfelllähmung). Auch isolierte Paresen distalerer Nerven, z.B. des N. interosseus anterior (Kiloh-Nevin-Syndrom, kraftloser Spitzgriff zwischen Daumen und Zeigefinger) kommen vor. Schon nach einer Woche können Atrophien der paretischen Muskeln beobachtet werden. Sensible und autonome Symptome (Schwitzstörungen) sind so selten, dass deren Vorhandensein die Diagnose infrage stellt.

Diagnostik Die Diagnose ist aufgrund des klinischen Bildes zu stellen, zumal die Zusatzdiagnostik (Elektrodiagnostik, MRT-Bildgebung, Labor einschließlich Liquor) nicht weiterführt.

Pathogenese Als Ursache wird eine immunologisch getriggerte Entzündung angenommen, die unspezifisch (Infekte, Impfungen, Verletzungen, Operationen) angestoßen wird. Doppelseitige Affektionen kommen vor, ebenso erbliche Formen, die sich klinisch und auch therapeutisch nicht von den sporadischen Manifestationen unterscheiden (autosomal-dominanter Erbgang), aber zu Rezidiven disponieren.

Kompressionssyndrome der oberen knöchernen Thoraxapertur

Das zervikale Gefäß-Nerven-Bündel aus Anteilen des Armplexus, der A. subclavia und der V. subclavia passiert auf dem Weg zum Arm hin mehrere mögliche Engpassstellen, in denen es zu einer alleinigen Kompression der Gefäße oder Nerven oder einer Kombination beider kommen kann. Typische Engpasssyndrome der oberen Thoraxapertur sind:

- Skalenussyndrom: Enge der Skalenuslücke (zwischen dem vorderen und mittleren Skalenusmuskel)
- Halsrippe (ausgehend vom 7. HWK) oder verlängerter Querfortsatz des 7. HWK, oft mit fibrösem Band zur 1. Rippe, welches für die Kompression verantwortlich ist
- Hyperelevationssyndrom: Einengung zwischen 1. Rippe und M. pectoralis minor
- kostoklavikuläres Syndrom: Einengung zwischen 1. Rippe und Klavikula

Da meist die unteren Plexusanteile betroffen sind, entspricht die Symptomatik neurologisch etwa einer unteren Armplexusschädigung mit Sensibilitätsstörungen am medialen Unterarm und der ulnaren Hand, Paresen und Atrophien der kleinen Handmuskeln und belastungsabhängigen Armschmerzen. In leichten Fällen beschränkt sich die Symptomatik auf eine frühzeitige Ermüdung des Armes besonders beim Vorhalten. Oft positiv, aber auch bei etwa einem Drittel der Gesunden nachweisbar, ist bei arterieller Gefäßbeteiligung eine Abschwächung des Radialispulses am Handgelenk in der provozierten Kompressionssituation (Adson-Test).

- **Armplexusneuritis:** nächtliche Schulterschmerzen, Paresen der Schulter- und Armmuskulatur (auch Scapula alata und Zwerchfellhochstand), Atrophien, sehr selten autonome und sensible Ausfälle, meist unauffällige Zusatzdiagnostik (MRT, LP, Elektrophysiologie), vermutlich autoimmunologische Ätiologie

- **Kompressionssyndrome der oberen Throraxapertur:** Das zervikale Gefäß-Nerven-Bündel (Armplexusanteile, A. subclavia, V. subclavia) kann in seinem Verlauf bis zum Arm an verschiedenen Engpässen komprimiert werden, was zu motorischen, sensiblen und autonomen Ausfällen führt.

Armplexusläsionen durch Tumoren

Tumorbedingte Armplexusläsionen entstehen in fast allen Fällen durch Druckwirkung oder lokale Infiltration ausgehend von Lymphknoten. Ursachen sind Mammatumoren, seltener Pancoast-Tumoren bei Magen-Malignomen oder Lymphome. Meist sind Funktionen des unteren Plexus betroffen, resultierend vor allem in Schmerzen und sensomotorischen Funktionsstörungen der Hand. Differenzialdiagnostisch relevant ist die Unterscheidung zu Strahlenfolgen (meist über 10 Jahre nach Bestrahlung), bei denen atrophe Paresen das klinische Bild bestimmen.

- Tumoren (z. B. **Pancoast-Tumor**) können kompressiv oder infiltrativ den Plexus brachialis schädigen, ebenso eine Bestrahlung in diesem Gebiet (Letztere meist mit mehrjähriger Latenz).

Therapie

Die Therapie der mechanisch bedingten Armplexusläsionen ist symptomatisch. Bei traumatischen Schädigungen kann ein operatives Vorgehen indiziert sein. Die operative Dekompression des Gefäß-Nerven-Bündels bei Kompressionssyndromen der oberen Thoraxapertur ist begrenzt auf schwere Fälle, in denen z. B. die Erwerbstätigkeit eingeschränkt ist, und erfordert in jedem Fall die vorherige genaue Lokalisierung der Engstelle. Alle Formen der Armplexusneuritis können mit Kortikosteroiden (z. B. 500 mg Prednison-Äquivalent für 3–5 Tage) behandelt werden, insbesondere die Schmerzen reagieren prompt auf diese Therapie. Tumorbedingte Funktionsstörungen werden symptomatisch und im Rahmen der Grunderkrankung behandelt.

Therapie:
- bei mechanischer Kompression Versuch der chirurgischen Dekompression
- bei Neuritis → Kortikosteroide

Läsionen des Plexus lumbosacralis

Schädigungen des Plexus lumbosacralis (> Abb. 14.10) sind wegen seiner geschützten Lage viel seltener als die des Armplexus. Topografisch können Läsionen des oberen lumbalen (Wurzeln L1–L4; N. genitofemoralis, N. femoralis, N. obturatorius), des lumbosakralen (Wurzeln L4–S3; Nn. glutei, N. ischiadicus) und des sakralen Anteils (Wurzeln S2–S4, N. pudendus) unterschieden werden.

Läsionen des Plexus lumbosacralis

Ätiologie

Ursachen traumatischer Läsionen sind Beckenfrakturen, retroperitoneale Blutungen, Psoashämatome oder Tumoren der Beckenorgane. Zahlenmäßig stehen die nicht traumatischen, nicht kompressiven Schädigungen im Vordergrund. Dazu gehört die einseitige oder asymmetrische proximale Manifestation der diabetischen Neuropathie, die sog. diabetische Amyotrophie. Hierbei handelt es sich um eine Ausschlussdiagnose, die den Einsatz aller diagnostischen Zusatzverfahren (Liquor, Bildgebung, Elektrophysiologie) erfordert.

Ursachen:
- traumatisch: Beckenfrakturen, retroperitoneale Blutungen, Psoashämatom, Tumoren
- nicht traumatisch: diabetische Amyotrophie (einseitig oder asymmetrisch), ischämisch, Heroinabusus

Klinik

Klinisch stehen wie bei allen fokalen diabetischen Neuropathien neuropathische Schmerzen und eine atrophe Schwäche der von den Nn. femoralis und obturatorius innervierten Muskeln im Vordergrund. Ischämische Plexus- und Nervenschäden kommen ebenfalls vor. Bei Nutzern von Heroin kann sich ohne Diabetes aus wahrscheinlich ischämischer Pathogenese ebenfalls eine typische schmerzhafte, motorisch betonte Beinplexusneuritis entwickeln.

14.5.4 Läsionen einzelner peripherer Nerven

Mononeuropathien Mononeuropathien, also Läsionen einzelner peripherer Nerven, sind häufig Folge von Unfällen, treten aber auch als Engpasssyndrome spontan oder durch internistische Erkrankungen provoziert auf. Wegweisend ist die Kombination motorischer und sensibler Symptome – beschränkt auf das Versorgungsgebiet des betroffenen Nervs. Mononeuropathien können bei Mononeuropathia multiplex an mehreren Nerven gleichzeitig oder nacheinander auftreten.

Hoffmann-Tinel-Zeichen Ein wichtiges diagnostisches Hilfsmittel zur Lokalisierung des Schädigungsortes ist besonders bei mechanischen Ursachen das Hoffmann-Tinel-Zeichen: Bei Beklopfen des Nervs wird ein elektrisierendes Gefühl im Innervationsgebiet wahrgenommen.

Prognose Bei den mechanisch bedingten Mononeuropathien ist die Prognose dann gut, wenn die Nervenschädigung inkomplett ist. Ist jedoch das vollständige Neu-Aussprossen der Axone von der Läsionsstelle her notwendig, schreitet die Regeneration nur mit einer Geschwindigkeit von ca. 1 mm/Tag voran. Vollständige Durchtrennungen oder Zerreißungen eines Nervs erfordern die neurochirurgische Adaptation, in den meisten Fällen ein Nerveninterponat. In den anderen Fällen kann in der Regel für 3–6 Monate die spontane Regeneration abgewartet werden. Nach ca. 18 Monaten ist wegen bindegewebigen Umbaus der denervierten Zielmuskeln eine erfolgreiche Reinnervation nicht mehr zu erwarten.

14.5.4 Läsionen einzelner peripherer Nerven

Klinik:
- **Mononeuropathie:** Läsion eines einzelnen peripheren Nervs (durch Trauma, Engpasssyndrom, internistische Erkrankung)
- **Mononeuropathia multiplex:** Mononeuropathien mehrerer Nerven

Diagnostik: Beklopfen des Nervs führt zu elektrisierendem Gefühl im Innervationsgebiet (*Hoffmann-Tinel-Zeichen*)

Prognose: Periphere Nerven können sich nach mechanischer Schädigung regenerieren. Die Axone sprossen von der Läsionsstelle her neu aus (1 mm/d). Nach 18 Monaten ist jedoch mit einer Reinnervation nicht mehr zu rechnen, da die Muskeln bindegewebig umgebaut und atroph sind.

Nervus thoracicus longus

Nervus thoracicus longus

Anatomie

Der N. thoracicus longus ist ein rein motorischer Nerv für den M. serratus anterior, der das Schulterblatt bei Anteversion und Elevation des Armes fixiert.

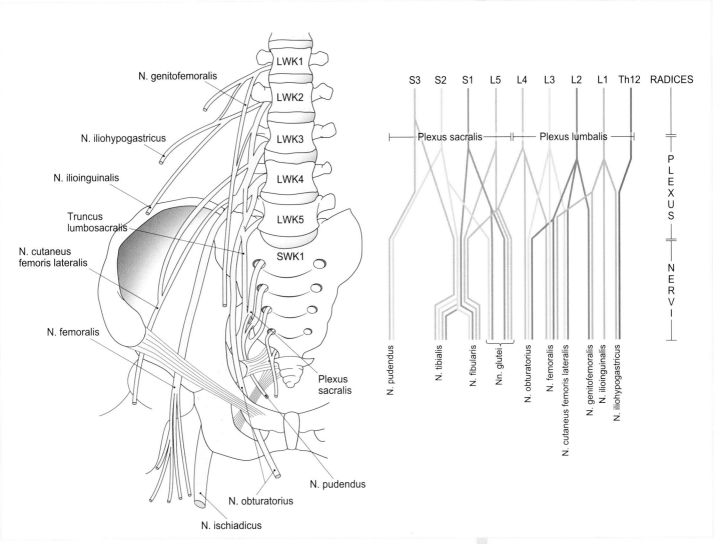

Abb. 14.10 Anatomische und schematische Darstellung des Plexus lumbosacralis und der von ihm ausgehenden Nerven der unteren Extremität. [L141/T534]

Ätiologie und Klinik

Bei Schädigung resultiert eine Scapula alata besonders bei Vorhalten der Arme. Der N. thoracicus longus ist häufig bei der Armplexusneuritis beteiligt, ferner führen Prellungen der Thoraxwand bei ausgestrecktem Arm (z. B. bei Ballspiel), Holzhacken oder Tragen schwerer Lasten auf der Schulter (auch bei Rucksäcken) zu einer Zerrung oder Kompression.

Nervus axillaris

Anatomie

Der N. axillaris entspringt wie der N. radialis aus dem posterioren Faszikel des Plexus brachialis (> Abb. 14.11a). Er verläuft oberhalb des M. teres major und um das Collum chirurgicum, versorgt den M. deltoideus und den M. teres minor und sendet einen Hautast (N. cutaneus brachii lateralis superior) in die seitliche Schulterregion über dem M. deltoideus (> Abb. 14.11b).

Ätiologie und Klinik

Der N. axillaris ist häufig bei Schulterverletzungen, insbesondere bei Schulterluxation, lädiert und meist mitbetroffen bei der Armplexusneuritis. Motorisch resultiert eine Schwäche der Armabduktion, Armelevation, geringer auch der Ante- und Retroversion. Im Hautareal über dem M. deltoideus besteht eine fleckförmige Minderung der Oberflächensensibilität (> Abb. 14.11b).

Nervus radialis

Anatomie

Der N. radialis entspringt wie der N. axillaris dem Fasciculus posterior des Plexus brachialis (> Abb. 14.11a). Am Oberarm innerviert er den M. triceps, bevor er sich direkt dem Humerus anlegt. Proximal des Ellenbogens gibt er den N. cutaneus antebrachii posterior für die Streckseite des Unterarms

Schädigung des N. thoracicus longus → Scapula alata

Nervus axillaris

Schädigung des N. axillaris (bei Schulterverletzungen): → Schwäche der Armabduktion, -elevation, Ante- und Retroversion

Nervus radialis

375

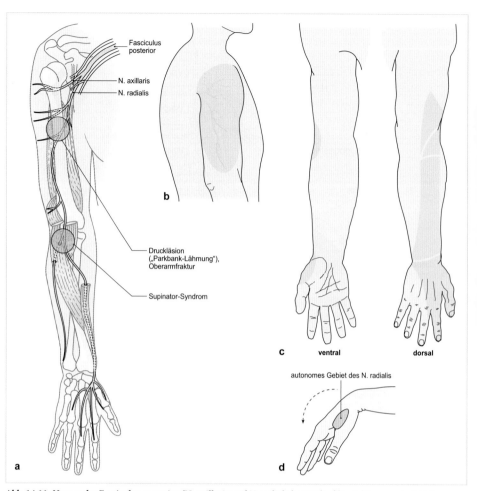

Abb. 14.11 Nerven des Fasciculus posterior (N. axillaris und N. radialis). a Verlauf (Ansicht von ventral, Unterarm in Pronationsstellung). **b** Sensibles Innervationsgebiet des N. axillaris (Lateralansicht des Arms). **c** Sensibles Innervationsgebiet des N. radialis. **d** Fallhand bei proximaler Läsion des N. radialis. [L141/T534]

und die motorischen Äste zum M. brachioradialis und M. extensor carpi radialis ab. In der distalen Ellenbeuge teilt er sich in einen oberflächlichen Ast, den R. superficialis nervi radialis, der sensibel das Hautareal der Tabatière versorgt, und einen tiefen, rein motorischen Ast, den R. profundus nervi radialis mit seinem Endast (N. interosseus posterior), der den M. supinator und die Streckermuskeln am Unterarm innerviert.

Ätiologie und Klinik

In der Axilla kann der Nerv z. B. durch den Druck einer Achselgehstütze geschädigt werden, der M. triceps ist dann mitbetroffen und die Armstreckung dadurch paretisch, der Trizepsreflex fehlt. Durch die Parese der vom N. radialis versorgten distaleren Muskulatur sind die Handextensoren und Fingerstrecker beeinträchtigt, was zum typischen Bild der Fallhand (> Abb. 14.11d) und der Fallfinger führt. Im Verlauf um den Humerus wird der Nerv geschädigt, wenn z. B. im Schlaf oder im Rausch Druck auf die Oberarmmitte ausgeübt wird (sog. Parkbank-Lähmung, > Abb. 14.11a). Prognostisch schlechter ist die Radialisschädigung bei einer Oberarmschaftfraktur. Der M. triceps und damit die Armstreckung sind in diesen Fällen nicht betroffen, die distalen Paresen (Fallhand und Fallfinger) sind aber nachweisbar. Wird der R. profundus nervi radialis in seinem Verlauf durch den M. supinator komprimiert, entsteht das sog. Supinatorlogen-Syndrom (> Abb. 14.11a). Führend ist dabei die neuropathische Schmerzsymptomatik. Bei der Untersuchung ist die Sensibilität auf der Rückseite des Unterarms und im Spatium interosseum erhalten, aber die Hand- und Fingerstreckung ist paretisch, während die Funktion des M. supinator selbst wenig gestört ist. Unklare Unterarmschmerzen (DD: Tendovaginitis) werden oft fälschlicherweise einem Supinator-Syndrom zugeordnet. Das EMG kann hier nur eine Ausschlussdiagnose stellen, hingegen können eine Ultraschall- oder MRT-Bildgebung diagnostisch sehr hilfreich sein.

Therapie und Prognose

Die Prognose bei Drucklähmungen ist meist günstig, und man kann die Reinnervation über einige Monate abwarten. Bei wahrscheinlicher Nerveneinklemmung (z. B. bei Knochensplittern oder Osteosynthesematerial nach Oberarmschaftbrüchen) ist eine schnelle operative Neurolyse erforderlich.

Schädigung des N. radialis:
- **„Fallhand"** (Lähmung der Arm-Hand- und Fingerextensoren), je nach Schädigungshöhe in unterschiedlicher Ausprägung
- **Parkbank-Lähmung:** Druckläsion des N. radialis z. B. durch Schlafen auf dem Arm im Rausch
- Radialisschädigung bei **Oberarmschaftfraktur** → ungünstige Prognose
- **Supinator-Syndrom:** Druckschädigung des R. profundus bei Durchtritt durch den M. supinator

Nervus medianus

Anatomie

Am Oberarm läuft der N. medianus parallel zur A. brachialis. Er versorgt im Wesentlichen die Flexoren und Pronatoren am Unterarm sowie in der Hand den Großteil der Thenarmuskulatur und den 1. und 2. Lumbrikalmuskel. Unterhalb des Ellenbogens spaltet sich vom Hauptast der rein motorische N. interosseus antebrachii anterior ab (> Abb. 14.12a), der den M. flexor pollicis longus, den lateralen Anteil des M. flexor digitorum profundus und den M. pronator quadratus versorgt. Am Handgelenk zieht der N. medianus volar durch den Karpaltunnel.

Nervus medianus

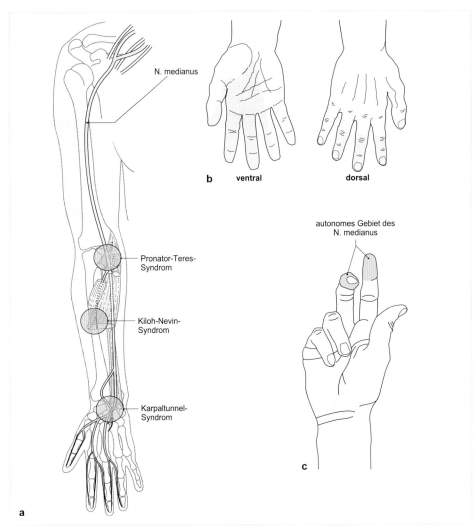

Abb. 14.12 N. medianus. a Verlauf (Ventralansicht des Arms). **b** Sensibles Innervationsgebiet. **c** Schwurhand bei Läsion des N. medianus beim Versuch, eine Faust zu ballen. [L141/T534]

Ätiologie und Klinik

Am häufigsten wird der N. medianus im Karpaltunnel komprimiert, was zu einem Karpaltunnelsyndrom führt (> Abb. 14.12a). Am zweithäufigsten kommt es zur Schädigung des N. interosseus antebrachii anterior bei Frakturen des Unterarms mit isolierter Einschränkung des Spitzgriffs (Beugung von Daumen und Zeigefinger-Endgliedern). Das typische Bild der Läsion des N.-medianus-Stammes am Unterarm ist die Schwurhand beim Versuch, eine Faust zu machen (> Abb. 14.12c). Die Schwäche der Daumenabduk-

Schädigung des N. medianus → **„Schwurhand"**, Flaschenzeichen

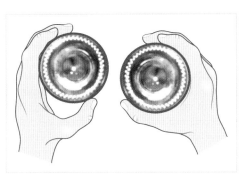

Abb. 14.13 Positives Flaschenzeichen bei einer Läsion des N. medianus links, Grund ist eine Schwäche der Daumenabduktion. [L126]

tion wird beim sog. Flaschenzeichen deutlich (> Abb. 14.13). Läsionen proximal des Ellenbogens beeinträchtigen zusätzlich die Pronation und Handgelenkflexion.

PRAXISTIPP

Karpaltunnelsyndrom (KTS)

Das KTS ist das häufigste Nervenkompressionssyndrom. Es entsteht durch ein Missverhältnis zwischen dem Raumbedarf des Nervs und der Weite des Karpalkanals unter dem Lig. carpi transversum (häufig bei Polyneuropathien mit Schwellung des Nervs oder dessen Gleitgewebe, sonst bei rheumatoider Arthritis, Gicht, Myxödem, Akromegalie, Osteoarthritis im Handgelenk, Amyloidose; häufig während der Schwangerschaft). Haupt-DD sind ein C7-Wurzelkompressionssyndrom und ein Kompressionssyndrom der oberen knöchernen Thoraxapertur.

Klinik: Führend sind besonders nächtliche Schmerzen, die sich oft nicht auf das reine Medianus-Innervationsgebiet (radiale 3⅓ Finger) eingrenzen lassen (daher die alte Bezeichnung „Brachialgia paraesthetica nocturna"), meist Linderung durch Ausschütteln der Hand oder aktive Handbewegungen, die die venöse Stauung in der Hand bessern; in fortgeschrittenen Fällen atrophe Parese der Thenarmuskulatur und Sensibilitätsstörungen.

Diagnostik: Auslösen der Symptome durch 1 Minute maximale Streckung oder Beugung im Handgelenk (Phalen-Test). Die Elektroneurografie dient der Identifizierung bzw. Bestätigung des klinischen Lokalisationsverdachts. Im Karpalkanal ist eine Leitungsverlangsamung als verlängerte distale motorische Latenz nachzuweisen, sensibel ist die Amplitude des Summenaktionspotenzials reduziert, in paretischen Thenarmuskeln ist eine Denervierungsaktivität nachzuweisen. Der Nerv ist im Karpaltunnel gut einer Ultraschalldiagnostik zugänglich, welche die Verringerung der Querschnittsfläche im Kanal und die Auftreibung des Nervs proximal der Engpassstelle zeigt (> Abb. 14.6).

Therapie: Behandlung der Grundkrankheit; symptomatisch Ruhigstellung auf einer Handgelenkschiene, nichtsteroidale Antiphlogistika; häufig operative Entlastung erforderlich; leichtes Schwangerschafts-KTS bildet sich erst nach Abstillen spontan zurück.

MERKE Beim Karpaltunnelsyndrom entsteht nicht das klinische Bild der Schwurhand wie bei proximalen Medianus-Läsionen, weil die Nerven für die Fingerbeuger den N. medianus bereits proximal des Karpaltunnels verlassen.

Nervus ulnaris

Nervus ulnaris

Anatomie

Der N. ulnaris gibt am Oberarm keine Äste ab, schlingt sich am Epicondylus medialis um den Ellenbogen (im Sulcus ulnaris) und gelangt unter dem M. flexor carpi ulnaris auf die ulnare Seite des Unterarms, nachdem motorische Äste zu diesem Muskel sowie zu den ulnaren tiefen Fingerbeugern abgegangen sind. Weit proximal des Handgelenks gibt er den sensiblen R. dorsalis für die ulnaren 1½ Finger (bis zum Mittelgelenk) und den angrenzenden Handrücken ab (> Abb. 14.14a), weiter distal am Unterarm trennt sich der sensible R. palmaris für die ulnare Hohlhand vom Ulnaris-Hauptstamm. Am Handgelenk passiert der Nerv eine mögliche Engpassstelle, die sog. Loge de Guyon, zwischen Erbsenbein und dem Hakenfortsatz des Hakenbeins (Hamulus ossis hamati), und teilt sich hierbei in seine Endäste, den R. superficialis für die Hypothenarmuskulatur und die sensible Versorgung der volaren 1½ ulnaren Finger sowie den R. profundus für die Ulnaris-innervierten kleinen Handmuskeln und Thenarmuskeln (tiefer Kopf des M. flexor pollicis brevis und M. adductor pollicis).

PRAXISTIPP

Das motorische und sensible Innervationsgebiet des N. ulnaris überlappt sich mit demjenigen des unteren Armplexus und der Wurzeln C8/Th1. Differenzialdiagnostisch wegweisend ist dabei, dass eine Läsion des N. ulnaris keine sensiblen Defizite am Unterarm verursacht, vielmehr weisen Paresen/Atrophien des Hypothenars und der kleinen Handmuskeln mit Sensibilitätsstörungen auf der Medialseite (Ulnarseite) des Unterarms auf eine ursächliche Mitschädigung des N. cutaneus antebrachii medialis durch eine weiter proximale Läsion, eine untere Armplexusläsion oder eine Wurzelläsion C8/Th1 hin.

Ätiologie und Klinik

Typisch sind distale Paresen mit einer Atrophie und Parese der kleinen Handmuskeln (Test der Abduktion durch Fingerspreizen, der Daumenadduktion durch den Papierstreifentest [Froment-Zeichen] = Daumenendgliedbeugung statt flacher Daumenadduktion, > Abb. 14.15), Ausbildung einer sog. Krallenhand (> Abb. 14.14c).

Ulnaris-Neuropathie am Ellenbogen (UNE) Am häufigsten wird der N. ulnaris im Sulcus ulnaris am Epicondylus medialis (Sulcus-ulnaris-Syndrom, > Abb. 14.14a) oder distal davon bei Unterquerung eines straffen Sehnenbogens zwischen M. flexor carpi ulnaris und Epicondylus medialis geschädigt (Kubitaltunnelsyndrom). Hierbei sind unterschiedliche Mechanismen wirksam: Verdickungen des Nervs, wiederholte Traumatisierung des Nervs durch habituelles Hinausgleiten aus der Ulnarisrinne bei zu flacher medialer Begrenzung, Druck von außen durch Auflegen des Ellenbogens auf zu harter Unterlage, Traumatisierung durch Reizung des Nervs bei wiederholter Beugung und Streckung im Ellenbogengelenk

Schädigung des N. ulnaris → **„Krallenhand"**, positives Froment-Zeichen, intermittierende Sensibilitätsstörungen, atrophe Parese der kleinen Handmuskeln

Schädigungsorte:
- am häufigsten im *Sulcus ulnaris*, z.B. durch Ellenbogenaufstützen, knöcherne Veränderungen
- am Handgelenk in der *Loge de Guyon* (z.B. durch wiederholte Traumen beim Radfahren)

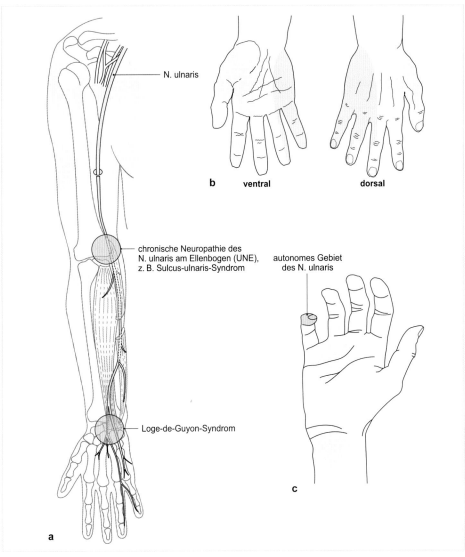

Abb. 14.14 N. ulnaris. a Verlauf (Ventralansicht des Arms). **b** Sensibles Innervationsgebiet. **c** Krallenhand bei Läsion des N. ulnaris. [L141/T534]

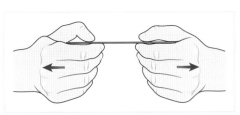

Abb. 14.15 Positives Froment-Zeichen bei Läsion des N. ulnaris links. Der Patient wird aufgefordert, das Blatt Papier zwischen Daumen und Zeigefinger festzuhalten und die Hände auseinanderzubewegen, sodass sich das Papier anspannt. Weil der linke M. adductor pollicis durch die Ulnarisläsion paretisch ist, wird kompensatorisch der vom N. medianus innervierte M. flexor pollicis longus aktiviert, wodurch das gezeigte Bild entsteht. [L126]

(Fitness-Studio!), knöcherne Veränderungen entlang des Nervenverlaufs, besonders durch Frakturen mit Kallusbildung. Letztere führen oft Jahre nach einem Trauma zur sog. Ulnaris-Spätlähmung durch zunehmende Überdehnung des Nervs bei jeder Beugung.

Ulnaris-Neuropathie in der Loge de Guyon Am Handgelenk kann der N. ulnaris in der Loge de Guyon durch wiederholte Traumen, z. B. beim Radfahren, durch Ganglien oder Frakturen oder im Rahmen einer rheumatoiden Arthritis komprimiert werden (> Abb. 14.14a). Dabei sind verschiedene Kombinationen von Schädigungen der oben erwähnten Äste möglich, die Sensibilität auf dem Handrücken bleibt jedoch erhalten, da der R. dorsalis nervi ulnaris den Hauptstamm des Nervs schon am distalen Unterarm verlassen hat.

> **MERKE** Bei Läsionen des N. ulnaris finden sich keine sensiblen Defizite proximal des Handgelenks.

Diagnostik

In leichten Fällen besteht die Symptomatik lediglich aus intermittierenden Sensibilitätsstörungen in den betroffenen Arealen, Schmerzen sind selten. Mit Zunahme der Schwere treten dauerhafte Sensibilitätsstörungen hinzu sowie leichte Paresen der betroffenen Muskulatur. Bei der sehr distalen isolierten Schädigung des R. profundus nervi ulnaris in der Hohlhand tritt ohne Sensibilitätsstörungen eine atrophe Pare-

MERKE

Diagnostik:
• ENG: Leitungsverlangsamung, Leitungsblock
• EMG: Denervierungszeichen

se der kleinen Handmuskeln mit Parese der Daumenadduktion auf, die sich durch das Froment-Zeichen im sog. Papierstreifentest nachweisen lässt (➤ Abb. 14.15).

> **PRAXISTIPP**
>
> Die Hauptdifferenzialdiagnose einer Schädigung des N. ulnaris mit Sensibilitätsstörungen sind die C8/Th1-Wurzelläsion und die Läsion des unteren Armplexus. Bei isolierter motorischer Symptomatik sind differenzialdiagnostisch vor allem die multifokale motorische Neuropathie (MMN, ➤ Kap. 14.6.2), motorische Systemerkrankungen wie hereditäre Neuropathien und bei rascher Progredienz Vorderhornzellerkrankungen wie die amyotrophe Lateralsklerose möglich. Elektroneurografisch kann an den Kompressionsstellen eine Leitungsverlangsamung mit oder ohne Leitungsblock nachgewiesen werden, sensibel ist das Summenaktionspotenzial reduziert, das EMG zeigt Denervierungsaktivität in betroffenen Muskeln.

Therapie

Die Behandlung richtet sich nach der Lokalisation und Schwere der Symptomatik. Im Ellenbogenbereich kann mit einer Orthese der Bewegungsumfang reduziert und der Druck auf den Nerv gemindert werden. Bei ausgeprägtem Befund oder fehlendem Ansprechen auf eine konservative Therapie wird der Nerv operativ entlastet.

Therapie: Orthesen zur Druckentlastung am Ellenbogen, operative Entlastung

> **MERKE**
>
> - Medianusläsion: Schwurhand (bei Versuch der Fingerbeugung)
> - Ulnarisläsion: Krallenhand (spontan)
> - Radialisläsion: Fallhand (spontan)

> **LERNTIPP** Eselsbrücke: „Ich **schwöre** beim heiligen **Medianus,** dass ich dir mit der **Ulna** die Augen auskratze, wenn ich vom **Rad falle.**"

Nervus femoralis

Nervus femoralis

Anatomie

Der N. femoralis entspringt aus den Wurzeln L2–L4, verläuft zwischen M. iliacus und M. psoas und tritt dann unter dem Leistenband nach ventral. Motorisch versorgt er im Wesentlichen den M. iliopsoas und den M. quadriceps, sensibel die Oberschenkelvorderseite und über den Endast, den N. saphenus, die Innenseite des Unterschenkels bis zum Knöchel (➤ Abb. 14.16).

Ätiologie und Klinik

Psoashämatome (spontan unter Antikoagulation oder nach Operation), retroperitoneale Tumoren oder selten Angiografien, die über die Leiste durchgeführt wurden, sind mögliche Ursachen für die Schädigung des Nervs (➤ Abb. 14.16a). Inzwischen sind iatrogene Femoralisläsionen durch minimal-invasive Hüft-Endoprothese-Operationen am häufigsten. Der N. femoralis ist auch der hauptsächlich von der proximalen diabetischen Neuropathie (diabetische Amyotrophie) betroffene Nerv. Der Hautast (N. saphenus) kann bei Operationen von Varizen geschädigt werden.

Funktionell entsteht eine Parese der Kniestreckung, besonders auffallend beim Treppensteigen. Schon nach wenigen Tagen fällt bei vollständiger Lähmung die Quadrizepsatrophie auf. Meist ist auch der Quadrizepsreflex (PSR) abgeschwächt oder ausgefallen. Die Hüftbeugung ist wegen teilweiser Kompensation durch andere Muskeln weniger deutlich behindert.

Schädigung des N. femoralis → Hüftbeuger- und Kniestreckerparesen und -atrophien
Ursachen: Psoashämatome, retroperitoneale Tumoren, Operationen, Angiografien über die Leistengefäße oder diabetische Amyotrophie

Diagnostik

Psoashämatome oder andere Raumforderungen lassen sich mit Ultraschall oder CT bzw. MRT nachweisen. Bei der differenzialdiagnostischen Abgrenzung gegenüber einer Läsion der Wurzel L3/L4 oder einer proximalen diabetischen Amyotrophie ist die Neurophysiologie hilfreich.

Diagnostik:
- Bildgebung
- Elektrophysiologie

Therapie

Therapeutisch müssen Raumforderungen im Becken meist operativ angegangen werden, sonst beschränkt man sich auf konservative Maßnahmen.

Therapie:
- OP
- konservative Maßnahmen

Nervus cutaneus femoris lateralis

Nervus cutaneus femoris lateralis

Anatomie

Der N. cutaneus femoris lateralis ist ein rein sensibler Nerv, der das Becken in fast rechtwinkliger Abknickung medial der Spina iliaca anterior superior verlässt und nach Verlauf in der Lacuna musculorum durch das Leistenband hindurchtritt. Er versorgt sensibel die Vorderaußenseite des Oberschenkels.

Schädigung des N. cutaneus femoris lateralis (rein sensibler Nerv) → neuropathisches Schmerzsyndrom und Dysästhesien des Oberschenkels (*Meralgia paraesthetica*)
Therapie: operative Revison am Leistenbanddurchtritt möglich

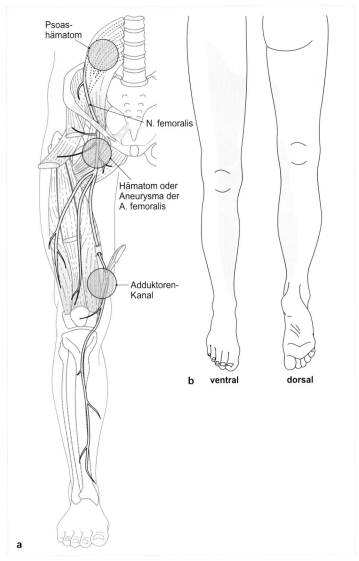

Abb. 14.16 N. femoralis. a Verlauf (Ventralansicht des Beins). **b** Sensibles Innervationsgebiet. [L141/T534]

Ätiologie und Klinik
Seine Schädigung führt zu einem neuropathischen Schmerzsyndrom, der Meralgia paraesthetica mit Hypästhesie, Parästhesien und Schmerzen an der Außenseite des Oberschenkels, insbesondere bei Streckung und Rotation im Hüftgelenk.

Therapie
Therapeutisch ist nur in ausgeprägten Fällen eine operative Revision des Nervendurchtritts durch das Leistenband zu erwägen, ansonsten wird symptomatisch behandelt.

Nervus ischiadicus, Nervus fibularis (peroneus), Nervus tibialis

Anatomie
Nervus ischiadicus
Der N. ischiadicus tritt durch das Foramen infrapiriforme aus dem kleinen Becken, verläuft unter dem M. gluteus maximus auf die Mitte der Hinterseite des Oberschenkels und versorgt am Oberschenkel die ischiokrurale Muskulatur. Kurz über der Kniekehle teilt er sich in den N. tibialis und N. fibularis (peroneus). Die Aufteilung der Nervenfasern ist bereits weiter proximal nachweisbar, beide Nerven werden jedoch noch über mehrere Zentimeter von einer gemeinsamen Bindegewebshülle umgeben.

Nervus fibularis (peroneus)
Der N. fibularis (peroneus) schlingt sich lateral um das Fibulaköpfchen und teilt sich danach in einen oberflächlichen und einen tiefen Ast. Der oberflächliche Ast versorgt die Mm. fibulares (peronei) und sensibel den Fußrücken. Der tiefe Ast innerviert die Mm. tibialis anterior, extensor digitorum longus und brevis und extensor hallucis longus und sensibel eine münzgroße Region zwischen Großzehe und zweiter Zehe (> Abb. 14.17).

Nervus ischiadicus, Nervus fibularis (peroneus), Nervus tibialis

Der N. ischiadicus teilt sich in den N. tibialis und den N. fibularis (peroneus) auf, Letzterer in einen oberflächlichen und tiefen Anteil.

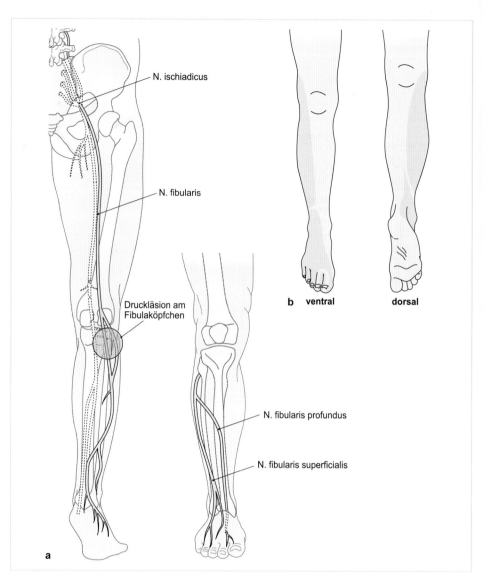

Abb. 14.17 N. fibularis (peroneus). a Verlauf (gestrichelte Linie = N. tibialis). **b** Sensibles Innervationsgebiet. [L141/T534]

Nervus tibialis

Der N. tibialis verläuft in der Kniekehle nahe der A. poplitea. Er innerviert die Wadenmuskulatur, den M. tibialis posterior und die kleine Fußmuskulatur, gibt einen Ast an den N. suralis ab und versorgt sensibel die Fußsohle (> Abb. 14.18).

Ätiologie und Klinik

Nervus ischiadicus

Der N. ischiadicus kann im Becken durch Raumforderungen, Frakturen und unsachgemäße gluteale Injektionen geschädigt werden. Je nach Ausmaß der Schädigung sind die dorsale Oberschenkelmuskulatur, die gesamte Unterschenkelmuskulatur und sensibel der Unterschenkel mit Ausnahme des medialen N.-saphenus-Streifens betroffen. Auch die perioperative Anlage eines Schmerzkatheters kann eine Schädigung verursachen. Der fibulare Anteil ist fast immer stärker betroffen als der tibiale Anteil. Die proximalen Äste zur ischiokruralen Muskulatur bleiben bei Schädigungen am Oberschenkel meist verschont.

Nervus fibularis (peroneus)

Eine Schädigung des N. fibularis (peroneus) führt zur Parese der Fuß- und Zehenheber (Fallfuß) und zur Parese der Eversion des Fußes. Dies äußert sich im Steppergang: Wegen der Schwäche der Fußheber wird das Bein übermäßig stark angehoben und der Vorfuß schlägt beim Aufsetzen auf den Boden auf. Durch seine oberflächliche Lage am Fibulaköpfchen ist dies einer der Hauptschädigungsorte des Nervs, z. B. durch schlecht angelegte Gipsverbände, langes Arbeiten in der Hocke, Übereinanderlegen der Beine bei schlanken Individuen oder falsche Lagerung von Patienten.

Nervus tibialis

Wenn der N. tibialis unter dem Retinaculum flexorum am Malleolus medialis komprimiert wird, spricht man vom **Tarsaltunnelsyndrom** (> Abb. 14.18a). Es ist das Pendant zum Karpaltunnelsyndrom am Arm und wird mechanisch durch posttraumatische Veränderungen, Osteoarthritis, Tenosynovitis oder

---

Schädigungsmechanismen:
- **N. ischiadicus** → Raumforderungen, Frakturen, gluteale Injektionen, Schmerzkatheter → je nach Ausmaß Paresen von dorsaler Ober- und gesamter Unterschenkelmuskulatur
- **N. tibialis** → Tarsaltunnelsyndrom durch Einengung unter dem Retinaculum flexorum → Dysästhesien und Schmerzen der Fußsohle; Morton-Metatarsalgie durch Neurome
- **N. fibularis** (peroneus) → prädestiniert für Druckläsionen an oberflächlichem Verlauf am Fibulaköpfchen (z. B. durch Gipsverband, Lagerung, Schneidersitz) → typisches Bild: Steppergang (Fußheberparese)

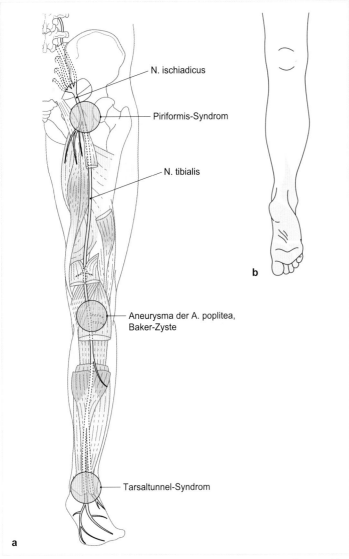

Abb. 14.18 N. tibialis. a Verlauf (gestrichelte Linie = N. fibularis [peroneus]). **b** Sensibles Innervationsgebiet (Dorsalansicht). [L141/T534]

auch nur zu enge Schuhe verursacht. Klinisch stehen brennende Dysästhesien und Parästhesien der Fußsohle, insbesondere beim langen Stehen und Gehen, im Vordergrund. In ausgeprägten Fällen kommt es zu Sensibilitätsverlust und Paresen.

PRAXISTIPP

In der Abgrenzung der Fibularisläsion (Peroneusläsion) gegen die L5-Wurzelläsion hilft die Prüfung der Inversion des Fußes durch den M. tibialis posterior, der zwar von der Wurzel L5 innerviert wird, aber nicht vom N. fibularis (peroneus), sondern vom N. tibialis.

Diagnostik

Die fokale Verlangsamung der Nervenleitung sichert ein Tarsaltunnelsyndrom. Schmerzen im Vorfuß können auch entstehen, wenn sich im Intertarsalabschnitt an den sensiblen Ästen des N. tibialis für die Fußsohle Neurome bilden (sog. **Morton-Metatarsalgie**); manchmal gelingt der Nachweis des Neuroms in der MRT.

Therapie und Prognose

Die **Druckläsion am Fibulaköpfchen** heilt fast immer konservativ ausreichend aus. Für die Fußheberparese kann zur Sturzprophylaxe eine dynamische oder Peroneus-L-Schiene verschrieben werden. Das **Tarsaltunnelsyndrom** wird durch Neurolyse (Dekompression) des N. tibialis behandelt. Gegen die **Morton-Metatarsalgie** wird eine lokale Injektion von Lokalanästhetikum und Kortison-Kristallsuspension empfohlen.

Diagnostik: Elektrophysiologie

Therapie:
- Druckläsionen → konservativ
- Tarsaltunnelsyndrom → Dekompression
- Morton-Metatarsalgie → Injektion von Lokalanästhetika und Kortikosteroiden

14.6 Polyneuropathien

„Polyneuropathie" = viele Nerven „leiden"; Kriterien zur Einteilung → ➤ Tab. 14.5, Ursachen → ➤ Tab. 14.6

„Polyneuropathie" ist ein Oberbegriff für eine Störung, die mehrere periphere Nerven befällt und meist eine systemische Ursache hat. Polyneuropathien (PNP) können durch klinische Untersuchung und Zusatzdiagnostik nach verschiedenen Kriterien eingeteilt werden. Die klinischen Kriterien sind oben genannt (➤ Kap. 14.3) und werden in ➤ Tab. 14.5 noch einmal zusammengefasst. Die Unterscheidung nach axonaler oder demyelinisierender Neuropathie erfordert eine elektroneurografische Untersuchung oder Nervenbiopsie.

TAB. 14.5

Tab. 14.5 Kriterien zur Einteilung der Polyneuropathien

Verteilungstyp	• Mononeuropathia multiplex (➤ Abb. 14.19) • Schwerpunktneuropathie • distal symmetrische Polyneuropathie (➤ Abb. 14.20)
Zeitverlauf	• akut • subakut • chronisch • chronisch progredient • schubförmig
beteiligte Systeme	• sensibel • motorisch • autonom • sensomotorisch • gemischt
Art der Schädigung	• axonal • demyelinisierend

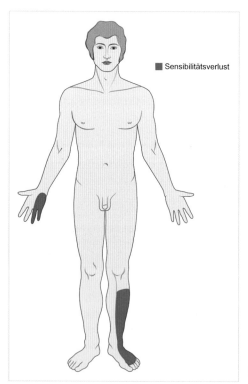

■ Sensibilitätsverlust

Abb. 14.19 Mononeuropathia multiplex mit möglicher Verteilung der sensiblen Symptomatik. [L126]

Diese Einteilung erleichtert eine geordnete Suche nach der jeweiligen Ursache der Polyneuropathie, was Voraussetzung für eine kausale Behandlung ist. Eine Übersicht über wichtige Ursachen von Polyneuropathien gibt ➤ Tab. 14.6.

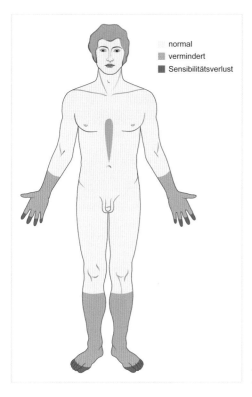

Abb. 14.20 Symmetrische Polyneuropathie mit typischer Verteilung der sensiblen Symptomatik. [L126]

legend:
- normal
- vermindert
- Sensibilitätsverlust

Tab. 14.6 Wichtige Ursachen von Polyneuropathien.

TAB. 14.6

	Verlauf	Verteilungstyp	Betroffene Systeme	Schädigungs-mechanismus
Metabolisch				
Diabetes mellitus	chronisch › subakut	DS	S › SM, A	ax
chronische Lebererkrankung	chronisch	DS	S › A › M	ax
terminale Niereninsuffizienz	subakut/chronisch	DS	SM, (A)	ax
Hypothyreose	chronisch › subakut	DS	S	ax
Neuropathien bei Tumorerkrankungen				
paraneoplastisch	subakut, chronisch	DS	S › M, (A)	ax
Paraproteinämie	chronisch › subakut	DS	SM	IgG, IgA: meist ax; IgM: meist demyel
Entzündliche Neuropathien				
Lepra	subakut	Mononeuritis multiplex	SM, A	ax (demyel)
HIV	chronisch (akut)	DS	S (M)	ax (demyel)
Borrelien-Meningoradikuloneuritis	akut, subakut	asymmetrisch radikulär	SM	ax
Guillain-Barré-Syndrom (GBS)	akut	DS	M › S, A	demyel
chronisch inflammatorische demyelinisierende Polyneuropathie (CIDP), z. T. mit Paraproteinämie	chronisch, rezidivierend	symmetrisch, distal und proximal	M › S (A)	demyel
multifokale motorische Neuropathie	chronisch	distal, asymmetrisch, meist Arme	M	LB, demyel
Vaskulitis (primär/sekundär systemisch oder isoliert)	akut, subakut	Mononeuritis multiplex	SM (A)	ax
Sarkoidose	chronisch	DS	SM	ax
infektiös (z. B. Borrelien, HIV)	chronisch › subakut	DS	S › M	ax
Toxische Neuropathien				
Alkohol	chronisch	DS	SM (A)	ax
Medikamente (z. B. Chemotherapeutika)	chronisch, subakut	DS	S › M	ax
Umweltgifte (z. B. Schwermetalle, N-Hexan)*	variabel		variabel	ax, demyel
bakterielle Toxine • Diphtherie • Botulismus	akut		SM, A, Hirnnerven	demyel

385

Tab. 14.6 Wichtige Ursachen von Polyneuropathien. *(Forts.)*

	Verlauf	Verteilungstyp	Betroffene Systeme	Schädigungsmechanismus
Neuropathien durch Mangelkrankheiten				
Vitamin B$_{12}$	chronisch › subakut	DS	S	ax, demyel
Vitamine B$_1$, B$_6$, E	chronisch, subakut	DS	SM (A)	ax
Hereditäre Neuropathien				
hereditäre Neuropathie Typ CMT	chronisch	DS	je nach Genmutation	ax, demyel
akute intermittierende Porphyrie	akut › subakut	DS, asymmetrisch	SM, M, A	ax
hereditäre Amyloidose	chronisch › subakut	DS	S › M, A	ax

DS = distal-symmetrisch; S = sensibel; M = motorisch; SM = sensomotorisch; A = autonom; (): gelegentlich nachweisbar; ax = axonal; demyel = demyelinisierend; LB = Leitungsblöcke
CMT: Charcot-Marie-Tooth-Erkrankung; * in Abhängigkeit von der Noxe

14.6.1 Polyneuropathien mit hoher Prävalenz in der Bevölkerung

Diabetische Neuropathien

Epidemiologie, Pathogenese und Formen

Etwa 30 % der Patienten mit Diabetes mellitus entwickeln im Verlauf der Erkrankung eine klinisch relevante diabetogene Neuropathie (DNP).

Die **distal-symmetrische sensomotorische diabetische Polyneuropathie** als längenabhängige Form ist die mit Abstand häufigste Manifestation einer DNP; sie macht etwa 40 % der Neuropathien überhaupt aus und ist damit deren führende Ursache in der Allgemeinbevölkerung. Bereits im Stadium des sog. latenten oder Prä-Diabetes, also bei Nüchtern-Blutzuckerwerten > 125 mg/dl, pathologischer Glukosetoleranz (Blutzucker > 140 mg/dl 2 Stunden nach Glukosebelastung) oder einem HbA$_{1c}$-Wert über 6,5 % finden sich messbare Veränderungen der peripheren Nervenfunktion. Ausgehend von der Hyperglykämie ist im Zusammenwirken mit anderen Faktoren (oxidativer Stress, Senkung der Schmerzschwelle durch Bildung von Methylglyoxal) vor allem die Bildung von irreversiblen „advanced glycation endproducts (AGE)" für die Ausbildung der mikrovaskulären Veränderungen im Nerv und die Funktionsstörung von biologischen Membranen und Enzymen verantwortlich. In bestimmten Populationen ist der Vitamin-B$_1$-Spiegel im Serum durch renalen Verlust reduziert. Arterielle Hypertonie und Rauchen sind zusätzliche und unabhängige pathogenetische Faktoren.

Klinik

Sensible Defizite mit Taubheit und Plus-Symptomen wie Kribbeln, Nadelstichen und andere, oft zunehmend schmerzhafte Missempfindungen in den Zehen stehen zuerst im Vordergrund. Im Verlauf dehnen sie sich weiter nach proximal auf den Vorfuß und schließlich den ganzen Fuß aus.

Motorische Symptome beginnen häufig mit einer frühzeitigen Ermüdung der Füße im Gehen, später Schwächen in den Unterschenkelmuskeln mit vermehrter Stolperneigung durch mangelnde Vorfußhebung.

Autonome Symptome bestehen in einer längenabhängigen Abnahme der Schweißdrüsenaktivität und einer Neigung zur Überwärmung der Füße infolge des Versagens der sympathischen Kontrolle des Blutflusses. Zu diesem Zeitpunkt können aber bereits andere autonome Innervationsstörungen, wie z. B. orthostatische Intoleranz, Störungen der Blaseninnervation oder bei Männern eine erektile Dysfunktion vorhanden sein.

Ein gefürchteter Endzustand der DNP ist das **diabetische Fußsyndrom** mit Druckgeschwüren und Weichteilverletzungen infolge neuropathiebedingter Hypästhesie und Hypalgesie, atrophen Paresen der distalen Fußmuskeln sowie Knochenentkalkung und Fehlbelastung der Gelenke, die hierauf mit einem degenerativen Knochen- und Gelenkumbau reagieren (diabetische Osteoarthropathie).

Diagnostik und Differenzialdiagnosen

Die **klinische Präsentation** der DNP ist unspezifisch, da längenabhängige Polyneuropathien anderer Ursachen sich identisch manifestieren. Somit ist die DNP eine Ausschlussdiagnose, nachdem andere Neuropathien unwahrscheinlich gemacht wurden (› Tab. 14.7).

Jährliche Untersuchungen der **Vibrationsempfindung** an der Großzehenbasis und der Temperaturempfindung am Vorfuß sind sensitiv und erlauben eine Frühdiagnose und Längsschnitterfassung der Neuropathieschwere. In der **Elektrodiagnostik** findet man zu Beginn eine Reduktion der sensiblen und motorischen Summenaktionspotenzial-Amplituden und eine leichte Verminderung der Nervenleitgeschwindigkeit. **Engpasssyndrome** wie Karpaltunnel- oder Tarsaltunnelsyndrome sind bei Diabetikern häufiger, deshalb sollte ihr Auftreten Anlass für eine gezielte Diabetesdiagnostik sein.

Beschwerden, klinische Befunde und Prognose der **fokalen diabetischen Neuropathien** unterscheiden sich grundlegend von denjenigen der viel häufigeren distal-symmetrischen DNP (› Tab. 14.7).

Tab. 14.7 Merkmale der diabetischen Neuropathieformen.

Form der diabetischen Neuropathie	Lokalisation	Präsentierende Symptomatik	Schmerzen	Dauer und Prognose	Differenzialdiagnose
längenabhängig (typische DNP)	distal, sensibel betont, symmetrisch, besonders Zehen/Füße betroffen	sensible Defizite, Taubheit und Missempfindungen	zunehmend häufig im Krankheitsverlauf	chronisch progredient, Prognose schlecht	andere längenabhängige Polyneuropathien (> Tab. 14.6)
fokal (Mononeuropathie), regional (Plexus)	proximal, rein motorisch und schmerzhaft, Hirnnerven, Stamm, asymmetrisch	akuter lokaler Schmerz, Parese innerhalb weniger Stunden bis Tage	erstes Symptom	monophasisch, Rückbildung der Schmerzen in wenigen Wochen, aber Paresen bleiben oft	andere fokale Neuropathien oder Schmerzsyndrome

Pathogenetisch liegt den fokalen diabetischen Neuropathien eine Vaskulitis in den betroffenen motorischen Nerven zugrunde. Im zeitlichen Ablauf der Symptomentwicklung besteht ein einheitliches Muster von initialem lokalisiertem Schmerz, gefolgt von einer atrophen Parese der abhängigen Muskeln. Je nach Lokalisation werden die häufigsten Manifestationen mit Eigennamen bezeichnet (N. oculomotorius, N. trochlearis: diabetische Ophthalmoplegie; N. femoralis, N. obturatorius: diabetische Amyotrophie, proximale diabetische Neuropathie; abdominelle Rumpfnerven [Bauchdecken-Parese]: thorako-abdominale diabetische Neuropathie). Die meisten Patienten haben gleichzeitig eine distal-symmetrische Neuropathie, was die Diagnose erleichtert.

Therapie

Für Patienten mit Typ-1-Diabetes ist gesichert, dass Lifestyle-Änderungen mit Normgewicht, regelmäßiger Bewegung und eine möglichst normnahe Einstellung des Blutzuckers Häufigkeit und Schwere der längenabhängigen Neuropathie reduzieren. Bei Typ-2-Diabetes ist eine solche Intervention deutlich weniger effektiv.

Stoffwechselmodifizierende Medikamente wie z. B. Alpha-Liponsäure haben in den Studien nicht überzeugt, Vitamin B_1 oder dessen Vorstufe Benfotiamin sind bei nachgewiesenem Vitamin-B_1-Mangel indiziert. Bei den fokalen/regionalen Formen geht wegen der zugrunde liegenden Vaskulitis unter Kortikosteroidgabe (unter flankierender Überwachung des Blutzuckers) der Schmerz rasch zurück, auch hochdosierte Immunglobuline sind manchmal wirksam. Beide Maßnahmen verhindern aber nicht die Entwicklung der Muskelatrophien und Paresen. Die Manifestationen der autonomen Neuropathie werden symptomatisch behandelt, ebenso die neuropathischen Schmerzen bei jeder Form der diabetischen Neuropathie.

MERKE

- Diabetes mellitus ist die häufigste Neuropathie-Ursache, betroffen ist etwa ein Drittel aller Diabetiker.
- Eine längenabhängige, d. h. distal-symmetrische sensible, später auch motorische Neuropathie ist die typische Manifestation. Die Beteiligung dünner Nervenfasern („small fibers") ist die Regel. In variablem Ausmaß besteht dabei eine autonome Neuropathie.
- Für das Screening ist die Quantifizierung des Vibrationsempfindens sinnvoll, diagnostisch die Elektroneurografie und autonome Funktionstestung (Schellong-Test, Herzratenvariation u. a.).
- Fokale motorisch-schmerzhafte Manifestationen der diabetischen Neuropathie sind viel seltener und erfordern immer die Abgrenzung gegen andere lokale Ursachen.
- Therapeutisch ist eine normnahe Blutzuckereinstellung bei Typ-1-Diabetikern ursächlich wirksam, bei Typ-2-Diabetikern keine Intervention mit gesichertem Effekt. Die Behandlung neuropathischer Schmerzen erfolgt nach den anerkannten Regeln (> Kap. 14.6.4).

MERKE

Neuropathien bei schädlichem Alkoholgebrauch

Neuropathien bei schädlichem Alkoholgebrauch

Pathogenese

Ethanol ist neurotoxisch und führt dosisabhängig zur Nervendegeneration mit einer axonalen Neuropathie. Menschen mit schädlichem Alkoholgebrauch ernähren sich häufig mit einer Kohlenhydrat-betonten Diät unter Weglassen vitaminreicher Nahrung, sodass insbesondere ein Mangel an Vitamin B_1 und wegen der oft bestehenden atrophen Gastritis ein Mangel an Vitamin B_{12} auftreten, die zusätzlich Vitaminmangel-Neuropathien erzeugen.

Klinik

Klinisch stehen sensible Defizite in den Füßen und Unterschenkeln, eine ataktische Gangstörung (durch neuropathische Störung der sensiblen Afferenz, durch Vitamin-B_{12}-Mangel-bedingte Hinterstrangstörung und toxische Degeneration des Kleinhirns und der spinalen Kleinhirnbahnen), atrophe Paresen der Unterschenkelmuskeln sowie oft ausgeprägte autonome Funktionsstörungen im Vordergrund.

MERKE

Therapie

Therapeutisch ist eine absolute Alkoholkarenz notwendig, ggf. auch die Substitution defizitärer Vitamine. Die Ataxie erfordert krankengymnastische Muskelaufschulungen und eine Gangschulung zur Sturzprophylaxe. Der Regenerationsverlauf ist langsam, die Prognose ist wegen der hohen Rückfallrate schlecht.

> **MERKE**
> - Ursachen der alkoholischen Neuropathie sind die toxische Ethanol-Wirkung und häufig die kombinierten Vitamin-B_1- und Vitamin-B_{12}-Mangelzustände.
> - Klinisch stehen distale atrophe Paresen und Sensibilitätsstörungen mit Ataxie im Vordergrund.
> - Die Therapie besteht in erster Linie in vollständiger Alkoholkarenz und Substitution evtl. defizitärer B-Vitamine sowie Physiotherapie.

Polyneuropathien bei Chemotherapie

Polyneuropathien bei Chemotherapie

Bei Patienten mit Malignomen können Polyneuropathien nicht nur als paraneoplastische Erkrankung auftreten und der Tumormanifestation sogar vorausgehen. Viel häufiger sind Polyneuropathien iatrogener Ursache durch die toxische Wirkung von antineoplastischen Chemotherapeutika, die mit wenigen Ausnahmen akute oder in Abhängigkeit von der Gesamtdosis chronische Neuropathien verursachen können. Das überwiegende Schädigungsmuster ist axonal mit oder ohne relevante Beteiligung der dünnen Nervenfasern. Wie bei allen toxisch bedingten Neuropathien kann man einen kausalen Zusammenhang nur annehmen, wenn die Symptome während der Verabreichung der Chemotherapeutika auftreten. Von dieser Regel gibt es nur eine wichtige Ausnahme: Die Polyneuropathie durch Oxaliplatin manifestiert sich häufig durch sowohl akute als auch bis zu 3 Monate nach Behandlungsende progrediente äußerst intensive Taubheit, Stiche und neuropathische Schmerzen in den Händen mehr als in den Füßen. Die Beeinträchtigung der Lebensqualität kann dauerhaft und erheblich sein. Therapeutisch erfordert eine chemotherapiebedingte Neuropathie oft eine Reduzierung oder zeitliche Streckung der verabreichten Dosen.

> **MERKE** Fast alle antineoplastischen **Chemotherapeutika** sind neurotoxisch. Oxaliplatin kann sogar über die Behandlungsdauer hinaus zu Paresen, Sensibilitätsstörungen und Schmerzen besonders an den Armen und Händen führen. Die Behandlung erfolgt symptomatisch, erfordert aber u. U. eine Modifikation des Therapieschemas.

14.6.2 Polyneuropathien, die eine spezifische Behandlung erfordern

Vitamin-B_{12}-Mangel

14.6.2 Polyneuropathien, die eine spezifische Behandlung erfordern

Vitamin-B_{12}-Mangel

Klinik und Diagnostik

Symptome Bei Vitamin-B_{12}-Mangel-Neuropathie entwickeln die Patienten ein subakutes Beschwerdebild, beginnend mit Kribbelparästhesien der Füße, innerhalb von Monaten Gleichgewichtsstörungen (sensible Ataxie) und Gefühlsstörungen (Hypästhesie). Paresen treten selten auf. Weitere mögliche Symptome sind eine Optikusatrophie, eine Depression oder eine Demenz.
Untersuchung Bei der Untersuchung sind das Vibrationsempfinden und der Lagesinn gestört, entsprechend einer bevorzugten Beteiligung der Aβ-Fasern und der Hinterstränge des Rückenmarks, somit handelt es sich um eine kombinierte Myeloneuropathie. Die Myelopathie bedingt gesteigerte Muskeleigenreflexe und positive Pyramidenbahnzeichen (atypisch für eine Polyneuropathie und daher ein wichtiger Hinweis auf Vitamin-B_{12}-Mangel!).
Labor Die für Vitamin-B_{12}-Mangel typische makrozytäre Anämie ist bei etwa der Hälfte der Patienten mit neurologischen Symptomen nicht nachweisbar. Insbesondere bei älteren Patienten mit normaler Nierenfunktion sind ein erniedrigtes Holotranscobalamin (Holo-TC) der empfindlichste und eine erhöhte Methylmalonsäure der zuverlässigste Laborparameter.

Ätiopathogenese

Ursachen eines Vitamin-B_{12}-Mangels sind eine Autoimmungastritis mit Antikörpern gegen Parietalzellen oder Intrinsic Factor, Gastrektomie, Enteritis, Morbus Whipple, andere Darmerkrankungen oder Operationen. Auch eine vegetarische oder vegane Ernährung kann zu einem Vitamin-B_{12}-Mangel führen.

Therapie

Die Vitamin-B_{12}-Substitution sollte so rasch wie möglich begonnen werden, weil die Schäden nicht immer reversibel sind. Vitamin B_{12} (Cobalamin) wird für eine Woche täglich, danach einmal monatlich parenteral in einer Dosis von 1.000 µg gegeben. Sofern nicht eine manifeste Resorptionsstörung besteht, kann Cobalamin nach der ersten Woche auch oral verabreicht werden. Der Therapieerfolg wird klinisch und über Spiegelbestimmungen kontrolliert.

Klinik: Polyneuropathie, Hinterstrangdegeneration, makrozytäre Anämie, evtl. auch Optikusatrophie, Depression, Demenz
Neurologische Symptome sind demnach gemischt *zentral und peripher:* sensible Ataxie, Hypästhesie, Pyramidenbahnzeichen, kaum Paresen

Therapie: Vitamin-B_{12}-Substitution, d. h. 7 Tage 1.000 µg 1 × tgl. parenteral, danach alle 4 Wochen 1.000 µg

Vitamin-B$_6$-Mangel und Vitamin-B$_6$-Intoxikation

Ein Vitamin-B$_6$-*Mangel* kann zu einer akuten bis subakuten sensomotorischen Polyneuropathie führen. Mehrere Fälle wurden als Komplikation der Behandlung eines Morbus Parkinson mit intestinalen Duodopa-Pumpen beschrieben. Weitere Risiken für einen Vitamin-B$_6$-Mangel sind eine rasche Gewichtsabnahme wie z. B. nach Magenverkleinerungsoperation wegen Adipositas.

Bei Vitamin B$_6$ kann aber auch eine *Überdosis* zu einer Polyneuropathie (meist als Gangliopathie mit sensibel-ataktischer Symptomatik) führen. Eine unkontrollierte Einnahme von Vitamin B$_6$ muss daher vermieden werden, die Höchstdosis beträgt 200 mg/d für wenige Wochen, nur bei Duodopa-Pumpen ist eine dauerhafte Gabe (bis 100 mg/d, Spiegelkontrollen) notwendig.

Infektiöse Neuropathien

Lepra

Die lepröse Neuropathie ist weltweit die häufigste behandelbare neuromuskuläre Erkrankung. Sie tritt vorwiegend in tropischen und subtropischen Regionen auf.

Ätiopathogenese Ursache ist die Infektion mit Mycobacterium leprae, einem säurefesten Stäbchenbakterium, das über kleine Wunden bei intensivem Haut- und Schleimhautkontakt sowie durch Tröpfcheninfektion übertragen wird. Mykobakterien invadieren den Nerv, binden spezifisch an Schwann-Zellen und reprogrammieren diese zu stammzellähnlichen Zellen. Zusätzlich tritt eine den Nerv schädigende Immunreaktion auf.

Klinik Lepra verursacht intrakutane Nervenläsionen und eine Mononeuropathia multiplex mit Beteiligung der autonomen, sensiblen und motorischen Funktionen. Sekundärkomplikationen sind schmerzlose Verletzungen, trophische Ulzera, Gelenkkontrakturen und Mutilationen der Akren.

Diagnostik Die Diagnose stützt sich auf hypopigmentierte, hypästhetische Hautläsionen, palpabel hypertrophe Nerven und den Erregernachweis im Hautbiopsat. Man unterschiedet die multibazilläre, lepromatöse Lepra, bei der hohe Antikörpertiter nachweisbar sind, sowie die paucibazilläre, tuberkuloide Lepra mit geringer Antikörperantwort und stärkerer zellulärer Reaktion.

Therapie Die Therapie besteht in einer langdauernden kombinierten Antibiose mit einem Schema, das Rifampicin und Dapson enthält. Die Infektiosität der Erkrankten endet wenige Tage nach Therapiebeginn, eine Nachbeobachtung ist über mehrere Jahre erforderlich.

HIV

Die HIV-Neuropathie (> Kap. 6.4.4) manifestiert sich vorwiegend distal symmetrisch mit überwiegend sensiblen Symptomen. Viele Patienten klagen über ein Taubheitsgefühl, Kribbeln oder Schmerzen in einer strumpf- und handschuhförmigen Verteilung. Pathophysiologisch können neben den direkten Folgen der HIV-Infektion Nebenwirkungen der antiretroviralen Therapie eine Rolle spielen. Seltener gibt es eine akute Form der HIV-Neuropathie, die sich ähnlich wie ein Guillain-Barré-Syndrom (> Kap. 14.6.2) manifestiert. Die Behandlung besteht in – wo möglich – Reduzierung der neurotoxischen Medikation sowie symptomatischer Behandlung der neuropathischen Schmerzen.

Borreliose

Die typische neurologische Manifestation der Borreliose (Neuroborreliose) ist die akute Meningoradikuloneuritis. Diese tritt nach einer Inkubationszeit von 3–6 Wochen nach der Primärinfektion auf. Nur ein Teil der Patienten kann sich an einen Zeckenbiss oder ein Erythema migrans (Wanderröte der Haut) erinnern.

Klinik Die typische Manifestation besteht in multilokulären radikulären Schmerzen, einer Fazialisparese (auch beidseits) und multifokalen peripheren sensomotorischen Ausfällen.

Diagnostik Im Liquor findet man eine lymphomonozytäre Pleozytose, Eiweißerhöhung (Schrankenstörung), oligoklonale IgG-Banden und eine spezifische intrathekale Antikörperreaktion (IgG und IgM) für Borrelia burgdorferi. Serum-IgG-Antikörper sind reine Kontaktmarker, die trotz regelrechter Behandlung eine sog. Serumnarbe ohne Krankheitswert hinterlassen können. Die Akuität korreliert mit der Zellzahl im Liquor. Auch in Zweifelsfällen besteht eine Behandlungsindikation. Das Vorkommen einer chronischen Neuroborreliose ist nicht belegt.

Therapie Die Therapie besteht in einer 2–3-wöchigen intravenösen Antibiose mit Ceftriaxon, alternativ oral mit Doxycyclin.

Hepatitis B und C

Hepatitis C Patienten mit Hepatitis C leiden häufig an einer Polyneuropathie, vor allem, wenn im Serum Kryoglobuline vorliegen. Die Neuropathie ist meist distal betont, sensibel und schmerzhaft. Die Ursache wird in einer Kombination von immunologischen Faktoren und einer Ischämie gesehen. Die Behandlung besteht in Therapie der Virusinfektion sowie symptomatischer Behandlung. Aufgrund der Immunreaktion können zusätzlich Kortikosteroide und Immunsuppressiva wie Cyclophosphamid erforderlich sein.

Vitamin-B$_6$-Mangel und Vitamin-B$_6$-Intoxikation

Ein Vitamin-B$_6$-Mangel und eine Vitamin-B$_6$-Intoxikation können zu einer akuten bis subakuten sensomotorischen PNP führen.

Infektiöse Neuropathien

Lepra: weltweit häufigste behandelbare neuromuskuläre Erkrankung
- **Ätiopathogenese:** *Mycobacterium leprae* invadiert den Nerv und bindet an Schwann-Zellen → pathologische Veränderung, nervenschädigende Immunreaktion → Hautläsionen, Mononeuropathia multiplex
- **Therapie:** Rifampicin, Dapson

HIV-Neuropathie:
- **Klinik:** distal symmetrische, überwiegend sensible Ausfälle
- **Ätiologie:** auch z. T. medikamententoxisch bedingt

Neuroborreliose: Meningoradikuloneuritis (Entzündung einzelner, multifokaler [Hirn-]Nervenwurzeln mit entsprechenden Ausfällen)
- **Diagnostik:** Liquor mit Pleozytose, Schrankenstörung, oligoklonalen Banden, erhöhtem Borrelien-Index
- **Therapie:** Ceftriaxon oder Doxycyclin

Hepatitis C + seltener B:
- **Klinik:** distal betonte, sensible, schmerzhafte PNP
- vor allem bei Vorliegen von Kryoglobulinen

Hepatitis B Ein ähnliches Bild ergibt sich bei Patienten mit Hepatitis B, wobei hier die Polyneuropathie seltener vorkommt. Eine seltene, aber schwere Form der Polyneuropathie kommt bei Hepatitis B und begleitender Panarteriitis nodosa vor. Die Behandlung wird kombiniert mit antiviralen Substanzen, Kortikosteroiden und ggf. Plasmapheresen.

> **PRAXISTIPP**
> Davon zu unterscheiden ist die sensibel und distal betonte chronische Polyneuropathie bei Leberzirrhose, für die keine spezifische Therapie verfügbar ist.

Autoimmunentzündliche Neuropathien

Autoimmunentzündliche Neuropathien

Die Immunneuropathien sind seltene Erkrankungen. Da sie bei früher Diagnose meist gut therapierbar sind, ist es wichtig, diese Neuropathieformen zu kennen.

Guillain-Barré-Syndrom (GBS)

Guillain-Barré-Syndrom (GBS): akute, immunvermittelte Polyradikuloneurits, die in 70 % nach Infekten der Atemwege und des Gastrointestinaltrakts entsteht

Das GBS, eine akute Polyradikuloneuritis, ist hierzulande die häufigste Ursache akuter generalisierter Lähmungen. In Europa liegt die Inzidenz des GBS bei 0,8–1,9/100.000 Fällen pro Jahr, Männer und ältere Menschen sind etwas häufiger betroffen. In Europa und Nordamerika ist die klassische demyelinisierende Form des GBS, die akute inflammatorische demyelinisierende Polyradikuloneuropathie (AIDP), die häufigste Variante. Die akute motorische axonale Neuropathie (AMAN) ist in Asien und Südamerika sehr häufig, während sie in Europa und Nordamerika nur ca. 5 % der GBS-Fälle ausmacht.

Beim GBS entwickeln sich innerhalb von wenigen Tagen aufsteigende Paresen bis hin zur beidseitigen Fazialisparese. Das GBS ist aufgrund der möglichen Beteiligung der Atemmuskulatur und kardialer autonomer Störungen (typisch: Ruhetachykardie, extreme Reflex-Bradykardie bei Vagusreiz, z. B. beim Absaugen) eine potenziell lebensgefährliche Erkrankung, sodass die Behandlung auf einer Intensivstation indiziert ist.

Klinik und Diagnostik

Neurologische Symptomatik Die neurologische Symptomatik beginnt 1–4 Wochen nach dem vorausgegangenen Infekt, häufig mit starken Rückenschmerzen durch eine Radikulitis, gefolgt von aufsteigenden Paresen, die über maximal 4 Wochen bis zur Tetraplegie mit Beatmungspflicht voranschreiten können. Die Muskeleigenreflexe sind nach einigen Tagen abgeschwächt, meist gänzlich erloschen. Hirnnervensymptome treten am häufigsten in Form einer ein- oder beidseitigen Fazialisparese auf. Ein Symptomplateau wird in ¾ der Fälle nach 2 Wochen erreicht. 2–4 Wochen nach Ende der Progression setzt eine langsame Rückbildung der Ausfallerscheinungen ein, beginnend mit den zuletzt aufgetretenen Paresen.

- **Klinik:** Rückenschmerzen, Sensibilitätsstörungen, innerhalb von Tagen *aufsteigende Paresen* bis hin zu Tetraplegie (*abgeschwächte Muskeleigenreflexe*) und beidseitiger Fazialisparese, beatmungspflichtige *Atemlähmung*, autonome Störungen (extreme Bradykardie) → Behandlung auf Intensivstation!
- **Diagnostik:** Klinik, Liquor (*„zytoalbuminäre Dissoziation"* = Eiweißerhöhung ohne Zellzahlvermehrung), Elektrophysiologie

Liquor Im Liquor besteht typischerweise eine Eiweißerhöhung ohne Zellzahlvermehrung (zytoalbuminäre Dissoziation), die sich jedoch manchmal erst in der 2. Krankheitswoche manifestiert.

● **CAVE**

> **CAVE** Ein unauffälliger Liquorbefund schließt daher ein GBS nicht aus.

Elektrophysiologie Elektrophysiologisch finden sich Zeichen der proximalen Demyelinisierung (F-Wellen-Latenzverlängerung oder -verlust) und Verlängerung der distalen motorischen Latenzen. Eine Verringerung der Nervenleitgeschwindigkeit an Unterarm und Unterschenkel lässt sich bei den meisten Patienten erst ab Woche 2 feststellen.

Therapie und Verlauf

- **Therapie:** intravenöse Immunglobuline, Plasmapherese → sehr gute Reversibilität, kaum Rezidivgefahr

Die Gehfähigkeit bleibt auf dem Höhepunkt der Erkrankung bei nur 15–30 % erhalten. Eine respiratorische Insuffizienz mit Notwendigkeit zur Beatmung resultiert bei 20–30 % der Patienten. In der Akutphase versterben in Europa und Nordamerika 3–7 % der Patienten. Nach überstandener Akutphase ist die Rezidivgefahr sehr gering.

Wichtig ist das Erkennen der sehr häufigen autonomen Störungen mit kardialen Erregungsleitungsstörungen. Am häufigsten findet sich eine hyperparasympathikotone Regulationsstörung mit Bradykardie und Blockbildern. Bei rascher Progredienz ist daher eine intensivmedizinische Betreuung erforderlich. Bei kritischer Abnahme der Herzratenvariation muss ein temporärer Schrittmacher angelegt werden. Ein regelmäßiges Monitoring kardialer Funktionen und des pO_2 ist Pflicht.

Therapeutisch sind intravenöse Immunglobuline (IVIG) oder Plasmapheresen die Mittel der Wahl und gleichermaßen effektiv.

Die mittlere Zeit bis zur Wiedererlangung der Gehfähigkeit beträgt 40–70 Tage bei therapierten Patienten, bis zur maximalen Symptomerholung vergehen rund 6 Monate, bei einzelnen Patienten bis zu 24 Monate. In der Hälfte bis zwei Drittel der Fälle bleiben längerfristig leichtere motorische oder sensible Defizite.

Ätiopathogenese

In ca. 70 % der Fälle geht der Erkrankung 1–3 Wochen zuvor ein akuter Infekt voraus, in etwa 40 % ein Atemwegsinfekt, in etwa 20 % ein gastrointestinaler Infekt. Der am häufigsten assoziierte Erreger ist Campylobacter jejuni. Pathophysiologisch stellt man sich ein „molekulares Mimikry" vor, wobei Antikörper, die gegen Epitope von Gangliosiden des Erregers gerichtet sind, mit Epitopen auf den Markscheiden oder Axonen kreuzreagieren und über Komplementaktivierung zur entzündlichen Schädigung führen (> Kap. 7).

Chronisch inflammatorische demyelinisierende Polyradikuloneuropathie (CIDP)

Unter einer CIDP versteht man eine erworbene, immunvermittelte, meist symmetrische, sensomotorische demyelinisierende Neuropathie, die sich über mindestens 8 Wochen entwickelt (> Tab. 14.8).

Klinik und Verlauf

Die Patienten haben proximale und distale Paresen, Sensibilitätsstörungen und oft auch Schmerzen. Die Muskeleigenreflexe sind abgeschwächt oder erloschen. Manche Patienten haben eine akut beginnende Neuropathie mit aufsteigenden Paresen wie beim GBS und entwickeln dann über Wochen und Monate ein der CIDP ähnliches Krankheitsbild. Der Verlauf kann chronisch progredient oder schubförmig rezidivierend sein.

Diagnostik und Therapie

Diagnostik Elektrophysiologisch findet man reduzierte Nervenleitgeschwindigkeiten als Beleg für eine Demyelinisierung, im Liquor ist wie beim GBS eine Schrankenstörung bei normaler Zellzahl nachzuweisen.

Therapie Die meisten Patienten sprechen auf Kortikosteroide oder intravenöse Immunglobuline an, bei schweren Verläufen werden auch Plasmapheresen und längerfristig Immunsuppressiva gegeben, da Rezidive möglich sind.

Tab. 14.8 Vergleich von GBS und CIDP.

	GBS	CIDP
Beginn	akut	subakut bis chronisch
Dauer bis Maximum	≤ 4 Wochen	> 8 Wochen
betroffene Systeme	motorisch > sensibel, autonom ++	motorisch > sensibel, autonom (+)
Liquor cerebrospinalis	zytoalbuminäre Dissoziation	zytoalbuminäre Dissoziation
Elektrophysiologie	Demyelinisierung	Demyelinisierung
Therapie	IVIG, Plasmapherese	Kortikosteroide, IVIG, Plasmapherese
Verlauf	monophasisch	chronisch-progredient, rezidivierend

Multifokale motorische Neuropathie (MMN)

Klinik Bei der MMN treten asymmetrische Paresen auf, die meist an den kleinen Handmuskeln beginnen und später zu deutlichen Muskelatrophien führen. Es sind nur die motorischen Nerven betroffen, die Patienten haben daher keine sensiblen Ausfälle und keine Schmerzen. Die Beine sind seltener betroffen, sodass die Gehfähigkeit meist nicht beeinträchtigt wird. Die Paresen an den Händen können jedoch zu beträchtlichen Einschränkungen im Alltag führen.

Diagnostik Bei 50 % der Patienten findet man Antikörper gegen das Gangliosid M1. Diese hochtitrigen GM1-Antikörper vom IgM-Typ sind beweisend für die MMN. Ein weiteres diagnostisches Merkmal sind die Leitungsblöcke in der Elektroneurografie (> Kap. 14.4.1).

Therapie Die MMN kann nur mit IVIG behandelt werden, die Wirkung der Infusion hält im Mittel 4 Wochen an, dann kommt es wieder zur Verschlechterung. Meist ist eine Dauerbehandlung nötig, da es bei MMN selten zu Remissionen kommt.

> **CAVE** Kortikosteroide verstärken die Paresen.

Vaskulitische Neuropathie

Vaskulitische Neuropathien manifestieren sich oft als Multiplex-Neuropathie, da die Vaskulitis fokal akzentuiert ist und damit zu asymmetrischen ischämischen Nervenschädigungen führt.

Formen Vaskulitische Neuropathien kommen als Organmanifestation systemischer Vaskulitiden vor oder als „nichtsystemische Vaskulitis des peripheren Nervs" (NSVN), wobei bei der NSVN trotz des Namens Haut und Muskel betroffen sein können. Bei systemischen Vaskulitiden, die üblicherweise nach der Größe der betroffenen Gefäße klassifiziert werden, kommen Neuropathien in unterschiedlichen Häufigkeiten vor. Häufig sind Neuropathien bei Polyarteriitis nodosa (PAN, ca. 75 %) und bei den ANCA-assoziierten Vaskulitiden (20–50 %) wie z. B. bei eosinophiler Granulomatose mit Polyangiitis (Churg-Strauss-Syndrom, 60–70 %). Die Vaskulitis betrifft ganz überwiegend die epineuralen Gefäße.

Chronisch inflammatorische demyelinisierende Polyradikuloneuropathie (CIDP): erworbene, immunvermittelte, meist symmetrische, sensomotorische demyelinisierende Neuropathie

- **Klinik:** Sensibilitätsstörungen, proximale und distale Paresen mit Ausfällen der Muskeleigenreflexe, Schmerzen
- **Verlauf:** chronisch progredient oder schubförmig rezidivierend

- **Diagnostik:** Elektrophysiologie, zytoalbuminäre Dissoziation im Liquor

- **Therapie:** Kortikosteroide, Immunglobuline, Plasmapherese, Immunsuppressiva

Multifokale motorische Neuropathie (MMN):
- **Klinik:** asymmetrische Paresen meist der Hände (rein motorisch)
- **Diagnostik:** Antikörper gegen *Gangliosid M1* in 50 % nachweisbar, elektroneurografisch nachweisbare „Leitungsblöcke"
- **Therapie:** Immunglobuline alle 4 Wochen, *keine Kortikosteroide!*

CAVE

Vaskulitische Neuropathie: Multiplex-Neuropathie
- **Formen:**
  - Schädigung epineuraler Gefäße im Rahmen systemischer Vaskulitiden (Polyarteriitis nodosa, Churg-Strauss-Syndrom) oder
  - nicht systemische Vaskulitis des peripheren Nervs (NSVN)
- **Therapie:** Immunmodulation (Kortikosteroide, Cyclophosphamid, Azathioprin, MTX)

Therapie Bei Patienten mit unkomplizierter NSVN genügt oft eine orale Steroidtherapie, um eine Remission zu erreichen. Die Kortikosteroide können über 6–12 Monate langsam reduziert werden. Bei Fällen von schwerer NSVN und bei systemischen Vaskulitiden ist oft Cyclophosphamid erforderlich. Dieses kann nach initialer Stabilisierung nach 3–6 Monaten auf Azathioprin oder Methotrexat umgesetzt werden. Nach stabiler Remission kann die Behandlung ausgeschlichen werden. Eine Heilung ist möglich, häufig aber mit residuellen Defiziten.

Paraproteinämische Polyneuropathien

In dieser Kategorie sind 2 Neuropathieformen wichtig, die mit einem IgM-Paraprotein assoziierte Anti-MAG-Neuropathie und das mit einem IgG-Paraprotein assoziierte POEMS-Syndrom.

Anti-MAG-Neuropathie IgM-Antikörper gegen das myelinassoziierte Glykoprotein (MAG) können die Markscheiden der Nerven angreifen und bewirken eine demyelinisierende Neuropathie mit distal betonten Paresen – auch Sensibilitätsstörungen, eine Ataxie und Schmerzen können vorkommen. Das Krankheitsbild ähnelt der CIDP und wird dieser oft zugeordnet, die Patienten sprechen jedoch schlechter auf die Standardtherapie der CIDP an.

POEMS POEMS bedeutet **P**olyneuropathie, **O**rganomegalie, **E**ndokrinopathie, **M**-Protein, Hautveränderungen (**S**kin). Oft sind osteosklerotische Knochenläsionen vorhanden. Eine bestimmte Kombination dieser und anderer Symptome muss vorhanden sein, um die Diagnose des POEMS-Syndroms zu stellen. Das „M-Protein" (= Paraprotein) ist fast immer vom IgG-lambda-Typ. Die Neuropathie ist schwer ausgeprägt und wird bei geeigneten Patienten mit autologer Stammzelltherapie behandelt, bei anderen mit kombinierten Chemotherapien (Melphalan, Cyclophosphamid, Thalidomid und Nachfolgesubstanzen).

LERNTIPP

Immunneuropathien

GBS: akute aufsteigende, überwiegend motorische Neuropathie; im Liquor zytoalbuminäre Dissoziation; Behandlung mit IVIG oder Plasmapherese
CIDP: chronische demyelinisierende Neuropathie mit proximalen und distalen Paresen; im Liquor zytoalbuminäre Dissoziation; Behandlung mit Kortikosteroiden, IVIG oder Plasmapherese
MMN: multifokale motorische Neuropathie; in der Elektroneurografie Leitungsblocks, im Serum hochtitrige IgM-Antikörper gegen GM1; Behandlung mit IVIG
POEMS-Syndrom: schwere sensomotorische Neuropathie mit IgG-lambda-Paraprotein und meist osteosklerotischen Knochenläsionen; Behandlung mit autologer Stammzelltransplantation oder kombinierter Chemotherapie

---

14.6.3 Erblich bedingte Polyneuropathien

14.6.3 Erblich bedingte Polyneuropathien

Hier unterscheidet man zwischen Erkrankungen, bei denen die Neuropathie im Vordergrund steht, und solchen, bei denen die Mutation eine Multisystemerkrankung bedingt, von der die Neuropathie einen Aspekt darstellt. Einen Überblick über die wichtigsten hereditären Polyneuropathien gibt ➤ Tab. 14.9.

Tab. 14.9 Überblick über die wichtigsten hereditären Polyneuropathien.

Neuropathie im Vordergrund	• Charcot-Marie-Tooth-Erkrankung (CMT) • hereditäre sensible und autonome Neuropathie (HSAN) • distale hereditäre motorische Neuropathie (dHMN) • hereditäre neuralgische Amyotrophie (HNA)
Multisystemerkrankung mit Neuropathie	• hereditäre Amyloidosen • Porphyrie • mitochondriale Zytopathien • lysosomale Speicherkrankheiten • Heredoataxien • Riesenaxon-Neuropathie

Charcot-Marie-Tooth-Erkrankungen

Bei den Charcot-Marie-Tooth-Erkrankungen (CMT) handelt es sich um die häufigste Form der erblichen Neuropathien (Prävalenz 1:2.500). Ein Synonym ist „hereditäre motorische und sensible Neuropathie, HMSN". In Deutschland sind ca. 30.000 Patienten betroffen. Der Begriff CMT umfasst eine Gruppe klinisch und genetisch heterogener, oft autosomal-dominant erblicher Erkrankungen. Die Erkrankung kann im frühen Kindesalter beginnen, aber auch bis zum mittleren Erwachsenenalter unbemerkt bleiben.

Klinik Charakteristisch, aber nicht bei allen Formen gleich ausgeprägt, sind dünne Unterschenkel („Storchenbeine"), ein hohes Fußgewölbe („Hohlfuß") und Krallenzehen. Mit neurophysiologischen und histopathologischen Methoden unterscheidet man hauptsächlich 4 Typen:

- CMT1, die demyelinisierende Form
- CMT2, die axonale Form
- die intermediäre CMT
- dHMN, die distale überwiegend motorische Form

Therapie Die Therapie besteht in Krankengymnastik und Hilfsmittelberatung.

Paraproteinämische PNP (immunvermittelt)
- **Anti-MAG-Neuropathie:** IgM-Antikörper gegen myelinassoziiertes Glykoprotein bewirken eine demyelinisierende Neuropathie, Behandlung wie CIDP
- **POEMS** (Polyneuropathie, Organomegalie, Endokrinopathie, M-Protein, Hautveränderungen): Paraprotein vom IgG-lambda-Typ, Behandlung durch Stammzelltransplantation und Chemotherapie

Charcot-Marie-Tooth-Erkrankungen

Die CMT-Erkrankungen sind die häufigste Form der erblichen Neuropathien, die Erkrankungsgruppe ist klinisch und genetisch heterogen.
Klinik: charakteristisch sind dünne Unterschenkel, hohe Fußgewölbe und Krallenzehen

Genetik   Es gibt autosomal-dominante, autosomal-rezessive und X-chromosomale Vererbung. Die häufigste Form ist demyelinisierend (**CMT1**), die verursachende Mutation liegt auf dem Chromosom 17. Der mutierte Abschnitt enthält das *PMP22*-Gen, das für das 22 kDa große transmembranäre Protein „peripheral myelin protein 22" codiert. Eine Duplikation in diesem Gen führt zu CMT1, einer distal symmetrischen Polyneuropathie mit ausgeprägten Atrophien der Unterschenkelmuskulatur und Hohlfüßen. Eine Deletion im gleichen Gen führt zur hereditären Neuropathie mit Neigung zu Drucklähmungen („hereditary neuropathy with liability to pressure palsies", HNPP), die mit dem Bild einer oft rezidivierenden Mononeuropathia multiplex einhergeht.

Axonale Formen (**CMT2**) beruhen ebenfalls auf einer Reihe von Genmutationen, unter denen die Mutation im Mitofusin-2-Gen (*MFN2*-Gen) auf dem Chromosom 1 am häufigsten vorkommt.

Am schwierigsten ist die klinische Diagnostik bei den häufigen **intermediären Formen,** die ebenfalls auf zahlreichen Mutationen beruhen können, z. B. im Gen für „myelin protein zero", *MPZ,* auf Chromosom 1 (CMT1B). Häufig sind auch Mutationen im Connexin-32-Gen auf dem X-Chromosom (CMT-X). Hierbei handelt es sich um ein Transmembranprotein im Bereich der Ranvier-Schnürringe.

Die seltene Gruppe der distalen hereditären motorischen Neuropathien (**dHMN**) leitet mit den weit im Vordergrund stehenden motorischen Defiziten und fakultativer Pyramidenbahn-Beteiligung über zu spinalen Muskelatrophien (SMA, ➢ Kap. 13.5.1) und komplexeren Multisystemerkrankungen, speziell zu den hereditären spastischen Spinalparalysen (HSP, ➢ Kap. 13.4.1).

Oft wird bei heute über 100 bekannten Genloci für CMT ein dem Phänotyp angepasstes Genpanel angefordert, in schwierigen Fällen kann auch ein Next-Generation-Sequencing (NGS) erforderlich sein. Der Wert der genetischen Diagnostik liegt vor allem darin, dass den Betroffenen eine invasive Diagnostik (vor allem eine Nervenbiopsie) erspart werden kann.

Hereditäre Amyloidosen

Unter Amyloidosen versteht man durch Amyloidablagerungen verursachte Krankheiten. Wenn die Ablagerung im peripheren Nervensystem im Vordergrund steht, wie bei der Amyloidose mit dem Vorläuferprotein Transthyretin (ATTR), entsteht eine Amyloidneuropathie. Diese betrifft frühzeitig autonome Fasern, dann die Motorik und Sensibilität und ist meist sehr schmerzhaft. Die ATTR wird autosomal dominant vererbt und ist die häufigste hereditäre Amyloidose weltweit. Es gibt Endemiegebiete u. a. in Portugal, Nordschweden und Japan, dort manifestiert sich die Erkrankung etwa ab dem 20. Lebensjahr. In Deutschland kommt die Erkrankung sporadisch vor, die Patienten erkranken oft nach dem 50. Lebensjahr.

Klinik und Verlauf   Bei der juvenilen Form treten häufig zuerst Störungen der Sexualfunktion auf. Die Gehfähigkeit ist nach wenigen Jahren beeinträchtigt. Im Verlauf sind in den meisten Fällen noch andere Organe betroffen, überwiegend Herz, Darm und Auge. Die Lebenserwartung ist durch die Organschäden erheblich eingeschränkt und beträgt z. B. in den Endemiegebieten Portugals 10,8 Jahre nach Symptombeginn.

Therapie   Therapiemöglichkeiten gibt es derzeit nur für die ATTR in frühen Stadien: die Lebertransplantation und das Medikament Tafamidis. Eine auf Ausschaltung des *TTR*-Gens abzielende Therapie befindet sich in klinischen Studien.

14.6.4 Schmerzhafte Neuropathien

Schmerzentstehung

Schmerzen bei Polyneuropathien entstehen durch Fehlfunktion im somatosensorischen System, d. h.

- entweder zeigen schmerzleitende Nervenfasern (Aδ- und C-Fasern) eine pathologische Überaktivität (Spontanaktivität, überschießende Aktivität auf Stimuli)
- oder nicht schmerzleitende Nervenfasern (Aβ-Fasern) sind ausgefallen, sodass spinal eine mangelnde Inhibition resultieren kann.

Somit sind rein motorische Neuropathien nicht schmerzhaft. Allerdings treten auch bei den sensomotorischen Polyneuropathien nur in ca. der Hälfte der Fälle Schmerzen auf.

Small-Fiber-Neuropathie

Die Small-Fiber-Neuropathie ist eine schmerzhafte Neuropathie, bei der nur die Aδ- und C-Fasern betroffen sind.

Klinik   Die Patienten leiden an Brennschmerzen der Füße und manchmal auch der Hände.

Diagnostik   Da die großen markhaltigen Nervenfasern nicht beteiligt sind, kann die Diagnose nicht mittels klinischer Elektrophysiologie bestätigt werden, was häufig zu Fehldiagnosen führt. Zielführend sind die quantitativ sensorische Testung (QST) und die Untersuchung der Hautinnervation mittels Hautbiopsien.

Ätiologie   Die Ursachen der Small-Fiber-Neuropathie sind vielfältig und reichen von Frühstadien des Diabetes mellitus über entzündliche Ursachen bis hin zu genetischen Ursachen mit Mutationen in Genen, welche für spannungsabhängige Natriumkanäle codieren.

Hereditäre Amyloidosen

Hereditäre Amyloidosen sind systemische Erkrankungen durch Ablagerung von Amyloidproteinen, welche mit Neuropathien einhergehen können.

14.6.4 Schmerzhafte Neuropathien

Die **Small-Fiber-Neuropathie** ist eine schmerzhafte Neuropathie, bei der Aδ- und C-Fasern geschädigt sind → ENG unauffällig, da die großen Fasern nicht beteiligt sind!

Behandlung schmerzhafter Neuropathien

Neuropathische Schmerzen sprechen nicht auf Standardanalgetika wie Paracetamol oder Ibuprofen an. Die Medikamente, die in der Behandlung neuropathischer Schmerzen wirksam sind, kommen aus den Gruppen der Antidepressiva (z. B. Amitriptylin, Duloxetin) und Antiepileptika (z. B. Gabapentin, Pregabalin, Carbamazepin). Die Wirkmechanismen sind:

- die Verringerung der pathologischen Aktivität in den peripheren Nozizeptoren
- die Verstärkung der spinalen Hemmung bzw. der absteigenden schmerzhemmenden Bahnen aus dem Gehirn

Bei lokalen neuropathischen Schmerzen, wie nach Herpes Zoster oder nach Nerventrauma, kann auch mit einer lokal applizierten („topischen") Therapie behandelt werden. Hier stehen Pflaster mit Lokalanästhetika oder mit Capsaicin zur Verfügung.

Behandlung neuropathischer Schmerzen:
- Antidepressiva (Amitriptylin, Duloxetin)
- Antiepileptika (Gabapentin, Pregabalin, Carbamazepin)
- topisch (z. B. Capsaicinpflaster)

14.6.5 Sonstige Polyneuropathien

Critical-Illness-Neuropathie

Unter dem kombinierten Einfluss von endogenen Toxinen und Entzündungsfaktoren bei Sepsis, Multiorganversagen, Immobilität, lokaler Druckbelastung von peripheren Nerven, intermittierender Hypoxie und exogenen neurotoxischen Substanzen (vorwiegend Medikamente wie hochdosierte Antibiotika) tritt vorwiegend bei beatmeten Patienten auf Intensivstationen eine axonale, distal betonte Neuropathie (Critical-Illness-Neuropathie) auf, die zusätzlich oft von einer Myopathie (Critical-Illness-Myopathie) begleitet wird. Die Patienten entwickeln distale atrophe Paresen, auch die Atemmuskulatur kann betroffen sein. Die Therapie besteht in der Reduktion der auslösenden Faktoren, krankengymnastischer Beübung und protrahierter Unterstützung bei der Atmung. Die Prognose ist meist gut.

Critical-Illness-Neuropathie

Die Critical-Illness-Neuropathie ist eine axonale, distal betonte PNP bei Intensivpatienten.

Akute intermittierende Porphyrie (AIP)

Während die meisten Neuropathien längenabhängig und damit distal betont sind, ist diese akute Neuropathie proximal und an den Armen betont. Typisch ist die Kombination aus proximalen Schulter-Arm-Paresen, neuropathischen Schmerzen und vegetativen Entgleisungen, abdominellen Koliken und psychotischen Episoden. Die Erkrankung ist autosomal-dominant erblich, die neuropathischen Attacken werden häufig durch Medikamente ausgelöst. Die Diagnose wird gesichert durch Bestimmung der Delta-Amino-Lävulinsäure und des Porphobilinogens im Urin, die akute Therapie besteht in der intensivmedizinischen Überwachung und Hemmung der Hämsynthese durch Infusion von Hämarginat oder Glukose. Das Schädigungsmuster ist axonal. Wichtig sind die genetische Sicherung der Erkrankung und die Vermeidung der Triggersubstanzen.

Akute intermittierende Porphyrie (AIP)

> **MERKE** Die **porphyrische Neuropathie** tritt bei Patienten mit autosomal-dominant erblicher akuter intermittierender Porphyrie auf. Akute Auslöser der neuropathischen Attacken mit besonders an den Armen ausgeprägten Paresen sind triggernde Medikamente. Oft treten kolikartige Bauchschmerzen und psychotische Symptome hinzu. Die Diagnose erfolgt im Labor und mittels genetischer Analyse.

MERKE

Chronische Stoffwechselerkrankungen

Chronische Stoffwechselerkrankungen und Endokrinopathien, insbesondere solche mit Störungen der Entgiftungsfunktion (d. h. Leber- und Nierenerkrankungen) sowie schwere Störungen der Schilddrüsenfunktion führen oft zu Polyneuropathien. Im Labor sind die organtypischen Werte auffällig. Die Behandlung hängt kritisch von der Therapierbarkeit der Grunderkrankung ab, symptomatische Maßnahmen zielen auf die Linderung von Schmerzen, ferner ist Physiotherapie angezeigt.

Chronische Stoffwechselerkrankungen

> **ÜBUNGSFRAGEN FÜRS MÜNDLICHE MIT LÖSUNGSHILFEN**
>
> 1. Um eine Störung des peripheren Nervensystems klinisch zu klassifizieren, sind einige Aspekte systematisch zu erfragen bzw. zu untersuchen. Welche Aspekte sind das?
>
> Die erste Frage richtet sich nach der Art der vom Patienten wahrgenommen Ausfälle bzw. Beschwerden (sensibel, motorisch, Schmerzen, autonome Störungen). Der nächste Aspekt ist die Frage nach der Geschwindigkeit der Entwicklung der Beschwerden (akut innerhalb von Stunden bis Tagen, subakut über mehrere Tage oder Wochen, chronisch über Monate bis Jahre). Der dritte Aspekt ist der nach der Symmetrie der Symptome (seitengleich mit distalem Gradienten, nur die Füße oder alle 4 Extremitäten betreffend, nur eine Extremität betreffend oder nur einen Teil einer einzelnen Extremität betreffend, asymmetrisch nur einzelne Teile verschiedener Extremitäten betreffend).

IMPP-Schwerpunkte

!!! Ausfallerscheinungen nach Schädigung charakteristischer Nerven (z. B. N. radialis, N. ulnaris), Karpaltunnelsyndrom
!! Ursachen und Therapie der N.-facialis-Schädigung
! Schädigung von Nervenwurzeln (z. B. S1), Kauda-Syndrom

NKLM-Lernziele
Eine Übersicht der dem Fach zugeordneten NKLM-Lernziele findest Du im Anhang ab Seite 510.

2. Welche diagnostischen Möglichkeiten stehen zur Verfügung, um die Ätiologie einer Störung des peripheren Nervensystems aufzudecken?

Neben der klinischen Untersuchung kann durch die Elektroneurografie und -myografie die Art der Schädigung näher beschrieben werden (demyelinisierend vs. axonal). Laboranalytisch werden im Serum und im Liquor metabolische und entzündliche Faktoren untersucht. Die kombinierte Nerven- und Muskelbiopsie kann histologisch fassbare Ursachen aufdecken. Eine Bildgebung des peripheren Nervensystems ist mittels MRT und Ultraschall möglich.

3. In welcher Häufigkeit sind die Hirnnerven ohne eine nachweisbare Ursache (idiopathisch) von einem Ausfall betroffen?

Am häufigsten ist der N. facialis betroffen (Inzidenz 25/100.000), danach der N. abducens und der N. oculomotorius. Der idiopathische Ausfall des N. trochlearis ist im Verhältnis zu den erstgenannten schon sehr selten. Der idiopathische Ausfall der übrigen Hirnnerven ist eine Rarität. Gegenüber der Funktionsminderung bei Erkrankung der o. g. motorischen Hirnnerven steht für den N. trigeminus das neuralgische Schmerzsyndrom (Trigeminusneuralgie; Inzidenz ca. 5/100.000, ➤ Kap. 2.6.2) im Vordergrund.

4. Welcher Erreger verursacht die häufigste infektiöse Erkrankung des peripheren Nervensystems?

Das Varizella-Zoster-Virus verursacht sehr häufig eine Radikulitis oder Neuritis eines peripheren Nervs.

5. Das Guillain-Barré Syndrom ist eine häufige, parainfektiöse, akute Polyneuroradikulitis. Welche diagnostischen Kriterien sollten zur Diagnosestellung erfüllt sein? Welche Behandlungsmöglichkeiten stehen zur Verfügung?

Klinisch handelt es sich um eine akute, also innerhalb weniger Tage auftretende, häufig symmetrische, überwiegend motorische Neuropathie der unteren mehr als der oberen Extremitäten. Neben den dominierenden Paresen treten sensibel distale Kribbelmissempfindungen und Hypästhesien auf. Frühzeitig besteht eine Hypo- oder Areflexie. Bezüglich des autonomen Nervensystems sind zwar Blasen- und Mastdarmstörungen selten, aber die Herzinnervation kann bereits in den ersten Tagen im Sinne einer Ruhetachykardie mit gefährlicher Reflex-Bradykardie gestört sein, sodass ein temporärer Schrittmacher angelegt werden muss. Elektroneurografisch finden sich Zeichen einer Markscheidenschädigung. Im Liquor zeigt sich eine zytoalbuminäre Dissoziation (Eiweiß hoch bei normaler oder geringfügig erhöhter Zellzahl). Es ergeben sich sonst keine Hinweise auf eine Kompression oder sonstige Schädigung des Rückenmarks.
Die Behandlung ist mit der intravenösen Gabe von Immunglobulinen (0,4 g/kg KG über mindestens 5 Tage) oder mit einer Plasmaseparation möglich. Die Behandlung auf einer Intensivstation ist notwendig zur Behandlung einer kardiovaskulären Instabilität oder einer respiratorischen Insuffizienz.

KAPITEL

15

Erkrankungen der Muskulatur

Ilka Schneider, Frank Hanisch, Stephan Zierz

Um was handelt es sich hierbei: „Beim Einbeinstand kippt das Becken des Patienten zur Spielbeinseite ab."
Genau, es ist das Trendelenburg-Zeichen! Es tritt bei Schädigung der Mm. gluteus medius und minimus auf, wie z. B. bei einer Hüftluxation, einer Wurzelläsion L5 oder einer Muskeldystrophie. Auch an dieser Stelle wird die Bedeutung der körperlichen Untersuchung für die Diagnostik in der Neurologie deutlich. Muskeldystrophien etwa vom Typ Duchenne, Becker oder Curschmann-Steinert sind schwerwiegende Erkrankungen der Muskulatur. Dagegen ist die Myasthenia gravis eine Störung der Erregungsübertragung vom Nerv zum Muskel. Eine Fangfrage zum Schluss: Angenommen, der zu Beginn vorgestellte Patient hat eine Muskeldystrophie Duchenne, wieso könnte es nicht auch eine Patientin sein?

Myopathien beruhen auf einem primären Defekt der Muskulatur. Sie können genetisch determiniert sein oder erworben auftreten. Differenzialdiagnostisch ist die Unterscheidung von anderen neuromuskulären Erkrankungen wichtig: Dazu gehören neurogene Muskelatrophien (z. B. spinale Muskelatrophien, > Kap. 13.5.1) und Störungen der neuromuskulären Übertragung (z. B. Myasthenia gravis und Lambert-Eaton-Syndrom, > Kap. 15.6). Die Basisdiagnostik umfasst die klinische Untersuchung, die Bestimmung von Laborwerten und Belastungstests sowie die elektrophysiologische und bildgebende Analyse der Muskulatur. Ergänzend sind in den meisten Fällen eine Muskelbiopsie sowie biochemische und molekulargenetische Untersuchungen angezeigt Eine spezifische Therapie gibt es bisher nur für wenige Muskelerkrankungen.

15.1 Anatomie und Physiologie

Aufbau

Muskelfasern und Myofilamente

Die **Muskelfasern** (Myozyten) bilden die Grundeinheit der quergestreiften Skelettmuskulatur. Sie sind schlauchförmig, vorwiegend parallel angeordnet und können bis zu 20 cm lang werden. Das Kaliber einer Muskelfaser nimmt etwa bis zum 14. Lebensjahr zu (Mann: 40–80 µm, Frau: 30–70 µm). In den Muskelfasern verlaufen in Längsrichtung mehrere Hundert Myofibrillen. Jede Myofibrille setzt sich wiederum aus mehreren in Längsrichtung hintereinandergeschalteten 2 µm langen **Sarkomeren** zusammen, die die kontraktile Einheit bilden. Im Sarkomer liegen Aktinfilamente und Myosinfilamente streng geordnet ne-

15.1 Anatomie und Physiologie

Aufbau

Die Muskulatur besteht aus **Myozyten** (Muskelfasern), in denen die Myofibrillen längs verlaufen. Diese setzen sich aus längs geschalteten Sarkomeren zusammen, die eine kontraktile Einheit bilden. Zur Kontraktion führt das Ineinandergleiten von Aktin- und Myosinfilamenten. **Sarkomere** werden durch Z-Scheiben begrenzt, die mit Aktin- und Myosinfilamenten über Aktinin bzw. Titin verbunden sind (> Abb. 15.1).

beneinander ausgerichtet und gleiten bei der Muskelkontraktion ineinander. Die dünnen **Aktinfilamente** bestehen aus Aktin, Tropomyosin, Troponin und Nebulin. Sie sind über das Verankerungsprotein Aktinin mit den Z-Scheiben verbunden und verzahnen sich mit den zwischen ihnen liegenden dicken Myosinfilamenten, die hauptsächlich aus Myosin bestehen, das durch die C-Proteine zu Bündeln zusammengefasst wird. Das Verankerungsprotein Titin stellt am Ende der dicken Filamente eine „elastische" Verbindung zur nächsten Z-Scheibe her (> Abb. 15.1).

Skelettmuskelfasern werden aufgrund morphologischer, biochemischer und funktioneller Eigenschaften in 2 Haupttypen unterteilt:

- Die myoglobinreichen, roten **Typ-1-Fasern** besitzen eine hohe oxidative (Mitochondrien) und eine relativ geringe glykolytische Kapazität.
- Bei den weißen **Typ-2-Fasern** ist dies eher umgekehrt.

Typ-1-Fasern kontrahieren sich langsamer, können jedoch lange während Muskelarbeit leisten, während Typ-2-Fasern schnelle Kontraktionen ausführen, aber weniger ausdauernd sind. Beide Fasertypen sind in den meisten Muskeln in Form eines charakteristischen Schachbrettmusters relativ gleichmäßig verteilt.

> **LERNTIPP** Typ-1-Fasern kontrahieren langsam und mit hoher oxidativer Kapazität, während Typ-2-Fasern schnell kontrahieren und überwiegend glykolytisch arbeiten. Schachbrettartig setzen sich die meisten Muskeln zu ungefähr gleichen Anteilen aus Typ-1- und -2-Fasern zusammen.

ABB. 15.1

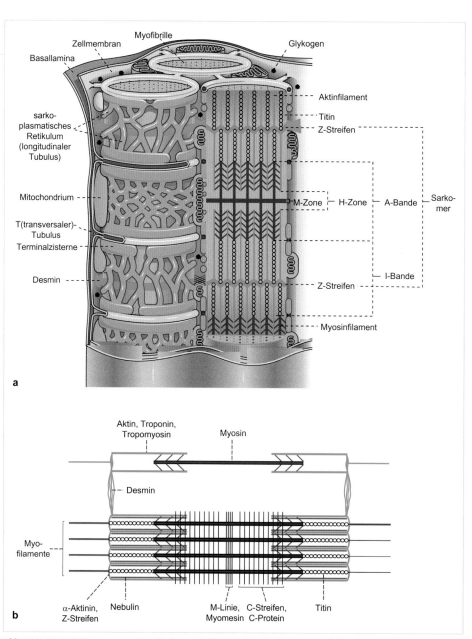

Abb. 15.1 Kontraktiler Apparat einer Skelettmuskelfaser. a Myofibrillen in einer Skelettmuskelfaser, links Außenansicht einer Myofibrille, rechts Längsschnitt. **b** Anordnung der kontraktilen Proteine und Strukturproteine in einem Sarkomer. [L126]

Sarkolemm

Als Sarkolemm bezeichnet man die Zellmembran einer Muskelzelle. Die Zellkerne befinden sich subsarkolemmal.

Dystrophin-Glykoprotein-Komplex Der Dystrophin-Glykoprotein-Komplex (Dystroglykankomplex) ist ein integraler Bestandteil des Sarkolemms (> Abb. 15.2). Dystrophin verankert die Sarkomere über eine Bindung an α-Aktin am Sarkolemm und sorgt funktionell für Stabilität. Auf der dem Extrazellulärraum zugewandten Seite stellt Laminin den Kontakt zur extrazellulären Matrix her. Mutationen für Proteine, die Bestandteile des Dystrophin-Glykoprotein-Komplexes sind, bilden die Ursache für viele Muskeldystrophien vom Gliedergürteltyp (s. a. > Tab. 15.2).

Sarkolemm = Zellmembran der Muskelzellen

Der **Dystrophin-Glykoprotein-Komplex** ist wesentlich für die Verankerung der Sarkomere am Sarkolemm. Mutationen führen zu Muskeldystrophien (> Abb. 15.2).

ABB. 15.2

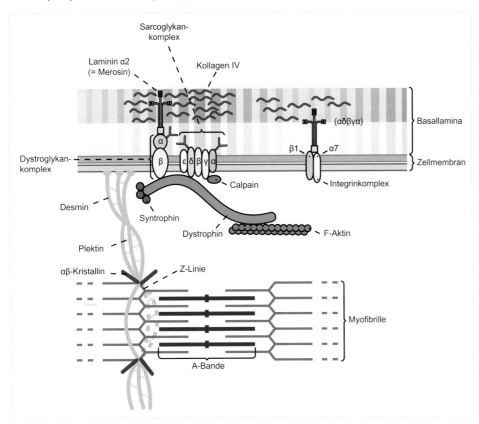

Abb. 15.2 **Proteine des Skelettmuskels,** deren Defekte verschiedenen Muskeldystrophien zugrunde liegen. [L141]

T-Tubuli Im Sarkolemm findet man senkrecht zur Richtung der Muskelfaser verlaufende röhrenförmige Einfaltungen, die tief ins Sarkoplasma der Zelle reichen und in die zahlreiche Kalziumkanäle eingelagert sind. Sie werden als Transversaltubuli (T-Tubuli) bezeichnet. Im relaxierten Zustand liegen sie der Grenze zwischen A- und I-Bande an. T-Tubuli leiten das Aktionspotenzial von der Oberfläche in das Faserinnere und gewährleisten eine einheitliche Kontraktion der Muskelfaser (> Abb. 15.1).

Triade Je ein transversaler Tubulus bildet durch seitlichen Kontakt mit 2 terminalen Zisternen des sarkoplasmatischen Retikulums eine Struktur, die als Triade bezeichnet wird. Die Signaltransduktion zwischen T-Tubulus und sarkoplasmatischem Retikulum erfolgt unter Beteiligung des Dihydropyridinrezeptors (DHPR) am T-Tubulus und des sarkoplasmatischen Ryanodinrezeptors (RYR1).

Motorische Endplatte Wenn das terminale Axon Kontakt mit dem Sarkolemm bekommt, ändert sich die Sarkolemmstruktur in diesem Areal. Es wird an dieser Stelle zum stark aufgefalteten postsynaptischen Sarkolemm (Reservoir für freigesetztes Azetylcholin). Vermittelt durch Proteine wie Agrin und die muskelspezifische Rezeptortyrosinkinase (MusK) kommt es zu einer Anreicherung von Azetylcholinrezeptoren in diesem Bereich.

T(ransveral)-Tubuli sind senkrechte Einstülpungen des Sarkolemms und dienen einer gleichmäßigen Kontraktion der Muskelfaser.

Eine **Triade** ist die seitliche Verbindung eines T-Tubulus mit 2 terminalen Zisternen eines sarkoplasmatischen Retikulums. Die **motorische Endplatte** ist eine Auffaltung des Sarkolemms am Kontakt mit einem terminalen Axon, an der sich viele Azetylcholinrezeptoren befinden.

15.2 Leitsymptome und Diagnostik

15.2.1 Leitsymptome

15.2 Leitsymptome und Diagnostik

15.2.1 Leitsymptome

Leitsymptome sind Paresen, Atrophien, Myalgien, Krampi und Myotonie.

> **LERNTIPP** Im Gegensatz zu Muskelschmerzen passen Sensibilitätsstörungen nicht zu der Diagnose einer Myopathie! Wenn ein Patient also eine Taubheit beschreibt, sollte eher nach einer neurogenen Ursache gefahndet werden.

Häufige Symptome von Myopathien sind Muskelschwäche (Parese), Atrophien, Muskelschmerzen (Leitsymptome Muskelerkrankungen), Krampi und Myotonie, Sensibilitätsstörungen gehören nicht dazu.

Paresen

Auftreten Paresen können

* persistent und progredient vorhanden sein (Muskeldystrophien, Myositiden),
* nur belastungsinduziert auftreten (metabolische Myopathien, Erkrankungen der neuromuskulären Übertragung) oder
* ein episodisches Problem sein (muskuläre Ionenkanalerkrankungen).

Verteilungsmuster Das Verteilungsmuster der Paresen ist häufig krankheitsspezifisch. So findet sich eine ausgeprägte okuläre Beteiligung bei Mitochondriopathien (CPEO plus), Myasthenia gravis und okulopharyngealer Muskeldystrophie (OPMD). Die oropharyngeale Muskulatur (Kau-, Schluck-, Sprechstörung) ist beteiligt bei der OPMD, idiopathischen Myositiden und Myasthenia gravis. Die mimische Muskulatur (Facies myopathica, Tapirmund) ist typischerweise bei der fazioskapulohumeralen Muskeldystrophie (FSHD) und der myotonen Dystrophie Curschmann-Steinert (DM1) betroffen. Viele Myopathien manifestieren sich als sog. **Gliedergürtel-Syndrom.** Dabei sind das Treppensteigen und Überkopfarbeiten besonders beeinträchtigt. Unter der Bezeichnung Gliedergürtel-Muskeldystrophie („limb girdle muscle dystrophy", LGMD) werden viele genetisch und ätiologisch unterschiedliche Muskeldystrophien zusammengefasst (> Tab. 15.2). Eine zumindest anfangs an Armen und Beinen überwiegend distale Manifestation ist gemeinsames Kennzeichen der ätiologischen heterogenen Gruppe sog. **distaler Myopathien.** Hierbei klagen die Patienten zunächst über eine Störung der Feinmotorik der Hände und Schwierigkeiten beim Zehenstand und Hackengang. Andere Myopathien manifestieren sich asymmetrisch sowohl proximal als auch distal (z.B. Einschlusskörperchenmyositis) oder distal und fazial (z.B. DM1). Eine Beteiligung der Kopfhaltemuskulatur (Kopfbeugung und Extension) und der paravertebralen Muskulatur führt zum „dropped-head"-Phänomen und zur Kamptokormie (Vornüberbeugung des Rumpfes).

Weitere häufige Symptome

Atrophien Krankheitsbedingt kommt es zum Muskelgewebsabbau. Wenn im Rahmen des Muskelumbaus Fett und Bindegewebe zunehmen, kann dies jedoch auch zur Umfangsvermehrung des Muskels führen, der sog. **Pseudohypertrophie.** Sie ist besonders häufig an den Waden zu finden und kommt typischerweise bei Muskeldystrophie Duchenne und auch bei sonst asymptomatischen Konduktorinnen dieser X-chromosomal vererbten Myopathie und der LGMD2I vor.

Myalgien Myalgien sind tief im Inneren der Muskeln empfundene Schmerzen und müssen gegen schmerzhafte Muskelverspannungen mit Triggerpoints bei myofaszialen Schmerzsyndromen abgegrenzt werden. Myalgien können bei Myopathien schon unter Ruhebedingungen bestehen, aber auch erst belastungsinduziert auftreten.

> **CAVE** Entgegen einem weitverbreiteten Vorurteil sind Myalgien keinesfalls typische Kennzeichen entzündlicher Myopathien, da diese meist wenig schmerzhaft verlaufen.

Myotonie Myotone Phänomene kennzeichnen die Unfähigkeit des Skelettmuskels, sich nach einer Willkürkontraktion rasch wieder zu relaxieren. Der elektrophysiologische Nachweis von myotonen Veränderungen ist nicht gleichbedeutend mit der klinischen Diagnose Myotonie.

Kontrakturen Eine bleibende Muskelverkürzung mit resultierenden Bewegungseinschränkungen tritt schon früh im Krankheitsverlauf bei der Emery-Dreifuss- und der Hauptmann-Thannhauser-Muskeldystrophie auf (besonders Achillessehnen, Kniebeuger- und Ellenbogenkontrakturen), aber auch sekundär im Verlauf bei anderen Myopathien (Muskeldystrophie Duchenne, kongenitale Myopathien).

Krampi Krampi sind plötzliche, unwillkürliche, meist schmerzhafte, sicht- und tastbare Muskelkontraktionen. Sie finden sich bei verschiedenen progressiven Muskeldystrophien und bei einigen metabolischen Myopathien.

Myoglobinurie Rezidivierende Attacken von Myoglobinurie (Rhabdomyolyse) treten insbesondere beim muskulären Carnitin-Palmitoyl-Transferase-II-Mangel auf.

15.2.2 Diagnostik

Elektrophysiologische Untersuchungen

Mit der Elektromyografie, der repetitiven Nervenstimulation und der Elektroneurografie (> Kap. 14.4.1) kann differenziert werden, ob die zugrunde liegende Erkrankung das 2. Motoneuron, den Nerv, die Endplatte oder den Muskel geschädigt hat.

Elektromyografie (EMG)

Bei der Nadel-Elektromyografie (EMG) und Einzelfaser-EMG werden Elektroden in den Muskel bzw. die einzelne Faser eingestochen. Abgeleitet wird die elektrische Aktivität des Muskels (Muskelaktionspoten-

---

Seitenleiste (Aus Studentensicht):

Die **Paresen** können progredient und permanent sein, aber auch nur unter Belastung oder episodisch auftreten. Aus dem Verteilungsmuster lassen sich Rückschlüsse auf die spezifische Krankheit ziehen, wie z.B. beim **Gliedergürtel-Syndrom** oder den **distalen Myopathien.**

Atrophien entstehen durch Muskelgewebsabbau. Aber vor allem an den Waden findet sich z.T. auch eine Pseudohypertrophie aus Fett und Bindegewebe.

Myalgien sind Schmerzen in der Tiefe des Muskels und treten in Ruhe und unter Belastung auf.

Myotonie ist das Ausbleiben einer willkürlichen Relaxation nach Willkürkontraktion (Dekontraktionsstörung).

Kontrakturen sind persistierende Verkürzungen des Muskels und treten bei einigen Myopathien schon im Frühstadium auf.

Krampi bezeichnen unwillkürliche, meist schmerzhafte Muskelkontraktionen.

Myoglobinurie tritt auf bei Muskelzersetzung (Rhabdomyolyse).

CAVE

15.2.2 Diagnostik

Elektrophysiologische Untersuchungen

Elektromyografie (EMG), repetitive Nervenstimulation, Elektroneurografie (ENG)

ziale) in Ruhe (Spontanaktivität) und bei unterschiedlich starker Kontraktion. **Neurogene Veränderungen** sind dabei durch eine pathologische Spontanaktivität einschließlich pseudomyotoner Serien und in der Willküraktivität durch ein gelichtetes Interferenzmuster und motorische Einheiten mit erhöhter Entladungsfrequenz und hohen Amplituden charakterisiert (> Abb. 15.3). Typisch für **myopathische Veränderungen** sind eine vorzeitige Rekrutierung und ein dichtes Interferenzmuster mit amplitudenniedrigen Potenzialen (> Abb. 15.3). **Pathologische Spontanaktivität** findet sich häufig aber auch bei Myositiden und in Form von myotonen Serien bei den myotonen Dystrophien.

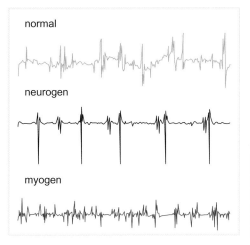

Abb. 15.3 Neurogene und myopathische Veränderungen im Nadel-EMG (Aktionspotenziale motorischer Einheiten bei muskulärer Willküraktivität). **Oben:** Normalbefund. **Mitte:** Neuropathisches Muster mit hochamplitudigen Potenzialen infolge Vergrößerung und Rarefizierung motorischer Einheiten. **Unten:** Myopathisches Muster mit niedrigamplitudigen Muskelaktionspotenzialen durch Verkleinerung motorischer Einheiten. [L271]

Repetitive Nervenstimulation

Mit der repetitiven Nervenstimulation wird die Funktionsfähigkeit der Endplatte geprüft. Dabei wird ein motorischer Nerv repetitiv mit 3–5 Hz gereizt und das Muskelaktionspotenzial mit Oberflächenelektroden abgeleitet (Endplattenbelastungstest). Dass dabei die Antwort des Muskels auf den 5. Reiz etwas niedriger ausfällt als auf den ersten, ist normal. Wenn aber der 5. Reiz zu einer deutlicheren (> 10 %) Erniedrigung der Antwortamplitude führt, handelt es sich um ein pathologisches Dekrement, was für eine Myasthenia gravis typisch ist. Demgegenüber findet sich beim Lambert-Eaton-Syndrom zuerst ein niedriges Potenzial, welches nach 10–20-Hz-Stimulation (etwas schmerzhaft) oder nach 10–20-sekündiger maximaler Willkürinnervation ein Inkrement von 60–100 % zeigt (> Abb. 15.7).

Die **repetitive Nervenstimulation** misst die Amplitude wiederholter Muskelkontraktionen. Ein starker Amplitudenabfall beim 5. Reiz (Dekrement, „Ermüdung") spricht für eine Myasthenia gravis, ein Inkrement für das Lambert-Eaton-Syndrom.

MRT

Eine MRT kann zur Auswahl eines geeigneten Muskels vor Biopsie und zur Beurteilung tiefer liegender Muskelgruppen beitragen und hierbei insbesondere Hinweise auf fokale oder granulomatöse (z. B. bei Sarkoidose) Myositiden geben. Ödematöse Veränderungen sind gut in T2-gewichteten Sequenzen zu erkennen. Sie finden sich bei Myositiden, aber auch bei Muskeldystrophien (z. B. FSHD). T1-gewichtete Spinecho-Sequenzen sind zur Beurteilung der Fettverteilung und Identifizierung einer fettigen Muskelatrophie (hyperintens) bei chronischer Muskelatrophie geeignet.

MRT

Die MRT kann helfen, einen geeigneten Muskel zur Biopsie zu finden und tiefer liegende Muskeln zu beurteilen. Myositiden und Muskeldystrophien bieten oft ein ödematöses Bild in der MRT.

Laborchemie

Kreatinkinase (CK) Die Bestimmung der Serum-CK erlaubt einen Überblick über das Ausmaß des Muskelfaseruntergangs. Dabei ist eine akute von einer persistenten Hyper-CK-ämie zu unterscheiden. Eine persistente Erhöhung um das Fünffache spricht eher für eine myogene als für eine neurogene Ursache.
Laktat Eine Erhöhung des Ruhelaktats im Serum und ein pathologischer Laktatanstieg im und nach dem **Fahrradbelastungstest** (30 min Ruhe vorher, 15 min bei 30 W, Laktatbestimmung vor, während und 15 min nach dem Test) sprechen für eine Mitochondriopathie mit Muskelbeteiligung (hohe Spezifität, mäßige Sensitivität). Ein fehlender Laktatanstieg im ischämischen oder nichtischämischen **Unterarmbelastungstest** (30 min Ruhe vorher, maximaler repetitiver Faustschluss 1/s für 60 s, Laktatbestimmung vor, 1 und 3 min nach Test) kann für eine metabolische Myopathie (Glykogenose, insbesondere McArdle-Syndrom) sprechen.

Laborchemie

Die CK korreliert mit dem Grad des Muskelgewebeuntergangs.

Laktat:
- erhöhtes Ruhelaktat oder pathologischer Laktatanstieg nach Belastung → Mitochondriopathie
- fehlender Anstieg → Glykogenose, z. B. das McArdle-Syndrom

Biopsie

Die Muskelbiopsie kann als Nadelbiopsie oder als offene Biopsie in Lokalanästhesie stattfinden. Als Biopsieort geeignet sind klinisch und bildgebend (in der MRT) mittelschwer betroffene Muskeln, da Muskeln mit fettigem und bindegewebigem Umbau im Endstadium eine ätiologische Zuordnung erschweren.

Biopsie

Idealerweise sollte ein mittelschwer betroffener (klinisch + MRT) Muskel biopsiert werden.

PRAXISTIPP

Vor einer Biopsie sollten über mehrere Wochen keine Kortikosteroide genommen werden, weil sie eine entzündliche Reaktion im Muskelgewebe verschleiern können. Der biopsierte Muskel darf außerdem vorher (Tage bis Wochen!) nicht elektromyografisch untersucht worden sein, da das Nadeltrauma entzündliche Reaktionen hervorrufen kann.

PRAXISTIPP

Histologisch lassen sich Struktur und Metabolismus des Muskels untersuchen sowie neurogene, entzündliche und myopathische Veränderungen voneinander unterscheiden.
Für eine **Muskeldystrophie** typisch ist die Variation von Fasern unterschiedlichen Kalibers, die durch gleichzeitige Atrophie und Hypertrophie entsteht.

Histologie   Mithilfe der histologischen Beurteilung kann man einschätzen, ob
- eine strukturelle oder metabolische Muskelstörung vorliegt
- es sich um eher neurogene oder myopathische Veränderungen handelt
- entzündliche Veränderungen nachweisbar sind.

Schon mit wenigen Routinefärbungen (z. B. Hämatoxylin/Eosin, ATPase pH 9,4, Trichrom nach Gomori) können dystrophische Veränderungen nachgewiesen und verschiedene kongenitale Myopathien mit Strukturauffälligkeiten (z. B. Central-Core-Myopathie, Nemaline-Myopathie) und metabolische Myopathien (Lipidspeichermyopathie, Mitochondriopathie, lysosomale und nichtlysosomale Glykogenose) vermutet werden.

Typische histologische Kennzeichen einer Muskeldystrophie sind eine Faserkalibervariation mit einem Nebeneinander von atrophen und hypertrophen Fasern, degenerierende und regenerierende Fasern, vermehrtes Auftreten binnenständiger Kerne sowie Spaltbildungen in den Muskelfasern. Darüber hinaus kommt es zu einer Bindegewebsproliferation und interstitieller Fetteinlagerung. Nekrotische Fasern werden durch Makrophagen phagozytiert, was unter Umständen primär myositische Veränderungen vortäuschen kann.

Immunhistochemie und Western-Blot   Mit immunhistochemischen und Western-Blot-Untersuchungen lassen sich gezielt Muskelproteine untersuchen, die bei Muskeldystrophien vermindert, trunkiert oder unregelmäßig exprimiert werden oder wie bei den myofibrillären Myopathien pathologisch akkumulieren. Die immunhistochemische Charakterisierung der entzündlichen Infiltrate erlaubt eine Differenzierung der idiopathischen Myositiden.

Genetische Untersuchung

Genetische Untersuchung

Bei einigen Myopathien kann aufgrund der typischen Klinik und passender CK- und EMG-Befunde ohne vorherige Muskelbiopsie eine genetische Diagnostik sinnvoll sein, so z. B. bei der Vermutung einer myotonen Dystrophie Typ 1 Curschmann-Steinert (DM1), einer proximalen myotonen Myopathie (PROMM, myotone Dystrophie Typ 2, DM2), einer fazioskapulohumeralen Muskeldystrophie (FSHD), einer Dystrophinopathie vom Typ Duchenne oder Becker, einer okulopharyngealen Muskeldystrophie (OPMD) oder eines Carnitin-Palmitoyl-Transferase-Mangels. Bei den meisten anderen Myopathien ermöglicht jedoch erst die Muskelbiopsie eine präzisere Eingrenzung und damit eine gezielte und ökonomisch vertretbare molekulargenetische Diagnostik.

> **PRAXISTIPP**
>
> Manche Myopathien zeigen ein klinisch so typisches Bild, dass auch ohne Biopsie eine genetische Untersuchung zielführend ist, wie z. B. bei der myotonen Dystrophie Curschmann-Steinert. Ansonsten führt die Biopsie jedoch am verlässlichsten zur Diagnose.

15.3 Klinisches Management

15.3.1 Vorgehen

15.3 Klinisches Management

15.3.1 Vorgehen

Anamnese und Untersuchung

Die Weichen für eine erfolgreiche Diagnostik werden durch Anamnese und klinische Untersuchung gestellt!
- **Anamnese** → 6 W-Fragen (➤ Kap. 1.1)
- **klinische Untersuchung** → ➤ Kap. 1.3.2, dabei auf Atrophie, Pseudohypertrophie und Kontrakturen achten und Muskelkraft einschätzen (MRC-Skala, ➤ Kap. 1.3.5)

An erster Stelle stehen Anamnese (inkl. Familienanamnese) und klinische Untersuchung. Bei der **Anamnese** kommen einmal mehr die 6 W-Fragen zum Tragen (➤ Kap. 1.1):
- Wo, d. h., welche Muskeln sind betroffen, gibt es ein Verteilungsmuster (äußere Augenmuskeln, mimische Muskulatur, proximale versus distale Paresen, symmetrisch versus asymmetrisch)?
- Wie, d. h., wie äußern sich die Beschwerden, z. B. Myalgien, Kraftlosigkeit (passager-belastungsinduziert oder permanent-progredient), Veränderung des Gangbilds (Watschelgang versus Fußheberparese)?
- Wann, d. h., seit wann bestehen die Beschwerden, wann treten sie aktuell auf?
- Wie oft, d. h., sind die Beschwerden jetzt persistent vorhanden (Muskeldystrophien, Myositiden) oder treten sie nur fluktuierend bzw. belastungsinduziert auf (metabolische Myopathien, Erkrankungen der neuromuskulären Übertragung) oder sind sie ein episodisches Problem (Kanalerkrankungen)?
- Womit einhergehend, d. h., welche Begleitsymptome treten auf?
- Wodurch verstärkt, d. h., gibt es z. B. Auslöser (wie Kälte) oder Faktoren, die die Symptomatik verstärken?

Bei der **klinischen Untersuchung** stehen die Prüfung der Muskelkraft nach der MRC-Skala (➤ Kap. 1.3.5) und die Inspektion der Muskulatur (Atrophie? Pseudohypertrophie? Kontraktur?) im Vordergrund. Für die Untersuchung der einzelnen Muskeln ist in ➤ Kap. 1.3.2 die genaue Vorgehensweise angegeben.

Labor und apparative Diagnostik

Diagnostische Möglichkeiten → ➤ Tab. 15.1

Die diagnostischen Möglichkeiten bei Patienten mit muskulären Symptomen sind in ➤ Tab. 15.1 zusammengefasst.

Tab. 15.1 Diagnostische Möglichkeiten bei Patienten mit muskulären Symptomen.

Basale Diagnostik	
Basislabor	• CK, Makro-CK • BSG
EMG	• pathologische Spontanaktivität • myopathisch-myotone Serien
repetitive Stimulation	• 3/s-Stimulation • LEMS-Test
MRT der Muskulatur	• Muskelatrophie, bindegewebiger Umbau • Muskelödem
Primärdiagnostik	
erweiterte Labordiagnostik	• Antikörperdiagnostik (Myasthenie, LEMS, Myositis, Isaacs-Syndrom, Stiff-Person-Syndrom) • Ruhelaktat, Fahrradbelastungstest (Mitochondriopathie) • Laktat-Ischämie-Test (Glykogenosen)
Biopsie	• Strukturmyopathie • Muskeldystrophie • metabolische Myopathie (Mitochondriopathie, Glykogenose, Lipidspeichermyopathie) • Myositis
Genetik	• DM1/PROMM • OPMD • FSHD • CPTII • LGMD2I • Dystrophinopathie
Erweiterte Diagnostik	
Biochemie	• metabolische Myopathien
Elektronen-mikroskopie	• Einschlusskörperchenmyositis • Strukturmyopathien
kardiale Untersuchung (Echokardiografie, Langzeit-EKG)	• Dystrophinopathien • Dermatomyositis • myotone Dystrophien • Emery-Dreifuss-Muskeldystrophie
Tumorscreening	• LEMS • Polymyositis/Dermatomyositis • Amyloid-Myopathie
Lungenfunktion	• Morbus Pompe

TAB. 15.1

15.3.2 Generelles therapeutisches Management

Für die meisten genetisch determinierten Myopathien gibt es noch keine kausale Therapie. Symptomorientierte Physiotherapie mit moderatem Ausdauertraining und Maßnahmen zur Pneumonie- und Kontrakturprophylaxe sind zu empfehlen, um die Pflegebedürftigkeit und Immobilisierung hinauszuzögern. Kontrakturen und Skoliose können auch operativ oder durch Orthesen versorgt werden. Wichtig ist die frühzeitige Behandlung von respiratorischer Insuffizienz, kardialen Komplikationen, Schmerzen und Schluckstörungen.

15.3.3 Multisystembeteiligung

Bei manchen Myopathien handelt es sich um Multisystemerkrankungen (myotone Dystrophien, mitochondriale Myopathien, autoimmunvermittelte Myopathien).

Herzmuskulatur

Die Herzmuskulatur ist häufig betroffen bei den myotonen Dystrophien (Herzrhythmusstörung > DCM), bei der Gliedergürteldystrophie Typ 2I (DCM > Herzrhythmusstörung), bei mitochondrialen Myopathien (Herzrhythmusstörungen) und den meist autosomal-dominant vererbten myofibrillären Myopathien (DCM).
Ein sehr hohes Risiko für einen plötzlichen Herztod oder die Entwicklung einer dilatativen Kardiomyopathie (DCM) besteht bei Patienten mit der X-chromosomal vererbten Emery-Dreifuss-Muskeldystrophie und der autosomal-dominant vererbten Hauptmann-Thannhauser-Muskeldystrophie.

PRAXISTIPP

Die frühzeitige Implantation eines Schrittmachers mit Defibrillatorfunktion kann die Prognose verbessern.

Atemmuskulatur

Muskelerkrankungen können zu einer Schwäche der Atemhilfsmuskulatur, zu einer restriktiven Ventilationsstörung infolge zunehmender Skoliose oder zu rezidivierenden Atemwegsinfektionen durch Minderbelüftung (Immobilität) oder Aspiration (Schluckstörung) führen. Dies betrifft insbesondere die Muskeldystrophien, den adulten Morbus Pompe (Glykogenose Typ II) sowie einige kongenitale Myopathien. Anzeichen einer nächtlichen **Hypoxämie** sind morgendlicher Kopfschmerz, unruhiger oder wenig erholsamer Schlaf, zunehmende Tagesmüdigkeit und rezidivierende Atemwegsinfektionen.

15.3.2 Generelles therapeutisches Management
Eine kausale Therapie ist bis jetzt nur für wenige Myopathien verfügbar, symptomatisch wird die Physiotherapie eingesetzt, um Pneumonien und Kontrakturen zu verhindern.

15.3.3 Multisystembeteiligung
Manche Myopathien sind mit Störungen außerhalb der Skelettmuskulatur assoziiert.

Beteiligung der **Herzmuskulatur** → dilatative Kardiomyopathie und Herzrhythmusstörung → frühzeitige Schrittmacherimplantation → Verringerung des Risikos eines plötzlichen Herztods

Beteiligung der **Atemmuskulatur** → Schwäche der Atemhilfsmuskulatur, restriktive Ventilationsstörung und rezidivierende Infekte durch Immobilität oder Aspiration; **Cave:** nächtliche Hypoxämien!

Aus Studentensicht

Myopathien können mit **ZNS-Symptomen** assoziiert sein → kognitive Teilleistungsstörung, exekutive Dysfunktion, epileptische Anfälle

Die **maligne Hyperthermie** ist ein lebensbedrohliches Krankheitsbild, das unter Allgemeinnarkose mit depolarisierenden Muskelrelaxanzien und Inhalationsnarkotika auftreten kann. Häufigste Ursachen sind Mutationen im Ryanodin- und Dihydropyridinrezeptor (assoziiert mit bestimmten Myopathien).

CAVE

15.4 Myopathien

Myopathien können erblich bedingt oder erworben sein, Letzteres z.B. im Rahmen endokriner, autoimmuner oder toxischer Schädigungen.

15.4.1 Dystrophinopathie: Muskeldystrophie Typ Duchenne

Die Duchenne-Muskeldystrophie wird X-chromosomal vererbt mit einer Prävalenz von 1:3.500 bei Jungen.

Klinik:
- zunehmende proximal betonte Muskelschwäche mit positivem *Trendelenburg-Zeichen* und *Gowers-Manöver*
- motorische Meilensteine werden verzögert erreicht, Verlust der Gehfähigkeit mit 8–14 Jahren
- Tod meist in der 3. Lebensdekade (durch zunehmende Ateminsuffizienz und Kardiomyopathie [25%])
- auch Genträgerinnen können eine CK-Erhöhung (70%) oder Kardiomyopathie (10%) ausbilden

Diagnostik:
- Labor: CK 5–50-fach ↑
- Histologie: dystrophische Veränderungen, fehlender Nachweis von Dystrophin
- Genetik: Mutation im *DYS*-Gen, ein Drittel sind De-novo-Mutationen

Therapie:
- symptomatisch mit Deflazacort, das den Verlust der Gehfähigkeit verzögern kann
- Physiotherapie und orthopädische Maßnahmen zur Kontrakturprophylaxe

ZNS-Beteiligung

Bei den myotonen Dystrophien kann eine Störung der exekutiven Funktion (psychometrische Tests) nachzuweisen sein (DM1 > PROMM). Auf T2-gewichteten MRT-Aufnahmen des Kopfes können bei Patienten mit MELAS-Syndrom Hyperintensitäten im Kortex und in der weißen Substanz zu sehen sein. Bei kongenitalen Muskeldystrophien, die mit einer abnormen Glykosylierung von α-Dystroglykan einhergehen, sind strukturelle Hirnveränderungen und epileptische Anfälle häufig.

Maligne Hyperthermie

Unter Allgemeinnarkose mit depolarisierenden Muskelrelaxanzien und bestimmten Inhalationsnarkotika kann es bei entsprechender genetischer Disposition zu einer lebensbedrohlichen malignen Hyperthermie (MH) kommen. Frühzeichen sind Tachykardie, Hyperkapnie, Masseterspasmus und Rigor. Häufigste Ursachen sind Mutationen im Ryanodinrezeptor- (RYR1, 80%) und Dihydropyridinrezeptor-Gen. Die kongenitalen Myopathien Central-Core-Disease und Multi-/Mini-Core-Disease sind häufig mit Mutationen im *RYR1*-Gen assoziiert und bergen somit das Risiko für eine MH-Attacke. Auch Patienten mit anderen Myopathien und insbesondere mit Kanalerkrankungen (z.B. hypokaliämische Paralyse, kaliumsensitive Myotonie) können MH-ähnliche Attacken erleiden.

CAVE Komplikationslos überstandene Narkosen in der Anamnese schließen die Gefahr des erstmaligen Auftretens einer MH-Attacke bei späteren Narkosen keineswegs aus.

15.4 Myopathien

Myopathien (> Tab. 15.2) können genetisch determiniert oder erworben sein. Aufgrund möglicher Spontanmutationen schließt eine unauffällige Familienanamnese eine genetisch determinierte und damit vererbbare Myopathie keineswegs aus. Erworbene Myopathien sind die große Gruppe autoimmun- und erregerbedingter Myositiden, endokriner und medikamentös-toxisch bedingter Myopathien. Im Folgenden sind wichtige Myopathien detaillierter dargestellt.

15.4.1 Dystrophinopathie: Muskeldystrophie Typ Duchenne

Die Prävalenz beträgt 1:3.500 männliche Geburten. Der Erbgang ist X-chromosomal-rezessiv und beruht auf Mutationen im *DYS*-Gen auf Chromosom Xp21.

Klinik

Leitsymptome Die progrediente Muskelschwäche ist proximal betont und geht mit einer Lendenlordose einher. Die motorischen Meilensteine werden verzögert erreicht. Typisch sind der Watschelgang, ein positives **Trendelenburg-Zeichen,** eine Pseudohypertrophie der Waden und das **Gowers-Manöver.** Hierbei „klettert" der Patient beim Aufrichten aus der Hockstellung oder aus gebückter Haltung mit den Armen an den eigenen Oberschenkeln hoch. Kontrakturen der Hüftbeuger und Achillessehne sind häufig. Eine Kardiomyopathie ist bei ca. 25% der über 18-Jährigen vorhanden.

Verlauf Die Gehfähigkeit geht zwischen dem 8. und 14. Lebensjahr verloren. Zudem macht eine zunehmende respiratorische Insuffizienz durch Parese der Atemhilfsmuskulatur und Skoliose eine nichtinvasive Beatmung erforderlich. Die meisten Patienten versterben in der 3. Lebensdekade an den Folgen der respiratorischen Insuffizienz, an respiratorischen Infekten oder an der Kardiomyopathie.

Konduktorinnen Bei 70% der weiblichen Genträgerinnen ist die CK erhöht, in 10% der Fälle kann eine dilatative Kardiomyopathie, eine Pseudohypertrophie der Waden oder eine Muskelschwäche in Form eines Gliedergürtelsyndroms vorliegen.

Diagnostik

Labor Die Serum-CK ist auf das 5–50-Fache erhöht.

Histologie und Western-Blot Histologisch finden sich unspezifische dystrophische Veränderungen, die allerdings schon im Säuglingsalter nachweisbar sind. Dystrophin kann weder in der Immunhistochemie noch im Western-Blot dargestellt werden – oder ist kaum noch nachweisbar.

Genetik In 60% sind Out-of-Frame-Deletionen, in 5–10% Duplikationen, in 30% Punktmutationen im *DYS*-Gen die Ursache. Etwa ein Drittel der Patienten hat Neumutationen, die zu 50% durch ein Keimzellmosaik der Mutter bedingt sind.

Therapie

Die symptomatische Behandlung umfasst die Medikation mit Deflazacort 0,9 mg/kg KG/d, was den Verlust der Gehfähigkeit verzögern kann. Zur Prophylaxe von Kontrakturen werden die Physiotherapie und orthopädisch-operative Maßnahmen eingesetzt.

Tab. 15.2 Einteilung der Myopathien mit ausgewählten Beispielen.

Muskeldystrophien	
Dystrophinopathien	• Muskeldystrophie Typ Duchenne (DMD) • Muskeldystrophie Typ Becker-Kiener (BMD)
fazioskapulohumerale Muskeldystrophie (FSHD)	• FSHD 1 • FSHD2
Muskeldystrophien vom Gliedergürteltyp („limb girdle muscle dystrophy", LGMD)	• autosomal-dominant vererbte Formen (LGMD1A–LGMD1H) • autosomal-rezessiv vererbte Formen (LGMD2A–LGMD2U)
Kernhüllenerkrankung	• Muskeldystrophie Typ Emery-Dreifuss (EDMD) • Muskeldystrophie Typ Hauptmann-Thannhauser (HTMD)
okulopharyngeale Muskeldystrophie (OPMD)	
distale Myopathien	• Myopathia distalis tardia hereditaria Typ Welander • tibiale Muskeldystrophie Typ Udd • ZASPopathie (Typ Markesberry-Griggs) • Matrin3-Myopathie (mit Dysphonie und Dysphagie)
myotone Dystrophien	• myotone Dystrophie Typ Curschmann-Steinert (DM1) • proximale myotone Myopathie (PROMM, DM2)
kongenitale Muskeldystrophien (CMD)	• MDC1A (merosindefiziente CMD) • Kollagen VI-assoziierte Myopathien (Ullrich-Syndrom, Bethlem-Myopathie) • CMD Fukuyama • Rigid-Spine-Syndrom
Metabolische Myopathien	
Glykogenspeicherkrankheiten	• Glykogenose Typ II, Morbus Pompe (Saure-Maltase-Mangel) • Glykogenose Typ V, McArdle-Syndrom (Myophosphorylasemangel)
Lipidspeichermyopathie	• Carnitin-Palmitoyl-Transferase-II-Mangel (CPTII)
Mitochondriopathien	• chronisch progressive externe Ophthalmoplegie (CPEO) • mitochondriale Enzephalomyopathie, Laktatazidose und schlaganfallähnliche Episoden (MELAS)
Ionenkanalerkrankungen	
Myotonia congenita Typ Thomsen und Typ Becker	
periodische Lähmungen	
Kongenitale Myopathien mit charakteristischen Strukturveränderungen	
Central-Core-Myopathie	
myofibrilläre Myopathie	
zentronukleäre Myopathien	
Nemaline-Myopathie	
Entzündliche Muskelerkrankungen	
Polymyositis, Dermatomyositis, Einschlusskörperchenmyositis, nekrotisierende Myopathie, myositische Syndrome bei Kollagenosen und Vaskulitiden	
Erkrankungen der neuromuskulären Transmission	
Myasthenia gravis	
Lambert-Eaton-Syndrom (LEMS)	
Muskelerkrankungen bei Endokrinopathien	
Schilddrüsen-, Nebenschilddrüsen-, Nebennierenerkrankungen	
Exogen-toxische Myopathien	
Alkohol, Kortikosteroide, Statine, Amiodaron	

PRAXISTIPP

Im Dezember 2014 wurde in Deutschland erstmalig eine bedingte Zulassung für den Wirkstoff Ataluren als „orphan drug" zur Behandlung von Duchenne-Patienten erteilt, die eine Nonsense-Mutation mit Bildung eines Stoppcodons im Dystrophin-Gen haben (ca. 13 % der Erkrankten). Durch diese Substanz wird der Fehler im Gen „überlesen", sodass am Ende das Dystrophin-Eiweiß in der Muskelzelle (zu einem geringeren Anteil) gebildet wird.

15.4.2 Dystrophinopathie: Muskeldystrophie Typ Becker-Kiener

Die Prävalenz beträgt 5:100.000 männliche Geburten. Der Erbgang ist ebenfalls X-chromosomal-rezessiv und beruht auf Mutationen im Dystrophin-Gen.

Klinik

Leitsymptome Die Erkrankung beginnt später (Kindheit bis 3. Dekade) und verläuft milder als beim Typ Duchenne. Häufig manifestiert sie sich durch Schwierigkeiten im Sportunterricht beim Rennen, Springen, aber auch Treppensteigen. Die Leitsymptome sind ähnlich wie bei der Muskeldystrophie Typ

15.4.2 Dystrophinopathie: Muskeldystrophie Typ Becker-Kiener

Die Muskeldystrophie Typ Becker-Kiener wird X-chromosomal vererbt und hat bei Jungen eine Prävalenz von 5:100.000.

Klinik:
- ähnliche Symptomatik wie bei Duchenne-Dystrophie, beginnt aber später und verläuft milder
- Lebenserwartung ist verringert

Diagnostik:
- Labor und Histologie wie bei der Duchenne-Dystrophie
- Mutation im Dystrophin-Gen bei noch vorhandenem Dystrophin in geringer Menge

15.4.3 Fazioskapulohumerale Muskeldystrophie (FSHD)

Die FSHD wird autosomal-dominant vererbt bei einer Prävalenz von 1–5:100.000.

Klinik:
- Mit 10–20 Jahren treten asymmetrische Paresen und Atrophien auf.
- Es kann eine *Facies myopathica* mit „Tapirmund" entstehen (➤ Abb. 15.4).
- Weitere Symptome sind eine *Scapula alata* (➤ Abb. 15.5) und das sehr spezifische *Beevor-Zeichen*.
- Ein Drittel der Patienten berichtet von Muskelschmerzen, teilweise auch in Ruhe.

Prognose: ca. 20 % werden rollstuhlpflichtig

ABB. 15.4

Diagnostik: Im Labor keine obligate CK-Erhöhung! Diagnosesicherung durch Molekulargenetik.

Duchenne. Das variable Erkrankungsspektrum reicht vom asymptomatischen Anstieg der CK im Serum bis zu einem ausgeprägten Gliedergürtelsyndrom.

Verlauf Die Lebenserwartung ist durch die kardiale und respiratorische Beteiligung herabgesetzt. Bei Beginn der Symptomatik nach dem 30. Lebensjahr ist die Prognose auch hinsichtlich der Gehfähigkeit gut (Gehfähigkeit bleibt bis ins 7. Lebensjahrzehnt erhalten).

Diagnostik

Labor und Histologie Das Vorgehen unterscheidet sich nicht von dem bei der Duchenne-Dystrophie (➤ Kap. 15.4.1).

Western-Blot und Genetik Im Westernblot zeigt sich ein verkürztes (in 80 %), ein verlängertes (5 %) oder in der Menge vermindertes (in 15 %) Protein. Molekulargenetisch lassen sich wie bei der Duchenne-Dystrophie Deletionen im Dystrophin-Gen nachweisen (ca. 85 % der Patienten).

15.4.3 Fazioskapulohumerale Muskeldystrophie (FSHD)

Die Prävalenz beträgt 1–5:100.000. Der Erbgang ist autosomal-dominant mit fast vollständiger Penetranz. Die Erkrankung manifestiert sich meist in der 2. Lebensdekade. Die zugrunde liegende molekulare Veränderung zeigt eine Kopplung zur Subtelomerregion auf Chromosom 4 (4q35-qter) und ist mit einer reduzierten Anzahl repetitiver D4Z4-Fragmente assoziiert (FSHD Typ 1). Bei etwa 5 % der Patienten wird hingegen eine Mutation im *SMCHD1*-Gen, Chromosom 18, gefunden (FSHD Typ 2).

Klinik

Leitsymptome Paresen und Atrophien (auch im Gesicht) manifestieren sich oft asymmetrisch. Prominentes Zeichen ist die **Facies myopathica,** wobei die Mm. orbiculares oris besonders betroffen sind (mangelhaftes Pfeifvermögen, Unfähigkeit, durch einen Strohhalm zu trinken). Der M. orbicularis oris kann auch hypertrophiert sein und vorgewölbt erscheinen („Tapirmund", ➤ Abb. 15.4). Trotz dieser namensgebenden Gesichtsbeteiligung gibt es aber auch „Facial-sparing"-Phänotypen. Der M. deltoideus ist oft ausgespart und hypertroph. Achsel-Brust-Falten entstehen durch Atrophie des M. pectoralis. Bei Armabduktion kommt es zu einer charakteristischen Aufwärtsbewegung der Schulterblätter und **Scapula alata** (➤ Abb. 15.5). Sehr spezifisch ist das **Beevor-Zeichen,** bei dem es aufgrund einer Schwäche der unteren Bauchmuskulatur beim Anheben des Kopfes in liegender Position zu einer Verschiebung des Nabels kommt.

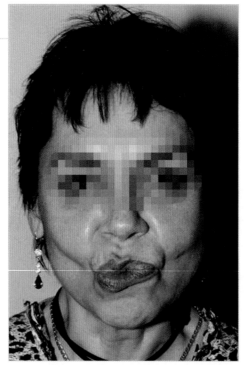

Abb. 15.4 Tapirmund beim Versuch zu pfeifen bei einer Patientin mit FSHD.

Weitere Symptome Ein Drittel der Patienten beklagt belastungsabhängige oder chronische Schmerzen und Myalgien unabhängig vom Grad der körperlichen Beeinträchtigung.

Verlauf Etwa 20 % der Patienten werden rollstuhlpflichtig.

Diagnostik

Labor und Muskelbiopsie Die Serum-CK ist nur leicht oder gar nicht erhöht. Histologisch sind unspezifische myopathische Veränderungen zu finden. Bei typischer Klinik ist die Muskelbiopsie daher nicht indiziert

Genetik Die Diagnosesicherung erfolgt molekulargenetisch.

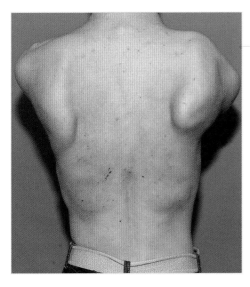

Abb. 15.5 Scapulae alatae (engl.: winging scapula) bei einem Patienten mit Gliedergürtelsyndrom.

ABB. 15.5

Weitere Diagnostik   Bei ca. zwei Drittel der Patienten ist eine Innenohrschwerhörigkeit mit Hochtonverlust Teil der Erkrankung. Mit der gleichen Häufigkeit sind fluoreszenzangiografisch retinale Veränderungen nachzuweisen, die jedoch selten klinisch relevant sind. Seltener (10 %) kommen kardiale Reizleitungsstörungen (meist supraventrikuläre Arrhythmien) vor.

⅔ der Patienten haben eine Innenohrschwerhörigkeit mit Hochtonverlust und retinalen Veränderungen. Herzrhythmusstörungen sind seltener (10 %).

15.4.4 Muskeldystrophien vom Gliedergürteltyp (LGMD)

Gliedergürtelmuskeldystrophien („limb girdle muscle dystrophies", LGMD) sind eine genetisch heterogene Gruppe von Muskeldystrophien, die Männer und Frauen gleichermaßen betreffen. Sie beginnen zwischen der 1. und 4. Lebensdekade. Bei der Klassifikation unterscheidet man autosomal-dominante Formen (LGMD 1) und autosomal-rezessive Formen (LGMD 2). Die Vielzahl der einzelnen Erkrankungen werden in beiden Gruppen in der Reihenfolge der Entdeckung der chromosomalen Kopplung bzw. des Gendefekts alphabetisch bezeichnet (z. B. LGMD1A, B, C usw.). Die Liste dieser Erkrankungen wächst somit stetig. Die häufigsten Erkrankungen sind die LGMD2A (Calpain 3), die LGMD2B (Dysferlin) sowie die LGMD2I (Fukutin-related protein, FKRP). Einige LGMDs sind allelisch mit anderen Myopathien, die einen gänzlich anderen Phänotyp aufweisen.

Klinik

Trotz der genetischen Unterschiede sind die Paresen bei den LGMDs recht ähnlich verteilt. Erste Symptome sind eine Hyperlordose, Probleme beim Rennen, Watschelgang, Schwierigkeiten beim Treppensteigen sowie beim Aufrichten aus der Hocke. Im weiteren Verlauf kommt es zu einer Beteiligung der Schultergürtelmuskulatur mit Scapula alata und es entwickeln sich deutliche Atrophien im Schulter- und Beckengürtelbereich. Eine Beteiligung der Gesichtsmuskulatur kommt nur selten vor. Der Verlauf ist variabel, in der Regel aber recht langsam progredient. Bei einigen Formen kommt es zu einer Herzbeteiligung, die manchmal auch erstes oder einziges Symptom sein kann.

Diagnostik

Labor   Die CK-Erhöhung im Serum reicht von nur geringfügig erhöhten Werten bis hin zum Hundertfachen der Norm (besonders LGMD2B). Bei den rezessiven Formen ist die CK meist deutlich höher als bei den dominanten Formen.

Immunhistochemie   Die Diagnostik umfasst die immunhistochemische Darstellung der bekannten Genprodukte und deren Analyse im Western-Blot.

Genetik   Die Diagnose wird meist molekulargenetisch gesichert.

15.4.4 Muskeldystrophien vom Gliedergürteltyp (LGMD)

Unter LGMD („limb girdle muscle dystrophies") werden verschiedene Muskeldystrophien zusammengefasst, die in der 1.–4. Lebensdekade manifest werden. Man unterscheidet autosomal-dominante (LGMD 1) von autosomal-rezessiven (LGMD 2) Formen.

Klinik: Klinisch ähneln sich die Formen der LGMDs. Anfangs finden sich eine Hyperlordose und Probleme beim Laufen und Aufrichten aus der Hocke, später kommen Scapula alata und Atrophien der Schulter- und Beckengürtelmuskulatur hinzu. Eine Herzbeteiligung ist möglich.
Diagnostik: Die CK kann erhöht sein. Eine Biopsie mit Immunhistochemie kann nützen, die definitive Diagnose wird molekulargenetisch gestellt.

> **LERNTIPP**   Die klinische Beschreibung hat einen hohen Stellenwert in der Diagnose einer Muskeldystrophie. Achten sollte man vor allem auf den Symptombeginn und die Krankheitsprogression. Der Typ Duchenne beginnt früh und führt zu einer Gehunfähigkeit zwischen dem 8. und 14. Lebensjahr, da Dystrophin vollkommen fehlt. Der Typ Becker-Kiener verläuft milder, da Dystrophin nur reduziert ist. Spezielle Verteilungsmuster weisen auf andere Formen (FSHD, LGMD).

15.4.5 Myotone Dystrophie Typ 1 Curschmann-Steinert (DM1)

Die Prävalenz beträgt 10:100.000. Der Vererbungsmodus ist autosomal-dominant mit unvollständiger Penetranz. Ursache ist eine CTG-Repeat-Expansion (> 50 bis mehrere tausend Repeats) auf dem nichttranslatierten 3'-Ende des *DMPK*-Gens (Dystrophia-myotonica-Proteinkinase) auf Chromosom 19q13.3. Schwere und Beginn der Erkrankung korrelieren mit der Länge der CTG-Expansion. Als **Antizipation** wird das Phänomen bezeichnet, dass es in nachfolgenden Generationen zu zunehmend schwererem Krankheitsverlauf mit früherem Beginn kommt. Ursache ist die Zunahme der Repeatlänge in aufeinanderfolgenden Generationen.

15.4.5 Myotone Dystrophie Typ 1 Curschmann-Steinert (DM1)

Die DM1 wird autosomal-dominant vererbt und hat eine Prävalenz von 10:100.000. Zugrunde liegt eine CTG-Repeat-Expansion des *DPMK*-Gens. Wie bei der Chorea Huntington kann es zu einer *Antizipation* kommen!

Klinik: Es gibt kongenitale, infantile und adulte Formen.

Leitsymptome: Facies myopathica, Atrophie der Mm. temporalis und sternocleidomastoideus, distal betonte Atrophien und myotone Phänomene.

Die DM1 ist eine *Multisystemerkrankung* mit endokrinen Störungen (Diabetes mellitus, Hodenatrophie, Stirnglatze), beidseitigen Katarakten und Herzbeteiligung.

Diagnostik: Die Myotonie lässt sich durch Beklopfen des Muskels auslösen und in der EMG nachweisen. Die Serum-CK ist normal oder leicht erhöht, ebenso γ-GT. Die definitive Diagnose gelingt molekulargenetisch durch Nachweis der CTG-Repeat-Expansion.

15.4.6 Myotone Dystrophie Typ 2 (DM2)

Die DM2 (proximale myotone Myopathie, PROMM) wird auch autosomal-dominant vererbt. Ursache ist eine CCTG-Repeat-Expansion.

Klinik: Die Paresen finden sich proximal, häufig mit Myalgie, seltener myotone Phänomene. Katarakte, Diabetes mellitus und Herzbeteiligung sind möglich.

Diagnostik: Im Labor findet sich häufiger eine erhöhte γ-GT und eine Hypogammaglobulinämie.

15.4.7 Glykogenose Typ II, Morbus Pompe

Die Glykogenose Typ II Pompe ist ein seltener autosomal-rezessiver Defekt der α-Glukosidase, der zu einer Glykogenakkumulation vor allem in der Skelettmuskultur führt.

Klinik: Schon in den ersten Lebensmonaten kommt es zu einer Muskelschwäche („floppy infant") mit respiratorischem und kardialem Versagen, das in den ersten 2 Lebensjahren tödlich ist. Beim Late-Onset-Typ ist der Verlauf milder.

Diagnostik: Im Labor kann die CK erhöht sein, im Trockenbluttest der Enzymmangel festgestellt werden. Die typische Histologie zeigt eine vakuoläre Myopathie mit Glykogenspeicherung (PAS-Färbung).

Therapie: Es gibt eine kausale Therapie durch Substitution von α-Glukosidase als Infusion, die die Lebenszeit verlängert.

Klinik

Man unterscheidet eine kongenitale, eine infantile und eine adulte Form. Leitsymptome sind eine Facies myopathica mit Ptosis und Atrophie des M. temporalis und M. sternocleidomastoideus, distal betonte Muskelatrophien sowie myotone Phänomene. In fortgeschrittenen Stadien können Kau- und Atemmuskulatur betroffen sein. Die Myotonie äußert sich klinisch als Muskelsteifigkeit, die bei Kälte zunimmt.

Die DM1 ist eine Multisystemerkrankung. Es sind endokrine Störungen möglich (Glukosetoleranz, seltener manifester Diabetes mellitus, testikuläre Atrophie, Schilddrüsenerkrankungen, Stirnglatze), aber auch beidseitige Katarakte, Hypersomnie und kardiale Beteiligung, meist in Form von Reizleitungsstörungen (am häufigsten Vorhofflimmern), seltener als Kardiomyopathie.

Diagnostik

Untersuchung Die Myotonie lässt sich durch Beklopfen des betroffenen Muskels (Lingua, Thenar mit M. opponens pollicis) mittels Reflexhammer oder Spatel provozieren (Perkussionsmyotonie). Das Öffnen der Augen nach kräftigem Lidschluss oder der fest geschlossenen Faust ist verzögert. Gelegentlich ist die Myotonie aber auch erst in der EMG-Ableitung nachweisbar.

Labor Die Serum-CK ist normal oder leicht erhöht. Zudem lassen sich oft eine moderate γ-GT-Erhöhung und Hypogammaglobulinämie nachweisen.

EMG Typisch sind myopathische Veränderungen und myotone Entladungen. Eine hohe Sensitivität zeigt die Untersuchung der paravertebralen Muskulatur.

Genetik Eine histologische Diagnostik ist unspezifisch und nicht zielführend. Der Nachweis der CTG-Repeat-Expansion sichert die Diagnose.

15.4.6 Myotone Dystrophie Typ 2 (DM2)

Die DM2 (oder proximale myotone Myopathie = PROMM) hat eine Prävalenz von 5:100.000. Der Erbgang ist autosomal-dominant. Ursache ist eine CCTG-Repeat-Expansion (> 30 bis mehrere tausend Repeats) im 1. Intron des *ZNF9*-Gens (Zinkfingerprotein) auf Chromosom 3q. Es gibt nur eine adulte Form mit einem breiten Manifestationsalter.

Klinik

Die Symptomatik erscheint oft fluktuierend. Die Paresen sind im Unterschied zur DM1 proximal betont. Bei ca. einem Drittel der Patienten sind Schmerz und Myalgie die Symptome, die sie am meisten beeinträchtigen. Die Myalgien werden meist nicht durch körperliche Aktivität ausgelöst und korrelieren nicht mit dem Ausmaß der Myotonie. Die myotonen Phänomene sind oft geringer ausgeprägt als bei der DM1 (klinisch 75 %, elektromyografisch 90 %).

Diagnostik

Die CK ist allenfalls etwas, die γ-GT oft stärker erhöht, eine Hypogammaglobulinämie ist nachweisbar. Als Multisystembeteiligung finden sich wie bei der DM1 Katarakte (60 %), Diabetes mellitus (20 %) sowie seltener auch eine kardiale Beteiligung (< 20 %).

15.4.7 Glykogenose Typ II, Morbus Pompe

Der Morbus Pompe ist eine seltene Erkrankung („orphan disease") mit einer geschätzten Häufigkeit von 1 auf 40.000 Lebendgeburten. Ein autosomal-rezessiv vererbter Defekt im Gen der α-Glukosidase führt zu einer reduzierten Aktivität des lysosomal lokalisierten Enzyms, das auch als saure Maltase bezeichnet wird. Dadurch kommt es zu einer Glykogenakkumulation im Gewebe, besonders in der Skelettmuskulatur.

Klinik

Die klassische Form kennzeichnet sich in den ersten Lebensmonaten durch ein ausgeprägte Muskelschwäche („floppy infant"), respiratorisches und kardiales Muskelversagen, die unbehandelt zum Tod innerhalb der ersten 2 Lebensjahre führen. Daneben existiert der sog. Late-Onset-Typ, bei dem sich ein sehr variabler Erkrankungsbeginn und -verlauf zeigt. Die kardiale Beteiligung ist hier untypisch. Meist entwickelt sich eine axiale oder Gliedergürtelschwäche. Lebensbegrenzend ist die progrediente Atemmuskelschwäche mit Beatmungspflicht.

Diagnostik

Labor Die Serum-CK kann erhöht sein. Im Trockenbluttest (Guthriekarte) lässt sich die reduzierte Enzymaktivität der sauren Maltase nachweisen.

Histologie Typischerweise, aber nicht in jedem Fall, findet sich eine vakuoläre Myopathie. Der Inhalt der Vakuolen ist in der PAS-Färbung stark positiv, was die starke Glykogenspeicherung anzeigt.

Therapie und Prognose

Enzymersatztherapie Seit Anfang 2006 steht eine Enzymersatztherapie zur Verfügung, bei der das fehlende Enzym α-Glukosidase von „außen" ersetzt wird und hilft, Glykogen in den Lysosomen abzubauen. Die Patienten erhalten Infusionen in 14-tägigem Abstand, wobei diese Behandlung aktuell noch sehr teuer ist.

Prognose Insbesondere bei der infantilen Form konnte die Überlebenszeit durch die Enzymersatztherapie deutlich verbessert werden, auch wenn die Erkrankungsprogression zumeist nicht gestoppt werden kann.

15.4.8 Mitochondriopathien

Mitochondriale Erkrankungen sind mit einer Prävalenz von mindestens 13:100.000 relativ häufig. Es handelt sich um eine klinisch und molekulargenetisch sehr heterogene Gruppe von Störungen, die neben der Muskulatur und dem ZNS eine Vielzahl anderer Organe betreffen können. Die beiden häufigsten mitochondrialen Syndrome des Jugend- und Erwachsenenalters werden entsprechend ihrer klinischen Präsentationen als chronisch progrediente externe Ophthalmoplegie (CPEO, Ophthalmoplegia-plus) bzw. als MELAS-Syndrom (mitochondriale Enzephalomyopathie, Laktatazidose und schlaganfallähnliche Episoden) bezeichnet. Daneben gibt es auch Fälle, bei denen klinisch nur die Skelettmuskulatur in Form progredienter generalisierter Paresen betroffen ist. Hierbei kann das Erkrankungsalter auch höher liegen.

Chronisch progrediente externe Ophthalmoplegie (CPEO)

Klinik

Die CPEO manifestiert sich als eine meist beidseitige, oft asymmetrische Ptosis und progrediente Lähmung der äußeren Augenmuskeln. Wenn weitere Organe beteiligt sind (z. B. Retina, Herz, Skelettmuskel, zentrales und peripheres Nervensystem, Endokrinium), spricht man von CPEO-plus.

Diagnostik

Labor Die Serum-CK ist normal oder gering erhöht. In vielen Fällen finden sich ein erhöhtes Ruhelaktat im Serum und ein exzessiver Laktatanstieg im Fahrradbelastungstest. Diese Laktatveränderungen haben zwar eine hohe Spezifität, aber nur eine Sensitivität von 60–70 %.

Histologie In der Muskelbiopsie lassen sich häufig „ragged red fibres" (RRF) und Cytochrom-c-Oxidase-negative Fasern nachweisen, die aber auch bei idiopathischen entzündlichen Muskelerkrankungen und mit zunehmendem Alter vermehrt gefunden werden können.

Genetik Jeweils zur Hälfte finden sich bei den CPEO-plus-Syndromen singuläre bzw. multiple Deletionen der mtRNA:

- Bei den singulären mtDNA-Deletionen kann der Heteroplasmiegrad (Anteil mutierter mtDNA zu Wildtyp-mtDNA) in den verschiedenen Geweben, aber auch bei den einzelnen Patienten sehr unterschiedlich sein, was möglicherweise zur Variabilität der Symptome beiträgt. Die singulären Deletionen sind nahezu ausschließlich sporadisch und werden nicht weitervererbt.
- Die multiplen Deletionen der mtDNA werden ausnahmslos autosomal-rezessiv oder dominant vererbt. Diese Deletionen sind Folge einer Störung der intergenomischen Kommunikation. Ursache hierfür sind Mutationen in nukleär codierten Genen (z. B. Polymerase γ, Adenosinnukleotid-Translokator, Twinkle), die für die Synthese der mtDNA notwendig sind.

Weitere seltenere Ursachen einer CPEO sind Punktmutationen der mtDNA (insbesondere Mutation 3243A>G), die dann einem maternalen Erbgang folgen.

> **PRAXISTIPP**
> Genetische Analysen sollten aus Muskelgewebe oder Urinepithelien durchgeführt werden, da Blutzellen nur einen geringen Heteroplasmiegrad aufweisen.

15.5 Myositiden

Idiopathische oder Autoimmunmyositiden umfassen die Dermatomyositis (DM), die Polymyositis (PM), die sporadische Einschlusskörperchenmyositis (s-IBM) und die immunvermittelte nekrotisierende Myopathie (NM).

Klinik

Paresen und Atrophien PM, DM und NM führen typischerweise zu symmetrischen proximalen Paresen an Armen und Beinen. Häufig findet sich auch eine ausgeprägte Kopfheberparese. Demgegenüber entwickeln sich die Paresen bei der IBM asymmetrisch sehr langsam über Monate bis Jahre und betreffen auch initial distale Muskelgruppen. Im Krankheitsverlauf entwickeln sich Atrophien, die bei der IBM am deutlichsten ausgeprägt sind.

Schmerzen Myalgien in Form von dumpfen, in der Tiefe lokalisierten Schmerzen treten nur bei einem Teil der Patienten auf, häufig im akuten Stadium der DM, seltener auch bei der PM und NM, ganz selten dagegen bei der IBM.

15.4.8 Mitochondriopathien

Mitochondriopathien sind relativ häufig und klinisch heterogen. Betroffen sind Muskeln, das ZNS und weitere Organsysteme. MELAS und CPEO sind die häufigsten Vertreter. Die Erkrankungen können auch erst bei älteren Erwachsenen manifest werden.

Chronisch progrediente externe Ophthalmoplegie (CPEO)

Klinik: beidseitige, fortschreitende Lähmung der äußeren Augenmuskeln ggf. mit weiterer Organbeteiligung (CPEO-plus).

Diagnostik: Die CK kann normal oder gering erhöht sein. Oft ist das Laktat bereits in Ruhe und stärker bei Belastung erhöht. Die Muskelbiopsie zeigt häufig „ragged-red fibres". Ursache sind singuläre oder multiple mtDNA-Deletionen.

15.5 Myositiden

Zu den Myositiden zählen:
- Dermatomyositis (DM)
- Polymyositis (PM)
- sporadische Einschlusskörperchenmyositis (s-IBM)
- nekrotisierende Myopathie (NM)

Klinik:
- symmetrische proximale Arm- und Beinparesen (PM, DM, NM) bzw. asymmetrische, langsam progrediente und distale Paresen und Atrophien (IBM)
- Myalgien, vor allem bei der PM
- typische Hautveränderungen bei der DM sind Lidschwellungen und ein heliotropes (fliederfarbenes) Erythem um die Augen herum; außerdem Hyperkeratosen der Fingerknöchel und Nagelfalzeinblutungen (Gottron- bzw. Keinig-Zeichen)

Cave: Myositiden können zu Dysphagie führen! Zusätzlich bei DM und PM: interstitielle Lungenfibrose möglich.

Labor:
- CK in 90 % 30–50-fach ↑ (PM, DM, NM, Korrelation mit Krankheitsaktivität), bei IBM nur leicht oder gar nicht ↑
- BSG kann unspezifisch erhöht sein
- Antikörper finden sich eher selten

CAVE

Histologie (> Tab. 15.3):
- PM → T-Zell-vermittelte Muskelfaserschädigung
- DM → B-Zell-vermittelte Mikroangiopathie
- NM → kein Infiltrat, viele nekrotische Muskelfasern mit Makrophagenreaktion
- IBM → entzündliche Veränderung mit „rimmed vacuoles" und filamentösen Einschlusskörperchen (> Abb. 15.6)

ABB. 15.6

TAB. 15.3

Hautveränderungen Typische Hautveränderungen bei der DM sind Lidschwellungen sowie ein heliotropes (fliederfarbenes) Erythem im Bereich der Augenlider, der Wangen und des vorderen Halsdreiecks. Über den Fingerknöcheln kommt es zu schuppigen Erosionen (Gotton-Zeichen) und an den Nagelwällen zu Mikroaneurysmen und kleinen Blutungen (Keinig-Zeichen). Die Hautsymptome können der Myositis sowohl vorangehen, ganz ohne Myositis bestehen (amyopathische Dermatomyositis mit Nachweis von Anti-C-ADM-Antikörpern 140) als auch nach Rückgang der Myositis persistieren. Bei juveniler DM treten oft Kalzinosen auf.

Extramuskuläre Manifestationen Auf eine Dysphagie ist bei allen Myositiden zu achten. Sie kann insbesondere bei der IBM schwerwiegend bzw. Initialsymptom sein. Bei DM und PM sollte auf eine interstitielle Lungenerkrankung geachtet werden.

Diagnostik

Labor Die Serum-**CK** ist bei der PM, DM und NM in über 90 % auf das 30–50-Fache erhöht und korreliert mit der Krankheitsaktivität. Demgegenüber ist die Serum-CK bei der IBM nur leicht erhöht oder normal (> Tab. 15.3). Die **BSG** ist nur in weniger als der Hälfte der Patienten erhöht. Myositisspezifische und myositisassoziierte **Antikörper** finden sich nur bei einem kleinen Teil der Patienten, insbesondere bei der NM und bei Overlap-Syndromen bzw. Mischkollagenosen (> Tab. 15.4).

> **CAVE** Die Muskelbiopsie mit Nachweis charakteristischer Veränderungen (s. u.) ist neben einem detaillierten klinischen Untersuchungsbefund für die Diagnosestellung in der Regel unentbehrlich. Die Bestimmung von Antikörpern wie z. B. Jo-1, Mi-2, SRP, Mup-44 kann die Diagnosestellung unterstützen.

Histopathologie Während die PM durch eine T-Zell-vermittelte Muskelfaserschädigung charakterisiert ist, ist die DM durch eine hauptsächlich B-Zell-vermittelte Mikroangiopathie bedingt, die zu einer reduzierten Kapillardichte und einer typischen perifaszikulären Faseratrophie führt. Bei der NM findet sich histologisch kein primäres Infiltrat, sondern eine Vielzahl an nekrotischen Muskelfasern mit sekundärer Abräumreaktion durch Makrophagen. Das histologische Kennzeichen der IBM sind neben entzündlichen Veränderungen die lichtmikroskopisch geränderten Vakuolen („rimmed vacuoles") sowie elektronenmikroskopisch filamentöse Einschlüsse in Zytoplasma und Zellkernen. (> Tab. 15.3, > Abb. 15.6).

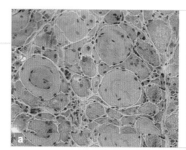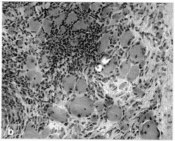

Abb. 15.6 Einschlusskörperchenmyositis (IBM). a Myopathisch-dystrophes Gewebssyndrom. **b** Myositisches Gewebssyndrom.

Tab. 15.3 Klinische und diagnostische Charakteristika von Polymyositis (PM), Dermatomyositis (DM), sporadischer Einschlusskörperchenmyositis (s-IBM) und nekrotisierender Myopathie (NM).

Kriterium	PM	DM	s-IBM	NM
Erkrankungsalter	> 18 Jahre	5–15 Jahre und 45–65 Jahre	> 50 Jahre	> 18 Jahre
Hautveränderungen	nein	ja	nein	nein
Paresen	• proximal > distal • symmetrisch	• proximal > distal • symmetrisch	• proximal/distal • asymmetrisch • vor allem Kniestrecker, Fingerbeuger	• proximal > distal
Myalgien	(+)	+	(+)	+
Atrophien	+	(+)	++	+
CK	bis 50-fach	normal bis 50-fach	normal bis < 15-fach	bis 50-fach
Muskelbiopsie	• vorwiegend endomysiale Infiltrate • vorwiegend CD8-positive Zellen, Invasion in intakte Muskelfasern • MHC-I-Darstellung	• perifaszikuläre Atrophie, perivaskuläre Infiltrate • vorwiegend CD4-positive Zellen und B-Lymphozyten • C5b9-Komplementablagerung, teils reduzierte Kapillardichte	• vorwiegend endomysiale Infiltrate • vorwiegend CD8-positive Zellen auch um normale Fasern • „rimmed vacuoles" mit basophilem Randsaum • Amyloidablagerungen • MHC-I-Darstellung	• Muskelfasernekrosen • Myophagozytosen ohne wesentliche T-Zell-Infiltrate

Tab. 15.4 Autoantikörper bei Myositiden.

Erkrankung	Autoantikörper	Häufigkeit (%)
Unspezifische Antikörper		
	ANA	70
Myositisspezifische Antikörper		
Jo-1-Syndrom	Anti-Jo-1 (Histidyl-tRNA-Synthetase)	15–20
Nekrotisierende Myopathie	Anti-SRP („signal recognition particle"), Anti-HMG-CoA-Reduktase	5–10
klinisch amyopathische DM	Anti-CADM-140	50
Dermatomyositis	Anti-p155Mi2	205–10
Myositisassoziierte Autoantikörper		
PM-Overlap-Syndrom mit Sklerodermie	Anti-PM-Scl	8–10
Mischkollagenose, SLE	U1-RNP	10

Sonderformen

Overlap-Syndrom Als Overlap-Syndrom wird die Assoziation einer Myositis mit verschiedenen Kollagenosen bezeichnet. Diese Erkrankungen umfassen das Sharp-Syndrom („mixed connective tissue disease"), die systemische Sklerose, den systemischen Lupus erythematodes und das Sjögren-Syndrom. Diese Syndrome treten besonders bei der DM auf. Andererseits kommt es bei einer PM im weiteren Verlauf häufig zu einer Assoziation mit einer Kollagenose, sodass die reine PM wahrscheinlich eine bislang überdiagnostizierte Erkrankung darstellt.

Antisynthetase-Syndrom (Jo-1-Syndrom) Etwa 20 % der autoimmun bedingten Myositiden sind mit Anti-Synthetase-Antikörpern assoziiert. Am häufigsten ist dabei der Anti-Jo-1-Antikörper nachzuweisen, daneben gibt es in geringerer Häufigkeit andere Antikörper gegen t-RNA-Synthetasen. Leitsymptome sind Myositis, interstitielle Pneumonie, Polyarthritis, Raynaud-Phänomen und Fieber. Am häufigsten ist der Phänotyp einer DM oder unklassifizierbaren Myositis.

Tumorassoziation bei Myositiden In ca. 10–30 % der Patienten mit DM und bis zu 15 % mit PM tritt die Myositis als paraneoplastisches Syndrom auf, das dem Nachweis des Tumors häufig vorausgeht. Die Mehrzahl der Tumoren wird innerhalb des ersten Jahres nach Manifestation der Myositis entdeckt. Ein erhöhtes Risiko, einen Tumor zu entwickeln, besteht bis zu 5 Jahre nach der Diagnose einer DM, vor allem bei Frauen und einem Alter über 50 Jahre.

Die NM kann mit einer Tumorerkrankung assoziiert sein oder mit dem Nachweis von **Anti-SRP-Antikörpern** (SRP = „signal recognition particle"). Unter Statintherapie kann es auch zu einer NM kommen, die dann typischerweise mit **HMG-CoA-Reduktase-Antikörpern** assoziiert ist. Diese Antikörper bei NM können jedoch auch ohne eine vorherige Statinbehandlung auftreten.

Therapie

PM, DM und NM Erste Wahl für die Initialtherapie sind Kortikosteroide in anfänglich hoher Dosis (Prednisolon 1–2 mg/kg KG/d), die nach Wirkungseintritt (rückläufige CK-Werte, Kraftzunahme), spätestens nach 6 Monaten langsam auf eine Erhaltungsdosis unter der Cushing-Schwelle reduziert werden können. Wegen des Rezidivrisikos werden die Kortikosteroide über mindestens 2 Jahre oft in Kombination mit Azathioprin weiter gegeben. Mittel der 2. Wahl sind Methotrexat, Ciclosporin oder Mycophenolat-Mofetil. Bei der DM konnte auch die Wirksamkeit von intravenösen Immunglobulinen belegt werden.

s-IBM Die IBM ist weitgehend therapierefraktär unter immunmodulatorischer und suppressiver Therapie.

Differenzialdiagnosen

Die oben genannten Myositiden müssen gegen spezifische erregerbedingte und parainfektiöse Myositiden (viral, bakteriell, mykotisch, parasitisch, > Kap. 6), granulomatöse Myositiden (Sarkoidose, s. a. > Kap. 7.4), eine vaskulitische Begleitmyositis und die eosinophile Myositis abgegrenzt werden. Entzündliche Reaktionen kommen auch sekundär bei Muskeldystrophien, metabolischen Myopathien oder medikamentös-toxischen Myopathien vor.

15.6 Erkrankungen der neuromuskulären Transmission

15.6.1 Myasthenia gravis

Die Myasthenia gravis (MG) ist eine Autoimmunerkrankung, bei der entweder Antikörper gegen den postsynaptischen Azetylcholinrezeptor (AChR) oder gegen die präsynaptische muskelspezifische Tyrosinkinase (MuSK) zu einer gestörten neuromuskulären Transmission führen. Der Thymus und insbesondere die myoiden Zellen des Thymus scheinen eine zentrale Rolle bei der Initiierung der Autoimmunpathogenese zu spielen. Die MG kann in jedem Lebensalter auftreten. Ihre Prävalenz beträgt etwa 6–10: 100.000. Frauen sind deutlich häufiger betroffen als Männer. Eine Assoziation mit anderen Autoimmunerkrankungen ist gegeben (Schilddrüsenerkrankungen, SLE).

Das **Overlap-Syndrom** ist eine assoziierte Myositis bei anderen Kollagenosen wie dem Sharp-Syndrom, der Sklerodermie, dem Sjögren-Syndrom und dem SLE.
Das **Antisynthetase-Syndrom (Jo-1-Syndrom)** ist eine autoimmunvermittelte Myositis mit interstitieller Pneumonie, Polyarthritis und Raynaud-Phänomen.

Eine **Tumorerkrankung** liegt bei der DM in 10–30 % und bei der PM in bis zu 15 % zugrunde (paraneoplastisches Syndrom), dies vor allem bei Frauen und einem Alter > 50 Jahre. Die NM kann ebenfalls paraneoplastisch oder auch durch Anti-SRP-Antikörper oder Statinbehandlung entstehen.

Therapie:
- 1. Wahl = Kortikosteroide, Gabe über mindestens 2 Jahre, ggf. plus Azathriopin
- 2. Wahl = Methotrexat, Ciclosporin oder Mycophenolat-Mofetil; bei DM auch i. v. Immunglobuline
- Die s-IBM spricht auf Immunsuppression schlecht an.

Differenzialdiagnostisch kommen (para-)infektiöse, granulomatöse, vaskulitische und eosinophile Myositiden in Betracht sowie sekundäre Myopathien (metabolisch, medikamentös-toxisch).

15.6 Erkrankungen der neuromuskulären Transmission

15.6.1 Myasthenia gravis

Die Myasthenia gravis ist eine Autoimmunerkrankung mit Störung der neuromuskulären Erregungsübertragung. Ursache sind Antikörper gegen Azetylcholinrezeptoren (AChR) oder die muskelspezifische Tyrosinkinase (MuSK). Eine Alterspräferenz besteht nicht, Frauen sind häufiger betroffen als Männer.

Klinik

Leitsymptome Kernsymptom sind belastungsabhängige, schmerzlose Muskelschwächen, die typischerweise im Tagesverlauf zunehmen. Initial treten häufig okuläre, meist transiente Symptome wie Doppelbilder und Ptosis auf.

Ausweitung der Symptome Nur bei 10–20 % bleibt die MG auch über einen Zeitraum von mehr als 2 Jahren auf eine Schwäche der Augenmuskeln beschränkt. Bei den anderen Patienten ist in unterschiedlicher Ausprägung auch die mimische, bulbäre, Hals- und Extremitätenmuskulatur beteiligt.

Einfluss von Medikamenten Eine nahezu unüberschaubare Vielzahl von Medikamenten (einschließlich gängiger Antibiotika wie Tetrazykline) kann zur Verschlechterung einer bestehenden MG führen. Eine Auflistung der die MG verstärkenden Medikamente und der möglichen Ausweichpräparate findet sich z. B. im „Leitfaden für Myasthenia gravis-Patienten" von F. Schumm (Deutsche Myasthenie Gesellschaft e. V.).

> **CAVE** Viele Medikamente wie z. B. Tetrazykline können die Symptome verstärken!

Diagnostik

Die Diagnostik umfasst klinische und pharmakologische Tests, elektrophysiologische Untersuchungen sowie die Autoantikörperdiagnostik. Die Beschwerden können mithilfe des Myasthenie-Scores (auch „Besinger-Score", ➤ Tab. 15.5) quantifiziert werden:

- **Simpson-Test:** Blick nach oben für 60 s zur Provokation von Doppelbildern oder Ptosis
- **Edrophonium-Test:** zunächst 1 Amp. Kochsalzlösung i. v. als Placebo, dann 10 mg Edrophonium i. v. (zunächst 2 mg, nach 30 s dann 8 mg), kontinuierliche Pulskontrolle (Antidot bei Bradykardie: Atropin 1 mg i. v.); Zielparameter ist die klinische Besserung innerhalb von 30–90 s oder die Besserung eines pathologischen Dekrements unter repetitiver Nervenreizung.
- **Endplattenbelastungstest:** pathologisches Dekrement im Oberflächen-EMG bei repetitiver Nervenstimulation, unter Edrophoniumgabe reversibel; in 20 % positiv bei okulärer MG, in 80 % bei generalisierter MG. Sensitivität 65–85 % (➤ Abb. 15.7).
- **Autoantikörperdiagnostik:** Azetylcholinrezeptor-Antikörper (AChR-Antikörper) sind in 50–60 % der okulären MG und 90 % der generalisierten MG nachweisbar. In etwa 50 % der „seronegativen" MG (ohne Nachweis des AChR-Antikörpers im Serum) sind Anti-MuSK-Antikörper (muskelspezifische Tyrosinkinase) positiv. Kürzlich wurden zudem weitere Autoantikörper gefunden, wie der gegen das „low-density lipoprotein receptor-related protein" (LRP4) oder der Anti-Agrin-Antikörper. Anti-Titin-Antikörper sind bei Patienten unter 60 Jahren häufig mit einem Thymom assoziiert.
- **Thymusdiagnostik:** Suche nach einem Thymom oder Thymuskarzinom mittels Thorax-CT, Thorax-MRT und evtl. Octreotid-SPECT (Somatostatin-Analogon)! Die Thymushyperplasie ist keine radiologische, sondern eine histologische Diagnose, da es sich hierbei um eine lymphofollikuläre Hyperplasie (Thymitis) handelt.

Tab. 15.5 Quantitativer Myasthenie-Score (modifizierter Besinger-Score).

Ausprägung	ohne	gering	mäßig	stark
Scorewert	0	1	2	3
Arme 90° vorhalten, sitzend (s)	> 180	60–180	10–60	< 10
Beine 45° gestreckt vorhalten, liegend (s)	> 45	30–45	5–30	< 5
Kopf 45° angehoben, liegend (s)	> 90	30–90	5–30	< 5
Vitalkapazität (l)	♂ > 4,0 ♀ > 3,0	♂ 2,5–4,0 ♀ 2,0–3,0	♂ 1,5–2,5 ♀ 1,2–2,0	♂ < 1,5 ♀ < 1,2
Kauen/Schlucken	normal	Erschöpfung bei festen Speisen	nur weiche Speisen	Magensonde
Gesichtsmuskulatur	normal	leichte Schwäche beim Lidschluss	Signe des cils	keine Mimik
Simpson-Test: Doppeltsehen beim Aufwärtsblick (s)	> 60	10–60	0–10	spontane Doppelbilder
Ptosis beim Aufwärtsblick (s)	> 60	10–60	0–10	spontane Ptosis

maximale Punktzahl: 24; Gesamtpunktzahl dividiert durch die Zahl der durchgeführten Tests: 0 – keine myasthenen Symptome, 3 – schwerste myasthene Symptome

Differenzialdiagnose der MG

Okuläre Form Mögliche Differenzialdiagnosen sind verschiedene kongenitale myasthene Syndrome, mitochondriale Myopathien (CPEO), die okulopharyngeale Muskeldystrophie (OPMD), die endokrine Orbitopathie und die okuläre Myositis.

Generalisierte Form Bei generalisierten Formen muss aufgrund der tageszeitlichen Fluktuation und Belastungsabhängigkeit der Beschwerden an metabolische Myopathien und das Lambert-Eaton-Syndrom

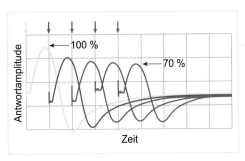

Abb. 15.7 Dekrement im Oberflächen-EMG. Antwortamplituden (**waagerechte** Pfeile) des M. trapezius auf repetitive elektrische Stimulation (**senkrechte** Pfeile) des N. accessorius bei einer Patientin mit Myasthenia gravis: 30 % Amplitudenverlust bei 5 Reizen (pathologisches Dekrement, Stimulationsfrequenz 3 Hz, sog. Endplattenbelastungstest). [L141]

ABB. 15.7

gedacht werden. Außerdem gibt es medikamentös-toxische Myopathien, die sich als Myasthenie manifestieren können.

Kongenitale myasthene Syndrome Diese sind nicht autoimmun bedingt, sondern genetisch determinierte und vererbbare Erkrankungen mit Störungen der neuromuskulären Transmission. Klinisch äußern sie sich wie die Myasthenia gravis durch Paresen und Ermüdung infolge körperlicher Anstrengung. Die unterschiedlichen Pathogenesen umfassen präsynaptische Defekte mit veränderten Azetylcholinvesikeln, Azetylcholinesterase-Defekte sowie postsynaptische Defekte mit verschiedenen kinetischen Veränderungen des Azetylcholinrezeptors.

Therapie

Symptomatische Therapie Die symptomatische Therapie besteht aus dem oral verabreichbaren Cholinesterasehemmer Pyridostigmin. Mögliche Nebenwirkungen sind Übelkeit, Darmkoliken, Muskelkrampi, Faszikulieren, vermehrtes Schwitzen, Tränenfluss und Miosis.

Immunsuppressive Therapie Die immunsuppressive Therapie besteht in erster Linie aus Prednisolon und Azathioprin. Prednisolon kann entweder langsam mit 10 mg/d beginnend aufdosiert oder sofort in hoher Dosis (z. B. 100 mg/d) gegeben werden. Dabei ist zu beachten, dass es normalerweise in den ersten 10 Tagen zu einer zwar transienten, aber deutlichen Verschlechterung der Symptomatik kommt. Die Immunsuppression ist meistens für viele Jahre erforderlich. Patienten mit einer rein okulären MG entwickeln unter Immunsuppression seltener eine Progression zu einer generalisierten MG. Immunsuppressiva der 2. Wahl (Eskalationstherapie) sind Ciclosporin und Methotrexat. Zur Behandlung einer krisenhaften Exazerbation können i. v. Immunglobuline oder die Plasmapherese eingesetzt werden. Bei therapierefraktärer Myasthenie, insbesondere der MuSK-Ak-positiven MG, ist ein Versuch mit Rituximab oder Tacrolimus gerechtfertigt.

Thymektomie Die Thymektomie sollte innerhalb von 1–2 Jahren nach Sicherung einer generalisierten MG und als elektiver Eingriff bei klinischer Stabilität unter Therapie durchgeführt werden. Patienten im Alter von 15–50 Jahren mit generalisierter MG scheinen am deutlichsten von einer Thymektomie zu profitieren. Da Patienten mit rein okulärer Form, bei denen es nach 2 Jahren nicht zu einer Generalisierung gekommen ist, mit hoher Wahrscheinlichkeit auch weiterhin keine Generalisierung erwarten lassen, ist eine Thymektomie bei ihnen umstritten. Dagegen wird bei Patienten mit medikamentös schlecht einstellbarer rein okulärer MG die Thymektomie durchaus als Option betrachtet. Eine Thymektomie ist nicht sinnvoll bei Patienten mit MuSK-Antikörpern. Standardtechnik der Thymektomie ist die transsternale Thorakotomie mit Entfernung des gesamten Thymus und des retrosternalen Fettgewebes. Bei nichtneoplastischen Thymusveränderungen ist die minimalinvasive thorakoskopische Thymektomie an einem spezialisierten Zentrum eine Option.

Bis zu 70 % der Patienten zeigen im Thymus eine Thymitis (lymphofollikuläre Hyperplasie) mit Keimzentren als Ausdruck eines aktiven immunologischen Prozesses. In 10–15 % tritt die MG als paraneoplastisches Syndrom bei Thymom auf. Unter den verschiedenen thymomassoziierten paraneoplastischen Syndromen (u. a. Neuromyotonie, Myositis) ist die MG mit 60 % am häufigsten.

Myasthene Krisen

Auch bei lange Zeit gut eingestellter MG kann es plötzlich zu krisenhaften Verschlechterungen kommen. Diese lebensbedrohlichen Krisen erfordern eine rasche therapeutische Intervention. Wichtig ist dabei die Klärung der Ursache der Krise:

Cholinerge Krise Die cholinerge Krise ist eine Überdosierungskrise, die mit muskarinergen Symptomen wie Koliken, Bradykardie, Schwitzen und Hypersalivation sowie nikotinergen Symptomen wie Krampi, Faszikulationen und Verwirrtheit einhergeht. Die Behandlung erfolgt durch Absetzen der Cholinesterasehemmer und mit intravenöser Atropingabe.

Myasthene Krise Die myasthene Krise ist eine akute Exazerbation einer bestehenden MG mit respiratorischer Insuffizienz und Aspiration. Besonders gefährdet sind Patienten mit bulbären Symptomen und einer Schwäche der Atemmuskulatur. Als Auslöser kommen häufig Infektionen, Medikamenteneinnahmefehler, unzureichende Immunsuppression sowie die Einnahme eines der vielen myasthenieverstärkenden Medikamente infrage. Als Interventionstherapie bei myasthener Krise sind neben der i. v.-Gabe von Pyridostigmin eine Plasmapherese oder i. v. Immunglobuline indiziert. Beides ist gleichermaßen effizient und verkürzt die Beatmungspflichtigkeit.

Therapie:
- symptomatisch mit dem Cholinesterasehemmer Pyridostigmin (UAW: Parasympathikus ↑)
- immunsuppressiv mit Prednisolon und Azathioprin (oft für mehrere Jahre notwendig); Medikamente der 2. Wahl sind Ciclosporin und Methotrexat
- myasthene Krise (s. u.): i. v. Immunglobuline oder Plasmapherese
- Thymektomie: elektiv, aber früh (1–2 Jahre nach Erstdiagnose), vor allem bei Patienten im Alter von 15–50 Jahren mit generalisierter Form (Ausnahme: MuSK-Antikörper-positive Fälle)

Eine lymphofollikuläre Hyperplasie findet sich bei 70 % der MG-Patienten. 10–15 % sind paraneoplastisch (Thymom).

Krisenhafte Verschlechterung: ist auch bei stabilem Verlauf möglich; lebensbedrohlich! → rasche Therapie erforderlich
- **cholinerge Krise** durch Überdosierung von Parasympathikomimetika → Atropin und Absetzen der Medikamente
- **myasthene Krise** durch Unterdosierung der Medikation oder Infekte → i. v. Pyridostigmin, Plasmapherese oder i. v. Immunglobuline
- **insensitive Krise** durch eine erworbene Resistenz gegen Cholinesteraseinhibitoren → transientes Absetzen der Medikation

Insensitive Krise Bei lange andauernder Gabe von Azetylcholinesterasehemmern kann es zu einer Refraktärität der motorischen Endplatte kommen. Eine Dosiserhöhung des Azetylcholinesterasehemmers führt dann zu einem Nebeneinander von cholinergen und myasthenen Symptomen. Ein vorübergehendes Absetzen der Medikation unter intensivmedizinischen Bedingungen führt dazu, dass die Rezeptoren wieder ansprechen.

15.6.2 Lambert-Eaton-Syndrom (LEMS)

Beim LEMS ist die Freisetzung von Azetylcholin aufgrund von Antikörpern gegen die spannungsabhängigen präsynaptischen Kalziumkanäle gestört.

Klinik

Kernsymptome sind okuläre und bulbäre Symptome, proximal betonte, oft belastungsabhängige Paresen und vegetative Symptome (trockene Augen und Mund, Impotenz, Obstipation). Häufig ist die Kraft nach Ruhe besonders gering und bessert sich dann unter Bewegung innerhalb von Sekunden und Minuten, um dann später wieder deutlich abzunehmen („vorzeitige Ermüdbarkeit").

Die Symptome sind bei Patienten mit oder ohne Nachweis eines kleinzelligen Bronchialkarzinoms identisch, sie entwickeln sich aber schneller bei Patienten mit kleinzelligem Bronchialkarzinom.

> **MERKE** In etwa 60 % der Fälle besteht eine Assoziation mit einem kleinzelligen Bronchialkarzinom. In diesen Fällen entwickeln sich die Symptome relativ schnell.

Diagnostik

Klinischer Test Häufig sind Muskeleigenreflexe abgeschwächt oder erloschen und lassen sich erst nach 30 s maximaler Willkürinnervation (Reflexbahnung) auslösen.

Diagnose Die Diagnose beruht im Wesentlichen auf:
- Nachweis eines EMG-Inkrements des Summenaktionspotenzials (um $\geq 100\,\%$) bei hochfrequenter repetitiver Nervenstimulation (10–20 Hz). Das Summenaktionspotenzial ist typischerweise initial abnorm niedrig.
- Nachweis von Antikörpern gegen spannungsabhängige Kalziumkanäle (VGCC) vom P/Q-Typ. Die Antikörper werden gleichermaßen bei Patienten mit als auch ohne Nachweis eines kleinzelligen Bronchialkarzinoms gefunden und sind bei 80–90 % der Patienten mit LEMS nachweisbar.

Karzinomnachweis Nach einem (kleinzelligen) Bronchialkarzinom sollte mittels Antikörperscreening (NSE, Cyfra21–1), Thorax-CT und Bronchoskopie gezielt gefahndet werden.

> **CAVE** Da die paraneoplastische Symptomatik der Tumormanifestation um mehrere Jahre vorausgehen kann, sind für mindestens 5 Jahre eine Bildgebung der Lunge und ein Antikörperscreening pro Jahr indiziert.

Therapie

Der reversible Kaliumkanalblocker 3,4-Diaminopyridin (3,4-DAP) steigert indirekt die Kalzium- und Azetylcholinfreisetzung, indem er spezifische präsynaptische Kaliumkanäle blockiert. In schwer einstellbaren Fällen kann eine Kombination mit Azathioprin, Prednisolon oder i. v. Immunglobulinen notwendig sein. Die Tumorentfernung führt häufig zu einer deutlichen Rückbildung der Symptome.

15.6.3 Botulismus

Botulismus wird durch das Neurotoxin Botulinumtoxin (BTX) hervorgerufen, das vom anaeroben Sporen bildenden Bakterium Clostridium botulinum produziert wird und die Ausschüttung von Azetylcholin in der präsynaptischen motorischen Nervenendigung hemmt. BTX stammt entweder aus verunreinigten Nahrungsmitteln – meist Konserven – oder aus einer Wundbesiedelung mit Clostridium botulinum (Wundbotulismus).

Klinik

Die Hauptsymptomatik des Botulismus ist charakterisiert durch eine schlaffe symmetrische, meist absteigende Tetraparese mit bulbärem Beginn (Diplopie, Dysarthrie, Dysphagie) und Beteiligung des autonomen Nervensystems (anticholinerge Effekte wie Mydriasis, Mundtrockenheit). Beim Nahrungsmittelbotulismus gehen gastrointestinale Symptome oft der neurologischen Symptomatik voraus.

Diagnostik

Botulinumtoxin ist aus Stuhl, Serum, Mageninhalt bzw. asservierten Nahrungsmitteln mittels Maus-Inokulationstest nachzuweisen (Nachweisrate 50 %).

15.6.2 Lambert-Eaton-Syndrom (LEMS)
Das LEMS ist eine Störung der Azetylcholinfreisetzung durch Kalziumkanal-Antikörper.

Klinik:
- okuläre und bulbäre Symptome, proximale Paresen
- vegetative Symptomatik
- abgeschwächte Muskeleigenreflexe

MERKE

Diagnostik:
- repetitive Nervenstimulation (Inkrement) und Nachweis von Antikörpern gegen spannungsabhängige Kalziumkanäle (VGCC)
- Ausschluss/Nachweis eines Bronchialkarzinoms

CAVE

Therapie: Symptomatisch wirkt der Kaliumkanalblocker 3,4-Diaminopyridin. Zudem Prednisolon, Azathioprin oder i. v. Immunglobuline. Entfernung des Tumors führt häufig zu Remission.

15.6.3 Botulismus
Botulinumtoxin löst durch Inhibition der Ausschüttung von Azetylcholin in der Präsynapse Botulismus aus.
Klinik: Leitsymptom ist eine schlaffe, symmetrische Tetraparese, die bulbär beginnt (Diplopie, Dysphagie, Dysarthrie) und dann absteigt. Durch anticholinerge Effekte entstehen Mydriasis und Mundtrockenheit.
Diagnostik: Der Nachweis kann aus Stuhl, Serum, Mageninhalt und im Maus-Inokulationstest gelingen.
Wichtig: intensivmedizinische Überwachung und Therapie mit i. v. Botulinumantitoxin (‹ 24 h). Dazu Einläufe, Prokinetika, Cholinesterasehemmer.

Therapie

Die Patienten müssen intensivmedizinisch überwacht und behandelt werden, probatorisch werden Cholinesterasehemmer gegeben und bei Nahrungsmittelbotulismus der Magen gespült bzw. Einläufe/Prokinetika (Domperidon, Metoclopramid) verabreicht. Einzige spezifische Therapie ist die Gabe von Botulinumantitoxin i. v. innerhalb der ersten 24 Stunden. Dabei ist ein vorheriger Intrakutantest wegen der hohen Rate von Hypersensitivitätsreaktionen notwendig.

ÜBUNGSFRAGEN FÜRS MÜNDLICHE MIT LÖSUNGSHILFEN

1. Nennen Sie je mindestens 2 hereditäre Muskelkrankheiten mit autosomal-dominantem, autosomal-rezessivem oder X-chromosomalem Erbgang.

Autosomal-dominant vererbt werden: myotone Dystrophie Typ 1 (Curschmann-Steinert, DM1) und Typ 2 (PROMM, DM2), fazioskapulohumerale Dystrophie (FSHD), mehrere Unterformen der Gliedergürteldystrophie (LGMD), Myotonia congenita Typ Thomsen
Autosomal-rezessiv vererbt werden: Glykogenose Typ2 (Pompe), mehrere Unterformen der Gliedergürteldystrophie (LGMD)
X-chromosomal vererbt werden: Muskeldystrophie Typ Duchenne (DMD) und Typ Becker-Kiener (BMD)

2. Beschreiben Sie die klinischen Merkmale der 4 wichtigsten Myositiden.

Bei der Polymyositis (PM), der Dermatomyositis (DM) und der nekrotisierenden Myositis (NM) kommt es zu chronisch progredienten, symmetrischen proximalen Paresen der oberen und unteren Extremitäten, oft auch der Kopfheber. Demgegenüber befällt die Einschlusskörperchenmyositis meistens asymmetrisch vor allem distale Muskelgruppen (z. B. Fingerbeuger). Sie entwickelt sich über eine längere Zeit als PM, DM und NM, zeigt eine weniger starke Erhöhung der Serum-CK, aber deutlichere Muskelatrophien der betroffenen Logen. Die Diagnose erfordert bei allen Myositiden eine Muskelbiopsie.

3. Was unterscheidet das klinische Erscheinungsbild der Myasthenia gravis von dem einer Myopathie? Wie wird eine Myasthenia gravis diagnostiziert?

Hauptunterschied ist die ausgeprägte Abhängigkeit der Symptome und Befunde der Myasthenia gravis von der muskulären Belastungszeit (z. B. Zunahme im Tagesverlauf, Simpson-Test). Der klinische Befund kann sich daher bei wiederholter Untersuchung erheblich verändern. Anders als die meisten hereditären oder autoimmun-entzündlichen Myopathien beginnt die Myasthenie meist mit Symptomen der Augenmuskeln (Ptose, Diplopie). Diagnostiziert wird sie durch die klinische Untersuchung (typischer Befund mit belastungsabhängiger Zunahme) und das Ansprechen auf Azetylcholinesterasehemmer. Positive Antikörper gegen AChR, MuSK oder Titin stützen ggf. die klinisch-pharmakologische Diagnose, sind aber nicht obligat.

IMPP-Schwerpunkte
!!! klinisches Bild, Ursache und Therapie der myotonen Dystrophie und der Myasthenia gravis

NKLM-Lernziele
Eine Übersicht der dem Fach zugeordneten NKLM-Lernziele findest Du im Anhang ab Seite 510.

KAPITEL

16 Degenerative Wirbelsäulenerkrankungen

Julian Rathert, Rüdiger Gerlach

Die zunehmenden altersbedingten Erkrankungen wie die Osteoporose oder die Polyarthrose spielen eine wichtige Rolle in der Entstehung degenerativer Wirbelsäulenerkrankungen. Vieles in diesem Kapitel ist dir in anderen Fächern bereits begegnet und wird dir daher bekannt vorkommen! Weil dieses Thema dich in der Zukunft sicherlich begleiten wird und besonders der Bandscheibenprolaps beim IMPP sehr beliebt ist, lohnt es sich, diese Inhalte zu vertiefen! Immerhin möchten wir der alternden Gesellschaft auch ein beschwerdearmes Leben ermöglichen!

Unter degenerativen Wirbelsäulenerkrankungen fasst man Erkrankungen der Wirbelsäule und der angrenzenden Strukturen zusammen, die als Folge der natürlichen Alterung, der längerfristigen übermäßigen Beanspruchung der Wirbelsäule oder der Kombination aus anlagebedingter Disposition für eine Erkrankung und natürlicher Belastung der Wirbelsäule auftreten. Die Unterscheidung zwischen natürlichem Alterungsprozess und krankhafter Veränderung kann dabei fließend und z. T. schwierig sein. Entscheidend ist die Abgrenzung zu akuten Erkrankungen der Wirbelsäule, wie z. B. unfallbedingten, malignen oder entzündlichen Erkrankungen (z. B. traumatischer Bandscheibenvorfall, bakterielle Bandscheibenentzündung).

Degenerative Wirbelsäulenerkrankungen haben erhebliche sozioökonomische Auswirkungen. Ihr häufigstes Symptom ist der Rückenschmerz, über den ca. 80 % der Bundesbürger im Laufe ihres Lebens klagen. Er ist das häufigste Symptom in der Praxis niedergelassener Ärzte und Ursache jeder zweiten Konsultation einer orthopädischen Praxis. Beschwerden des Rückens zählen zu den häufigsten Ursachen für Arbeitsunfähigkeit und Frühberentung in Deutschland (ca. 16 Millionen Tage der Arbeitsunfähigkeit pro Jahr!).

Unter Rückenschmerzen versteht man dabei zumeist den unspezifischen lumbalen Rückenschmerz („lower back pain"). Allerdings liegt diesem in nur ca. 10 % der Fälle eine umschriebene Ätiopathogenese zugrunde, also eine Ursache im Sinne der degenerativen Erkrankungen.

Ein wichtiger differenzialdiagnostischer Aspekt des Rückenschmerzes sind somatisierte psychosoziale Belastungen. Die Abnahme der Prävalenz von Rückenbeschwerden im Rentenalter wird u. a. mit der verminderten Belastung nach dem Ausscheiden aus dem Erwerbsleben begründet.

> **LERNTIPP** Wichtige Lerninhalte dieses Kapitels sind Ursache, Wirkung, Diagnostik und Therapiealgorithmus zervikaler und lumbaler Bandscheibenvorfälle sowie zervikaler und lumbaler Spinalkanalstenosen. Des Weiteren Nervenwurzelkompressionssymptome, Cauda-equina-Syndrom und Symptome der zervikalen Myelopathie. Ein besonderes Augenmerk sollte auf die Notfallindikationen „akute Querschnittssymptomatik", klinische Zeichen des „Massenprolaps" und „Wurzeltod" („red flags") gelegt werden.

16.1 Anatomie der Wirbelsäule

Die Wirbelsäule besteht aus 33–34 Wirbeln, von denen 7 der zervikalen Wirbelsäule, 12 der thorakalen, jeweils 5 der lumbalen und sakralen sowie 4–5 dem Steißbein zugeordnet werden. Die sakralen und kokzygealen Wirbel sind zu Kreuz- und Steißbein verschmolzen. Aufbau und Form der Wirbelsäule spiegeln ihre Aufgabe als Stütz- und Halteorgan, als Bewegungsorgan und als Schutz für Rückenmark und Nervenwurzeln wider.

Aufbau der Wirbel

Bestandteile Die Wirbel, Vertebrae, sind einheitlich aufgebaut, weisen jedoch entsprechend den Abschnitten der Wirbelsäule spezifische Variationen auf. Das vordere Element des Wirbels ist der Wirbel-

16.1 Anatomie der Wirbelsäule

Die **Wirbelsäule** erfüllt eine Stütz- und Haltefunktion (stabilisiert durch Ligamenta), gleichzeitig muss die Beweglichkeit gewährleistet sein (ermöglicht durch Bandscheiben, Gelenke).

körper, der über die Pedikel mit den dorsalen Elementen, dem Wirbelbogen, den Gelenkflächen der kleinen Wirbelbogengelenke und dem medianen Dornfortsatz verbunden ist (> Abb. 16.1).

Ausnahmen Atlas und Axis Der Atlas, HWK1, besitzt keinen Körper, dafür einen vorderen und hinteren Bogen sowie 2 laterale, gelenkflächentragende Massae laterales, mit denen er kranial mit dem Kranium und kaudal mit dem 2. HWK, dem Axis, in Verbindung steht. Der Axis gleicht in seinem Grundaufbau bereits einem zervikalen HWK. Abweichend trägt er jedoch einen zahnartigen Fortsatz, den Dens axis. Dieser steht mit der Innenfläche des vorderen Atlasbogens über ein Synovialgelenk in Verbindung. Das Gelenk und damit die Position des Dens gegenüber dem Atlas ist durch Bänder gesichert (Lig. cruciforme atlantis, Ligg. alaria, Lig. apicis dentis), wodurch eine ebenfalls synoviale Gelenkverbindung zwischen dem Bandapparat und der Hinterfläche des Dens entsteht. Die synovialen ossären und ligamentären Gelenkverbindungen zwischen Atlas und Dens sind der bevorzugte Erkrankungsort der spinalen rheumatoiden Arthritis.

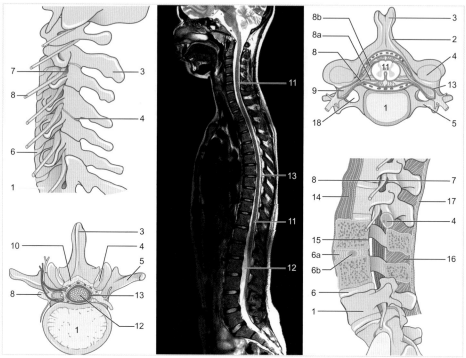

Abb. 16.1 Anatomie der Wirbelsäule. Die Zeichnungen in der oberen Reihe zeigen die HWS (links Seitenansicht, rechts Querschnitt), die der unteren Reihe die LWS (links Querschnitt, rechts Seitenansicht). In der Mitte ist eine T2-gewichtete sagittale MRT der Wirbelsäule dargestellt; Wirbelkörper (1) mit Wirbelbogen (2), Dornfortsatz (3), Wirbelbogengengelenk (4) und Querfortsatz (5). Zwischen den Wirbelkörpern liegt die Bandscheibe (6) mit dem Anulus fibrosus (6a) und Nucleus pulposus (6b). Im Foramen intervertebrale (7) verlässt die abgehende Nervenwurzel (8) den Spinalkanal (10). Radix anterior (8a) und posterior (8b), Ganglion spinale (9). Rückenmark (11) und Cauda equina (12) sind von der Dura mater spinalis (13) umgeben. Ventral der Wirbelkörper verläuft das Lig. longitudinale anterius (14), dorsal im Spinalkanal das Lig. longitudinale posterius (15). Zwischen den Dornfortsätzen finden sich die Ligg. interspinalia (16) und das Lig. supraspinale (17). Im Foramen transversarium (18) verläuft die A. vertebralis. [L126]

Wirbelsäule als Stütz- und Halteorgan

Der aufrechte Gang des Menschen bedeutet sowohl eine erhebliche statische axiale als auch eine dynamische Belastung bei Bewegung. Die Wirbelsäule kann diese Belastungen mit ihrer doppelten „S"-Form als Gesamtsystem – und mithilfe der Bandscheiben auf segmentaler Ebene – abfedern und bleibt dabei dennoch mobil.

Die Schwerpunktlinie der Wirbelsäule verläuft beim aufrechten unbelasteten Stand – durch die S-Form bedingt – sowohl vor als auch hinter der Wirbelsäule. Werden z. B. die Arme oder Gegenstände vor dem Körper angehoben, verschiebt sich die Schwerpunktlinie vor die Wirbelsäule. Um dies auszugleichen, bedarf es eines Gegenzugs hinter der Wirbelsäule, der durch die Rückenmuskulatur einerseits und einen dorsalen Bandapparat im Bereich der Dornfortsätze (Ligg. interspinalia, Lig. supraspinale) andererseits erzeugt wird. Die dabei auftretenden Hebelkräfte – um eine Achse etwa auf Höhe der kleinen Wirbelbogengelenke – sind enorm: Wirbelkörper und Bandscheiben werden alleine durch das Anheben der Arme vor dem Körper um ein Vielfaches des Körpergewichts mehr belastet.

Wirbelsäule als Bewegungsorgan

Bandscheiben Die kleinste Bewegungseinheit der Wirbelsäule ist die Bandscheibe mit den beiden angrenzenden Wirbelkörpern. Bandscheiben bestehen aus einem weichen Kern (Nucleus pulposus), der von einem faserigen Ring (Anulus fibrosus) umgeben ist, und erlauben sowohl Flexions- und Extensionsals auch rotatorische und minimale axiale Bewegungen im Sinne von Stauchungsbewegungen.

Die **Bandscheiben** bestehen aus einem weichen Kern (Nucleus pulposus), der von einem faserigen Ring (Anulus fibrosus) umgeben ist.

Bänder Die Freiheitsgrade der Beweglichkeit, insbesondere translatorische Bewegungen eines Segments, werden durch Bänder der Wirbelsäule und Wirbelbogengelenke eingeschränkt. Wesentliche Bänder sind die Ligg. longitudinale anterius und posterius:

- Das **vordere Längsband** zieht von der Vorderfläche des vorderen Atlasbogens (HWK1) bis zur Vorderfläche des Kreuzbeins (> Abb. 16.1). Dabei ist es jeweils an der Vorderfläche der Wirbelkörper fixiert. Die Verlängerung des Bandes nach kranial, zwischen Atlasbogen und Schädelbasis, ist die vordere atlantookzipitale Membran.
- Das **hintere Längsband** beginnt an der Hinterfläche des Axis und endet innerhalb des Canalis sacralis im Kreuzbein. Mit den Randleisten der Wirbelkörper sowie mit dem Anulus fibrosus bestehen Verbindungen, welche die Bandscheibe nach dorsal stabilisieren. Allerdings dünnt das Band nach lateral aus, wodurch eine dorsolaterale Prädilektionsstelle für Bandscheibenvorfälle, Richtung Neuroforamen und Rezessus, entsteht. Am kranialen Ende geht das Band in die Membrana tectoria über, die von der Hinterfläche des Dens zum Klivus zieht.

Beide Bänder beschränken die Beweglichkeit der Wirbelsäule bei Flexion und Extension. Für die Genese von Kompressionssyndromen innerhalb des Spinalkanals sind die **Ligg. flava** – die gelben Bänder – von Bedeutung, die zwischen den Wirbelbögen verlaufen und sich bei der degenerativen Spinalkanalstenose verdicken, hypertrophieren und damit den Spinalkanal einengen.

Wirbelbogengelenke Die kleinen Wirbelbogengelenke sind in den verschiedenen Abschnitten der Wirbelsäule unterschiedlich ausgerichtet (> Abb. 16.1) und bestimmen damit deren bevorzugte Bewegungsrichtung: An der HWS sind sie nahezu frontal gestellt und erlauben eine Flexion und Extension, Seitwärtsneigung und geringe Rotationsbewegung. An der BWS sind sie Ausschnitte eines Zylindermantels und erlauben eine Rotation und geringe Beugung und Streckung. In der LWS lassen die sagittal eingestellten Gelenke vorzugsweise Beugung und Streckung zu.

Rückenmark und Nervenwurzeln

Spinalnerven Das Rückenmark, das geschützt innerhalb des Spinalkanals im Duralsack verläuft (> Abb. 16.1), ist segmental organisiert, wobei je Segment 2 Nervenwurzeln, die Nn. spinales, vom Rückenmark abgehen, um durch die korrespondierenden seitlich gelegenen Neuroforamina der Wirbelsäule den Spinalkanal zu verlassen. Ein N. spinalis besteht dabei aus Radix posterior (sensorisch) und anterior (motorisch), wobei die Radix posterior distal des Neuroforamens das Ganglion spinalis bildet (sensorisch). Die Wurzel C1 besitzt nur die motorische Radix.

Nervenwurzelaustritte Das zervikale Rückenmark entlässt 8 Nervenwurzeln. Da die 1. Nervenwurzel (C1) zwischen Okziput und Atlas (HWK1) die Wirbelsäule verlässt, verläuft die Wurzel C8 zwischen dem 7. zervikalen und 1. thorakalen Wirbel. Daraus folgt, dass die zervikalen Nervenwurzeln C1–C7 jeweils oberhalb des korrespondierenden Wirbelkörpers durch das Neuroforamen austreten, alle folgenden Wurzeln (ab Th1) unterhalb des Wirbelkörpers.

Cauda equina Die Segmente des Rückenmarks sind kürzer als die Segmente der Wirbelsäule, sodass das Rückenmark auf Höhe der Wirbelkörper BWK12/LWK1 endet und kaudal hiervon nur noch die lumbalen und sakralen Nervenwurzeln als sog. Cauda equina innerhalb des Spinalkanals anzutreffen sind. Diese verlaufen kurz vor ihrem Austritt aus dem Neuroforamen in einer knöchernen Nische, dem Rezessus, in dem sie gegenüber komprimierenden Strukturen wie z. B. Bandscheibenvorfällen oder einer Hypertrophie der kleinen Wirbelbogengelenke im Rahmen einer Spondylarthrose besonders anfällig sind.

16.2 Pathophysiologie degenerativer Wirbelsäulenerkrankungen

Bei der gesunden, physiologisch belasteten Wirbelsäule wird eine Balance gehalten zwischen Stabilität im Sinne der Halte- und Stützfunktion der Wirbelsäule und Mobilität im Sinne der Wirbelsäule als ein Gelenk. Verschiebt sich dieses Gleichgewicht auf segmentaler Ebene in Richtung einer Instabilität, werden die angrenzenden Segmente mehr belastet, und es entstehen ossäre Abstützreaktionen, eine ligamentäre fibrotische Hypertrophie und eine Hypertrophie der Wirbelbogengelenke. Bei den degenerativen Erkrankungen wechseln sich segmentale Instabilität und kompensatorische Immobilität oft im Krankheitsverlauf ab.

Bandscheibenvorfall (BSV)

Die Bandscheiben unterliegen einem natürlichen Alterungsprozess: Bereits in der Adoleszenz geht die Zahl ihrer Gefäße zurück und die passive Versorgung nimmt zu. Die Bandscheibe enthält weniger Flüssigkeit und wird flacher, konzentrische Einrisse innerhalb des Anulus und der knorpeligen Deck- und Grundplatten führen dazu, dass sich Material des Nucleus pulposus in den Anulus fibrosus einlagert (> Abb. 16.2, s. a. > Abb. 16.6a).

Protrusion, Prolaps, Sequester Die Einlagerungen können eine lokale Raumforderung der Bandscheibe, eine Protrusion in den Spinalkanal, hervorrufen. Die Protrusion ist dabei als Einlagerung in den Anulus definiert, wobei mindestens die äußerste Schicht des Anulus noch intakt sein muss (> Abb. 16.2). Erst wenn das Material des Nucleus aus dem Anulus austritt, handelt es sich um einen Bandscheibenvor-

---

Wesentliche stabilisierende **Bänder** sind:
- Lig. longitudinale anterius: liegt von vorne den Wirbelkörpern an
- Lig. longitudinale posterius: liegt innerhalb des Spinalkanals den Wirbelkörpern von hinten an, hat Verbindungen zu deren Randleisten und zum Anulus fibrosus; seine Ausdünnung nach lateral begünstigt Banscheibenvorfälle an diesen Stellen
- Ligg. flava: verlaufen zwischen den Wirbelbögen innerhalb des Spinalkanals und können bei Verdickung zu Spinalkanalstenosen führen

Die **Wirbelbogengelenke** erlauben je nach WS-Abschnitt unterschiedliche Bewegungsgrade.

Die paarigen **Spinalnerven** eines Rückenmarkssegments entstehen aus einer Hinterwurzel (sensorisch), zu der auch das Spinalganglion gehört, und einer Vorderwurzel (motorisch).

Die **Nervenwurzeln** C1–C7 treten oberhalb, die folgenden Wurzeln ab Th1 unterhalb der korrespondierenden Wirbelkörper aus dem Spinalkanal aus.

16.2 Pathophysiologie degenerativer Wirbelsäulenerkrankungen

Ein Schaden an einem Teil der Wirbelsäule führt zu kompensatorischer Mehrbelastung der angrenzenden Strukturen. Folgen: ossäre Abstützungsreaktionen, ligamentäre fibrotische Hypertrophie und Hypertrophie der Wirbelbogengelenke.

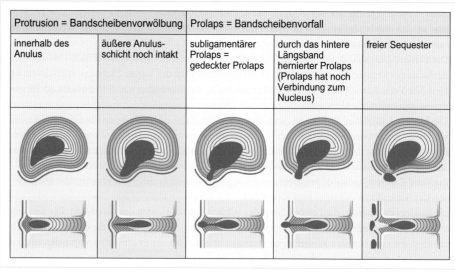

Protrusion = Bandscheibenvorwölbung		Prolaps = Bandscheibenvorfall		
innerhalb des Anulus	äußere Anulus-schicht noch intakt	subligamentärer Prolaps = gedeckter Prolaps	durch das hintere Längsband hernierter Prolaps (Prolaps hat noch Verbindung zum Nucleus)	freier Sequester

Abb. 16.2 Protrusion, Prolaps und Sequester. Schematische Darstellung der Lage und Ausprägung der Bandscheiben-degeneration. [L141]

fall. Hat dieses ausgetretene Material noch eine Verbindung zum Nucleus, spricht man von einem Pro-laps. Beim Prolaps unterscheidet man, ob das hintere Längsband durch den Vorfall durchbrochen wurde oder nicht. Ist das hintere Längsband noch intakt, spricht man von einem subligamentären Prolaps.

Hat das ausgetretene Material keinen Bezug mehr zum Nucleus und kommt entweder ventral des hinte-ren Längsbandes (subligamentärer Sequester) oder frei innerhalb des Spinalkanals (freier Sequester) zu liegen, spricht man von einem Sequester oder sequestrierten Bandscheibenvorfall.

MERKE

> **MERKE**
>
> **Stadien des Bandscheibenvorfalls**
>
> - **Protrusion:** Einlagerung von Material des Nucleus in den Anulus, *ohne* dass die äußerste Schicht des Anulus durchbrochen wird
> - **Prolaps:** Teile des Nucleus sind aus dem Anulus ausgetreten, haben aber noch Verbindung zum Nucleus
>   – das hintere Längsband ist noch intakt: subligamentär
>   – das hintere Längsband ist durchbrochen
> - **Sequester:** wie Prolaps, die ausgetretenen Anteile haben aber *keine* Verbindung mehr zum Nucleus
>   – Unterscheidung in subligamentär und
>   – frei in den Spinalkanal sequestriert

Das hintere Längsband ist mit dem Anulus fibrosus mittelliniennah verwachsen und dünnt lateralseitig aus.

Daraus ergeben sich Prädilektionsstellen für Bandscheibenvorfälle im dorsolateralen Anteil des Anulus. Bandscheibenvorfälle treten bevorzugt auf:

- an der HWS in den Segmenten HWK6/7, gefolgt von HWK5/6
- an der LWS in den Segmenten LWK4/5, gefolgt von LWK5/SWK1

Bandscheibe und Nervenwurzel   An der HWS liegen Bandscheibenraum und abgehende Nerven-wurzel eng nebeneinander. Ein mediolateraler BSV beeinträchtigt damit meist die im Segment austreten-de Nervenwurzel. An der LWS liegt der Abgang der Nervenwurzel aus dem Duraschlauch dagegen deut-lich oberhalb des Zwischenwirbelraums. Entsprechend befindet sich die Nervenwurzel auf Höhe der Bandscheibe bereits am Austritt des Neuroforamens und damit in räumlicher Distanz. Nur ein nach kra-nial sequestrierter oder intra-/extraforaminaler BSV ist in der Lage, die im Segment abgehende Wurzel zu komprimieren. Ein auf Höhe des Zwischenwirbelraums oder kaudal sequestrierter BSV erreicht hingegen die nächste, erst im folgenden Segment austretende Nervenwurzel.

CAVE

> **CAVE**   Bandscheibenvorfälle der *HWS* betreffen meist die abgehende Wurzel des betroffenen Segmentes, z. B. komprimiert ein BSV HWK5/6 i. d. R die Wurzel C6.
>
> Bandscheibenvorfälle der *LWS* betreffen meist die Wurzel des nächsten nach distal folgenden Segmentes, z. B. komprimiert ein BSV LWK4/5 die Wurzel L5.

> **LERNTIPP**   Durch die genannte unterschiedliche Anatomie des Nervenwurzelabgangs und zusätzlich die Verschiebung der Wurzelzählung am zervikothorakalen Übergang (8 zervikale Wurzeln bei 7 HWS-Segmen-ten!) kommt es leicht zu Verwirrung, welche Wurzel betroffen ist. Vereinfacht merkt man sich: Die betroffene Wurzel hat sowohl in der HWS als auch in der LWS immer die gleiche Nummer wie der untere Wirbelkörper des betroffenen Segmentes (z. B. C6 bei HWK5/6; L5 bei LWK4/5).

Massenprolaps Große Bandscheibenvorfälle, die den kompletten Spinalkanal verlegen, nennt man Massenprolaps. Sie können in der HWS zu einer Kompression des Rückenmarks (selten) mit konsekutiver Querschnittssymptomatik und in der LWS zu einer Kompression der Cauda equina führen.

Massenprolaps: großer Bandscheibenvorfall, Verlegung des kompletten Spinalkanals, evtl. mit Kompression des Myelons/der Cauda equina

Spinalkanalstenose und Spondylose

Spinalkanalstenose Die Spinalkanalstenose ist als segmentale knöcherne und ligamentäre Einengung des Spinalkanals definiert. Sie tritt vorzugsweise zervikal und lumbal auf. Häufig beginnt die Erkrankung mit einer Instabilität des betroffenen Segments: Die Bandscheibe degeneriert (s. o.), wird flacher und wölbt sich in den Spinalkanal vor. Dadurch ist einerseits der Spinalkanal schon etwas eingeengt, andererseits nimmt die Mobilität zu. Die Instabilität bewirkt, dass:
- sich die Bänder lockern, die Ligg. flava einfalten und die Bänder fibrotisch hypertrophieren,
- die kleinen Wirbelbogengelenke mehr belastet werden und ebenfalls hypertrophieren,
- als Abstützreaktion ossäre Anbauten an den Hinterkanten der Wirbelkörper entstehen.

Protrusion der Bandscheibe, knöcherne Anbauten, Hypertrophie von Gelenken und Bändern sowie Einfaltung des gelben Bandes engen den Spinalkanal ein. Zervikal ist diese Stenose häufig „kneifzangenartig", mit einer Betonung der Einengung von ventral und dorsal, wohingegen lumbal die primär längsovale Form des Kanals in eine „T-Form" übergeht (s. a. ➤ Abb. 16.9). Die konsekutive Kompression des Myelons (zervikal) oder der Nervenwurzeln (lumbal) wird verstärkt, wenn die HWS gebeugt oder gestreckt wird, was sich in elektrisierenden Missempfindungen vom Nacken ausgehend in die Extremitäten äußert (Lhermitte-Zeichen), oder wenn die lumbale Lordose durch Stehen und Gehen den Spinalkanal weiter einengt, was sich in der typischen Symptomatik der Claudicatio intermittens spinalis äußert.

Zervikale Spondylose An der HWS wird synonym für die Spinalkanalstenose der Begriff zervikale Spondylose verwendet. Dies ist jedoch ein eigenständiges Krankheitsbild, das zwar klinisch und bildmorphologisch vieles mit der Spinalkanalstenose gemein hat, pathophysiologisch aber als Endzustand einer Bandscheibendegeneration betrachtet wird. Bei der zervikalen Spondylose findet man osteophytäre Randkantenausziehungen an Deck- und Grundplatten, Unkovertebralarthrosen und ossäre foraminale Einengungen. Je nachdem, welche raumfordernde Komponente dabei im Vordergrund steht, handelt es sich um die geschilderte zentrale Stenose oder um eine fokal betonte Stenose mit einer Einengung des Rezessus oder des Neuroforamens.

Spondylolisthese und Spondylarthrose

Degenerative Spondylolisthese Das Wirbelgleiten ist die Maximalversion der segmentalen Instabilität. Wenn die degenerativen Veränderungen durch Bandscheibenschaden und Bandlaxität zu einer Instabilität führen, die nicht ausreichend stabilisiert werden kann, degenerieren die kleinen Wirbelbogengelenke und die Wirbel sind gegeneinander verschieblich. Diese Verschiebung tritt unter Belastung in ventrodorsaler Richtung auf und führt zu einer Stufe im Spinalkanal. Da vornehmlich die unteren lumbalen Segmente betroffen sind, kommt es zu Kompressionssyndromen der lumbalen und sakralen Nervenwurzeln.

Spondylarthrose Die Spondylarthrose bezeichnet die arthrotische Degeneration der kleinen Wirbelbogengelenke, die von einer Facettengelenkhypertrophie und nicht selten von degenerativen Gelenkzysten begleitet wird. Die Hypertrophie der Gelenke und begleitende Gelenkzysten können die Nervenwurzel im Bereich des Rezessus komprimieren. Sonst imponieren lokale Beschwerden im Sinne einer Lumbalgie.

MERKE

Degenerative Wirbelsäulenleiden

- **Bandscheibenvorfall:** Nucleus-pulposus-Prolaps, das Heraustreten von weichem Bandscheibengewebe durch die faserige Bandscheibenbegrenzung und Kompression nervaler Strukturen
- **Spinalkanalstenose und Spondylose:** knöcherne, diskogene oder ligamentäre Einengung des Spinalkanals mit Kompression von Rückenmark oder Nervenwurzeln
- **Spondylarthrose:** arthrotische Veränderung der kleinen Wirbelbogengelenke mit lokalen Beschwerden oder nervaler Kompression
- **degenerative Spondylolisthese:** Wirbelgleiten als Folge einer segmentalen Instabilität mit Verschiebung der Wirbelkörper in anterior-posteriorer Richtung und konsekutiver Einengung des Spinalkanals.

MERKE

Myelonkompression und Myelopathie

Druck oder Zug auf das Rückenmark führt zu einer Schädigung, die bei degenerativen Erkrankungen der Wirbelsäule häufiger zervikal als thorakal auftritt. Die zervikale spondylotische Myelopathie ist ein eigenständiges Krankheitsbild – die häufigste Halsmarkschädigung im höheren Lebensalter. Ursache kann ein BSV, eine knöcherne Spinalkanalstenose oder zumeist die zervikale Spondylose sein, wobei die Myelopathie nahezu ausschließlich bei prädisponierendem engem zervikalem Spinalkanal mit Schwerpunkt im mittleren und unteren Abschnitt der HWS auftritt. Pathophysiologisch wird von einem komplexen Geschehen ausgegangen, wobei druckbedingt sowohl mechanische Komponenten (Scherverletzungen) mit Schädigung von Myelinscheiden und Axonen als auch vaskuläre Faktoren im Sinne von ischämischen Läsionen eine Rolle spielen. Das konsekutive Myelonödem und die Demyelinisierung zeigen sich in der

Bildgebung (MRT) als Myelopathiesignal, als Signalanhebung in T2-gewichteten Sequenzen (s. a. ➤ Abb. 16.8).

MERKE

> **MERKE**
> - **Myelopathie:** Kompressionssyndrom des Rückenmarks
> - **Radikulopathie:** Nervenwurzelkompressionssyndrom, z. B. als Folge eines Bandscheibenvorfalls

Nervenwurzelkompression

Mechanischer Druck auf eine Nervenwurzel führt zu einer radikulären Symptomatik in ihrem Versorgungsgebiet. Dies umfasst Schmerzen, Gefühlsstörungen (sensible Ausfälle und Dysästhesien) im abhängigen Dermatom und motorische Ausfälle in den Kennmuskeln. Die Schmerzen werden als direkte Folge der Wurzelkompression interpretiert und als mediatorenvermittelte biochemische Entzündungsreaktion der Nervenwurzel.

Insbesondere bei der Claudicatio intermittens spinalis wird eine arterielle Ischämie oder venöse Kongestion in der Nervenwurzel als Ursache der Schmerzen diskutiert. Die ausgeprägteste Form des Nervenwurzelkompresionssyndroms ist das klinische Bild des sog. „Wurzeltodes" (s. a. ➤ Kap. 16.3.1). Eine Ischämie der Wurzel und ein struktureller Defekt der Wurzel führen zu einem funktionellen Komplettausfall.

MERKE

> **MERKE**
> - **Lumbalgie:** Schmerzen der lumbalen Wirbelsäule
> - **Lumboischialgie:** Schmerzen der lumbalen Wirbelsäule mit Ausstrahlung in das Bein (im engeren Sinne: in das Versorgungsgebiet des N. ischiadicus)
> - **Brachialgie:** in den Arm ausstrahlende Schmerzen

Chronifizierung von Schmerzen

Für den akuten Schmerz zu Beginn einer degenerativen Wirbelsäulenerkrankung gibt es meist ein morphologisches Korrelat. Wenn die Schmerzen jedoch chronifizieren, also länger als 12 Wochen anhalten, können somatische Ursachen in den Hintergrund treten und psychosoziale Faktoren (z. B. Schmerzgedächtnis, maladaptive Krankheitsverarbeitung, subjektives Beeinträchtigungsempfinden) in den Vordergrund. Behandelt man in dieser Phase „nur" die primäre somatische Erkrankung, ist das u. U. nicht mehr erfolgreich. Dies ist umso wichtiger zu wissen, als die Chronifizierung von Rückenschmerzen mit einer Prävalenz von 23 % sowohl für den Patienten als auch sozioökonomisch von erheblicher Bedeutung ist (s. a. ➤ Kap. 16.3.1: Schmerztherapie/Multimodale Schmerztherapie und Neuromodulation).

16.3 Klinik und Management

16.3.1 Schmerz bei degenerativen Wirbelsäulenerkrankungen

Häufigstes Symptom degenerativer Wirbelsäulenerkrankungen ist der Schmerz, ob als Rückenschmerz und/oder ausstrahlender Schmerz in Arme und Beine.

Anamnese

In der Anamnese kommt der Beurteilung des Schmerzes eine besondere Bedeutung zu. Dazu können z. B. die 6 W-Fragen verwendet werden:
- Wo? Die Lokalisation und ggf. Ausstrahlung des Schmerzes (z. B. in ein Dermatom) lassen Rückschlüsse auf den Ort der Ursache zu.
- Wie? Wie intensiv ist der Schmerz (anhand von Schmerzskalen) und wie ist seine Qualität (stechend, brennend)?
- Wann? Beginn (akut oder langsam), Kopplung an Tageszeiten; der Schmerzbeginn ist häufig charakteristisch für seine Genese. Ein BSV beginnt z. B. plötzlich unter Belastung, eine Spinalkanalstenose schleichend mit progredientem Verlauf.
- Wie oft? Frequenz (dauernd oder intermittierend)?
- Womit einhergehend? Begleitsymptome?
- Wodurch verstärkt? Faktoren, die den Schmerz provozieren oder aber auch lindern?

Klinische Untersuchung und typische Symptome

Die klinische Untersuchung orientiert sich an der allgemeinen und speziellen neurologischen Untersuchung (➤ Kap. 1). Dabei zeigen degenerative Wirbelsäulenerkrankungen häufig typische Symptome, die bei der Untersuchung herausgearbeitet werden sollten:

Nervenwurzelkompressionssyndrom (Radikulopathie) Ursachen der Kompression können weiche Bandscheibenvorfälle („soft disc") oder knöcherne Einengungen („hard disc") in Form von Foramenstenosen, Rezessusstenosen, Unkarthrose oder Spondylarthrose sein. Auch im Rahmen der Spondy-

---

Chronifizierung von Schmerzen:
- *akuter Schmerz:* auslösendes, morphologisches Korrelat vorhanden
- *chronischer Schmerz:* Anhalten der Schmerzen über 12 Wochen ohne morphologisches Korrelat, durch Schmerzgedächtnis, maladaptive Krankheitsverarbeitung, subjektives Empfinden

16.3 Klinik und Management

16.3.1 Schmerz bei degenerativen Wirbelsäulenerkrankungen

Radikulopathie:
- Schmerzausstrahlung in das Dermatom der betroffenen Nervenwurzel
- Paresen der Kennmuskeln
- Dysästhesien
- Nervendehnungszeichen (s. u.)
am häufigsten betroffene Wurzeln → ➤ Abb. 16.3

lolisthese kann es durch die Verschiebung der Wirbel zu einer Foramenstenose mit Kompression der abgehenden Nervenwurzel kommen. Die typische Symptomatik umfasst:

- Schmerzausstrahlung in das Dermatom der betroffenen Nervenwurzel
- Paresen und verminderte Muskeleigenreflexe der Kennmuskeln
- Dysästhesien, häufig als Kribbelparästhesien („Ameisenlaufen") und Hypästhesien im Dermatom der Nervenwurzel
- Nervendehnungszeichen: Werden die lumbalen und sakralen Nervenwurzeln unter Zug belastet, strahlen Schmerzen in das Versorgungsgebiet des N. ischiadicus aus. Für das Lasègue-Zeichen liegt der Patient auf dem Rücken und der Untersucher hebt das betroffene Bein gestreckt an. Das Bragard-Zeichen wird ähnlich dem Zeichen nach Lasègue bei auf dem Rücken liegendem Patienten getestet. Das gestreckte Bein wird passiv in der Hüfte gebeugt und dabei der Fuß dorsalflektiert. Das umgekehrte Zeichen nach Lasègue wird in Bauchlage überprüft. Beim Anheben des Beins kommt es unter pathologischen Bedingungen zu einer Ausstrahlung in das sensible Innervationsgebiet des N. femoralis.

Dermatom, Kennmuskel und Reflex der am häufigsten von Kompressionssyndromen betroffenen Wurzeln sind in ➤ Abb. 16.3 aufgeführt (s. a. ➤ Tab. 1.24 und ➤ Tab. 14.4).

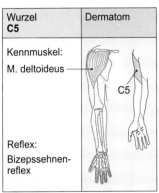
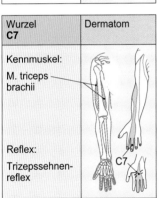

Abb. 16.3 Dermatom, Kennmuskel und -reflex für die Wurzeln C5 bis C8 und L4 bis S1 als die am häufigsten von Kompressionssyndromen betroffenen Wurzeln. [L141]

Wurzeltod Kommt es als Folge eines massiven Wurzelkompressionssyndroms zu einem weitgehenden Verlust der Funktion der Wurzel, spricht man vom „Wurzeltod". Merkmale des klinischen Symptoms „Wurzeltod" sind:

- massive Schmerzen, die abrupt aufhören – als Folge des Funktionsverlustes
- eine Plegie der Kennmuskeln
- ein korrespondierendes sensibles Defizit

In seltenen Fällen kann die schmerzhafte Phase auch übersprungen werden, dann kommt es akut zur schmerzlosen Plegie.

CAVE

> **CAVE** Der „Wurzeltod" ist ein dringender Notfall. Wird die komprimierte Wurzel innerhalb kürzester Zeit operativ entlastet, können sich Teile der Symptomatik zurückbilden. Die Prognose ist jedoch in jedem Fall ungünstig.

Zervikale und thorakale Myelopathie Durch degenerative Erkrankungen kann das zervikale oder – weniger häufig – das thorakale Rückenmark komprimiert werden. Mögliche Ursachen sind ein großer zervikaler oder thorakaler BSV, eine chronische Spinalkanalstenose oder die zervikale Spondylose. Klassische Symptome sind die sog. Zeichen der langen Bahnen:
- spastische Tonuserhöhung und Paresen der unteren Extremitäten mit gesteigerten und pathologischen Reflexen (Babinski-Zeichen) sowie Kloni
- spastische Paresen der Hände und Unterarme mit Atrophie der Handmuskulatur
- Taubheitsgefühl und Parästhesien der Hände mit Feinmotorikstörungen
- Gangataxie
- Lhermitte-Zeichen: elektrisierende Missempfindungen bei schneller Anteflexion des Kopfes, ausgehend vom Nacken und in die Extremitäten ausstrahlend
- Sphinkterdysfunktion mit ggf. Blasenentleerungsstörungen.

Cauda-equina-Syndrom Dieses Kompressionssyndrom der lumbalen und sakralen Nervenwurzeln oder des Conus medullaris entsteht z. B. durch große BSV („Massenprolaps") thorakolumbal (Conus medullaris) oder lumbal (Cauda equina). Typische Symptome sind:
- Blasen-Mastdarm-Entleerungsstörungen im Rahmen von Sphinkterdysfunktionen mit Blasenretention, Restharn nach willkürlicher Miktion, Urin- und Stuhlinkontinenz sowie vermindertem Analsphinktertonus
- Reithosenhyp- oder anästhesie, d. h. Gefühlsstörungen in den Dermatomen um den Anus, den Genitalbereich und das Gesäß, den sog. „tiefen S-Segmenten"
- Paresen oder Plegie der unteren Extremitäten, häufig symmetrisch, die mehrere Nervenwurzeln umfassen

Die motorischen Eigenreflexe können abhängig von der Höhe der Schädigung gesteigert (Conus medullaris) oder vermindert sein (Cauda equina).

Claudicatio intermittens spinalis Sie ist Folge der mechanischen Irritation von lumbalen und sakralen Nervenwurzeln bei chronischer Spinalkanalstenose:
- Gehstreckenabhängige Schmerzen und Missempfindungen in Gesäß, Hüfte, Leiste und Beinen, meist auf beiden Seiten. Die Beinschmerzen bessern sich durch Vornüberbeugen oder Sitzen, da der Lordose im Lumbalbereich damit entgegengewirkt wird.
- Die Symptomatik ist, anders als bei der vaskulären Claudicatio, nicht grundsätzlich belastungsabhängig, sondern tritt nur bei Belastung in aufrechter Haltung auf (Zunahme der Lordose). Belastungen in gebeugter Haltung (Fahrradfahren!) sind häufig unbeeinträchtigt möglich.
- Neurologische Defizite wie Paresen oder sensible Ausfälle können auftreten, betreffen dann meist mehrere Wurzeln und sind häufig bilateral.

Wichtig zum differenzialdiagnostischen Ausschluss ist die sorgfältige Untersuchung der Beingefäße (z. B. Pulsstatus, Zeichen der arteriellen Insuffizienz).

PRAXISTIPP

Hexenschuss

Der Hexenschuss ist das landläufige Synonym für die akute Lumbalgie. Die Beschwerden sind unspezifisch und häufig multifaktoriell bedingt. Mögliche Ursachen sind arthrotische Veränderungen der kleinen Wirbelbogengelenke, Bandscheibenprotrusionen mit Dehnung des hinteren Längsbandes oder schmerzhafte muskuläre Verspannungen.

MERKE

MERKE
- **Radikulopathie:** Kompression einer Nervenwurzel im Neuroforamen → Schmerzen, Dysästhesie im zugeordneten Dermatom, evtl. Lasègue-Zeichen positiv
- **„Wurzeltod": Notfall!** Klinisches Symptom der massiven Nervenwurzelkompression. Typisch sind aprupt abbrechende Schmerzen, Plegie oder hochgradige Parese der Kennmuskeln, sensibles Defizit im Dermatom.
- **Myelopathie:** Kompression des zervikalen (oder thorakalen) Rückenmarks → Zeichen der langen Bahnen, evtl. Lhermitte-Zeichen positiv
- **Cauda-equina-Syndrom:** Kompression lumbaler und sakraler Nervenwurzeln oder des Conus medullaris → Blasen-Mastdarm-Entleerungsstörungen, Reithosenhyp- oder -anästhesie, Paresen der unteren Extremitäten, die mehrere Nervenwurzeln umfassen
- **Claudicatio intermittens spinalis:** Kompression lumbaler Nervenwurzeln durch Spinalkanalstenose → gehstreckenabhängige Schmerzen in den Beinen, Besserung im Sitzen

Schmerztherapie

WHO-Stufenschema Die WHO hatte 1986 ein Schema für die Behandlung von Tumorschmerzen entwickelt, das die Schmerztherapie in 3 Stufen gliedert. Dabei werden zunächst „einfache" Analgetika und erst bei deren Unwirksamkeit stärker wirkende Analgetika eingesetzt. Dieses Schema hat sich auch für die allgemeine Schmerztherapie bewährt:

- Stufe 1: Nicht-Opioid-Analgetika
- Stufe 2: schwache Opioide
- Stufe 3: starke Opioide

In jeder Stufe können zusätzliche Medikamente eingesetzt werden, die zwar nicht analgetisch, aber dennoch verstärkend wirken, wie z. B. Neuroleptika, Antidepressiva oder Muskelrelaxanzien. Parallel dazu werden auch andere analgetische Verfahren eingesetzt, wenn sie im individuellen Fall indiziert sind (z. B. Physiotherapie, manuelle Therapie, Verhaltenstherapie).

Medikamente Die in der Behandlung von degenerativen Wirbelsäulenerkrankungen eingesetzten Analgetika (> Tab. 16.1, > Tab. 16.2, > Tab. 16.3, > Tab. 16.4) sind nichtsteroidale Antirheumatika (NSAR), Opioide, Pyrazolon-Derivate (z. B. Novaminsulfon, Metamizol) und Kortikosteroide (z. B. Dexamethason).

Multimodale Schmerztherapie Im Rahmen chronifizierender Schmerzen kann es trotz adäquater Behandlung der zugrunde liegenden Ursache (z. B. BSV) in bis zu 23 % der Fälle (s. a. > Kap. 16.3.3) zu einer Chronifizierung der Beschwerden kommen. Dieses chronifizierte Schmerzsyndrom darf nicht bagatellisiert werden, indiziert sind eine multimodale Schmerztherapie, die neben einer adäquaten Analgesie nach WHO-Stufenschema zusätzlich physiotherapeutische und manuelle Therapien, das Erlernen von Entspannungstechniken und gesprächs- und verhaltenstherapeutische Ansätze umfasst.

Neuromodulation Lässt sich über eine multimodale Schmerztherapie keine ausreichende Beschwerdelinderung erreichen, haben sich als nächste Eskalationsstufe neuromodulatorische Verfahren etabliert. Hierunter versteht man invasive Therapieverfahren, bei denen sich mittels dünnen Elektroden und Schrittmachern die Schmerzverarbeitung auf spinaler (SCS, „spinal cord stimulation") und radikulärer Ebene (DRG „dorsal root stimulation") wirkungsvoll beeinflussen lässt.

Tab. 16.1 Typische Schmerzmedikationen (Beispiele für normalgewichtige Erwachsene ohne wesentliche Vorerkrankungen).

Medikament	Dosierung	Tageshöchstdosis	Bemerkung
Leichte bis moderate Schmerzen			
Diclofenac 100 mg p. o.	2 × 1 Tbl.	200–300 mg	evtl. Magenschutz, Vorsicht bei Niereninsuffizienz
Ibuprofen 400 mg p. o.	3 × 1 Tbl.	2.400 mg	evtl. Magenschutz, Vorsicht bei Niereninsuffizienz, kann arterielle Hypertonie verschlechtern
Pantoprazol 40 mg p. o.	1 × 1 Tbl.		Magenschutz
Dexamethason 4 mg p. o.	3 × 1 Tbl.		bei Wurzelkompressionssyndrom
Novaminsulfon 1.000 mg p. o.		3.000 mg	Bedarfsmedikation
Starke Schmerzen			
Ibuprofen 600 mg p. o.	3 × 1 Tbl.	2.400 mg	s. o.
Pantoprazol 40 mg p. o.	1 × 1 Tbl.		Magenschutz
Novaminsulfon 1.000 mg p. o.	3 × 40 Tropfen	3.000 mg	
Tilidin (+ Naloxon) 100 mg/8 mg p. o.		600 mg/48 mg	Bedarfsmedikation
Oxycodon 10 mg p. o.		400 mg	Bedarfsmedikation, ggf. zusätzlich Laxans

MERKE

- bei Gabe von Kortikosteroiden: Blutzuckerkontrolle!
- bei Gabe von NSAR: zusätzlich „Magenschutz", z. B. Protonenpumpenhemmer, insbesondere bei der Kombinationstherapie mit steroidalen Antiphlogistika, Blutdruckkontrollen; keine NSAR bei höhergradiger Niereninsuffizienz
- bei Gabe von Opioiden: zeitliche Beschränkung wegen Opioidabhängigkeit!

16.3.2 Akuter Rückenschmerz mit oder ohne fokale neurologische Defizite

Zervikaler Bandscheibenvorfall

Klinik

Der Patient mit zervikalem Bandscheibenvorfall berichtet über meist akute Beschwerden im Sinne eines Nervenwurzelkompressionssyndroms (> Kap. 14.5). Zum Teil geht dem Armschmerz – der Brachialgie

---

Schmerztherapie bei degenerativen Wirbelsäulenerkrankungen nach *WHO-Stufenschema*:
- Stufe 1: Nicht-Opioid-Analgetika
- Stufe 2: schwache Opioide und Nicht-Opioid-Analgetika
- Stufe 3: starke Opioide und Nicht-Opioid-Analgetika

zusätzlich jederzeit *Ko-Analgetika* (z. B. Neuroleptika, Antidepressiva, Muskelrelaxanzien)

Eingesetzte **Analgetika:** NSAR, Opioide, Pyrazolon-Derivate, Kortikosteroide (> Tab. 16.1, > Tab. 16.2, > Tab. 16.3, > Tab. 16.4).

Multimodale Schmerztherapie zur Vorbeugung von Chronifizierung: zusätzlich Physio- und manuelle Therapie, Entspannungstechniken, Psychotherapie

Neuromodulation: Als Eskalation können Schmerzen mittels invasiver Elektroden auf spinaler oder radikulärer Ebene moduliert werden.

TAB. 16.1

MERKE

16.3.2 Akuter Rückenschmerz mit oder ohne fokale neurologische Defizite

Zervikaler Bandscheibenvorfall

TAB. 16.2

Tab. 16.2 Nichtsteroidale Antiphlogistika (NSAR).

Wirkstoffe	Inhibition der Prostaglandinsynthese, z. B. Carbonsäuren (Diclofenac, Ibuprofen) oder Enolsäuren (Piroxicam). Zu den „neueren" NSAR zählen die selektiven COX-2-Inhibitoren, z. B. Celecoxib oder Etoricoxib.
Wirkungsmechanismus	• Carbonsäuren und Enolsäuren: Inhibition der Prostaglandinsynthese • COX-2-Inhibitoren: Hemmung der Zyklooxygenase 2
Wirkung	• Carbonsäuren und Enolsäuren: analgetisch, antipyretisch und antiphlogistisch • COX-2-Inhibitoren: analgetisch und antiphlogistisch
Indikationen	• Carbonsäuren und Enolsäuren: Schmerzen mit entzündlicher Komponente • COX-2-Inhibitoren: degenerative und entzündliche Gelenkerkrankungen
Kontraindikationen	• Carbonsäuren: Bronchospasmus, Asthma bronchiale nach der Einnahme nichtsteroidaler Entzündungshemmer, ungeklärte Blutbildungsstörungen, gastrointestinale Blutungen, schwere Leber- oder Nierenfunktionsstörung, schwere Herzinsuffizienz • Enolsäuren: gastrointestinale entzündliche Erkrankungen, Blutungen oder Perforationen. Kombination mit anderen NSAR einschließlich COX-2-selektiven NSAR und Azetylsalizylsäure, Anwendung in Kombination mit Antikoagulanzien, schwere Herzinsuffizienz, ungeklärte Blutbildungs- oder Blutgerinnungsstörungen • COX-2-Inhibitoren: Bronchospasmus, Asthma bronchiale, angioneurotisches Ödem nach der Einnahme nichtsteroidaler Entzündungshemmer, gastrointestinale entzündliche Erkrankungen, Blutungen oder Perforationen, schwere Leberfunktionsstörungen, Niereninsuffizienz, unzureichend eingestellte arterielle Hypertonie, koronare Herzkrankheit (NYHA II–IV), periphere arterielle Verschlusskrankheit, zerebrovaskuläre Erkrankungen
Nebenwirkungen	• Carbonsäuren und Enolsäuren: Schädigung der Magenschleimhaut (NSAR immer mit z. B. Protonenpumpenhemmern verschreiben), Asthmaanfälle bei disponierten Patienten, Einschränkung der Nierendurchblutung (Niereninsuffizienz), arterielle Hypertonie und Ödemneigung • COX-2-Inhibitoren: mögliches Risiko für kardiovaskuläre Nebenwirkungen

TAB. 16.3

Tab. 16.3 Opioide oder Opioidabkömmlinge.

Wirkstoffe	• Vertreter stark wirksamer Opioide: Morphin, Oxycodon, Piritramid, Pethidin • Vertreter schwach wirksamer Opioide: Tramadol und Tilidin (+ Naloxon)
Wirkungsmechanismus	Stimulation zentraler Opioidrezeptoren, wobei die Wirkung vom Typ des Rezeptors abhängt
Wirkung	• analgetisch • sedativ • antitussiv • z. T. antiemetisch
Indikationen	starke Schmerzen, die nur mit Opioid-Analgetika ausreichend behandelt werden können
Kontraindikationen	• schwere Atemdepression, schwere chronisch obstruktive Lungenerkrankung, Asthma bronchiale • Cor pulmonale • paralytischer Ileus, akutes Abdomen oder verzögerte Magenentleerung
Nebenwirkungen	• Atemdepression • Obstipation • Pruritus • Spasmen von Hohlorganen (Gallenwege, Bronchospasmus) • Abhängigkeit (aufgrund der euphorisierenden Wirkung)
Klinische Anwendung	Im Rahmen des WHO-Stufenschemas kommen Opioide in Stufe 2 (schwach wirksame) und 3 (stark wirksame) zur Anwendung. In Kombination mit Morphinantagonisten (Naloxon) soll dem Missbrauch vorgebeugt werden. Opioide werden nach ihrer Potenz in Relation zu Morphin eingeteilt. Das Morphinäquivalent des schwach wirksamen Tilidins beträgt 0,1–0,2, Oxycodon hat als starkes Opioid eine relative Potenz von 1,5–2.

TAB. 16.4

Tab. 16.4 Steroidale Antiphlogistika.

Wirkstoffe	Dexamethason (Verhältnis der gluko- zur mineralokortikoiden Wirkung: 30:1) wird oft eingesetzt, obwohl die Wirkung nicht sicher belegt ist
Wirkungsmechanismus	Die entzündungshemmenden, immunsuppressiven und antiproliferativen Effekte werden u. a. durch verringerte Bildung, Freisetzung und Aktivität von Entzündungsmediatoren und durch Inhibierung der spezifischen Funktionen und der Migration von Entzündungszellen hervorgerufen.
Wirkung	Kortikosteroide wirken u. a. antiphlogistisch und antiödematös und reduzieren damit im Idealfall die Kompression nervaler Strukturen.
Indikationen	Breites Indikationsspektrum. Bei degenerativen Wirbelsäulenerkrankungen werden sie eingesetzt, wenn Wurzelreiz- und -kompressionssyndrome sowie Schädigungen des Myelons therapiert werden sollen.
Kontraindikationen	Überempfindlichkeit gegen Dexamethason oder einen der sonstigen Bestandteile
Nebenwirkungen	Das Nebenwirkungsspektrum ist mit diabetogener und ulzerogener (Schädigung der Magenschleimhaut) Wirkung, mit der Induktion von Fettstoffwechselstörungen (Stammfettsucht, Mondgesicht) und Osteoporose erheblich. Verschreibung daher nur nach sorgfältiger Nutzen-Risiko-Abwägung!

– eine Periode des Nacken-Hinterkopf-Schmerzes voraus. Häufig verstärken sich die Beschwerden, wenn der Patient den Kopf in den Nacken legt oder ihn zur betroffenen Seite neigt, wohingegen sie durch Anheben des Arms hinter den Kopf gelindert werden. Neben der Brachialgie sind Paresen, Ausfälle von Muskeleigenreflexen in den Kennmuskeln und sensible Ausfälle in den entsprechenden Dermatomen möglich. Prädilektionsstellen für zervikale BSV sind die Segmente HWK6/7, gefolgt von HWK5/6. Da die zervikalen Nervenwurzeln oberhalb des korrespondierenden Wirbelkörpers das intervertebrale Neuroforamen verlassen, führt beispielsweise ein BSV im Segment HWK5/6 zu einer Nervenwurzelkompression von C6. Selten kommt es bei einem Massenvorfall zu einer Querschnittssymptomatik oder zervikalen Myelopathie.

FALL Eine 48-jährige Patientin sucht die Ambulanz des örtlichen Krankenhauses auf und berichtet über seit 2 Tagen bestehende Schmerzen, die vom Nacken in den rechten Arm ziehen. Dort seien der radiale Unterarm und die radiale Handkante unter Beteiligung des Daumens und Zeigefingers vom Schmerz betroffen. Die Schmerzen seien besser zu ertragen, wenn sie die Hand an den Hinterkopf lege. Schon seit Längerem habe sie ein Verspannungsgefühl im Nacken, habe diesem aber keine weitere Bedeutung beigemessen. Ebenfalls seit 2 Tagen habe sie das Gefühl, der rechte Daumen „schläft ein". Am Nachmittag habe sie versucht, einen Einkaufskorb auf den Tisch zu heben, was ihr nicht gelungen sei.
Klinisch zeigen sich eine schmerzbedingte Fehlhaltung des Kopfes, eine klopfschmerzhafte HWS, ausstrahlende Schmerzen bei passiver Rotation und Seitwärtsneigung des Kopfes, Paresen des M. biceps und M. brachioradialis rechts vom Kraftgrad 3/5 und ein abgeschwächter Bizepssehnenreflex rechts gegenüber links. Am radialen Unterarm und am Daumen gibt die Patientin eine Hypästhesie an.
Die MRT der HWS zeigt einen lateralen Bandscheibenvorfall des Segments HWK5/6 mit Kompression der Nervenwurzel C6 rechts.

Diagnostik

Die MRT der HWS ist beim Verdacht auf einen Bandscheibenvorfall die Bildgebung der Wahl (> Abb. 16.4). Ist eine MRT nicht verfügbar oder kontraindiziert, ist eine CT indiziert. Für Röntgenuntersuchungen in der Primärdiagnostik besteht keine Indikation.

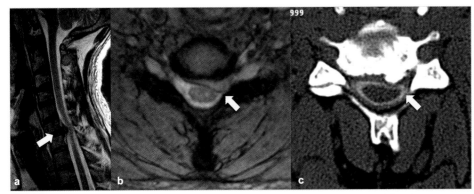

Abb. 16.4 Bandscheibenvorfall HWK6/7 (Pfeil). **a, b** Weicher subligamentär sequestrierter **Vorfall in der MRT. c** Überwiegend verknöcherter Vorfall in der Post-Myelografie-CT.

Therapie

Bei allen degenerativen Prozessen der Wirbelsäule ist die Frage nach neurologischen Defiziten therapieentscheidend. Meist ist die konservative Behandlung ausreichend (> Tab. 16.5), aber in folgenden Fällen ist eine Operation indiziert:

- höhergradige Paresen (< Kraftgrad 4/5) in den Kennmuskeln
- bildmorphologische oder klinische Zeichen der zervikalen Myelopathie
- frustraner Auslassversuch der konservativen Therapie nach 4–6 Wochen
- konservativ nicht beherrschbare Schmerzen
- Querschnittssymptomatik (Notfallindikation!)

Tab. 16.5 Konservative und operative Therapie bei zervikalem Bandscheibenvorfall.

TAB. 16.5

Konservative Therapiemaßnahmen	Operative Maßnahmen

• Schmerzmedikation nach WHO-Stufenschema
• physikalische Therapie
• frühzeitige Mobilisierung, keine alleinige Ruhigstellung
	• mediolateraler BSV:
	  – mikrochirurgische Diskektomie und Fusion (Spondylodese) von ventral
	  – mikrochirurgische Diskektomie und Implantation einer Bandscheibenprothese von ventral
	• intraforaminaler BSV: mikrochirurgische Sequestrotomie über eine dorsale Foraminotomie (nach Frykholm)

Prognose und Komplikationen

Konservative und operative Therapie zeigen gute Ergebnisse. Die Rate zufriedener Patienten nach einer Operation liegt bei 80–95 %. Die Rückbildung neurologischer Defizite (Paresen) ist abhängig von der Dauer und Schwere der Parese vor der operativen Entlastung. Nach ventraler Operation mit Fusion des Segments wird im längeren Verlauf eine höhere Inzidenz an degenerativen Veränderungen der benachbarten Segmente angenommen („adjacent level disease").

MERKE

Zervikaler Bandscheibenvorfall

- Nervenwurzelkompression, seltener zervikale Myelopathie oder Querschnittssymptomatik
- Bildgebung der Wahl ist die MRT
- konservative Therapie nach WHO-Stufenschema, sofern kein höhergradiges neurologisches Defizit besteht
- OP-Indikation bei höhergradigen Paresen, zervikaler Myelopathie oder therapierefraktären Beschwerden
- Eine Querschnittssymptomatik ist eine Notfallindikation für die OP!

PRAXISTIPP

Mikrochirurgische Operation des zervikalen BSV

Der Patient liegt auf dem Rücken, der Kopf ist leicht extendiert. Nach Desinfektion folgt ein Hautschnitt von ca. 3 cm Länge in einer Hautfalte über dem entsprechenden, zuvor mittels Röntgendurchleuchtung gesicherten Zwischenwirbelraum. Die Subkutis, das Platysma und die Halsweichteile werden präpariert und zwischen dem Gefäß-Nerven-Bündel (Halsschlagader, N. vagus) und der Speiseröhre und Luftröhre die Wirbelsäule aufgesucht. Die Operation wird mikrochirurgisch, d. h. unter Verwendung eines Operationsmikroskops, fortgesetzt. Die Muskelansätze des M. longus colli werden von der Vorderfläche der Wirbelkörper abpräpariert, der Zwischenwirbelraum wird inzidiert und die Bandscheibe stückchenweise entfernt.
Besondere Vorsicht ist geboten, wenn das hintere Längsband erreicht wird: Da das Myelon möglicherweise bereits durch den BSV komprimiert wird, ist ein weiterer Druck durch die Instrumente unbedingt zu vermeiden. Im Bereich des Längsbandes (subligamentär) lässt sich das sequestrierte Bandscheibengewebe entfernen. Das leere Bandscheibenfach muss mit einem Platzhalter versehen werden, um den Abstand der Wirbelkörper zu erhalten. Dazu verwendet man einen sog. Cage oder eine Bandscheibenprothese. Der Cage erlaubt eine Verknöcherung der angrenzenden Wirbelkörper, führt also zur knöchernen Fusion, die Prothese erhält im besten Fall die Beweglichkeit im Segment. Nach sorgfältiger Blutstillung werden die Instrumente entfernt und das Platysma, die Subkutis und die Haut genäht.
Die Operation wird von ventral durchgeführt, weil sich das sequestrierte Bandscheibengewebe meist ventral des Duralschlauchs und damit vor dem Rückenmark befindet. Von dorsal wären solche Sequester nur zu erreichen, wenn man das Rückenmark „zur Seite hält", was ohne Schädigung des Rückenmarks nicht möglich ist.

Thorakaler Bandscheibenvorfall

Der thorakale BSV ist deutlich seltener als der zervikale oder lumbale (weniger als 1 % aller BSV). Die untere BWS ist am häufigsten betroffen.

Klinik und Diagnostik

Das führende Symptom ist der lokale Schmerz, der in den Brustkorb ausstrahlen kann. Bei einem thorakalen Massenprolaps kann sich ein Querschnittssyndrom entwickeln. Bei kleineren Vorfällen kann eine Myelopathie im Vordergrund stehen. Diagnostisch wird eine MRT der BWS und des thorakolumbalen Übergangs durchgeführt. Eine CT ist indiziert, wenn eine MRT nicht verfügbar oder kontraindiziert ist.

Therapie

Eine Querschnittssymptomatik ist Indikation zur sofortigen operativen Entlastung. Lediglich bei einer isolierten Schmerzsymptomatik ist der konservative Therapieversuch indiziert. Die wesentliche Schwierigkeit bei der operativen Versorgung ist der Zugang. Da das Rückenmark empfindlich auf jede Art der Manipulation reagiert, ist nur bei weit lateral gelegenen BSV der dorsale Zugang sinnvoll. Für alle anderen Fälle ist ein anteriorer transthorakaler oder in Ausnahmefällen ein seitlicher Zugang indiziert.

MERKE Bei den seltenen thorakalen Bandscheibenvorfällen mit Querschnittssymptomatik ist die sofortige operative Entlastung indiziert.

Lumbaler Bandscheibenvorfall

Klinik

Führendes Symptom ist die akute Lumboischialgie. Die Patienten können dabei häufig das auslösende Ereignis benennen. Die Symptomatik wird stärker, wenn der intraabdominale Druck steigt (z. B. bei Husten, Niesen oder Pressen), und schwächt sich manchmal ab, wenn die Patienten mit angewinkelten Beinen im Hüft- und Kniegelenk auf dem Rücken liegen (Stufenlagerung). Die Kennmuskeln sind paretisch und die zugehörigen Reflexe vermindert, sensible Defizite finden sich im betroffenen Dermatom, das Nervendehnungszeichen (nach Lasègue) ist positiv. Ein Massenprolaps, der den Spinalkanal ausfüllt, kann zu einem Cauda-equina- oder Conus-medullaris-Syndrom führen.

Diagnostik

Mittel der Wahl ist die lumbale **MRT** ($>$ Abb. 16.5, $>$ Abb. 16.6), die auch postoperativ bei bleibenden oder erneut auftretenden Beschwerden an erster Stelle steht. Zur sicheren postoperativen Differenzierung

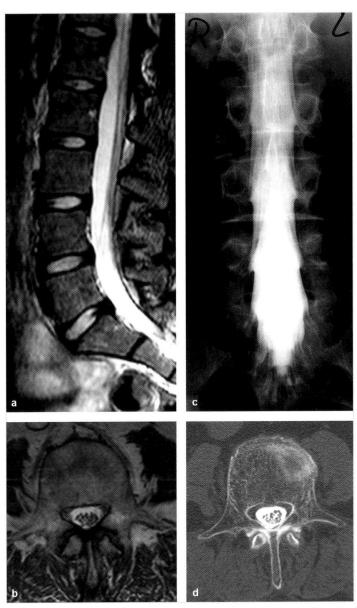

Abb. 16.5 Normalbefunde der LWS. Der Spinalkanal ist weit, die Nervenwurzeln sind in den axialen Schichten jeweils unbehindert von Liquor umflossen. **a, b** MRT sagittal (a) und axial (b). **c** Myelografie der LWS a. p. **d** Post-Myelografie-CT axial.

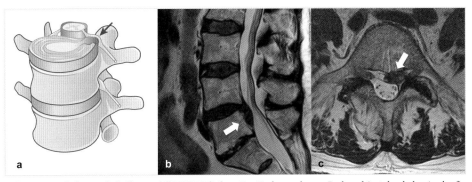

Abb. 16.6 Lumbaler Bandscheibenvorfall LWK4/5 links. a Der Nucleus-pulposus-Prolaps dringt durch den Anulus fibrosus und komprimiert die Nervenwurzel [L126]. **b, c** T2-gewichtete MRT-Bilder des kaudal sequestrierten BSV (Pfeile) in der sagittalen (b) und axialen Ansicht (c).

zwischen Narbengewebe und Bandscheibenvorfallrezidiv muss die MRT mit Kontrastmittel durchgeführt werden. Die **CT** ist indiziert, wenn eine MRT nicht verfügbar oder kontraindiziert ist. Wenn eine Nervenwurzelkompression mit MRT oder CT nicht sicher ausgeschlossen werden kann, kommen ggf. eine klassische **Myelografie** und eine Postmyelo-CT infrage (> Abb. 16.5). Dabei können die Nervenwurzelabgänge nach Kontrastmittelinjektion in den Duralschlauch beurteilt werden. **Röntgenuntersuchungen** sind als Übersichts-, Funktions- und Schrägaufnahmen speziellen Fragestellungen vorbehalten und keinesfalls primärdiagnostisches Instrument.

Therapie

Konservative Maßnahmen stehen auch bei der Behandlung lumbaler BSV im Vordergrund (> Tab. 16.6). Indikationen für einen operativen Eingriff sind:

- höhergradige Paresen (< Kraftgrad 3/5) in den Kennmuskeln (absolute Indikation)
- frustraner Auslassversuch der konservativen Therapie nach 4–6 Wochen
- konservativ nicht beherrschbare Schmerzen
- Cauda-equina-Syndrom bei Bandscheibenmassenprolaps (Notfalloperation!) (absolute Indikation)
- Blasen- Mastdarmentleerungsstörung (absolute Indikation)

TAB. 16.6

Tab. 16.6 Konservative und operative Therapie bei lumbalem Bandscheibenvorfall.

Konservative Therapiemaßnahmen	Operative Maßnahmen
<ul><li>analgetische Therapie mit NSAR (nichtsteroidalen Antirheumatika)</li><li>Bedarfsmedikation entsprechend WHO-Stufenschema</li><li>ggf. Stoßtherapie mit Kortikosteroiden im Sinne einer Eskalationstherapie</li><li>physikalische Therapie</li><li>frühzeitige Mobilisierung, keine alleinige Ruhigstellung</li></ul>	<ul><li>mediolateraler BSV: mikrochirurgische Sequestrotomie und ggf. Nukleotomie mit Zugang über eine interlaminäre Fensterung, also Eröffnung des Spinalkanals</li><li>intra- oder extraforaminaler BSV: mikrochirurgische Sequestrotomie und ggf. Nukleotomie mit transmuskulärem Zugang ohne Eröffnung des Spinalkanals</li><li>endoskopische Sequestrotomie in ausgewählten Fällen</li></ul>

PRAXISTIPP

Patienten, die einen BSV erleiden, sind in der Regel jünger als solche mit einer knöchernen Spinalkanalstenose, der typischen Erkrankung des höheren Lebensalters. Damit treffen Bandscheibenvorfälle häufig noch berufstätige Menschen. Die berufliche Perspektive dieser Patienten darf bei der Therapieentscheidung nicht außer Acht gelassen werden. Manchen Patienten ist eine mehrwöchige Krankschreibung – mit möglichem Arbeitsplatzverlust – für einen konservativen Therapieversuch mit unklarem Ausgang nicht zu vermitteln. Bei diesen Patienten ist sorgfältig die medizinische gegen die soziale Indikation abzuwägen.
Nach operativen Eingriffen, wenn die oft lange, qualvolle Symptomatik abrupt endet, entsteht bei den Patienten nicht selten eine euphorische Erwartungshaltung mit neuen guten Vorsätzen zur Umgestaltung der Lebensweise. Solchen Patienten sollte erläutert werden, dass eine sofortige exzessive Rehabilitation und sportliche Be- und Überlastung kontraproduktiv sind. Stattdessen ist unter präventiven Gesichtspunkten die langfristige Umstellung der Lebensgewohnheiten mit rückenschonendem Tragen von Lasten, moderatem, aber dauerhaftem Rückentraining, häufigem Positionswechsel bei mehrstündigen monotonen Beschäftigungen (Schreibtischarbeit) der Vorzug zu geben.

Prognose und Komplikationen

Patienten ohne höhergradiges neurologisches Defizit profitieren in ca. 85 % der Fälle von der konservativen Therapie. Besteht eine OP-Indikation, ist mit der Operation ein ähnlich gutes Ergebnis zu erzielen. Im Vergleich zwischen konservativer und operativer Therapie bei Patienten ohne dringliche OP-Indikation (kein höhergradiges neurologisches Defizit) zeigt sich, dass mit der Operation meist eine schnellere Beschwerdelinderung erzielt werden kann. Diesem scheinbaren Vorteil stehen allerdings die intraoperativen Risiken (Nervenwurzelverletzung, Nachblutung, Liquorfistel, ca. 2–3 %) und postoperativen Komplikationen („failed-back"-Syndrom, Postnukleotomiesyndrom) gegenüber. Nachteil der konservativen Therapie ist bei frustranem Verlauf die Gefahr der Chronifizierung des Beschwerdebildes.

MERKE

MERKE

Lumbaler Bandscheibenvorfall

- Nervenwurzelkompression, seltener (bei Massenprolaps) Cauda-equina- oder Conus-medullaris-Syndrom
- Bildgebung der Wahl ist die MRT
- konservative Therapie mit NSAR; weitere Therapie und Bedarfsmedikation nach WHO-Stufenschema, sofern kein höhergradiges neurologisches Defizit besteht
- OP-Indikation bei höhergradigen Paresen oder therapierefraktären Beschwerden
- Cauda-equina- oder Conus-medullaris-Syndrom sowie Zeichen des „Wurzeltodes" sind Notfallindikationen für die OP!

16.3.3 Chronischer oder wiederkehrender Rückenschmerz mit oder ohne neurologische Defizite

Zervikale Spinalkanalstenose und zervikale Spondylose

Die Begriffe zervikale Spinalkanalstenose und zervikale Spondylose werden häufig synonym verwendet. Da sich die Symptome beider Krankheitsbilder ähneln und die gleichen Therapiemöglichkeiten bestehen, werden sie im Folgenden gemeinsam beschrieben, obwohl es sich pathophysiologisch um eigenständige Krankheitsbilder handelt.

Klinik

Häufigstes Beschwerdebild der zervikalen Spinalkanalstenose und Spondylose ist die zervikale Myelopathie, die häufig mit unspezifischen Nacken- und Schulterschmerzen einhergeht, bisweilen sogar schmerzlos auftritt. Ist die Einengung des Spinalkanals lateral betont, z. B. als Folge verkalkter Bandscheibenvorfälle oder einer Facettengelenkhypertrophie, kann eine Brachialgie bei Wurzelkompressionssyndrom im Vordergrund stehen. Bei fortgeschrittener multisegmentaler Spinalkanalstenose und Spondylose kann es zu Mischbildern mit sowohl radikulärer als auch myelopathischer Symptomatik kommen.

Diagnostik

Ziel der gründlichen **Befunderhebung** ist es, die Beschwerden und neurologischen Defizite dezidierten Segmenten zuzuordnen.

Die **MRT** der HWS erlaubt die Beurteilung der diskogenen und ligamentären Beteiligung. Signalanhebungen im Myelon in den T2-gewichteten Sequenzen (Myelopathiesignal) sind das bildmorphologische Korrelat der Demyelinisierung und Ödembildung im Rückenmark (> Abb. 16.7).

Die **CT** der HWS zeigt eine knöcherne Beteiligung (> Abb. 16.8), insbesondere wenn Bandscheibenvorfälle und Bänder sekundär ossifizieren. Anhand der CT lässt sich der Längsdurchmesser bestimmen, der beim gesunden Erwachsenen durchschnittlich 18,5 mm beträgt. Bei einem Durchmesser von weniger als 14 mm ist eine Stenose wahrscheinlich.

Röntgen-Schrägaufnahmen stellen die Neuroforamina dar zur Beurteilung umschriebener Foramenstenosen. Funktionsaufnahmen dienen der Beurteilung pathologischer Beweglichkeiten.

16.3.3 Chronischer oder wiederkehrender Rückenschmerz mit oder ohne neurologische Defizite

Zervikale Spinalkanalstenose und zervikale Spondylose

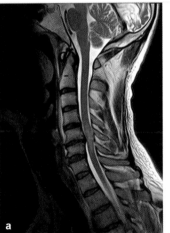
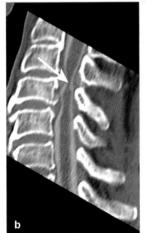
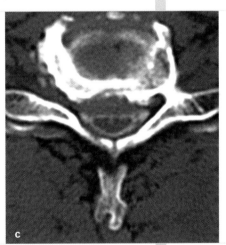
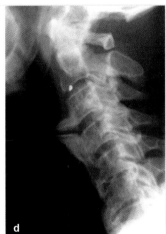

Abb. 16.7 Zervikale multisegmentale Spinalkanalstenose. a Als Folge der Myelonkompression ist ein Myelonödem entstanden, das sich als Myelopathiesignal zeigt (hyperintenses Signal in der T2-gewichteten MRT). **b, c** Stenose in der Post-Myelografie-CT. Als Folge der Instabilität kommt es zu Abstützreaktionen des Knochens in Form von Randkantenausziehungen (Osteophyten). **d** Bizarre Osteophyten im seitlichen HWS-Röntgenbild.

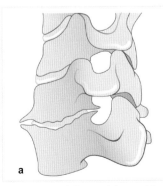
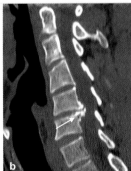
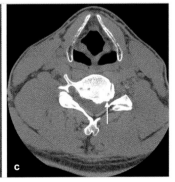

Abb. 16.8 Zervikale Spondylose und Foramenstenose. a Ventrale und dorsale Randkantenausziehungen (Schema) [L126]. **b, c** Osteophyten und Foramenstenose (Pfeil) in der CT sagittal (b) und axial (c).

Aus Studentensicht

Differenzialdiagnosen der zervikalen Spinalkanalstenose:
- Motoneuronerkranungen (gleichzeitige Zeichen peripherer und zentraler Schädigung)
- intramyeläre Raumforderungen

CT-gesteuerte **Wurzelblockaden** können bei der multisegmentalen Stenose zur differenzialdiagnostischen Beurteilung hilfreich sein: Wenn ein Lokalanästhetikum am Nervenwurzelaustritt die Beschwerden lindern kann, gilt die Wurzel als beteiligt.

Mit **EMG** und Nervenleitungsmessung kann eine eventuelle Wurzelbeteiligung beurteilt werden.

Wichtige Differenzialdiagnosen

Motoneuronerkrankungen Aufgrund der gleichzeitigen Affektion von Strukturen des peripheren (Nervenwurzel und Vorderhornzellen) und des ZNS (Pyramidenbahn) ergibt sich als wichtige Definition der zervikalen Spinalkanalstenose eine kombinierte Motoneuronerkrankung wie bei der amyotrophen Lateralsklerose (> Kap. 13.6.1). Dabei finden sich an den oberen Extremitäten atrophisierende Paresen und an den unteren Extremitäten eine spastische Paraparese. Um diese wichtige Differenzialdiagnose sicher auszuschließen, sollten bei jedem Verdacht auf eine kombinierte Motoneuronerkrankung eine zerebrale und eine zervikale Bildgebung (MRT) durchgeführt werden.

Intramyeläre Raumforderung Auch eine intramyeläre Raumforderung (z. B. Ependymom, Astrozytom) kann das spinale Syndrom einer peripheren Lähmung der oberen Extremitäten in Kombination mit einer spastischen Paraparese der unteren Extremitäten ergeben.

Therapie

Konservative Maßnahmen (> Tab. 16.7) mit analgetischer Therapie stehen bei den meisten Fällen im Vordergrund und können zu einer ausreichenden Beschwerdelinderung führen. Indikationen für einen operativen Eingriff richten sich nach der vorherrschenden Klinik:
- dringliche Operationsindikation:
  - zervikale Myelopathie
  - lokale Beschwerden und radiologische Zeichen der Myelopathie (Myelopathiesignal)
  - höhergradige Paresen (< Kraftgrad 4/5) in den Kennmuskeln bei vorrangigem Nervenwurzelkompressionssyndrom
- relative Operationsindikation:
  - frustraner Auslassversuch der konservativen Therapie nach 4 Wochen
  - konservativ nicht beherrschbare Schmerzen.

TAB. 16.7

Tab. 16.7 Konservative und operative Therapie bei zervikaler Spinalkanalstenose.

Konservative Therapiemaßnahmen	Operative Maßnahmen

- Schmerzmedikation nach WHO-Stufenschema
- physikalische Therapie
	- Spinalkanalstenose:
	  – mikrochirurgische Diskektomie, Dekompression des Spinalkanals und Fusion (Spondylodese) von ventral bei umschriebenen Veränderungen beschränkt auf den Zwischenwirbelraum
	  – mikrochirurgische Korporektomie – Entfernung eines Wirbelkörpers – Dekompression des Spinalkanals und Fusion (Spondylodese) mittels Beckenkamms von ventral bei langstreckigen Einengungen von ventral
	  – Laminoplastie, Dekompression des Spinalkanals von dorsal
	- foraminale Stenose: mikrochirurgische Dekompression über eine ventrale oder dorsale Foraminotomie (nach Frykholm)

Prognose und Komplikationen

Eine manifeste Myelopathie verbessert sich sowohl unter konservativer Behandlung als auch unter chirurgischer Therapie nur teilweise. Indikation für den operativen Eingriff ist u. a., einen weiteren Progress der Erkrankung zu verhindern.

MERKE

MERKE

Zervikale Spinalkanalstenose
- unspezifische Nacken-Schulter-Schmerzen, zervikale Myelopathie oder radikuläre Symptomatik (Brachialgie) bei Nervenwurzelkompressionssyndrom
- Bildgebung: MRT und CT mit besonderer Beachtung von Signalanhebungen in den T2-gewichteten Sequenzen: Myelopathiesignal!
- OP-Indikation bei zervikaler Myelopathie, höhergradigen neurologischen Defiziten oder therapierefraktären Beschwerden

Lumbale Spinalkanalstenose

Claudicatio intermittens spinalis: gehstreckenabhängige Schmerzen in beiden Beinen durch Spinalkanalstenose, Besserung bei gebeugter Haltung (z. B. Fahrradfahren).
Nicht zu verwechseln mit der vaskulären Claudicatio (nicht positionsabhängig).

Lumbale Spinalkanalstenose

Klinik

Das führende Symptom der zentralen lumbalen Spinalkanalstenose ist die Claudicatio intermittens spinalis – gehstreckenabhängige Schmerzen in beiden Beinen. Sie tritt im hohen Lebensalter auf und ist langsam progredient. Neurologische Fokaldefizite sind nicht typisch. Wichtig ist bei der Anamnese und Befunderhebung die differenzialdiagnostische Abgrenzung zur vaskulären Claudicatio. Handelt es sich um eine Spinalkanalstenose mit Betonung im Bereich der Rezessus, kann statt der Claudicatio intermittens spinalis ein Nervenwurzelkompressionssyndrom im Vordergrund stehen.

Diagnostik

Bei der Diagnostik der Spinalkanalstenose haben **MRT und CT** ihre Berechtigung. Abhängig vom Ausmaß der ossären oder ligamentären Beteiligung kann die MRT (Weichteilpathologie) oder die CT (knöcherne Pathologie) die Stenose besser darstellen (> Abb. 16.9, > Abb. 16.10). Eine **Myelografie** oder Postmyelo-CT kann hilfreich sein, wenn mittels MRT oder CT keine eindeutige Diagnose möglich ist (> Abb. 16.10). Das intrathekale Kontrastmittel zeigt in der betroffenen Höhe eine Kontrastmittelaussparung. Die zusätzliche Darstellung in Funktionsstellung erlaubt die Beurteilung einer dynamischen Stenosierung. Bei multisegmentaler Spinalkanalstenose kann zur Bestimmung des führenden Segments die Postmyelo-CT hilfreich sein (s. a. > Abb. 16.7).

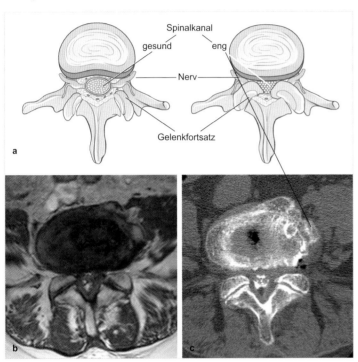

Abb. 16.9 Lumbale Spinalkanalstenose LWK4. a Links ist der Normalbefund, rechts die Spinalkanalstenose schematisch gezeigt. Durch die hypertrophen Wirbelbogengelenke, den hypertrophen Bandapparat und die begleitende Bandscheibenvorwölbung ist der Spinalkanal T-förmig oder dreieckig eingeengt [L126]. **b, c** Spinalkanalstenose in der T2-gewichteten MRT (**b**) und in der CT (**c**). Im Vergleich zu den Normalbefunden (> Abb. 16.5) ist ein Liquorsaum um die Nervenwurzeln nicht mehr abzugrenzen.

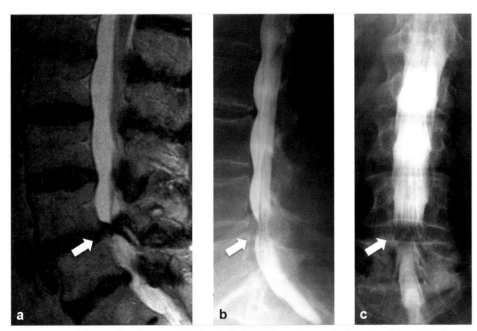

Abb. 16.10 Lumbale Spinalkanalstenose LWK4/5. a In der MRT (T2-gewichtet, sagittal) ist die multifaktorielle Genese nachzuvollziehen: Neben dem hypertrophierten Gelenk- und Bandapparat ist auch eine Bandscheibenprotrusion im Segment nachweisbar. **b, c** In der konventionellen Myelografie ist die Kontrastmittelaussparung im Segment deutlich (Pfeile).

Zur Beurteilung des Schweregrads der Spinalkanalstenose wird zwischen einer relativen Spinalkanalstenose mit einem Sagittaldurchmesser zwischen 10 und 14 mm und einer absoluten Spinalkanalstenose mit einem Durchmesser < 10 mm unterschieden.

Röntgen-Funktionsaufnahmen in Anteflexions- und Retroflexionshaltung erlauben die Beurteilung einer pathologischen Beweglichkeit.

Therapie

Prognostische Faktoren zur Beurteilung des natürlichen Verlaufs der Erkrankung gibt es nicht. Bei einigen Patienten kommt es spontan oder unter konservativer Therapie zu ausreichender Beschwerdelinderung oder einem Stillstand im Krankheitsverlauf. Damit ist bei allen Patienten zunächst ein konservativer Therapieversuch indiziert (> Tab. 16.8). Da die Schmerzsymptomatik im Vordergrund steht und neurologische Defizite selten sind, ist eine Operation meist nicht dringlich. Sie kann indiziert sein, wenn die Beschwerden unter konservativen Therapiemaßnahmen nicht zurückgehen.

TAB. 16.8

Tab. 16.8 Konservative und operative Therapie bei lumbaler Spinalkanalstenose.

Konservative Therapiemaßnahmen	Operative Maßnahmen
• analgetische Therapie mit NSAR (nichtsteroidalen Antirheumatika) • weitere Therapie und Bedarfsmedikation entsprechend WHO-Stufenschema • physikalische Therapie	• mikrochirurgische bilaterale Dekompression des Spinalkanals über einen einseitigen Zugang mit Teilhemilaminektomie – Teilentfernung einer Wirbelbogenhälfte (ist dem bilateralen Zugang gleichwertig und einer Komplettentfernung des Wirbelbogens überlegen) • bei begleitender Instabilität des Segments im Sinne einer degenerativen Spondylolisthese („Wirbelgleiten") kann eine gleichzeitige Spondylodese – instrumentelle Versteifung – als PLIF („posteriore lumbar interbody fusion") indiziert sein → Schrauben in beiden Wirbelkörpern des Segments und verbindende fixierte Stäbe, die Entfernung der Bandscheibe und das Einbringen eines Platzhalters (Cage) führen zu einer Versteifung des Segments

Prognose und Komplikationen

Die Kurzzeitergebnisse der operativen Behandlung sind meist gut und die intra- und postoperative Komplikationsrate – trotz des häufig hohen Lebensalters der Patienten – niedrig. Der pathophysiologische Mechanismus der Erkrankung wird durch die Operation nicht außer Kraft gesetzt, eine Restenosierung ist daher im Langzeitverlauf häufig.

MERKE

MERKE

Lumbale Spinalkanalstenose

• Claudicatio intermittens spinalis
• differenzialdiagnostische Abgrenzung zur vaskulären Claudicatio
• operative Dekompression bei Patienten, die progrediente therapierefraktäre Beschwerden haben

FALL

Immer dieser Anton …

Der 68-jährige Anton H. humpelt offensichtlich schmerzgeplagt in die Praxisräume von Dr. Krömer. Er berichtet von unerträglichen Schmerzen im Rücken, das Gehen sei nicht mehr richtig möglich, auch stelle sich hin und wieder ein komisches Gefühl in den Beinen ein. Im Nachttisch seiner Frau habe er Schmerzmittel gefunden, die zunächst gut gewirkt hätten, mittlerweile würden die aber auch nicht mehr helfen. Ja, das Wasserlassen sei in Ordnung, er wisse aber nicht, was diese Frage mit seinen Schmerzen zu tun habe.

Variante 1

Auf weiteres Nachfragen stellt sich heraus, dass die Beschwerden plötzlich vor 2 Monaten bei der Gartenarbeit angefangen hätten und der Schmerz auch in das rechte Bein ziehe – hier vor allem in den lateralen Oberschenkel und den ventralen Unterschenkel bis in die Großzehe. In der Großzehe komme es auch zu dem komischen Gefühl, das sich wie „Ameisenlaufen" anfühle. Das Gehen sei schwierig, da er häufiger über den rechten Fuß stolpere.

Klinisch ist die untere LWS klopfschmerzhaft bei paravertebralem Hartspann, das Gangbild bei einer Parese des M. gluteus medius rechts eingeschränkt mit Absinken des Beckens auf der Gegenseite und Großzehenheberparese rechts vom Kraftgrad 3/5. Die Muskeleigenreflexe sind seitengleich nicht auslösbar. Pyramidenbahnzeichen finden sich nicht. Am Schienbein und am Fußrücken auf der rechten Seite gibt der Patient eine Hypästhesie an, das Zeichen nach Lasègue ist rechts bei 40° positiv.

Verdachtsdiagnose: BSV LWK4/5 rechts mit L5-Nervenwurzelkompression rechts.

Variante 2

Auf weiteres Nachfragen gibt Anton H. an, dass die Beschwerden seit Jahren zunehmen und vor allem beim Spazierengehen aufträten. Die ersten 100 Meter seien fast immer beschwerdefrei, dann nähmen die Schmerzen in beiden Beinen zu, vor allem im Oberschenkel. Er müsse dann stehen bleiben und sich setzen oder mit den Armen vornübergebeugt auf ein Geländer abstützen. Rad fahren hingegen sei immer noch gut möglich.

Klinisch ist die LWS etwas klopfschmerzhaft, der Finger-Boden-Abstand beträgt 5 cm. Paresen finden sich nicht, die Muskeleigenreflexe sind seitengleich schwach, das Sensorium ist o. B. Das Zeichen nach Lasègue ist beidseits negativ.

Dr. Krömer schließt zunächst eine vaskuläre Genese der Symptomatik aus. Da Anton H. einen Herzschrittmacher hat, veranlasst Dr. Krömer dann ein natives CT der lumbalen Wirbelsäule. Dieses zeigt eine hochgradige Spinalkanalstenose im Segment LWK3/4.

Variante 3

Auf weiteres Nachfragen klagt Anton H. insbesondere über Schmerzen im Rücken, manchmal aber auch im linken Gesäß und lateralen linken Oberschenkel. Begonnen habe alles vor 2 Wochen, als er seiner Frau aus dem Auto geholfen habe.

Klinisch findet sich ein offensichtlich schmerzbedingt massiv eingeschränktes Gangbild. Die Einzelkraftprüfung ist schmerzbedingt nicht sicher zu beurteilen, eine höhergradige Parese ist aber nicht nachzuweisen. Das linksseitige Iliosakralgelenk ist auf Druck massiv schmerzhaft. Beim Test des umgekehrtes Zeichens nach Lasègue gibt der Patient eine massive Schmerzzunahme im Rücken an.

Verdachtsdiagnose: ISG-Syndrom. Eine ambulant durchgeführte, CT-gesteuerte ISG-Blockade mit einem Lokalanästhetikum bringt für mehrere Stunden eine deutliche Beschwerdelinderung.

Variante 4

Auf weiteres Nachfragen schildert Anton H., dass die Rückenschmerzen vor 10 Tagen angefangen hätten, seit gestern aber die Schmerzen in beiden Beinen unerträglich seien. Das Gehen sei nicht mehr möglich, weil er das Gefühl habe, beide Beine gehörten ihm nicht mehr. Es stellt sich heraus, dass er die Frage nach dem Wasserlassen falsch verstanden hatte. Seit gestern habe er nämlich keinen Urin mehr gelassen, bis dahin sei aber alles in Ordnung gewesen.

In der neurologischen Untersuchung ist der Patient nicht gehfähig. Die Einzelkraftprüfung zeigt distal und rechts betonte Paresen der Beinmuskeln vom Kraftgrad 2–3/5. Muskeleigenreflexe rechts sind nicht erhältlich, links nur schwach. Pyramidenbahnzeichen sind nicht auslösbar. Eine Reithosenhypästhesie ist nachweisbar, der Analsphinkter ist schlaff und nicht willkürlich steigerbar. Kremaster- und Sphinkterreflex sind erloschen. Die Sonografie zeigt eine prall gefüllte Harnblase.

Anton H. wird als Notfall in die nächste Neurochirurgie eingeliefert. Die sofortige MRT der LWS zeigt den vermuteten Bandscheibenmassenprolaps im Segment LWK4/5 mit Kompression der Cauda equina. Keine Stunde später liegt Anton H. bereits auf dem Operationstisch. Die Symptomatik bildet sich über einen Zeitraum von 6 Monaten unter intensiver physiotherapeutischer Behandlung fast vollständig zurück.

ÜBUNGSFRAGEN FÜRS MÜNDLICHE MIT LÖSUNGSHILFEN

1. Was ist die Bildgebung der Wahl bei Verdacht auf einen Bandscheibenvorfall, was bei Verdacht auf eine knöcherne Beteiligung der Wirbelsäulenerkrankung?

- MRT für Bandscheibenvorfälle, CT für knöcherne Beurteilung oder bei Kontraindikationen für eine MRT, Funktionsaufnahmen bei Verdacht auf Instabilität
- bei Verdacht auf knöcherne Foramenstenose der HWS: Röntgen-Foramenaufnahmen (Schrägaufnahmen mit Fokus auf die Foramina)

2. Ein älterer Patient beklagt Schmerzen und ein subjektives Schwächegefühl in beiden Beinen, welches nach einer Gestrecke von ca. 500 m auftritt. Fahrradfahren ist auch über längere Strecken gut möglich. Was ist Ihre erste Verdachtsdiagnose? Welches ist die wichtigste Differenzialdiagnose?

Lumbale Spinalkanalstenose. Differenzialdiagnostisch ist eine pAVK auszuschließen, das unproblematische Fahrradfahren sprich gegen eine pAVK.

3. Bei der klinischen Untersuchung stellen Sie eine Fußsenkerparese/eine Abschwächung des Bizepssehenreflexes/eine Hypästhesie der Großzehe fest. Welche Wurzeln sind jeweils betroffen?

- Fußsenkerparese → S1
- Abschwächung des Bizepssehnenreflexes → C6
- Hypästhesie der Großzehe → L5

4. Ein Patient schildert eine akut aufgetretene Schwäche in beiden Beinen. Zuerst habe er auch Schmerzen gehabt, die mittlerweile jedoch komplett rückläufig seien. Er habe nach wie vor ein komisches Gefühl in beiden Beinen und Probleme beim Wasserlassen. Welche klinischen Untersuchungen sind neben Kraftprüfung der Kennmuskeln, den Reflexen und der Sensibilitätsprüfung unerlässlich?

- Ausschluss einer Reithosenhypästhesie
- Prüfen des Analsphinktertonus
- Restharn nach Spontanmiktion ausschließen

5. Sie stellen klinisch eine Fußheberparese fest. Wie unterscheiden Sie klinisch ein Wurzelkompressionssyndrom L5 von einer Läsion des N. fibularis (peroneus)?

Bei einer L5-Läsion ist auch der M. gluteus medius betroffen. Dieser hält das Becken beim Einbeinstand waagerecht. Fällt dieser Muskel bei der L5-Läsion aus, kippt das Becken auf der nicht betroffenen Seite beim Einbeinstand ab.

IMPP-Schwerpunkte

Zu degenerativen Erkrankungen der Wirbelsäule wurden in den letzten Jahren kaum Fragen gestellt.

NKLM-Lernziele

Eine Übersicht der dem Fach zugeordneten NKLM-Lernziele findest Du im Anhang ab Seite 510.

6. Nennen Sie mindestens 3 typische Symptome der zervikalen Myelopathie!

- spastische Tonuserhöhung der unteren Extremitäten mit gesteigerten und pathologischen Reflexen (Babinski-Reflex) sowie Kloni
- spastische Paresen der Hände und Unterarme, Atrophie der Handmuskulatur
- Taubheitsgefühl/Parästhesien der Hände, Feinmotorikstörungen
- Gangataxie
- Lhermitte-Zeichen positiv: elektrisierende Missempfindungen bei schneller Anteflexion des Kopfes, ausgehend vom Nacken und in die Extremitäten ausstrahlend

7. Nennen Sie absolute Indikationen für eine lumbale Bandscheibenoperation!

- Kauda-Syndrom mit akuter Paraparese bei Massenvorfall
- Blasen- und Mastdarmlähmungen
- progrediente und akut aufgetretene schwere motorische Ausfälle (schlechter als KG 3/5)

KAPITEL
17
Traumatische Erkrankungen

K. Zweckberger, A. W. Unterberg

Jedes Jahr werden etwa 300.000 Patienten mit einem **Schädel-Hirn-Trauma** (SHT) stationär aufgenommen, etwa 5–10 % von ihnen mit einem schweren SHT. Das schwere SHT ist nach wie vor die häufigste Todesursache im Kindes- und jungen Erwachsenenalter. Führend waren bis 1998 Verkehrsunfälle, derzeit sind es jedoch eher Stürze (52 %), gefolgt von Verkehrsunfällen (26 %). Die Patienten sind am häufigsten junge Erwachsene (18–30 Jahre) oder ältere Personen über 60 Jahre; Letztere nehmen weiter zu. 71 % aller SHT-Patienten sind männlich.

Verletzungen der Wirbelsäule kommen vor allem bei Jugendlichen und jungen Erwachsenen im Alter zwischen 15 und 25 Jahren vor. Männer sind dreimal so oft betroffen wie Frauen. Die jährliche Inzidenz von Verletzungen mit neurologischen Defiziten wird mit 3/100.000 angegeben, pro Jahr müssen etwa 1.200 traumatische Querschnittslähmungen behandelt werden. Hauptursache sind Verkehrs- und Arbeitsunfälle, gefolgt von Suizidversuchen, Sport- und Badeunfällen.

17.1 Schädel-Hirn-Trauma

17.1.1 Pathophysiologie

Primärer und sekundärer Hirnschaden

Bei der Pathophysiologie des SHT werden ein primärer und ein sekundärer Hirnschaden unterschieden (➤ Tab. 17.1):

- Der **Primärschaden** entsteht im Moment des Traumas: Das Gewebe wird direkt geschädigt (Kontusionen), Gefäße zerreißen, Hämatome entstehen, Axone werden infolge von Scherverletzungen der Faserbahnen diffus geschädigt.
- Der **Sekundärschaden** kommt nach mehreren Stunden bis Tagen noch hinzu und kann den ursprünglichen Schaden erheblich vergrößern. Extrakraniell entsteht der Sekundärschaden z. B. durch Anämie, Fieber, intravaskuläre Koagulopathien oder – vor allem bei polytraumatisierten Patienten – durch Hypotonie und eine respiratorische Insuffizienz mit globaler Hypoxie und Hyperkapnie. Intrakranielle Mechanismen können ein Hirnödem, Blutungen, inflammatorische Reaktionen, metabolische Veränderungen und Infektionen sein.

Nach einem SHT werden im Gehirn biochemische, molekulare und genetische Prozesse aktiviert. Durch das Trauma verändern sich die Funktionen zellulärer Membranen, von Ionenkanälen, Axonen, Neuronen und Astrozyten. Die Durchblutung und die Stoffwechselfunktionen werden beeinflusst – und dadurch die

Bisher verlief deine Famulatur bei einer Hausärztin relativ ruhig, doch heute wird sie zu einem komatösen Patienten gerufen. Vor Ort findet ihr einen Patienten mittleren Alters, der bei der Gartenarbeit von der Leiter gefallen ist. Er ist nicht ansprechbar, atmet aber spontan. Du erinnerst dich, dass ein Patient ab einem Score ‹ 8 auf der Glasgow-Koma-Skala intubationspflichtig ist, und gehst im Kopf sofort die dafür relevanten Punkte durch. Schnell wird klar: Hier muss intubiert werden und ihr versorgt den Patienten, sodass er transportfähig ist. Einige Wochen später erfahrt ihr dann, dass der Patient auf dem Weg der Besserung ist!

17.1 Schädel-Hirn-Trauma

17.1.1 Pathophysiologie

Primärer und sekundärer Hirnschaden

Man unterscheidet **Primärschäden,** die direkt durch den Unfall entstehen, von **Sekundärschäden,** die Stunden bis Tage später auftreten (➤ Tab. 17.1). Sekundärschäden können auch durch extrakranielle Probleme (z. B. Hypoxie) bedingt sein.

Ein besonders relevanter Sekundärschaden ist die **intrakranielle Drucksteigerung** → sekundäre Ischämien.

TAB. 17.1

Tab. 17.1 Primäre und sekundäre Hirnschäden.

Primärschaden	Sekundärschaden	
	intrakraniell	extrakraniell
• Kontusionen	• Hämatom	• Hypotonie
• Gefäßzerreißungen	• Hirnschwellung	• Hypoxämie
• Hämatome	• intrakranieller Druck	• Fieber
• diffuser Axonschaden	• Vasospasmus	• Hyponatriämie
	• Infektion	• Anämie
	• Epilepsie	• Koagulopathie

Funktionen des Gehirns. Raumfordernde Hämatome und die Entstehung eines Hirnödems lassen den intrakraniellen Druck (ICP) steigen und vermindern die zerebrale Durchblutung. Dadurch werden minderperfundierte Areale größer und es entstehen sekundäre zerebrale Ischämien.

MERKE

> **MERKE** Die Einteilung in primäre und sekundäre Schadensmechanismen ist klinisch relevant, da die oberste Maxime in der Minimierung des Sekundärschadens besteht. Der Primärschaden ist definitionsgemäß keiner Therapie zugänglich, sondern nur durch Prävention vermeid- oder verkleinerbar.

Diffuser Axonschaden

Je nach Unfallmechanismus entstehen unterschiedliche Verletzungsmuster. Man unterscheidet **Hoch- von Niedriggeschwindigkeitsverletzungen.** Erstere führen eher zu Axonzerreißungen und Mikroblutungen, während Letztere eher Frakturen und größere Hämatome erzeugen. Typisch ist eine Hirnkontusion sowohl am Anprallort (Coup) als auch gegenüber (Contre-Coup).

Diffuser Axonschaden

Die Art und Weise, mit der kinetische Energie auf den Schädel einwirkt, ist je nach Unfallmechanismus unterschiedlich und ruft unterschiedliche Verletzungsmuster hervor. Prinzipiell werden Niedrig- und Hochgeschwindigkeitsverletzungen unterschieden:

- **Hochgeschwindigkeitsverletzung:** Wird der Kopf eines Menschen z. B. bei einem Motorradunfall innerhalb weniger Millisekunden von einer sehr hohen Geschwindigkeit auf null abgebremst, wird dies selbst bei äußerlicher Unverletztheit zur sofortigen tiefen Bewusstlosigkeit des Patienten führen. In der weißen Substanz der Hemisphären, des Corpus callosum und des Hirnstamms sind dann Axone gezerrt und zerrissen (diffuser Axonschaden), im Corpus callosum und in rostralen Hirnstammanteilen kommt es zu Mikro-Einblutungen. Die Beteiligung des Hirnstamms ist dabei meist die Ursache für ein dauerhaftes Koma.
- **Niedriggeschwindigkeitsverletzung:** Andererseits kann es bei einem „einfachen" Sturz zu ausgedehnten Frakturen, extraaxialen Hämatomen und Kontusionen kommen. Ein diffuser axonaler Schaden ist dabei selten, da die Scherwirkungen klein sind, und die Patienten verlieren daher oft nicht sofort das Bewusstsein. Durch die Gewalteinwirkung in entsprechender Richtung kommt es mit einer Verzögerung von wenigen Zehntel Sekunden zur Bewegung des Gehirns im Schädel. Dadurch entstehen eine lokale Kontusion am Ort des Anpralls und oft ein weiterer Kontusionsherd gegenüber (**Contre-Coup**), der sogar größer sein kann als die Läsion am Anprallort.

MERKE

> **MERKE** Diffuse axonale Scherverletzungen im Bereich des Hirnstamms, des aufsteigenden retikulären Systems und der tiefen weißen Substanz, z. B. der Corona radiata, können zur sofortigen Bewusstlosigkeit des Patienten führen.

Posttraumatischer Zelluntergang

Posttraumatischer Zelluntergang

Wie Scherverletzungen auf Zellmembranen von Astrozyten, Neuronen und ihre Dendriten sowie auf Membranen und ihre Zellorganellen wirken, ist noch nicht vollkommen verstanden. An den Membranen, z. B. von Astrozyten, entsteht ein Kationenfluss, der dem physiologischen, osmotisch regulierten Anionenfluss entgegensteht. Ionenkanäle können nach einem Trauma über Stunden unreguliert offen stehen („**leaky channels**"). Dann strömt Kalzium über spannungsabhängige Ionenkanäle unkontrolliert in die Zelle ein.

Glutamatfreisetzung Die unregulierte Zunahme von intrazellulärem Ca^{2+} führt dazu, dass Glutamat an den präsynaptischen Nervenenden und aus Astrozyten in den Extrazellulärraum abgegeben wird. Glutamat stimuliert die N-Methyl-D-Aspartat-Rezeptoren (NMDA-Rezeptoren) und wirkt toxisch, weshalb es in diesem Zusammenhang als „Exzitotoxin" bezeichnet wird. Wird sehr viel Glutamat freigesetzt, z. B. bei einer schweren Ischämie, strömen mehr Ca^{2+} und Na^+ nach intrazellulär und aufgrund des dadurch entstandenen Ladungsungleichgewichts folgen Cl^- und Wasser durch passive Diffusion. Dadurch schwellen die Organellen und Plasmaproteine an und die Zelle wird schließlich nekrotisch. Aber auch wenn weniger Glutamat freigesetzt wird, z. B. bei einer nur leichten Ischämie, überlebt das die Zelle letztlich nicht – nur dass statt der Nekrose nun ein apoptotischer Vorgang eingeleitet wird.

Astrozytenschwellung Der Zelltod führt dazu, dass Kalium und Laktat in den Extrazellulärraum gelangen, wobei Kalium von den Astrozyten kompensatorisch aufgenommen wird. Durch diese Aufnahme von extrazellulärem Kalium schwellen die Astrozyten an.

Metabolische Veränderungen

Metabolische Veränderungen

Zerebrale Funktionen benötigen Sauerstoff und Energie. Beide sind jedoch bei einem schweren SHT Mangelware: Hypoperfusion und Sauerstoffminderversorgung führen zu multiplen komplexen metabolischen Veränderungen, die mit den oben genannten Ionenströmen über die Membranen beginnen. Das Membranpotenzial bricht dabei zusammen und es werden Neurotransmitter in den Extrazellulärraum freigesetzt. Die Gegenmaßnahmen (Rückverschieben der Neurotransmitter, Aktivierung von Ionenpumpen) sind stark energieabhängig und führen unmittelbar zu einem Anstieg des Glukoseverbrauchs, um ATP zu generieren. Zwar wird die Glykolyse maximal aktiviert, aber durch den starken Verbrauch und den nach einem SHT reduzierten zerebralen Blutfluss (CBF) – vor allem in Kontusionsherden und neben Blutungen – besteht die Gefahr einer Energie- und Sauerstoffminderversorgung. Dies betrifft vor allem Mitochondrien und sauerstoffabhängige Enzymsysteme. Sukzessive kann auch dadurch das Gewebe anschwellen und es können Nekrosen entstehen.

Metabolisch kommt es zu Hypoperfusion und **Hypoxie** im Gehirn, woraufhin Gegenmaßnahmen ergriffen werden
→ Rückverschiebung von Neurotransmittern und Ionenpumpenaktivierung
→ maximale Glykolyse
→ Beschädigung von Mitochondrien und O_2-abhängigen Enzymsystemen
→ Ödeme und Nekrosen

Hirnödem

Eine Hirnschwellung durch abnorme Flüssigkeitsakkumulation im Gewebe (Hirnödem) wird bei fast allen Patienten mit schwerem SHT und bei 5–10 % der Patienten mit nur moderatem Trauma nachgewiesen. Die Ursachen sind vielfältig und bis heute nicht in allen Aspekten verstanden. Zu unterscheiden sind vor allem das zytotoxische und das vasogene Hirnödem:

- **Zytotoxisches Ödem:** Beim zytotoxischen Ödem ist der Intrazellulärraum durch Zellschwellung vergrößert. Ursache ist ein Energiemangel, der zur Funktionseinschränkung der energieabhängigen Na^+-K^+-ATPase führt. Dadurch nimmt die intrazelluläre Na^+-Konzentration zu und die K^+-Konzentration ab. Dadurch kommt es zur Depolarisation der Zelle und zum Einstrom von Cl^- und Wasser in die Zelle. Dies führt letztlich zur Zellschwellung. Es gibt mittlerweile klare Hinweise, dass in der Akutphase des Traumas vor allem das zytotoxische Ödem zur Hirnschwellung beiträgt.
- **Vasogenes Ödem:** Das „vasogene" Ödem infolge eines Zusammenbruchs der Blut-Hirn-Schranke wird erst mehrere Tage nach dem Trauma offensichtlich.

Beide Ödemformen führen aber letztlich zur parenchymalen Volumenzunahme und dadurch zum Anstieg des intrakraniellen Drucks (ICP), der für das Überleben des Patienten eine entscheidende Rolle bekommt.

Hirnödem

Ein Hirnödem ist eine Anschwellung durch parenchymale Flüssigkeitsakkumulation. Hierbei entsteht akut das zytotoxische Ödem, Tage später folgt das vasogene Ödem durch einen Zusammenbruch der Blut-Hirn-Schranke.

> **MERKE** Die posttraumatische Hirnschwellung entsteht durch das zytotoxische und das vasogene Ödem. Da in der Akutphase das zytotoxische Ödem eine vorherrschende Rolle spielt, ist eine Behandlung der akuten Hirnschwellung mit Kortikosteroiden, insbesondere aufgrund der Nebenwirkungen, nicht indiziert.

MERKE

17.1.2 Klinik und Diagnostik

Einteilung Bei einem SHT kann es zu Verletzungen der Haut, der Galea, des Schädelknochens, der Dura und der Gehirnsubstanz selbst kommen. Dementsprechend lassen sich die Verletzungsmuster einteilen (> Tab. 17.2). Dies hilft bei der Abschätzung der Schwere und der Ausprägung von Verletzungen und hat zudem Einfluss auf Therapieentscheidungen. Während es z. B. bei einer offenen Fraktur ohne Dislokation des Knochens ausreichend sein kann, die Hautverletzung durch eine Naht zu versorgen, ist bei einem offenen Schädel-Hirn-Trauma mit Liquoraustritt eine Kraniotomie und die Versorgung der verletzten Dura erforderlich.

17.1.2 Klinik und Diagnostik

Man unterscheidet offene Frakturen und offene SHT (> Tab. 17.2). Bei Letzteren kommt es zu Liquoraustritt und intrakranieller Infektionsgefahr, sodass die Dura operativ wieder verschlossen werden muss.

Tab. 17.2 Einteilung des Schädel-Hirn-Traumas gemäß dem Ausmaß der Verletzungen.

Offene Fraktur	Verletzung der Haut über der Schädelfraktur
Offenes SHT	Schädelfraktur mit Duraverletzung
Direkt offenes SHT	verletzte Haut über einer Schädelfraktur mit Duraverletzung
Indirekt offenes SHT	Verletzung eines paranasalen Sinus (z. B. Sinus frontalis) mit Duraverletzung

TAB. 17.2

Glasgow-Koma-Skala Die Einteilung des SHT in die Kategorien „Commotio", „Contusio" und „Compressio cerebri" wird heute als überholt angesehen. International hat sich vielmehr die Einteilung gemäß Glasgow-Coma-Scale-Score (GCS-Score) durchgesetzt (> Tab. 17.3). Der erste nach einem SHT erhobene GCS-Score zeigt einen fast linearen Zusammenhang mit der neurologischen Erholung (Outcome). Letztere wird heute international standardisiert mit dem Glasgow-Outcome-Score (GOS) quantifiziert. Ab einem GCS ≤ 8 Punkten ist der Patient definitionsgemäß bewusstlos und es besteht die Indikation zur Intubation und künstlichen Beatmung.

Die Einteilung des SHT in leicht, mittelschwer und schwer richtet sich nach der *Glasgow-Koma-Skala*. (GCS, > Tab. 17.3). Ab einem Score ≤ 8 ist der Patient bewusstlos und intubationspflichtig! Das neurologische Outcome korreliert mit dem GCS-Score.

> **LERNTIPP** Fachübergreifend taucht die Glasgow-Koma-Skala immer wieder auf. Beim SHT hat sie nicht nur für die Befunddokumentation im Notfall eine Bedeutung, sondern bestimmt auch wesentlich die Prognose des Patienten. Daher gilt hierfür eine absolute Lernempfehlung!

Begleitverletzungen 10 % aller Patienten mit einem schweren SHT haben gleichzeitig eine Verletzung der Halswirbelsäule. Verletzungen der Wirbelsäule verursachen oft dauerhafte Behinderungen mit Lähmungen und Sensibilitätsausfällen unterhalb der Verletzungshöhe.

Wichtig: 10 % der Fälle mit schwerem SHT weisen eine gleichzeitige Verletzung der Wirbelsäule auf!

Aus Studentensicht

TAB. 17.3

Tab. 17.3 Glasgow-Koma-Skala (3–15 Punkte). Bei der Erhebung des GCS-Scores sollte der Patient nicht sediert sein.

Punkte	Augen öffnen	Verbale Antwort	Motorische Leistung
6	–	–	gezielt auf Aufforderung
5	–	orientiert	gezielt auf Schmerzreiz
4	spontan	verwirrt	ungezielt auf Schmerzreiz
3	auf Ansprache	inadäquat	Beugesynergismen
2	auf Schmerzreiz	unverständlich	Strecksynergismen
1	keine	keine	keine
Einteilung des SHT gemäß GCS-Score			
13–15 Punkte	leichtes Schädel-Hirn-Trauma		
9–12 Punkte	mittelschweres Schädel-Hirn-Trauma		
3–8 Punkte	schweres Schädel-Hirn-Trauma		

17.1.3 Klinisches Management

Primärversorgung

Für die Behandlung von Patienten mit einem SHT gibt es viele deutsche und internationale Richtlinien. Bereits vom Notarzt werden Patienten mit einem GCS ≤ 8 Punkte intubiert und kontrolliert beatmet. Weil SHT sehr häufig mit Wirbelsäulenverletzungen einhergehen (über 10 %, ⅔ davon HWS), muss bei bewusstseinsgetrübten Traumapatienten bis zum Beweis des Gegenteils von einer Mitverletzung der Wirbelsäule ausgegangen werden und der Patient mit einem Stiff-Neck und auf einer Vakuummatratze schonend transportiert werden. Besonders in der präklinischen Phase muss auf eine ausreichende Oxygenierung (paO$_2$ > 95 %) und einen stabilen Blutdruck geachtet werden, damit sich keine sekundären Hirnschäden entwickeln. Die Patienten sollten direkt in ein Traumazentrum transportiert werden, in dem eine 24-Stunden-CT-Bereitschaft und eine neurochirurgische OP-Bereitschaft verfügbar ist. Eine Sekundärverlegung führt zu einer erheblichen zeitlichen Verzögerung und zu einer Verschlechterung der Überlebenswahrscheinlichkeit und des neurologischen „Outcomes" der Patienten.

Diagnostik

Bei SHT-Patienten wird in der Notfalldiagnostik primär die **CT** eingesetzt. Diese gibt einen schnellen Überblick über knöcherne und parenchymatöse Verletzungen und intrakranielle Blutungen. Bei einem schweren SHT oder klinischem Anhalt sollte dieses durch eine CT der HWS ergänzt werden, bzw. ein „Trauma Spiral CT" durchgeführt werden.

Ein **natives Röntgenbild** des Schädels ist nicht hilfreich und wird nicht empfohlen, da es nur indirekte Hinweise auf intrakranielle Verletzungen gibt.

Die **MRT-Bildgebung** wird aufgrund der langen Untersuchungszeit und des schwierigen Monitorings beatmeter Patienten nicht in der Notfalldiagnostik des SHT eingesetzt, gibt aber wichtige zusätzliche Informationen über parenchymatöse Verletzungen bei z. B. Patienten mit diffusem Axonschaden und wird daher ergänzend und nach Stabilisierung des Patienten im Verlauf eingesetzt. Bei Patienten mit spinalem Trauma und einer Querschnittssymptomatik ist die MRT allerdings eine wichtige Methode, da man nur damit Verletzungen des Rückenmarks selbst diagnostizieren kann. Bei diesen Patienten besteht die Notfallindikation zur Durchführung einer MRT-Bildgebung.

Intensivmedizinisches Monitoring

Basismonitoring

Patienten mit einem schweren SHT werden nach Abschluss der Schockraumdiagnostik und Durchführung eventueller Notoperationen auf einer Intensivstation behandelt. Das allgemeine Basismonitoring unterscheidet sich dabei nicht von dem bei anderen intensivmedizinisch betreuten Patienten:

- kontinuierliche Kontrolle von Herzrhythmus und Herzfrequenz über ein EKG
- Erfassung der peripheren Oxygenierung
- kontinuierliche Blutdruckmessung über einen arteriellen Katheter (bei intubierten und kontrolliert beatmeten Patienten)
- regelmäßige Blutgaskontrollen (bei intubierten und kontrolliert beatmeten Patienten)
- regelmäßige Kontrolle und Dokumentation des Pupillenstatus

Wenn es die intensivmedizinische Gesamtsituation des Patienten erlaubt und der intrakranielle Druck stabil niedrig ist, sollten Sedierungspausen angestrebt werden, in denen der Patient neurologisch untersucht werden kann.

Zerebrales Monitoring

Neurologische Untersuchung Die klinisch-neurologische Untersuchung spielt eine zentrale Rolle bei der Überwachung von Patienten mit leichtem und mittelschwerem SHT. Um Patienten dabei syste-

---

17.1.3 Klinisches Management

Primärversorgung

In der Primärversorgung müssen einige Grundregeln beachtet werden:
- Intubationspflicht ab GCS ≤ 8
- Verletzungen der Wirbelsäule (hiervon ⅔ HWS) → Stiff-Neck, Vakuummatratze
- ausreichende Oxygenierung
- stabiler Blutdruck
- Transport in ein Traumazentrum (24-Stunden-CT, Neurochirurgie)

Diagnostik

- primär → **CT** zur Darstellung der knöchernen und parenchymatösen Strukturen
- **MRT** ggf. im Verlauf → Informationen zu diffusen Axonschäden und 1. Wahl bei spinalem Trauma mit Querschnittssymptomatik

Intensivmedizinisches Monitoring

Patienten mit schwerem SHT → Intensivstation →
Basismonitoring:
- kontinuierliche Kontrollen von Oxygenierung, Blutdruck, Pupillenstatus sowie EKG und Blutgasen
- wenn möglich, Sedierung zeitweise für einen Neurostatus (vor allem GCS und Pupillen) unterbrechen

matisch zu beurteilen, werden der GCS-Score und der Pupillenstatus regelmäßig erfasst. Bei komatösen oder sedierten Patienten ist dies jedoch nur eingeschränkt möglich.

ICP-Messung und ICP-Senkung Die Empfehlungen der Brain Trauma Foundation wurden aufgrund einer schwachen Evidenzlage verändert. In der aktuellen Version (2016) gibt es eine Level-IIB-Empfehlung, die besagt, dass der ICP bei Patienten mit schwerem SHT gemessen werden sollte, um die Mortalität im Krankenhaus und innerhalb von 2 Wochen nach SHT zu senken.

Ab einem ICP > 22 mmHg sollte eine ICP-senkende Therapie durchgeführt werden, weil der ansteigende ICP Hauptursache für die Abnahme des zerebralen Perfusionsdrucks, die Zunahme der ischämischen Areale und damit für die schlechte Prognose ist.

> **MERKE**
> - ICP < 15 mmHg → normwertig
> - ICP > 22 mmHg → behandlungsbedürftig

CPP Ist der mittlere arterielle Blutdruck (MAP) bekannt, kann der zerebrale Perfusionsdruck (CPP) näherungsweise errechnet werden: CPP = MAP – ICP. Der optimale CPP-Wert für den individuellen Patienten, bei dem die zerebrale Oxygenierung (ptiO$_2$) normale Werte erreicht, ist dabei unterschiedlich und kann variieren. Empfohlen wird daher ein Wert zwischen 60 mmHg und 70 mmHg.

> **LERNTIPP** Der zerebrale Perfusionsdruck (CPP) kann annähernd bestimmt werden durch Abzug des ICP vom mittleren arteriellen Blutdruck (MAP): CPP = MAP – ICP; der Wert sollte 50–70 mmHg betragen.

Erweitertes zerebrales Monitoring

Da ein erhöhter intrakranieller Druck allein nicht zwangsläufig zu einer schlechten Perfusion und damit Oxygenierung des Hirngewebes führt und ein normaler oder mäßig erhöhter ICP umgekehrt nicht immer eine ausreichende Perfusion garantiert, ist man seit einigen Jahren bemüht, Methoden zu entwickeln, die den Funktionszustand des Hirngewebes direkt messen. Durch die Kombination verschiedener Messmethoden wie der Mikrodialyse, der Messung des zerebralen Blutflusses (CBF) und der partiellen Sauerstoffsättigung des Gewebes (ptiO$_2$-Monitoring) wird versucht, pathologische Vorgänge, die zur Zunahme des sekundären Hirnschadens führen, frühzeitig zu erkennen und diesem durch therapeutische Intervention gegenzusteuern:

- Bei der zerebralen Mikrodialyse gewinnt man über eine semipermeable Mikrokathetermembran Proben, die in ihrer Zusammensetzung der extrazellulären Flüssigkeit des gefährdeten Hirngewebes entsprechen. Dabei können anhand von Trendverläufen von z. B. Glutamat, Glukose, Pyruvat oder Laktat Aussagen bezüglich der zerebralen Stoffwechselsituation gemacht werden.
- Mit ptiO$_2$-Sonden wird parallel dazu der partielle Sauerstoffgehalt des Gewebes gemessen. Dieses lokale Messverfahren hat die globale Sauerstoffmessung (Bulbusoxymetrie) im Sinus venae jugularis abgelöst. Fällt dieser von über 20 mmHg (normwertig) auf unter 15–10 mmHg, muss von einer drohenden Hypoxie bzw. Ischämie ausgegangen werden.

Intensivmedizinische Therapie

Ziel der intensivmedizinischen Therapie ist es, den Patienten zu stabilisieren und den sekundären Hirnschaden zu minimieren. Der ICP soll dabei unter 22 mmHg und der zerebrale Perfusionsdruck zwischen 60 und 70 mmHg liegen.

Basismaßnahmen

Die richtige Lagerung des Patienten ist wichtig. Patienten mit erhöhtem ICP sollen mit erhöhtem Oberkörper (ca. 30°) und gerader Kopfposition gelagert werden. Dadurch wird ein optimaler venöser Blutrückfluss über die Vv. jugulares ermöglicht.

ICP-Therapie

Gelingt es trotz der Basismaßnahmen nicht, den ICP unter 22 mmHg zu halten, sollte eine spezifische ICP-Therapie durchgeführt werden (> Tab. 17.4). Nach den Leitlinien der Brain Trauma Foundation gibt es dazu Möglichkeiten „1. Wahl": Liquordrainage, moderate Hyperventilation, osmotisch wirksame Substanzen. Sind diese Maßnahmen nicht erfolgreich, können Maßnahmen der „2. Wahl" versucht werden, bei denen allerdings das Risiko von Nebenwirkungen höher ist: Barbituratkoma und Kraniektomie.

Liquordrainage Durch die Abnahme des intraventrikulären Liquorvolumens kann der intrakranielle Raum, der für das geschwollene Gehirn zur Verfügung steht, vergrößert werden. Der intrakranielle Druck nimmt dadurch ab.

Moderate Hyperventilation CO$_2$ ist ein potenter Vasodilatator zerebraler Gefäße. Eine Hyperventilation führt dazu, dass die paCO$_2$-Konzentration abnimmt und sich vor allem venöse Gefäße zusammenziehen. Dadurch nimmt das intrakranielle Blutvolumen ab, das geschwollene Gehirn kann sich besser ausdehnen und der intrakranielle Druck sinkt.

Zerebrales Monitoring
- Patienten mit schwerem SHT → kontinuierliche Messung des ICP
- wenn ICP > 22 mmHg → drucksenkende Therapie

MERKE

Intensivmedizinische Therapie
Vordringlich ist es, den Patienten zu stabilisieren und sekundäre Hirnschäden zu vermeiden. Ziel: ICP unter 22 mmHg, CPP 60–70 mmHg

Basismaßnahmen: Oberkörperhochlage (ca. 30°) zur Optimierung des venösen Blutrückflusses

ICP-Therapie: 1. Wahl sind Liquordrainage, moderate Hyperventilation und Osmotika (> Tab. 17.4):
- Liquordrainage → reduziert das intraventrikuläre Volumen zugunsten des Parenchyms
- Hyperventilation → entfernt das vasodilatatorische CO$_2$
- Osmotika wie z. B. Mannitol → Abschwellung gesunden Hirngewebes (Serumosmolarität nicht weiter als bis 320 mosm/l reduzieren)
2. Wahl sind das Barbituratkoma (zur Minimierung des Energie- und Sauerstoffverbrauchs) und die Kraniektomie.

TAB. 17.4

Tab. 17.4 Therapie des erhöhten ICP.

Empfohlen	Nicht empfohlen

• Basismaßnahmen
  – Oberkörperhochlagerung (30–40°)
  – gerade Kopfposition
  – Kostaufbau innerhalb von 7 Tagen
• ICP-Therapie
  – Liquordrainage
  – osmotische Therapie (z. B. Mannitol)
  – moderate Hyperventilation (paCO$_2$ 32–35 mmHg)
• forcierte Therapie
  – Barbituratkoma
  – dekompressive Kraniektomie
	• Anhebung des CPP > 70 mmHg
	• Hyperventilation (paCO$_2$ < 30 mmHg)
	• Hypothermie und Hyperthermie
	• aktives Aufwärmen
	• prophylaktische Antikonvulsion
	• Kortikosteroide
	• prophylaktisches Barbituratkoma („burst-suppression")

CAVE

CAVE Bei forcierter Hyperventilation (paCO$_2$ < 30 mmHg) können Ischämien entstehen. Daher sollte nur eine moderate Hyperventilation, zeitlich begrenzt und niemals prophylaktisch, durchgeführt werden.

Bedarf es trotz der Ausschöpfung anderer Therapiemöglichkeiten (s. u.) einer forcierten Hyperventilation, sollte dabei die partielle Sauerstoffgewebekonzentration (ptiO$_2$-Konzentration) gemessen werden.

Osmotisch wirksame Substanzen Diese führen zur Hämodilution, zur Dehydratation nicht geschädigten Hirngewebes und zur Abnahme der Endothelzellschwellung, des Kapillarwiderstandes und der Adhäsion von Leukozyten. Als Substanzen stehen u. a. Mannitol und hyperonkotisches Kochsalz zur Verfügung. Glyzerol und Hydroxyethylstärke (HES) werden nicht mehr eingesetzt. Die Therapie kann bis zu einer Serumosmolarität von 320 mosm/l durchgeführt werden. Zu beachten ist zudem ein möglicher Anstieg der Serum-Na$^+$-Konzentration.

Barbituratkoma Um den Energie- und Sauerstoffverbrauch der Neurone und Astrozyten zu minimieren, kann ein tiefes Barbituratkoma eingeleitet werden. Dadurch haben die gefährdeten Zellen eine größere Chance, diese Phase mit erniedrigtem Sauerstoffangebot zu überstehen. Diese Therapie kann jedoch mit erheblichen kardiopulmonalen Nebenwirkungen einhergehen.

Operative Kraniektomie Als weitere Therapiemöglichkeit steht die operative Kraniektomie zur Verfügung. Durch eine bifrontale Kraniektomie oder eine Hemikraniektomie mit Duraerweiterungsplastik kann dem geschwollenen Gehirn Raum zur Ausdehnung gegeben werden. Der ICP wird dadurch rasch gesenkt.

PRAXISTIPP

PRAXISTIPP

Sowohl das Barbiturakoma als auch die Entlastungskraniektomie sind Therapieoptionen der 2. Wahl und gehen mit einer erhöhten Komplikationsrate einher. Sollte der ICP allerdings trotz Drainage von Liquor, der Gabe von osmotisch wirksamen Substanzen sowie einer Hyperventilation nicht zu kontrollieren sein, bieten sie eine weitere Möglichkeit, den ICP zu senken. Ob diese allerdings einen positiven Effekt für das langfristige neurologische Ergebnis haben, wird derzeit in klinischen Studien untersucht.

MERKE

MERKE **Nicht mehr empfohlen** werden Kortikosteroide, die therapeutische Hypothermie und eine primärprophylaktische antiepileptische Therapie:

- Kortikosteroide begünstigen Komplikationen und erhöhen die SHT-Mortalität.
- Die therapeutische Hypothermie war zwar in tierexperimentellen Untersuchungen effektiv, führt jedoch klinisch zu gehäuften Komplikationen (Pneumonie, ARDS).
- Eine antiepileptische Therapie sollte sekundärprophylaktisch, d. h. nach einem Anfall, begonnen werden.

17.1.4 Epidurales Hämatom

Das epidurale Hämatom entsteht meist durch Frakturen mit Verletzung der A. meningea media.

Klinik: Die Symptome hängen von Lage und Größe ab. Häufig folgt eine Vigilanzminderung aufgrund der raschen Ausdehnung. Ein „freies" Intervall mit zunächst erhaltenem Bewusstsein ist pathognomonisch, kommt aber nur in 10 % vor.
Diagnostik: Das charakteristische CT-Bild ist hyperdens und bikonvex (➤ Abb. 17.1).

17.1.4 Epidurales Hämatom

Dem epiduralen Hämatom liegt in der Regel eine Fraktur der Schädelkalotte zugrunde. Blutungsquelle sind dabei Sickerblutungen aus dem Frakturspalt oder Verletzungen duraler Gefäße, vor allem der A. meningea media.

Klinik und Diagnostik

Symptome Die Symptome sind unspezifisch und variieren in Abhängigkeit von Lage und Größe der Blutung. Weil sich das Hämatom meist schnell ausdehnt und mit einer raumfordernden Wirkung einhergeht, ist eine Vigilanzminderung, die bis hin zum Koma reichen kann, häufig. Das vielfach beschriebene „freie" oder „luzide" Intervall ist zwar typisch, tritt aber nur in 10 % der Fälle auf. Ist das Hämatom parietal lokalisiert, lässt sich in der neurologischen Untersuchung meistens eine Hemiparese nachweisen.

Bildgebung In der kranialen CT stellen sich epidurale Hämatome hyperdens und, aufgrund der Verwachsungen der Dura mit den Suturen, bikonvex dar (➤ Abb. 17.1).

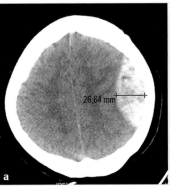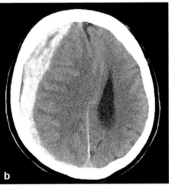

ABB. 17.1

Abb. 17.1 Akute traumatische intrakraniell-extrazerebrale Hämatome in der Nativ-CT. a Bikonvexes Epidural-hämatom. **b** Sichelförmiges Subduralhämatom mit deutlicher Mittellinienverlagerung zur Gegenseite.

Therapie und Prognose

Therapie Entsprechend den Leitlinien der Brain Trauma Foundation (BTF) besteht bei Blutungen über 30 cm³ (errechnet durch die Annäherungsformel [a × b × c]/2 in cm) unabhängig vom Bewusstseinszustand des Patienten (GCS) die Indikation zur operativen Hämatomevakuation. Patienten mit einem epiduralen Hämatom einer Größe unter 30 cm³ und mit einer maximalen Dicke von weniger als 15 mm sowie einer Mittellinienverlagerung von weniger als 5 mm und einem GCS von mindestens 8 Punkten ohne neurologische Defizite können konservativ behandelt werden. Dabei werden engmaschige klinisch-neurologische und CT-Kontrollen gefordert. Bei Patienten mit einem GCS < 9 Punkten und einer Anisokorie sollte schnellstmöglich das raumfordernde Hämatom operativ evakuiert werden.

Prognose Die Prognose des epiduralen Hämatoms hängt ab vom/von:

- Lebensalter
- anfänglichen Bewusstseinszustand (GCS)
- Pupillenstatus
- Begleitverletzungen
- einer rechtzeitigen, suffizienten Entlastung (postoperativer ICP)

Mit einer Gesamtmortalität von ca. 10 % ist die Prognose insgesamt gut.

17.1.5 Subdurales Hämatom

Subdurale Hämatome lassen sich unterteilen in akute, subakute oder chronische Blutungen.

Akutes subdurales Hämatom

Als Blutungsursache gelten Verletzungen der oberflächlichen Kortexstruktur oder subduraler Brückenvenen.

Klinik und Diagnostik

Symptome Die klinische Symptomatik kann von einer geringen Bewusstseinstrübung bis zu Zeichen der Einklemmung und tiefem Koma reichen. Aufgrund des unter Umständen erheblichen raumfordernden Effekts ist eine sehr rasche Vigilanzverschlechterung möglich!

Bildgebung In der CT ist das akute Subduralhämatom eine sichelförmige, meist frontotemporal gelegene, hyperdense extrazerebrale Raumforderung (> Abb. 17.1). Aufgrund der weitreichenden Ausdehnung über der gesamten Hemisphäre können akute Subduralhämatome bei entsprechendem Durchmesser eine erhebliche raumfordernde Wirkung auf das Gehirn mit Kompression des Seitenventrikels und erheblicher Mittellinienverlagerung ausüben.

Therapie und Prognose

Therapie Bei Patienten mit einem akuten Subduralhämatom besteht entsprechend den Empfehlungen der Brain Trauma Foundation (BTF) eine Indikation zur operativen Therapie bei einer maximalen Hämatomdicke in der CT von > 10 mm oder einer Mittellinienverlagerung von > 5 mm, unabhängig vom GCS-Score des Patienten. Bei allen komatösen Patienten (GCS < 9 Punkte) ist zudem eine kontinuierliche ICP-Messung indiziert. Ebenso besteht bei komatösen Patienten mit einem Hämatomdurchmesser < 10 mm und einer Mittellinienverlagerung < 5 mm die Indikation zur operativen Therapie, wenn

- sie sich vom Zeitpunkt des Unfalls bis zur Klinikaufnahme um mindestens 2 GCS-Punkte verschlechtern,
- der ICP auf mehr als 22 mmHg steigt oder
- eine Anisokorie bzw. weite, lichtstarre Pupillen vorliegen.

Ist eine Operation indiziert, sollte sie unverzüglich durchgeführt werden. Methode der Wahl ist die Kraniotomie.

Prognose Die Prognose des akuten Subduralhämatoms hängt vom Lebensalter, dem anfänglichen neurologischen Status (GCS, Einklemmungszeichen) sowie den Begleitverletzungen ab. Sie ist deutlich schlechter als die der epiduralen Blutung. Die Mortalität des akuten Subduralhämatoms beträgt bis zu 70 %.

Aus Studentensicht

Chronisches subdurales Hämatom

Das chronische subdurale Hämatom geht meist auf Bagatelltraumen zurück, oft unter Einnahme von Antikoagulanzien.

Klinik: Die Symptome treten meist erst 14–20 Tage nach Trauma auf in Form von Kopfschmerzen, Wesensänderung und fokal neurologischen Defiziten, bei fortschreitender Größe auch Vigilanzminderung.

Diagnostik: CT-Befund (➤ Abb. 17.2) = sichelförmig und hypodens (da das Hämatom oft bereits verflüssigt ist)

ABB. 17.2

Therapie: operative Entlastung in der Regel durch Bohrlochtrepanation, da das Hämatom bereits verflüssigt ist; ggf. Anlage eines subduralen Katheters für 2–3 Tage

17.1.6 Traumatische intrazerebrale Blutung/Kontusionsblutung

Kontusionsblutungen entstehen meist direkt im verletzten Hirngewebe.

Klinik: häufig Antriebsarmut, Wesensänderung, fokale Defizite und Vigilanzstörung

Diagnostik: in der CT unterschiedliche Darstellung (➤ Abb. 17.3), jedoch oft multipel; meist Zunahme der Blutungen innerhalb der ersten 12 Stunden

MERKE

Chronisches subdurales Hämatom

Traumatische chronische subdurale Blutungen sind oft Folge leichterer Traumen, die mehrere Wochen zurückliegen können und an die sich der Patient oft nicht mehr erinnert. Sie werden durch die Einnahme von Antikoagulanzien begünstigt und treten daher klassischerweise bei älteren Patienten nach Bagatelltraumen auf.

Klinik und Diagnostik

Symptome Typischerweise entsteht 14–20 Tage nach dem Trauma eine neurologische Symptomatik. Sie kann, entsprechend der Größe und Lage der Blutung mit Kopfschmerzen, Wesensveränderungen, Gedächtnisstörungen und ggf. einer Hemiparese oder Aphasie evident werden. Bei entsprechender Größe kann es auch zu Vigilanzminderungen bis hin zum Koma kommen.

Bildgebung In der CT stellt sich das bereits verflüssigte chronische Hämatom als eine sichelförmige, hypodense Raumforderung dar (➤ Abb. 17.2). Bei entsprechender Größe kann das Hämatom – wie beim akuten Subduralhämatom – einen erheblichen Druck auf das Gehirn ausüben. Auch hier können also die Mittellinie verlagert und der Seitenventrikel komprimiert sein.

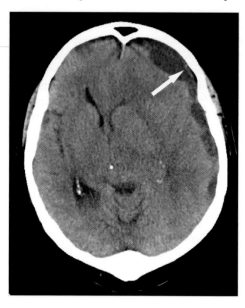

Abb. 17.2 Chronisches Subduralhämatom links in der Nativ-CT. Kompression des Seitenventrikels und Mittellinienverlagerung nach rechts. Charakteristisch sind Septen und Membranen, die das Hämatom kompartimentieren (Pfeil).

Therapie

Für die operative Therapie des chronischen Subduralhämatoms sind unterschiedliche Methoden beschrieben. Da sich das chronische Hämatom bereits verflüssigt hat, lässt es sich in der Regel durch eine Bohrlochtrepanation einfach entlasten. Die Hämatomflüssigkeit ist bernsteinfarben und von Membranen umgeben. Die meisten Neurochirurgen legen das Bohrloch am Ort des größten Durchmessers an, spülen die Hämatomflüssigkeit heraus und legen ggf. einen subduralen Katheter ein, der für 2–3 Tage dort belassen wird, um Flüssigkeitsreste zu drainieren.

17.1.6 Traumatische intrazerebrale Blutung/Kontusionsblutung

Kontusionsblutungen entstehen aus einer Parenchymverletzung, in die es eingeblutet hat. Seltener kann aber auch eine Gefäßzerreißung, die ein gutes Stück vom eigentlichen Kontusionsherd entfernt ist, zum intrazerebralen Hämatom führen. Treten diese verzögert auf, werden sie als **DTICH** („delayed traumatic intracerebral hemorrhage") bezeichnet.

Klinik und Diagnostik

Symptome Die neurologische Symptomatik hängt vom Ort und der Ausdehnung der Blutung ab. Häufig sind Antriebsarmut und Wesensveränderung (frontal), Sprachstörung (temporal), Hemiparese (parietal), progrediente Vigilanzstörung oder ein Mischbild.

Bildgebung In der CT können die Hämatome hypodens, hyperdens und gemischt-dicht sein. Prinzipiell können sie in jeder Hirnregion auftreten und sind in der Regel multipel. Sie sind von einem perifokalen Ödem umgeben, das unterschiedlich groß sein kann und sich langsam oder schnell entwickelt. Bei den meisten Patienten werden die Kontusionen innerhalb von 12 Stunden nach dem Trauma größer (➤ Abb. 17.3).

MERKE Da traumatische Hirnblutungen oft innerhalb von 12 Stunden nach dem Trauma deutlich größer werden, sollte die CT bei bewusstlosen Patienten nach 6–12 Stunden wiederholt werden. Nur so kann eine kritische Größenzunahme im Hinblick auf eine evtl. operative Therapie rechtzeitig erkannt werden (➤ Abb. 17.3).

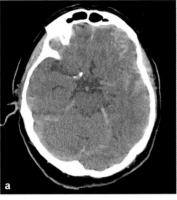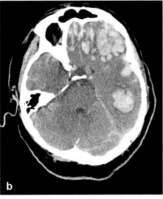

Abb. 17.3 Intrazerebrale Kontusion mit subarachnoidalen Blutanteilen links frontotemporal in der Nativ-CT. **a** CT bei Aufnahme. **b** CT nach 24 Stunden. Deutlich ist die Größenzunahme der Kontusionsfolgen zu erkennen, die zu einer erheblichen raumfordernden Wirkung beitragen.

Therapie und Prognose

Therapie   Patienten mit Kontusionsblutungen und fortschreitender neurologischer Verschlechterung, einem therapierefraktären Anstieg des ICP und Zeichen einer kritischen lokalen Hirnschwellung (Raumforderung) in der CT sollten, gemäß den Leitlinien der Brain Trauma Foundation, operativ behandelt werden. Ebenso besteht bei Patienten mit einem GCS von 6–8 Punkten mit frontalen oder temporalen Kontusionen mit einer Größe von > 20 ml oder einer Mittellinienverlagerung von mindestens 5 mm sowie bei Patienten mit Kontusion jeglicher Art mit einer Größe von > 50 ml eine Indikation zur operativen Therapie. Patienten mit Kontusionen, jedoch ohne neurologische Beeinträchtigung, ohne kritische Raumforderung in der CT und bei guter Bewusstseinslage können, unter engmaschigen neurologischen und CT-tomografischen Kontrollen, konservativ behandelt werden.

> **MERKE** Patienten mit multiplen kleinen Kontusionsblutungen sollten primär konservativ behandelt werden. Neue Studien zeigen jedoch, dass eine frühzeitige (< 48 h) chirurgische Evakuation von traumatischen intrazerebralen Blutungen (< 3 Blutungen, Volumen > 10 ml) auch und vor allem bei Patienten mit einem GCS von 9–12 Punkten die Mortalität senkt und das neurologische Ergebnis verbessern kann.

Prognose   Traumapatienten können auch ohne eindeutigen Kontusionsnachweis in der CT bewusstlos sein und an ihrem SHT versterben. Andererseits können selbst großflächige Hirnblutungen und Kontusionen relativ symptomarm bleiben. Die Größe der Kontusion alleine korreliert nicht mit den Behandlungsergebnissen. Vielmehr kommt es auf die Lokalisation der Blutung und auf axonale Scherverletzungen, vor allem im Hirnstamm, an.

17.2 Spinales Trauma

17.2.1 Pathophysiologie

Verletzungstyp   Die Pathophysiologie des Rückenmarkstraumas unterscheidet, ähnlich wie beim SHT, eine primäre und eine sekundäre Schädigung. Die meisten Rückenmarksverletzungen entstehen primär durch indirekte Gewalteinwirkung, wenn also Extension, Flexion, Rotation, Distraktion oder Kompression zu Frakturen oder Zerreißungen ossärer oder diskoligamentärer Strukturen führen. Knochenfragmente, verletzte Bandscheiben oder Bänder sowie Hämatome können im Weiteren zu einer Kompression des Rückenmarks führen.

Instabilität   Bei spinalen Frakturen stellt sich immer die Frage nach der Wirbelsäulenstabilität. Instabilität ist dabei als eine Situation definiert, in der die Wirbelsäule unter physiologischer Belastung Bewegungen erlaubt, bei denen neurologische Defizite, Schmerzen und Deformierungen entstehen können. Historisch wird dies nach der *„Drei-Säulen Theorie"* beurteilt:

- Die vordere Säule sind das vordere Längsband und die vordere Hälfte des Wirbelkörpers und des Anulus fibrosus der Bandscheibe.
- Die mittlere Säule sind das hintere Längsband und die hintere Hälfte des Wirbelkörpers und des Anulus fibrosus.
- Die hintere Säule sind die Bogenwurzeln, Wirbelbögen und die Ligg. flava, interspinosa und supraspinosa.

Vereinfacht lässt sich sagen, dass Frakturen der vorderen und mittleren oder mittleren und hinteren Säule zur Instabilität der Wirbelsäule führen. Um die Stabilität der Wirbelsäule, und damit die Notwendigkeit einer Stabilisierung zu beurteilen, gibt es verschiedene Einteilungen. Hierfür ist vor allem die in ➤ Tab. 17.5 dargestellte „Checkliste" relevant.

ABB. 17.3

Therapie: OP-Indikation bei progredienten Defiziten, ICP-Anstieg unter Therapie und kritischer raumfordernder Wirkung. Weitere Kriterien: GCS 6–8 Punkte und Größe › 20 ml oder Mittellinienverlagerung › 5 mm und alle Kontusionen › 50 ml.
Prognostische Parameter: Lokalisation und Verletzung von Axonen
Cave: Patienten mit SHT können versterben, selbst wenn sich keine größeren Blutungen zeigen!

MERKE

17.2 Spinales Trauma

17.2.1 Pathophysiologie

Auch beim spinalen Trauma unterscheidet man **primäre und sekundäre Schädigung.** In erster Linie liegt eine indirekte Gewalteinwirkung vor, z. B. durch Extension und Flexion. Das Myelon kann dazu durch Knochenfragmente oder Hämatome komprimiert werden.

> **LERNTIPP** Wichtig ist die Frage der Stabilität von Frakturen. Bei Instabilität führen selbst physiologische Bewegungen zu neurologischen Schäden, Schmerzen und Deformierungen. Die „Drei-Säulen Theorie" hilft bei der Beurteilung der Stabilität der Wirbelsäule.

Tab. 17.5 Checkliste zur Erfassung der Instabilität der thorakolumbalen Wirbelsäule (White und Panjabi 1988). Ab einem Gesamtpunktewert › 5 wird die thorakolumbale Wirbelsäule als instabil eingestuft.

Betroffenes Element	Punktewert
Zerstörung/Funktionsverlust der vorderen Säule	2
Zerstörung/Funktionsverlust der hinteren Säule	2
Zerstörung des kostovertebralen Gelenks	1
Wirbelkörperversatz › 2,5 mm	2
relative sagittale Winkelbildung in der a. p.-Aufnahme	2
neurologisches Defizit	2
antizipierte starke Belastung	1

Alternativ wird vor allem die modifizierte Einteilung nach Vaccaro et al. verwendet. Die „*Subaxial Cervical Spine Injury Classification* (SLIC)" bezieht sich dabei auf Verletzungen der HWS, während die „*Thoracolumbar Injury Classification and Severity Score*" (TLICS) Verletzungen des thorakolumbalen Übergangs erfasst. Patienten mit einem SLIC- oder TLICS-Score von < 4 Punkten sollten konservativ und Patienten mit einem Score von > 4 Punkten operativ behandelt werden. Bei Patienten mit exakt 4 Punkten sind beide Varianten möglich. Nachdem die Checkliste nach „White und Panjabi" (➤ Tab. 17.5) auf dem Nativ-Röntgenbild in 2 Ebenen fußt, hat sich durch den routinemäßigen Einsatz von CT- und MRT-Bildgebung die modifizierte Einteilung nach Vaccaro et al. immer weiter durchgesetzt, die z. B. auch die Verletzung des Bandapparats mit berücksichtigt (➤ Tab. 17.6).

Tab. 17.6 SLIC und TLICS zur Stabilitätsbeurteilung der HWS und des thorakolumbalen Übergangs (Vaccaro et al. 2005 und 2007).

„The Subaxial Cervical Spine Injury Classification (SLIC)"		„The Thoracolumbar Injury Classification and Severity Score (TLICS)"	
Verletzungsvariable	Schweregrad	Verletzungsvariable	Schweregrad
Morphologie		**Morphologie**	
keine Abnormität	0	keine Abnormität	0
Kompression	1	Kompression	1
Distraktion	3	Distraktion	3
Rotation/Translation	4	Rotation/Translation	4
diskoligamentäre Integrität		**Integrität des Lig. posterior**	
intakt	0	intakt	0
unklar	1	unklar	2
zerrissen	2	zerrissen	3
neurologischer Zustand		**Neurologischer Zustand**	
intakt	0	intakt	0
Wurzelverletzung	1	Wurzelverletzung	2
komplette Myelonverletzung	2	**Konus, Myelonverletzung**	
inkomplette Myelonverletzung	3	inkomplette Myelonverletzung	3
Myelonkompression + neurologisches Defizit	+1	komplette Myelonverletzung	2
		Cauda equina	3

17.2.2 Klinisches Management

Von der **Anamnese** (Sturz, Badeunfall) kann bereits auf ein mögliches spinales Trauma geschlossen werden! Bis zum Beweis des Gegenteils muss dann die Wirbelsäule geschützt werden (Stiff-Neck, Vakuummatratze).

CAVE

In der **Neurountersuchung** lässt sich anhand motorischer und sensibler Defizite, der Muskeleigenreflexe und Blasen-Mastdarm-Funktion die Höhe der Schädigung eingrenzen.

17.2.2 Klinisches Management

Immobilisierung und Transport Bei bestimmten Unfällen, z. B. einem Sturz aus großer Höhe oder Sprung ins flache Wasser, ist bereits anamnestisch ein spinales Trauma wahrscheinlich. Bis zum Beweis des Gegenteils muss ein solcher Patient entsprechend behandelt werden, um zusätzliche Verletzungen der bereits potenziell geschädigten Wirbelsäule zu vermeiden. Dazu zählen die Immobilisierung der Halswirbelsäule mit einem Stiff-Neck und der Transport auf einer Vakuummatratze.

> **CAVE** Bei Verletzungen der Halswirbelsäule, z. B. einer Fraktur von HWK4 und einer Verlegung des Spinalkanals mit Knochenfragmenten, die zur Kompression des Myelons führen, muss mit einer Ateminsuffizienz gerechnet werden, die eine Intubation und künstliche Beatmung erfordert.

Neurologische Untersuchung Bei wachen Patienten lässt sich die potenzielle Region der Wirbelsäulenverletzung feststellen, wenn man die motorische und sensible Funktion, die Muskeleigenreflexe, die Blasen-Mastdarm-Funktion und die kardiovaskulären und respiratorischen Funktionen prüft. In der

Akutphase eines spinalen Traumas kann sich der neurologische Status jedoch rasch verändern und muss daher regelmäßig kontrolliert werden (z. B. mit standardisiertem ASIA-Score, dem Überwachungsbogen der „American Spinal Injury Association").

Bildgebung   Nach Erstversorgung, neurologischer Untersuchung und schonendem Transport findet im nächstgelegenen Traumazentrum die radiologische Diagnostik statt. Im Rahmen der Notfallversorgung sollte bei Verdacht auf ein Wirbelsäulentrauma zunächst eine **CT-Diagnostik** des entsprechenden Wirbelsäulenabschnitts (z. B. HWS) durchgeführt werden. Bei polytraumatisierten Patienten geschieht dies als „Spiral-CT" mit zusätzlicher CT des Schädels. Zur Beurteilung diskoligamentärer Strukturen (Stabilität), dem Nachweis von intra- oder epiduralem Blut oder einer Schädigung des Rückenmarks ist eine zusätzliche **MRT-Bildgebung** unerlässlich. Das **native Röntgenbild** wurde aufgrund der geringen Aussagekraft und der dadurch bedingten Gefahr, Verletzungen zu übersehen, weitgehend aus der Notfalldiagnostik der Wirbelsäule verdrängt.

17.2.3 HWS-Trauma

Frakturen

An der Halswirbelsäule kommen u. a. die folgenden Frakturtypen vor:

Jefferson-Fraktur   Sie ist eine Berstungsfraktur des Atlas, die durch Kompression in Richtung der Wirbelsäule entsteht (axiale Kompression). Dabei liegt eine Sprengung des Atlasrings an meistens 2 Stellen vor. Über die Stabilität dieser Fraktur entscheidet die Verlaufslinie der Fraktur und die Integrität des Lig. transversum. Neurologisch leiden die Patienten meist nur unter Nackenschmerzen.

Densfrakturen   Diese werden in Typ I–III untergliedert:

- Typ I beschreibt einen Schrägbruch der Densspitze, ist selten und gilt als stabil.
- Beim Typ II läuft die Fraktur am Übergang zwischen Dens und Wirbelkörper und kann zur Luxation führen. Sie wird typischerweise als instabil angesehen (➤ Abb. 17.4)
- Beim Typ III läuft die Fraktur durch den Denssockel und in den Axiskörper hinein. Weil dabei große Spongiosakontaktflächen vorliegen, kann von einer stabilen Ausheilung ausgegangen werden.

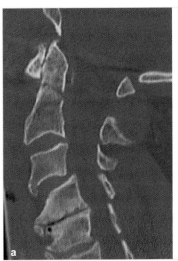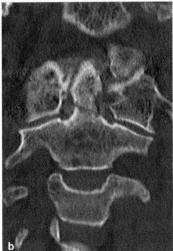

Abb. 17.4 Instabile Densfraktur Typ II in der sagittalen (**a**) und koronaren (**b**) Nativ-CT bei einem Patienten nach Treppensturz.

Hangman's Fraktur   Durch Hyperextension des Kopfes gegenüber dem Hals kommt es zur doppelseitigen Fraktur des Axisbogens mit Spondylolisthese. Die Frakturlinien verlaufen dabei beidseitig durch die Pars interarticularis des 2. Halswirbels, zwischen den Gelenkflächen und den Laminaanteilen des Bogens. Dadurch verschiebt sich der Wirbelkörper nach ventral und der Bogen verlagert sich nach dorsal. Der Spinalkanal ist dabei aufgeweitet, sodass neurologische Defizite eher selten beobachtet werden und sich Beschwerden oft auf Nackenschmerzen beschränken.

Tear-Drop-Fraktur   Eine Hyperflexion der HWS führt zur Ruptur des Kapsel-Band-Apparats und zum dreiecksförmigen Knochenfragmentausriss aus der vorderen Wirbelkörperkante. Da meist auch ein Vertikalbruch des Wirbelkörpers vorliegt, wird diese Fraktur als instabil gewertet.

> **MERKE**
>
> **Instabile HWS-Frakturen**
>
> - Atlasfraktur doppelseitig (HWK1) (Jefferson-Fraktur)
> - Densfraktur Typ II
> - doppelseitige Axisbogenfraktur (HWK2) (Hangman's Fraktur)
> - Hyperextensions-Hyperflexions-Luxation mit:
>   – Tear-Drop-Fraktur
>   – Wirbelbogenfraktur
>   – doppelseitiger Gelenkverhakung

17.2.3 HWS-Trauma

Frakturen

Bildgebend ist anfangs eine CT indiziert (z. B. als „Spiral-CT" mit Schädelaufnahme). Mittels MRT lassen sich später Erkenntnisse zu Stabilität, Blutungen und Schädigung des Myelons ergänzen.

Jefferson-Fraktur: Sprengung des Atlasrings an meistens 2 Stellen durch axiale Kompression. Sie äußert sich häufig nur mit Nackenschmerzen.

Densfraktur:
- Typ I = stabiler Schrägbruch
- Typ II = instabile Fraktur zwischen Dens und Wirbelkörper (➤ Abb. 17.4)
- Typ III = stabile Fraktur durch Sockel und Axiskörper

ABB. 17.4

Hangman's Fraktur: doppelseitiger Bruch des Axisbogens nach Hyperextension (z. B. durch Erhängen); neurologische Defizite sind selten, häufig treten nur Nackenschmerzen auf

Tear-Drop-Fraktur: instabiler dreieckiger Knochenfragmentausriss nach Hyperflexion der HWS

MERKE

Aus Studentensicht

HWS-Distorsion

HWS-Distorsionen werden ausgelöst durch Retroflexion der HWS wie z. B. Auffahrunfälle. Durch Belastung zervikaler Strukturen sind vielfältige Symptome möglich wie z. B. Schmerzen, Schwindel, Parästhesien, Hör- und Schluckstörungen. Das ZNS ist nicht betroffen.

Atlantookzipitale Dislokation

Die atlantookzipitale Dislokation ist selten, aber durch ihre Instabilität hochgefährlich! Der lockere Bandapparat junger Menschen macht diese hierfür anfällig. Es kann zu schweren neurologischen Defiziten und zum Tod kommen.

17.2.4 Spinale Kontusion

Die mildeste Form der Rückenmarksverletzung ist eine **Erschütterung** (Commotio). Hier können reversibel sensible oder motorische Defizite, Reflexdifferenzen und Miktionsstörungen auftreten.
Schwere Traumen mit Torquierung, Fraktur oder Wirbelkörperluxation führen zu einer **strukturellen Schädigung und Myelopathie** (Contusio) → medulläre Ausfälle bis Querschnittssyndrom.

MERKE

Klinik: Anfangs findet sich ein *„spinaler Schock"* mit schlaffer Parese und Areflexie kaudal der Läsion. Nach 4–6 Wochen kommt es zur spastischen Tonuserhöhung und Reflexsteigerung.
Prognose: ungünstig

MERKE

HWS-Distorsion

HWS-Distorsionen sind besonders häufige Folgen von Unfällen mit plötzlicher unerwarteter Beschleunigung (typisch: PKW-Heckaufprall). Es kommt dabei meistens zu einer Retroflexionsbewegung der HWS („Peitschenschlag") mit entsprechenden Belastungen der Muskulatur, des Bandapparats, der Knochen, Wirbelgelenke und evtl. der zervikalen Nervenwurzelabgänge. Hieraus können vorübergehend Kopf- und Nackenschmerzen, Bewegungseinschränkungen, sensible Missempfindungen der Arme, Abschwächungen der Armreigenreflexe, Schwindel, Hör- und Schluckstörungen resultieren. Eine Hirnverletzung tritt ohne begleitendes SHT nicht auf.

Atlantookzipitale Dislokation

Die atlantookzipitale Dislokation (AOD) ist eine seltene, hochinstabile Verletzung des kraniovertebralen Übergangs mit einer hohen und unmittelbaren Mortalität und z. T. schweren neurologischen Defiziten. Überdurchschnittlich häufig findet man diese Verletzung bei tödlichen Verkehrsunfällen junger Personen aufgrund des noch lockeren Bandapparats. Überlebende Patienten zeigen ein sehr unterschiedliches klinisches Bild, das von sehr geringen bis hin zu schweren neurologischen Defiziten mit Hirnnervenausfällen und einer Tetraplegie reichen kann.

In der sagittalen CT-Bildgebung ist der Abstand zwischen Basion und Dens sowie zwischen Basion und Axis vergrößert.

17.2.4 Spinale Kontusion

Definition und Pathogenese

Erschütterung Die leichteste Form der Rückenmarksverletzung ist die Erschütterung oder „Commotio spinalis", wie sie früher bezeichnet wurde. Sie beschreibt eine vollständig reversible Funktionsstörung des Rückenmarks ohne morphologische Defekte. Meist ist die Ursache ein stumpfes Trauma der Wirbelsäule, wie man sie gelegentlich bei Sportlern findet. Pathophysiologisch werden dabei eine transitorische Ischämie oder ein Ödem diskutiert.

Strukturelle Schädigung Das Rückenmark kann jedoch auch strukturell geschädigt werden – z. B. bei Verkehrs- und Arbeitsunfällen, beim Sturz von der Treppe und bei Sportunfällen oder beim Kopfsprung ins flache Wasser.

Myelopathie Durch ein entsprechendes Trauma kann es zur Torquierung, Fraktur oder Luxation von Wirbelkörpern kommen. Knochenfragmente, Bandscheibenvorfälle oder assoziierte spinale Hämatome können zur Einengung des Spinalkanals und zur Kompression des Myelons führen.

> **MERKE** Als Myelopathie bezeichnet man eine strukturelle Schädigung des Rückenmarks, die klinisch durch motorische, sensible und autononome Defizite in Erscheinung tritt. Durch eine einseitige Läsion entsteht ein Brown-Séquard-Syndrom (➤ Kap. 1).

Klinik

Erschütterung Bei der Erschütterung stehen sensible Reizerscheinungen, Reflexdifferenzen und Miktionsstörungen im Vordergrund, es können aber auch motorische Defizite und Hypästhesien auftreten. Die Symptomatik hält maximal 48 Stunden an und ist vollständig reversibel.

Strukturelle Schädigung Bei struktureller Schädigung des Rückenmarks kommt es zu medullären Ausfällen bis hin zum Querschnittssyndrom. Sie kommen in allen Wirbelsäulenabschnitten vor, am häufigsten aber am zervikothorakalen und thorakolumbalen Übergang. Das charakteristische klinische Bild beinhaltet ein partielles oder komplettes Querschnittssyndrom. Initial kommt es dabei zu einem „spinalen Schock" mit einer schlaffen Parese kaudal der Läsion, im ungünstigen Verlaufsfall zu anhaltender Tetraplegie/-parese (zervikal) oder Paraplegie/-parese (thorakal und lumbal) mit Blasen-Mastdarm-Entleerungsstörung. Etwa 4–6 Wochen nach der akuten Querschnittslähmung und dem „spinalen Schock" kommt es zur Reaktivierung der Reflextätigkeit auf spinaler Ebene und zur spastischen Tonuserhöhung. Trotz intensiver Rehabilitationsmaßnahmen wird in der Regel nur eine partielle Remission erreicht.

> **LERNTIPP** Gerne gefragt wird, dass die strukturelle Schädigung des Rückenmarks am häufigsten im zervikothorakalen und thorakolumbalen Übergang passiert!

> **MERKE** Der „spinale Schock" bezeichnet ein akutes passageres Querschnittssyndrom mit Ausfall sowohl der willkürlichen als auch der reflektorischen Motorik, der Sensibilität und der autonomen Funktionen kaudal der Läsion. Dies führt zu einer schlaffen Para- oder Tetraparese sowie in einer Blasenlähmung und einem paralytischen Ileus.

17.2.5 Spinales Hämatom

Spinale Hämatome können „spontan", z. B. durch Ruptur einer vaskulären Malformation, unter Einnahme von Antikoagulanzien oder aus spinalen Tumoren entstehen. Meist sind sie jedoch traumabedingt. Je nach Lage unterscheidet man epidurale, subdurale und intramedulläre Hämatome, wobei erstgenannte als Traumafolge am häufigsten vorkommen. Sie entstehen aufgrund von Sickerblutungen aus frakturierten Knochen oder aus verletzten duralen oder epiduralen Gefäßen.

Klinik und Diagnostik

Symptome　Klassischerweise beklagen die Patienten plötzlich auftretende starke Rückenschmerzen, die zum Teil radikulär ausstrahlen. Die Lokalisation der Schmerzen lässt auf den Ort der Blutung schließen. Neurologische Defizite treten mit einer Verzögerung von wenigen Stunden nach den ersten Schmerzen auf und hängen von der Größe der Blutung ab. Dabei sind Dys- und Hypästhesien genauso möglich wie Para- bzw. Tetraplegien mit Blasen- und Mastdarmstörungen.

Bildgebung　Die beste bildgebende Diagnostik ist die MRT (> Abb. 17.5), ggf. in Kombination mit einer CT, um auch die knöchernen Strukturen beurteilen zu können. In der MRT lassen sich Ödem, Blut oder Abszesse gut differenzieren.

17.2.5 Spinales Hämatom

Spinale Hämatome entstehen am häufigsten traumatisch, aber auch bei vaskulären Malformationen. Die Blutung liegt am häufigsten epidural, seltener subdural oder intramedullär.

Klinik: Typisches Symptom sind plötzliche Rückenschmerzen am Ort der Blutung, z. T. mit radikulärer Ausstrahlung. Nach wenigen Stunden folgen Zeichen einer Myelopathie.
Diagnostik: Mittel der Wahl zur Diagnose ist eine MRT (> Abb. 17.5) und ggf. eine Knochen-CT.

ABB. 17.5

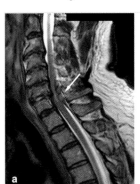
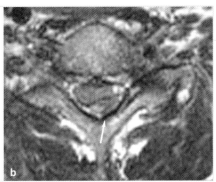

Abb. 17.5 MRT eines Patienten nach Fahrradsturz. T2-gewichtetes MRT mit sagittaler (**a**) und axialer Darstellung (**b**) der HWS und einem Epiduralhämatom links dorsolateral (Pfeil) von HWK4–7 reichend und einem Punctum maximum auf Höhe HWK6/7. In Kombination mit Bandscheibenprotrusionen der Höhen HWK3/4, 4/5 und 6/7 führt dies zur Kompression des Myelons.

Therapie und Prognose

Therapie　Ein spinales Hämatom, das das Myelon komprimiert und/oder mit neurologischen Defiziten einhergeht, muss zunächst nachgewiesen und dann umgehend entlastet werden. Es kann meistens über eine von dorsal durchgeführte Laminektomie oder Hemilaminektomie erreicht werden. In Ausnahmefällen, z. B. bei einem ventral gelegenen Hämatom infolge eines Wirbelsäulentraumas, kann eine ventrale Diskektomie bzw. Korporektomie mit anschließender ventraler Fusion bzw. Wirbelkörperersatz indiziert sein.

Prognose　Die Prognose spinaler Hämatome hängt von der Ausdehnung und der damit verbundenen kompressiven Wirkung auf das Myelon ebenso ab wie von der präoperativen neurologischen Symptomatik und deren Dauer. Gelingt es, das Myelon innerhalb von 6 Stunden nach Auftreten der ersten Symptome zu entlasten, besteht eine Chance, dass sich die neurologischen Defizite wieder weitgehend zurückbilden. Besteht die Symptomatik jedoch schon länger, wird die Prognose deutlich schlechter.

Therapie: Bei Nachweis eines spinalen Hämatoms mit Myelopathie und/oder neurologischen Defiziten ist eine rasche Entlastung mittels (Hemi-)Laminektomie indiziert!
Prognose: Sie hängt von der Ausdehnung der Blutung, der Symptomausprägung und -dauer ab. Bei Myelonentlastung in < 6 Stunden kann man auf eine Remission hoffen.

FALL　Ein 56-jähriger, helmtragender Fahrradfahrer stürzte auf einem Feldweg. Bei Eintreffen des Notarztes war er wach und konnte alle Extremitäten bewegen, beklagte jedoch starke Nackenschmerzen und eine Hypästhesie der linken Körperhälfte. Nach Anlegen eines Stiff-Necks wurde er auf einer Vakuummatratze in die Notaufnahme der nahe gelegenen Universitätsklinik gebracht. Bei der neurologischen Untersuchung wurde eine Plegie des linken Beins und eine Parese des rechten Beins und beider Arme des MRC-Kraftgrades 2/5 nachgewiesen. Das Babinski-Zeichen war links positiv. Der Patient war weiterhin wach und orientiert.
In einer CT des Kopfes und der HWS konnten Traumafolgen am Schädel und Frakturen der HWS ausgeschlossen werden. Zwischen den Halswirbelkörpern 6 und 7 ließ sich jedoch eine dorsal gelegene, hämatomverdächtige Raumforderung abgrenzen. Daraufhin wurde eine MRT der HWS durchgeführt; sie zeigte ein spinales Epiduralhämatom dorsolateral links von HWK4–7 mit Punctum maximum über HWK6/7 (> Abb. 17.5). Unmittelbar nach Abschluss der Bildgebung wurde das Hämatom über eine linksseitige Hemilaminektomie von HWK6 operativ entlastet.
Postoperativ besserte sich die klinische Symptomatik noch während des stationären Aufenthaltes über 7 Tage deutlich. Bis zur Verlegung in die Rehaklinik erhielt der Patient mehrmals täglich krankengymnastische Übungen und war auf Stationsebene mobil. Die Plegie bzw. Paresen verbesserten sich bis zu einem MRC-Kraftgrad von 4/5.

17.2.6 Behandlung des akuten Wirbelsäulentraumas

Ein akutes Wirbelsäulentrauma ist ein Notfall und tritt meist im Kontext eines Polytraumas auf.

Therapie:
- **chirurgische Entlastung:** bei Nachweis einer Myelonkompression, ggf. mit Stabilisierung
- **medikamentös:** Methylprednisolon (umstritten)

MERKE

Komplikationen: In der Akutphase kann es zu Infektionen oder kardiopulmonalen Komplikationen kommen. Im späteren Verlauf kann eine posttraumatische Syringomyelie auftreten.

17.3 Periphere Nervenverletzung

Periphere Nerven werden durch stumpfe oder scharfe Gewalt geschädigt, was zu schweren Defiziten führen kann. Am häufigsten ist der N. ulnaris betroffen.

MERKE

Klinik: Die Symptomatik hängt von Art und Ort der Schädigung ab und äußert sich z.B. in Hyposensibilität, Dysästhesien und Lähmungen.

Diagnostik: Außer der Klinik bzw. neurologischen Untersuchung kommen die Messung der Nervenleitgeschwindigkeit und eine EMG infrage. Hilfreich bei Plexusläsionen ist eine T2-gewichtete MRT.

17.2.6 Behandlung des akuten Wirbelsäulentraumas

Das akute Wirbelsäulentrauma stellt eine Notfallsituation dar und tritt meist im Rahmen eines Polytraumas auf.

Chirurgische Entlastung und Stabilisierung Sollte sich in der Diagnostik (CT/MRT) eine Raumforderung zeigen, die das Rückenmark bedrängt (z.B. Frakturfragmente, Blut, Bandscheibengewebe), ist eine umgehende chirurgische Entlastung indiziert, da die Kompression des Rückenmarks eine zusätzliche sekundäre Schädigung bewirkt. Je nach Lokalisation ist diese Entlastung von ventral oder dorsal aus möglich und muss ggf. durch eine Stabilisierung ergänzt werden. Diese sollte während der Entlastungsoperation durchgeführt werden, um einen Zweiteingriff zu vermeiden.

> **MERKE** Eine Kompression des Rückenmarks stellt eine Notfallsituation dar und muss schnellstmöglich chirurgisch entlastet werden, um eine weitere Schädigung des Rückenmarks zu vermeiden.

Medikamentöse Therapie Derzeit gibt es keine etablierte medikamentöse Therapie, die die Entwicklung einer sekundären Schädigung verhindern kann bzw. die Regeneration einer bereits vorhandenen Schädigung fördert. Die Gabe von **Methylprednisolon** ist gemäß den aktuellen Leitlinien kontraindiziert und führt zu einer erhöhten Mortalität.

Langzeitfolgen Bereits in der Akutphase kann der Verlauf durch Infektionen oder kardiopulmonale Komplikationen ungünstig beeinflusst werden. Langfristig kann das Rückenmark Vernarbungen bilden und es kann eine **Syringomyelie** (Höhlenbildung innerhalb des Rückenmarks durch gestörte Liquorzirkulation) entstehen, die die neurologische Funktion, nach ggf. initialer Verbesserung, wieder verschlechtern kann.

Prognose Anfangs ist die Prognose schwer abzuschätzen. Einflussfaktoren sind das Alter der Patienten, die Höhe der Rückenmarksschädigung und das Ausmaß neurologischer Defizite.

17.3 Periphere Nervenverletzung

Verletzungen peripherer Nerven (oder Nervenplexus) führen bei Patienten zu erheblichen Einbußen der Funktion der betroffenen Extremität. Nerven werden dabei durch eine stumpfe oder scharfe Gewalteinwirkung geschädigt. Nervenläsionen treten vor allem bei Verletzungen der oberen Extremität auf. In über 30 % ist dabei der N. ulnaris beteiligt, häufig aber auch die Nn. radialis, medianus und die Fingernerven.

> **MERKE** Ursachen traumatischer peripherer Nervenläsionen sind:
> - iatrogen (25 % aller Nervenverletzungen)
> - Verkehrsunfälle (vor allem Motorradunfälle)
> - Sportverletzungen
> - Arbeitsunfälle/Explosionen

Klinik

Symptome Die klinischen Symptome variieren, je nachdem, welcher Nerv an welcher Stelle verletzt wurde. Sie reichen von Hyposensibilität und Dysästhesien bis hin zu motorischen Funktionseinschränkungen und Lähmung ganzer Muskelgruppen. Zudem beklagen viele Patienten Schmerzen und zeigen vegetative Funktionsstörungen (Schweißsekretion).

Beispiel traumatische Armplexusläsion Die häufigste Ursache für eine traumatische Armplexusläsion sind Motorrad- und Arbeitsunfälle. Durch Prellung oder Zug kommt es dabei zur Schädigung der Faszikel. Bei starkem Zug kann es auch zum Ausriss der Nervenwurzeln aus dem Rückenmark kommen. In seltenen Fällen kann der Plexus auch durch Tragen schwerer Lasten beeinträchtigt werden. Klinisch unterscheidet man eine obere, eine untere und eine komplette Armplexusparese:
- Die obere Plexusparese (Duchenne-Erb-Lähmung), bei der die Fasern aus den Wurzeln C5–C6(–C7) lädiert sind, ist die häufigste Form und führt zum Ausfall u. a. der Mm. deltoideus, supra- und infraspinatus. Der Arm hängt dabei schlaff und nach innen rotiert herunter. Eine Außenrotation und Abduktion im Schultergelenk ist nicht möglich. Sensibel finden sich meist nur geringe Ausfälle an der dorsoradialen Seite des Unterarms.
- Bei der unteren Läsion (Dèjerine-Klumpke-Lähmung) sind die Fasern aus (C7–)C8–Th1 lädiert, was sich klinisch in einer atrophen Parese der kleinen Handmuskeln und Fingerbeuger äußert. Häufig zeigt sich zudem auf der betroffenen Seite ein **Horner-Syndrom.**
- Eine komplette Armplexusläsion als Kombination beider Formen ist selten.

Diagnostik

Neurologische Untersuchung Bei der neurologischen Untersuchung spielt das **Hoffmann-Tinel-Zeichen** eine wichtige Rolle. Dabei wird der Nerv beklopft und man prüft, ob Parästhesien (z.B. Kribbeln) im Innervationsgebiet des betroffenen Nervs auftreten. Ist dies der Fall, so bedarf es meist keiner neurochirurgischen Operation und eine spontane Regeneration der Nervenfunktion kann erwartet werden.

Apparative Diagnostik Ergänzend zur neurologischen Untersuchung kann die **Nervenleitgeschwindigkeit** gemessen und eine **Elektromyografie** durchgeführt werden.

Bildgebung In der bildgebenden Diagnostik spielt die **T2-gewichtete MRT** eine wichtige Rolle. Damit können vor allem Nervenwurzelausrisse und Plexusläsionen erfasst werden.

> **LERNTIPP** In der klinischen Untersuchung lassen sich bei peripherer Nervenschädigung oft durch Beklopfen des oberflächlich verlaufenden betroffenen Nervs elektrisierende Missempfindungen auslösen → Hoffmann-Tinel-Zeichen – bei einem Karpaltunnelsyndrom beispielsweise durch Beklopfen des N. medianus am volaren Handgelenk. Dies spricht für eine zu erwartende spontane Regeneration unter konservativer Therapie.

Therapie und Prognose

Therapie

Offene Nervendurchtrennung Bei Patienten mit einer frischen offenen Nervenläsion durch eine Schnitt- oder Stichverletzung sollte der Nerv primär chirurgisch versorgt werden, da eine spontane Regeneration aufgrund der Kontinuitätsunterbrechung nicht zu erwarten ist. Ziel dieser primären Nervennaht ist eine spannungsfreie Adaptation der Nervenenden.

Geschlossene Nervenverletzungen Bei geschlossenen Nervenverletzungen mit erhaltener Kontinuität (Zerrungen, Kontusionen) ist zunächst eine **konservative Therapie** (Physiotherapie und Ergotherapie) mit regelmäßigen klinisch-neurologischen Verlaufskontrollen indiziert, da viele Läsionen sich spontan innerhalb von 3–6 Monaten erholen. Sollte dies nicht der Fall sein oder es zu einer sekundären Verschlechterung kommen, ist eine chirurgische Revision notwendig. Idealerweise sollte diese Revision, falls indiziert, 3–6 Monate nach dem Trauma durchgeführt werden, da es ab 9–12 Monaten nach dem Trauma zur irreversiblen Endplattendegeneration im Zielmuskel kommt.

Weitere operative Verfahren An weiteren operativen Verfahren stehen zur Verfügung:
- **Neurolyse:** Der Nerv wird aus einer ihn einengenden bindegewebigen Narbe herauspräpariert. Diese kann z. B. Folge eines stumpfen Traumas sein, das bereits mehrere Monate zurückliegt.
- **Nerventransplantation:** Wenn eine Nervendurchtrennung nicht primär versorgt wird, ziehen sich beide Nervenenden von der Verletzungsstelle zurück. Der Abstand kann nach wenigen Wochen bereits einige Zentimeter betragen, sodass eine primäre Nervennaht nicht mehr möglich ist. Zwischen beiden Enden kann sich zudem ein schmerzhaftes Neurom bilden. Bei diesen Patienten muss nun zunächst das Neurom entfernt und ein Nerventransplantat von einem Spendernerv (z. B. N. suralis) unter dem Mikroskop und mit feinsten Fäden eingenäht werden. An dieser neu geschaffenen Leitschiene entlang können nun aussprossende Nervenfasern den Defekt überbrücken.

Nachbehandlung Nach einer Nervennaht/-transplantation muss die entsprechende Extremität (z. B. bei Fallhand) für 10 Tage bis 3 Wochen ruhig gestellt werden, um eine Überdehnung zu vermeiden. Des Weiteren folgt eine intensive und z. T. mehrere Monate andauernde Physiotherapie.

Prognose

Postoperativ kann man keine sofortige Beseitigung der Funktionsstörung erwarten. Die Symptome der Nervenverletzung können sich nach Transplantation erst nach mehreren Monaten zurückbilden, da der Nerv nur mit **1 mm pro Tag** von dem einen Nervenende zum anderen aussprosst.

Die Prognose für die Wiederherstellung der Funktion wird zudem bedingt vom Ausmaß der Verletzung, der Erfahrung des Chirurgen und dem Zeitpunkt der OP. Ist ein Muskel über 24 Monate denerviert, wird er trotz Wiederherstellung der nervalen Innervation seine Funktion nicht wieder zurückgewinnen (**24-Monate-Regel**) (Ausnahme: faziale Muskulatur und die großen Muskeln der Extremitäten, z. B. M. biceps).

ÜBUNGSFRAGEN FÜRS MÜNDLICHE MIT LÖSUNGSHILFEN

1. Nennen Sie die klinischen Bewertungskriterien der Glasgow-Koma-Skala (GCS). Wie sind das leichte, das mittelschwere und das schwere Schädel-Hirn-Trauma (SHT) definiert?

Die GCS bewertet die jeweils beste Leistung eines Patienten in den Bereichen „Augen öffnen", „verbale Antwort" und „motorische Leistung". Für jeden Bereich werden 1–5 Punkte vergeben, sodass 3 der niedrigstmögliche und 15 der maximale (beste) GCS-Score ist.
Für Schädel-Hirn-Traumen gilt heute international die folgende Schwereeinteilung nach dem ersten erhobenen GCS-Score eines nicht sedierten Patienten:
- schweres SHT – Score 3–8
- mittelschweres SHT – Score 9–12
- leichtes SHT – Score 13–15

Therapie:
- offene Durchtrennung → primäre Nervennaht unmittelbar nach dem Trauma mittels spannungsfreier Adaptation der Nervenenden
- geschlossene Nervenverletzungen → konservative Therapie → nach 3–6 Monaten erneute Beurteilung: keine Besserung oder Verschlechterung → chirurgische Exploration
- weitere OP-Verfahren:
  - Neurolyse: Befreiung des Nervs von stenosierendem Bindegewebe
  - Nerventransplantation: wenn die Nervenenden nicht primär adaptiert werden können (z. B. mit dem N. suralis als Spendernerv)

Nachbehandlung: Nach OP ist eine Ruhigstellung für 10 Tage bis 3 Wochen erforderlich. Wichtig: Physiotherapie!

Prognose: Der Nerv wächst mit 1 mm/d, dementsprechend lange dauert es bis zur Beseitigung der Funktionsstörung. Ist ein Muskel > 24 Monate denerviert, kann er nicht mehr innerviert werden.

IMPP-Schwerpunkte
Zu traumatischen Erkrankungen wurden in den letzten Jahren kaum Fragen gestellt.

NKLM-Lernziele
Eine Übersicht der dem Fach zugeordneten NKLM-Lernziele findest Du im Anhang ab Seite 510.

2. Die posttraumatische Hirnschwellung durch das zytotoxische und das vasogene Ödem ist mitentscheidend über die Prognose eines Schädel-Hirn-Traumas. Charakterisieren Sie die pathophysiologischen Unterschiede dieser beiden Ödemformen.

Das zytotoxische Ödem entsteht durch einen Zusammenbruch des Na^+-K^+-Gradienten an der Zellmembran infolge Versagens der energiebedürftigen Ionenpumpe (Na^+-K^+-ATPase). Dem Natrium folgend strömen Chlorid und Wasser in die schwellende Zelle. Das vasogene Ödem folgt dem zytotoxischen zeitlich nach. Es entsteht durch eine Öffnung der Blut-Hirn-Schranke mit konsekutivem Flüssigkeitsaustritt nach extravasal. Beide Ödemformen führen zur Zunahme des zerebralen Parenchymvolumens und damit (bei gleichbleibendem Blut- und Liquorvolumen) des intrakraniellen Drucks.

3. Nennen Sie Maßnahmen zur Senkung eines posttraumatisch gesteigerten intrakraniellen Drucks.

Einfache Basismaßnahmen sind die Oberkörperhochlagerung und eine gerade Kopfposition zur Begünstigung des venösen Abstroms. Als weitere Maßnahmen stehen eine osmotische Therapie (z. B. mit Mannitol, hypertoner Kochsalzlösung), die Anlage einer Liquordrainage (intrakranielle Liquorvolumenreduktion) und die moderate Hyperventilation mit einem Ziel-$paCO_2$ von 32–35 mmHg (Vasokonstriktion) zur Verfügung. Sollte dies nicht ausreichen, kann ein Barbituratkoma oder eine Dekompressionstrepanation helfen, den ICP zu senken, die Mortalität zu reduzieren und auch den Anteil der Patienten mit gutem Outcome oder moderaten Behinderungen zu erhöhen.

KAPITEL

18 Neurogeriatrie

Klaus Schmidtke

In diesem Kapitel werden einige bereits aus anderen Kapiteln bekannte Erkrankungen, z. B. Schwindel, Morbus Parkinson oder Normaldruckhydrozephalus, noch mal unter dem Aspekt von Erkrankungen im Alter dargestellt. Im klinischen Alltag ist es wichtig, zwischen normalen und pathologischen Alterungserscheinungen zu differenzieren, um diese Patienten optimal zu therapieren! Besonders wichtig für die Praxis ist der letzte Abschnitt dieses Kapitels, denn bei älteren Menschen gilt besondere Vorsicht bei der Wahl der Medikamente! Beachte, dass viele Substanzen ZNS-wirksam sind, schwere Nebenwirkungen haben können und deshalb nur unter Vorbehalt verschrieben werden sollten!

Die Neurogeriatrie befasst sich mit den *alterstypischen Erkrankungen des Nervensystems*. Sie ist nicht nur eine Abbildung der Neurologie auf das Alter, sondern umfasst viele spezielle Krankheitsbilder. Erkrankungen des Nervensystems verursachen einen wesentlichen Teil der Krankheitslast, des Leidens und der Behandlungskosten im Alter. Sie bestimmen auch die „großen I" der Geriatrie: Immobilität, Inkontinenz, intellektuelle Störung, iatrogene Schäden. Die Neurogeriatrie ist daher ein Hauptbestandteil der Altersmedizin und ein wichtiges Kompetenz- und Aufgabenfeld für Neurologen.

18.1 Normales und krankhaftes Altern des Nervensystems

Der Zustand und die Leistungsfähigkeit des Nervensystems im Alter, und damit die geistige Verfassung und die Lebensqualität, hängen von 3 Faktoren ab: dem normalen Altern, krankheitsbedingten Schäden und der „geistigen Reserve".

Normales Altern Das normale Altern resultiert aus einer nachlassenden Leistung der Nervenzellen. Diese sind lebenslang hochaktiv und wachsen kaum nach. Milliarden Nervenzellen haben Billionen Synapsen; bei einer mittleren Entladungsrate von 10 pro Sekunde ergibt sich größenordnungsmäßig eine Billiarde elektrische Ereignisse pro Sekunde. Nach dem Herz ist das Gehirn daher das Organ mit dem höchsten Energieverbrauch (etwa ein Sechstel des Gesamtverbrauchs des Körpers). Im Alter gehen die Dendritenbäume und die Zahl, Plastizität und Neubildung von Synapsen zurück, ebenso Proteinsynthese, Neurotransmitterkonzentration und Energiestoffwechsel. Dies führt u. a. zu einer Volumenminderung des Gehirns etwa ab dem 55. Lebensjahr. Die hohe Stoffwechselaktivität der Nervenzellen führt zu hohem Anfall von Stoffwechselprodukten, die nicht alle abgebaut werden, die z. T. schädlich wirken können und die kumulieren, da sie nicht durch Zellteilung verdünnt werden. Eine Beeinflussung der normalen Gehirnalterung durch z. B. Medikamente, Vitamine oder Hormone ist bisher nicht möglich.

Der Leistungsrückgang wirkt sich in erster Linie auf elementare geistige Prozesse aus, d. h. die schnelle und aufmerksamkeitsintensive geistige Tätigkeit („flüssige Intelligenz"). Die Einbußen sind nicht unerheblich und liegen bei 90- bis 100-Jährigen bei ca. 1–2 Standardabweichungen. Verbales und wissensbasiertes Denken bleibt im Alter dagegen gut erhalten („kristallisierte Intelligenz"). Wissen und Erfahrung können andere Leistungseinschränkungen oft gut kompensieren.

18.1 Normales und krankhaftes Altern des Nervensystems

3 Faktoren bestimmen den Zustand des Nervensystems im Alter:

Normales Altern: nachlassende Leistung der Nervenzellen, Verringerung von Anzahl, Plastizität und Neubildungsrate der Synapsen

Krankhaftes Altern: Traumen, vaskuläre, toxische und infektiöse Schädigungen, neurologische Grunderkrankungen

„Geistige Reserve": Begabung, Bildung und lebenslange geistige Aktivität verringern die Folgen normalen und krankhaften geistigen Alterns. Sie verzögern z. B. das Manifestwerden einer Demenz.

18.2 Gangstörungen und Stürze im Alter

Gang- und Standunsicherheit sind im Alter häufig und **multifaktoriell** bedingt.

18.2.1 Formen von Gangstörungen

Sensorisch-ataktische Gangstörung

Ausfall sensibler Sinneswahrnehmungen (Polyneuropathien, Hinterstrangveränderungen) → unsicheres Gehen vor allem auf unebenem Grund und im Dunkeln

Spastisch-ataktische Gangstörung

Schädigungen des Myelons → spinale Gangataxie und spinale spastische Paraparese

Apraktische Gangstörung

Läsionen der frontalen prämotorischen Zentren der Gangmotorik → breitbasig-unsichere Gangapraxie mit deutlicher Besserung am Rollator

Hypokinetisch-rigide Gangstörung

Parkinson-Syndrome u. a. → kleinschrittiges, gebeugtes, bradykinetisches Gangbild mit „Klebenbleiben" am Boden

Phobische Gangstörung

Angst vor weiteren Stürzen → Gangunsicherheit

Krankhaftes Altern durch Läsionen des Gehirns Vermeidbar oder reduzierbar sind Hirnverletzungen (Risikosportarten, Motorradfahren, Ski- und Radfahren ohne Helm), zerebrale Mikroangiopathie (nicht eingestellte Hypertonie), Schlaganfälle (vaskuläre Risikofaktoren), Alkoholenzephalopathie, FSME- und Meningokokkeninfektion (fehlende Impfung), Normaldruckhydrozephalus (verzögerte Therapie) und Schäden durch immunvermittelte Erkrankungen (z. B. multiple Sklerose) bei nicht konsequenter Therapie.

„Geistige Reserve" Durch Begabung, Bildung und lebenslange geistige Aktivität entstehen Wissen und Fähigkeiten. Ein hohes geistiges Niveau bildet einen relevanten Schutz vor den Folgen normalen und krankhaften geistigen Alterns. Es kann Demenzerkrankungen nicht verhindern, ihr Manifestwerden jedoch verzögern. Die Prävalenz und Inzidenz von Demenz ist bei geistig aktiven und höher gebildeten Personen daher geringer.

18.2 Gangstörungen und Stürze im Alter

Gang- und Standunsicherheit sind im Alter häufig. Folgen sind Stürze, Verletzungen, Sturzangst, Immobilität, Bewegungsmangel und damit ggf. Gewichtszunahme und soziale Isolation. Die Diagnostik von Gangstörungen ist eine neurologische Kernkompetenz. Genaue Beobachtung und klinische Untersuchung sind meist wegweisend. Oft überlagern sich mehrere Ursachen, z. B. neurologische, orthopädische und psychische, wofür der etwas unscharfe Begriff der „multifaktoriellen Gangstörung" verwendet wird. Subjektiv geht eine Gangstörung häufig mit „Schwindel" einher (> Kap. 18.3).

18.2.1 Formen von Gangstörungen

Sensorisch-ataktische Gangstörung
Eine sensorisch-ataktische Gangstörung entsteht durch Ausfall von sensiblen Sinneswahrnehmungen, meist bei Polyneuropathie (PNP), seltener bei Schädigung der Hinterstränge. Das Gehen ist vor allem auf unebenem Grund und bei Dunkelheit unsicher, da dann der zweite von 3 wichtigen Sinneskanälen beeinträchtigt ist. Das Romberg-Zeichen ist positiv. Die PNP im Alter resultiert aus Diabetes, Alkoholabusus, Medikamententoxizität oder aus immunologischen Erkrankungen, oft aber bleibt die Ursache unklar (> Kap. 14.6). Eine Schädigung der sensiblen Hinterstränge kommt bei zervikaler Myelopathie infolge degenerativer Wirbelsäulenerkrankungen vor, selten auch bei relevantem Vitamin-B_{12}-Mangel (funikuläre Myelose).

Spastisch-ataktische Gangstörung
Bei der spastisch-ataktischen Gangstörung besteht eine Überlagerung aus einer spinalen (sensorischen) Gangataxie mit einer spinalen spastischen Paraparese, oft bei Kompression des Rückenmarks durch Spondylosen (zervikale Myelopathie), bei multipler Sklerose oder bei Tumoren. Das Gangbild ist unsicher, steif und unflüssig. Gegebenenfalls wird beim Treppensteigen, beim Aufrichten aus der Hocke oder bei der Prüfung der Hüftbeugung und Fußhebung eine Parese deutlich.

Apraktische Gangstörung
Eine apraktische Gangstörung entsteht durch Läsion der frontalen prämotorischen Zentren der Gangmotorik, speziell durch ausgedehnte Schädigungen des frontalen Marklagers bei Normaldruckhydrozephalus (NPH, > Kap. 11.2.3) oder schwerer zerebraler Mikroangiopathie. Die Patienten gehen breitbasigunsicher und tasten nach Halt. Typisch ist, dass ungewöhnliche Beinbewegungen besonders schwerfallen, z. B. das Überschreiten von Hindernissen oder das Seitwärts- und Rückwärtsgehen. Eine deutliche Besserung tritt ein, wenn der Patient einen Rollator benutzt.

Hypokinetisch-rigide Gangstörung
Bei einer hypokinetisch-rigiden Gangstörung besteht ein Parkinson-typisches Gangbild mit Kleinschrittigkeit, vermehrten Zwischenschritten beim Wenden, „Hängenbleiben" an kleinen Erhebungen, ggf. auch vorgebeugter Körperhaltung und reduziertem Mitschwingen der Arme. Differenzialdiagnostisch kommen neben dem idiopathischen Parkinson-Syndrom (IPS, > Kap. 9.2.1) andere degenerative Erkrankungen in Betracht (Multisystematrophie [> Kap. 9.2.2], progressive supranukleäre Parese [> Kap. 9.2.3], kortikobasale Degeneration [> Kap. 9.2.4], Lewy-Körperchen-Demenz [> Kap. 12.6]).

Phobische Gangstörung
Nach Stürzen und Schwindelanfällen können ältere Patienten eine ausgeprägte funktionelle („phobische") Gangstörung und Sturzangst entwickeln. Sie bewegen sich dann fast nur noch mit dem Rollator oder sogar dem Rollstuhl fort, klammern sich an führende Personen oder tasten sich an der Wand entlang. Die Störung kann selten zu völliger Stand- und Gangunfähigkeit führen.

Gangstörung bei Demenz

Bei der Alzheimer-Demenz (AD, > Kap. 12.4) und Pick-Krankheit (FTD, frontotemporale Demenz, > Kap. 12.5) kommt es im Spätstadium, mit Ausdehnung der Degeneration auf alle Abschnitte des Großhirns, zu einer progredienten, unspezifischen Gangunsicherheit, schließlich zu weitgehender Immobilität. Eine früh auftretende Gangstörung spricht stark gegen AD und FTD.

Gangstörung bei Gebrechlichkeit, Arthrosen und internistischen Erkrankungen

Bei schwerer Krankheit, Abmagerung und/oder weitgehender Einstellung körperlicher Bewegung kommt es zu einer allgemeinen und muskulären Schwäche mit verlangsamtem Gehen und stark reduzierter Gehstrecke. Es folgt häufig eine Inaktivitätsatrophie der gesamten Stütz- und Bewegungsmuskulatur.

18.2.2 Diagnostik

Die neurologische Untersuchung konzentriert sich auf Gangbild, Muskulatur, Kraft, Koordination, Eigen- und Fremdreflexe sowie Sensibilität der Beine. Oft ist ein CCT oder cMRT mit der Frage nach einer zerebralen oder spinalen Erkrankung notwendig. Weitere Untersuchungsschritte sind Liquorpunktion, Elektrophysiologie, Liquorablassversuch bei möglichem NPH, L-DOPA-Therapieversuch bei hypokinetisch-rigider Störung.

18.2.3 Therapie

Neben einer ursachenspezifischen Therapie ist fast immer ein konsequentes, tägliches Gehtraining sinnvoll und erfolgreich, je nach Lage des Falls ggf. mit professioneller Anleitung und Hilfsmitteln. Ziel ist die Verbesserung von Muskelkraft, Ausdauer, Gleichgewicht, Technik und Hilfsmitteleinsatz. Das Gehtraining sollte auf nicht weniger als 30–60 Minuten pro Tag gesteigert werden.

18.3 Schwindel im Alter

„Schwindel" ist ein häufiges, vieldeutiges, zunächst subjektives Symptom. Es kann bedeuten: „ich empfinde Drehgefühl", „ich schwanke", „ich bin gangunsicher", „ich fühle mich benommen", „ich habe Angst". Der erste diagnostische Schritt ist eine genaue und geduldige Befragung zu subjektiver Empfindung, Auslösesituationen und psychischer Dimension des Schwindels (> Kap. 4.2).

Als „systematischer" Schwindel werden organisch bedingte Dreh-, Schwank- und Liftgefühle bezeichnet, als „unsystematischer" oder „unspezifischer" Schwindel alle anderen Formen. Die Systematik der Schwindelerkrankungen wird in > Kap. 4 dargestellt.

Systematischer Schwindel

Systematischer Schwindel entsteht durch Erkrankungen des vestibulären Systems, d. h. des Bogengangorgans, des VIII. Hirnnervs (N. vestibulocochlearis) oder der zugeordneten Hirnnerven- und Kleinhirnkerne. Bei neurogeriatrischen Patienten sind der gutartige Lagerungsschwindel (> Kap. 4.3.2) und zentrale Ursachen wie Schlaganfälle (s. a. > Kap. 4.3.8) die häufigsten Ursachen.

Unsystematischer Schwindel

Unsystematischer Schwindel bei Gangunsicherheit tritt nur beim Gehen, nicht im Sitzen oder Liegen auf. Es handelt sich um eine subjektive Begleitempfindung ohne Bewegungsillusion oder Übelkeit.

Phobischer Schwindel

Phobischer Schwindel tritt bei Sturzangst (s. o., phobische Gangstörung, > Kap. 18.2.1), Klaustrophobie oder Höhenangst auf. Es handelt sich um eine rein situativ ausgelöste, vom Patienten als „Schwindel" erlebte Angststörung.

Benommenheitsschwindel

Benommenheitsschwindel ist ein extrem vieldeutiges Symptom bei Erkrankungen des Gehirns und allen Störungen des inneren Millieus, die die Hirnfunktion beeinträchtigen. Benommenheit kommt außerdem als rein psychosomatisches Symptom vor. Die Patienten klagen öfter, sie fühlten sich wie leicht berauscht. Ein Bezug zu körperlichen Bewegungen besteht nicht.

Orthostatischer Schwindel

Orthostatischer Schwindel tritt nur beim Aufrichten aus liegender, sitzender oder hockender Position auf und entsteht durch kurzfristigen Abfall von Blutdruck und Hirnperfusion. Ursachen sind u. a. blutdrucksenkende und andere Medikamente, die die Kreislaufregulation beeinträchtigen, Hypovolämie durch vermindertes Trinken und neurodegenerative Erkrankungen.

Gangstörung bei Demenz

Spätstadium von Demenzen → Degeneration des gesamten Gehirns → diffuse Gangstörung

Gangstörung bei Gebrechlichkeit, Arthrosen und internistischen Erkrankungen

Immobilität → muskuläre Atrophie → Teufelskreis!

18.2.2 Diagnostik

- neurologische Untersuchung, CT und MRT von Kopf und Wirbelsäule
- Liquorpunktion (und -ablass bei Verdacht auf NPH)
- Elektrophysiologie
- L-DOPA-Therapieversuch bei hypokinetisch-rigider Störung

18.2.3 Therapie

- ursachenspezifische Therapie
- konsequentes tägliches Gehtraining, auch mit Hilfsmitteln

18.3 Schwindel im Alter

systematischer Schwindel: Dreh-, Schwank- und Liftschwindel; entsteht durch Erkrankungen des vestibulären Systems

unsystematischer Schwindel: nur beim Gehen, nicht in Ruhe, keine subjektive Bewegungsillusion oder Übelkeit

phobischer Schwindel: Zusammenhang mit angstauslösendem Kontext

Benommenheitsschwindel: diffus – internistische, neurologische und psychosomatische Ursachen

orthostatischer Schwindel: Kreislaufdysregulation beim Aufrichten

18.4 Verwirrtheitszustände im Alter

18.4 Verwirrtheitszustände im Alter

Verwirrtheitszustände sind ein wichtiges, häufiges und potenziell gefährliches Symptom im Alter, u.a. bei akuten inneren und neurologischen Erkrankungen und nach Operationen. Sie erfordern stets sofortige Aufmerksamkeit. Verwirrtheitszustände verursachen Leiden und Risiken für Patienten, Bestürzung bei Angehörigen, Stress und hohen Betreuungsaufwand für Ärzte und Pflegekräfte und erhöhte Verweildauer und Kosten für Kliniken. Für Kliniken sind sie ein Qualitätsproblem und Qualitätssignal. Sie können z.T. verhütet und behandelt werden.

Verwirrtheit ist ein multikausales, vielgestaltiges klinisches Syndrom. Das Leitsymptom ist die Störung des kohärenten und integrativen Denkens. Daraus resultiert meist eine Desorientierung und Störung des Realitätsbezugs. Häufig bestehen weitere kognitive Störungen, z.B. der Aufmerksamkeit, bis hin zur Bewusstseinstrübung, fakultativ auch vegetative, körperlich-neurologische und psychotische Symptome. Verwirrtheitszustand und Delir bedeuten im Wesentlichen dasselbe, „Delir" ist im Deutschen allerdings durch den Begriff „Alkoholentzugsdelir" besetzt und erweckt Assoziationen mit Agitiertheit und Halluzinationen, was tatsächlich nur bei einem Teil der Fälle von Verwirrtheit auftritt. „Durchgangssyndrom" und „hirnorganisches Psychosyndrom" sind veraltete, unscharfe Begriffe.

18.4.1 Klinik und Diagnostik

18.4.1 Klinik und Diagnostik

Präsentationsformen

Es werden verschiedene Präsentationsformen von Verwirrtheitszuständen unterschieden, die ineinander übergehen können:

- „hyperaktiv" mit motorischer Unruhe, Agitiertheit, Unruhe, Zerfahrenheit, ggf. Halluzinationen, illusionärer Verkennung, Angst, aggressivem Verhalten, vegetativen Störungen
- „hypoaktiv" mit Zurückgezogenheit, Desorientierung; ggf. psychosenahem Erleben
- „subsyndromal", d.h. wenig ausgeprägter Verwirrtheitszustand mit Gedächtnis- und Aufmerksamkeitsdefizit, wechselnd inkohärentem Denken, partieller Desorientierung

Präsentationsformen von Verwirrtheitszuständen sind:
- **hyperaktiv:** motorische und geistige Unruhe, Agitiertheit, Zerfahrenheit, ggf. Halluzinationen, illusionäre Verkennung, Angst, aggressives Verhalten, vegetative Störungen
- **hypoaktiv:** Zurückgezogenheit, Desorientierung, ggf. psychosenahes Erleben
- **subsyndromal:** weniger ausgeprägt als obige

Verlauf

Das Einsetzen ist häufig akut oder subakut, der Verlauf fluktuierend. Typisch ist eine nächtliche Verschlechterung („sundowning"), für die verschiedene Ursachen infrage kommen:
- tagesrhythmische Aktivitätsschwankungen des Gehirns
- verminderte Orientierung bei Dunkelheit und fehlender Ansprache
- „Aufwachen" nach einem verdämmerten Tag mit Übergang eines hypoaktiven in einen hyperaktiven Verwirrtheitszustand
- ungünstige Abendmedikamente (z.B. Benzodiazepine)

Bei ca. 30% der Betroffenen bilden sich Verwirrtheitszustände nur verzögert und häufig unvollständig zurück. Vorschädigungen und eine progrediente Grunderkrankung verzögern die Regeneration. Auslösefaktoren können nicht immer komplett vermieden werden.

Verlauf: akut oder subakut, fluktuierend, nächtlich oft verschlechtert („sundowning"), insbesondere bei Vorschädigungen verzögerte Rückbildung

Diagnostik

Es ist eine unverzügliche und vom Alter unabhängige Abklärung erforderlich. Altersbezogene Vorschädigungen (Schlaganfall, neurodegenerative Erkrankungen) und mögliche Auslösefaktoren müssen erfragt werden. In ➤ Kap. 8.1 sind unter dem Merksatz „I WATCH DEATH" die häufigsten metabolischen Ursachen aufgeführt. Ergänzend sind gezielte Laboruntersuchungen, ein EEG (non-konvulsiver Anfallsstatus?) und eine zerebrale Bildgebung (cCT, besser cMRT) indiziert.

Diagnostik: Anamnese der Vorschädigungen, Labor, EEG und zerebrale Bildgebung

18.4.2 Therapie und Prophylaxe

18.4.2 Therapie und Prophylaxe

Therapie

Die Therapie besteht aus 3 Schritten: der Ausschaltung fassbarer Auslöser, allgemeine Maßnahmen und symptomatische pharmakologische Therapie:
- Wenn es fassbare Auslöser eines Verwirrtheitszustands gibt, müssen sie ausgeschaltet werden.
- Zu den allgemeinen Maßnahmen gehören Flüssigkeitsgabe, Essen, Abführen, Schmerzmedikation, Orientierungshilfen, Zuwendung, angepasste Lagerung, Mobilisierung, Ruhe, Schlafförderung und regelmäßige Überwachung der Vitalparameter.
- Die symptomatische pharmakologische Therapie soll eine moderate Sedierung bewirken, die Realitätswahrnehmung verbessern und einen antipsychotischen Effekt haben. Es muss einschleichend und niedrigdosiert und bei Besserung wieder abdosiert werden.

In der pharmakologischen Therapie werden hoch- und niederpotente **Neuroleptika** eingesetzt:
- Hochpotente Neuroleptika wirken gegen produktive Wahnsymptome und aggressive Verhaltensweisen, sind aber kaum sedierend. Zugelassen ist Haloperidol, 0,5–2,5 mg/d oral, ausnahmsweise 2,5 mg i.m., nicht i.v. Nebenwirkungen sind ein hypokinetisch-rigides Syndrom, Sturzgefahr, Frühdyskinesie und Akathisie.

Medikamentöse Therapie:
- Ziel: moderate Sedierung und antipsychotische Wirkung
- Neuroleptika (hochpotente: gut antipsychotisch, kaum sedierend; niederpotente: eher sedierend) auch in Kombination; einschleichend dosieren!
- Benzodiazepine sind nicht geeignet (Ausnahme: Lorazepam bei akuten Angstzuständen → ➤ Kap. 18.5.2, ➤ Tab. 18.1)

- Niederpotente Neurolepika sind wirksam bei Unruhe, Schlafstörung und Agitation. Zugelassen sind Melperon und Dipiperon (3 × 25 mg/d bzw. 3 × 40 mg/d), mögliche schrittweise Erhöhung bis ca. 150 mg (Melperon) bzw. 240 mg (Dipiperon). Nebenwirkungen sind u. a. orthostatische Hypotonie und Sturzgefahr.
- Eine Kombination von hoch- und niederpotenten Neuroleptika in niedriger Dosis ist oft sinnvoll.

Die meisten **anderen Psychopharmaka** sind nicht geeignet, insbesondere Benzodiazepine (> Tab. 18.1). Eine mögliche Ausnahme ist Lorazepam (z. B. Tavor Expidet sublingual 0,5–2,5 mg/d) bei akuter Angstsymptomatik.

Ein **Alkoholentzugsdelir** darf nur auf der Intensivstation mit spezifischen Medikamenten gemäß Leitlinie behandelt werden (> Kap. 8.4.1).

Prophylaxe

Risikopatienten sind frühzeitig zu identifizieren, z. B. präoperativ mit standardisierten Scores. Wichtig ist die konsequente Fortführung einer vorbestehenden medikamentösen Therapie, die allerdings ggf. mit dem Ziel umgestellt werden muss, die Resorption zu sichern.

Pflegerische Präventionsmaßnahmen sind das Erfassen von Wahrnehmungsstörungen, die Versorgung mit Orientierungshilfen (Brille, Hörgerät, Beleuchtung, externe Taktgeber wie Radio, Fernsehen, Tageslichtsimulation), die regelmäßige Stimulation und Mobilisierung, um den Tag-Nacht-Rhythmus zu erhalten, und die Wahrung des Wohlbefindens (Mahlzeiten, Schmerzlinderung ohne Sedierung, Ruhephasen, optimale Hygiene und Infektionsprophylaxe) und der Homöostase (Flüssigkeit, Laborkontrollen).

Prophylaxe: Risikopatienten erkennen, Orientierungshilfen geben, regelmäßige Stimulation und Mobilisierung, das Wohlbefinden und die Homöostase aufrechterhalten

18.4.3 Ursachen

Verwirrtheitszustände resultieren, grob gesprochen, aus 4 Gruppen von Ursachen: Erkrankungen des Gehirns, Erkrankungen des übrigen Organismus mit Rückwirkung auf das Gehirn, Medikamente mit Wirkung auf das Gehirn und psychiatrische Störungen:

- neurologische Auslöser: epileptische Anfälle, Hirninfarkte, intrakranielle Blutungen, bakterielle oder virale Meningoenzephalitiden, Schädel-Hirn-Trauma, metabolische Enzephalopathien u. a. m.
- extrazerebrale, metabolische Auslöser: Infektionen, Hyperthermie, Exsikkose, Kachexie, Anämie, Operationen, Elektrolytstörungen, Ketoazidose, Nieren-, Leber-, Herzinsuffizienz
- Medikamenten- und Drogeneffekte: Alkoholentzug, Benzodiazepinentzug oder -überdosierung, Medikamentenüberdosierung oder -interaktionen, Medikamente mit erhöhtem zentralem Nebenwirkungspotenzial bei älteren Patienten
- psychische und psychiatrische Störungen: Schmerz, Obstipation, Harnverhalt, Angst, Psychose, emotionales Trauma, dissoziative Störung, psychogener Stupor

18.4.3 Ursachen

Bei **zerebraler Vorschädigung** führt eine **zusätzliche Noxe** leicht zu Verwirrtheitszuständen, z. B. neurologische oder extrazerebrale, metabolische Auslöser, Medikamenten- und Drogeneffekte oder psychische und psychiatrische Störungen.

> **MERKE** Besonders bei alten Menschen entstehen Verwirrtheitszustände oft durch die Überlagerung einer zerebralen Vorschädigung (Verdacht auf Demenz oder Demenzvorstadium) mit einer zusätzlichen Noxe (z. B. Fieber, Medikamente, Operation, metabolische Störung, stationäre Einweisung). Wichtige Risikofaktoren sind – neben einer zerebralen Vorschädigung – hohes Alter, Gebrechlichkeit, Mangelernährung, Multimorbidität, Polypharmakotherapie und problematische Medikamente.

18.5 Harnkontinenzstörung im Alter

Eine Harnkontinenzstörung entsteht durch Erkrankungen des Nervensystems oder der Blase. Alterstypische neurologische Ursachen sind vor allem der Normaldruckhydrozephalus und eine Demenz. Miktionsstörungen bei Erkrankungen des Rückenmarks verlaufen im Alter wie in jüngeren Jahren, daher wird auf die entsprechenden Kapitel verwiesen (z. B. zervikale Myelopathie [> Kap. 16.3.3], Tumoren [> Kap. 10], Traumen [> Kap. 17], spinale Ischämie, multiple Sklerose [> Kap. 7.1]), und zwar mit „Reflexinkontinenz", d. h. unwillkürlicher Blasenentleerung, Detrusor-Sphinkter-Dyssynergie und Restharnbildung.

Differenzialdiagnostisch kommen urologische Erkrankungen infrage, vor allem das Syndrom der überaktiven Blase mit situativer Dranginkontinenz (Reizblase), die Stressinkontinenz bei Beckenbodensenkung, die Sphinkterschwäche nach Prostatektomie, die Überlaufblase bei Abflussbehinderung (Harnröhrenstriktur, Prostatahypertrophie) und die Harnwegsinfektion.

18.5 Harnkontinenzstörung im Alter

18.5.1 Neurologische Ursachen

Normaldruckhydrozephalus

Neben Gang- und kognitiver Störung ist die Störung der Harnausscheidung ein Kardinalsymptom des Normaldruckhydrozephalus (NPH, > Kap. 11.2.3). Es kommt zuerst zum Symptom des „imperativen Harndrangs": Harndrang tritt unvermittelt auf und kann nur noch ganz kurzfristig unterdrückt werden. Bei weiterer Schädigung verliert der Patient die willkürliche Kontrolle über die Miktion. Folge ist ein unwillkürlicher Harnabgang.

18.5.1 Neurologische Ursachen

Normaldruckhydrozephalus
Symptomtrias des NPH: Gangstörung, kognitive Störung und Harninkontinenz

Neurodegenerative Erkrankungen

Eine bereits früh im Krankheitsverlauf auftretende Drangsymptomatik und Harninkontinenz ist typisch für die Lewy-Körperchen-Demenz (➤ Kap. 12.6). Bei der Multisystematrophie (➤ Kap. 9.2.2) ist die Blasenstörung ein Kardinalsymptom, beim idiopathischen Parkinson-Syndrom (➤ Kap. 9.2.1) treten Blasenstörungen häufig im weiteren Verlauf auf. Bei der Alzheimer-Demenz (➤ Kap. 12.4) ist die Kontrolle über die Harnausscheidung über Jahre meist wenig beeinträchtigt. Bei frontotemporaler Demenz (Morbus Pick, ➤ Kap. 12.5), die auch in Bezug auf andere Symptome sehr variabel verläuft, treten Harndrang und Harninkontinenz häufiger schon früh auf.

18.5.2 Therapie

Bei Reizblase, imperativem Harndrang und Pollakisurie können peripher-anticholinerg wirksame Medikamente angesetzt werden, die den Detrusor schwächen und den inneren Sphinkter stärken, z. B. Solifenacin, Trospiumchlorid. Bei NPH kann eine frühzeitige Intervention mit Liquorentlastungspunktionen und Shunt-Anlage die Symptomatik deutlich verbessern (➤ Kap. 11.2.3). Bei Demenzerkrankungen werden die Patienten dazu angehalten, in regelmäßigen Abständen die Blase zu entleeren, z. B. stündlich, auch wenn sie aktuell keinen Harndrang verspüren (WC-Training).

18.6 Medikamententherapie im Alter

18.6.1 Grundsätze

Medikamente sind entscheidend für die Verbesserung des Gesundheitsstatus älterer Menschen und die Verlängerung der Lebenserwartung. Andererseits sind ihre Nebenwirkungen für Folgekrankheiten, Kosten und Todesfälle im Alter mitverantwortlich. Geriatrische Patienten vertragen Medikamente oft schlechter, weil sie
- empfindlicher auf Nebenwirkungen reagieren
- die Wirkstoffe langsamer abbauen und ausscheiden können
- mehrere Mittel einnehmen müssen, deren ungünstige Effekte sich addieren („Polypharmazie").

Um die Risiken zu beschränken, sollten daher einige Grundsätze beachtet werden.

MERKE
- nur Medikamente ansetzen, die angesichts des Alters, der Lebenserwartung und des Gesamtzustands des Patienten und mit Hinblick auf die Risiken und schon eingenommenen Medikamente wirklich notwendig und effektiv sind
- nur Medikamente ansetzen, über deren Wirkungen, Nebenwirkungen, Interaktionen und Risiken man gut informiert ist
- wer ein Medikament ansetzt, ist für seine Überwachung, Fortführung und Beendigung verantwortlich, zumindest durch Hinweis im Arztbrief
- keine Laborwerte behandeln, z. B. erhöhte Harnsäure
- Medikamente reduzieren oder absetzen, wenn Behandlungsziele erreicht sind
- Medikamente, die bei Älteren ein erhöhtes Nebenwirkungspotenzial haben, nach Möglichkeit meiden (➤ Kap. 18.6.2)
- Interaktionspotenziale überprüfen (Rote Liste, PC-Programme, Internet)
- Einstiegsdosis, Steigerungsrate und Enddosis ggf. reduzieren
- gesamte Medikamentenliste regelmäßig überprüfen und soweit möglich reduzieren – **Cave:** ZNS-wirksame Medikamente dürfen oft nicht abrupt abgesetzt werden, u. a. SSRI, SSNRI, Benzodiazepine, L-DOPA, Antiepileptika
- Compliance nicht überfordern, Zahl der Medikamente und Einnahmezeitpunkte reduzieren (ggf. Retard- oder Kombinationspräparate, transdermale Therapiesysteme)
- Patienten und Angehörige instruieren, z. B. zu typischen Nebenwirkungen; bei riskanten Medikamenten Aufklärung geben und Einverständnis einholen
- bei Risikomedikamenten erforderliche Labor- und EKG-Kontrollen veranlassen und im Arztbrief ansprechen (z. B. SSRI → Natriumspiegel, Heparin → Thrombozyten, Kortikosteroide → Blutzucker, Psychopharmaka u. a. → Blutbild, Antiepileptika u. a. → Leberwerte, NSAR → Nierenwerte, Mittel mit Potenzial zur QT-Verlängerung → EKG)
- bei Hochrisikomedikamenten besondere Vorsicht walten lassen und angepasste Dosierung wählen (orale Antikoagulanzien, Kortikosteroide, hochpotente Neuroleptika, Mittel mit Abhängigkeits- und Absetzrisiko)

18.6.2 Medikamente mit erhöhtem Risiko bei Älteren

Medikamente, die bei alten und geriatrischen Patienten nach Möglichkeit nicht gegeben werden sollten, sind in der PRISCUS-Liste zusammengefasst (http://priscus.net/). Speziell mit Bezug auf ZNS-Nebenwirkungen sind 2 Gruppen von Medikamenten zu unterscheiden, die in ➤ Tab. 18.1 zusammengefasst sind.

Tab. 18.1 Medikamente mit erhöhtem zentralem Nebenwirkungspotenzial bei älteren Patienten.

Medikamente mit zentral-anticholinerger Wirkung	• tri- und tetrazyklische Antidepressiva: u. a. Amitriptylin, Trimipramin • viele niederpotente Neuroleptika: u. a. Promethazin, Levomepromazin • viele hochpotente Neuroleptika: u. a. Olanzapin, Clozapin • anticholinerge Parkinsonmedikamente: Biperiden • H$_1$-Antihistaminika der 1. Generation: Diphenhydramin • Anticholinergika gegen imperativen Harndrang bei Reizblase; relativ unbedenklich ist Trospiumchlorid • internistische Medikamente wie Kortikosteroide, Loperamid, NSAR (u. a. Diclofenac), Schleifendiuretika, Cimetidin, Theophyllin, Digoxin, Furosemid, Butylscopolamin, Muskelrelaxanzien, lipophile Betablocker, Clonidin, Methotrexat, Ifosfamid, 5-Fluoro-Uracil, Zytokine
Sonstige Medikamente mit ZNS-Nebenwirkungen	• Opioide, Antiepileptika und Medikamente gegen neuropathische Schmerzen (Gabapentin, Pregabalin): Sedierung und Schwindelgefühl • hochpotente Neuroleptika: hypokinetisch-rigides Syndrom • hohe Dosen von SSRI und SSNRI, auch Duloxetin gegen Urininkontinenz: serotonerges Syndrom • Antiepileptika, Antihistaminika und Benzodiazepine: Schwindel, Gangunsicherheit, Sturzgefahr, kognitive Störung • niederpotente Neuroleptika: Blutdruckregulationsstörung, Orthostase und Sturzgefahr, erhöhte kardiovaskuläre Mortalität • Betalaktamantibiotika, Gyrasehemmer: Senkung der Krampfschwelle • Digitalisglykoside: Intoxikation (Gelbsehen), Verwirrtheit • Clonidin, Reserpin, Chinidin, Flecainid, Gyrasehemmer: Verwirrtheit

ÜBUNGSFRAGEN FÜRS MÜNDLICHE MIT LÖSUNGSHILFEN

1. Was bezeichnet man in der Neurogeriatrie als die „geistige Reserve"?

Der Begriff „geistige Reserve" beschreibt durch Begabung, Bildung und lebenslange geistige Aktivität entstandenes Wissen und Fähigkeiten. Ein hohes geistiges Niveau und damit eine hohe geistige Reserve bilden einen relativen Schutz vor den Folgen zerebraler Erkrankungen im Alter.

2. Stürze, mit z. T. fatalen Folgen für die Mobilität, sind häufige Ereignisse im Alter. Welche Mechanismen tragen aus neurologischer Sicht wesentlich zur Sturzgefahr bei?

Die sensorisch-ataktische Gangstörung kommt durch eine Störung der peripheren oder zentralen Sensibilität in den unteren Extremitäten zustande. Häufigste Ursachen sind hier Polyneuropathien oder Leitungsstörungen im Rückenmark. Die spastisch-ataktische Gangstörung ist immer durch eine residuelle Ausfallsymptomatik nach zerebraler oder spinaler Schädigung verursacht. Diese Gangstörung ist häufig asymmetrisch.
Die apraktische Gangstörung ist durch eine Störung der Ganginitiierung, der Gangflüssigkeit und der posturalen Stabilität gekennzeichnet. Eine Schädigung der frontalen prämotorischen Gangzentren und der von ihnen ausgehenden Bahnen im zerebralen Marklager ist die Ursache.
Die hypokinetische Gangstörung u. a. beim Parkinson-Syndrom ist durch eine Verkürzung der Schrittlänge, Startschwierigkeiten, Festination und Freezing-Phänomene gekennzeichnet.

3. Verwirrtheitszustände (Delir) sind häufige Syndrome in der Altersmedizin. Wie werden Delirien hinsichtlich der klinischen Präsentation klassifiziert?

Man beschreibt ein hypoaktives Delir, dabei fallen eher eine Zurückgezogenheit, ein eingeschränktes Kommunikationsvermögen und gelegentlich ein psychosenahes Erleben auf. Beim hyperaktiven Delir dominieren ein agitiertes Verhalten, motorische Unruhe, ggf. Aggressivität und Halluzinationen. Bei manchen Patienten kommt es zu einem Wechsel von beiden Zuständen. Wenn die deliranten Symptome nur gering ausgeprägt sind, spricht man von einem subsyndromalen Delir.

IMPP-Schwerpunkte

Zur Neurogeriatrie wurden in den letzten Jahren kaum Fragen gestellt.

NKLM-Lernziele

• Erkennen und Erläutern zielgruppenspezifischer Maßnahmen der Gesundheitsförderung und Prävention wesentlicher Risiken für ältere Menschen
• Führen eines Aufklärungsgespräches zu Präventionsmaßnahmen gegen kognitive Abbauprozesse und Harn-/Stuhlinkontinenz
• Erkennen der Bedeutung von Mobilität, Kognition, Inkontinenz, Ernährung bei älteren Menschen und Reflexion derselben unter dem Aspekt von Erhalt der Selbstständigkeit, sozialen Bezügen und Lebensqualität

Eine Übersicht der dem Fach zugeordneten NKLM-Lernziele findest Du im Anhang ab Seite 510.

KAPITEL 19

Entwicklungsstörungen und Fehlbildungen

Fuat Aksu

Neuropädiater untersuchen Früh- und Neugeborene, Säuglinge, Kleinkinder, Kinder im Schulalter und Adoleszenten. Im Fall einer Störung ist auch bei diesen Patienten zu klären, um welche Art einer Erkrankung es sich handelt, wo sie lokalisiert und wie sie entstanden ist. Zusätzlich aber müssen die Entwicklungs- und Reifestadien des Patienten berücksichtigt werden, also die Tatsache, dass das Nervensystem strukturell und/oder funktionell noch nicht dem des Erwachsenen entspricht. Die neurologische Entwicklung bestimmt die Entwicklung aller psychomotorischen Funktionen maßgeblich mit und verläuft in den unterschiedlichen Modalitäten (z. B. Muskelkraft, Propriozeption, Gleichgewichtsfunktion, visuelles System) parallel und variabel sowie sich gegenseitig beeinflussend. Den normalen Verlauf dieser Entwicklung, also z. B. die altersentsprechenden Normwerte, muss der Neurologe kennen, um beurteilen zu können, ob es sich überhaupt um eine Störung handelt.

19.1 Anatomie und Pathophysiologie

Fetale Entwicklung   Der ontogenetische Ursprungsort des Nervensystems ist eine Zellplatte am Rücken des Embryos (Neuralplatte), die sich zu einer Röhre bzw. zum Neuralrohr faltet und am Vorderende dieses Rohrs 3 Schwellungen bildet, aus denen die 3 Hauptabschnitte des Gehirns hervorgehen: Vorder-,

Viele neurologische Erkrankungen treten gehäuft mit steigendem Lebensalter auf, doch auch Kinder können betroffen sein. Im Rahmen der Embryonalentwicklung kann einiges schiefgehen und viele chromosomale Veränderungen gehen mit neurologischen Störungen einher. Dieses Kapitel überschneidet sich mit der Pädiatrie und wenn du Genaueres zu typischen Krankheiten wie dem Down-Syndrom erfahren möchtest, lohnt sich ein zusätzlicher Blick in ein Kinderheilkundebuch. Sieh dir ein paar Bilder zu den Syndromen an, so bleiben sie dir besser in Erinnerung und du kannst dieses klinisch, aber auch prüfungsrelevante Thema locker beherrschen!

19.1 Anatomie und Pathophysiologie

Das Nervensystem entwickelt sich aus der embryonalen Neuralplatte, die sich zum Neuralrohr faltet und Verdickungen zur Hirnentwicklung bildet.

Entwicklung des Gehirns:
- Proliferation neuronaler Stammzellen
- Migration neuronaler Vorläuferzellen an ihren Bestimmungsort
- kortikale Organisation und Differenzierung
In jedem Stadium können Störungen entstehen (➤ Abb. 19.1).

Mittel- und Hinterhirn. Die Großhirnhemisphären überwachsen Mittel- und Hinterhirn und zum Teil auch das Kleinhirn. Die charakteristische Faltung der Hirnrinde tritt erst etwa in der Mitte der Schwangerschaft ein.

Stadien der Gehirnentwicklung   Wachstum und differenzierte Entwicklung des Gehirns verlaufen in der frühembryonalen Phase in 3 Stadien:
- **Proliferation** neuraler Stammzellen
- **Migration** neuronaler Vorläuferzellen und
- **kortikale Organisation und Differenzierung** neuronaler Zellen

Dieser Prozess der Gehirnentwicklung beginnt entlang der lateralen Seitenventrikelwände subependymal. Ab der 5.–7. Embryonalwoche vermehren sich wenige Stammzellen zu Millionen von Nervenzellen (**Proliferation**). Anschließend beginnt die Neuronenwanderung entlang radial angelegter Gliazellen (**Migration**). Ihr Ziel ist die **kortikale Organisation** bzw. Differenzierung von Neuronen im Bereich der zukünftigen Hirnrinde im 5. Schwangerschaftsmonat. Die letztgenannte Phase geht mit dem Wachstum der Nervenfortsätze, der Bildung von Synapsen und Neurotransmittergebieten sowie einer physiologischen Apoptose einher. Erst danach bekommt das Gehirn die normale Struktur der Hirnrinde mit Ausbildung von Hirnwindungen bzw. -furchen.

Neuronale Migrationsstörungen   Erreichen die Neurone bei ihrer Wanderung den endgültigen Lageort nicht, kommt es zu neuronalen Migrationsstörungen (➤ Abb. 19.1):
- Entsteht die Störung beim Übergang der Proliferation zur Migration, resultiert eine **periventrikuläre Heterotopie**.
- Entsteht sie in der Phase der Translokation von Zellkern-/-körper, kommt es zu einer **klassischen Lissenzephalie Typ I** (Agyrie/Pachygrie) oder **subkortikalen Bandheterotopie**.
- Der Stopp der Migration führt zum Bild der **Pflasterstein-Lissenzephalie** (Typ II).

Da das erwachsene Gehirn aus ungefähr Hundert Milliarden Nervenzellen besteht, müssen während der Entwicklung des Gehirns im menschlichen Fetus Hunderttausende von Nervenzellen pro Minute gebildet werden. Diese Zunahme betrifft auch die axonalen und dendritischen Verzweigungen der Neurone in der Großhirnrinde und im Kleinhirn. Sie entwickeln sich beim Menschen aber vor allem postpartal, und zwar über einen Zeitraum von mehreren Jahren. Somit nimmt die Zahl der Neuronenverzweigungen nach der Geburt kontinuierlich zu.

LERNTIPP   Neuronale Migrationsstörungen resultieren aus
- Schädigungen bei der Stammzellproliferation
- Fehlern bei der neuronalen Migration
- Fehlern bei der kortikalen Differenzierung und Organisation

---

Umwelteinflüsse   Nach der Geburt entwickelt sich das Gehirn zunehmend weiter. Der Anteil, den die Interaktion mit den Umweltfaktoren an der Strukturierung des Gehirns hat, wird mit zunehmendem Alter größer. Durch die Folge von Wachstumsschüben und Stabilisierung der Synapsen entsteht eine enge Verflechtung zwischen der Entwicklung des Gehirns und den Eigenschaften seiner Umwelt.

ABB. 19.1

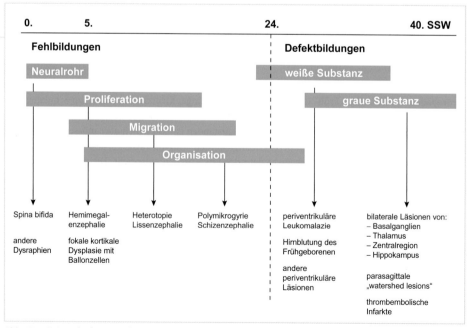

Abb. 19.1 Zeitpunkt der Entstehung von Läsionen des sich entwickelnden Gehirns (nach Prof. Dr. Martin Staudt, 2009); SSW = Schwangerschaftswoche. [L271]

Die Gesamtentwicklung eines Kindes wird somit außer durch genetische Programme auch von Umweltfaktoren beeinflusst. Bereits das Neugeborene verfügt über gute motorische Fähigkeiten, die im Verlauf der Entwicklung unter genetischen und nicht genetischen Einflüssen variabel zunehmend besser werden. Auch die Sprache, das logische Denken und die sozioemotionale Entwicklung reifen parallel dazu verschieden aus. Über die normale Variabilität in der Entwicklung muss jeder Neurologe informiert sein, um die vorliegenden Befunde zuverlässig interpretieren zu können.

19.2 Frühkindliche Hirnschädigung

19.2.1 Definition

Die Hirnentwicklung ist in ihren morphologischen und funktionellen Prinzipien genetisch determiniert und hierarchisch strukturiert. Die verschiedenen Entwicklungsabläufe (u. a. der Motorik, der Sprache und der Sozialisation) reagieren jedoch adaptiv und individuell auf die Umweltfaktoren, unter denen ein Kind aufwächst. Von einer Entwicklungsstörung spricht man erst, wenn sich deutliche Abweichungen von der Norm (2-Sigma-Grenze bzw. die 3. Perzentile) ergeben. Bei einer abnormen Entwicklung sollte man zunächst zwischen Auffälligkeit, Verzögerung und Störung unterscheiden:

- Eine **Entwicklungsauffälligkeit** ist die Abweichung von der normalen Entwicklung, ohne dass eine Diagnose gestellt werden kann. Hierbei sind weitere Verlaufsuntersuchungen erforderlich. Transitorische neurologische Auffälligkeiten treten gerade während des ersten Lebensjahrs, insbesondere im Verlauf des 1. und 2. Trimenons auf (d. h. zum Zeitpunkt der U4 und U5). Ausmaß und Persistenz der auffälligen Symptome im Zusammenhang mit Risikofaktoren in der Vorgeschichte bestimmen hier das weitere diagnostische und therapeutische Vorgehen.
- Bei der **Entwicklungsverzögerung** bzw. Retardierung handelt es sich um einen aufholbaren Entwicklungsrückstand, der durch weitere Verlaufskontrollen erwiesen werden muss.
- Eine **Entwicklungsstörung** wird erst diagnostiziert, wenn eine Entwicklungsabweichung mit Krankheitswert vorliegt. Diese führt in aller Regel zu bleibender Behinderung. Von einer globalen Entwicklungsstörung spricht man dann, wenn mehrere Bereiche der kindlichen Entwicklung (motorisch, perzeptiv, sprachlich, sozial und emotional) betroffen sind.

LERNTIPP

Abnorme Entwicklung

- zunächst zwischen Auffälligkeit, Verzögerung und Störung unterscheiden
- erst die deutliche Abweichung von der Norm (2-Sigma-Grenze) ist eine Entwicklungsstörung → Krankheitswert mit in aller Regel bleibender Behinderung

---

19.2.2 Ätiologie und Pathogenese

Zahlreiche Einflüsse können das sich entwickelnde Gehirn prä-, peri- und postnatal schädigen (> Tab. 19.1). Dabei sind der Zeitpunkt, die Art und die Lokalisation der Schädigung von großer Bedeutung.

19.2.3 Diagnostik

Anamnese, Untersuchung Zuerst sind die Erhebung der Fremd- und Eigenanamnese und die neurologische Untersuchung relevant:

- Wie ist die Entwicklung bisher verlaufen?
- Welche Entwicklungsstufen („Meilen- oder Grenzsteine") wurden wann erreicht?
- Welche Untersuchungsergebnisse liegen bereits vor, u. a. im Vorsorgeheft?
- Welche Risikofaktoren liegen vor?

Mit der Anamnese, dem klinisch-neurologischen Befund und den Ergebnissen der Entwicklungsdiagnostik (z. B. Münchner funktionelle Entwicklungsdiagnostik, Entwicklungstest 6–6, Wiener Entwicklungstest) wird die Art der Entwicklungsstörung definiert und differenziert, ob es sich um eine Entwicklungsauffälligkeit, -störung oder -verzögerung handelt. Für eine genaue Beurteilung sind evtl. Verlaufsbeobachtungen in kurzen Intervallen erforderlich.

Weitere Tests Erst danach werden ggf. die Sinnesfunktionen (Hören und Sehen) überprüft und weitere Tests gezielt veranlasst: neuropsychologische Untersuchung, Ultraschalluntersuchung des Schädels bei noch offener Fontanelle, neurophysiologische Untersuchungen (EEG, VEP, AEP, NLG, EMG), MRT des Gehirns und Stoffwechseluntersuchungen in Blut und Urin. Wichtig ist dabei immer ein rationaler Untersuchungsgang.

Je nach den Ergebnissen der o. a. Diagnostik sind weitere diagnostische Schritte angezeigt: pränatale Infektionen (TORCH-Diagnostik), Chromosomenanalyse, ggf. gezielte molekulargenetische Untersuchungen, z. B. bei Lissenzephalie, Pachygyrie, Polymikrogyrie, oder etwa eine gezielte Gerinnungs- und Lipidstoffwechseldiagnostik nach kindlichen Hirninfarkten.

19.2 Frühkindliche Hirnschädigung

19.2.1 Definition
Abnorme Entwicklung:
- **Entwicklungsauffälligkeit:** physiologische, temporäre Abweichung von der normalen Entwicklung
- **Entwicklungsverzögerung:** aufholbarer Entwicklungsrückstand
- **Entwicklungsstörung:** Abweichung von der Norm über 2 Standardabweichungen, Krankheitswert

19.2.2 Ätiologie und Pathogenese

19.2.3 Diagnostik
Wichtig für die Diagnostik einer abweichenden Entwicklung des Kindes:
- bisheriger Entwicklungsverlauf (Erreichen von Meilen- und Grenzsteinen)
- Ergebnisse von Vorsorgeuntersuchungen
- Risikofaktoren
Erst danach ist apparative Diagnostik sinnvoll.

Tab. 19.1 Ursachen von frühkindlichen Hirnschädigungen.

Einteilung	Ursachen
Pränatal	
Störungen der Proliferation, Migration und Organisation neuronaler Zellen	Heterotopien, Lissenzephalie, Pachygyrie, Polymikrogyrie, Schizenzephalie, Hemimegalenzephalie, Hydranenzephalie, Agenesie des Corpus callosum, Mikrozephalie
neurometabolische und degenerative Erkrankungen	• peroxisomale Erkrankungen (neonatale Adrenoleukodystrophie, Zellweger-Syndrom) • Degenerationen der weißen Substanz (metachromatische Leukodystrophie, Morbus Krabbe, Morbus Alexander, zystische Leukoenzephalopathie, Aicardi-Goutières-Syndrom, Morbus Pelizaeus-Merzbacher) • Degenerationen der grauen Substanz (Poliodystrophien: Morbus Albers, Sphingolipidosen, Gangliosidosen: G_{M1}- und G_{M2}-Gangliosidosen, Morbus Gaucher vom infantilen Typ, Morbus Niemann-Pick, Morbus Fabry, Morbus Farber) • andere Speichererkrankungen (neuronale Zeroidlipofuszinose, Glykogenspeicherkrankheit Typ I, II, III, IV) • Harnstoffzyklusdefekte (Hyperammonämie) • Aminoazidopathien (PKU, Ahornsirupkrankheit, Homozystein-Stoffwechselstörung, Tyrosinämie) • Organoazidopathien (Glutarazidurie Typ I, Propionazidurie, Biotinidasemangel, Morbus Canavan) • Fettsäureoxidationsdefekte • Cholesterinsynthese-Defekte (Mevalonazidurie, Smith-Lemli-Opitz-Syndrom, Conradi-Hünermann- und CHILD-Syndrome) • kongenitale Defekte der Glykosylierung (CDG-Syndrom) • mitochondriale Erkrankungen (Morbus Leigh, Atmungskettendefekte, Störungen des Pyruvatmetabolismus) • Rett-Syndrom • Pyridoxinmangel (therapieresistente Anfälle in der Neonatalphase)
chromosomal	• Down-Syndrom • Prader-Willi-Syndrom • Angelman-Syndrom
konnatal	• konnatale Infektionen mit ZNS-Beteiligung: Toxoplasmose, Röteln, Zytomegalie, Herpes-simplex- und Varizella-Zoster-Virusinfektionen • Embryofetopathien durch Alkohol, Drogen, Medikamente etc.
multifaktoriell	Neuralrohrdefekte
Perinatal	
	• persistierende Hypoglykämien und Azidosen • Hyperbilirubinämie (Kernikterus) • Asphyxie bei Atemstörungen (Apnoen) und Herzfehlern • intraventrikuläre und kranielle Blutungen, epi- und subdurales Hämatom • hypoxisch-ischämische Enzephalopathie • periventrikuläre Infarzierung, thrombembolische Schädigungen • periventrikuläre Leukomalazie • multizystische Enzephalomalazie
Postnatal	
	• konnatale Hypothyreose • angeborene Stoffwechselerkrankungen • Enzephalitis, Meningoenzephalitis • Trauma (Kindesmisshandlung) • ischämischer Infarkt • akut lebensbedrohliches Ereignis (ALTE) • neuromuskuläre Erkrankungen (spinale Muskelatrophie, kongenitale Myopathien, Muskeldystrophien, hereditäre Neuropathien)

19.2.4 Therapie und Förderung

Meist ist nur eine symptomatische Therapie möglich.

19.2.4 Therapie und Förderung

Zu den therapeutischen Möglichkeiten zählen: Krankengymnastik auf neurophysiologischer Basis, Frühförderung, Heilpädagogik, Ergotherapie, medikamentöse Behandlungen (Botulinumtoxin, Baclofen), Hilfsmittel u. a. Da die gestörte Entwicklung eines Kindes den Eltern Angst macht, ist auch ihre Einstellung zur Behandlung affektbesetzt. Die Verordnung und Durchführung einer Behandlung hat deshalb immer eine mehr oder weniger komplexe Auswirkung auf die Eltern-Kind-Interaktion. Deshalb darf eine Therapie erst nach einer kritischen Indikationsstellung verordnet werden. Dazu gehören zum einen die kompetente Unterscheidung zwischen Normvarianten und pathologischer Entwicklungsabweichung und zum anderen eine realistische Einschätzung, ob die erwogene Förderung bei der vorliegenden Störung aussichtsreich ist.

19.3 Hydrozephalus

Störungen der Liquorzirkulation führen zu Liquoraufstau:
- **Hydrocephalus occlusus,** z. B. durch Verschluss der Foramina Monroi, Luschkae, Magendii oder des Aquädukts
- **Hydrocephalus malresorptivus** durch Verklebung der liquorresorbierenden Granulationes subarachnoidales

Ein sog. **Hydrocephalus e vacuo** entsteht hingegen, wenn Liquor den leeren Raum eines Hirnsubstanzdefekts ausfüllt.

19.3 Hydrozephalus

Physiologie Die Liquorräume, also die Ventrikel (innere Räume) und der Subarachnoidalraum (äußere Räume), haben ein Volumen von etwa 150 ml bei Erwachsenen und von ca. 50 ml bei Kleinkindern. Normalerweise verteilen sich etwa 80 % des Liquors subarachnoidal und 20 % in den Ventrikeln. Dabei wird der Liquor überwiegend im Plexus choroideus gebildet und fließt durch die Ventrikel in den Subarachnoidalraum. Störungen entstehen im Wesentlichen auf diesem Weg, z. B. indem die Liquorwege blockiert werden.

Formen Wie beim Erwachsenen kann je nach Lage des Hindernisses ein Hydrocephalus occlusus (➢ Kap. 11.2.1) oder ein Hydrocephalus malresorptivus (➢ Kap. 11.2.2) entstehen, beide mit einer intrakraniellen Drucksteigerung einhergehend. Im Gegensatz dazu kommt es bei einer primären Hirnsubstanzminderung zu einer sekundären Erweiterung der Liquorräume (sog. Hydrocephalus e vacuo). Es handelt sich hierbei aber nicht um eine Liquorzirkulationsstörung (➢ Abb. 19.2).

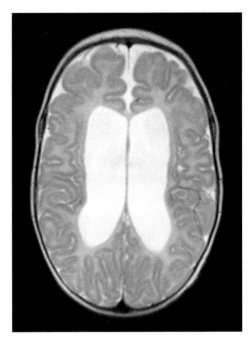

Abb. 19.2 Sogenannter Hydrocephalus e vacuo in der T2-gewichteten MRT mit deutlicher Erweiterung der beiden Seitenventrikel und mehrerer Hirnfurchen über der Konvexität. Altersphysiologisch ist die flächige Signalanhebung des Marklagers, die auf die entwicklungsbedingte unreife Myelinisierung zurückzuführen ist.

Pathogenese   Der **Hydrocephalus occlusus** entsteht vor allem durch einen Verschluss der Foramina Monroi, des Aquädukts oder der Foraminae Luschkae et Magendii. Letztere sind etwa im Rahmen einer Arnold-Chiari-Fehlbildung, eines Hydrozephalus oder eines Dandy-Walker-Syndroms betroffen. Auch Patienten mit einer Myelomeningozele (Spina bifida) entwickeln in 80–90 % einen Hydrocephalus occlusus (s. a. ≻ Abb. 19.6). Dieser ist am ehesten auf die in ca. 80 % der Fälle gleichzeitig bestehende Arnold-Chiari-Malformation zurückzuführen. Der **Hydrocephalus malresorptivus** entsteht vor allem durch Verklebungen der Granulationes arachnoidales nach einer Meningitis oder Subarachnoidalblutung.

Bildgebung   Beim **Hydrocephalus occlusus** sind die Ventrikel vor dem Abflusshindernis erweitert, die Ventrikel dahinter und der Subarachnoidalraum eher eng. Beim **Hydrocephalus malresorptivus** sind alle Hirnkammern gleichmäßig weitgestellt ohne Nachweis eines ventrikulären Abflusshindernisses – bei ebenfalls engem Subarachnoidalraum.

Dandy-Walker-Syndrom   Das Dandy-Walker-Syndrom ist ein angeborener Verschluss des Foramen Magendii und der Foramina Luschkae (der zur zystischen Erweiterung des IV. Ventrikels führt), verbunden mit einer Hypoplasie des Kleinhirnwurms und einer Verlagerung der Kleinhirntonsillen.

Dandy-Walker-Syndrom: Verschluss der Foraminae Magendii und Luschkae, Erweiterung des IV. Ventrikels, Vermishypoplasie, Verlagerung der Kleinhirntonsillen

19.4 Arachnoidalzysten

Arachnoidalzysten sind umschriebene, mit Flüssigkeit gefüllte Erweiterungen (≻ Abb. 19.3), die als Duplikatur der Arachnoidea, also der mittleren der 3 Hirnhäute, entstehen. Sie haben eine Inzidenz von etwa 1 % und können überall im Gehirn vorkommen, sind aber am häufigsten im Bereich der Fissura Sylvii (> 45 %).

19.4 Arachnoidalzysten

Arachnoidalzysten sind meistens asymptomatische Zufallsbefunde. Im Fall von Symptomen (Kopfschmerzen, Epilepsie, Hirnnervenausfälle, endokrinologische Störungen) → neurochirurgische Eröffnung und Drainage

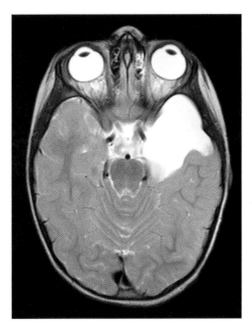

Abb. 19.3 Arachnoidalzyste temporopolar links in der T2-gewichteten MRT ohne raumfordernde Wirkung. Die benachbarten Hirnfurchen sind normal weit.

Klinik   Es handelt sich meistens um asymptomatische Zufallsbefunde. Wenn Arachnoidalzysten doch einmal Symptome hervorrufen, dann hängt diese Symptomatik von ihrer Lage und Größe ab. Mögliche Symptome sind:

- intrakranielle Drucksteigerung mit Kopfschmerzen, Erbrechen und Stauungspapille
- Hydrocephalus occlusus (> Kap. 19.3) durch Druck mittelliniennaher Zysten auf den Aquädukt oder den III. Ventrikel
- fokale Epilepsien oder Hemiparesen
- Hirnnervenausfälle und endokrinologische Störungen (sehr selten)

Differenzialdiagnostisch müssen zystische Tumoren ausgeschlossen werden.

Vorgehen   In den asymptomatischen Fällen ist keine Therapie, sondern nur eine MRT-Kontrolle erforderlich. Zysten, die Symptome hervorrufen, können neurochirurgisch eröffnet und der Zysteninhalt z. B. in die Ventrikel abgeleitet werden.

19.5 Fehlbildungen des kraniozervikalen Übergangs

19.5.1 Okzipitalisation des Atlas (Atlasassimilation)

Der Atlas ist der erste Halswirbel (C1) und trägt als schädelnächster Teil der Wirbelsäule den Kopf. Er kann ganz oder teilweise mit dem Os occipitale verwachsen, was als Atlasassimilation bezeichnet wird. Ursache hierfür ist die komplette oder teilweise Verschmelzung der Sklerotome aus den oberen 4 Somiten, aus denen sich das knöcherne Material der Wirbel (und auch des Os occipitale) ableitet.

19.5.2 Basiläre Impression

Bei der basilären Impression steht der Atlas näher am Kopf, der Dens axis tritt in das Foramen occipitale magnum ein und kann bei Kopfbewegungen auf die Medulla drücken. Mögliche Ursachen sind kongenitale Erkrankungen (Achondroplasie, Trisomie 21, Klippel-Feil-Syndrom, Atlasassimilation), aber auch erworbene Erkrankungen (Morbus Paget, Osteomalazie, Hyperparathyreoidismus und fibröse Dysplasie).

Klinik   Durch den Druck auf die Medulla können Hirnstammsymptome entstehen (Nystagmus, Diplopie, Zungenparese), ebenso Hinterkopf-Nacken-Schmerzen, Sensibilitätsstörungen der Arme und eine eingeschränkte Kopfbeweglichkeit.

Therapie   Therapeutisch kommen physikalische und physiotherapeutische Maßnahmen und ein operativer Eingriff mit Dekompression des Foramen magnum und Abtragung eines Teils des Os occipitale in Betracht.

19.5.3 Klippel-Feil-Syndrom

Bei dieser angeborenen Fehlbildung der Halswirbelsäule ist eine Blockwirbelbildung oft mit weiteren Befunden kombiniert.

Klinik   Die Patienten haben einen kurzen, breiten Hals mit verminderter Beweglichkeit, eine tiefe Haargrenze im Nacken, überschüssige Nackenfalten und einen konsekutiven Torticollis (Schiefhals). Sekundär sind neurologische Defizite (Hemi- bzw. Tetraparese, untere Hirnnervenausfälle, Nystagmus, Strabismus convergens, Hyperreflexie) möglich. Auch die Kombinationen mit einer Sprengel-Deformität (Schulterblatthochstand bei dysplastischer Skapula), einer Gaumenspalte, Spina bifida oder Herz- und Nierenfehlbildungen kommen vor. Die MRT-Untersuchung der HWS ist beweisend und zeigt das Ausmaß der Fehlbildung (> Abb. 19.4).

Therapie   Bei den meisten Fällen kommt nur eine symptomatische Physiotherapie in Betracht, u. a. um sekundäre Komplikationen zu vermeiden.

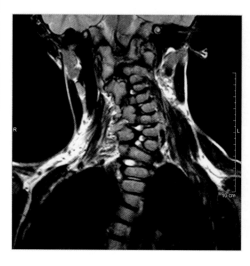

Abb. 19.4 Klippel-Feil-Syndrom mit angeborener Fehlbildung der HWS mit vertebralen Segmentationsstörungen und Skoliose in der T2-gewichteten MRT.

19.5.4 Arnold-Chiari-Fehlbildung

Bei der von Arnold und Chiari 1891 beschriebenen Fehlbildung sind Kleinhirnhemisphärenanteile in den Spinalkanal verlagert und die Ausgänge des IV. Ventrikels verschlossen (> Abb. 19.5, > Abb. 19.6). Man unterscheidet dabei 3 Formen (> Tab. 19.2).

Eine sehr ähnliche begleitende Fehlbildung, bei der die Medulla oblongata, der IV. Ventrikel und Kleinhirnanteile durch das Foramen magnum nach intraspinal verlagert sind, ist bei etwa 80–90 % aller Patienten mit Myelomeningozele (> Kap. 19.8.1) nachzuweisen und verursacht wahrscheinlich den Hydrozephalus bei diesen Patienten.

Klinik Bei etwa 20 % der Patienten entwickeln sich neurologische Ausfallerscheinungen basaler Hirnnerven, des Atemzentrums und von Kleinhirnfunktionen. Die klinischen Symptome sind dabei variabel und reichen z. B. von Heiserkeit bei Stimmbandlähmung, Schluckbeschwerden mit Dysphagie und zervikalen oder okzipitalen Kopfschmerzen bis hin zu inspiratorischem Stridor, Apnoen und Zyanoseanfällen. Muskulär sind Hypotrophien der Thenarmuskulatur, der Unterarm- und Schultermuskulatur, aber auch progrediente Spastiken möglich. Die Symptome einer Arnold-Chiari-Malformation entwickeln sich im Säuglingsalter u. U. sehr rasch, später dagegen eher schleichend.

Diagnostik Die MRT des Gehirns und der HWS mit Darstellung des kraniozervikalen Übergangs ist beweisend und zeigt das Ausmaß der Fehlbildung (> Abb. 19.5, > Abb. 19.6).

Therapie Bei progredienten Ausfallerscheinungen ist die Operation indiziert, von einer prophylaktischen Operation wird dagegen abgeraten. Bei der Operation werden die nach intraspinal verlagerten Teile des Hirnstamms und des Kleinhirns dekomprimiert. Weil die Operation die neurologische Symptoma-

Tab. 19.2 Einteilung der Arnold-Chiari-Malformationen.

Typ	Fehlbildung
Typ I	häufigste Fehlbildung, Verlagerung der Kleinhirntonsillen und des Kleinhirnwurms in den Spinalkanal (5 mm unter das Niveau des Foramen magnum), leichte Deformierung der Medulla oblongata und der unteren Kleinhirnabschnitte. IV. Ventrikel verbleibt in normaler Position; Hydrozephalus oder Hydromyelie kommen vor
Typ II	Verlagerung der Medulla oblongata, der unteren Kleinhirnanteile (Vermis und Kleinhirntonsillen) und des IV. Ventrikels in den Spinalkanal (dieser erscheint verkleinert oder lässt sich gar nicht darstellen), lumbosakrale Myelomeningozele, Hydrozephalus, Seitenventrikel dysmorph verändert
Typ III	schwerste Fehlbildung, Vorkommen aller bei Typ I und II beschriebenen Auffälligkeiten einschließlich einer okzipitalen Zephalozele

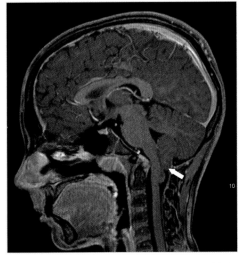

Abb. 19.5 Arnold-Chiari-Malformation Typ I in der sagittalen FLAIR-gewichteten MRT mit isolierter zerebellärer Herniation (Pfeil) durch das Foramen magnum in den zervikalen Spinalkanal.

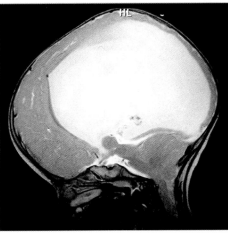

Abb. 19.6 Arnold-Chiari-Malformation Typ II. 3 Tage altes Mädchen mit Myelomeningozele und Hydrozephalus in der sagittalen T2-gewichteten MRT: zerebelläre Herniation durch das Foramen magnum in den zervikalen Spinalkanal. Der komprimierte IV. Ventrikel ist nach rostral verlagert, es besteht ein Verschlusshydrozephalus. [R232]

tik vor allem dann verbessern kann, wenn die Symptomatik progredient ist, muss genau diese Progredienz so früh wie möglich erkannt werden.

19.6 Syringomyelie (-bulbie)

Als Syringo- und Hydromyelie bezeichnet man zystische Hohlräume innerhalb des Rückenmarks (➤ Abb. 19.7), die hierfür typische neurologische Symptome und Defizite hervorrufen können. Bei Beteiligung der Medulla oblongata spricht man von Syringobulbie. Die Ursachen der Höhlenbildungen sind unklar.

Klinik   Durch ihre allmähliche Größenzunahme mit Druck auf die Kommissur der protopathischen Fasern und die graue Substanz können segmentale Schmerzen, dissoziierte Sensibilitätsstörungen (für Schmerz und Temperatur) sowie Atrophien der Hand-, Arm- und Schultermuskeln auftreten. Die Armeigenreflexe sind dabei abgeschwächt. Bei zunehmendem Druck auf die langen Rückenmarksbahnen treten im Verlauf eine Spastizität und Ataxie der unteren Extremitäten, Blasenstörungen und Horner-Syndrom hinzu. Die Symptome der Syringobulbie sind eine Muskelatrophie sowie dissoziierte Sensibilitätsstörung im Gesicht.

> **PRAXISTIPP**
>
> Hingegen ist eine **Diastematomyelie** eine angeborene Spaltbildung des Myelons, die meist im unteren BWS-/oberen LWS-Bereich durch einen knöchernen oder bindegewebigen Sporn in 2 Teile getrennt ist. Auch sie kann neuromuskuläre Ausfälle, insbesondere im Bereich der unteren Extremitäten, verursachen, ist aber von der Syringomyelie abzugrenzen.

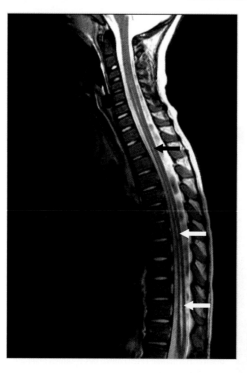

Abb. 19.7 Syringomyelie in der T2-gewichteten MRT mit einem langstreckigen, schmalen Hohlraum im Bereich des gesamten Rückenmarks (Pfeile).

Diagnostik   Der Nachweis der Höhlenbildung lässt sich am besten in der MRT führen.

Therapie   Eine operative Therapie (Laminektomie und/oder Liquorableitung) ist nur bei Progression mit Entwicklung relevanter neurologischer Defizite angezeigt.

19.7 Phakomatosen

19.7.1 Neurofibromatose (Morbus Recklinghausen)

Neurofibromatose Typ 1

Die Neurofibromatose Typ 1 (NF1) ist mit einer Inzidenz von ca. 1:2.500 eine der häufigsten Erberkrankungen und kann aufgrund der typischen klinischen Befunde (➤ Tab. 19.3) meist bis zum 6. Lebensjahr eindeutig diagnostiziert werden. Das für die Erkrankung verantwortliche *NF1*-Gen auf dem Chromosom 17q codiert ein als Neurofibromin bezeichnetes Tumorsuppressorprotein. Dennoch ist die Pathogenese der charakteristischen Neurofibrome, die überwiegend gutartige Tumoren des perineuralen Gewebes sind, bislang unklar.

Klinik und Diagnostik Die Diagnose einer NF1 kann gestellt werden, wenn mindestens 2 der in der > Tab. 19.3 erwähnten Kriterien erfüllt sind. Als weitere Zeichen können eine intellektuelle Retardierung, der Nachweis sog. NBOs („neurofibromatosis bright objects") in der MRT, Tumoren oder Hamartome des Nervensystems, Hydrozephalus, Kleinwuchs (ca. 30 % der Patienten haben eine Körpergröße < 3. Perzentile), Skelettveränderungen und Nierenarterienstenosen auftreten.

Tab. 19.3 NF1-Diagnosekriterien nach den Empfehlungen der „National Institutes of Health Consensus Conference". Die Diagnose NF1 kann gestellt werden, wenn mindestens 2 der Kriterien erfüllt sind.

6 oder mehr Café-au-lait-Flecken mit einem größten Durchmesser von mehr als 5 mm bei präpubertären Patienten, von mehr als 15 mm bei postpubertären Patienten (> Abb. 19.8)

2 oder mehr Neurofibrome jeglichen Typs oder mindestens ein plexiformes Neurofibrom

sommersprossenartige Pigmentierung der Achselhöhlen oder der Inguinalregion („freckling")

Optikusgliom

Lisch-Knötchen (Irishamartome)

typische Knochenläsionen wie Keilbeinflügeldysplasie oder Verkrümmungen der langen Röhrenknochen mit oder ohne Pseudarthrose

ein Verwandter ersten Grades (Elternteil, Geschwister oder Kind) mit Diagnose von NF1 aufgrund der o. a. Kriterien

TAB. 19.3

Therapie Kausal kann die NF1 nicht behandelt werden. Daher gilt es, Komplikationen frühzeitig zu erkennen und für den individuellen Patienten zu entscheiden, ob und wann was behandelt werden muss. Hilfestellungen sowohl für die Betroffenen als auch für die behandelnden Ärzte gibt dabei ein internationales Netz von NF-Selbsthilfegruppen.

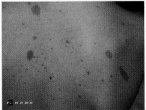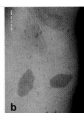

Abb. 19.8 Typische Hautveränderungen bei Neurofibromatose Typ 1. a Café-au-lait-Flecken. **b** „axillary freckling".

MERKE Bei 6 oder mehr Café-au-lait-Flecken mit einem größten Durchmesser von mehr als 5 mm bei präpubertären Patienten oder von mehr als 15 mm bei postpubertären Patienten an eine Neurofibromatose Typ1 denken!

MERKE

Neurofibromatose Typ 2

Die NF2 ist mit einer Prävalenz von ca. 1:30.000 deutlich seltener als die NF1.

Klinik und Diagnostik Auch für die NF2 sind Diagnosekriterien festgelegt (> Tab. 19.4). Oft ist eine – ein- oder beidseitige – zunehmende Schwerhörigkeit das erste Symptom, insbesondere im Alter zwischen etwa 18 und 22 Jahren. Sie wird durch Vestibularisschwannome des oder der VIII. Hirnnerven (N. vestibulocochlearis) verursacht (s. a. > Kap. 10.8.2). Vestibularisschwannome sind letztlich bei bis zu 98 % aller NF2-Patienten nachzuweisen. Noch vor einer Schwerhörigkeit entwickeln sich – bei Jugendlichen – ggf. dermale Tumoren (Neurofibrome, Schwannome u. a.) oder posteriore, subkapsuläre Linsentrübungen. Von den weiteren, die NF2 sichernden Befunden (> Tab. 19.4) kommen insbesondere Meningeome im Laufe des Lebens bei rund 40 % der Patienten vor.

Neurofibromatose Typ 2
Die NF2 ist seltener als die NF1.
Klinik: oft später Symptombeginn (18.–22. Lebensjahr), häufig mit Schwerhörigkeit durch *beidseitige Vestibularisschwannome* (> Tab. 19.4)

Tab. 19.4 NF2-Diagnosekriterien nach den Empfehlungen der „National Institutes of Health Consensus Conference".

1. MRT- oder CT-Nachweis von beidseitigen Tumoren des VIII. Hirnnervs oder

2. Ein Verwandter ersten Grades mit gesicherter Diagnose von NF2 und entweder
a) einem unilateralen Tumor des VIII. Hirnnervs oder
b) 2 der folgenden Befunde
- Neurofibrom
- Meningeom
- Gliom
- Schwannom
- juvenile posteriore subkapsuläre Linsentrübung

TAB. 19.4

MERKE Bei der NF2 sind Café-au-lait-Flecken untypisch, Optikusgliome kommen gar nicht vor und das Risiko maligner Tumoren ist nicht erhöht. Obligate Bestandteile einer Untersuchung bei Verdacht auf eine NF2 sind die kranielle und spinale MRT und die audiologische Untersuchung.

MERKE

Therapie Schwierig und nur individuell zu entscheiden ist die Frage, ob und wann ein Tumor des VIII. oder auch anderer Hirnnerven operiert werden sollte: Kleine Vestibularisschwannome sind technisch einfacher zu entfernen als große. Das spricht für eine frühe Operation, aber die Operation, die im Erfolgsfall eine Ertaubung verhindert, geht selbst mit einem nicht unerheblichen Ertaubungsrisiko einher. Daher sollten die Patienten rechtzeitig auf ein gehörloses Leben vorbereitet und entsprechend betreut werden, z. B. durch Erlernen der Gebärdensprache.

> **MERKE** Bei Patienten mit einem langsam progredienten ein- oder beidseitigen Hörverlust ist differenzialdiagnostisch auch an eine Neurofibromatose Typ 2 zu denken, insbesondere wenn die MRT des Gehirns ein sog. Akustikusneurinom (besser Vestibularisschwannom) aufweist.

19.7.2 Tuberöse Sklerose (Bourneville-Pringle)
Die TS ist ein autosomal-dominant vererbter Gendefekt verschiedener Tumorsuppressorgene.
Klinik: Typisch sind umschriebene Hypopigmentierungen, faziale Angiofibrome, zerebrale Krampfanfälle (Blitz-Nick-Salaam-Anfälle schon im Säuglingsalter).
Diagnostik: Zerebral zeigen sich kortikale Tubera, subependymale verkalkte Knötchen und Riesenzellastrozytome.

19.7.2 Tuberöse Sklerose (Bourneville-Pringle)

Die tuberöse Sklerose (TS) ist eine autosomal-dominant vererbte Erkrankung mit einer variablen klinischen Symptomatik, deren Inzidenz etwa 1:6.000 bis 1:8.000 beträgt. Bei familiären Fällen sind Mutationen im *TSC1*-Gen (Chromosom 9q34; Hamartin) und *TSC2*-Gen (Chromosom 16p13; Tuberin) gleich häufig zu finden. Bei sporadischem Vorkommen sind Mutationen im *TSC2*-Gen häufiger. Die *TSC1*- und *-2*-Gene gehören zu den Tumorsuppressorgenen, sind für die Teilungs- und Regulationskontrolle der Zellen verantwortlich und inhibieren den mTOR-Signalweg (mTOR = „mammalian target of Rapamycin"). Die bisherigen Erkenntnisse sprechen dafür, dass beide Genprodukte zusammen agieren und ein Ausfall eines der beiden Gene zum Funktionsausfall des gesamten Komplexes und somit zur gleichartigen Symptomatik führt.

Klinik und Diagnostik Eine TS liegt definitiv vor, wenn entweder 2 Hauptkriterien oder 1 Hauptkriterium und 2 Nebenkriterien erfüllt sind (> Tab. 19.5). Eine wahrscheinliche TS liegt vor bei 1 Haupt- und 1 Nebenkriterium; eine mögliche TS bei entweder 1 Haupt- oder 2 Nebenkriterien.

Die fleckförmigen **Hypopigmentierungen** der Haut („white spots", > Abb. 19.9d) sind häufig (> 90 %) und oft schon bei Geburt vorhanden. Weil sie jedoch unterschiedlich groß und unterschiedlich stark ausgeprägt sind und u. U. erst unter dem Wood-Licht (UV-Licht mit 360 nm Wellenlänge) erkannt werden, führen sie meist nicht zur Diagnose. Faziale **Angiofibrome** (ca. 50 %) sind pathognomonisch für die TS (> Abb. 19.9a), treten aber erst im Kleinkind- bzw. Schulalter auf. Auch sie sind also nicht entscheidend für die Erstdiagnose. Erst wenn **zerebrale Krampfanfälle** (85 % aller Patienten) schon im Säuglingsalter als Blitz-Nick-Salaam-Anfälle (BNS-Anfälle) in Erscheinung treten, wird in der Regel auch auf eine TS hin untersucht. Fokale und/oder generalisierte Anfälle können auch in jedem anderen Alter erstmals auftreten, gerade als frühkindliche Anfälle sind sie jedoch mit dem Risiko einer bleibenden geistigen Behinderung assoziiert. Die Anfälle der TS gehen auf kortikale Tubera, subependymale verkalkte Knötchen und Riesenzellastrozytome zurück.

Therapie Im Vordergrund stehen gezielte Förderungsmaßnahmen und oft die antiepileptische Therapie. Die Behandlung der Epilepsie ist auch epilepsiechirurgisch möglich, wenn ein Zusammenhang zwischen den Anfällen und entsprechenden Hirnveränderungen nachgewiesen wird. Außerdem sind eine umfassende Aufklärung und eine genetische Beratung wichtig. Weitere Symptome und Befunde (z. B. renale Zysten oder Angiomyolipome) müssen kontrolliert und je nach klinischer Relevanz therapiert werden.

Durch die molekulargenetische Aufklärung der TS gibt es erstmals Hoffnung auf eine zielgerichtete molekulare Therapie. Das ursprünglich gegen die Nierentransplantatabstoßung bereits als Arzneimittel zugelassene Rapamycin (Sirolimus) inhibiert die mTOR-Überaktivität bei TS-Patienten. Die bisherigen Studienergebnisse zeigen, dass Rapamycin die Größenzunahme renaler Angiomyolipome und fazialer Angiofibrome wirksam unterdrücken kann. Auch in der Therapie der zerebralen Riesenzellastrozytome und der Nierenzellkarzinome sowie der therapierefraktären Epilepsien erwies sich Rapamycin als wirksam. Eine Vielzahl von mTOR-Inhibitoren sind als sog. *Rapalogs* derzeit für verschiedene klinische Anwendungen in den USA und der EU verfügbar: Rapamycin, Everolimus, Temsirolimus. Everolimus wurde in Deutschland bei TS-Patienten am ausführlichsten getestet und scheint im Hinblick auf Sicherheit und Verträglichkeit dem Rapamycin überlegen zu sein.

Therapie: Neuerdings werden mTOR-Inhibitoren verabreicht, die proliferationshemmend wirken.

Tab. 19.5 Diagnostische Kriterien für den „tuberous sclerosis complex" (TSC).

Hauptmerkmale	Nebenkriterien
• faziale Angiofibrome (> Abb. 19.9a) oder Stirnplaques (> Abb. 19.9b) • nicht traumatische Nagelfalztumoren • 3 oder mehr hypomelanotische Flecken (> Abb. 19.9d) • Chagrinhaut (lumbosakraler Bindegewebsnävus, > Abb. 19.9c) • multiple Hamartome der Retina (Netzhaut) • Tubera der Hirnrinde • subependymaler Gliaknoten • Riesenzellastrozytome • kardiale Rhabdomyome • pulmonale Lymphangiomyomatose • renale Angiomyolipome	• multiple Zahnschmelzdefekte • hamartöse rektale Polypen • ossäre Zysten • radiale Heterotopien der weißen Hirnsubstanz • Zahnfleischfibrome • nicht renale Hamartome • unpigmentierter Fleck der Retina • konfettiartige Depigmentierung der Haut • multiple renale Zysten

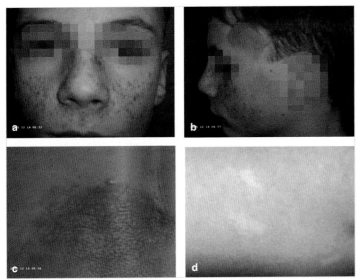

Abb. 19.9 Tuberöse Sklerose bei einem 10-jährigen Jungen. **a** Angiofibrome der Wangen. **b** Stirn-Plaque. **c** Lumbosakraler Pflasterstein-Nävus. **d** „white spots".

> **MERKE** Bei zerebralen Krampfanfällen Jugendlicher sollte nach fleckförmigen Hypopigmentierungen („white spots"), fazialen Angiofibromen oder periungualen Fibromen gesucht und differenzialdiagnostisch eine tuberöse Sklerose in Betracht gezogen werden.

> **MERKE**

19.7.3 Enzephalotrigeminale Angiomatose (Sturge-Weber)

Es handelt sich um eine kongenitale angiomatöse Fehlbildung im Versorgungsbereich des 1. und seltener des 2. Astes des N. trigeminus sowie des Gehirns. Der Gesichtsnävus ist meistens einseitig und oft median scharf begrenzt. Bei typischer angiomatöser Hautsymptomatik sollte auch vor der Manifestation eines zerebralen Anfallsleidens (meist halbseitige epileptische Anfälle mit Entwicklung einer spastischen Hemiparese) an eine Hirnbeteiligung gedacht werden. Die psychomotorische Entwicklung der Patienten ist oft verzögert.

19.7.4 Hämangioblastom des Kleinhirns und Angiomatosis retinae (Von-Hippel-Lindau, VHL)

Das Von-Hippel-Lindau-Syndrom ist durch die Bildung gutartiger und bösartiger Tumoren in vielen Organen charakterisiert. Sehr häufig ist dabei das Hämangioblastom, ein gutartiger, sehr gefäßreicher, oft zystisch wachsender Tumor, der in der Retina (40–60 %), dem Zerebellum (ca. 60 %) und gelegentlich in den Großhirnhemisphären vorkommt. Außerhalb des Nervensystems werden im Pankreas, in den Nieren und Nebenhoden zystische Tumoren (Zystadenome) beobachtet. Sehr häufig sind Phäochromozytome.

Genetik Das VHL-Syndrom ist eine autosomal-dominante Erkrankung mit irregulärer Penetranz. Die Prävalenz beträgt ca. 1:40.000. Das *VHL*-Gen ist auf dem kurzen Arm von Chromosom 3 lokalisiert. In sporadischen Tumoren wurden Mutationen dieses Gens in Nierenzellkarzinomen (25–30 %), Phäochromozytomen (ca. 25 %), Kolonkarzinomen und in kapillären Hämangioblastomen nachgewiesen.

Klinik und Diagnostik Erste Symptome im 2. Lebensjahrzehnt sind Sehstörungen, zerebelläre Dysfunktionen und okzipital betonte Kopfschmerzen. Ein Phäochromozytom kann eine unkontrollierbare arterielle Hypertonie hervorrufen. Diagnostisch werden am Auge die retinalen Hämangioblastome, im Urin die Vanillinmandelsäure (VMA) und Noradrenalin als Hinweis auf ein Phäochromozytom, in der Abdomensonografie eventuell Nieren- und Nebennierenveränderungen und in der kranialen CT und MRT Veränderungen z. B. des Kleinhirns oder des Hirnstamms nachgewiesen. Eine molekulargenetische Diagnostik ist möglich.

Therapie Hämangioblastome können prinzipiell operativ entfernt werden. Dies geschieht am Gehirn z. B. im Rahmen von stereotaktischen Operationen oder am Auge mittels Kryotherapie, Fotokoagulation oder Lasertherapie. Zu den neueren Therapieansätzen gehören antiangiogene Medikamente (Inhibitoren des Rezeptors der Tyrosinkinase).

19.8 Fehlbildungen der Wirbelsäule

> **MERKE** Die Spina bifida ist eine dysrhaphische Fehlbildung (dorsale Schlussstörung) der Wirbelsäule in einem umschriebenen Bereich, die mit einem fehlenden Verschluss des Neuralrohrs verbunden sein kann. Je nach dem Zeitpunkt der embryonalen Entwicklungsstörung treten verschiedene Formen auf: Spina bifida occulta – Meningozele – Myelomeningozele.

19.7.3 Enzephalotrigeminale Angiomatose (Sturge-Weber)

Typisch für die enzephalotrigeminale Angiomatose ist ein scharf begrenzter Nävus im Versorgungsgebiet des 1. und 2. Trigeminusastes; bei zerebraler Beteiligung epileptische Anfälle.

19.7.4 Hämangioblastom des Kleinhirns und Angiomatosis retinae (Von-Hippel-Lindau, VHL)

Beim VHL entstehen gut- und bösartige Tumoren in vielen Organen. Häufig sind Hämangioblastome in Retina, Zerebellum und den Großhirnhemisphären.

19.8 Fehlbildungen der Wirbelsäule

MERKE

19.8.1 Spina bifida

19.8.1 Spina bifida

Die Spina bifida ist ein Mittelliniendefekt der Wirbelsäule und betrifft meistens die Wirbelbögen. Sie kann in eine häufigere Spina bifida occulta und eine Spina bifida cystica aperta unterteilt werden.

Epidemiologie

Diese Fehlbildungen des ZNS (Neuralrohrdefekte, engl. „neural tube closure defects", NTD) gehören zu den häufigsten angeborenen Störungen. Ihre Inzidenz und Prävalenz sind in Großbritannien besonders hoch, in Japan dagegen niedrig. In Nordamerika und Mitteleuropa wird die Prävalenz mit 0,5 % angegeben. Durch die zunehmende genetische Beratung und die pränatale Diagnostik geht sie aber weltweit kontinuierlich zurück.

> **MERKE** Das Wiederholungsrisiko neuraler Schlussstörungen nach einem ersten betroffenen Kind liegt bei 3 % und steigt auf › 10 %, wenn 2 Kinder in der Familie betroffen sind.

Ätiologie und Pathogenese

Die Entwicklung von der Neuralplatte bis zum Neuralrohr ereignet sich während des 19.–28. Tages post conceptionem (> Abb. 19.1). Eine Entwicklungshemmung während dieser Phase führt zu einer partiellen oder totalen Verschlussstörung des Neuralrohrs meist ohne häutige Deckung ([Kranio-]Rachischisis, Myelozelen). Störungen während der 4.–7. Gestationswoche führen zu Meningozelen, Lipomeningozelen und Dysrhaphien, die überwiegend von einer intakten Haut bedeckt sind. Ätiologisch hat ein Großteil dieser Fehlbildungen einen multifaktoriellen Ursprung (genetisch und exogen).

Klinik

Spina bifida occulta   Der Defekt ist äußerlich nicht sichtbar, es können ein oder mehrere Wirbel befallen sein, bei denen der Wirbelkanal erweitert ist und der Bogenschluss der Wirbelkörper nicht stattgefunden hat. Hautveränderungen in der Mittellinie sind bereits bei Neugeborenen zu erkennen und können auf eine Spina bifida occulta hinweisen. Dazu gehören z. B. Hämangiome, Pigmentanomalien, Grübchen, Hautfisteln (Dermalsinus) oder Dermoidzysten. Auch im späteren Alter lassen eine neurogene Blasenstörung und/oder orthopädische Störungen einen Defekt der Wirbelsäule vermuten.

Spina bifida occulta: äußerlich nicht sichtbarer Wirbelsäulendefekt mit neurogener Blasenstörung, orthopädischen Störungen

> **MERKE** Hautveränderungen in der Mittellinie können ein Hinweis auf eine Spina bifida occulta sein.

Spina bifida aperta cystica   Das Neuralrohr ist unvollständig verschlossen, Rückenmarksanteile und/oder Meningen stülpen sich durch einen Wirbelbogendefekt sackartig vor. Dabei handelt es sich in ca. 90 % um eine lumbosakrale, in ca. 7 % um eine thorakolumbale und in ca. 2 % um eine okzipitale Fehlbildung. Sie kann unterteilt werden in:

Spina bifida cystica aperta: meist lumbosakral, seltener aber auch thorakolumbal oder okzipital gelegener, unvollständiger Neuralrohrverschluss. Rückenmarksanteile und/oder Meningen stülpen sich durch einen Wirbelbogendefekt hervor. Unterteilung in:
- **Meningozele,** mit Liquor gefüllt; kaum neurologische Ausfälle
- **Myelomeningozele,** mit Liquor und Myelonanteilen gefüllt, Querschnittssymptomatik, Hydrozephalus, Hüftdysplasien und Fußdeformitäten

- **Meningozele:** Die Meningen sind vorgewölbt, die Zele ist mit Liquor, aber nicht mit Myelonanteilen gefüllt. Oft ist sie von intakter Haut überdeckt. Neurologische Ausfälle sind dabei selten.
- **Myelomeningozele (MMC):** Sie ist die häufigste Form der Neuralrohrdefekte (> Abb. 19.10). In der Zele liegen fehlgebildete Myelonanteile, was neurologisch zu einer Querschnittssymptomatik mit sensiblen und motorischen Ausfällen sowie einer Blasen- und Mastdarmentleerungsstörung führt. Ferner entwickeln sich ein Hydrozephalus (80–90 %, s. a. > Kap. 19.3), Fußdeformitäten (46 %) und Hüftdysplasien (20 %).

> **MERKE** Nur weniger als 10 % aller Kinder mit MMC haben eine ungestörte Blasen- und Mastdarmfunktion sowie Beinmotorik. Deshalb leiden die Patienten unter Harn- und Stuhlinkontinenz sowie Wirbelsäulendeformitäten, Fußdeformitäten (46 %) und Hüftdysplasien (20 %).

Pränatale Diagnostik und Prophylaxe von Neuralrohrdefekten

Fetale Neuralrohrdefekte können prinzipiell durch hochauflösende Ultraschalluntersuchungen, Bestimmung des α-Fetoproteins und der Azetylcholinesterase im Fruchtwasser diagnostiziert werden. Kombiniert man diese Untersuchungen, kann die Diagnose eines fetalen Neuralrohrdefekts zu 98 % gesichert werden. Um welche Schädigung es sich dabei im Einzelnen handelt und wie stark sie ausgeprägt ist, kann aber oft nicht vorhergesagt werden. Ein eingehendes, interdisziplinäres Beratungsgespräch ist in solchen Fällen essenziell.

Pränatale Diagnostik von Neuralrohrdefekten:
- Ultraschalldiagnostik
- Bestimmung des α-Fetoproteins im Fruchtwasser und Blut der Mutter
- Bestimmung der Azetylcholinesterase im Fruchtwasser

- **Sonografie:** Die Mutterschaftsrichtlinien sehen 3 Ultraschalluntersuchungen vor (10., 20., 30. Schwangerschaftswoche), in denen explizit auch auf Fehlbildungen zu achten ist. Bei der zweiten dieser 3 Sonografien kann bereits die gesamte fetale Wirbelsäule eingesehen werden. Ein sich entwickelnder Hydrozephalus ist dabei oft der erste Anlass, um gezielt nach einem Neuralrohrdefekt zu suchen.
- **α-Fetoprotein:** Das α-Fetoprotein wird vom entodermalen Gewebe des Kindes produziert. Im Fall eines Neuralrohrdefekts kann es ins Fruchtwasser und darüber auch ins Blut der Mutter gelangen. Im

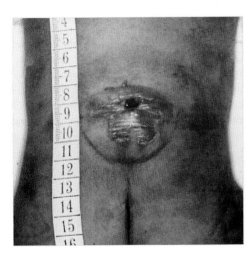

Abb. 19.10 Neugeborenes mit Myelomeningozele (MMC). Die Verschlussstörung des Neuralrohrs geht mit einer sackartigen Ausstülpung von Rückenmarksanteilen durch einen Wirbelbogendefekt einher. [R232]

Fruchtwasser kann es bei einer Amniozentese, im Blut der Mutter z. B. im Rahmen des sog. Triple-Tests nachgewiesen werden. Beide Untersuchungen gehören allerdings nicht zur Routinediagnostik in der Schwangerschaft.

- **Azetylcholinesterase:** Das Enzym ist bei offenen Neuralrohrdefekten im Fruchtwasser nachweisbar.

Therapie

Die Vielzahl der therapeutischen Probleme bei Kindern mit angeborenen Fehlbildungen des ZNS, insbesondere mit Spina bifida und Hydrozephalus, bedarf einer integrativen Behandlung durch Neuropädiater, Nephrologen, Kinderärzte, Kinder- und Neurochirurgen, Orthopäden, Urologen, Psychologen, Physiotherapeuten und Sozialarbeiter. In einem Referenzzentrum sollte die Überwachung und Therapie koordiniert werden. Der niedergelassene Kinderarzt sollte immer in die Planung für die routinemäßigen Kontrollen wie Urinkontrollen, Hydrozephalusüberwachung oder Dekubitussuche einbezogen werden.

Liquordrainage 90 % der Kinder mit MMC weisen einen progredienten Hydrozephalus auf. Die Akutbehandlung besteht daher postpartal aus einem operativen Verschluss der Zele sowie ggf. dem Anlegen einer Liquordrainage.

> **MERKE** Kinder mit einer Myelomeningozele sollten interdisziplinär von Neuropädiatern, Nephrologen, Urologen, Orthopäden, Psychologen, Physiotherapeuten und Sozialarbeitern betreut werden.

Prävention Das Neuralrohr verschließt sich, wenn die werdende Mutter die Schwangerschaft noch gar nicht bemerkt hat. Von daher ist eine Prävention von Neuralrohrdefekten zwar möglich, muss aber perikonzeptionell stattfinden: Es werden 0,4 mg/d Folsäure für alle Frauen im gebärfähigen Alter und 4 mg/d Folsäure bei vorhandenem Wiederholungsrisiko empfohlen. Die Folsäure sollte 4 Wochen vor und 12 Wochen nach Konzeption eingenommen werden.

Therapie: Eine Meningomyelozele sollte postpartal operativ verschlossen und eine Liquordrainage angelegt werden (sonst drohender progredienter Hydrozephalus).

MERKE

Prophylaxe: Folsäuresubstitution:
- 4 Wo vor bis 12 Wo nach der Konzeption
- Frauen im gebärfähigen Alter: 0,4 mg/d
- bei Wiederholungsrisiko: 4 mg/d

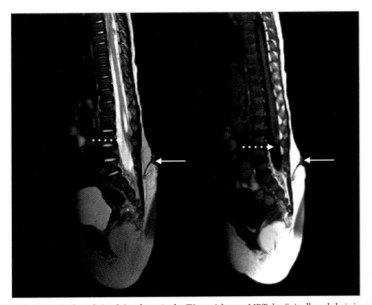

Abb. 19.11 Tethered-Cord-Syndrom in der T2-gewichteten MRT des Spinalkanals bei einem 3 Monate alten Mädchen: Tiefstand des in Höhe LWK3/4 dorsal fixierten Conus medullaris (gepunkteter Pfeil) sowie Dermalsinus (Pfeil) in einem subkutanen Lipom lumbosakral. [R232]

19.8.2 Tethered-Cord-Syndrom

„Festkleben" des Conus medullaris an der Durawand im Sakralbereich statt der physiologischen Lage bei LWK1. Therapie ist die operative Ablösung.

19.8.3 Lumbalisation und Sakralisation

Als Sakralisation bezeichnet man die Verwachsung des LWK5 mit dem Os sacrum. Lumbalisation wird das Ausbleiben der Verschmelzung des ersten mit den restlichen Sakralwirbelkörpern genannt.

19.8.4 Spondylolisthese

Anlagebedingtes Wirbelgleiten nach vorn aufgrund von Spondylolyse und Bandscheibendegeneration

IMPP-Schwerpunkte

Zu Entwicklungsstörungen und Fehlbildungen wurden in den letzten Jahren kaum Fragen gestellt.

NKLM-Lernziele

Eine Übersicht der dem Fach zugeordneten NKLM-Lernziele findest Du im Anhang ab Seite 510.

19.8.2 Tethered-Cord-Syndrom

Als Tethered-Cord-Syndrom (Syndrom des angehefteten Rückenmarks) wird eine Aszensionsstörung des Myelons bezeichnet (➤ Abb. 19.11). Das Myelon endet normalerweise auf Höhe des 1. LWK. Beispielsweise nach Verwachsungen der Meningen, Verkürzungen und Verdickungen des Filum terminale oder durch Lipome kann das Rückenmark an der Durawand im Sakralbereich fixiert sein. Ein hieraus resultierendes Tethered-Cord-Syndrom kann isoliert auftreten, aber auch als Folge aller dysrhaphischen Fehlbildungen und von Tumoren und Entzündungen entstehen. Therapie der 1. Wahl ist eine operative Lösung des Rückenmarks (Myelolyse). Sie kann das Auftreten neurologischer Symptome verhindern oder das Risiko einer Verschlechterung mindern.

19.8.3 Lumbalisation und Sakralisation

Wenn der 5. LWK mit dem ersten Kreuzbeinwirbel (Os sacrum) verwachsen ist, spricht man von einer Sakralisation. Die Lendenwirbelsäule (LWS) besteht in diesem Fall aus nur 4 Wirbelkörpern. Meist handelt sich hierbei um eine harmlose Normvariante ohne Symptome. Ebenso kann die natürliche Verschmelzung des ersten Kreuzbeinwirbels mit den restlichen 4 Kreuzbeinwirbelkörpern ausbleiben. In diesem Fall spricht man von einer Lumbalisation.

19.8.4 Spondylolisthese

Als Spondylolisthese bezeichnet man das anlagebedingte Wirbelgleiten nach vorn auf dem Boden einer Spondylolyse mit gleichzeitiger Bandscheibendegeneration. Besonders betroffen sind die unteren Abschnitte der Lendenwirbelsäule.

Eine traumatische Spondylolisthese gibt es dagegen nur in äußerst seltenen Fällen nach einem beidseitigen Bruch des Wirbelbogens (z. B. Hangman's Fraktur, ➤ Kap. 17.2.3). Eine bereits bestehende Spondylolyse oder Spondylolisthese kann durch Wirbelsäulentraumen verschlimmert werden. Eine degenerative Spondylolisthese („Pseudospondylolisthese") ist dagegen ein immer erworbenes Wirbelgleiten infolge einer Bandscheibenerkrankung; sie weist keine Wirbelbogenspaltbildung auf.

Danksagung

Für die Überlassung der MRT-Bilder danke ich Herrn Prof. Dr. med. R. Wunsch, ehemaliger Chefarzt der Abteilung für Pädiatrische Radiologie, Sonografie und MRT, Vestische Kinder- und Jugendklinik Datteln, Universität Witten/Herdecke, sehr herzlich.

ÜBUNGSFRAGEN FÜRS MÜNDLICHE MIT LÖSUNGSHILFEN

1. Wie ist eine Arnold-Chiari-Fehlbildung definiert?

Bei der Arnold-Chiari-Fehlbildung kommt es zu einer Verlagerung von Anteilen des Kleinhirns (Kleinhirntonsillen, kaudale Anteile des Kleinhirnwurms, IV. Ventrikel) in den rostralen Spinalkanal unterhalb der Ebene des Foramen magnum. Es werden 3 Ausprägungsgrade unterschieden, wobei mit jedem Grad der Anteil der verlagerten Hirnanteile in den Spinalkanal zunimmt. Demzufolge steigt die Wahrscheinlichkeit neurologischer Ausfälle mit dem Ausprägungsgrad. Typische neurologische Symptome reichen von Dysarthrie, Dysphagie bis hin zu hochzervikalen Symptomen wie radikulären Ausfällen der zervikalen Segmente. Ein Downbeat-Nystagmus ist typisch. Gerade bei geringer bis mäßiger morphologischer Ausprägung sind häufiger keine Symptome zu beobachten.

2. Was sind die typischen Symptome einer Syringomyelie und wodurch sind sie verursacht?

Die Syringomyelie kommt durch eine Höhlenbildung im Rückenmark und in der Medulla oblongata (Syringobulbie) neben dem Zentralkanal zustande. Die druckbedingte Größenzunahme führt zu einer progredienten Beeinträchtigung der Rückenmarksfunktionen im Vorderseitenstrang: Folge sind segmentale motorische Ausfälle mit atrophisierenden Paresen und einer Störung der protopathischen Sensibilität mit starken Schmerzen.

3. Die Neurofibromatose Typ 1 ist eine der häufigsten genetisch bedingten Erkrankungen. Welche klinischen Zeichen sind Grundlage der Diagnosefindung?

Klinische Symptome, die zu den NF1-Diagnosekriterien gehören, sind u. a.:
- Café-au-lait-Flecken (≥ 6 Flecken > 5 mm präpubertär, > 15 mm postpubertär)
- Neurofibrome (≥ 2)
- „Freckling" der Inguinalregion oder der Achselhöhlen
- Optikusgliom
- Irishamartome
- dysplastische Knochenläsionen

KAPITEL

20 Neurorehabilitation

Mario Siebler

Die neurologische Rehabilitation fördert die Selbstbestimmung und gleichberechtigte Teilhabe behinderter und von Behinderung bedrohter Menschen am Leben der Gesellschaft. Der Anspruch zur Rehabilitation mit dem Ziel der Wiedereingliederung in Familie, Beruf und Gesellschaft ist im § 8 SGB IX geregelt. Behandlungsziele einer Rehabilitation sind deshalb die Restitution der Körperfunktionen, Kompensation von Defiziten, Adaptation und emotionale Akzeptanz (Coping) unter Einsatz evidenzbasierter medizinischer und therapeutischer Methoden.

20.1 Grundlagen

> **MERKE** Ziel der Rehabilitation ist eine Wiedereingliederung des Patienten in eine ihm angemessene Umgebung mit Hinblick auf die bestmögliche Teilhabe im Alltag und Beruf. Voraussetzung zur Rehabilitation ist die Rehabedürftigkeit, Rehafähigkeit und eine positive Rehaprognose.

20.1.1 ICF und bio-psycho-soziales Modell

Die Rehabilitation ist der Wandel von dem Krankheitsdiagnosesystem (ICD/DRG) in die Fokussierung auf die funktionellen Störung und Auswirkung auf die Teilhabe. Die internationale Klassifikation der Funktionsfähigkeit, Behinderung und Gesundheit (International Classification of Functioning, Disability and Health, ICF) beruht auf dem Konzept der funktionalen Gesundheit oder Funktionsfähigkeit des Menschen. Demnach ist in seiner Umgebung eine Person funktional gesund, wenn

- ihre Körperfunktionen und -strukturen denen eines gesunden Menschen entsprechen,
- sie das tun kann, was ein gesunder Mensch tun kann (Aktivitäten) und
- sie sich in allen Lebensbereichen so entfalten kann, wie das ein gesunder Mensch tun kann (Teilhabe/ Partizipation).

Körperfunktionen und -strukturen, Aktivitäten und Teilhabe (Partizipation) sind Komponenten des zugrunde liegenden bio-psycho-sozialen Modells und können sich gegenseitig beeinflussen, aber auch von sog. Kontextfaktoren (personenbezogene und Umweltfaktoren) beeinflusst werden (> Abb. 20.1).

> **MERKE** Das bio-psycho-soziale Modell nach ICF ist internationale Grundlage der Rehabilitationsklassifikation mit Ausrichtung auf die Einschränkung der Teilhabe.

Wie es wohl mit dem Schlaganfallpatienten aus Kapitel 5 weitergegangen ist? Du siehst im System nach und findest heraus, dass er trotz eures schnellen Einschreitens neurologische Schäden davongetragen hat. Du beschließt, ihn in der Reha-Klinik zu besuchen. Der Arzt vor Ort freut sich über dein Interesse und zeigt dir, mit welchen Methoden die Wiedereingliederung der Patienten in die Gesellschaft versucht wird. Beeindruckt stellst du fest, dass mittels intensiver Physiotherapie und spezieller Medikamente tolle Erfolge erzielt werden können!
Neurologische Erkrankungen stellen häufig einen großen Einschnitt im Leben der Patienten dar – umso wichtiger ist die Nachsorge! Obgleich dieses Kapitel in den meisten Prüfungen eine untergeordnete Rolle spielt, kannst du hier Essenzielles für den klinischen und hausärztlichen Alltag lernen!

Rehaziele sind die Wiederherstellung von geschädigten Körperfunktionen, Kompensation von Ausfällen, Anpassung an die neue Situation und emotionale Akzeptanz derselben (Coping).

20.1 Grundlagen

MERKE

20.1.1 ICF und bio-psycho-soziales Modell
Der ICF ist ein „Score", der die durch eine Krankheit erlittene funktionelle Störung und deren Auswirkung auf die Teilhabe des Patienten erfasst. Nutzt Komponenten des bio-psychosozialen Krankheitsmodells (> Abb. 20.1).

MERKE

ABB. 20.1

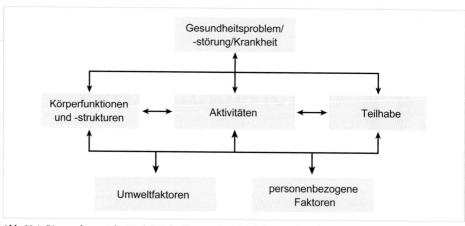

Abb. 20.1 **Bio-psycho-soziales Modell.** Jedes Element des Modells kann andere Elemente beeinflussen. [L126]

20.1.2 Neurologische Rehabilitationsstufen und -strukturen

Die neurologischen Rehabilitationsstufen A–E (> Tab. 20.1) richten sich nach dem Schweregrad der Behinderung, gemessen am Barthel-Index. Je nach Stufe unterscheiden sich die Ziele der Behandlung (> Tab. 20.2).

20.1.2 Neurologische Rehabilitationsstufen und -strukturen

Nach dem Schweregrad der Behinderung werden im Gegensatz zur orthopädischen oder kardiologischen Rehabilitation in der Neurologie Patienten in Kategorien bzw. Phasen eingeteilt (> Tab. 20.1). Für diese Einteilung wird der Barthel-Index verwendet, mit dem alltägliche Fähigkeiten bewertet und die Selbstständigkeit (oder Pflegebedürftigkeit) des Patienten erfasst werden kann (> Tab. 20.2). Im Verlauf der Behandlung kann sich die Phasenstufe ändern und damit auch die Ziele der Reha. Die Rehabilitation ist stationär, teilstationär oder ambulant möglich. Im erwerbsfähigen Alter wird in der Phase D die medizinisch beruflich orientierte Rehabilitation (MBOR) durch den Rentenversicherungsträger in dafür zertifizierten Einrichtungen durchgeführt.

MERKE

> **MERKE** Die Rehabilitationsbedürftigkeit wird in einem Phasenmodell (A–E) abgebildet. Die Pflegebedürftigkeit wird dagegen durch den Medizinischen Dienst der Krankenkasse (MDK) eingeteilt.

TAB. 20.1

Tab. 20.1 Phasenmodell in der Neurorehabilitation, wie es Rehabilitationseinrichtungen und die Kostenträger benutzen.

Reha-Stufen	Phasenmodell	Grad der Autonomie	Ziele
Akutbehandlung	A	biologische Autonomie, Akutbehandlung	Behandlung der Erkrankung und deren Auswirkung auf biologischer Ebene, kurativer Ansatz
Frührehabilitation Barthel < 30	B	Abhängigkeit von Maschinen und Intensivpflege, Intensivtherapie	Unabhängigkeit von Maschinen, Behandlung von Sekundärkomplikationen, Erlangung der Reha-Fähigkeit
postakute stationäre Rehabilitation Barthel < 70	C	Pflegebedürftigkeit, stark reduzierte Fähigkeiten wie Schlucken, Selbstversorgung, Toilette, Mobilität, Kommunikation	Unabhängigkeit von Pflege und ständiger funktioneller Hilfestellung
stationäre/ambulante Rehabilitation Barthel > 70	D	meist funktionell nicht stark beeinträchtigt, kognitiv autonom, Eigenversorgung ohne Pflege möglich	unabhängige, selbstbestimmte Lebensführung in der sozialen Gemeinschaft, Vorbereitung für die berufliche Wiedereingliederung
ambulante Phase	E	Patient bereits sozial integriert, teils auch wieder oder noch berufstätig	Gewährleistung der Nachhaltigkeit der Rehabilitation, Vermeidung von Krankheitsverschlimmerung

TAB. 20.2

Tab. 20.2 Barthel-Index. Je nach Fähigkeit des Patienten werden 0, 5, 10 oder 15 Punkte vergeben, wobei die höchste Punktzahl immer für Selbstständigkeit steht. Maximal sind 100 Punkte möglich.

Fähigkeit	Punkte
Essen und Trinken	0, 5, 10
Körperpflege	0, 5
Baden/Duschen	0, 5
An- und Ausziehen	0, 5, 10
Stuhlkontrolle	0, 5, 10
Harnkontrolle	0, 5, 10
Benutzen der Toilette	0, 5, 10
Bett-/Stuhltransfer	0, 5, 10, 15
Mobilität (selbstständiges Gehen)	0, 5, 10, 15
Treppensteigen	0, 5, 10

FALL

Rehabilitation nach Schlaganfall

Ein 52-jähriger Pharmareferent erleidet während seines Urlaubs in Österreich eine plötzliche Parese der rechten Körperhälfte und seine Sprache ist schwer beeinträchtigt (komplettes Mediasyndrom). Im nächstgelegenen Krankenhaus wird ein akuter linkshemisphärischer kardioembolischer Hirninfarkt (ICD I63) – bei bekannter Hypertonie und neu aufgetretenem Vorhofflimmern – diagnostiziert und eine lokale Thrombektomie und Lyse durchgeführt. Trotz dieser Therapie ist die brachiofaziale Halbseitenparese rechts am nächsten Tag immer noch deutlich ausgeprägt und die Sprachstörung hat sich nur wenig gebessert.

Die Indikation zur stationären Rehabilitation wird gestellt, da eine Rehabedürftigkeit, Rehanotwendigkeit und eine positive Rehabilitationsprognose bezüglich des funktionellen Verlaufs und der Teilhabe bestehen (ICF: u. a. Störung der Möbilität, der Komunikation, der Selbsthilfefähigkeit). Ein Barthel-Index von 10 bedeutet Phase B. Das ICF-Team formuliert die Rehaziele: Vermeidung von Sekundärkomplikationen (Aspiration, Dekubitus, Venenthrombosen, Schulterluxation rechts), Sicherstellung von Ernährung und Ausscheidung, Frühmobilisierung mit Kreislauftraining, Depressionsprophylaxe, Erarbeitung einer Kommunikationsfähigkeit, Angehörigenarbeit.

Die Therapie wird mit thymoleptischer Medikation, aktiver Atemphysiotherapie und passiver Mobilisierung im Bett begonnen. Eine PEG, um die Ernährung sicherzustellen, und ein suprapubischer Dauerkatheter (SPDK) werden angelegt. Die Sprachtherapie wird auf die Dysphagie konzentriert, kann aber wegen der geringen Aufmerksamkeitsspanne nur 2-mal täglich durchgeführt werden. Der Patient wird frühmobilisiert.

Nach 5 Wochen kann der Patient vollständig wahrnehmen, Sprache verstehen und 2-Wort-Sätze bilden. Das Gangbild zeigt eine Hemiparese mit Balance-Störung und Fallneigung, die Arm-Hand-Motorik eine Plegie noch bis proximal mit beginnender spastischer Komponente (Phase C). Daher wird eine lokale Botulinumtoxin-Applikation begonnen und die Physiotherapie auf vermehrte funktionelle Übungen mit Hilfsmittelunterstützungen umgestellt.

Nach 12 Wochen wird eine ambulante Phase D mit häuslicher Versorgung durch die Ehefrau begonnen mit entsprechender Hilfsmittelversorgung. Das weitere Behandlungskonzept mündet in Forced-Use-Übungen mit gutem Erfolg. Eine berufliche Wiedereingliederung wird zu diesem Zeitpunkt nicht angestrebt. Hauptbarriere sind die nicht mehr vorhandene Fahrtauglichkeit und die Kommunikationsstörung, die eine Restitutio ad integrum nicht mehr erwarten lassen. Damit ist die Berufsfähigkeit als Pharmareferent nicht mehr erreichbar. Eine endgültige sozialmedizinische Beurteilung wird nach 12 Monaten stattfinden.

20.1.3 Ablauf der Rehabilitation

Mögliche Indikationen Typische neurologische Erkrankungen mit Indikation zur Rehabilitation sind Hirninfarkt, Hirnblutung, Subarachnoidalblutung, Enzephalitis, multiple Sklerose, Critical-Illness-Neuropathie, Schädel-Hirn-Trauma, Hirntumor, Rückenmarksschädigung, Schädigung peripherer Nerven/Plexus, Muskelerkrankungen und neurodegenerative Erkrankungen wie z. B. die Parkinson-Krankheit.

Beginn im Akuthaus Nach Abschluss der Akutdiagnostik und Therapie beginnt in der Regel schon im Akuthaus ein rehabilitativer Ansatz. Strategisch wird zunächst die Vermeidung von typischen krankheitsimmanenten Komplikationen priorisiert (Lagerungsschäden, Inkontinez, Aspirationen, Schulterluxationen, Stürzen, Psychosyndromen mit Eigengefährdung), welche in der B-Phase intensivmedizinischen Charakter annehmen kann (Beatmung über Tracheostoma, Anlage von i. v.-Sonden, Ernährungssicherung). Methodisch steht in der B-Phase dabei das gesamte medizinische Repertoire zur Verfügung.

Verlaufskontrolle Dem Arzt obliegt auch der Einsatz der Diagnostik zur Verlaufskontrolle der Erkrankung (z. B. Liquorpunktion im Verlauf einer Meningitis, CT-Kontrolle des subduralen Hämatoms, Dopplersono der Hirnarterien bei SAB und Vasospasmen). Für die Rehabilitation werden oft zusätzliche diagnostische Leistungen wie fiberendoskopisch gestützte Schluckdiagnostik, evozierte Potenziale zur Prognosebestimmung bei Pyramidenbahnläsionen oder Kognitionstests eingesetzt. Die Diagnostik soll auch die Prognose z. B. bei Komapatienten besser einordnen helfen, um den Gesamtprozess (weitere Rehabilitation, Pflegeeinrichtung, Palliativkonzept) zu steuern.

Pflege und Übungsverfahren im Team Weitere zentrale Behandlungselemente stellen in der Phase B und C die Pflege und die Übungsverfahren durch Therapeuten (Physio-, Ergo-, Sprach- und Schlucktherapie, Neuropsychologie) dar. Die Koordination des Teams aus Therapeuten und Pflegekräften sowie der Sozialarbeiter obliegt dem Arzt. Das Team formuliert umsetzbare Therapieziele und erstellt einen personalisierten Therapieplan. Parallel dazu werden Präventionsmaßnahmen geschult (z. B. Raucherentwöhnung, Gewichtssprechstunde, Ernährungsberatung, Blutdruckschulung), Angehörige und Patienten beraten (z. B. Rente, Pflegestufen, Umgang mit der Erkrankung) und den Patienten wird der Kontakt zu Sport- und Selbsthilfegruppen ermöglicht.

Epikrise Am Ende der Rehabilitation stehen die klinische und sozialmedizinische Epikrise, weiterführende Maßnahmen und Nachsorge.

MERKE Die ärztliche Aufgabe ist neben der Sicherstellung der Diagnose, der notwendigen Diagnostik und Therapie die Leitung des Rehabilitationsteams.

20.1.4 Pathophysiologische Grundlagen und neue Therapiehypothesen

Neuroplastizität und Reorganisation Die Rehabilitation berücksichtigt das Konzept der Neuroplastizität und Reorganisation zerebraler, spinaler und neuromuskulärer Aktivität. Relevant für die Erholung und Reorganisation ist demnach nicht nur, dass neuronale Leitungsbahnen wiederhergestellt wer-

20.1.3 Ablauf der Rehabilitation

Rehaindikationen können akute und chronische Erkrankungen und neoplastische Veränderungen sein.

Die Rehabilitation beginnt schon in der Akutphase und auch auf der Intensivstation.

Während der Reha wird die Entwicklung des Patienten stets überprüft, um Prognose und weiteres Handeln festzulegen: weitere Reha, Pflegeeinrichtung, Palliativkonzept?

Reha ist *Teamarbeit:* Physio- und Ergotherapeuten, Logopäden und Neuropsychologen, Pflegekräfte und Sozialarbeiter sind beteiligt, Ärzte koordinieren die Zusammenarbeit. Gemeinsam werden Therapieziele und -pläne formuliert. Zusätzlich: Angehörigenschulung, Selbsthilfegruppen, Hilfe aus dem Sozialsystem, Nachsorge, Prävention.

MERKE

20.1.4 Pathophysiologische Grundlagen und neue Therapiehypothesen

den, sondern dass auch Lernmechanismen stattfinden. So ist beispielsweise die Integrität des kortikospinalen Systems zwar wesentliche Voraussetzung dafür, dass sich die motorische Funktion innerhalb der ersten Wochen nach der Schädigung erholt, sie ist aber nicht ihre einzige Bedingung. Die funktionelle Reorganisation ist eng mit Reparaturprozessen assoziiert, die im Bereich der Schädigung, aber auch der korrespondierenden kontralateralen kortikalen Areale stattfinden. Zerebrale Plastizität findet auf Netzwerk- bzw. neuronaler Ebene statt.

Langzeitpotenzierung Auf synaptischer Ebene konnte gezeigt werden, dass die repetitive Aktivierung afferenter Projektionen eine Langzeitpotenzierung (LTP) in Neuronenpopulationen des motorischen Kortex auslöst. LTP verbessert die synaptische Transmission und erleichtert damit die Aktivierung der neuronalen Netzwerke (begründet repetitives Übungskonzept). Verbesserungen sind dabei auch nach Jahren noch möglich, wie Anwendungen mit erzwungenem Gebrauch („forced use", s. u.) gezeigt haben.

> **MERKE** Prinzip der Rehabilitation ist die Förderung der strukturellen Regeneration und Reorganisation sowie Adaption durch wiederholtes Üben und Einsatz von Lernstrategien mit Förderung der Motivation. Die Verminderung von Schmerzen und Ängsten sowie die Steigerung der physischen und psychischen Kondition stellen einen integrativen Behandlungsansatz dar.

Spiegelneuronen In dieses Konzept passt die Entdeckung von sog. Spiegelneuronen („mirror neurons"). Jeder Mensch aktiviert diese Neurone, wenn er bestimmte motorische und sensorische Aufgaben selbst ausführt, vor allem aber, wenn er andere Individuen dabei beobachtet, wie sie diese Aufgaben lösen. Die Aktivierung dieser Spiegelneurone scheint also einen alternativen Zugriff zum motorischen, aber auch zum sensorischen System zu ermöglichen. Damit wird die Spiegeltherapie zu einem neuen evidenzbasierten Ansatz in der Rehabilitation: Motorische Imagination (Spiegeltraining) und das Wiedererlernen der körperlichen Repräsentation können Patienten mit Paresen, sensorischen Defiziten oder Phantomschmerzen sehr gut helfen.
Die **Spiegeltherapie** umfasst derzeit 2 Methoden: direkte Konfrontation mit seinem eigenen Spiegelbild und visuelle Halbfelddarstellung seiner gesunden Körperhälfte.
- Konfrontationsspiegel: Der Patient kontrolliert – wie ein Balletttänzer – seine Bewegungen im Spiegelbild. Er erhält damit ein visuelles Feedback seiner Bewegung und imitiert teilweise die Bewegungen der gesunden Seite (Autostimulation). Man geht davon aus, dass im Gehirn spezielle Neuronenfelder eine Symmetrie herstellen wollen und damit Assoziationsfelder in die Bewegung integriert werden.
- Visuelle Halbfeldstimulation: Der Patient blickt von der Seite in den Spiegel und sieht seinen gesunden Arm als Spiegelbild (> Abb. 20.2). Seine Bewegungen geben ihm die Illusion, dass die paretische Hand sich bewegt oder sensible Stimuli wahrgenommen werden. Damit soll die kortikale Repräsentation der Körperoberfläche – hier der Hand bzw. des Arms – wieder erreicht werden, um ein physiologisches sensomotorisches Muster wiederzuerlangen. Die Methode wird auch erfolgreich in der Behandlung von Schmerzsyndromen insbesondere Phantomschmerzen eingesetzt, wo es systematisch zu „Retraktionen" des Phantomgliedes kommt.

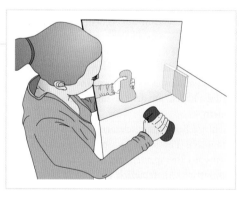

Abb. 20.2 Prinzip der Spiegeltherapie mit visuellem Halbfeld. Die Patientin nimmt ihre paretische linke Hand als funktionsfähig wahr. [L141]

20.2 Therapiemethoden

20.2.1 Spezielle Pharmakologie
Medikamentenanpassung Während der Rehabilitation muss oft die bestehende Medikation (z. B. Antihypertonika, Antidiabetika) angepasst werden oder es ist sogar das Ziel, z. B. Schmerzmittel komplett abzubauen. Zusätzlich gibt es Medikamente (> Tab. 20.3), welche unter dem Verdacht stehen, dass sie den Rehabilitationsverlauf verzögern oder fördern.
Behandlung der Spastik Eine Domäne der neurologischen Rehabilitation ist die Behandlung der Spastik. Prinzipiell soll eine Spastik gar nicht erst entstehen, sodass z. B. frühzeitig Botulinumtoxin lokal appliziert wird. In gravierenden Fällen, z. B. bei Querschnittspatienten mit Paraspastik, muss über die Implantation einer Baclofenpumpe mit intrathekalem Wirkort diskutiert werden.
Weitere Behandlungen Bei Patienten mit **extrapyramidalen Störungen** und Behandlungstherapie mit Hirnschrittmachern ist einerseits deren elektrische Einstellung wie auch die Reduzierung der Medi-

kation Ziel der Rehabilitation. Patienten mit **Kunstherzen** und neurologischen Komplikationen müssen an ihre individuelle Leistungsfähigkeit herangebracht werden. Bei **kognitiven Störungen** ist zunächst eine exakte neuropsychologische Diagnostik erforderlich, bevor Medikamente („Neuroenhancer") eingesetzt werden. Eine wichtige Rolle spielen auch psychische und psychiatrische Störungen (z. B. „post stroke depression", anhaltende delirante Zustände nach kardiopulmonaler Reanimation) für den Rehabilitationsverlauf. Sie müssen frühzeitig mit entsprechenden Medikamenten behandelt werden.

Tab. 20.3 Spezielle Pharmakotherapie in der Rehabilitation.

Störung	Fördernde Substanz/Therapie	Negativ wirkende Substanz
Motorik	Botulinumtoxin, L-DOPA, GABA-A- und Kalziumantagonisten, Methylphenidat, Serotoninwiederaufnahmehemmer	Neuroleptika, Barbiturate, Phenytoin, Sedativa
Sprache	Piracetam, Amantadin	
Neglekt, Aufmerksamkeit	L-DOPA, Amantadin	Barbiturate, Diazepam, lang wirksame Schlafmittel
Depression nach Schlaganfall	Serotoninwiederaufnahmehemmer	
Paraspastik	intrathekale Applikation von Baclofen oder Opiaten über eine Pumpe, Inhalation von Cannabis	
Neuroendokrinologische Ausfälle	Kortikosteroide, Melatonin, Tolvaptan	

TAB. 20.3

20.2.2 Physiotherapie/Sporttherapie

20.2.2 Physiotherapie/Sporttherapie

Ziele

Die Physiotherapie/Sporttherapie hat zum Ziel, die Bewegungsfähigkeit wiederherzustellen, zu erhalten oder zu fördern und die körperliche Kondition zu steigern. Die Therapeuten stellen das Störungsprofil fest und führen Assessments durch (z. B. Time-up-and-go-Test, Gehstrecken, Balancetests, Konditionstests). Sie nehmen die Versorgung mit notwendigen Hilfsmitteln (Gehstützen, Rollstuhlversorgung, Orthesen) vor. Mit manuellen Fertigkeiten des Physiotherapeuten, ggf. auch mit natürlichen physikalischen Reizen (z. B. Wärme, Kälte, Druck, Strahlung, Elektrizität), wird die Eigenaktivität des Patienten gefördert (koordinierte Muskelaktivität, Muskelentspannung, bewusste Wahrnehmung, Schmerzreduktion). Dabei zielt die Behandlung einerseits auf natürliche, physiologische Reaktionen des Organismus (z. B. Muskelaufbau und Stoffwechselanregung), andererseits auf ein verbessertes Verständnis der Funktionsweise des Organismus (Dysfunktionen/Ressourcen) ab.

Methoden

Physiotherapie   Die Physiotherapie nutzt die Elemente des funktionellen repetitiven Übens (zunächst unter kognitiver Kontrolle, anschließend wird sie ökonomisiert, d. h. der Energieaufwand vermindert).
Shaping   Unter „Shaping" versteht man ein lerntheoretisches Prinzip mit Erfolg – Rückkopplung – Verstärkung und Vermeidung des Nichtgebrauchs bei wiederholten Fehlschlägen.
Bobath-Therapie   Die oft benutzte Bobath-Therapie zielte auf die Spastikbehandlung bei Kindern durch bestimmte Lagerung und Stellung des Körpers ab und wurde für Erwachsene weiterentwickelt. Klinische Studien konnten jedoch keine gesicherte Wirksamkeit zeigen.
Perfetti-Methode   Mit der „Perfetti-Methode" soll die Bewegungskontrolle mithilfe der kognitiven Fähigkeiten des Patienten verbessert werden. Bei der Behandlung wird die optische Kontrolle ausgeschaltet und der Patient soll seine sensorischen Fähigkeiten wiedererlernen.
Weitere Methoden   Weitere mögliche Methoden sind Vojta, die funktionelle Bewegungslehre von Klein-Vogelbach (FBL) und die propriozeptive neuromuskuläre Fazilitation (PNF) bei der Spastik. Für den Aufbau der Muskulatur wird das sporttherapeutische Programm der gerätegestützten Krankengymnastik (MTT) umgesetzt. Eine Bedeutung haben Hilfsmittel wie Taping, Gurte, Schienen, Laufbänder oder Crosstrainer, wie sie in der Sportmedizin bekannt und erprobt sind. Die personalintensive manuelle Lymphdrainage, Massagen und andere manuelle Therapie nehmen dagegen an Bedeutung in der Reha mangels Wirksamkeitsnachweisen ab.

Physiotherapie: Wiederherstellung der Bewegungsfähigkeit, Anpassung von Hilfsmitteln; aktiv und passiv (physikalische Therapie) wird die Eigenaktivität des Patienten gefördert
„Shaping": lerntheoretisches Prinzip mit dem Ablauf „Erfolg – Rückkopplung – Verstärkung" und Vermeidung des Nichtgebrauchs bei wiederholten Fehlschlägen
Bobath-Therapie: Spastikbehandlung durch Lagerung des Körpers
Perfetti-Methode: Ausschaltung der optischen Kontrolle bei der Beübung zur Schulung der Bewegungskontrolle

20.2.3 Ergotherapie

20.2.3 Ergotherapie

Ziele

Die Ergotherapie wird bei Patienten mit motorisch-funktionellen, sensomotorisch-perzeptiven, neuropsychologischen, neurophysiologischen oder psychosozialen Störungen angewandt. Sie will „Patienten in der Durchführung ihrer Betätigungen in den Bereichen Selbstversorgung, Produktivität und Freizeit sowie im Arbeitsumfeld stärken. Hierbei dienen spezifische Aktivitäten, Umweltanpassung und Beratung dazu, dem Menschen Handlungsfähigkeit im Alltag, gesellschaftliche Teilhabe und eine Verbesserung seiner Lebensqualität zu ermöglichen." (Definition der Ergotherapie 2007). Durch Verbesserung, Wiederherstellung oder Kompensation der beeinträchtigten Fähigkeiten und Funktionen soll dem Patienten

Die Ergotherapie schult ganzheitlich die für die Alltagsbewältigung und soziale Teilhabe notwendigen Fähigkeiten und Handlungsabläufe. Genutzt werden z. B.:
- Übungen aus dem lebenspraktischen und Freizeitbereich
- kreativ-gestalterische Methoden
- Gruppenarbeiten
- berufsorientierte Übungen

eine möglichst große Selbstständigkeit und Handlungsfreiheit im Alltag und im Beruf ermöglicht werden. Es steht eher das ganzheitliche Konzept im Vordergrund. Oft wird der Ergotherapeut aber als „Handtherapeut" eingesetzt.

> **MERKE** In der Ergotherapie sollen krankhafte Haltungs- und Bewegungsmuster gehemmt und abgebaut und normale Bewegungen erlernt und geübt werden. Die Therapieziele sind: gute Verarbeitung von Sinnesreizen, normale Geschwindigkeit der Reizverarbeitung, optimale Gleichgewichtsempfindungen und -reaktionen, Behandlung von Störungen der Grob- und Feinbewegungen.

Methoden

Im Wesentlichen sind 3 Therapiemethoden von Bedeutung:

- kompetenzzentrierte Methode: Einsatz ausgewählter handwerklicher Techniken, Übungen aus dem lebenspraktischen und Freizeitbereich, Erwerb verloren gegangener oder nicht vorhandener Fähigkeiten, Training von Fertigkeiten
- ausdruckzentrierte Methode: Verwendung von Therapiemitteln in kreativ-gestalterischer Form als Ausdrucksmittel, Mittel zur Darstellung, Kommunikationsmittel, Musiktherapie
- interaktionelle Methode: gruppendynamische Prozesse durch Arbeiten in der Gruppe
- beruflich orientiertes Aufgabentraining (Bücken, Heben, Sitzen, Arbeitsplatzergonomie)

Um die o. g. Ziele zu erreichen, arbeiten die Patienten beispielsweise sowohl in der Küche als auch in der Werkstatt und setzen praktische Dinge des Alltags genauso um, wie sie planerische und konzeptionelle Strategien anwenden. Ist bei einem Patienten zu erkennen, dass ein Defizit verbleiben wird, ist es die Aufgabe der Ergotherapeuten, ihm Ersatzfunktionen beizubringen, das häusliche und berufliche Umfeld anzupassen und geeignete Hilfsmittel zu empfehlen (bzw. diese dann anzupassen und den Umgang damit zu trainieren, z. B. Elektrorollstuhl). Das Methodenspektrum beschreibt sich in Schulen nach Anna Jean Ayres, Affolter, Johnstone und Castillo Morales, wobei auch physiotherapeutische Methoden Anwendung finden.

20.2.4 Neuere Therapieformen

EMG-initialisierte elektrische Muskelstimulation Sie ermöglicht es dem Patienten, den gleichen Muskel durch Willkürinnervation zusätzlich zu stimulieren. Aufgabe des Patienten ist es, die Bewegung so oft wie möglich willkürlich durchzuführen. Mittlerweile können auch fokal Muskelgruppen stimuliert werden, welche den Bewegungsablauf unterstützen. Hier hilft z. B. eine elektrische Stimulation des N. fibularis (peroneus) nach Schlaganfall, ein physiologisches Bewegungsmuster in der Fuß-Bein-Bewegung zu erzielen.

Laufbandtraining Ein Laufbandtraining im Hängegurt dient der Gewichtsentlastung und Rumpfstabilisierung. Durch eine Roboterassistenz der Beinführung in einem Exoskelett ist zusätzlich eine Imitation des Bewegungsmusters z. B. für nicht gehfähige Schlaganfallpatienten und Querschnittspatienten

20.2.4 Neuere Therapieformen

Bei der Beübung paretischer Körperteile können Patienten unterstützt werden durch:
- EMG-initialisierte elektrische Muskelstimulation
- extern angelegte Stabilisierungshilfen
- passive Bewegung durch Maschinen (➤ Abb. 20.3)
- TMS
- erzwungenen Gebrauch („forced use") einer Extremität (➤ Abb. 20.4)

ABB. 20.3

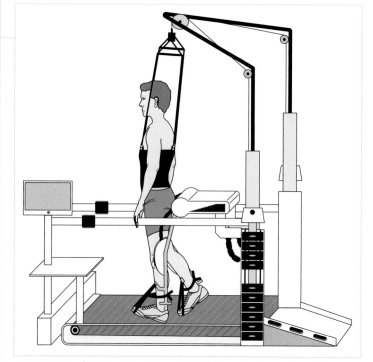

Abb. 20.3 Patient mit Gangstörung beim Laufbandtraining. Zusätzlich wird die Gangmotorik durch motorgesteuerte Hilfen stimuliert. [L141]

möglich (> Abb. 20.3). Die Methoden werden derzeit in eigenständigen Maschinen (Robotics) zur ortsunabhängigen Bewegungsunterstützung entwickelt (Gangroboter).

Erzwungener Gebrauch Bei der „forced-use"-Therapie wird die gesunde Extremität in ihrer Bewegung gehemmt mit dem Ziel, dass die paretische Seite mehr benutzt wird. Selbst wenn der Störungsbeginn schon Jahre zurückliegt, kann die Gebrauchsfähigkeit innerhalb von 2 Wochen deutlich verbessert werden. Beim erzwungenen Gebrauch wurde eine tierexperimentell entwickelte Methode erfolgreich in die klinische Anwendung umgesetzt. Man beobachtete bei Ratten nach Schlaganfall bzw. einer Parese, dass sich die Regeneration und Funktion der Läsionsseite verbesserte, wenn man die gesunde Extremität z. B. durch einen Verband „behinderte". Die Ratten mussten gezwungenermaßen die Läsionsseite einsetzen, womit wahrscheinlich ein falsches Lernprogramm der Kompensation durch die gesunde Seite verhindert wurde. An Patienten wird dieser Effekt durch eine Schienung (Taping) oder einen Fausthandschuh erreicht, sodass die gelähmte Hand verstärkt benutzt werden muss (> Abb. 20.4). Optimal ist es, wenn die gesunde Seite den ganzen Tag „ausgeschaltet" wird, aber bereits einige Stunden führen innerhalb von 2 Wochen zu einer signifikanten Besserung. Voraussetzung ist allerdings, dass die Läsionshand prinzipiell funktionsfähig ist (muss grobes Greifen können). Eine Plegie oder spastische Kontraktionen stellen eine Kontraindikation dar.

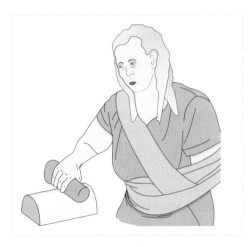

ABB. 20.4

Abb. 20.4 Forced-Use-Therapie. Durch Immobilisierung der gesunden linken Hand wird der Gebrauch der zentralparetischen rechten Hand erzwungen. [L141]

Robotorassistierte Therapie Sie kombiniert die aktive Führung eines paretischen Arms durch eine PC-gesteuerte Maschine mit der Möglichkeit, definierte, zielgerichtete Bewegungen zu trainieren und dabei die Trainingsmotivation durch spielerische Komponenten zu erhöhen.

Transkranielle Magnet- oder Elektrostimulation Es gibt vermehrt Hinweise darauf, dass repetitive TMS des Kortex oder Dauerstrom (DC) zu einer Disinhibition oder Fazilitation von Hirnarealen führt und damit zu Funktionsverbesserungen beitragen kann.

20.2.5 Sprach- und Kommunikationstherapie

Die Logopädie beschäftigt sich mit einem durch Sprach-, Sprech-, Stimm-, Schluck- oder Hörbeeinträchtigung in seiner Kommunikationsfähigkeit eingeschränkten Patienten. Sie benutzt standardisierte Tests zur Erfassung der Sprachstörungen wie z. B. den Aachener Aphasie-Test (AAT) oder Schluckstörungen. Entsprechende Therapieziele sind z. B. die Verbesserung des Wortschatzes, das orofaziale Muskeltraining, die Schlucktherapie oder die Verbesserung der Artikulation und Atmung. Die Erkennung und Behandlung von Schluckstörung ist eine sehr wichtige Rehabilitationsaufgabe, da durch Aspiration eine erhebliche vitale Gefährdung des Patienten eintreten kann.

20.2.6 Psychologie – Neuropsychologie

„Neurotraumen" mit Schäden und Veränderungen des ZNS haben prinzipiell immer funktionelle Defizite und Aktivitätsstörungen im Verhalten und der Rezeption zur Folge. Eine der häufigsten Fragen besteht in der noch vorhandenen Fahrtauglichkeit. Aufmerksamkeit und Gedächtnis können gestört, Reaktionszeiten und exekutive Funktionen verändert, Wahrnehmung, Visuokonstruktion und die intellektuelle Leistungsfähigkeit beeinträchtigt sein. Mit diesem veränderten Erleben und Verhalten beschäftigt sich die klinische Neuropsychologie. Sie führt umfangreiche Testungen und computerbasierte Therapien durch (z. B. Sehfeldtraining nach Hemianopsie). Mit der Therapie sollen die Defizite bewusst gemacht und vermindert oder dem Patienten eine bessere Anpassung an seine Lebensumwelt ermöglicht werden.

20.2.7 Physikalische Therapie

Die Balneotherapie (Bädertherapie) ist eine der ältesten Rehabilitationsmethoden und bezeichnet eine Behandlung mit Heilwässern (Trinkkuren), Heilpeloiden (Moor und Schlamm), Wasser (Hydrotherapie, medizinische Bäder), Kälte und Wärme (Kneipp-Kur) sowie Inhalationen. Diese Anwendungen werden heute in der Reha immer weniger genutzt, da der wissenschaftliche Nachweis oft nicht vorliegt. Die spe-

20.2.5 Sprach- und Kommunikationstherapie

Die **Logopädie** beschäftigt sich mit der Verbesserung von Sprach-, Sprech- Stimm-, Schluck- oder Hörbeeinträchtigung.

20.2.6 Psychologie – Neuropsychologie

Die **Neuropsychologie** befasst sich mit der Beurteilung kognitiver Fähigkeiten nach Neurotraumen (z. B. Fahrtauglichkeit) und deren Verbesserung.

20.2.7 Physikalische Therapie

Balneotherapie = Bädertherapie, Anwendungen mit Wärme, Wasser

zielle Wirkung von Bädern ergibt sich dadurch, dass der Körper durch den Auftrieb des Wassers lediglich ein Zehntel seiner eigentlichen Masse wiegt. Daher entlastet jedes Wärmebad die Muskeln und Gelenke. Bewegungen, die unter normalen Umständen Schmerzen verursachen, sind im warmen Wasser meist besser möglich.

> **MERKE** Die moderne Rehabilitation ist vorwiegend eine Postakutbehandlung, die alle Schweregrade der Patientenversorgung (Beatmung von Schwersterkrankten bis zur Verbesserung der Teilhabefunktionsstörungen im ambulanten Bereich) in den Phasen B–E umfasst. Sie orientiert sich an einem bio-psycho-sozialen Modell, das nicht nur auf die Wiederherstellung einer körperlichen Leistungsstörung abzielt, sondern die bestmögliche Integration trotz eines Handicaps in die frühere soziale Umwelt verfolgt. Sie ist damit der Übergang vom DRG-System in das ICF-Schema. Dabei werden nicht nur klassische Übungsverfahren, sondern auch zunehmend gerätegestützte Therapien und Medikamente eingesetzt. Die wissenschaftliche Überprüfung der Methoden ist zwar nur in einem Teilbereich vorhanden, steht aber immer mehr im Fokus der Forschung.

MERKE

20.3 Sozialmedizinische Aspekte

Sozialarbeiter helfen bei der Organisation häuslicher Versorgung, Betreuungsmaßnahmen, beruflicher Eingliederung oder Umschulungsmaßnahmen. Sie planen mit den unter Umständen überforderten Patienten und Angehörigen die zukünftige Lebenssituation und beraten über mögliche Hilfestellungen, Leistungen und Anpassungsprozesse.

20.3 Sozialmedizinische Aspekte

Die Rehabilitation ist auch eine wichtige sozialmedizinische Begutachtungsstelle. Sie soll eine Prognose über die Leistungsfähigkeit des Patienten erbringen und so z. B. Einschränkungen mit Behinderungsgrad im Erwerbsleben (MDE) oder besondere Merkmale (Gehfähigkeit) begründen. Die Einschätzungen sind besonders wichtig für die behördlichen Entscheidungsträger. Deshalb sind in allen Rehaeinrichtungen Sozialarbeiter tätig, welche die häusliche Versorgung, Betreuungsmaßnahmen, berufliche Eingliederung oder Umschulungsmaßnahmen unterstützen helfen.

Ausgangssituation Ein Patient mit einer Hemiparese und Sprachstörung hat oft keine Vorstellung davon, was eigentlich mit ihm passiert ist. Er erlebt die Situation als bedrohlich und beschämend, da er pflegebedürftig ist und nicht mehr „funktionsfähig". Bei den Angehörigen kommt es nicht selten zu Schuldgefühlen, weil sich das Ereignis z. B. nach einem Streit oder Überforderungen ereignet hat. Angehörige und Patienten erkennen daher in der 1. Woche erstmalig, welches Ausmaß das Defizit hat und wie langwierig manche Prozesse sein können. Hier erwartet der Patient Aufklärung und Information. Die Möglichkeit des Arbeitsplatzverlustes oder die Unterbringung in einem Pflegeheim wird dann thematisiert. Hier gewinnen die Sozialmaßnahmen und die psychologische Betreuung von Patienten und Angehörigen erhebliche Bedeutung.

Falsche Vorstellungen Der Übergang aus der Akutmedizin in die Rehabilitation ist bei Patienten und Angehörigen oft mit der Hoffnung auf eine schnelle Genesung verbunden. Der Patient erwartet durch die Rehabilitation die möglichst vollständige Besserung der Beschwerden und eine vollständige Wiedereingliederung. Vorwiegend möchte er unbedingt wieder nach Hause und nicht in eine Pflegeeinrichtung oder er möchte schnellstmöglich an seinen Arbeitsplatz zurück. In leichteren Fällen wird noch eine Art „Kurbetrieb" erwartet mit vorwiegender Anwendung von Bädern und Massagen. Meist gehen die Patienten davon aus, dass hochfrequente Therapieanwendungen schneller zum Ziel führen („intuitive Reha"). Dies entspricht aber oft nicht ihrer körperlichen Belastungsfähigkeit.

> **FALL**
>
> **Rehabilitation nach hypoxischem Hirnschaden**
>
> Eine 47-jährige Grundschullehrerin wird nach einem Volksmarathonlauf komatös und reanimationspflichtig. Nach erfolgreicher kardiopulmonaler Behandlung vor Ort wird sie auf einer Intensivstation mit Hypothermie unter Narkose behandelt und nach 2 Tagen entwöhnt und extubiert. Kardiologisch ist sie stabilisiert und benötigt eine Rhythmustherapie. Sie entwickelt ein Durchgangssyndrom mit schweren kognitiven Defiziten, psychotischem Erleben und Derealisation. Unter der Diagnose hypoxische Enzephalopathie wird sie zur stationären neurologischen Rehabilitation (Phase B) vorgestellt.
> Rehabilitationsziele: Entaktualisierung des Psychosyndroms, Verbesserung der kognitiven Leistungen und des Allgemeinzustands, muskulärer Wiederaufbau, Krankheitsbewältigung, Klärung der beruflichen Wiedereingliederung der beamteten Patientin.
> Allgemeinzustand und kognitive Störungen bessern sich rasch (Übergang in die Phase C). Die kognitiven Funktionen sind zuletzt so ausreichend, dass die Patientin in die ambulante Versorgung eingebunden (Phase D) und ein Arbeitsversuch nach dem Hamburger Modell (stundenweise Wiedereingliederung) begonnen wird. Bei der beruflichen Belastung kommt es aber zu Disharmonien im Kollegium, da sich die Patientin als stigmatisiert („Hirnschaden") erlebt. Das berufliche Ziel der Teilhabe muss daher zurückgestellt und zunächst um eine psychotherapeutische Behandlung erweitert werden (Phase E).

ÜBUNGSFRAGEN FÜRS MÜNDLICHE MIT LÖSUNGSHILFEN

1. Welche Bedingungen müssen erfüllt sein, damit ein Mensch gemäß der Internationalen Klassifikation der Funktionsfähigkeit, Behinderung und Gesundheit (International Classification of Functioning, Disablility and Health, ICF) in seiner Umgebung als funktional gesund bezeichnet werden kann?

Ein Mensch ist in seiner Umgebung funktional gesund, wenn
- seine Körperfunktionen und –strukturen denen eines gesunden Menschen entsprechen
- seine Aktivitäten denen eines gesunden Menschen entsprechen und
- seine Teilhabe und Partizipation denen eines gesunden Menschen entspricht

2. Nach welcher Skala richtet sich die Einteilung eines Patienten in das Phasenmodell der neurologischen Rehabilitation?

Die Einteilung richtet sich nach dem Barthel-Index, der insgesamt 10 Fähigkeiten erfasst und einen Wert zwischen 0 und 100 annehmen kann. Ein Barthel-Index 30 markiert einen Phasenübergang von Rehaphase B nach C, ein Wert von 70 einen Übergang von Rehaphase C nach D.

3. Welche physio-/ergotherapeutischen Verfahren der motorischen Rehabilitation der oberen Extremitäten sind evidenzbasiert wirksam?

Sowohl die Spiegeltherapie als auch die „Forced-used"-Methode zeigen gegenüber anderen physiotherapeutischen Konzepten eine signifikant bessere funktionelle Erholung.

IMPP-Schwerpunkte

Zur Neurorehabilitation wurden in den letzten Jahren kaum Fragen gestellt.

NKLM-Lernziele

Eine Übersicht der dem Fach zugeordneten NKLM-Lernziele findest Du im Anhang ab Seite 510.

KAPITEL 21

Ethische Aspekte bei der Behandlung neurologischer Patienten

Frank Erbguth

Ethik bedeutet „Reflektieren und Reden über Moral" und entspricht im Kontext der Medizin einer Auseinandersetzung mit der Frage „Was *soll* ich tun?", wenn ich in das Leben anderer eingreife. Diese ethische Reflexion ärztlichen Handelns steht dabei in Beziehung sowohl zur „rein" medizinischen Frage „Was *kann* ich tun?" als auch zur rechtlichen Frage „Was *darf* ich tun?". Medizinethik ist eine Bereichsethik – andere Bereichsethiken sind etwa Wirtschaftsethik oder Medienethik. Medizinethik ist spannend, weil sie das „große Metaphysische" ebenso berührt wie das „alltäglich Praktische".

21.1 Ethik in der Neurologie

21.1.1 Ethikkonzepte

Ärztliche Entscheidungen nehmen explizit, implizit oder intuitiv Bezug auf unterschiedliche ethische Grundpositionen und Konzepte, deren wichtigste die „deontologische" und die „teleologische" Ethik darstellen.

Deontologische Ethik Die deontologische Ethik (vom griechischen „to deon" = das Gesollte) stellt als „Prinzipienethik" generelle Handlungsgrundsätze auf, z. B.: „Beende niemals eine laufende Therapie!" Eine solche deontologische Position formulierte am eindringlichsten der Arzt Christoph Wilhelm Hufeland 1806: *„Der Arzt soll und darf nichts anderes tun, als Leben erhalten, ob es ein Glück oder Unglück sei, ob es Wert habe oder nicht, dies geht ihn nichts an. Und maßt er sich einmal an, diese Rücksicht in sein Geschäft mit aufzunehmen, so sind die Folgen unabsehbar und der Arzt wird der gefährlichste Mensch im Staate."*

Teleologische Ethik Dagegen betonen teleologische Ethikkonzepte (vom griechischen „to telos" = Zweck, Ziel) die Folgen der Handlung, z. B.: „Beende dann eine laufende Therapie, wenn dadurch das Leiden und Sterben eines Patienten verkürzt werden kann." Diese Ethik kann je nach inhaltlichen Akzenten auch konsequenzialistisch bzw. utilitaristisch genannt werden.

Handlungsprinzipien der Medizinethik Die Medizinethiker Beauchamp und Childress formulierten 1977 die 4 klassischen Prinzipien, die als ethische Orientierungs- und Handlungshilfen dienen:

- Patientenselbstbestimmung (Autonomie)
- Wohlergehen des Patienten – Fürsorge (Benefizienz)
- Schadensvermeidung (Non-Malefizienz)
- Gerechtigkeit (konkret z. B. Ressourcenverwendung)

Diese Prinzipien sind grundsätzlich gleichwertig und dienen als Raster, anhand dessen ein zu entscheidender Einzelfall analysiert werden kann. Häufig stehen diese 4 Prinzipien untereinander im Konflikt. Während sich das traditionelle ärztliche Selbstverständnis meist aus dem „Fürsorgeprinzip" speist (*„salus aegroti suprema lex"*), ist in der rechtlichen Betrachtung das Autonomieprinzip vorrangig (*„voluntas aegroti suprema lex"*). Das Autonomieprinzip ist demnach auch prägend für die Inhalte sowohl des Patientenrechte- als auch des Patientenverfügungsgesetzes.

Die Grundsätze des ärztlichen Handelns, das Prinzip des Wohltuns und Nichtschadens, die Autonomie des Patienten und die Ressourcen anderer, befinden sich konstant in einem Spannungsfeld, in dem der Arzt wichtige Entscheidungen treffen oder herbeiführen muss. Gerade bei neurologischen Patienten kann dies zu einer echten Herausforderung werden und die Behandlungsaussichten sollten mit Bedacht abgewogen werden. Um Ärzte und Angehörige zu unterstützen, gibt es an einigen deutschen Kliniken Ethikkomitees, die um eine Einschätzung gebeten werden können. Aufgrund des Wandels in der Demografie der Industrienationen werden diese Themen in Zukunft weiter an Relevanz gewinnen und umso wichtiger wird es sein, die Prinzipien ärztlichen Handels zu wahren und eine offene Kommunikation mit Patienten und Angehörigen anzustreben.

21.1 Ethik in der Neurologie

21.1.1 Ethikkonzepte

Die 4 Handlungsprinzipien der Medizinethik nach Beauchamp und Childress:
- Patientenselbstbestimmung (Autonomie)
- Wohlergehen des Patienten – Fürsorge (Benefizienz)
- Schadensvermeidung (Non-Malefizienz)
- Gerechtigkeit (z. B. Ressourcenverwendung)

21.1.2 Autonomieprinzip im Recht: das Patientenrechtegesetz

Das Patientenrechtegesetz regelt z. B. die Form der ärztlichen Aufklärung, die Voraussetzungen der wirksamen Patienteneinwilligung und die Verteilung der Beweislast bei Behandlungsfehlern.

CIRS = Critical Incident Reporting System, ärztliche Dokumentation und Auswertung von (Beinahe-)Behandlungsfehlern.

21.1.3 Relevanz der Ethik in der Neurologie

21.1.2 Autonomieprinzip im Recht: das Patientenrechtegesetz

Die aus dem Autonomieprinzip rührende starke rechtliche Position des Patienten wurde 2013 in Deutschland im Bürgerlichen Gesetzbuch (BGB) durch ein „Patientenrechtegesetz" (PatRG; §§ 630a-h BGB) konkretisiert.

Dort werden hohe Anforderungen an die Pflichten zur Aufklärung formuliert, die die Voraussetzung für eine wirksame Einwilligung des Patienten oder seines Vertreters in ärztliches Handeln darstellen. Konkretisiert werden auch die Pflichten des Arztes zur Dokumentation und die Rechte des Patienten auf Einblick in seine Krankenunterlagen. Das Gesetz schreibt fest, dass die Behandlung nach den allgemein anerkannten fachlichen Standards zu erfolgen hat. Im Fall von Behandlungsfehlern regelt das Gesetz die Beweislastverteilung zwischen Arzt und Patient. Grundsätzlich muss der Patient beweisen, dass ein Behandlungsfehler vorliegt und dieser für den Gesundheitsschaden ursächlich ist. Bei *groben* Behandlungsfehlern (definiert als eindeutiger Verstoß gegen bewährte ärztliche Behandlungsregeln oder gesicherte medizinische Erkenntnisse) muss der Arzt beweisen, dass der nachgewiesene Fehler nicht den Schaden verursacht hat, was naturgemäß sehr schwierig ist. Ob und in welchem Ausmaß ein fehlerhaftes Verhalten vorliegt, wird durch einen vom Gericht bestellten medizinischen Sachverständigen festgestellt.

Das Gesetz fordert auch eine Kultur der Auseinandersetzung mit Fehlern: Ärzte sind verpflichtet, Behandlungsfehler oder Beinahe-Behandlungsfehler zu dokumentieren und auszuwerten (beispielsweise in einem anonymen „Critical Incident Reporting"-System, CIRS). Die Krankenkassen sollen die Patienten bei der Durchsetzung ihrer Rechte unterstützen.

21.1.3 Relevanz der Ethik in der Neurologie

Ethische Brisanz neurologischer Erkrankungen   Die meisten öffentlich diskutierten Fälle von erlaubter oder verbotener Sterbehilfe sowie die damit verbundenen ethischen und juristischen Kontroversen betrafen Patienten mit neurologischen Erkrankungen. Beispielsweise litt die Amerikanerin Terry Schiavo nach einer kardiopulmonalen Reanimation über 15 Jahre an einem „apallischen Syndrom" („Wachkoma", persistierender vegetativer Status, > Kap. 1.11), bevor nach langer Debatte 2005 die Zufuhr von Nahrung und Flüssigkeit per Sonde beendet wurde. Der assistierte Suizid des vom Hals abwärts querschnittsgelähmten Spaniers Jorge Sampraio wurde ebenso eindrucksvoll nach Buchvorlagen verfilmt („Das Meer in mir") wie das einjährige Überleben des französischen Modejournal-Chefs Jean-Dominique Bauby nach einem Hirnstamminfarkt im Locked-in-Syndrom („Schmetterling und Taucherglocke"). Auch im Film „Million Dollar Baby" spielt das „Recht auf Sterben" bei schwerer Hirnerkrankung eine entscheidende Rolle. Die ethischen Debatten betreffen meist die neurologischen Erkrankungen Schlaganfall, „Wachkoma", amyotrophe Lateralsklerose, Demenz, Parkinson und multiple Sklerose.

Schwierigkeit der Prognose   Neurologische Erkrankungen sind in ihrer Akutphase prognostisch oft schwer einzuschätzen, verlaufen oft chronisch und betreffen als Hirnerkrankungen zentrale Elemente des Bewusstseins, der Persönlichkeit sowie der Bewegungs- und Kommunikationsfähigkeit. Die meisten Verfasser von Patientenverfügungen benennen eine schlechte zerebrale Prognose als entscheidende Voraussetzung für eine eingeforderte Unterlassung therapeutischer Maßnahmen. Damit kommt der neurologischen Prognose-Expertise eine entscheidende Bedeutung im medizinethischen Diskurs zu.

21.2 Ethik in der neurologischen Praxis

21.2 Ethik in der neurologischen Praxis

In der Neurologie spielt Ethik eine wichtige Rolle in Arzt-Patient-Beziehungen, bei der Übermittlung schlechter Nachrichten, am Ende des Lebens (Sterbehilfe, Hirntod), bei ökonomischen Fragen wie der Verteilungsgerechtigkeit bei begrenzten Ressourcen (Allokationsethik) und der Neuroethik.

21.2.1 Arzt-Patient-Beziehung

21.2.1 Arzt-Patient-Beziehung

Das **„Partnerschaftsmodell"** der Arzt-Patient-Beziehung wird heute gegenüber dem „paternalistischen" und dem „Vertragsmodell" (Patient als Kunde) favorisiert: Der Arzt berät den Patienten in medizinischen Entscheidungsprozessen, der Patient hat die Entscheidungshoheit. Risiko und Nutzen von Maßnahmen werden individuell betrachtet.

In der Charakterisierung des Verhältnisses zwischen Arzt und Patient können modellhaft 3 Typen unterschieden werden:

- das traditionelle „paternalistische" Verhältnis, in dem der Arzt eine väterlich-fürsorgliche Rolle einnimmt und zum (vermeintlichen) Wohl des Patienten handelt
- das strikte Autonomieprimat des Patienten als Konsument oder Kunde (Vertragsmodell), das den Arzt auf die Rolle des „technischen Experten" reduziert und dem Patienten Bewertungen und Entscheidungen gänzlich überlässt.
- das dialogische Partnerschaftsmodell, in dem der Arzt über das reine Autonomiemodell hinaus den Patienten im Entscheidungsprozess beratend begleitet, ohne dessen Entscheidungshoheit zu verletzen

Das **Partnerschaftsmodell** entspricht mehrheitlich den heutigen Wertvorstellungen. Gerade bei neurologischen Erkrankungen besteht eine Vielzahl von diagnostischen Entscheidungsmöglichkeiten, die nicht allein und eindeutig durch die ärztliche Indikationsstellung „zum Wohle" des Patienten zu lösen sind. Angesichts moderner Therapien ist das „Wohl" des Patienten von außen schwer zu bestimmen: Was der eine Patient noch als zu seinem Wohle geschehend empfindet, beurteilt der andere bereits als Zufügen von unerwünschtem Nachteil und Schaden. Daher müssen die Präferenzen des einzelnen Patienten berücksichtigt werden: Soll ein zufällig entdecktes intrakranielles Aneurysma ausgeschaltet werden? Soll eine antiepileptische Therapie bei einem Anfallsrisiko von 50 % begonnen werden? Soll bei einem ersten isolierten klinischen Ereignis mit der Wahrscheinlichkeit der Entwicklung einer multiplen Sklerose bereits eine immunmodulatorische Therapie begonnen werden?

21.2.2 Übermittlung schlechter Nachrichten („breaking bad news")

Der Paradigmenwechsel vom Paternalismus zur Partnerschaft hat Auswirkungen auf die Kommunikation zwischen Arzt und Patient. In der Neurologie sind häufig schlechte Nachrichten über Erkrankungen und ihre Prognosen an Patienten und Angehörige zu übermitteln. Die ethische Grundposition besteht darin, die Kommunikation wahr und wahrhaftig zu gestalten, ohne Signale der Abwehr oder des Nicht-Wissen-Wollens beim Patienten zu missachten. Dies wird an 2 beispielhaften Fallszenarien deutlicher:

- Eine 19-jährige Patientin stellt sich wegen einer vermeintlich harmlosen Gefühlsstörung am Unterschenkel vor. Es wird die Diagnose „multiple Sklerose" gestellt. Das Spektrum der Prognose reicht von gelegentlichen Gefühlsstörungen über Jahrzehnte bis zu baldiger schwerer Behinderung.
- Ein 50-jähriger Patient stellt sich wegen einer Schwäche beider Hände vor. Die Symptomatik ist bisher als Bandscheibenproblem behandelt worden. Es wird die Diagnose einer „amyotrophen Lateralsklerose" gestellt. Die Erkrankung wird sehr wahrscheinlich innerhalb der nächsten 2–4 Jahre zum Tod durch Schluck- und Atemlähmung im Rahmen der sich ausbreitenden Paresen führen.

Schlechte Nachrichten sollten prozesshaft vermittelt werden und die Haltung des „Überbringers" sollte vor allem gekennzeichnet sein von Offenheit und Authentizität, Verständnis und Einfühlungsvermögen, Engagement und Interesse, Vertrauen in Ressourcen des Gegenübers sowie Betonung des Positiven. Ethische Diskussionen beim Thema „Übermittlung schlechter Nachrichten" umfassen Fragen wie:

- Muss man immer alles sagen?
- Hat der Patient ein Recht auf Nichtwissen?
- Wie geht man mit den Wünschen um, den Betroffenen oder seine Angehörigen vor schlechten Nachrichten zu verschonen?
- Wie fängt man Verzweiflungsreaktionen auf, ohne die professionelle Souveränität zu verlieren?

21.2.3 Ende des Lebens (Sterbehilfe)

Therapieziele Wenn bei einem Patienten bereits der Sterbeprozess eingesetzt hat, besteht kein Zweifel, dass im Vordergrund des ärztlichen Handelns nicht mehr Heilen – also kuratives Handeln –, sondern das Lindern von Beschwerden und eventuellem Leiden – also palliatives Handeln – steht. An diese Änderung des Therapieziels sind Diagnostik und Therapie anzupassen. Schwieriger gestaltet sich die Einschätzung der angemessenen Maßnahmen, wenn der unmittelbare Sterbeprozess noch nicht eingesetzt hat, es sich aber entweder um eine neurologische Erkrankung handelt, die in absehbarer Zeit sicher zum Tod führt, oder aber um eine stabile schwerste Erkrankung, deren Verlauf nicht absehbar zum Tod führt – zumindest wenn bestimmte eingeleitete Therapien wie etwa eine künstliche Ernährung, Dialyse oder Beatmung weitergeführt werden (z. B. bei schweren Hirnschädigungen wie dem „Wachkoma").

Therapieindikation Gemäß der Rechtssystematik stellt jede medizinische Maßnahme grundsätzlich eine Körperverletzung dar, die gerechtfertigt sein muss durch

- ihre medizinische Indikation und
- die Einwilligung durch den Patienten.

Damit steht der Arzt auch in der Verantwortung, eine in aussichtsloser Situation eventuell nicht mehr gegebene medizinische Indikation für eine bestimmte Therapie festzustellen und diese dann zu beenden. Bei nicht mehr gegebener Indikation kann der Patient keine entsprechende Therapie einfordern.

Vorsorgeinstrumente In der Neurologie sind der Wille und die Zustimmung des Patienten zur Einleitung oder Fortführung einer medizinischen Maßnahme wegen Störungen des Bewusstseins in der konkreten Situation oft nicht zu ermitteln. Zur Verfügung stehen dann folgende Vorsorgeinstrumente:

- Patientenverfügungen: Der Patient legt im Voraus fest, wie er in bestimmten Situationen behandelt werden will
- Vorsorgevollmacht: Der Patient betraut im Voraus eine Person des Vertrauens mit der Wahrnehmung seiner Interessen
- Betreuung: Wenn keine Vorsorgevollmacht existiert, wird vom Betreuungsgericht eine Person mit der Wahrnehmung der Interessen des Patienten bestimmt

Patientenverfügungsgesetz Der Umgang mit den genannten Vorsorgeinstrumenten ist seit 2009 im Patientenverfügungsgesetz (§ 1901 ff. BGB) geregelt. Darin werden dem Arzt und dem Betreuer definierte Rollen in einem Dialog zur Umsetzung des Patientenwillens zugewiesen. Dessen Beachtung und Umsetzung ist in hohem Maße verbindlich. Wenn sich der Arzt und der Patientenvertreter nicht einigen können, muss das Betreuungsgericht angerufen werden.

Therapiebegrenzung Therapiebegrenzungen am Lebensende werden meist mit dem Begriff der „Sterbehilfe" bezeichnet. Es geht dabei meist darum, dass Therapien nicht ausgeweitet oder gar nicht erst begonnen werden bzw. bereits begonnene Maßnahmen abgebrochen werden. Auch die „Tötung auf Verlangen" und der vom Arzt assistierte Suizid werden als Sterbehilfe bezeichnet. Mit einer traditionellen Begrifflichkeit werden die aktive, die indirekt aktive und die passive Sterbehilfe unterschieden. Die letzteren unpräzisen Begriffe sollten besser bezeichnet werden als „gezielte Tötung auf Verlangen", „Symptom-

21.2.2 Übermittlung schlechter Nachrichten („breaking bad news")

Beim Überbringen schlechter Nachrichten sollte geachtet werden auf: Offenheit, Authentizität, Verständnis, Einfühlungsvermögen, Engagement und Interesse, Vertrauen in die Ressourcen des Gegenübers, Betonung des Positiven.

21.2.3 Ende des Lebens (Sterbehilfe)

Definition der Therapieziele:
- kurative Therapie = Heilung als Ziel
- palliative Therapie = Linderung von Leiden als Ziel

Therapieindikation: Jede medizinische Maßnahme ist rechtlich gesehen zunächst eine Körperverletzung, es sei denn, sie ist gerechtfertigt durch ihre medizinische Indikation und die Einwilligung durch den Patienten.

Vorsorgeinstrumente: Wenn eine Willensäußerung nicht mehr möglich ist, gibt es Hilfen:
- **Patientenverfügung:** Patient legt im Voraus fest, wie er in bestimmten Situationen behandelt werden will.
- **Vorsorgevollmacht:** Patient erlaubt im Voraus einer Vertrauensperson die Wahrnehmung seiner Interessen.
- **Betreuung:** Bei Fehlen einer Vorsorgevollmacht bestimmt das Betreuungsgericht eine Person mit der Wahrnehmung der Interessen des Patienten.

linderung durch Palliativtherapie unter Inkaufnahme einer Lebens- und Sterbeverkürzung" bzw. „Behandlungsabbruch durch Unterlassung oder Beendigung einer Therapie".

Vor allem beim Abbruch beispielsweise von Dialyse, Beatmung oder künstlicher Ernährung fürchten Ärzte unberechtigterweise, dass ihr beendendes Handeln als „aktive" – und damit verbotene – Sterbehilfe verstanden werden könne. Es handelt sich jedoch nach einem Urteil des Bundesgerichtshofs 2010 (2 StR 454/09) um einen erlaubten Therapieabbruch im Sinne des „Geschehenlassens durch Handeln".

Die straf- und berufsrechtliche Bewertung eines arztassistierten Suizids ist komplex. Gab es bis 2015 keine strafrechtlichen Sanktionen bei der Beihilfe zum Suizid, so wurde 2015 ein neuer § 217 StGB beschlossen, mit dem die „geschäftsmäßige", d. h. auf Wiederholung angelegte Suizidhilfe künftig unter Strafe gestellt wird. Dieser Paragraf soll die Suizidhilfe durch Sterbehilfevereine oder einzelne wiederholt tätig werdende Sterbehelfer unterbinden. Nicht vom Verbot sollen dagegen Fälle erfasst sein, in denen „allein aus Mitleid in einer singulären Situation" Hilfe zur Selbsttötung geleistet wird. Die Bestrafung solcher Fälle sahen die Initiatoren des angenommenen Gesetzesvorschlags als „nicht wünschenswert" an.

In der berufsethischen Einstufung sprechen die „Grundsätze zur ärztlichen Sterbebegleitung" der Bundesärztekammer von der Suizidbeihilfe als „nicht zu den ärztlichen Aufgaben gehörig". In den ärztlichen Berufsordnungen der jeweiligen Landesärztekammern wird der arztassistierte Suizid unterschiedlich behandelt: Bei 7 Kammern wird er nicht erwähnt, bei einer Kammer „sollen" Ärzte keine Beihilfe leisten, in 9 Kammern „dürfen" sie dies nicht (ein Verstoß ist mit dem Entzug der Approbation bedroht).

> **MERKE**
>
> **Sterbehilfe**
>
> - **passive Sterbehilfe** = Unterlassung oder Beendigung lebenserhaltender Therapien, die nicht mehr indiziert sind oder vom Patienten nicht mehr gewollt werden = erlaubt und unter den genannten Umständen geboten
> - **indirekt aktive Sterbehilfe** = Palliativtherapie, z.B. Schmerzmedikamente unter Inkaufnahme einer ungewollten Lebens- und Sterbeverkürzung, z.B. durch Atemdepression = erlaubt und unter den genannten Umständen geboten
> - **assistierter Suizid** = mithilfe Dritter, z.B. durch Beschaffung von Medikamenten durchgeführte Suizidhandlung – die „Tatherrschaft" bleibt beim Patienten = in Deutschland durch § 217 StGB und die Berufsordnungen geregelt
> - **aktive Sterbehilfe** = gezielte Tötung nach § 216 (Tötung auf Verlangen) = verboten; ohne Verlangen handelt es sich um Mord oder Totschlag (§§ 211, 212 StGB)

> **PRAXISTIPP**
>
> Bei der Bewältigung komplexer Fragen am Ende des Lebens wird die Institutionalisierung klinischer Ethikberatungen oder -konsile meistens als wertvolle Hilfe empfunden; neben onkologischen sind vor allem neurologische Fragestellungen häufigster Grund für die Konsultationen.

Eine häufig eingesetzte Therapiebegrenzung vor allem bei Patienten mit schweren Schlaganfällen sind „Anweisungen zum Verzicht auf Wiederbelebung" („do-not-resuscitate-orders", DNR-Orders) oder ein Verzicht auf die Behandlung auf einer Intensivstation.

Therapiezieländerungen sollten immer standardisiert in Form eines Protokolls unter Einbezug aller Beteiligten (Patient, Angehörige, Betreuer, Ärzte, Pflege) erfolgen.

In Studien wurde gezeigt, dass sich die prognostische Einschätzung bei häufigem Gebrauch therapiebegrenzender Maßnahmen im Sinne einer „self-fulfilling prophecy" ändern kann: Eine schlechte Prognoseeinschätzung z. B. bei einer Hirnblutung kann dazu führen, dass die Therapie weniger aggressiv durchgeführt wird. Das hat einen schlechten Ausgang zur Folge. Zukünftig wird die Prognose noch negativer eingeschätzt und die Therapie noch weiter eingeschränkt.

21.2.4 „Hirntod"

Mit dem Tod endet aus medizinischer Sicht unwiderruflich das menschliche Leben. Da einzelne Zellen im Körper den Individualtod vorübergehend „überleben", wird der Tod in der medizinischen Betrachtung eher als Prozess denn als ein punktuelles Ereignis aufgefasst. Wenn durch eine primäre (z. B. Hirnblutung) oder sekundäre Hirnschädigung ein irreversibler Funktionsausfall des gesamten Gehirns eintritt und durch intensivmedizinische Maßnahmen der Atem- und Herz-Kreislauf-Stillstand verhindert wird, ist der „Hirntod" eingetreten. Allerdings wurde dieser Begriff in den 32-seitigen Richtlinien der Bundesärztekammer 2015 zugunsten der Bezeichnung des „endgültigen, nicht behebbaren Ausfalls der Gesamtfunktion des Großhirns, des Kleinhirns und des Hirnstamms" aufgegeben. Mit „Hirnfunktionsausfall" wird anders als bei „Hirntod" ausschließlich auf feststellbare Tatsachen Bezug genommen und nicht „morphologisch spekuliert" (sind wirklich alle Hirnzellen tot?).

Feststellung des irreversiblen Gehirnfunktionsausfalls

Definition Bis ins letzte Jahrhundert galt der Stillstand von Herz und Atmung als „klinischer Tod". Durch die Entwicklung der Herz-Kreislauf-Wiederbelebung („Reanimation") im 20. Jahrhundert galt end-

---

Eine **Therapiezieländerung** (z. B. Verzicht auf Reanimation oder Behandlung auf einer Intensivstation) sollte schriftlich, in standardisierter Form und unter Einbeziehung von Behandlungsteam und Angehörigen festgelegt werden.

21.2.4 „Hirntod"

Hirntod = endgültiger, nicht behebbarer Ausfall der Gesamtfunktion des Großhirns, Kleinhirns und des Hirnstamms

gültig das Merkmal der Unumkehrbarkeit des Herz-Kreislauf-Stillstands nicht mehr und es mussten im Rahmen einer Leichenschau die „sicheren" Todeszeichen wie Totenflecken, Totenstarre und Anzeichen von Verwesung festgestellt werden. Als es vor ca. 60 Jahren möglich wurde, schwerstkranke Menschen über längere Zeiträume maschinell zu beatmen und deren Kreislauf zu stützen, auch wenn zwischenzeitlich ihr Gehirn komplett abgestorben war, bestand Bedarf an einer neuen Definition für den Tod des Individuums Mensch in dieser speziellen Situation des noch nicht eingetretenen Herz-Kreislauf-Stillstands. 1968 definierte eine Kommission der Harvard-Universität den „Hirntod" als Tod des Menschen, wenn

- eine tiefe, irreversible Bewusstlosigkeit,
- ein Verlust der Reflexe des Gehirnstamms und
- ein Verlust der Spontanatmung

eingetreten waren. Diese Auffassung vom Tod des Menschen beim kompletten und irreversiblen Hirnfunktionsausfall ist in den meisten Ländern bis heute gültig.

Untersuchung Der irreversible Hirnfunktionsausfall wird durch eine akribische, zu protokollierende Untersuchung von 2 in der intensivmedizinischen Behandlung von Patienten mit schweren Hirnschädigungen mehrjährig erfahrenen Ärzten festgestellt, von denen einer Neurologe oder Neurochirurg sein muss – bei Kindern unter 14 Jahren auch noch ein Kinderarzt (> Kap. 1.12). Im Fall einer bestehenden Einwilligung durch einen Organspenderausweis oder durch Angehörige kann gemäß dem deutschen Transplantationsgesetz bei einem Hirntoten eine Organentnahme durchgeführt werden, sodass im Kern eine sog. „Zustimmungslösung" besteht. In Österreich beispielsweise besteht wie in 22 anderen europäischen Ländern eine „Widerspruchslösung", die davon ausgeht, dass eine Person der Organentnahme zustimmt, wenn sie nicht zu Lebzeiten einen Widerspruch hinterlegt hat.

Die Irreversibilität des Hirnfunktionsausfalls wird durch 2 zu protokollierende Untersuchungen durch 2 Ärzte festgestellt, die in der Intensivmedizin erfahren sind und von denen einer Neurochirurg oder Neurologe sein muss. Bei Hirntoten darf eine Organentnahme durchgeführt werden.

> **MERKE**
> - Zustimmungslösung (5 europäische Länder): Eine Organentnahme ist möglich, wenn eine Einwilligung (durch Organspenderausweis oder durch Angehörige) vorliegt.
> - Widerspruchslösung (22 europäische Länder): Eine Organentnahme ist nur dann nicht möglich, wenn eine Person zu Lebzeiten der Organentnahme widersprochen hat.
> - Entscheidungslösung (Deutschland): Wie bei der Zustimmungslösung – allerdings wird bei den Bürgern durch persönliches Anschreiben für eine Entscheidung geworben.

MERKE

Ethische Debatte

Während die methodische Verlässlichkeit der Hirntodfeststellung bis 2013 weitgehend unbestritten war, haben vermeintliche Irregularitäten zu den 2015 vorgelegten neuen und präziseren Richtlinien geführt. Kontrovers verläuft die Diskussion zur anthropologischen und ethischen Angemessenheit des Hirntodkonzepts („Ist der Hirntod der Tod des Menschen?").

Argumente für das Hirntodkonzept Für das Hirntodkonzept spricht, dass die eigentliche Irreversibilität des Sterbevorgangs auch beim sog. klinischen Tod – dem Herz-Kreislauf-Stillstand – erst durch den Hirntod markiert ist und dass man den Hirntoten als „spinalen Menschen" oder „intrinsisch Enthaupteten" betrachten kann, dem zwar die Merkmale einer Leiche fehlen, dem aber keine Personalität und keine Individualität mehr zugesprochen werden können. Das im deutschen Transplantationsgesetz anerkannte Hirntodkonzept wird auch in Stellungnahmen der beiden großen christlichen Kirchen und von einer internationalen islamischen Rechtskonferenz akzeptiert. Auch der Deutsche Ethikrat hat 2015 in einem Votum mehrheitlich dafür plädiert, dass „der Hirntod ein sicheres Zeichen für den Tod des Menschen" sei. Von einem Hirntoten könne „nicht mehr als einem lebendigen Menschen gesprochen werden". Der Ethikrat forderte eine kontinuierliche Anpassung der Methoden der Diagnostik an den Erkenntnisfortschritt der Wissenschaft durch die Bundesärztekammer (BÄK). Dieser Forderung entsprechen die 2015 neu vorgelegten Richtlinien.

Argumente gegen das Hirntodkonzept Debattiert wird die Frage „Ist der Hirntod der Tod des Menschen?". Einige Mitglieder des Ethikrats vertraten die Position, der zufolge der Hirntod nicht mit dem Tod des Menschen gleichgesetzt werden könne, weil der Organismus außerhalb des toten Gehirns – unter Beatmung und mit intensivmedizinischen Mitteln – noch über vielfältige „Lebensfunktionen" verfüge. Akzeptanzprobleme entstehen auch durch die Tatsache, dass ein beatmeter hirntoter Mensch mit schlagendem Herzen für „tot" erklärt wird. So löste der Fall des „Erlanger Babys" 1992 heftige öffentliche Kontroversen um die polemisch als „schwangere Leiche" bezeichnete Patientin aus: Eine in der 15. Woche hirntote Schwangere wurde 6 Wochen weiterbeatmet, um eine Entbindung zu ermöglichen; jedoch starb der Fötus durch einen Spontanabort und die Beatmung wurde eingestellt.

Die Kritiker des Hirntod-Konzepts wollen diesen Zustand als fortgeschrittenes irreversibles Stadium des menschlichen Sterbeprozesses betrachtet wissen, der erst mit dem Herz-Kreislauf-Stillstand und dem Eintritt der sicheren Todeszeichen vollendet sei. Sie befürworten aber die Möglichkeit der Organentnahme in diesem Stadium. Würde man dies einräumen, träten unweigerlich ethisch-juristische Probleme auf, weil dann erlaubt werden müsste, dass eine Organentnahme bei noch nicht toten, sondern noch lebenden Personen stattfände, womit folgenreich eine „fremdnützige" Tötung des Menschen legitimiert worden wäre. Ähnlich problematisch erscheinen Regelungen, die die Organentnahme unter Umgehung des Hirntodkriteriums wenige Minuten nach einem Herz-Kreislauf-Stillstand erlauben („non-heart-

Die Angemessenheit des Hirntodkonzepts wird kontrovers diskutiert.

beating donors"). Dabei ist die minimale Latenzzeit zwischen der Feststellung des Herzstillstandes und der Entnahmemöglichkeit der Organe strittig, weil der Betroffene ja noch nicht zwingend hirntot ist und noch für mehrere Minuten reanimierbar wäre: In den USA werden Spender nach 2- bis 5-minütiger Latenz für tot erklärt, in einigen europäischen Ländern, in denen die Organentnahme nach dem Herztod erlaubt ist, gelten 10 Minuten Latenz als „äquivalent zum Hirntod".

21.2.5 Medizin und Ökonomie

21.2.5 Medizin und Ökonomie

Spannungsfeld Ethik und Ökonomie

Knappheit von Ressourcen und Anstieg von Kosten führen dazu, dass wirtschaftliche Faktoren in medizinische Entscheidungen einbezogen werden und Kostendämpfungsmaßnahmen vorgenommen werden (Diagnosis Related Groups = Fallpauschalen).

Seit den 70er-Jahren wird versucht, dem Anstieg der Kosten im Gesundheitswesen durch unterschiedliche Dämpfungsmaßnahmen entgegenzutreten. Dies führte beispielsweise 2003 zur Einführung eines Fallpauschalensystems (DRG = „diagnosis related groups"). War früher allein eine Kostendeckung in den zumeist öffentlich und kirchlich betriebenen Krankenhäusern ausreichend, besteht mittlerweile aufgrund der wachsenden Zahl privater zum Teil aktiennotierter Kliniken auch eine Gewinnerzielungsabsicht.

Einerseits ist der verantwortungsvolle Umgang mit wirtschaftlichen Ressourcen ein ethisches Gebot, andererseits wird die zunehmende ökonomische Betrachtungsweise in der ambulanten und stationären Krankenversorgung kritisiert, weil sie zu Veränderungen des ärztlichen Ethos führe, die der Medizinethiker Giovanni Maio in zugespitzter Sicht auflistet:

* von der Bedingungslosigkeit der Hilfe zur Rentabilität der Leistung
* vom Vertrauensverhältnis zum Vertragsverhältnis
* von der Selbstverständlichkeit des Gebens zur Rechenschaftspflichtigkeit ärztlichen Handelns
* von der fürsorglichen Praxis zur marktkonformen Dienstleistung
* von der Unverwechselbarkeit des einzelnen Patienten zu standardisierten Verfahren
* von der ganzheitlichen Betrachtung des Patienten zur Zerlegung und Fraktionierung
* von der Freiheit ärztlicher Entscheidungen zum Handeln nach Gebrauchsanweisungen
* von der ärztlichen Profession zum Angestellten im Industriekomplex
* von der Beziehungsqualität zur Fokussierung auf objektive Handlungen
* vom Grundgefühl der Dankbarkeit zur Generierung einer Anspruchsmentalität

Verteilungsgerechtigkeit – Allokationsethik

Die Allokationsethik befasst sich mit der Frage der Verteilung knapper Ressourcen (z. B. Finanzierung teurer Therapien seltener Erkrankungen).

Die zunehmende Knappheit der zur Verfügung stehenden oder gestellten Mittel zwingt auch in der Neurologie zur Diskussion über ethische Aspekte einer möglichst gerechten Ressourcenverteilung (Allokationsethik). Beispielsweise kosten neu entwickelte Enzymersatztherapien bei neurologischen Erkrankungen wie Morbus Fabry, Morbus Pompe oder der spinalen Muskelatrophie jährlich mehrere hunderttausend Euro. Die Frage der Finanzierung kann eine Gesellschaft gesundheitspolitisch transparent lösen, z. B. durch explizite Rationierung oder Festlegung von „erlaubten" Kosten für ein standardisiertes Maß an Lebensqualität. So darf in Großbritannien ein Lebensjahr mit einer bestimmten adjustierten Lebensqualität („qualy" = „quality adjusted life year") nicht mehr als 30.000 Pfund kosten. In Deutschland wird über gedeckte Budgets und Anreizsysteme (DRGs) eine für den Patienten weniger transparente implizite Rationierung praktiziert, deren Ausführung weitgehend den „Leistungsanbietern" überlassen wird. Zur Finanzierung teurer Therapien neurologischer Erkrankungen gibt es innerhalb Europas divergierende Kosten-Nutzen-Einschätzungen wie beispielsweise für den Einsatz von Immunmodulatoren bei multipler Sklerose oder für Demenzmedikamente.

21.2.6 Neuroethik: neuronale Grundlagen ethischer Entscheidungsprozesse

21.2.6 Neuroethik: neuronale Grundlagen ethischer Entscheidungsprozesse

Neben den bislang thematisierten ethischen Aspekten neurologischer Fragestellungen kann sich Neuroethik auch umgekehrt mit den neuronalen Grundlagen ethischen Handelns befassen. Dabei geht es um neurobiologische und philosophische Fragen wie etwa nach dem neuronal determinierten oder freien Willen, nach den Möglichkeiten des Selbst und der Autonomie oder nach den neurobiologischen Grundlagen der Entwicklung von „Moral".

Die funktionelle Bildgebung (fMRT, PET) erlaubt die Erforschung dessen, wie z. B. Moral und Wille im Gehirn entstehen.

Die modernen Verfahren der funktionellen Hirnbildgebung wie der funktionellen MRT (fMRT) oder der PET ermöglichen auf faszinierende Weise die Analyse von Lokalisation und Dynamik bestimmter Hirnfunktionen, bieten jedoch auch Raum für unangemessen banalisierende Fragestellungen und Spekulationen („Sitzt die Moral im Temporallappen?").

ÜBUNGSFRAGEN FÜRS MÜNDLICHE MIT LÖSUNGSHILFEN

1. Im Patientenrechtegesetz werden einige grundlegende Beziehungen zwischen Arzt und Patienten geregelt. Welche sind das?

Im Patientenrechtegesetz werden u. a. die Anforderungen an eine ärztliche Aufklärung des Patienten beschrieben. Es definiert die Anforderungen an eine ordnungsgemäße Dokumentation der Krankenunterlagen, die auch jederzeit vom Patienten eingesehen werden können. Des Weiteren ist die sog. Beweislastverteilung im Fall des Verdachts auf einen Behandlungsfehler geregelt.

IMPP-Schwerpunkte

Zu den ethischen Aspekten wurden in den letzten Jahren kaum Fragen gestellt.

NKLM-Lernziele

Eine Übersicht der dem Fach zugeordneten NKLM-Lernziele findest Du im Anhang ab Seite 510.

2. Das traditionelle „paternalistische" Arzt-Patienten-Verhältnis ist heute durch ein anderes Verständnis weiterentwickelt worden. Wie heißt dieses Modell und was beschreibt es?

Gemeint ist das Partnerschaftsmodell, das von einem dialogischen Verhältnis zwischen Arzt und Patient ausgeht. Gemeint ist damit, dass der Arzt den Patienten in seinen Entscheidungen berät und ihm vorerst wertfrei alle möglichen Behandlungsformen erläutert. Der Arzt schreibt die Behandlung nicht vor, er hilft dem Patienten, sich für die individuell richtige zu entscheiden. Dabei sind die Lebensumstände und Bedürfnisse des Patienten genauso zu berücksichtigen wie die medizinischen Fakten.

3. Wo liegt der Unterschied zwischen sog. passiver und aktiver Sterbehilfe?

Passive Sterbehilfe umfasst die Unterlassung oder Beendigung lebenserhaltender oder -verlängernder Maßnahmen und Therapien, die nicht mehr indiziert sind oder nicht mehr dem Willen des Patienten entsprechen. Man überlässt die Krankheit ihrem natürlichen Verlauf. Das ärztliche Vorgehen folgt am besten einem Therapiezieländerungsprotokoll. Passive Sterbehilfe ist gängige Praxis im klinischen Alltag und gesetzlich erlaubt.
Aktive Sterbehilfe liegt bei einer gezielten Tötungsmaßnahme (z. B. Gabe eines tödlichen Medikaments) vor. Aktive Sterbehilfe ist in Deutschland strafbar.

KAPITEL

22 Neuroradiologie

Richard du Mesnil de Rochemont, Elke Hattingen

Eine essenzielle Diagnostik in der Neurologie ist die Radiologie. Insbesondere die MRT und CT spielen dabei eine bedeutende Rolle. Dennoch ist gerade für Ungeübte die Interpretation von Bildbefunden sehr schwierig. Ein einfacher Merkspruch für die gewichteten MRT-Sequenzen lautet: „Was ist hell in T2? H_2O!" Letztlich ist es hilfreich, sich viele Bilder anzusehen und sich somit die klassischen Veränderungen einzuprägen! Lass dich nicht entmutigen, wenn du zu Beginn kaum mehr als ein Meer aus Grautönen erkennen kannst, je mehr Bilder du siehst, desto einfacher wird die Interpretation und wie immer gilt: Übung macht den Meister!

Bildgebende neuroradiologische Verfahren sind ein wichtiger Baustein in der Diagnostik und Therapie von Patienten mit neurologischen Erkrankungen. Deren technisch-physikalische Grundlagen scheinen zunächst „trocken" und wenig mit Medizin zu tun zu haben. Sie zu verstehen hilft jedoch bei der klinischen Interpretation und Zuordnung von pathologischen Befunden. Ziel einer neuroradiologischen Untersuchung ist es, eine klinische Fragestellung so genau wie möglich zu beantworten. Dazu ist es für den Kliniker hilfreich, die Vor- und Nachteile der einzelnen Verfahren zu kennen und über die Indikationen und Kontraindikationen Bescheid zu wissen.

22.1 Grundlagen

22.1 Grundlagen

22.1.1 Technik

In der modernen Neuroradiologie spielen „klassische Röntgenaufnahmen" nur noch eine untergeordnete Rolle. Sie haben einen nur begrenzten Weichteilkontrast und stellen als projektionsradiografisches Verfahren die Strukturen im Strahlengang überlagernd dar. Eine direkte Beurteilung des Hirnparenchyms ist daher nicht möglich.

Die Diagnostik basiert heute im Wesentlichen auf den beiden Schnittbildverfahren CT und MRT, die beide überlagerungsfreie Schichten des Körpers erzeugen und damit das ZNS sichtbar machen. Die erzeugten transversalen Schnittbilder werden nach der heutigen Konvention „von unten" betrachtet, als ob der Beobachter zu Füßen des Patienten stünde. Was im Körper des Patienten rechts ist, erscheint also auf dem Bild links und umgekehrt. Die CT beruht auf Röntgenstrahlen, während die MRT zur Bilderzeugung starke Magnetfelder und elektromagnetische Strahlung verwendet.

Mit der DSA, die ebenfalls auf Röntgenstrahlen beruht, kann das Gefäßsystem dargestellt werden. Sie bietet auch die Grundlage für gering invasive therapeutische Verfahren wie z. B. die Gefäßeröffnung beim akuten ischämischen Schlaganfall oder den Verschluss von Aneurysmen.

22.1.2 Anforderung einer Untersuchung

22.1.1 Technik

Die CT erzeugt mit Röntgenstrahlen, die MRT mit Magnetfeldern und elektromagnetischer Strahlung „Schichtbilder" des Körpers.
Die Schichten werden „von unten" betrachtet.
Was im Körper des Patienten rechts ist, ist also im Bild links zu sehen und umgekehrt.

22.1.2 Anforderung einer Untersuchung

Der Neuroradiologe, der die Untersuchung indiziert, durchführt und befundet, muss grundsätzlich über die Beschwerden des Patienten informiert sein und eine Fragestellung vorliegen haben. Er soll schließlich nicht möglichst „schöne" Bilder erzeugen, sondern die Untersuchungsparameter so wählen, dass die klinische Frage des Neurologen so genau wie möglich und mit geringstmöglicher Strahlenexposition beantwortet wird.

MERKE Zur Indikationsstellung und Untersuchungsplanung sind genaue klinische und anamnestische Informationen über den Patienten und eine Fragestellung zwingend erforderlich. Je genauer die Frage, desto präziser die Antwort!

22.1.3 Vorbereitung

CT und MRT: Allgemeine Kontraindikationen von CT (> Kap. 22.2.2) und MRT (> Kap. 22.3.3) beachten. Vor Kontrastmittelgabe Nutzen- und Risikoabwägung!

Angiografie: Wegen der Kontrastmittelapplikation sollte ein aktuelles Labor mit Gerinnungs-, Nierenfunktions- und Schilddrüsenwerten vorliegen. Je nach geplanter Intervention (z.B. Stenting) ist eine Thrombozytenaggregationshemmung oder Antikoagulation nötig.

22.1.4 Aufklärung

Umfang: Ablauf, Risiken und Alternativen geplanter Maßnahmen

Notfallsituation, nicht zustimmungsfähiger Patient: mutmaßlicher Patientenwille ist entscheidend

Angiografie: Ein spezielles Risiko der Angiografie ist der Schlaganfall.

22.1.3 Vorbereitung

CT und MRT Für die Untersuchung ist in der Regel keine spezielle Vorbereitung notwendig, es sind jedoch die allgemeinen Kontraindikationen (> Kap. 22.2.2, > Kap. 22.3.3) zu beachten. Vor einer Kontrastmittelgabe sind die jeweiligen Verbrauchsinformationen der Medikamente zu beachten und ist der Einsatz jeweils unter Berücksichtigung von Nutzen und Risiko für den einzelnen Patienten abzuwägen.

Angiografie Zur Angiografie sollte ein aktuelles Labor mit Gerinnungswerten, Nierenfunktionswerten und ggf. Schilddrüsenwerten vorliegen. Die Normwerte sind vom jeweiligen Labor abhängig. Eine Thrombozytenfunktionshemmung und Antikoagulation mit Heparin kann je nach geplanter therapeutischer Maßnahme indiziert sein und sollte individuell mit dem Therapeuten besprochen werden.

22.1.4 Aufklärung

Jede diagnostische und therapeutische Maßnahme bedarf der Zustimmung des Patienten. Verantwortlich für die Aufklärung ist der die Untersuchung und Behandlung durchführende Arzt, das Aufklärungsgespräch selbst kann delegiert werden. Bei einer Notfalluntersuchung und nicht zustimmungsfähigen Patienten ist der mutmaßliche Wille des Patienten entscheidend.

Angiografie Die Patienten müssen rechtzeitig, d. h. in der Regel am Vortag, über den Eingriff, seine Risiken und alternative Methoden aufgeklärt werden und ihr Einverständnis erklären. Das Aufklärungsgespräch muss ausdrücklich den Hinweis auf das Schlaganfallrisiko mit der möglichen Folge einer bleibenden Behinderung oder eines lebensgefährlichen Zustands enthalten. Nach den derzeit gültigen Qualitätskriterien soll die Schlaganfallrate bei „normalen" Patienten unter 0,5 % liegen und bei Patienten mit generalisierter Atherosklerose 1 % nicht überschreiten. In der Aufklärung muss auf individuelle Risiken des Patienten, alternative Behandlungen und besondere Risiken von Interventionen hingewiesen werden.

22.2 Computertomografie

22.2 Computertomografie

Vorteile der CT: schnelle Durchführbarkeit, flächendeckende Verfügbarkeit, gute Überwachungsmöglichkeiten während der Untersuchung

Die CT ist ein auf Röntgenstrahlen basierendes digitales Schnittbildverfahren, mit dem das Körperinnere überlagerungsfrei dargestellt werden kann. Sie ist in Deutschland flächendeckend verbreitet. Die Untersuchung dauert nicht lange und kostet relativ wenig. Auch schwer kranke oder verunfallte Patienten können dabei gut überwacht werden.

22.2.1 Technik

22.2.1 Technik

Prinzip

Prinzip CT: Gemessen wird die Abschwächung von Röntgenstrahlen durch den Körper. Den Messwerten werden Grautöne zugeordnet, die zu Schnittbildern zusammengesetzt werden.

Technische Grundlagen Ein schmales Fächerbündel von Röntgenstrahlen durchdringt den Patienten aus verschiedenen Richtungen in einer Schichtebene. Hochempfindliche Detektoren registrieren dann für jede Projektion die durchdringende Strahlung und damit umgekehrt auch die Strahlenschwächung durch den Patienten. Aus den einzelnen Messdaten errechnet ein Computer die örtliche Schwächung der Röntgenstrahlung im Körper und ordnet dann im sichtbaren Abbild der Schicht, dem Schnittbild, einen Grauwert zu.

Mehrzeilen-CT: Mehrere Körperschichten werden gleichzeitig aufgenommen. **Spiral-CT:** Der Patient wird während des Abtastens kontinuierlich durch das Gerät vorgeschoben.

Mehrzeilen- und Spiral-CT Ältere CT-Geräte konnten immer nur eine Schicht nach der anderen untersuchen. Der Patient wurde dabei jeweils um die Schichtdicke im Computertomografen vorgeschoben. Moderne CT-Geräte können viele Schichten auf einmal aufnehmen (Mehrzeilen-CT), oder der Patient wird kontinuierlich während des Abtastvorgangs im Gerät vorgeschoben (Spiral-CT). Hierdurch verkürzt sich die Untersuchungsdauer – die reine Messzeit für eine vollständige Untersuchung des Kopfes in der CT beträgt nur wenige Sekunden.

Bildmatrix und Schichtdicke

Pixel und Voxel Das Schnittbild besteht aus einzelnen Bildpunkten (Pixel), die sich zu einer meist quadratischen Matrix von 256×256 bis 1.024×1.024 zusammensetzen. Jedes Pixel im Bild repräsentiert ein kleines Volumenelement (Voxel) der Körperschicht, die zusätzlich zur Längen- und Breitenausdehnung durch die Schichtdicke definiert ist. Die Auflösung des Bildes bzw. die Größe des einzelnen Volumenelementes hängt von der Matrix, der Messfeldgröße und der Schichtdicke ab. Mit modernen Computertomografen kann eine Auflösung bis unter 1/10 mm erreicht werden.

Unterschiedliche anatomische Strukturen werden in unterschiedlichen **Schichtdicken** untersucht.

Schichtdicke Die übliche Schichtdicke bei Untersuchungen des Hirngewebes beträgt 4–8 mm, bei Orbitauntersuchungen 2 mm und bei Darstellung des Felsenbeins und der Schädelbasis unter 1 mm.

CT-Wert und Fenstereinstellung

Hounsfield-Einheit   Als Maß für die Röntgenschwächung wurde der CT-Wert definiert und nach seinem Erfinder G. Hounsfield benannt. CT = 1.000 × (μ_{Gewebe} − μ_{Wasser}) ÷ μ_{Wasser}. Der CT-Wert (Hounsfield-Einheit HE) für Wasser beträgt also 0 HE. Für Luft ist er −1.000 HE, erreicht für die Kompakta des Knochens bis zu 2.000 HE und ist nach oben offen. Es lassen sich damit gut Luft, Fett, Wasser, Gewebe, Blut und Knochen differenzieren.

Fenster   CT-Werte könnten zwar theoretisch 1:1 in Grauwerte umgerechnet werden, das menschliche Auge kann aber nur 40–100 Graustufen unterscheiden und wäre daher bei bis zu mehreren 1.000 Grauwerten überfordert. Es wird daher nicht die gesamte Skala der CT-Werte dem Grauwertebereich zugeordnet, sondern je nach Fragestellung nur ein kleiner Ausschnitt, das sog. Fenster (➤ Abb. 22.1). Alle CT-Werte, die unterhalb dieses Fensters liegen, werden schwarz, alle, die oberhalb liegen, weiß dargestellt. Das Bild ist auf den CT-Wert-Bereich begrenzt, der für die Fragestellung erforderlich ist. Der abgebildete CT-Wert-Bereich wird durch die Lage („level"), also den mittleren Dichtewert, und die Weite des Fensters, also den CT-Wert-Bereich, bestimmt. Bei der Untersuchung des Gehirns wird ein „enges Fenster" bevorzugt, um auch kleine Dichteunterschiede des Hirnparenchyms, z. B. zwischen grauer und weißer Substanz, zu erkennen.

> **MERKE**   Strukturen, die eine höhere Dichte als eine Referenzstruktur aufweisen, werden als „hyperdens" bezeichnet und erscheinen auf dem Bild hell. Strukturen, die weniger dicht sind, erscheinen dunkel und werden als „hypodens" bezeichnet.

Veränderungen des Schädelknochens werden aus dem gleichen Datensatz in einem anderen, hieran adaptierten Fenster gesondert dargestellt. Gerade an der Grenze zwischen Hirnparenchym und Knochen können kleine Veränderungen (z. B. schmale subdurale Hämatome) besser durch eine individuelle Anpassung des Fensters herausgearbeitet werden.

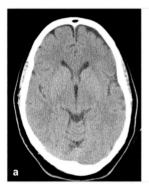 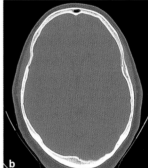 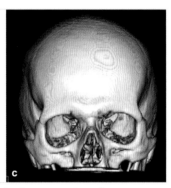

Abb. 22.1 CT des Kopfes. a Transversale Schicht im Weichteilfenster. **b** Knochenfenster. **c** 3-D-Darstellung.

Bildrekonstruktion

Kontrast- und Ortsauflösung   Bei der Bildrekonstruktion aus den Rohdaten kann zwischen verschiedenen Algorithmen gewählt werden, die das Verhältnis von Kontrastauflösung zu Ortsauflösung beeinflussen. Je höher die Ortsauflösung, desto geringer die Kontrastauflösung und umgekehrt. Bei sehr kleinen Strukturen wie dem Mittel- und Innenohr wird daher ein hochauflösender Algorithmus für den Ort gewählt. Kommt es hingegen auf eine gute Kontrastauflösung an, um z. B. kleine Dichteunterschiede des Hirnparenchyms zu erkennen, wählt man „glättende" Algorithmen, die die Ortsauflösung gering reduzieren.

2-D- und 3-D-Rekonstruktionen   Aus den Rohdaten der Untersuchung können in der Bildnachverarbeitung verschiedene 2-D- und 3-D-Rekonstruktionen erstellt werden:

- Bei der **multiplanaren Reformation (MPR)** werden aus den Schichtstapeln Schnitte in beliebigen Raumrichtungen erstellt. Die Auflösung der rekonstruierten Schichten erreicht die Auflösung der Schichten des ursprünglichen Bildes, wenn die Kantenlänge der einzelnen Voxel in allen 3 Raumrichtungen gleich ist. Die MPR wird vor allem zur koronaren Darstellung der knöchernen Schädelbasis und zur sagittalen und koronaren Darstellung der Wirbelsäule verwendet.
- **Maximum-Intensitätsprojektionen (MIP)** sind Volumendarstellungsverfahren, bei denen aus einem Untersuchungsvolumen jeweils der maximale CT-Wert in eine Betrachtungsebene projiziert wird. Damit werden kleine kontrastreiche Strukturen hervorgehoben, in der Neuroradiologie vor allem dann, wenn Gefäße mit der CT-Angiografie dargestellt werden sollen (➤ Abb. 22.2). Die Dichte in den Gefäßen wird dabei durch ein intravenös appliziertes Kontrastmittel angehoben und unterscheidet sich so vom umgebenden Hirnparenchym. Bei ischämischen Schlaganfällen können damit Gefäßverschlüsse und -stenosen oder bei einer Subarachnoidalblutung Aneurysmen nachgewiesen werden.

• **3-D-Oberflächenrekonstruktionen** werden erstellt, indem Voxel gleicher Dichte zusammenhängend dargestellt und alle anderen Anteile ausgeblendet werden. Durch virtuelle Lichtquellen kann ein dreidimensionaler Bildeindruck entstehen. Diese Verfahren werden bei der Gefäß- und Knochendarstellung verwendet.

So schön manche Rekonstruktionen auch anzuschauen sein mögen, sie liefern grundsätzlich keine neuen Bildinformationen, sondern stellen nur die in den primären Schichtbildern vorhandenen Informationen mehr oder weniger verlustbehaftet anders dar. Es ist daher immer notwendig, die Quellbilder sorgfältig zu analysieren.

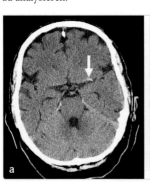 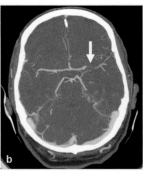 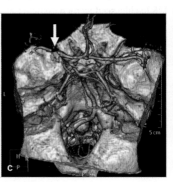

Abb. 22.2 CT des Kopfes bei Verschluss der A. cerebri media links. a CT des Kopfes im Weichteilfenster mit hyperdenser Darstellung der A. cerebri media. **b** CT-Angiografie in MIP-Rekonstruktion, Aussparung durch Thrombus. **c** 3-D-Darstellung der Gefäße mit Schädelbasis (wegen der 3-D-Rekonstruktion in seitenverdrehter Darstellung).

Partialvolumeneffekte und Artefakte

Der Grauwert des Pixels spiegelt die mittlere Dichte im erfassten Voxel wider. Befinden sich Gewebe mit stark unterschiedlicher Dichte in einem Voxel, werden die richtigen Dichtewerte lokal verfälscht. Dieser Partialvolumeneffekt tritt bei der CT des Kopfes insbesondere an der Schädelbasis auf, wo Hirnparenchym, Liquorraum und Knochen eng nebeneinanderliegen. An den Grenzen zwischen Strukturen sehr unterschiedlicher Dichte können streifige Artefakte entstehen, die eine Interpretation erschweren oder Läsionen des Hirnparenchyms vortäuschen können. In der CT des Kopfes sind hierdurch insbesondere der Hirnstamm und die unteren Anteile der Kleinhirnhemisphären und der Temporallappen oft nur eingeschränkt zu beurteilen. Erkrankungen, die manchmal nur kleine Dichteunterschiede des Hirnparenchyms verursachen, wie z. B. Herpesenzephalitis oder frische Hirninfarkte, können somit dem Nachweis entgehen oder vorgetäuscht werden.

Kontrastmittel-CT

Bei ungefähr einem Drittel der Patienten wird ein jodhaltiges Kontrastmittel intravenös verabreicht, das die Strahlenabsorption verstärkt. Beispielsweise heben sich damit Gefäße deutlicher vom übrigen Gewebe ab, sodass Verschlüsse der großen Gefäße sicher nachzuweisen sind. Ist die Blut-Hirn-Schranke gestört, tritt das Kontrastmittel aus dem Gefäßlumen in das Interstitium aus und reichert sich an (Enhancement). Hierdurch können insbesondere Tumoren besser abgegrenzt und charakterisiert werden.

> **MERKE** Die Anreicherung von Kontrastmittel im Gewebe wird als Enhancement bezeichnet.

Perfusions-CT Die Durchblutung des Gehirns kann mit der **Perfusions-CT** untersucht werden. Dazu werden – nach intravenöser Gabe eines Kontrastmittelbolus – wiederholt mit einer Frequenz von 0,5–2 Bildern/Sekunde Schichtaufnahmen an derselben Stelle erstellt. Die Dauer und Intensität des An- und Abflutens des Kontrastmittels wird in Parameterbildern des zerebralen Blutflusses, des zerebralen Blutvolumens und der mittleren Transitzeit des Kontrastmittels veranschaulicht. Beim akuten ischämischen Schlaganfall werden mit der multimodalen CT-Bildgebung mithilfe der nativen CT eine Blutung ausgeschlossen und Infarktfrühzeichen (hyperdenses thrombosiertes Gefäß, Schwellung mit Verstreichen der Sulci und fehlende Differenzierbarkeit von grauer und weißer Substanz) nachgewiesen. Mit der CT-Angiografie werden die Lage und die Länge des Gefäßverschlusses untersucht. Die Perfusions-CT kann näherungsweise Aufschluss geben über irreversibel geschädigtes und kritisch minderperfundiertes, aber noch vitales Gewebe (Penumbra). Diese Information ist für die rekanalisierende Behandlung von Gefäßverschlüssen hilfreich.

Risiken Jodhaltige Röntgenkontrastmittel werden über die Nieren ausgeschieden, sodass sie bei Nierenfunktionsstörungen nicht oder nur nach entsprechender Vorbereitung durch Flüssigkeitsgabe eingesetzt werden dürfen. Darüber hinaus muss vor der Gabe eines Kontrastmittels geklärt werden, ob eine Schilddrüsenüberfunktion besteht oder allergische Reaktionen bei vorangegangenen Kontrastmittelgaben vorgekommen sind, damit eine entsprechende Begleitmedikation verordnet werden kann.

Der Grauwert eines Pixels (zweidimensionaler Bildpunkt) resultiert aus dem mittleren Röntgendichtewert in dem entsprechenden Voxel (dreidimensionale Volumeneinheit des Körpers). Liegen in diesem Voxel Strukturen stark unterschiedlicher Dichte nebeneinander, wird das Ergebnis verfälscht: **Partialvolumeneffekt.** So kommt es zu **Bildartefakten,** häufig z. B. im Hirnstamm, wo Knochen und Hirngewebe eng nebeneinanderliegen.

Kontrastmittel-CT: Jodhaltiges Kontrastmittel dient der Gefäßdarstellung und reichert sich in Geweben mit gestörter Blut-Hirn-Schranke an.

MERKE

Cave: bei schlechter Nierenfunktion, Schilddrüsenüberfunktion und Allergien. Metformin soll nicht gleichzeitig gegeben werden.

22.2.2 Indikationen und Kontraindikationen

Die CT ist bei neurologischen Notfällen Methode der 1. Wahl. Die häufigsten Indikationen sind der ischämische und hämorrhagische Schlaganfall und das Schädel-Hirn-Trauma. In der Akutdiagnostik können größere raumfordernde Tumoren oder Liquorzirkulationsstörungen nachgewiesen werden. Zur näheren Einordnung von Läsionen des Hirnparenchyms, insbesondere bei Tumoren, Entzündungen und neurodegenerativen Erkrankungen ist aber meist eine MRT (> Kap. 22.3) indiziert.

Insbesondere bei Schwangeren, Kindern und jungen Erwachsenen sollte die Indikation wegen der Strahlenexposition besonders kritisch überprüft und wenn möglich ein alternatives Verfahren (Ultraschall, MRT) eingesetzt werden.

22.2.2 Indikationen und Kontraindikationen

MERKE

Computertomografie

- auf Röntgenstrahlen basierendes digitales Schnittbildverfahren
- wesentliche Indikation: neurologische Notfälle
- „Fenster" ist die Bezeichnung für den CT-Werte-Bereich, der als Grauwerte im Bild dargestellt wird
- durch Kontrastmittel heben sich Gefäße deutlicher vom übrigen Gewebe ab, sodass Verschlüsse der großen Gefäße sicher nachzuweisen sind; eine Anreicherung im Gewebe wird als Enhancement bezeichnet

---

MERKE

22.3 Magnetresonanztomografie

Wie die CT ist auch die MRT ein digitales Schnittbildverfahren, mit dem das Körperinnere überlagerungsfrei dargestellt werden kann. Bei der MRT werden jedoch keine Röntgenstrahlen, sondern ein starkes Magnetfeld und Hochfrequenzimpulse eingesetzt. Das Prinzip der Magnetresonanz (Magnetic Resonance, MR) ist seit 1946 bekannt und geht auf eine unabhängige Entdeckung von Bloch und Purcell zurück. Der physikalische Effekt wurde zunächst als spektroskopische Methode in der MRT-Spektroskopie ausgenutzt. Zu Beginn der 1970er-Jahre wurde dann aus der MRT-Spektroskopie die MR-Bildgebung entwickelt. Sie ist heute das wichtigste „Arbeitspferd" in der neuroradiologischen Diagnostik und zeichnet sich nicht nur durch den guten Kontrast zwischen weißer und grauer Hirnsubstanz aus, sondern auch durch die hohe Sensitivität gegenüber pathologischen Veränderungen.

22.3 Magnetresonanztomografie

Vorteile der MRT: gute, kontrastreiche Darstellung von Weichgewebe (z. B. weiße und graue Hirnsubstanz), keine ionisierende Strahlung

22.3.1 Technik

22.3.1 Technik

Prinzip

Kernspin Atomkerne mit einer ungeraden Nukleonenzahl besitzen einen Drehimpuls, den sog. Kernspin. Für die MRT ist dabei insbesondere das Wasserstoffatom relevant, dessen Kern genau ein Proton enthält. Durch die positive Ladung entsteht mit dem Kernspin ein magnetisches Dipolmoment M_0, d. h., das sich drehende Wasserstoffproton ist eine Art Stabmagnet. Solange kein äußeres Magnetfeld angelegt wird, ist die Ausrichtung dieser „Magneten" beliebig und sie liegen ungeordnet im Körper vor.

Prinzip MRT: Atomkerne mit Eigendrehung (= Kernspin, beim MRT Augenmerk auf Wasserstoffkerne/Protonen) erzeugen ein kleines Magnetfeld um sich herum.

Statisches Magnetfeld Wird ein äußeres, statisches Magnetfeld (B_0-Feld) angelegt, wirkt ein Drehmoment, das versucht, die Dipole entlang dieses Magnetfeldes auszurichten. Wegen des Eigendrehimpulses ist dies allerdings nicht möglich. Man erhält eine Situation analog der eines Kreisels im Schwerefeld der Erde, d. h., die Drehachse des Atomkerns beschreibt eine Kreisbewegung (Präzession) um die Richtung des äußeren Feldes. Die Frequenz dieser Bewegung nennt man Larmor-Frequenz, sie wird üblicherweise mit dem Symbol ω_0 abgekürzt. Im thermischen Gleichgewicht sind die Zustände mit höherer Energie etwas weniger häufig besetzt.

Längsmagnetisierung: Nach Einschaltung eines großen Magnetfelds richten sich die kleinen magnetischen Dipole alle geordnet aus.

Hochfrequenzimpulse Wenn zusätzlich zum statischen Magnetfeld ein elektromagnetisches Wechselfeld mit der Larmor-Frequenz eingestrahlt wird (z. B. erzeugt durch eine Sende-/Empfangsspule), bei dem die magnetische Komponente senkrecht zum statischen Feld B_0 steht, können die Wasserstoffprotonen einen Teil dieser Energie absorbieren (Kernresonanz). Üblicherweise erfolgt die Einstrahlung nur für sehr kurze Zeit (< 10 ms), sodass man von Hochfrequenzimpulsen (HF-Impuls) spricht. Bleibt man bei dem im vorherigen Absatz beschriebenen Analogiemodell eines Kreisels im Schwerefeld, so bewirkt die magnetische Komponente des Wechselfeldes eine zweite überlagerte Präzessionsbewegung, die die Nettomagnetisierung M_0 aus der Richtung des äußeren Feldes herausdreht.

Quermagnetisierung: Dieses Magnetfeld wird durch einen Hochfrequenzimpuls noch einmal gekippt.

Längs- und Quermagnetisierung Längsmagnetisierung ist die Ausrichtung der magnetischen Dipole des Kernspins entlang des statischen Magnetfeldes (longitudinale Komponente von M_0). Aufgrund der Quantenmechanik gibt es genau 2 verschiedene Orientierungen der Drehachse des sich drehenden Wasserstoffprotons, eine mehr in Richtung des äußeren Feldes, die andere entgegengesetzt. Zur Umorientierung ist die Absorption oder Emission eines Photons mit der Energie $E = \hbar\omega_0$ erforderlich (magnetische Kernresonanz). Ohne gezielte Einstrahlung dieser Frequenz stellt sich nach einer gewissen Zeit, die von der Längsrelaxationszeit T1 abhängt, das (thermische) Gleichgewicht ein, bei dem die Zustände mit höherer Energie etwas weniger häufig besetzt sind. Es ergibt sich daher eine Nettomagnetisierung in Richtung des Magnetfeldes (M_0). Quermagnetisierung ist die Auslenkung zwischen dem Hauptmagnetfeld B_0 und dem magnetischen Dipolmoment M_0 (transversale Komponente von M_0). Je nach Stärke und

Dauer des angelegten Wechselfeldes ist die Auslenkung, d.h. der Winkel (sog. Flip-Winkel) Hauptmagnetfeld B_0 und der Magnetisierung M_0, unterschiedlich groß. Beispielsweise wird ein HF-Impuls, der dazu führt, dass M_0 senkrecht zu B_0 ausgerichtet wird, 90°-Impuls genannt. Nach einem 90°-Impuls beschreibt M_0 dann eine Kreisbewegung (Präzession) in der Ebene senkrecht (transversal) zum statischen Magnetfeld. Das damit verbundene elektromagnetische Wechselfeld kann mit einer geeigneten Spule (z.B. der oben genannten Sende-/Empfangsspule) nachgewiesen werden.

T1- und T2-Relaxationszeit Nach dem Abschalten des HF-Impulses nimmt die Quermagnetisierung ab und die Längsmagnetisierung nimmt zu, bis wieder der Ausgangswert erreicht ist. Für die Zunahme der Längsmagnetisierung müssen die Protonen die aufgenommene Energie wieder abgeben. Dies dauert je nach Gewebe und anliegendem Magnetfeld B_0 unterschiedlich lange und wird über die sog. T1-Zeit (Längsrelaxation) charakterisiert. Eine Abnahme der Quermagnetisierung ist aber auch ohne Zunahme der Längsmagnetisierung möglich, indem z.B. die Energie auf ein benachbartes Proton übertragen wird, wobei die Phasenkohärenz der Präzessionsbewegung verloren geht. Immer weniger Protonen addieren sich dann zu einem gemeinsamen MR-Signal. Dieses Dephasieren folgt der Zeitkonstante T2 (Querrelaxation), die kürzer als T1 ist.

> **LERNTIPP** T1-(Relaxations-)zeit ist die Längsrelaxation, T2-(Relaxations-)zeit ist die Querrelaxation.

> **MERKE** Das entstehende MR-Signal hängt u.a. von der Protonendichte im Gewebe und von den gewebespezifischen T1- und T2-Zeiten ab. Um ein MR-Bild zu erhalten, sind viele Hochfrequenzimpulse nacheinander notwendig.

Ortcodierung Um schließlich noch zu wissen, von welchem Punkt des Gewebes das empfangene Resonanzsignal ausgeht, muss dieser Punkt codiert werden. Dazu bauen sog. Gradientenspulen ein zusätzliches Magnetfeld auf, das sich dem Hauptfeld überlagert. Es führt dazu, dass sich die Feldstärke in einer bestimmten Raumrichtung linear ändert, d.h., in Abhängigkeit von dieser Richtung liegt letztlich eine andere Feldstärke vor. Werden dann die Signale wiederholt mit systematisch modifizierten Feldgradienten aufgenommen und in ihre Frequenzbestandteile zerlegt (Fourier-Transformation), können letztlich die aufgenommenen Signale einem bestimmten Ortspunkt zugeordnet werden.

Sequenzen und Sequenzparameter

Sequenzen Pulssequenz oder Sequenz bezeichnet ein Programm, das die Anregung, Codierung und Datenakquisition steuert. In der Neuroradiologie werden vorrangig **Spinecho-Sequenzen** (SE-Sequenzen) eingesetzt, die jeweils für bestimmte Gewebekontraste optimiert sind. Die SE-Sequenz besteht aus einem 90°-Puls zur Anregung und einem zu einem definierten Zeitpunkt folgenden 180°-Puls. Aus technischen und/oder praktischen Gründen ist ein reiner T1-Kontrast oder T2-Kontrast meistens nicht möglich.

TR und TE TR ist die Zeit zwischen einem und dem nächsten Anregungspuls (90°-Puls der SE-Sequenz). Diese **Wiederholungszeit TR** beeinflusst vor allem den T1-Kontrast.

Ist TR kurz, werden nur die Protonen in Geweben mit kurzer T1-Zeit wieder nahezu den Ausgangswert der Längsmagnetisierung erreicht haben. Nur diese Gewebe werden dann bei der nächsten Anregung auch ein stärkeres MR-Signal erzeugen können und dementsprechend im Bild hell erscheinen.

Die **Echozeit TE** ist die Zeit zwischen der Anregung und der Messung des MR-Signals. Sie beeinflusst vor allem den T2-Kontrast.

Ist TE kurz, sind nur Protonen in Geweben mit kurzer T2-Zeit bereits weitgehend dephasiert und geben dementsprechend kaum noch ein Signal. Eine kurze T2-Zeit führt hier also zu dunklen Geweben.

> **LERNTIPP** TR (Time Repetition) ist die Wiederholungszeit, TE (Time Echo) ist die Echozeit. Sie bestimmen den T1- und T2-Kontrast.

TR und TE können vom Benutzer vorgegeben werden und dienen z.B. der Erzeugung bestimmter Kontraste, die die unterschiedlichen Relaxationszeiten verschiedener Gewebearten widerspiegeln.

Bildgebung

Das MRT zeichnet sich durch einen hohen Weichteilkontrast aus, der durch die TR- und TE-Zeiten moduliert werden kann. Die hohe Sensitivität der MR-Bildgebung liegt darin begründet, dass sich T1- und T2-Zeiten der verschiedenen Gewebe, aber auch von gesundem und pathologischem Gewebe unterscheiden.

T1-Kontrast Die Kontraste eines T1-gewichteten Bildes gründen vorwiegend auf unterschiedlichen T1-Zeiten der verschiedenen Gewebe, also auf der unterschiedlichen Längsrelaxation der Moleküle in diesen Geweben. Für ein T1-gewichtetes Bild wählt man am günstigsten eine Wiederholungszeit TR, die un-

---

Während der Längsrelaxationszeit T1 und **Querrelaxationszeit T2** fallen die Atomkerne wieder in ihren Ausgangszustand zurück.

● **MERKE**

Durch Atomanregung und -relaxation entstehen messbare MR-Signale, aus denen Bilder errechnet werden.

Wiederholungszeit TR: Zeit zwischen 2 Anregungsimpulsen
Echozeit TE: Zeit zwischen Anregung der Protonen und Messung des entstehenden Signals

gefähr der durchschnittlichen T1-Zeit der wichtigsten zu untersuchenden Gewebetypen entspricht (TR = 500–800 ms). Für die zerebrale Bildgebung sind die T1-Zeiten der grauen und weißen Substanz entscheidend, um einen guten Kontrast dieser Gewebekomponenten zu erzielen. Bei 1,5 Tesla beträgt die T1-Zeit der weißen Hirnsubstanz ungefähr 0,7 s und die der grauen Hirnsubstanz ungefähr 0,9–1,2 s, während die T1-Zeit des Liquors bis 4 s lang ist. Für Gewebe mit kurzer T1-Zeit erhält man starke Signale, sodass sich die weiße Hirnsubstanz heller als die graue Substanz darstellt (➤ Abb. 22.3a, ➤ Tab. 22.1) und Liquor dunkel erscheint. Die Echozeit TE muss für ein T1-gewichtetes Bild so kurz wie möglich gewählt werden, um den Einfluss unterschiedlicher T2-Zeiten gering zu halten.

T2-Kontrast Die Kontraste eines T2-gewichteten Bildes werden vorwiegend durch die unterschiedlichen T2-Zeiten der verschiedenen Gewebe bestimmt (➤ Abb. 22.3b), also durch die unterschiedliche Querrelaxation der Moleküle in diesen Geweben. Bei langem TE (z. B. 90 ms) ist die Phasenkohärenz in Geweben mit kurzer T2-Zeit nahezu zerstört, d. h., sie haben eine geringere Signalhöhe des Spinechos als Gewebe mit langer T2-Zeit. Die T2-Zeiten des Hirngewebes liegen bei 60–100 ms und die des Liquors bei ca. 1,5 s. Lange TR-Zeiten verringern den Einfluss der longitudinalen Relaxation (➤ Tab. 22.1).

Protonenkontrast Lange TR-Zeit und kurzes TE vermindern den Einfluss der T1- und T2-Zeiten auf die MR-Signale. Der verbleibende Signalunterschied wird somit vorwiegend durch die Protonendichte der Gewebe bestimmt (➤ Abb. 22.3c). Die protonengewichteten Sequenzen sind in der zerebralen Bildgebung zurzeit weitgehend durch die FLAIR-Sequenzen ersetzt worden.

LERNTIPP

- T1-Kontrast: kurze TR und TE
- T2-Kontrast: lange TR und TE
- Protonenkontrast: lange TR, kurze TE

FLAIR FLAIR-Sequenzen (FLAIR = „fluid-attenuated inversion recovery") unterscheiden sich von den T2-gewichteten Sequenzen dadurch, dass vor dem 90°-Anregungspuls ein Präparationspuls geschaltet wird, der die gesamte Magnetisierung invertiert. Dadurch werden die hellen Signale des Liquors unterdrückt (➤ Abb. 22.4).

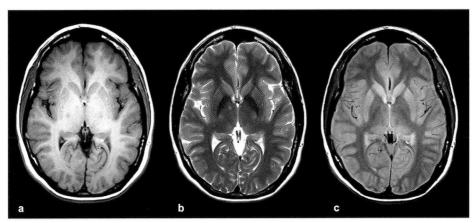

Abb. 22.3 Kontraste in der MRT, dargestellt an 3 transversalen MR-Schichten in Höhe der Stammganglien. **a** Auf dem T1-gewichteten Bild (TR = 600, TE = 12) ist der Liquor dunkel und das Marklager signalreich abgebildet. Die graue Substanz des Rindenbandes und der Stammganglien kommt gegenüber der weißen Substanz dunkler zur Darstellung. **b** Auf dem T2-gewichteten Bild (TR = 4.000, TE = 102) ist der Liquor hyperintens, die weiße Substanz ist gegenüber der grauen Substanz signalärmer (dunkler). **c** Auf dem protonengewichteten Bild (TR = 4.000, TE = 15) sind Strukturen mit hoher Protonendichte (Liquor, graue Substanz) signalreicher als die weiße Substanz mit geringerer Protonendichte.

Tab. 22.1 Signalintensitäten im MRT-Bild.

Gewebe/Befund	T1-Kontrast	T2-Kontrast
Liquor	hypointens	hyperintens
frische Blutung	hypo- bis isointens	hyperintens
1–2 Wochen altes Blut	hyperintens	hypo- bis hyperintens
Ödem	hypointens	hyperintens
Kontrastmittel	hyperintens	–

TAB. 22.1

MERKE FLAIR-Sequenzen sind T2-gewichtete Sequenzen, bei denen die Liquorsignale unterdrückt werden. Sie sind aber auch T1-gewichtet und können daher nach Kontrastmittelgabe Anreicherungen zeigen.

MERKE

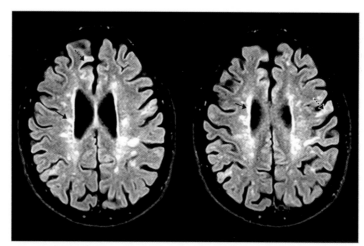

Abb. 22.4 FLAIR-Sequenz bei 2 transversalen Schichten eines Patienten mit multipler Sklerose. Liquor ist signalarm (hypointens), die Läsionen gegenüber dem übrigen Hirnparenchym signalreich (hyperintens) abgebildet. Läsionen sind unmittelbar angrenzend an die Seitenventrikel zu erkennen (Pfeile), aber auch im direkt subkortikalen Marklager, die zum Teil auch das angrenzende Rindenband beteiligen (gestrichelte Pfeile).

Gradientenecho-Sequenzen eignen sich zur Darstellung von Blutbestandteilen, Eisenablagerungen und Verkalkungen. GE-Sequenzen mit T2-Wichtung heißen T2*, in der Klinik auch „Hämosequenz".

Gradientenecho (GE) Durch Feldgradienten kann man das Signal dephasieren und refokussieren (den Phasenverlauf invertieren). In diesem Fall spricht man von Gradientenechos. GE-Sequenzen werden zur schnellen Bildgebung gezählt und sind gekennzeichnet durch kurze Wiederholungszeiten TR und Anregungswinkel kleiner als 90°. Spin-Dephasierungen, die durch Inhomogenitäten des Magnetfeldes und Unterschiede in den Magnetisierungseigenschaften (Suszeptibilität) innerhalb des Gewebes entstehen, werden beim GE (im Gegensatz zum SE) nicht refokussiert, wodurch diese anfälliger gegenüber solchen Dephasierungen (Artefakten) sind. GE-Sequenzen mit T2-Wichtung werden auch T2*-gewichtete Sequenzen genannt. Diese Sequenzen sind besonders geeignet, um Blutbestandteile (z. B. in Kavernomen), vermehrte Eisenablagerungen und Verkalkungen nachzuweisen.

Suszeptibilität Die magnetische Suszeptibilität gibt das Ausmaß der Magnetisierbarkeit von Materie in einem externen Magnetfeld an. Paramagnetische Materialen (z. B. Gadolinium) weisen eine positive magnetische Suszeptibilität auf, d. h., sie magnetisieren sich in einem externen Magnetfeld und verstärken dieses lokal. Der paramagnetische Effekt des Desoxyhämoglobins wird zur funktionellen Bildgebung genutzt, Methämoglobin ist sogar superparamagnetisch. Diamagnetische Materialien (z. B. Kalzium, Luft) besitzen eine sehr schwache oder negative Suszeptibilität und schwächen das Magnetfeld lokal ab. An Grenzflächen von Materialien unterschiedlicher Magnetisierbarkeit entstehen Suszeptibilitätsartefakte.

PRAXISTIPP

PRAXISTIPP Für die anatomische Bildgebung ist die stark T1-gewichtete 3-D-Sequenz geeignet (z. B. MPRAGE) und für die Detektion einer Pathologie die FLAIR („Suchsequenz"). Die T2-gewichtete TSE-Sequenz ist ideal zur genaueren morphologischen Beurteilung der Pathologie (in mehreren Ebenen). Mit T2*-gewichteten GE-Sequenzen sieht man Blutabbauprodukte.

Kontrast bei pathologischen Hirnprozessen Bei den meisten pathologischen Hirnprozessen bildet sich ein Ödem und/oder es entstehen Gliosen (≠Narbe, da sie nicht von Fibrozyten, sondern von Gliazellen gebildet werden!).

LERNTIPP Man vergleicht das MR-Signal einer Hirnstruktur/Pathologie mit dem Signal grauer Hirnsubstanz: hypointens = dunkler; isointens = identisch; hyperintens = heller.

MERKE

MERKE Verallgemeinernd nehmen T1- und T2-Zeiten bei pathologischen Hirnprozessen zu, d. h., in T1-gewichteten Bildern sind Veränderungen meist iso- oder hypointens, während sie in T2- und protonengewichteten Sequenzen sowie in der FLAIR-Sequenz hyperintens sind. Mit Liquor gefüllte Hirnsubstanzdefekte hingegen verhalten sich wie der Liquor selbst.

Gadolinium (Gd) = MRT-Kontrastmittel, besonders intens in T1-gewichteten Sequenzen darstellbar, Anreicherung in pathologisch verändertem Hirngewebe über die gestörte Blut-Hirn-Schranke

Kontrastmittel Die Blut-Hirn-Schranke verhindert, dass sich die in der Routine angewandten Kontrastmittel im Hirngewebe anreichern. Das gilt allerdings nicht für die Meningen, den Plexus choroideus und die zirkumventrikulären Organe wie die Hypophyse und die Zirbeldrüse, weil deren Blutversorgung nicht durch die Blut-Hirn-Schranke eingeschränkt ist. Bei einigen pathologischen Prozessen (z. B. Tumoren, Entzündungen, subakuten Infarkten oder Blutungen) ist die Blut-Hirn-Schranke gestört, sodass auch in diesen Fällen Kontrastmittel ins Hirngewebe gelangt. Die in der Routine eingesetzten Kontrastmittel enthalten ein Element aus der Gruppe der seltenen Erden, das Gadolinium (Gd). Es ist nicht toxisch, weil es an Chelate (z. B. DTPA, DOTA) gebunden ist. Gd ist paramagnetisch und verkürzt die T1- und T2-Relaxationszeiten. Für geringe Kontrastmittelkonzentrationen (z. B. 0,5 mol/kg KG) ist der T1-Effekt maßgebend, der eine deutliche Zunahme der Signalintensität in T1-gewichteten Sequenzen bewirkt.

> **MERKE** Pathologische Prozesse mit einer gestörten Blut-Hirn-Schranke reichern Gd-haltiges Kontrastmittel an, viele Hirnerkrankungen wie niedriggradige Hirntumoren haben jedoch eine intakte Blut-Hirn-Schranke und sind daher hauptsächlich in FLAIR- und T2-gewichteten Sequenzen zu sehen.

MERKE

MR-Spezialuntersuchungen in der Neuroradiologie

Neben den Sequenzen, die die Struktur des normalen Gehirns und der pathologischen Prozesse abbilden, können durch spezielle Techniken funktionelle und dynamische Prozesse des Gehirns dargestellt werden.

Diffusionsgewichtete Sequenzen

In diffusionsgewichteten Sequenzen (DWI = „diffusion weighted imaging") kann man beispielsweise Infarktbereiche im Gehirn schon zu einem sehr frühen Zeitpunkt erkennen (Hirninfarktdiagnostik).

Prinzip Die freie (ungerichtete) Brown'sche Bewegung der Wassermoleküle innerhalb des Gewebes nennt man Diffusion. Das Maß der Diffusion wird „apparent diffusion coefficient" (ADC) genannt. Es trägt die Einheit mm²/s.

Ergebnisse Regionen mit starker Diffusionseinschränkung grenzen sich durch eine Signalzunahme relativ zu anderen Bereichen des Gehirns ab. Beim akuten ischämischen Hirninfarkt entstehen ein zytotoxisches Ödem und damit eine Flüssigkeitsverschiebung vom Extra- zum Intrazellularraum, was zu einer Einschränkung der Diffusion führt. Die Axone und ihre Myelinscheiden in der weißen Hirnsubstanz sind starke Diffusionsbarrieren quer zur Ausrichtung dieser Fasern, wodurch die Diffusion eine Vorzugsrichtung entlang der Faserbahnen bekommt (anisotrope Diffusion). Diese Anisotropie kann man ausnutzen, um indirekt Faserbahnverläufe der weißen Hirnsubstanz darzustellen (sog. Diffusionstensor-Bildgebung).

Diffusionsgewichtete Sequenzen (DWI) eignen sich zur frühen Identifizierung von Infarktgewebe. In diesem ist durch das zytotoxische Ödem die freie Diffusion von Wasser eingeschränkt, was zu einer Signalveränderung führt. Das Maß der Diffusion wird **apparent diffusion coefficient (ADC)** genannt.

> **PRAXISTIPP** Neben dem akuten ischämischen Hirninfarkt stellen sich vor allem Abszesse und Epidermoide sehr signalreich in der DWI dar.

PRAXISTIPP

Perfusions-MRT

Prinzip Die Hirnperfusion kann mit verschiedenen MR-Techniken gemessen werden. Diese Techniken verwenden jeweils eigene Markierungsverfahren für das intravasale Blut (Labeling) und spezielle mathematische Modelle für die Auswertung. Damit sind ihre Ergebnisse nicht oder nur schwer vergleichbar. Am häufigsten kommen schnelle suszeptibilitätsgewichtete Messtechniken zur Anwendung, bei denen man wie in der Perfusions-CT ein Kontrastmittelbolus intravenös appliziert und dann das An- und Abfluten des Kontrastmittels gemessen wird. Der hierbei messbare Signalabfall ist annähernd proportional zur Kontrastmittelkonzentration und erlaubt unter Verwendung der Indikatorverdünnungsmethode eine Berechnung verschiedener Perfusionsparameter. Diese Parameter werden für jedes Voxel berechnet und können in Parameterkarten bildlich dargestellt werden.

Ergebnisse Die Perfusions-MRT spielt vor allem in der Diagnostik von zerebrovaskulären Erkrankungen und von Hirntumoren eine Rolle. Entscheidende Parameter sind die Zeit bis zur Spitze des Signalabfalls (TTP = „time to peak"), die mittlere Passagezeit im Kapillarbett (MTT = „mean transit time"), das regionale zerebrale Blutvolumen (CBV = „cerebral blood volume") und der regionale zerebrale Blutfluss (CBF = „cerebral blood flow").

Perfusions-MRT: Darstellung der Durchblutung des Gehirns in **Parameterkarten.** Diese verbildlichen:
- Zeit bis zur Spitze des Signalabfalls (TTP)
- mittlere Passagezeit im Kapillarbett (MTT)
- regionales zerebrales Blutvolumen (CBV)
- regionalen zerebralen Blutfluss (CBF)

MR-Angiografie

Prinzip Die MR-Angiografieverfahren beruhen überwiegend auf GE-Sequenzen. Im Unterschied zu anderen gefäßdarstellenden Techniken (DSA, CT-Angiografie) benötigen die meisten MR-Angiografieverfahren kein Kontrastmittel, da die durch den Blutfluss hervorgerufenen Signal- oder Phasenveränderungen der Protonen zur Erstellung eines Gefäßbildes herangezogen werden. Bei der **CE-MR-Angiografie** (CE = „contrast enhanced") hingegen wird die T1-Zeit des Blutes durch die Gabe eines paramagnetischen Kontrastmittels verkürzt und damit der T1-Kontrast verstärkt.

Ergebnisse Mit der MR-Angiografie können sowohl Arterien als auch die venösen Blutleiter dargestellt werden. Die CE-MR-Angiografie hat den Vorteil einer hohen zeitlichen Auflösung bei jedoch gegenüber der DSA noch deutlich verminderter räumlicher Auflösung.

MR-Angiografien ermöglichen eine Gefäßdarstellung sowohl mit als auch **ohne Kontrastmittelapplikation,** Letztere durch die Messung der Signalveränderungen während des Blutflusses.

> **PRAXISTIPP** Bei unklarer Nierenfunktion und anderen Kontraindikationen gegen Kontrastmittel: Zerebrale Arterien und Venen in der MRT ohne Kontrastmittelgabe darstellen!

PRAXISTIPP

MR-Spektroskopie (MRS)

Prinzip Bei der ^{1}H-MRS wird wie bei der ^{1}H-MRT die magnetische Resonanz der Wasserstoffatomkerne bei einer Radiowellenfrequenz von 42,5764 MHz/T gemessen (Resonanzfrequenz); bei der ^{31}P-MRS nutzt man die magnetische Resonanz der Phosphorkerne (17,24 MHz/T). Abhängig von der chemischen Bindung des betrachteten Atomkerns kommt es zu einer weiteren Veränderung der Resonanzfrequenz, die in der Größe von bis zu 1.000 Hz liegt, z. B. liegen die Signale bei 3 Tesla in einem Bereich von 127,7 ± 0,001 MHz. Dieser geringe Unterschied reicht zur Unterscheidung vieler Stoffwechselprodukte (Metaboliten) aus.

Ergebnisse Mit der MRS können nichtinvasiv Stoffwechselveränderungen des Gehirns in vivo gemessen werden. Die spektroskopische Bildgebung (MRSI = „MRS Imaging") misst gleichzeitig verschiedene Hirnareale. Die Messwerte werden computergestützt ausgewertet und zeigen dann, wie die Konzentration der einzelnen Metaboliten über die Hirnareale verteilt ist. Die MRS kann zusätzliche Informationen über Stoffwechselerkrankungen des Gehirns, aber z. B. auch über Tumoren liefern (➤ Abb. 22.5). Kombiniert man ^{1}H-MRS und ^{31}P-MRS, lassen sich Störungen des zellulären Energiestoffwechsels und Funktionsänderungen der Nervenzellen und des Nervenstützgewebes feststellen.

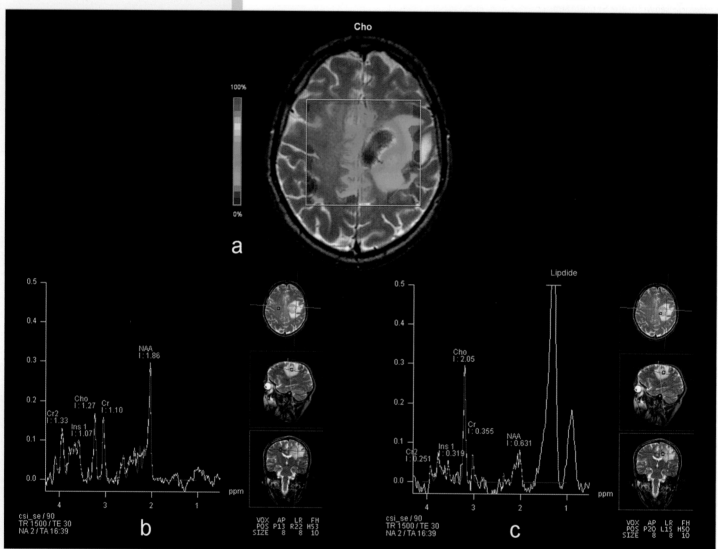

Abb. 22.5 Spektroskopische Bildgebung. a Signalintensitätsverteilung des Metaboliten Cholin (Cho) als Marker des Zellmembranumsatzes bei einem Glioblastom. **b** Im Spektrum des gesunden Marklagers dominiert die Signalintensität des N-Azetylaspartats (NAA) als Marker des normalen neuronalen Gewebes. **c** Im Tumorspektrum ist das NAA deutlich niedriger, während die Signalintensität des Cho durch die gesteigerte Tumorzellproliferation erhöht ist. Die Lipidpeaks entstehen durch Zellnekrose und sind bei unbehandelten Gliomen ein Zeichen der Malignität.

22.3.2 Beispiele aus der Klinik

Glioblastom

Das Glioblastom (GBM) ist ein sehr gefäßreicher Tumor, bei dem die Blut-Hirn-Schranke der neu gebildeten Tumorgefäße defekt ist. Daher reichert der Tumor deutlich Kontrastmittel an (➤ Abb. 22.6), was aufgrund der T1-Zeit-Verkürzung des Gadoliniums als starke Signalsteigerung zu erkennen ist. Die FLAIR-Sequenz ist zudem empfindlich für Signalveränderungen an der Grenze zum signalunterdrückten Liquor, wie sie in ➤ Abb. 22.6 durch die ependymale Tumoraussaat entlang der Wand des linken Seitenventrikels bis in den medialen Thalamus nachzuweisen sind. Das sehr signalreiche Binnensignal des GBMs in der T2-Wichtung und FLAIR-Sequenz demarkiert die für das GBM typische Nekrose, wobei das Signal der FLAIR durch Zellreste und höheren Proteingehalt im Gegensatz zum Liquor nicht mehr unterdrückt wird.

Intrazerebrale Ödeme

In der T2-Wichtung und in der FLAIR-Sequenz werden intrazerebrale Ödeme hyperintens dargestellt. Ödeme können vasogen (Tumor, Entzündung, Blutung, subakuter oder venöser Infarkt) oder zytotoxisch (frische Ischämie, > Abb. 22.7) entstanden sein. Zytotoxische Ödeme sind in der Diffusionsbildgebung an der deutlichen Signalsteigerung und in der ADC-Karte an den entsprechend erniedrigten ADC-Werten zu erkennen.

Intrazerebrale Blutung

Die frische intrazerebrale Blutung kann in den normalen SE-Sequenzen wie eine inhomogene Raumforderung aussehen (> Abb. 22.8) und sich erst in der suszeptibilitätsempfindlichen T2*-gewichteten GE-

Akute Hirnischämie: Signalsteigerung in der DWI- und Signalminderung in der ADC-Karte (zytotoxisches Ödem)

Akute intrazerebrale Blutung: kann in SE-Sequenzen wie eine Raumforderung aussehen; Signalabsenkung in der T2*-Wichtung, in der DWI inhomogene Signalsteigerungen möglich

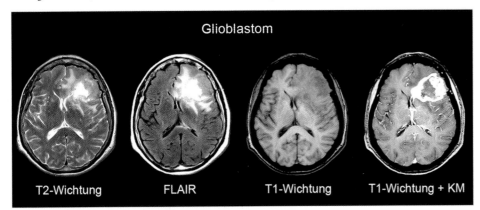

Abb. 22.6 Patient mit Wesensänderung bei Raumforderung links frontal. Der Tumor reichert deutlich Kontrastmittel an. Zudem reichert auch das Ependym im linken Seitenventrikel als Zeichen einer ependymalen Tumorausdehnung Kontrastmittel an. Die nachfolgende Operation erbrachte die Diagnose eines Glioblastoms.

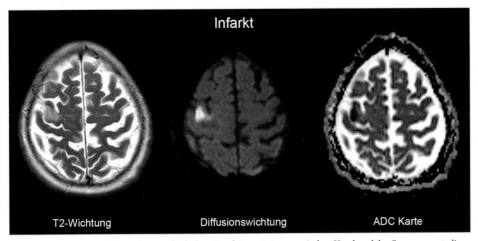

Abb. 22.7 Patient mit akuter Lähmung der linken Hand. Im primär-motorischen Handareal des Gyrus precentralis ist ein akuter kortikaler Infarkt nachweisbar.

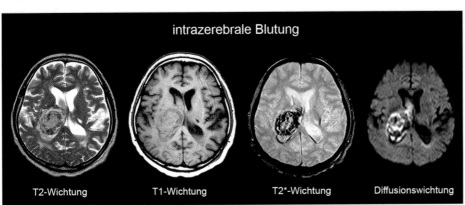

Abb. 22.8 Patient mit akuter Halbseitenlähmung. Die MRT wird unter dem Verdacht auf einen akuten Hirninfarkt durchgeführt.

Sequenz durch die Signalabsenkung zu erkennen geben. Auch die lakunäre Läsion links periventrikulär weist in T2*-Wichtung eine auf ältere Blutungsresiduen verdächtige Signalabsenkung auf. Die frische Blutung ist in die Ventrikel eingebrochen, erkennbar an den Signalabsenkungen entlang der Ventrikelwand in T2*-Wichtung und an den Blut-Flüssigkeitsspiegeln des sedimentierten Blutes in den Hinterhörnern. Frisches Blut stellt sich zudem in der Diffusionswichtung oft inhomogen und zum Teil signalgesteigert dar, da auch die Blutung die Protonendiffusion einschränken kann.

22.3.3 Indikationen und Kontraindikationen

22.3.3 Indikationen und Kontraindikationen

Indikationen Zur Untersuchung des Hirnparenchyms, insbesondere bei zerebrovaskulären Erkrankungen, Tumoren, Entzündungen, Stoffwechselstörungen und neurodegenerativen Erkrankungen, ist die MRT die Methode der Wahl. Dabei hat sie gegenüber anderen bildgebenden Verfahren (CT) den Vorteil, nicht mit ionisierenden Strahlen zu arbeiten.

Kontraindikationen Dennoch gibt es Kontraindikationen, die zwingend beachtet werden müssen (s. u.). Zu den relativen Kontraindikationen gehört das erste Trimenon der Schwangerschaft. Bei Klaustrophobie ist bei entsprechender Indikation eine Untersuchung in Sedierung/Narkose möglich. Für künstliche Herzklappen und andere Fremdmaterialien (Coils, Clips, Shuntsysteme) muss ihre MR-Tauglichkeit unter Berücksichtigung der Magnetfeldstärke beim Hersteller erfragt werden. Make-up mit metallhaltigen Farbpigmenten sollte vor der MR-Untersuchung entfernt werden.

Mögliche Kontraindikationen der MRT: metallische Fremdmaterialien im/am Körper (Herzschrittmacher, künstliche Herzklappen, Coils, Clips, Shuntsysteme, Implantate, Schmuck, metallhaltige Farbpigmente auf/in der Haut), sofern diese nicht vom Hersteller als MR-tauglich beschieden wurden, das erste Schwangerschaftstrimenon, Klaustrophobie

---

LERNTIPP

Magnetresonanztomografie

- digitales Schnittbildverfahren zur überlagerungsfreien Darstellung des Körperinneren
- hoher Kontrast zwischen unterschiedlichen Weichteilgeweben, also auch zwischen grauer und weißer Hirnsubstanz
- wesentliche Indikationen: zerebrovaskuläre Erkrankungen, Tumoren, Entzündungen, Stoffwechselstörungen und neurodegenerative Erkrankungen
- T1-gewichtet: Liquor ist dunkel (hypointens), graue Substanz und viele Veränderungen sind dunkler als die weiße Substanz, Kontrastmittelanreicherung ist hyperintens
- T2-gewichtet: Liquor ist hell (hyperintens), graue Substanz und die meisten Veränderungen sind heller als die weiße Substanz

---

PRAXISTIPP

Magnetresonanztomografie

Vorteile der MRT
Bei Beachtung der Gegenanzeigen ist die MRT nicht gesundheitsschädlich, weil sie gegenüber anderen bildgebenden Verfahren (CT) keine ionisierenden Strahlen verwendet.

Belastungen durch die MRT
Bei Platzangst kann der Aufenthalt in der Magnetröhre Beklemmungsgefühle auslösen.
Der Körper wird in der MRT verschiedenen physikalischen Einflüssen ausgesetzt:
- einem sehr starken statischen Magnetfeld mit dem 20.000- bis 60.000-Fachen der Erdanziehungskraft
- gepulsten elektromagnetischen Wellen im Radiofrequenzbereich (106–108 Hz), wodurch es zu einer gewissen Wärmeentwicklung kommen kann
- magnetischen Wechselfeldern, die in elektrischen Leitern und damit auch in biologischem Gewebe Ströme induzieren und dadurch zu Hautempfindungen und gelegentlich zu Muskelkontraktionen führen, die jedoch in keiner Weise gesundheitsschädlich sind
- sehr lauten Klopfgeräuschen und spürbaren Vibrationen (Ohrstöpsel oder Kopfhörer und Schaumstoffkissen für die Ohren sind Vorschrift).

Kontraindikationen
Auf magnetisierbare Metalle wirken im Magnetfeld starke magnetische Kräfte, außerdem können in leitfähigen Materialien Wirbelströme induziert werden, die zu einer Erwärmung führen können.
Daher müssen Patienten von der Untersuchung ausgeschlossen werden, bei denen sich folgende Fremdkörper im Körper befinden:
- elektronische Geräte (z. B. Herzschrittmacher, Cochleaimplantate, implantierte Insulinpumpen oder Neurostimulatoren), weil sie beschädigt werden können; manche neuere Implantate sind unter bestimmten Voraussetzungen MR-tauglich (dies sollte vor einer Untersuchung anhand des Implantatpasses überprüft und das Untersuchungsprotokoll angepasst werden)
- Metallteile (z. B. Spirale, Metallprothese, ferromagnetische Gefäßclips, Granatsplitter), insbesondere in Auge oder Gehirn, da es zu einer Erwärmung oder „Wanderung" im Gewebe kommen kann
- Herzschrittmacher und implantierte Defibrillatoren, da sie in ihrer Funktion gestört werden können und ihre Reizschwelle ansteigen kann
- größere, nicht abnehmbare Piercings aus magnetischen Materialien, große oder schleifenförmig angeordnete Tätowierung (metallhaltige Farbpigmente, die Hautverbrennung bis II. Grades hervorrufen können), permanentes Make-up.
Relative Kontraindikationen sind das erste Trimenon der Schwangerschaft und Platzangst.

Implantate
Viele Implantate wie künstliche Herzklappen und andere Fremdmaterialien (Coils, Clips, Shuntsysteme) sind vom Hersteller auf ihre MR-Tauglichkeit unter Berücksichtigung der Magnetfeldstärke geprüft worden. Für viele Implantate gibt es daher einen Pass, der diese wichtigen Informationen enthält. In Notfallsituationen kann das Mitführen eines solchen Passes entscheidend sein, um eine dringende MR-Untersuchung durchführen zu können.

Vorbereitung
Vor der Untersuchung müssen entfernt werden:
- externe Pumpen (z. B. Insulinpumpen)
- Make-up mit metallhaltigen Farbpigmenten
- Zahnprothesen
- Bügel-BHs, Ohrringe, Piercings und andere metallhaltige Kleidungsstücke bzw. Gegenstände.

22.4 Angiografie

Die zerebrale Angiografie ist eine invasive diagnostische Maßnahme zur Darstellung der hirnversorgenden Gefäße.

22.4.1 Technik

Zugang Für die Untersuchung werden meist die A. femoralis oder die A. brachialis punktiert. Dazu wird die Haut an der Punktionsstelle desinfiziert, die Umgebung der Punktionsstelle steril abgedeckt und zunächst eine Lokalanästhesie der Umgebung des zu punktierenden Gefäßes durchgeführt. Dann wird die Arterie punktiert, ein Draht im Gefäß vorgeschoben und über diesen eine Einführungsschleuse platziert (Seldinger-Technik).

Arteriendarstellung Vor der Untersuchung sollte bereits feststehen, welche Gefäße dargestellt werden müssen, um die klinische Fragestellung zu beantworten. Risiko der Untersuchung und Strahlendosis müssen so klein wie möglich gehalten werden, daher gilt: möglichst wenig Gefäße und Aufnahmeserien, jedoch genug, um die Fragestellung beantworten zu können (> Abb. 22.9). Die meisten hirnversorgenden Arterien lassen sich selektiv mit einem 4F- oder 5F-Vertebraliskatheter und einem gebogenen, gleitbeschichteten Draht sondieren. Gefäßwandverletzungen müssen beim Sondieren vermieden werden, daher dürfen Draht und Katheter nicht gegen Widerstand vorgeschoben werden. Bei Gefäßelongationen des Aortenbogens und spitzwinkligen Gefäßabgängen können Katheter mit stärker gebogener Spitze wie „Headhunter" und „Sidewinder" notwendig sein. Eine Dauerspülung des Katheters verhindert Thrombenbildung im Katheter. Um die Gefäße darzustellen, werden über den Katheter 4–8 ml Kontrastmittel injiziert. Die Geschwindigkeit der Injektion wird an den Fluss im sondierten Gefäß angepasst.

22.4 Angiografie

22.4.1 Technik

Zur invasiven Angiografie wird meist die **A. femoralis** oder die **A. radialis** punktiert und eine **Schleuse** darin platziert, über die Katheter ins Gefäß geschoben werden können.

Drähte und **Katheter** dienen der Sondierung, Kontrastmittelapplikation und Intervention an Gefäßen. Kontinuierliche Spülung des Katheters verringert die Thrombenbildung.

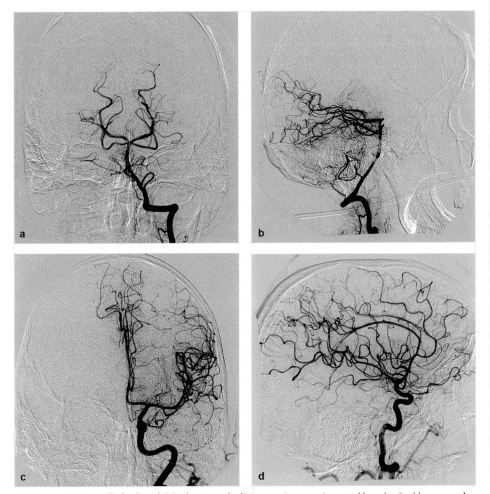

Abb. 22.9 DSA-Normalbefunde. a, b DSA der A. vertebralis im anterior-posterioren und lateralen Strahlengang. **c, d** DSA der A. carotis interna im anterior-posterioren und lateralen Strahlengang.

Bei der **DSA** wird erst mit Röntgenstrahlen eine „Leeraufnahme", dann eine mit kontrastmittelgefüllten Arterien gemacht und die Bilder voneinander subtrahiert. Übrig bleibt die Gefäßdarstellung.

22.4.2 Endovaskuläre Therapie

Aneurysmen

Aneurysmen sind Aussackungen arterieller Gefäßwände. Sie können rupturieren und rufen dann meist eine Subarachnoidalblutung hervor. In den ersten Tagen besteht ein hohes Risiko für Rezidivblutungen!

Vorbeugung einer Rezidivblutung: endovaskulärer Aneurysmaverschluss mit Metallspiralen (**Coils**)

DSA   Die Darstellung erfolgt heute als DSA. Hierzu wird zunächst eine sog. „Leeraufnahme" angefertigt und danach die identische Aufnahmeprojektion mit Kontrastmittelfüllung der Gefäße aufgenommen. Nun werden beide Aufnahmen digital voneinander subtrahiert, sodass die Überlagerung durch knöcherne Strukturen wegfällt und die kontrastierten Gefäße übrig bleiben.

3-D-Darstellung   Mit der 3-D-Rotationsangiografie können die Gefäße dreidimensional abgebildet werden. Hierzu errechnet ein Computer aus einzelnen Röntgenaufnahmen in verschiedenen Projektionen – die Röntgenröhre rotiert hierbei um den Patienten – ein dreidimensionales Bild. Damit können besonders gut Aneurysmen vermessen und ihre Konfiguration und Lage zum Trägergefäß analysiert werden.

22.4.2 Endovaskuläre Therapie

Mit einer endovaskulären Therapie lassen sich Hirngefäße wieder eröffnen oder verschließen. Ein Verschluss von Gefäßen ist bei arteriovenösen Malformationen, duralen Fisteln und Aneurysmen indiziert, eine Gefäßeröffnung bei Stenosen und akuten Gefäßverschlüssen. Endosvaskuläre Therapien sollten generell spezialisierten Zentren mit neuroradiologischer Expertise vorbehalten bleiben.

Aneurysmen

Krankheitsbild   Intrakranielle Aneurysmen sind kleine Gefäßaussackungen, die bevorzugt an den Gefäßen der Hirnbasis lokalisiert sind. Die Wand der Gefäße ist an den Stellen der Aussackungen geschwächt und kann leicht rupturieren. Wenn dies geschieht, ergießt sich das Blut in den Subarachnoidalraum. Diese Subarachnoidalblutung kommt zunächst von alleine zum Stehen, aber die Gefahr einer erneuten Blutung beträgt über 50 % und ist in den ersten Tagen am höchsten.

Therapie   Um eine solche erneute Blutung zu vermeiden, kann das Aneurysma endovaskulär mit kleinen Metallspiralen (Coils) verschlossen werden. Hierzu wird ein Mikrokatheter vorsichtig bis in das Aneurysma vorgeschoben und dieses sukzessive durch kleine Metallspiralen ausgestopft (> Abb. 22.10). Das Trägergefäß, an dem das Aneurysma lokalisiert ist, soll hierbei offen bleiben. Bei breitbasigen Aneurysmen kann zusätzlich ein Stent oder ein Ballonkatheter, der temporär im Trägergefäß aufgeblasen wird, helfen, die Coils sicher im Aneurysma zu verankern. Die endovaskuläre Therapie von Aneurysmen ist der Operation (falls beide Verfahren technisch möglich sind) wegen der geringeren Morbidität und Mortalität überlegen.

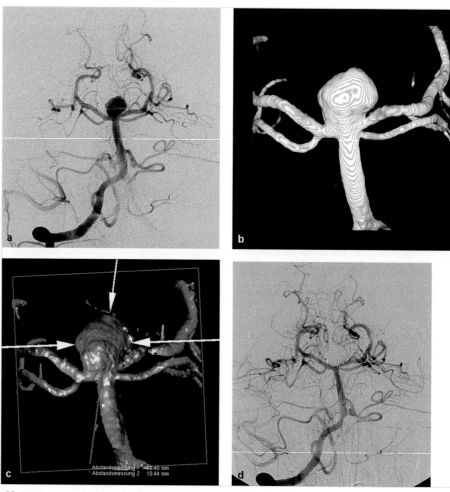

Abb. 22.10 Aneurysma der A. basilaris. a DSA a. p. zur Darstellung des Aneurysmas. **b, c** Zur Therapieplanung wird eine 3-D-Rotationsangiografie erstellt und das Aneurysma vermessen. **d** DSA nach endovaskulärem Verschluss mit Platinspiralen.

Prophylaxe   Wird ein Aneurysma zufällig entdeckt, muss entschieden werden, ob es sinnvoll ist, das Aneurysma zu verschließen. Das hängt von der Größe und Lage des Aneurysmas und damit von seiner spontanen Rupturrate ab, aber auch vom Alter des Patienten und von der Komplikationsrate des Eingriffs. Ein Nutzen ist besonders bei jüngeren Patienten mit Aneurysmen über 5–7 mm zu erwarten, es ist aber immer eine individuelle Beratung des Patienten notwendig.

Arteriovenöse Malformationen

Krankheitsbild   Arteriovenöse Malformationen (AVM) sind angeborene oder erworbene Gefäßfehlbildungen, die vor allem durch Blutungen und Anfälle symptomatisch werden können.
Therapie   Pathologische Gefäße können über die Arterien mit einem Mikrokatheter erreicht und gezielt insbesondere durch Flüssigembolisate verschlossen werden. Gefäße, die das Gehirn versorgen, müssen hierbei natürlich geschont werden, um Infarkte zu vermeiden. Allerdings ist die reine endovaskuläre Therapie einer arteriovenösen Malformation häufig nicht ausreichend, da sie nicht vollständig verschlossen werden können. Um einen vollständigen Verschluss zu erreichen und damit das Blutungsrisiko zu beseitigen, ist meist eine zusätzliche neurochirurgische Operation und Strahlentherapie notwendig. Das Behandlungsrisiko hängt vor allem von der Größe, der Lagebeziehung zu „eloquenten Hirnarealen" und dem Aufbau der Malformation ab.

Durale Fisteln

Krankheitsbild   Durale arteriovenöse Fisteln sind meist erworbene Kurzschlussverbindungen zwischen duralen arteriellen Gefäßen und venösen Sinus und Hirnvenen.
Therapie   Ein endovaskulärer Verschluss der Fistel ist besonders dann indiziert, wenn die Fistel eine direkte Drainage in kortikale Venen hat oder indirekt durch Überlastung des Venensystems einen Rückstau in kortikale Venen verursacht und damit die Gefahr einer Blutung und eines Ödems besteht. Ziel der endovaskulären Therapie ist der Gefäßverschluss genau am Fistelpunkt, d. h. am Übergang von der Arterie zur Vene. Der Zugang zum Fistelpunkt ist transarteriell oder transvenös möglich, und die Fistel wird mit Coils oder Flüssigembolisaten verschlossen. Bei Partikelembolisation besteht eine höhere Rezidivrate.

Stenosen und Gefäßverschlüsse

Stenosen   Ischämische Schlaganfälle können durch extra- und intrakranielle Stenosen der hirnversorgenden Arterien verursacht werden. Zur primären und sekundären Prophylaxe kann der verengte Gefäßabschnitt endovaskulär mit einer Gefäßstütze, einem **Stent**, aufgeweitet werden.
Gefäßverschlüsse   Bei einem akuten Schlaganfall durch einen Gefäßverschluss der großen Gefäße wie A. carotis, A. cerebri media und A. basilaris kann eine endovaskuläre Behandlung das betroffene Gefäß wieder eröffnen (> Abb. 22.11). Bei der mechanischen Rekanalisierung wird ein großlumiger Katheter in der A. carotis platziert und dann koaxial das betroffene Gefäß mit einem kleineren Katheter sondiert. Mit Absaugkathetern oder sog. Stent-Retrievern werden die Emboli entfernt. Ziel ist die komplette Wiederherstellung der zerebralen Zirkulation, um das kritisch minderperfundierte, aber noch vitale Gewebe

Zufällig entdeckte, unrupturierte Aneurysmen können prophylaktisch verschlossen werden, dafür sprechen: junges Patientenalter, Größe über 5–7 mm.

Arteriovenöse Malformationen

Durale Fisteln

Stenosen und Gefäßverschlüsse
Stenosen der hirnversorgenden Arterien können zu ischämischen Schlaganfällen führen und prophylaktisch mit **Stents** erweitert werden.

Thrombektomie: Akute, proximale Verschlüsse hirnzuführender Arterien können mit Kathetern (Stent-Retriever oder Absaugkatheter) mechanisch wiedereröffnet werden.

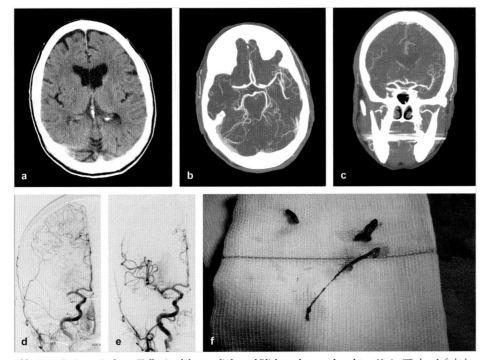

Abb. 22.11 Patient mit akuter Halbseitenlähmung links und Blickwendung nach rechts. a Nativ-CT ohne Infarktdemarkation. **b, c** CT-Angiografie mit Arteria-cerebri-media-Hauptstammverschluss rechts. **d, e** DSA vor (d) und nach (e) mechanischer Rekanalisierung. **f** Extrahiertes Thrombusmaterial. [T534]

22.4.3 Indikationen und Kontraindikationen

(Penumbra) vor einer endgültigen Infarzierung zu bewahren. Neue Studien belegen den klinischen Nutzen dieses Verfahrens bis mindestens 7 Stunden nach Symptombeginn, in Abhängigkeit von der individuellen Kollateralisierung auch darüber hinaus bis zu 24 Stunden. Studien zielen darauf ab, starre Zeitfenster aufzuweichen und sich individuell an physiologischen Parametern wie zerebralem Blutfluss, Blutvolumen und Passagezeit zu orientieren.

22.4.3 Indikationen und Kontraindikationen

Die Indikation zur zerebralen Angiografie besteht vor allem bei Gefäßverschlüssen und Gefäßfehlbildungen und dient hier auch als Grundlage von interventionellen Behandlungen. Hirntumoren und ihre Gefäßversorgung sind dagegen meist durch die CT und MRT hinreichend genau diagnostiziert, sodass eine Angiografie meist nicht mehr erforderlich ist.

> **MERKE** Im Notfall hat die Angiografie keine absoluten Kontraindikationen.

MERKE

> **LERNTIPP**
>
> **Angiografie**
>
> - hauptsächliche Indikation: Gefäßverschlüsse, Gefäßfehlbildungen und vor Interventionen
> - Zugang über die A. femoralis (oder A. brachialis) nach Seldinger-Technik
> - möglichst wenig Gefäße und Aufnahmeserien, jedoch genug, um die Fragestellung beantworten zu können
> - endovaskuläre Therapie: Hirngefäße wieder eröffnen (z. B. bei Stenosen, akutem Schlaganfall) oder verschließen (z. B. bei arteriovenösen Malformationen, Fisteln, Aneurysmen)

IMPP-Schwerpunkte

! charakteristische Veränderungen in der MRT (Stenose, Raumforderung)

NKLM-Lernziele

- Aufklärung und Vorbereitung von Patienten für eine MRT-Untersuchung
- Erkennen und Benennen/Beschreiben relevanter anatomischer Strukturen in MRT-Schnittbildern
- Technik, Indikationen und Kontraindikationen der angiografischen Untersuchungen
- Indikationen und Kontraindikationen der CT.

Eine Übersicht der dem Fach zugeordneten NKLM-Lernziele findest Du im Anhang ab Seite 510.

ÜBUNGSFRAGEN FÜRS MÜNDLICHE MIT LÖSUNGSHILFEN

1. Was sind die typischen bildmorphologischen Kriterien eines malignen Glioms (Glioblastoma multiforme)?

In der zerebralen Bildgebung kommt es zu einer Raumforderung, also einer pathologischen Gewebevermehrung. In der T2-Wichtung und der FLAIR-Sequenz fällt eine signalreiche Läsion auf, diffusionsgestörte Areale deuten auf hochmaligne Anteile hin. Es findet sich in der T1-Wichtung eine deutliche Kontrastmittelanreicherung.

2. Welche patientenbezogenen Kontraindikationen gegen eine MRT müssen beachtet werden?

Eine Schwangerschaft im ersten Trimenon ist eine relative Kontraindikation, ein implantiertes, elektronisches Gerät (Herzschrittmacher, Cochleaimplantate, Hirnschrittmacher) sowie andersartige Metallteile, sofern nicht explizit die MR-Tauglichkeit bescheinigt ist, insbesondere im Auge oder Gehirn sind absolute Kontraindikationen.

3. Die multiparametrische CT-Bildung beim akuten Schlaganfall beinhaltet welche Untersuchungen?

Neben der nativen CT-Bildgebung insbesondere zum Ausschluss einer intrakraniellen Blutung wird eine CT-Angiografie durchgeführt, um den extra- oder intrakraniellen Gefäßverschluss nachzuweisen. Dies wird ergänzt durch eine zerebrale Perfusionsmessung, die das minder perfundierte Areal direkt visualisiert.

4. Mit welchem neuroradiologischen Verfahren ist die Sekundärprävention nach aneurysmatischer Subarachnoidalblutung möglich?

Der endovaskuläre Verschluss eines Aneurysmas mittels Coilpaketen ist eine evidenzbasierte Intervention nach stattgehabter Subarachnoidalblutung.

5. Welches neuroradiologische Interventionsverfahren ist zusätzlich zur intravenösen Thrombolyse effektiv in der Akutbehandlung eines Hirninfarkts?

Neben der intravenösen Thrombolyse ist die endovaskuläre Thrombektomie bei einem Verschluss eines größeren proximalen Gefäßes ein evidenzbasiertes Therapieverfahren.

Anhang

1 Neurologische Untersuchung und Syndrome

Der Studierende soll Folgendes erläutern können:

- Anhand einiger Beispiele aus der Topografie resultierende klinische Probleme und deren Lösung (distale Radialislähmung nach Humerusschaftfraktur, Karpaltunnelsyndrom)
- Aufbau und Funktion des vegetativen Nervensystems
- Die an der Aufrechterhaltung des Gleichgewichts und der Propriozeption beteiligten Reflexe
- Einteilung, Kerngebiete, unterschiedliche Faserqualitäten und Funktionen sowie Innervationsgebiete von Hirnnerven (Pupillenreflexe)
- Entstehung von Bewusstseinsstörungen (Koma)
- Formen des Kurz- und Langzeitgedächtnisses unterscheiden (Amnesieformen)
- Funktion und Regulation der äußeren und inneren Augenmuskeln und der Lidmuskeln
- Grundbegriffe der Sprache und des Sprechens und deren Beziehung zueinander (Aphasien, Dysarthrien)
- Hemisphärendominanz und Beispiele (Aphasie, Apraxie, Hemiplegie nach Schlaganfall, Neglekt)
- Kontraktionsformen des Skelettmuskels
- Lokalisation, Aufbau, Funktion und Innervation der Rezeptoren der protopathischen und epikritischen Sensibilität (Oberflächensensibilität, Tiefensensibilität, Schmerz, Gleichgewicht)
- Mechanismen der Signaltransduktion und die Informationsverarbeitung der Propriozeption in den unterschiedlichen Nervenbahnen und Kerngebieten (Trigeminusneuralgie, Fazialislähmung)
- Mechanismen der Signaltransduktion und Informationsverarbeitung in den Vestibularorganen und den Vestibularisbahnen und -kernen (Gleichgewichtstestung)
- Passive und aktive Eigenschaften des Muskels bei der Kontraktion
- Regulation und Funktionen von Wachheit, Schlaf, Vigilanz und zirkadianer Rhythmik (Koma, Insomnie, Hypersomnie, Träume, Parasomnien, Narkolepsie)
- Störungen der Blickmotorik und des stereoskopischen Sehens
- Störungen des Hirnstamms (Locked-in-Syndrom)
- Topografie der Leitungsbahnen im Körper
- Topografie, Aufbau, Funktion und Innervation des Vestibularorgans und der an der Propriozeption beteiligten Strukturen
- Unterschiedliche Todesdefinitionen in ihren Implikationen für medizinische Entscheidungen (Hirntod)
- Vegetative Folgen bei Querschnittsläsion
- Verlauf, die Anteile und Funktionen der wichtigsten Faserbahnsysteme im zentralen Nervensystem (Sehen, Myotonie, Broca- und Wernicke-Aphasie, Apraxie)
- Verletzungen/Paresen peripherer Nerven und Hirnnerven

Außerdem soll er eine vollständige klinische neurologische Untersuchung durchführen können (Kraftgrade, Muskeleigenreflexe, Fremdreflexe, pathologische Reflexe, Muskeltonus, Rigor, Spastik, Haut-, Tiefensensibilität, Zwei-Punkt-Diskrimination, Vibrationsempfinden, Gelenkstellungssinn, Pyramidenbahnzeichen, Ataxieprüfung, Gangproben, Romberg-Versuch, Unterberger-Versuch, Koordination [Ziel- und Feinbewegung, Finger-Nase-Versuch, Knie-Hacken-Versuch, Diadochokinese], einschließlich Beurteilung der Bewusstseinslage)

2 Kopfschmerzerkrankungen

Der Studierende soll Folgendes erläutern können:

- Einzelne Gesichtsschmerzen (Trigeminusneuralgie, Zoster, Erkrankungen der Mundhöhle, Glaukom, Zahnschmerzen, Nasennebenhöhlenentzündungen)
- Einzelne Kopfschmerzformen: Migräne, Spannungskopfschmerz, subdurales Hämatom, chron. Schmerzsyndrom, Intoxikationen, me-

dikamenteninduzierter Kopfschmerz, Bildschirmarbeit, Clusterkopfschmerz, Verspannungen der Wirbelsäule, zervikaler Kopfschmerz
- Komponenten der Schmerzreaktion sowie Möglichkeiten ihrer Erfassung (Migräne, Kopfschmerz)
- Kopfschmerzen einordnen, Differenzialdiagnosen erläutern und entsprechende Therapieindikationen stellen
- Prinzipien der pharmakologischen Schmerztherapie in Abhängigkeit von Schmerztyp und/oder -ursache und geeignete Pharmakotherapie in der Grundversorgung
- Unterschiede zwischen Nozizeption und Schmerz

3 Anfallsartige Erkrankungen

Der Studierende soll Folgendes erläutern können:

- Bewusstseinsstörungen und neurologische Defizite aus notfallmedizinischer Sicht
- Entstehung von Epilepsien
- Entstehung von Membranrezeptordefekten (autosomal-dominant), nächtliche Frontallappen Epilepsie (ADNFLE), generalisierte Epilepsie mit Fieberkrämpfen (GEFS+)
- Entstehung von Schlafstörungen (zirkadiane Dysregulation)
- Krampfanfälle (epileptischer Anfall, Fieberkrampf, psychogener Anfall, Eklampsie)
- Organische und nicht-organische Schlafstörungen (Insomnie, Depression, Medikamenten-Nebenwirkung, Angststörungen, Substanzabusus, Chronodisruption)
- Prinzipien der antikonvulsiven Pharmakotherapie und für wesentliche Anfallsformen bzw. epileptische Erkrankungen geeignete Arzneimittel (Vermeidung bzw. Durchbrechung epileptischer Anfälle sowie eines Status epilepticus, fokal vs. generalisiert, Absencenepilepsie, eklamptischer Anfall)
- Prinzipien der pharmakologischen Behandlung von Schlafstörungen und geeignete Arzneitherapie (Benzodiazepine N05CD und Benzodiazepin-verwandte Mittel N05CF unter Vermeidung einer Abhängigkeitsentwicklung, Iatrogenisierung)
- Regulation und Funktionen von Wachheit, Schlaf, Vigilanz und zirkadianer Rhythmik (Koma, Insomnie, Hypersomnie, Träume, Parasomnien, Narkolepsie)
- Synkopen

4 Schwindel

Der Studierende soll Folgendes erläutern können:

- An der Aufrechterhaltung des Gleichgewichts und der Propriozeption beteiligte Reflexe (Schwindel, Orthostase)
- Bildung, Zusammensetzung und Abfluss von Peri- und Endolymphe (benigner paroxysmaler Lagerungsschwindel)
- Informationsverarbeitung in Cortiorgan, Hörbahn und telenzephalem Cortex bis hin zur auditiven Wahrnehmung (Schwindel)
- Pathophysiologie des vestibulären Systems (Kinetose, M. Menière)
- Peripher-vestibuläre Schwindelformen (BPLS, M. Menière, Neuritis vestibularis)
- Prinzipien der nicht-pharmakologischen Behandlung von Schwindel
- Prinzipien der pharmakologischen Behandlung von Schwindel in Abhängigkeit von der Ursache und hierbei Verwendung findende Substanzen
- Schwindel und Taumel (paroxysmaler Lagerungsschwindel, Morbus Menière, HWS-Syndrom, psychogener Schwindel, Panikattacke)

5 Vaskuläre Erkrankungen

Der Studierende soll Folgendes erläutern können:

- Aufbau und Funktion des Circulus arteriosus Willisii und dessen aus der Entwicklung abgeleiteten Normvarianten
- Aufbau von Gehirn, Rückenmark, Kerngebieten und Funktionen der unterschiedlichen Anteile (Schlaganfall, herdneurologische Symptome)

- Bewusstseinsstörungen und neurologische Defizite aus notfallmedizinischer Sicht
- Hemisphärendominanz anhand von Beispielen (A. cerebri anterior-, ACM-Infarkt, Wallenberg-Syndrom)
- Intrakranielle Blutungen (Epidural-, Subdural-, Subarachnoidalblutung, intrazerebrale Blutung)
- Prinzipien der Ernährungsanpassung zur Reduktion alimentärer Risikofaktoren
- Prinzipien der interventionellen Therapie bei Gefäßverschlüssen, Stenosen und Aneurysmen
- Prinzipien der präventiven Therapie sowie der Konzepte zur Primär-, Sekundär- und Tertiärprävention anhand von relevanten Beispielen
- Prinzipien der Thrombolyse und hierbei zum Einsatz kommender Substanzen
- Störungen der Hirndurchblutung (Schlaganfall, Hirnödem, Aphasien, Neglekt)

6 Immunvermittelte Erkrankungen des Zentralnervensystems

Der Studierende soll Folgendes erläutern können:
- Multiple Sklerose, akute disseminierte Enzephalomyelitis, einschließlich Prinzipien der Multiple-Sklerose-Behandlung und geeigneter Arzneimittel
- Störungen der zentralen Leitungsbahnen
- Entstehung pathologischer Reflexe
- Aufbau, die Gefäß- und Nervenversorgung der Orbita und der darin enthaltenen Strukturen sowie der Lider (multiple Sklerose)
- Pathophysiologie endokriner Regelkreise (Paraneoplasien)

7 Metabolische Erkrankungen

Der Studierende soll Folgendes erläutern können:
- Diabeteskomplikationen (Mikro- und Makroangiopathien, Apoplex, diabetische Polyneuropathie, diabetische Retino- und Makulopathie)
- Funikuläre Myelose
- Gestosen (Präeklampsie, Eklampsie, HELLP usw.)
- Hepatische Enzephalopathie
- Mechanismen der Zellvolumenregulation (Hirnödem, Hypoxie, pontine Myelinolyse)
- Porphyrie
- Wernicke-Enzephalopathie, organisches amnestisches Syndrom

8 Motoneuronale Erkrankungen

Der Studierende soll Folgendes erläutern können:
- Bulbärparalyse
- Neurodegenerative Erkrankungen, z. B. amyotrophe Lateralsklerose
- Spinale Muskelatrophien
- Störungen des Motoneurons erläutern (amyotrophe Lateralsklerose, Tetanus)

9 Erkrankungen der Muskulatur

Der Studierende soll Folgendes erläutern können:
- Aufbau, Funktion und Vorkommen von Synapsentypen (Synapsen Gray A und B, Synapsen „en passant", Drüseninnervation, neurohämale Zonen, exzitatorisches und inhibitorisches postsynaptisches Potenzial, Langzeitpotenzierung, Myasthenia gravis, Lambert-Eaton-Syndrom)
- Entstehung, Differenzierung, Einteilung, Zusammensetzung und Funktion von Muskelgewebe und Unterscheidung im mikroskopischen Präparat
- Grundlagen der Energetik der Muskelarbeit (Myasthenia gravis, MERRF)
- Muskeldystrophien
- Muskelschwäche (Myositis, Myopathie)

- Myasthenia gravis
- Organellen und Komponenten des Zytoskeletts sowie deren Struktur und Funktion (Muskelatrophie Becker, Thompson)
- Störungen der neuromuskulären Erregungsübertragung (Myasthenia gravis, Lambert-Eaton-Syndrom, Botulismus)

10 Degenerative Wirbelsäulenerkrankungen

Der Studierende soll Folgendes erläutern können:
- Chronische Rückenschmerzen
- Das biopsychosoziale Modell am Beispiel von Rückenschmerzen, Herzinfarkt oder KHK (Kumulation von Arbeitsbelastungen führt zur deutlichen Erhöhung von Erkrankungsrisiken)
- Internationale Klassifikation der Funktionsfähigkeit (ICF)
- Osteochondrosis und Spondylose
- Prinzipien der operativen Behandlung von Erkrankungen und Läsionen der Wirbelsäule
- Rückenschmerzen (Lumbago, Lumboischialgie, funktionelle Rückenschmerzen, Wirbelkörperfraktur, Bandscheibenvorfall, somatoforme Störung, Spinalkanalstenose)
- Spinalkanalstenose (zervikal, lumbal)

11 Traumatische Erkrankungen

Der Studierende soll Folgendes erläutern können:
- Bewusstseinsstörungen und neurologische Defizite aus notfallmedizinischer Sicht
- Intrakranielle Blutungen (Epidural-, Subdural-, Subarachnoidalblutung, intrazerebrale Blutung)
- Periphere Nervenverletzungen
- Prinzipien der operativen Behandlung von traumatischen Schädigungen des Zentralnervensystems (subdurales Hämatom, epidurales Hämatom, Kontusion, Fraktur)
- Schädelfrakturen
- Schädel-Hirn-Trauma

12 Infektionskrankheiten des zentralen und peripheren Nervensystems

Der Studierende soll Folgendes erläutern können:
- Borreliose
- extrapulmonale Tuberkulose
- Meningoenzephalitis
- Prinzipien des therapeutischen und des prophylaktischen Einsatzes von Antiinfektiva bzw. antimikrobiell, antifungal, antiviral wirksamen Arzneimitteln in Abhängigkeit von betroffenem Organ, Organsystem, Grund- oder Begleiterkrankung sowie Schweregrad, wesentliche, häufig einzusetzende Substanzen und die geeignete Arzneitherapie häufiger Infektionen bzw. Befälle
- Prionerkrankungen
- Tetanus

13 Neuroonkologie

Der Studierende soll Folgendes erläutern können:
- Akustikusneurinom, Vestibularisschwannom
- Prinzipien der operativen Behandlung von Tumoren des Zentralnervensystems (Gliom, Meningeom, Hypophysenadenom, Metastasen)

14 Bewegungsstörungen

Der Studierende soll Folgendes erläutern können:
- Bewegungsstörungen und ungewollte Bewegungen (Parkinson, essenzieller Tremor, spastische Bewegungsstörung, Kleinhirnsyndrome, dissoziative Bewegungsstörungen)
- Die am Bewegungsentwurf, der Koordination und Ausführung der Bewegungen zuständigen Anteile und Bahnen im zentralen und peripheren Nervensystem (Parkinson, Huntington, Sydenham)
- Entstehung pathologischer Reflexe (Spastik)

- Kleinhirnstörungen (zerebelläre Ataxie, Friedreich-Ataxie, Tremor, Nystagmus, Schwindel, skandierende Sprache)
- Mechanismen zur Kontrolle der Körperhaltung im Raum (Diadochokinese, Ataxie).
- Nächtliche Bewegungsstörungen (Restless-Legs-Syndrom)
- Parkinson-Syndrom, atypische Parkinson-Syndrome (inkl. Multisystematrophie, Lewy-Körperchen-Demenz)
- Prinzip der tiefen Hirnstimulation, beispielhafte Indikationen (Parkinson)
- Prinzipien einer pharmakologischen Behandlung von Parkinsonsyndromen und geeignete Arzneimittel
- Störungen der Basalganglien (Morbus Parkinson, Chorea Huntington, Ballismus, Dystonien)

15 Erkrankungen des Liquorkreislaufs

Der Studierende soll Folgendes erläutern können:

- Aufbau und Funktion der Liquorräume, Liquorproduktion, -zusammensetzung und -abfluss (Hydrozephalus, Subarachnoidalblutung)
- Hydrozephalus und zerebrale Fehlbildungen
- Prinzipien der operativen Behandlung von Fehlbildungen des Zentralnervensystems sowie des Hydrozephalus

16 Demenz

Der Studierende soll Folgendes erläutern können:

- Aufbau des Hippocampus und dessen Interaktionen mit höheren Zentren zur Entwicklung von Kurzzeit- und Langzeitgedächtnis (Alzheimer)
- Demenz-Syndrome
- Entstehung kognitiver Störungen
- Entwicklung der Intelligenz über die Lebensspanne
- Neuro- und evolutionsbiologische Grundlagen von Intelligenz
- Prinzipien einer pharmakologischen Behandlung von Demenzerkrankungen und geeignete Arzneimittel (Demenz bei Alzheimer-Krankheit, Lewy-Body-Demenz)

17 Erkrankungen des peripheren Nervensystems

Der Studierende soll Folgendes erläutern können:

- Aufbau und Funktion verschiedener Typen von Nervengewebe und Zuordnung zu den Anteilen des zentralen und peripheren Nervensystems (periphere Lähmung, Neuropathie bei Alkoholismus, bei Vit.-B_{12}-Mangel, bei Diabetes mellitus, multiple Sklerose)
- Aufbau von peripheren Nerven und Ganglien
- Periphere Neuropathien
- Plexusbildung, Innervationsgebiet und Funktionen peripherer Nerven
- Prinzipien der operativen Behandlung von Erkrankungen und Läsionen peripherer Nerven
- Verletzungen/Paresen peripherer Nerven und Hirnnerven

18 Neurogeriatrie

Der Studierende soll Folgendes erläutern können:

- Bedeutung sozialer Beziehungen für Erleben, Verhalten und körperliche Funktionen (soziale Isolation im Alter, Arbeitslosigkeit, Unterstützung bei der Krankheitsbewältigung)
- Gehstörungen und Sturzneigung (Immobilität, Intoxikation, Parkinson, Medikamentennebenwirkung, Z. n. zerebralem Insult, Frailty-Syndrom, dissoziative Bewegungsstörung)

Außerdem erkennt und erläutert er zielgruppenspezifische Maßnahmen der Gesundheitsförderung und Prävention für ältere Menschen. Er kann die Prävention wesentlicher Risiken im Seniorenalter benennen, Präventionsmaßnahmen gegen kognitive Abbauprozesse und Harn-/Stuhlinkontinenz benennen und ein diesbezügliches Aufklärungsgespräch führen. Er kann Bedeutung von Mobilität, Kognition, Inkontinenz, Ernährung bei älteren Menschen erkennen und sie unter dem Aspekt von Erhalt der Selbstständigkeit, sozialen Bezügen und Lebensqualität reflektieren.

19 Entwicklungsstörungen und Fehlbildungen

Der Studierende soll Folgendes erläutern können:

- Hydrozephalus und zerebrale Fehlbildungen
- Neuralrohrdefekte, Spina bifida
- Neurofibromatose
- Prinzipien der operativen Behandlung von Fehlbildungen des Zentralnervensystems sowie des Hydrozephalus
- Syringomyelie

22 Neuroradiologie

Der Studierende soll Folgendes beherrschen:

- Aufklärung und Vorbereitung von Patienten für eine MRT-Untersuchung
- Erkennen und Benennen/Beschreiben relevanter anatomischer Strukturen in MRT-Schnittbildern
- Technik, Indikationen und Kontraindikationen der angiografischen Untersuchungen
- Indikationen und Kontraindikationen der Computertomografie

Abbildungsverzeichnis

Der Verweis auf die jeweilige Abbildungsquelle befindet sich bei den Abbildungen im Werk am Ende des Legendentextes in eckigen Klammern. Abbildungen ohne Quellenangabe stammen von den jeweiligen Kapitelautoren.

G678   Ceballos-Baumann, Andrés O.: Bewegungsstörungen. Stuttgart: Georg Thieme Verlag, 2005.

L126   Dr. med. Katja Dalkowski, Erlangen

L141   Stefan Elsberger, Planegg

L271   Jörg Mair, Illustration, München

P318   Prof. Dr. med. Helmuth Steinmetz, Klinik für Neurologie, Universitätsklinik Frankfurt

R232   Ertan Mayatepek: Pädiatrie, 1. Aufl., Elsevier GmbH, Urban & Fischer Verlag, München 2007

S007-3-23   Friedrich Paulsen/Jens Waschke: Sobotta. Atlas der Anatomie des Menschen. Band 3: Kopf, Hals und Neuroanatomie. Elsevier/Urban & Fischer, 23. Aufl. 2010

T415   PD Dr. Richard du Mesnil de Rochement, Institut für Neuroradiologie, Klinikum der Goethe-Universität Frankfurt am Main – Privatperson

T522   Prof. Dr. med. Thomas Lempert, Berlin

T534   Prof. Dr. med. Matthias Sitzer, Klinik für Neurologie, Klinikum Herford

Register